Lorenz Heister

Chirurgie,
In welcher Alles was zur
Wund=Artzney
gehöret, abgehandelt und vorgestellet wird

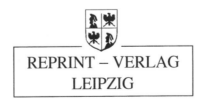

REPRINT – VERLAG
LEIPZIG

Die zum Teil geminderte Druckqualität ist auf den
Erhaltungszustand der Originalvorlage zurückzuführen.

© REPRINT-VERLAG-LEIPZIG
Volker Hennig, Goseberg 22-24, 37603 Holzminden
ISBN 3-8262-0809-9

Reprint der Originalausgabe von 1719
nach dem Exemplar des Verlagsarchives

Lektorat: Andreas Báslack, Leipzig
Einbandgestaltung: Jens Röblitz, Leipzig
Gesamtfertigung: Westermann Druck Zwickau GmbH

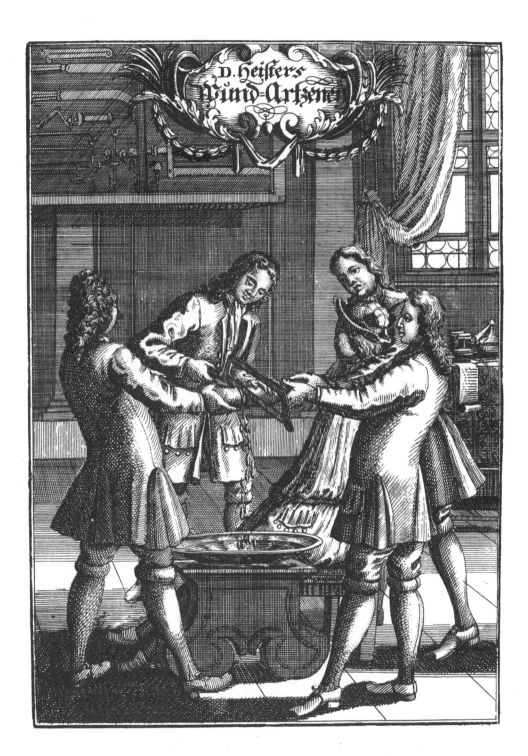

D. LAVRENTII Meisters/

Anatom. Chirurg. ac Theor. Prof. Publ.
in Acad. Altorfina,
der Kaiserl. und Königl. Preuf. Societät Mitglied.

CHIRURGIE,

In welcher Alles/
was zur

Wund-Artzney

gehöret/
Nach der neuesten und besten Art/
gründlich abgehandelt/
und
In vielen Kupffer-Tafeln die neuerfundene und dienlichste

Instrumenten,

Nebst den bequemsten Handgriffen der Chirurgischen
Operationen und Bandagen
deutlich vorgestellet werden.

Nürnberg/ bey Johann Hoffmanns seel. Erben.
Im Jahr MDCCXIX.

Dem

Allerdurchlauchtigsten / Großmächtigsten
und Unüberwindlichsten Fürsten
und Herrn /

HERRN
Carl / dem Sechsten /

Erwehlten Römischen Kaisern /
zu allen Zeiten Mehrern des Reichs /

In Germanien / Hispanien / Ost- und West-Indien /
Hungarn / Böheim / Castilien / Leon / Arragonien /
beyder Sicilien / Neapolis / zu Jerusalem /
Navarra / Dalmatien / Croatien / Sclavonien /
Bulgarien / Bosnien / Servien / Granata / Valentia /
Gallicien / Majorca und Sardinien /
Könige /

Ertz-Hertzogen zu Oesterreich/ Hertzogen zu Burgund / Lotharingen/ Braband / Mayland / Steyer / Kärnthen / Crain/ Limburg / Lützenburg / Geldern / Würtenberg und Teck / Ober- und Nieder-Schlessen/ Fürsten in Schwaben/ Catalonien/ Asturien und Siebenbürgen/ Margrafen des H. R. Reichs zu Burgau/ zu Mähren/ Ober- und Nieder-Lausitz/ Gefürsteten Grafen zu Habspurg/ Flandern/ Tyrol/ Pfyrt/ Kyburg/ Görtz und Artesien/ Landgrafen im Elsaß/ Grafen zu Gasconien/ Namur und Roussillon/ Herrn auf der Windischen Marck/ zu Portenau / Biscaja / Salins / Tripoli und Mecheln/ ꝛc. ꝛc. ꝛc.

Meinem Allergnädigsten Kaiser/ König/ und Herrn/ Herrn.

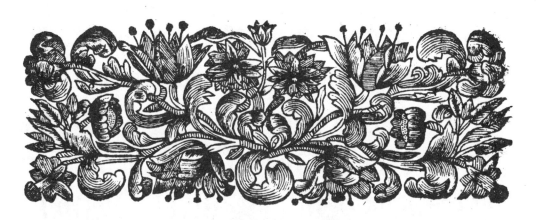

Allerdurchläuchtigst=Großmächtigst=
und Unüberwindlichster Kaiser/
König/ und Herr/ Herr/

Allergnädigster Herr/ Herr.

Ew. Kaiserl. und Königl.
Cathol. Majestät dieses
Chirurgische Buch zu DERO geheiligsten Füssen allerunterthänigst zu legen/ hat
mich

mich vornehmlich veranlasset das sonderbahre Glück und die Gelegenheit / welche ich vor ohngefehr zehen Jahren gehabt / bey denen siegreichen Armeen in den Niederlanden / welche vor die Ehre und das Recht Ew. Kaiserl. Majest. so tapffer gefochten / als Feld-Medicus zu dienen / und dabey vieles zu beobachten / welches künfftig denen Chirurgis und Feldscheerern / absonderlich aber den verwundeten Officiers und Soldaten / zu nicht geringem Nutzen wird gereichen können.

Dieses aber / was ich in den Feld-Lazereten / auch sonsten anderwerts bey meinem Aufenthalt in grossen Städten und Hospitälern / mit besonderer Mühe und Kosten in der Chirurgie gutes erlernet / und bißhero practiciret / habe bey meinem

nem jetzigen Ampt/ zu gutem Unterricht denen angehenden Chirurgis aufzusetzen / und in dieses Werck deutlich/ auch in guter Ordnung zusammen zu bringen/ mich beflissen: um denen Lehrbegierigen solche Anweisung in der gantzen Chirurgie zu geben/ daß sie dadurch manchem wackern General, Officier und Soldaten / welche vor die Gloire Ew. Majestät ihr Leben so heldenmüthig hazardiren/ zu derselben Wiedergenesung ersprießliche und nützliche Dienste mögen thun können; die sonsten durch unerfahrner Leute Ungeschicklichkeit in dieser Wissenschafft an ihrem Leben offt verkürtzet würden.

Dieweilen aber Ew. Kaiserl. und Königl. Majest. insonderheit daran gelegen/ DERO tapffere Officiers und Soldaten bey Verwundungen wohl versorgt zu wissen / um selbige länger gebrauchen zu können ; als will hierzu nöthig seyn / wohl unterrichtete und geschickte Chirurgos, so wohl zu Feld bey den Armeen / als auch allenthalben im Lande / zu haben.

Dann obschon der schwere Türcken-Krieg / durch GOttes Gnade / zu gröster Ehre und mit unsterblichstem Ruhm Ew. Kaiserl. und Königl. Majest. glücklich vor kurtzem geendiget worden / so ist doch das Kriegs-Feuer noch nicht überall erloschen ; sondern es haben Ew. Majest. Armeen / ja DERO sämtliche Länder / auch zu Friedens-Zeiten / noch immer gute Chirurgos vonnöthen.

Nachdem aber dieses gantze Buch vornehmlich deßwegen von mir aufgesetzt und in Druck gegeben worden / um denjenigen / welche diese so nöthige Kunst erlernen wollen / gute Instruction und Unterricht von demjenigen zu geben / was einem guten Chirurgo zu wissen nöthig ist; so zweiffle nicht / indem Welt-bekandt / wie sehr Ew. Kaiserl. Majest. SICH die Wolfahrt DERO Soldaten und sämtlichen Unterthanen angelegen seyn lassen / es werde dieses mein allerunterthänigstes Unternehmen / welches einig und allein zu oberwehntem Ende abzielet / von Ew. Majest. nicht gantz ungnädig aufgenommen werden: Der ich übrigens Ew. Kaiserl. und Königl. Maj. alle von GOTT selbst höchsterwünschte Benediction, sehr lang gefristetes Leben / und hohe

Kaiserl.

Kaiserl. Wohlseyn/ ingleichem/ noch künfftig/ wie bißhero/ Triumphe über Triumphe gegen alle DERO Feinde/ allerdevotest anwünsche/ und in tieffester Submission verharre

Ew. Kaiserl. und Königl. Cathol. Majest.

Geschrieben auf der Nürnbergischen Universität Altdorf, den 1. Octobr. 1718.

allerunterthänigster und allergehorsamster Knecht,

Laurentius Heister / Autor.

Vorrede

Vorrede.

Nachdem mich GOtt in den Beruff gesetzet/ daß ich nebst andern zu der edlen Medicin gehörigen Wissenschafften/ vornehmlich auch die Chirurgie/ als welche billig vor die dem menschlichen Geschlecht allernöthigste Kunst zu halten ist/ offentlich lehren muß/ und solches auch/ sowol hier/ als anderer Orten/ von zehen Jahren her/ mit Göttlichem Segen und gutem Succeß verrichtet; so hat mir doch allezeit der Mangel eines guten und vollständigen Handbuchs/ deßen man sich/ um diese höchst-nützlichste Kunst jungen Leuten deutlich vorzutragen und behöhrlich beyzubringen/ füglich bedienen könte/ nicht wenig Beschwerlichkeit verursachet. Und eben diesen Mangel halte auch fast vor die Haupt-Ursach/ daß so wohl den Studiosis Medicinæ, als Barbierer Gesellen/ die Chirurgie bißhero so schwer worden/ und so wenig/ sonderlich in Teutsch-

Vorrede.

Teutschland / zu finden gewesen / welche sich einer gründlichen Wissenschafft in derselben hätten rühmen können; dergestalt / daß sie die wichtigste Operationes den Quacksalbern / und Land-Läufern / überlassen / und diejenige / welche sich Chirurgos genennet / meistens damit sich begnügen müßen / wenn sie nur gewust / eine Ader zu öffnen / eine Wunde zu verbinden / oder aufs höchste eine Verrenckung und Beinbruch zu curiren; an wichtigere Operationes aber haben sich wenige zu wagen getrauet.

Denn wann Chirurgie-Verständige diejenige Bücher betrachten / welche bißhero / um dieselbe zu lehren / auf Universitæten gebräuchlich gewesen; werden sie leicht ersehen / wie unvollkommen selbige sind / und wie wenig ein junger Mensch einen vollständigen Begriff von dem / was zu der Chirurgie gehörig / aus selbigen schöpffen könne; indem einige nur etliche Operationes, und darzu offt zimlich unvollkommen beschrieben; andere kaum ein einiges Blat / der ganzen Lehre von den Wunden / Geschwüren oder Geschwülsten / gewidmet; die Beinbrüch / Verrenckungen / und Bandagen, welche doch so viele special-Umstände zu wissen erfordern / nur obenhin und kaum mit drey Worten berühret / oder gar ausgelassen haben / und was dergleichen Mängel mehr seyn: dahero dann junge Leut / ohnmöglich die gehörigen Gründe dieser vortrefflichen Wissenschafft aus selben erlernen können.

Die Alten haben uns zwar zimlich grosse / und nach Beschaffenheit ihrer Zeit / vollkommene Chirurgicen / hinterlassen; aber zu geschweigen / daß dieselbe in den Collegiis zu gebrauchen / nicht wohl mehr zu bekommen / so manglen auch in selben so viele neue Chirurgische Erfindungen und Verbesserungen / so wohl in der Theorie, als Praxi, daß selbige / um gute Fundamenta zu legen / gar unbequem sind; indem darinnen gar zu viel zu ändern / und zu suppliren wäre: welches sowol denen Lehrenden / als Lernenden / sehr beschwerlich fällt / und zugleich nicht wohl in gute Ordnung kan gebracht werden / sondern bey den Lernenden meistens grosse Confusion zurück läst.

An

Vorrede.

An der bißherigen neuern Chirurgieen habe dieses sonderlich außzusetzen / daß selbige entweder von Medicis geschrieben / welche keine Operationes selbst verrichtet / und dahero aus eigener Erfahrung nichts sagen können; oder daß selbige von bloßen Chirurgis außgegeben worden / welche sonsten keine Studia gehabt / und dahero / so wohl wieder die Anatomie offt grob gefehlet / als auch von den Ursachen der Chirurgischen Kranckheiten und hiezu gehörigen Sachen öffters sehr übel und ungereimt raisonirt.

Dahero ich dann anfänglich meinen Zuhörern zu gefallen bewogen worden / eine ganze Chirurgie auszusetzen: in welche alles das Beste zu bringen getrachtet / was ich von Chirurgischen Zufällen / so wol bey den alten und neuen Chirurgischen Scribenten / von allerley Nationen und Sprachen / deren Bücher und Instrumenten ich mir mit grossen Unkosten gesammlet / gefunden; als auch was ich sonst gutes / theils von andern braven Chirurgis, Frantzosen / Engelländern / Holländern und Teutschen / in grossen Städten / Hospitälen und im Felde / gesehen / (allwo ich mich eine geraume Zeit aufgehalten) theils was ich in fast den meisten und schwersten Chirurgischen Operationen, als welche grösten Theils selbsten verrichtet / auch noch / so offt Gelegenheit vorkommt / practicire / observirt habe. Wodurch also alles in einer guten Vollkommenheit und Ordnung zusammen zu bringen mich beflissen / was zu einem gründlichen Unterricht in allen Chirurgischen Kranckheiten und Operationen, welche mir bißhero sind bekandt worden / zu wissen nöthig seyn mag: und dieses alles habe nach den besten Manieren, so kurtz und deutlich / als mir möglich gewesen / auffgesetzt; aber zugleich auch allen Fleiß angewandt / damit nichts / wovon ein junger Chirurgus Nachricht haben soll / ausgelaßen; sondern alles aufs vollkommenste beschrieben würde.

Dieses habe hernach meinen Auditoribus von einigen Jahren her abzuschreiben gegeben: Dieweilen aber solches wegen Vielheit der Sachen denselben grosse Beschwerlichkeit verursachet / und viele edle

Vorrede.

Zeit zum studiren weggenommen hat; habe mich endlich auf Ersuchen resolvirt/ selbiges in öffentlichem Druck heraus zu geben. Und ob ich zwar anfangs willens gewesen/ solches in Lateinischer Sprache zu thun/ so habe doch nachgehends vor nützlicher angesehen/ es in Teutscher zu bewerckstelligen: Indem dadurch nicht nur den Studiosis Medicinæ, sondern auch unsern Teutschen Chirurgis, zugleich gedienet würde/ und also die Frucht meiner Arbeit desto grösser seyn mögte.

Damit aber ein Anfänger/ biß er feste Gründe geleget hat/ bey einem Buch bleiben/ und in selbigem von allen Chirurgischen Nothwendigkeiten guten Unterricht finden könne/ auch nicht gleich vielerley Bücher nachzuschlagen genöthiget werde/ habe nicht nur die Chirurgische Zufälle/ hierinnen beschrieben/ sondern auch die nothwendige Instrumenta (worunter viele neue vorkommen) abzeichnen lassen/ welche man in der gantzen Chirurgie mag nöthig haben: zugleich auch sonsten allerley Schwierigkeiten durch Figuren suchen zu illustriren/ die mit Worten nicht so deutlich hätten können vorgetragen werden. Es haben zwar die Alten schon sehr viele Instrumenten uns abgezeichnet hinterlassen; welche aber/ weil sie theils undienlich und unbequem/ theils schädlich befunden worden/ haben die neuere Chirurgi öffters viele bessere und dienlichere ersonnen: Ingleichem weil jungen und unerfahrnen Leuten schwer fällt/ die gute von den bösen zu unterscheiden; so habe die dienlichste und bequemste/ welche doch zu allen Chirurgischen Operationen sufficient seyn können/ hier abzeichnen lassen; die altvätterische aber und undienliche weggelassen. Gleichwie ich nun der Hoffnung lebe/ daß wenig Chirurgische Kranckheiten seyn werden/ von welchen man nicht einen guten/ ja meistens genugsamen Unterricht hierinnen finden könne: also wünsche/ daß dieses mein wohlgemeintes Unternehmen vielen Nutzen bringen/ auch andere hiedurch Anlaß bekommen mögen/ diese so nöthige und nützliche Kunst täglich mehr und mehr zu verbessern/ und zu noch grösserer Vollkommenheit zu bringen.

Inhalt

Inhalt.

Erster Theil der Chirurgie.

Einleitung: Von der Chirurgie Beschaffenheit überhaupt *pag.* 3, Entzweck 5, Ursprung und Wachsthum 6, Eintheilung 9, nöthigsten Instrumenten 10, Medicamenten und Geräthschafft 12, eines *Chirurgi* Eigenschafften und Ampt 13, Nothwendigkeiten zum Verbinden 19, Meisel 20, Pflaster 21, Compressen 22, Binden 23, Stricken und Bändern 28

Das I Buch von den Wunden.

1 Cap. Von den Wunden insgemein 33
2 - Von den Zufällen der Wunden, und 1) vom Bluten der Wunden 55, 2) von den Schmertzen der Wunden 59, 3) von den *Convulsionibus* oder Gichtern der Wunden 61
3 - Von den geschossenen Wunden 62
4 - Von den Wunden des Unterleibs 70
5 - Von der Bauch-Nath, oder *Gastroraphie* 72
6 - Von den verletzten Därmen, und der Darm-Nath 80
7 - Von dem gantz zerschnittenen Darm 84
8 - Von dem ausgefallenen Netz 86
9 Cap. Von den übrigen verletzten Theilen im Unterleib 88
10 - Von den Brust-Wunden 89
11 - Von den Hals-Wunden 97
12 - Von den Haupt-Wunden insgemein 101
13 - Von den Angesichts-Wunden 102
14 - Von den übrigen und vornehmsten Haupt-Wunden 108
15 - Von den *Contusionen* oder Zerquetschungen 124
16 - Von vergifften Wunden 131

Das II Buch, Von den Beinbrüchen, oder Fracturen.

1 Cap. Von den Beinbrüchen oder Fracturen insgemein 137
2 - Von den Zufällen der Beinbrüche 152
3 - Von den Beinbrüchen *in specie* 156
4 - Vom Bruch des Kienbackens 158
5 - Vom Bruch des Schlüssel- und Brustbeins. 159
6 - Von dem Bruch der Rippen, der Wirbelbeine, und des Heiligen-Beins, (*Os sacrum*) 164
7 - Von der Fractur des Ober-Armbeins, der Unter-Armbein, und der Handbein 168

8 Cap.

Inhalt.

8 Cap. Vom Bruch des Schenckelbeins 171
9 - Vom Bruch der Kniescheibe 176
10 - Vom Bruch des Schienbeins, wie auch der Beine, woraus der der Fuß bestehet 179

Das III Buch, Von den Verrenckungen, oder Luxationen.

1 Cap. Von den Verrenckungen oder Luxationen insgemein 183
2 - Von der Cur der Verrenckungen 193
3 - Von den Verrenckungen der Beine *in specie*, und zwar erstlich von denen, welche an der Hirnschaal und Nase vorkommen. 197
4 - Von der Verrenckung des Unterkienbackens 198
5 - Von der Verrenckung des Kopfs mit den Wirbelbeinen, ingleichem von der Verrenckung der übrigen Wirbelbeinen 200
6 - Von der Verrenckung des Steißbeins, (*Os coccygis*) der Rippen und Schlüsselbeins 205
7 - Von der Verrenckung des Ober-Armbeins, oder des Arms mit dem Schulterlat 208
8 - Von Verrenckung des Elenbogens, oder des Unter-Arms mit dem Ober-Arm 212
9 - Von Verrenckung der Hand, des *Carpi*, *Metacarpi*, und der Finger 214
10 - Von der Verrenckung des Schenckelbeins 216
11 - Von Verrenckung der Kniescheibe, des Knies oder Schienbeins und der Spindel 221
12 Cap. Von den Verrenckungen am Fuß 223

Das IV Buch, Von den Geschwülsten.

1 Cap. Von den Geschwülsten insgemein 227
2 - Von den äusserlichen Entzündungen, *Phlegmone* genannt 229
3 - Von der Suppuration oder Verschwürung und Absceß 237
4 - Von Geschwülsten und Entzündung der Brüste bey den Weibern 243
5 - Vom Rothlauff oder der Rose 248
6 - Von dem Blut-Schwären, *Furunculus* genannt 251
7 - Von den Beulen, lateinisch *Bubones* und *Parotides* 253
8 - Von den Pest-Beulen 256
9 - Wie ein *Chirurgus* sich vor der Pest präserviren soll 260
10 - Von den Pest-Blasen, *Carbunculus* und *Anthrax* genannt. 263
11 - Von den Frantzosen oder *Venus*-Beulen 267
12 - Von erfrornen Gliedern 271
13 - Vom heissen und kalten Brand 275
14 - Vom Verbrennen, lateinisch *Ambustio*, *Combustio* 284
15 - Von dem *Scirrhus* 290
16 - Vom Krebs 297
17 - Von den wässerigen Geschwülsten, *Oedema* genannt 302
18 - Vom Glied-Schwamm 305

Das V Buch, Von den Geschwüren.

1 Cap. Von den Geschwüren oder offenen Schäden, lateinisch *Ulcera* 311
2 - Von Heilung der Fisteln 318
3 - Von Heilung der boßartigen und hartnäckigen Geschwüren 321

4. Cap.

Inhalt.

4 Cap. Von Heilung der Venerischen Geschwüren 326
5 - Cur der callösen Geschwüren 327
6 - Von Heilung der bezauberten Schäden 330
7 - Von Heilung der alten Schäden oder offenen Schenckeln 331
8 Cap. Von der Caries, Beingeschwür oder Beinfresser 334
9 - Von der Spina Ventosa oder Winddorn 339

Anderer Theil der Chirurgie,
von den
Chirurgischen Operationen.

I. Operationes, welche man an vielen Theilen des Leibs verrichtet.

1 Cap. Vom Aderlassen überhaupt 345
2 - Vom Aderlassen auf dem Arm 350
3 - - - - - - der Hand 357
4 - - - - - - dem Fuß 358
5 - - - - - - der Stirn 360
6 - - - - - - am Hals 361
7 - - - - - - unter der Zunge 362
8 - - - auf dem männlichen Glied 363
9 - Von den Zufällen der Aderlaß, und 1) Vom unterloffenen Geblüt 363
10 - Von Verletzung eines Nerven oder Flechsens im Aderlassen 365
11 - Von Verletzung einer Pulsader 367
12 - Von der Pulsadergeschwulst Aneurysma 369
13 - Von der Chirurgia Infusoria und Transfusoria 378
14 - Von den Fontanellen 383
15 - Vom Blasenziehen 386
16 - Von den Blut-Egeln 388
17 - Vom Schröpffen 390
18 - Vom Nadelstechen der Chinenser und Japonenser 393
19 - Vom Einspritzen 394
20 Cap. Vom Gebrauch der Bähungen und Säcklein 395
21 - Vom Gebrauch der Brey-Umschläg 397
22 - Von den Brenn-Eisen oder Cauteriis 398
23 - Vom Brennen mit der Moxa 399
24 - Vom Gebrauch der Corrosiven 400
25 - Von den Abscessen zu öffnen 401
26 - Von den Wartzen 401
27 - Von Wegnehmung der Gewächs 403
28 - Von den Bälgleins-Geschwülsten, Atheroma, Steatoma, Meliceris, Talpa Testudo &c. 404
29 - Allerley fremde Dinge aus den Wunden zu ziehen 409
30 - Von Hefftung der Wunden 410
31 - Von Vertheilung der zusammengewachsenen Finger 415
32 - Von Wegnehmung widernatürlicher und überflüßiger Finger 416
33 - Von Wegnehmung verdorbener Finger 417
34 - Von Abnehmung oder Amputation einer Hand, Unter- und Ober-Arms 419

Inhalt.

35 Cap. Von Wegnehmung eines Fusses und Schienbeins 426
36 - Von der Amputation des Schenckels 428

II. *Operationes*, welche am Haupt verrichtet werden.

37 Cap. Von der Fontanell auf dem Kopff oder auf der *Sutura Coronalis* 432
38 - Von der *Arteriotomia* oder Oeffnung der Puls-Adern an den Schläffen 434
39 - Vom Wasserkopff 437
40 - Von der Trepanation oder Durchbohrung der Hirnschal 439
41 - Wie man ins Aug gefallene Dinge soll ausnehmen 447
42 - Von allerley Geschwülsten an den Augenliedern 448
43 - Von den Warzen der Augenlieder 450
44 - Von Abhängung der Augenliedern *Phalangosis* 451
45 - Von den stechenden Haaren der Augenliedern 453
46 - Von zusammengewachsenen Augenliedern 454
47 - Von den widernatürlich verkehrten Augenliedern 457
48 - Vom Gewächs im grossen Augenwinckel 458
49 - Vom Thränen-Aug, *Epiphora, Oculus lacrymans* 461
50 - Von der Thränen-Fistel 464
51 - Vom Staar oder *Cataracta* 477
52 - Vom Fell auf dem Aug, *Unguis, Pannus* 495
53 - Vom *Leucoma* und *Staphyloma* 497
54 - Vom Eyter-Aug oder *Hypopyum* 498

55 Cap. Von allzu grossen unnatürlichen Augen 501
56 - Von künstlichen Augen 502
57 - Vom Schielen und Schieckeln 502
58 - Einen zugeschlossenen Ohrgang zu eröffnen 505
59 - Ins Ohr gefallene Sachen herauszunehmen 506
60 - Von den Gewächsen im Ohrgang 507
61 - Von Brennung des Ohrs gegen die Zahnschmertzen 508
62 - Von den Instrumenten zum schwachen Gehöhr 509
63 - Löchlein in die Ohren zu stechen 510
64 - Vom Nasen-Gewächs, *Polypus Narium* 511
65 - Vom Nasengeschwür, *Ozæna* 515
66 - Vom Nasen-ansetzen 519
67 - Von den Haasenscharten 519
68 - Vom Krebs an den Lippen 523
69 - Dem Patienten die Zähn oder den Mund zu öffnen 525
70 - Unreine Zähn zu säubern 527
71 - Von hohlen Zähnen 529
72 - Spitzige und ungleiche Zähn gleich zu machen 530
73 - Vom Zahn-ausziehen 530
74 - Vom Zahn-einsetzen 532
75 - Von Eröffnung des Zahnfleisches bey harte Zahnen der Kinder 534
76 - Von Gewächsen am Zahnfleisch, *Epulis* 535
77 - Von entzündeter Geschwulst des Zahnfleisches, *Parulis* genant 536
78 - Von Abdruckung der Zunge 538
79 - Von Lösung der Zunge 538
80 - Vom Fröschlein unter der Zunge 540
81 - Vom *Scirrhus* und Krebs an der Zunge 541

82 Cap.

Inhalt.

82 Cap. Von den Geschwüren im Gaumen 543
83 - Die Löcher, welche vom Gaumen in die Nase gehen, zu curiren 544
84 - Vom allzugrossen Zäpflein 545
85 - Von Schröpfung der entzündten Mandeln 547
86 - Verschworne Mandeln zu öffnen 548
87 - Von scirrhösen Mandeln 549
88 - Von Gewächsen, welche bey den Mandeln auswachsen 550

III. Operationes, welche am Hals vorkommen.

89 Cap. Beine, Gräth, Stecknadeln, Zwetschkenkern und andere dergleichen aus dem Hals zu nehmen 551
90 - Vom Gebrauch der Magen-Bürst 552
91 - Krumme Häls wiederum gerad machen 553
92 - Von Oeffnung der Lufftröhr, Laryngotomia 555
93 - Von den Kröpfen 558
94 - Vom Setaceum oder Haarschnur 560

IV. Operationes, welche an der Brust vorkommen.

95 Cap. Die Wärtzlein der Brüste, ingleichem die Milch aus selbigen auszuziehen 562
96 - Von gesprungenen Wärtzlein 563
97 - Vom Krebs an der Brust 565
98 - Von der Paracentesis oder Oeffnung der Brust 569
99 - Von der Trepanation des Brustbeins 572
100 - Vom hohen Rücken oder Buckel 573

V. Operationes, welche am Unterleib vorkommen.

101 Cap. Von der Nabelschnur abzubinden 574
102 - Von der Paracentesis oder Oeffnung des Unterleibs 575
103 - Von Ausschneidung eines Kinds aus Mutterleib, der Kaiserliche Schnitt genannt 578
104 - Vom Nabelbruch, Omphalocele 581
105 - Vom Leisten oder Weichenbruch, Bubonocele 585
106 - Vom Darmbruch im Gemächt 590
107 - Vom Netzbruch, Epiplocele 596
108 - Vom Fleischbruch, Sarcocele 597
109 - Vom Wasserbruch, Hydrocele 599
110 - Von der Wassersucht des Gemächts 603
111 - Vom Wasser- und Fleischbruch zusammen 604
112 - Vom Wasser- und Darmbruch 604
113 - Vom Windbruch, Pnevmatocele 605
114 - Vom Krampf-Ader-Bruch 605
115 - Vom Krebs und kalten Brand an den Testiculis 607

Am männlichen Glied.

116 - Von der allzulangen Vorhaut, Phimosis 607
117 - Von der Paraphimosis oder Spanischen Kragen 609
118 - Vom Krebs und kalten Brand am männlichen Glied 611
119 - Das Band am männlichen Glied zu lösen 612

Inhalt.

120 Cap. Von den Wartzen und Gewächsen an selbigem 613
121 - Die zugewachsene Harn-Röhre zu eröffnen. 614
122 - Wenn Manns-Leut den Urin nicht halten können 618
123 - Die Manier einen Catheter in die Blase zu appliciren 620
124 - Von der Caruncul im Harngang 623
125 - Von Ausnehmung eines Steins aus der Harn-Röhr 625
126 - Vom Steinschneiden nach der alten Manier 627
127 - - - nach der neuen Manier 632
128 - Den Stein am Bauch aus der Blase zu schneiden 640
129 - Von des *Frere Jacques* Manier den Stein zu schneiden 642
130 - Von der *Punctura Perinei* 648
131 - Von der Fistel im *Perinæo* 650

An den Geburts-Gliedern der Weiber.

132 - Von der zusammen gewachsenen Schaam 653
133 - Wenn die Mutterscheid durch eine Haut verwachsen 654
134 - Von einer allzugrossen *Clitoris* 655
135 - Die allzulange Nymphen wegzunehmen 655
136 - Von Gewächsen in der Mutterscheid 656
137 - Von Ausnehmung des Steins bey Weibs-Personen 657

Von der Hebammen-Kunst.

138 - Wie bey schwerer Geburt zu helffen, wenn das Kind noch lebt 658
139 - Von Ausziehung eines todten Kinds 663
140 Cap. Von dem Blutfluß schwangerer Weiber 667
141 - Von Ausnehmung der Nachgeburt 668
142 - Von Wegnehmung der Mond-Kälber 670
143 - Vom Vorfall der Mutter 672
144 - Vom Vorfall der Mutterscheid 675
145 - Wenn Weibs-Personen den Urin nicht halten können 677
146 - Von Zerreissung des *Perinæi* 678

Operationes, welche am Hintern vorkommen.

147 Cap. Von Applicirung der Clystieren 679
148 - Von den Stuhl-Zäpfflein 680
149 - Von Eröffnung eines zugewachsenen Hinterns 681
150 - Vom Ausfall des Mast-Darms 684
151 - Von allzustarcken Fluß der güldenen Ader 686
152 - Von der blinden Güldenen-Ader 686
153 - Von der *Fistula Ani*, oder Gesäß-Fistel 689
154 - Von Gewächsen am Hintern 695

VI. *Operationes*, welche an Händen und Füssen vorkommen.

155 Cap. Vom Wurm oder bösen Ding am Finger, *Paronychia* 697
156 - Vom Oberbein 699
157 - Von der Zusammennähung der Flechsen oder *Tendinum* auf der Hand 701
158 - Von der Nath des *Tendo Achillis* 704

159 Cap. Von den Krampff-Adern 704
160 - Vom eingewachsenen Nagel an der grossen Zähe 705
161 Cap. Von den Hüner-Augen 706
162 - Von krummen Beinen 707

Dritter Theil der Chirurgie,
von den
Bandagen oder Chirurgischen Verbänden.

1 Cap. Von den Bandagen insgemein 711

2 Cap. Von den Bandagen am Kopf 715, 1 die dreyeckigte Hauptbinde, 2 der *Couvre-Chef*, 3 die *Frondalis*, 4 die *Uniens*, oder *incarnans*, 5 zur Aderlaß auf der Stirn, 6 zur *Arteriotomie*, 7 zum Wasserkopff, 8 und 9 zu den Augen, 10 zur Nase, 11 12 und 13 zum Kienbacken, 14 zur Haasenschart, 15 bey Verbrennung des Angesichts.

3 Cap. Bandagen zum Hals 722, als 1 die *Dividens*, bey Verbrennung des Halses, 2 zum Aderlassen am Hals und andern Zufällen, 3 zur Eröffnung der Lufft-Röhre.

4 Cap. Von den Bandagen oer Brust 723, als 1 und 2 zur Fractur des Schlüsselbeins, 3 zur Verrenckung des Schlüsselbeins, 4 zur Verrenckung der Schulter, 5 wenn beyde Schultern verrenckt, 6 zum Bruch des Schulterblats, 7 vor die Brust der Weiber, 8 die Serviet mit dem Scapulier in allerley Zufällen der Brust, 9 vor die Fractur des Brustbeins, 10 zur Fractur und Verrenckung der Rippen, 11 zur Fractur und Verrenckung des Rückgraths.

5 Cap. Die Bandagen zum Bauch 729, als 1 die Serviet und Scapulier, in allerley Zufällen und Operationen des Unterleibs, 2 die *Uniens* in länglichten Bauch-Wunden, 3 die Bandage T, 4 die *Inguinalis* zu Operationen der Brüche und Verrenckung des Schenckels, 5 die doppelte *Inguinalis*, 6 Bandage zu den Beulen in den Weichen, 7 Bandage zum Gemächt, 8 zum männlichen Glied.

6 Cap. Die Bandagen zu den Aermen 732, als 1 zu den Brüchen des Ober-Arms, 2 des Unter-Arms, 3 des *Carpi*, und 4 des *Metacarpi*, 5 zur Verrenckung des Elenbogens, 6 des *Carpi*, 7 zum Aderlassen auf dem Arm, 8 wenn eine Arterie bey dem Aderlassen verletzt worden; ingleichem wie ein *Aneurysma* nach der Operation zu verbinden, p. 737, 9 zum Aderlassen auf der Hand, 10 zum Bruch des Daumens oder andern Finger, 11 zu abgehauenen Fingern und zum Wurm

Inhalt.

Wurm am Finger, 12 zur Abnehmung einer Hand, Unter- und Ober-Arms p. 740

7 Cap. Von den Bandagen zu den Füssen, als 1 zum gebrochenen Schenckelbein p. 741, 2 zur Verrenckung desselben 745, 3 zur gebrochenen Kniescheibe nach der Läng 746, 4 nach der Quer 747, 5 die Verrenckung des Knies und der Kniescheibe, 6 zum Bruch des Schienbeins, 7 des Tarsi, Metatarsi, und Zähen, 8 der Verrenckung des Fusses, 9 zum Aderlassen auf dem Fuß, 10 nach Abnehmung eines Schienbeins oder Schenckels 759

8 Cap. Bandage zu einem Beinbruch mit einer Wunde am Schienbein oder Schenckel 759.

Druckfehler.

Pag. 25. lin. 17. vor gehaltene, lies gefaltene.

60. lin. 32. vor Orcyrat, lies Orycrat.

81. lin. 28. vor fig. 16, lies fig. 19.

166. §. 6. lin. 2. vor Haupt-Wunde, lies Haut-Wunde.

176. Cap. IX, lin. 4. vor Schenckel und, lies Schenckel als.

191. §. 20. lin. 2. lies, so ist selbige manchmal gefährlich, aber meistens &c.

218. lin. 2. vor Ligamen, lies Ligament.

228. §. 4. lin. 14 ist das Wort Krebs auszustreichen.

241. §. 9. lin. 23. vor eine Ohnmacht, lies keine Ohnmacht.

248. §. 1. lin. 2. vor noch, lies nah.

252. in der dritten Zeil von unten, lies pag. 238, vor 328.

273. in der letzten Zeil, vor Zii, lies zi.

313. lin. 12 ist das Wort Krebs auszustreichen.

376. §. 19. lin. 8. lies, krummen stumpffen Nadel.

392. lin. 9. an statt 9 Buch, lies XI Buch.

421. §. 6. lin. 2. vor pag: 28, lies pag. 58.

641. lin. 18. vor Perinæum, lies Peritonæum.

In Tab. VII fig. 1 soll B gerad unter AC stehen, welches in vielen Exemplaren an einem andern Ort stehet.

Doctor

Doctor Heisters
CHIRURGIE
Erster Theil.

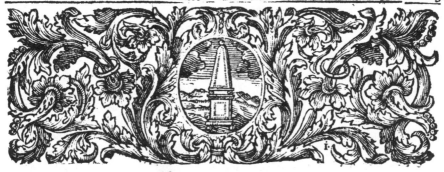

Einleitung.

Von der Chirurgie Beschaffenheit überhaupt: ihrem Ursprung/ Wachsthum/ Eintheilung/ Instrumenten/ und andern allgemeinen Nothwendigkeiten/ so einem angehenden *Chirurgo* anfangs zu wissen nothwendig sind.

I.

Der Haupt-Endzweck der Medicin ist/ denen Kranckheiten des menschlichen Leibes/ entweder vorzukommen/ oder selbige zu curiren. Dieses hat man von uhralten Zeiten her durch dreyerley Hülffs-Mittel getrachtet ins Werck zu richten: als zum ersten durch die Diät oder Lebens-Ordnung; zweytens/ durch Medicamenten; und drittens/ durch die Chirurgie/ als die drey Haupt-Seulen der Medicin/ gleichwie solches die Vernunfft und Erfahrung gelehret: und muß auch noch heut zu tag auf solche Manier in der Cur der Kranckheiten verfahren werden. Denn da die Intention des *Medici*, und die Gesundheit des Patienten nicht allezeit durch die Diät und Medicamenten kan erlanget werden/ sondern offt die Hülffe der Hände oder der Chirurgie bedarf; so erhellet hieraus/ daß diese Kunst und Wissenschafft höchstnöthig seye: insonderheit/ da dieselbe offt allein verschiedene Zufälle und Kranckheiten/ ohne sonderliche Attention auf die Diät oder Medicamenten/ curiret; gleichwie solches die Wunden/ Verrenckungen/ und viele andere Zufälle genugsam darthun können.

Die Chirurgie ist unentbehrlich.

Andere

Andere Künste in der Welt dienen meistens nur zur Bequemlichkeit des menschlichen Lebens: die Chirurgie aber ist zum Leben absolut und schlechter dings nöthig. Und kan man ihre grosse und absolute Nothwendigkeit am besten erkennen in gefährlichen Verwundungen, sonderlich bey Feld-Schlachten und Belagerungen, da gar viele brave Officiers und Soldaten mehr sterben müsten, wenn die Chirurgie nicht wäre, welche durch Beystand dieser erhalten, und dem Tode offt wieder aus dem Rachen gerissen werden; welche auch mit desto grösserem Muth und *Courage* dem Feind entgegen gehen, dieweil sie von ihren zu erwartenden Wunden durch die Chirurgie wiederum curirt zu werden gute Hoffnung haben können: und dahero pfleget man auch die Chirurgie bey uns Teutschen Wund-Artzney zu nennen: nicht, als ob sie nichts anders als Wunden tractirte; sondern weil sie durch Curirung der Wunden sich vor andern so sonderbar signalisiret, und so mächtig und kräfftig erwiesen, ja noch täglich nutzlich erweiset.

Was die Chirurgie und ein Chirurgus sey?

2. Es ist aber die Chirurgie derjenige Theil der Medicin, welcher lehret, wie man durch Hülff der Hände und Instrumenten die Gesundheit der Menschen entweder erhalten, oder wenn sie verlohren, wieder restituiren soll: Gleichwie zur Erhaltung der Gesundheit und Präservation vielerley Kranckheiten, das Aderlassen, Fontanellen, Haar-Schnur-ziehen, Schröpffen und dergleichen solches bezeugen; und könte dahero gar billich und recht Hand-Artzney genennet werden. Derjenige aber, der auf solche Manier wohl zu curiren verstehet, wird ein *Chirurgus* genennet, weil er hauptsächlich durch Hülffe der Hände curiret: welcher Name seinen Ursprung aus dem Griechischen hat, und so viel als Hand-Medicus andeutet.

Wird von vielen eine Kunst, von andern eine Wissenschafft genennet.

3. Manche nennen die Chirurgie eine Kunst, andere eine Wissenschafft: welche beyde Benennungen aber gar wohl beysammen stehen können. Dann man kan sie gar wohl eine Wissenschafft nennen, weil ein angehender *Chirurgus*, ehe er practiciret, die *fundamenta* derselben vorhero wohl lernen und wissen muß; dieweil er sonsten gar ungeschickt und unvernünfftig practiciren würde, und mehr Schaden als Nutzen stifften. Eine Kunst aber kan sie auch billich genennt werden, wenn man, nach vorher gelernten Fundamenten, die Chirurgie durch Heilung der Wunden, Bein-Brüchen und andern Operationen exerciret oder practiciret: und dahero pfleget sie auch getheilet zu werden in die Theorie, das ist die Wissenschafft, wenn man lernet, oder nur zu wissen sich befleisset, wie man in der Chirurgie curiren, und die *Operatio-*

Einleitung zur Chirurgie.

rationes wohl verrichten müsse/ ohne dieselbe selbsten zu exerciren/ welches einige *(Chirurgiam Medicam)* die Medicinische Chirurgie nennen: und in die Kunst oder Praxis/ wenn man selbsten in Chirurgischen Zufällen Hand anleget/ und *Operationes* verrichtet/ als welche *Chirurgia practica* genennet wird. Jene/ nemlich die Theorie/ sollen zum wenigsten alle *Medici* von der Chirurgie wissen und verstehen/ als welche heut zu tag die *Operationes* zu verrichten denen *Chirurgis* meistens überlassen. Beydes aber soll und muß ein jeder wissen/ der ein rechtschaffener *Chirurgus* seyn oder werden will: doch muß die Theorie erst vorhero wohl gelernet werden/ ehe man zur Praxis schreitet; weilen sonsten nothwendig vieles Unheil würde verursachet werden/ wenn einer zu practiciren und *Operationes* zu verrichten anfienge/ ehe er/ wie solche behörlich/ ja aufs beste verrichtet werden müssen/ wisse und gelernet habe: gleichwie leider! von vielen ungeschickten Stümplern/ Badern und Barbierern/ zum grossen Schaden und Nachtheil des menschlichen Geschlechts/ fast aller Orten zu geschehen pfleget: dann es muß die Wissenschafft und Verstand gleichsam der Hände Leitstern seyn/ und muß die Theorie lehren/ was die Hände in der Praxis thun sollen. Derohalben mag ein *Chirurgus* so viel *Experience* oder Erfahrung haben/ als er will/ wann er keine genugsame Theorie (worzu auch die Anatomie gehöret) im Kopff hat/ so sind seine *Operationes* unsicher/ und vieler Gefahr unterworffen: und kan derohalben die Theorie von der Praxis bey einem guten *Chirurgo* ohnmöglich abgesondert seyn/ sondern er muß beyde zusammen wissen.

Ein Chirurgus muß Theorie und Praxis zusammen verstehen.

Sonst muß er Fehler begehen.

4. Der Endzweck der gantzen Chirurgie ist dreyerley: Erstlich die gegenwärtige Gesundheit des Menschen zu erhalten; oder zweytens/ wo selbige verlohren/ zu selbiger wieder zu helffen/ das ist/ die Kranckheit zu curiren: oder auch drittens/ wo man die Gesundheit nicht völlig kan restituiren/ daß doch der Mensch/ so lang als möglich/ bey dem Leben möge erhalten werden: Hieher gehört Arm und Bein wie auch Krebs an der Brust wegnehmen/ und andere dergleichen *Operationes* mehr.

Endzweck der Chirurgie.

5. Die Mittel/ wodurch dieser Endzweck erlangt wird in der Chirurgie/ sind hauptsächlich die Hände und *Instrumenta* des *Chirurgi*: als zum Exempel/ wann eine Verrenckung oder Bein-Bruch einzurichten/ wenn man Aderlässet/ Steinschneidet/ Stahren sticht/ und dergleichen; dennoch aber/ daß er sein Ampt desto besser und glücklicher verrichten möge/ so werden auch hiezu meistens die Diät und Medi-

Mittel/ wodurch der Endzweck erreichet wird.

camenten erfordert / ohne welche er öffters den Patienten nicht würde davon bringen. Aus welchen die feste Vereinigung und nothwendige Verknüpffung der Medicin und Chirurgie deutlich zu erkennen ist.

Der Ursprung der Chirurgie ist von Anfang der Welt.

6. Die Chirurgie hat gleichen Ursprung / Zunehmen und Wachsthum gehabt mit der Medicin: Ja was den Ursprung anbelangt / ist die Chirurgie gewißlich älter / als die Medicin selbst / und wahrscheinlich so alt als die Welt. Dann zu den ersten Zeiten der Welt waren die Menschen wegen ihrer mäßigen Lebens-Art / und ihrer angebohrnen guten und starcken Natur / innerlichen Kranckheiten nicht so leicht und offt unterworffen / als wie wir / und haben also die innerlichen Medicamenten nicht so nöthig gehabt. Eusserlichen Zufällen aber / welche die Hülff der Hände bedurft / sind sie eben so wohl als wir heut zu Tag unterworffen gewesen: indem sie so bald haben fallen können / einander geschlagen haben / und dadurch eben so leicht Wunden / Beinbrüch / Verrenckungen und *contusiones* bekommen / gleichwie wir; worzu sie dann die Hülff der Hände / ja auch Instrumenten vonnöthen gehabt / auch solche / durch eine angebohrne Reitzung / in Dorn und Splitter ausziehen / Wunden zu verbinden / und dergleichen / ohne Zweifel werden angewendet haben. Was ihnen alsdann in dergleichen Zufällen geholffen / oder gut gethan / solches haben sie erstlich gemercket / hernach auch aufgezeichnet / und andern in dergleichen Zufällen wieder gerathen; und hat also von solchen / wiewohl anfangs gar ungeschickten Manieren zu helffen / die Chirurgie ihr erstes Fundament und Anfang gehabt.

Der Chirurgie Wachsthum und Zunehmen.

7. Nach diesem haben die Chaldäer und Aegyptier / gleichwie die alten Historien bezeugen / die Chirurgie mit grösserm Fleiß excolirt: biß sie endlich von den Griechen noch zu weit grösserer Perfection ist gebracht worden. Unter welchen der *Apollo* und sein Sohn *Æsculapius, Machaon, Podalirius, Chiron, Centaurus* und andere sich so berühmt gemacht / daß einige davon wegen ihrer Geschicklichkeit vor Götter sind verehrt worden. Endlich hat *Hippocrates*, als welcher noch aus des *Æsculapii* Stamm entsprossen / aller der vorhergehenden Wissenschafft zusammen gesammlet / dieselbe durch sein vortreffliches Judicium / und durch die Anatomie verbessert / und uns in seinen Schrifften / (als welche die ältesten sind von Chirurgischen Sachen) nachgelassen. Von den Griechen ist hernach die Wissenschafft der Chirurgie zu den Römern / und endlich auch zu andern Völckern ausgebreitet worden; welche alle die Chirurgie mehr und mehr zu perfectioniren sich haben angelegen seyn lassen / von welchen noch aus den ältesten / nach dem *Hippocrates, Celsus, Galenus,*

Galenus, *Paulus Ægineta*, *Aetius* und *Oribasius* die berühmteste sind, welche nicht gar lang nach Christi Geburt gelebt, und ihre Schrifften uns hinterlassen haben. Von selbiger Zeit aber an ist die Chirurgie in viel hundert Jahren schlecht excolirt, und wenig oder nichts verbessert worden, indem durch gantz Europa in allen Wissenschafften die Finsterniß regiert; Ausser daß etliche Araber, unter welchen sonderlich *Albucasis* und *Avicenna* berühmt sind, die Chirurgie noch einiger Maßen getrieben: biß endlich in dem funffzehenden *Seculo* und folgenden, alle Wißenschafften in Europa wiederum haben angefangen excolirt zu werden: da dann auch die Anatomie und Chirurgie wiederum etwas fleißiger tractirt worden, und sich *Theodoricus*, *Salicetus*, *Guido de Cauliaco*, *Brunus*, *de Largelata*, *Joh. de Vigo*, Gerstorf, Brunschwieg, Ryff, *Vesalius*, *Andreas a Cruce*, *Arcæus*, *Fallopius*, und andere berühmt gemacht. Endlich ist in dem vorigen und jetzigen *Seculo* mit Perfectionirung der Anatomie und *Mechanic*, wie auch besserer Erkäntniß der Kranckheiten, auch die Chirurgie höher gestiegen, und von Tag zu Tag mit bessern und nützlichern Instrumenten, schönen Observationen und bequemern Handgriffen vermehret worden, und also von vielen geschickten Männern aus allerley Nationen, sonderlich aber von denen Italianern, Franzosen und Teutschen, worzu auch die Niederländer gehören, biß auf den höchsten Gipfel der Vollkommenheit gebracht worden.

8. Unter diesen neuen Scribenten, welche entweder gantze Chirurgien, oder doch die gröste Theil davon geschrieben, und in teutscher Sprach zu haben, anderer hier nicht zu gedencken, sind die bekanndtsten, *Andr. a Cruce*, *Aquapendens*, *Hildanus*, *Scultetus*, *Felix Würz*, Bewerwick, *Barbette*, *Bontekoe*, *Jessenius*, *Joel*, Schmid, Gelmann, Munnicks, *Musitanus*, Verbrüg, Gauckens, Schütz, Burger, Norren, Nuck, Horlacher, *Blancard*, *Leauson*, Prat, Herl, Solingen, Juncken, Purmann, *Muralt*, *le Clerc*, *Charriere*, *Verduc*, *Dionis*, Woyt und *Palfyn*. Insonderheit von denen Wunden ist lesenswürdig *Botallus* von Schuß-Wunden, sampt *Tassins* Kriegs-Wund-Artzney, *Arcæus*, Gelmann, Purmann von Schuß-Wunden, Belloste Hospital- und Lazaret-*Chirurgus* und Schwartzens Anmerckungen von Wunden. Von Haupt-Wunden, Schultzens verletzter Kopff, und Woyt von Haupt-Wunden. Von tödlichen Wunden, haben im teutschen geschrieben *Ævens*, Pfitzer, Bauzmann, Woyt, Helwig. Von Geschwüren oder offenen Schäden, *Arcæus*, Purmann, *le Clerc*, *Verduc*. Von Bein-Brüchen, und Verrenckungen, *le Clerc*, *Palfyn*, *Lemerys* Bein-Artzt. Vom *Spina ventosa* oder Winddorn, Walther.

Von

Von den neuern Chirurgischen Scribenten.

Von Chirurgischen Instrumenten/ *Ryff*, *Paræus*, *Andreas a Cruce*, *Hildanus*, *Scultetus*, Schmids Beschreibung aller Chirurgischer Instrumenten/ *Solingen*, *Dionis*. Von denen Bandagen/ *le Clerc*, und *Verduc*: Schöne Chirurgische *observationes* haben im teutschen geschrieben/ oder sind doch in das teutsch übersetzt worden/ *Hildanus*, *Scultetus*, *Marchettis*, von *Meekren*, *Roonhuysen*, *Muralt*, *Belloste*, *Purmann* und *Walther*. Von Brüchen/ *Geiger*; von der Hebammen-Kunst/ oder von der Kunst Kinder in Mutterleib zu wenden/ und todte wegzunehmen/ *Eucharins Rhodion*, *Mauriceau*, *Solingen*, *Völter*, *Hurholz*, *Sommer*, *Muralt*, Welschens Hebammen-Buch/ die Sächsische/ und die Brandenburgische Wehemutter/ Eckharts Hebamme und *Viardel*. Von dem Kayserlichen Schnitt/ *Hildanus*, *Scultetus*, *Lankisch*, *Ronhuysen*, *Ruleau*. Vom Steinschneiden/ *Hildanus* und *Tolet*. Von denen Augen-Kranckheiten/ *Bartisch*; von Augen-und Zähn-Kranckheiten/ *Guillemeau* und *Verbrüg*; von Zahn ausziehen/ *Cron*. Vom kalten Brand *Hildanus*, Vom Verbrennen/ *Hildanus*. Vom Aderlassen/ *Jondot* und *Cron*. Vom Aderlassen und Schröpffen/ *Schmid*. Von Fontanellen und Haarschnüren/ *Glandorp*, *Schorer*, Franckens Bericht vom Schnurziehen: Was einem *Chirurgo* im Feld nöthig zu wissen/ *Schmid*, *Tassin*, *Muralt*, Purmans Feldscherer. Was einem *Chirurgo* zu Pest-Zeiten nöthig/ Purmans Pest-Barbierer. Von Chirurgischen Berichten aufzusetzen/ die Kunst Chirurgische Bericht oder Wund-Zettel abzufassen. Von diesen allen aber/ und noch andern Chirurgischen Büchern/ soll anderwärts noch was weitläufftiger gehandelt werden.

Latein und Frantzösisch ist einem Chirurgo sehr nützlich.

9. Sonsten sind noch viele schöne und nützliche Chirurgische *Autores*, welche aber in andern Sprachen geschrieben/ und teutsch/ so viel mir wissend/ nicht zu haben: deswegen ist nöthig/ daß wer ein guter *Chirurgus* seyn oder werden will/ frembde Sprachen verstehe/ oder lerne/ insonderheit aber die Lateinische und Französische: Indem nicht nur nützliche Sachen in selbigen Sprachen geschrieben/ welche einem guten *Chirurgo* dienlich zu wissen/ sondern auch noch täglich viele gute Bücher herauskommen/ von welchen einer/ der die Sprachen nicht verstehet/ keinen Nutzen machen kan: Worzu ich auch die Chirurgische *Disputationes*, welche auf Universitäten heraus kommen/ gerechnet haben will/ in welchen gleichfalls offt (ob schon nicht in allen) schöne neue curiöse und nützliche *Casus*, *Observationes* und Instrumenten beschrieben werden/ welche man sonsten in andern Büchern nicht findet: Dahero rathe ich/ daß ein *Chirurgus*, welcher Latein verstehet/ jährlich solche sich auch anschaffe/ insonderheit da solches mit geringen Kosten geschehen kan.

10. Nach-

Einleitung zur Chirurgie.

10. Nachdem wir nun die beste teutsche Chirurgische Schrifften angezeiget, so schreiten wir zu der Eintheilung der Chirurgie; welche aber verschiedentlich von denen *Autoribus* gemacht wird: dann einige theilen sie in sechs Theil, welche sie mit Griechischen Namen benennen, als 1) *Synthesis*, 2) *Diæresis*, 3) *Exæresis*, 4) *Aphæresis*, 5) *Prosthesis*, und 6) *Diorhtosis*: auf teutsch, 1) Zusammensetzung, 2) Vertheilung, 3) Ausnehmung, 4) Wegnehmung, 5) Ansetzung, 6) Geradmachung: und unter diese sechs Theil vermeinen sie hernach alles, was in der Chirurgie vorkommt, füglich zu bringen oder referiren zu können. Andere statuiren nur fünff von diesen Theilen; andere vier; einige nur drey; andere gar nur zwey; und vermeinen, daß man alles hierunter bringen könne: machen aber hierdurch nur unnöthiges disputiren, und offt gar Verwirrung, mit diesen Nahmen; insonderheit denjenigen welche kein Griechisch verstehen. Deswegen halte vor unnöthig und undienlich, daß ein teutscher *Chirurgus*, der weder Latein noch Griechisch verstehet, mit diesen Nahmen das Gedächtnuß beschwehre, und glaube, daß man diese Eintheilung gar wohl entbehren könne. Wiederum andere sind der Meynung, daß die Chirurgie füglich in folgende fünf Haupt-Theil könne vertheilet werden: als 1) in die Wunden, 2) in die Geschwär (oder *ulcera*) 3) in die Beinbrüch, 4) Verrenckungen, oder *Luxationes*, und 5) in die Geschwulste (oder *Tumores*); Aber auch diese Eintheilung halte nicht vor dienlich oder genugsam die gantze Chirurgie ohne *Confusion* zu tractiren und zu expliciren.

Verschiedene Eintheilung der Chirurgie.

11. Derohalben gefällt mir besser, die Chirurgie in folgende drey Haupt-Theil zu vertheilen, wovon ich gewiß bin, daß in denselben die gantze Chirurgie ordentlich und deutlich wird können enthalten und vorgetragen werden. In dem ersten Theil will ich in fünff Büchern handeln 1) von den Wunden, 2) von den Bein-Brüchen, 3) von den Verrenckungen, 4) von den Geschwülsten und 5) von den Geschwüren. In dem andern Haupt-Theil will ich die so genannte Chirurgische *Operationes* tractiren, in welchen alle diejenige Chirurgische Kranckheiten vom Haupt bis auf die Fußsohlen sollen vorkommen, welche in unserm ersten Theil nicht füglich haben können abgehandelt werden. In dem dritten Theil wollen wir von den *Bandagen* oder Verbanden handeln, und deutlich beschreiben, wie selbige nicht nur behörlich zuzurichten sind, sondern auch wie solche in allen Theilen des menschlichen Leibs, und in allen Chirurgischen Zufällen oder Kranckheiten, aufs beste und accurateste sollen applicirt werden, auf daß dadurch der Patient desto besser möge curirt werden: dann diese Wissenschafft

Unsere Eintheilung.

schafft der *Bandagen* ist nicht nur denen *Chirurgis* sehr nöthig, indem sie offt, gleichwie schon oben gesaget worden, allein capabel sind, Bein-Brüche, Verrenckungen, und andere Zufälle zu curiren; sondern bringet auch dem *Chirurgo* ein gutes Vertrauen und *æstim* bey dem Patienten und Zusehern zuwegen, wenn er selbige fein geschickt und nett zu appliciren weiß: als welches gute Vertrauen selbsten vieles zu glücklicher Genesung des Patienten beyträgt.

Wie ich die Chirurgie zu tractiren willens bin.

12. Damit also diejenige, die die Chirurgie zu lernen willens sind, von allen, was in der Chirurgie vorkommt, desto bessere Erkäntnuß und Unterricht haben mögen, so will ich nicht allein die Chirurgische Handgriff lehren und beschreiben, gleichwie manche gethan, (die von der Erkäntnuß der Kranckheiten, derselben Natur und Eigenschafften, wie auch von der nöthigen Diät und Medicamenten still schweigen, und selbige übergehen, als ob selbige denen *Chirurgis* zu wissen unnöthig wären, und sich nicht schickten in einer Chirurgie tractirt zu werden) sondern ich will vielmehr in einem jeden Zustand oder Kranckheit auffs deutlichste beschreiben 1) die Natur derselben Kranckheit, und worinnen dieselbe eigentlich bestehe; 2) was vor Theile in jeder Kranckheit leiden; 3) die Zeichen, welche so wohl zu rechter und wahrer Erkäntnuß des Zustands, als auch zum glücklichen oder unglücklichen Ausgang derselben zu wissen nöthig sind, welches man sonst *Diagnosis* und *Prognosis* nennt; 4) werde ich die beste Instrumenten anzeigen, und in meinen *Collegiis* aufweisen, welche zu einer jeden Operation am nöthigsten und dienlichsten sind, und hier in Kupffer sollen repräsentirt werden; 5) die Manier, wie man die Operation selbst am füglichsten und besten verrichten soll; und 6) wie nach verrichteter Operation der Patient so wohl mit Verbinden, als Diät und mit Medicamenten tractirt werden soll, damit er desto geschwinder, sicherer und besser zu seiner Gesundheit, so viel als möglich ist, wieder gelangen möge.

Von den nothwendigen Instrumenten der Chirurgie.

13. Ehe wir aber nun die Chirurgische Kranckheiten zu beschreiben und zu tractiren anfangen, so wird dienlich seyn, daß wir vorhero einige General-Nothwendigkeiten abhandeln, von welchen ein angehender *Chirurgus*, ehe er weiter gehet, Nachricht haben muß: und zwar vor allen muß er die allernothwendigste oder gebräuchlichste Instrumenten, welche man in denen meisten Operationen und Kranckheiten gebrauchet, kennen. Dann gleichwie sonsten ein Lehrling in andern Künsten zu erst und vor allen Dingen nöthig hat die *Instrumenta* zu kennen, welche in seiner Kunst oder Handwerck am meisten vorkommen und

Einleitung zur Chirurgie.   11

und gebraucht werden/ ehe er was machen oder verrichten lernet; also kan auch einer/ der die Chirurgie lernen will/ ohne der nöthigsten Instrumenten Erkäntnüß und Wissenschafft in dieser Kunst nicht wohl fortkommen/ noch was rechtes lernen und begreiffen. Man findet zwar schon die meiste Chirurgische Instrumenten in verschiedenen Chirurgischen Büchern/ von welchen wir schon pag. 7. Meldung gethan/ abgemahlt; dennoch/ weil darinnen viele altvätterische und undienliche enthalten/ und hingegen viele neue ausgelassen/ so habe ich meine Instrumenta, nach der neuesten jetzo gebräuchlichsten und besten Art/ meinstens in natürlicher Grösse lassen abzeichnen und in Kupffer stechen/ unter welchen auch viele vorkommen/ welche in andern Büchern noch nicht zu finden/ damit ein angehender Chirurgus nicht nöthig habe so viele Bücher durchzugehen/ um solche darinnen zu suchen und aufzuschlagen; sondern die beste und brauchbarste in allen Operationen hier in einem Buch beysammen sehen und finden könne. Besser aber ists noch/ um selbige wohl kennen zu lernen/ wenn man sie in der Natur sehen kan/ und deßwegen soll ein Chirurgus, wo er Gelegenheit hat Instrumenta zu sehen/ selbige fleißig betrachten: und pflege ich auch deßwegen dieselbe/ welche in jeder Kranckheit und Operation nöthig sind/ in meinen Chirurgischen Collegiis allzeit zu zeigen/ und derselben Gebrauch zu erklären/ um sich selbige desto bekandter zu machen/ deren Gebrauch desto besser zu verstehen und zu lernen/ worinnen die neue besser/ als die alte.

14. Jetzund aber und vor allen wollen wir diejenige Instrumenta in ihrer natürlichen Form und Grösse anweisen und zeigen/ deren Wissenschafft und Käntnüß wegen ihres öfftern Gebrauchs am nöthigsten ist/ und welche heut zu tag die Chirurgi entweder in einer Büchs oder Futeral/ oder nach Art der Franzosen in einem besondern Beutel oder Säcklein bey sich tragen: als da sind kleine und grosse Lanzetten/ Tab. I. A, B. zum Aderlassen/ und allerley Oeffnungen in Abscessen und sonsten zu machen; eine gute gerade Scheer C, um allerley zu schneiden/ deren er aber auch kleinere zu Haus parat haben soll/ um subtilere Sachen füglicher damit schneiden zu können; D, eine starcke krumme Scheer/ in Fisteln zu öffnen/ und andern casibus zu gebrauchen; E, ein Zänglein/ gemeiniglich Kornzänglein genandt/von Wunden und Geschwüren allerley ab- und auszunehmen/ auch in Splitter-ausziehen und andern Gelegenheiten zu gebrauchen. Es kan selbiges von Stahl seyn; aber sauberer bleibt es/ wenn es von Silber ist. Ein Scheermesser F, ein gerades Incision-Messer G, ein krummes Incision-Messer H, ein zweyschneidiges Messer I. Weiter einen Sucher K, welcher an

Was vor Instrumenta ein Chirurgus bey sich haben soll.

B 2   einem

einem Ende platt/ um dadurch die Ritz oder Fissuren in der Hirnschaale und andern Beinen zu erforschen; am andern aber rund ist/ um sich der Gänge und Hohligkeiten in Wunden/ Geschwüren und andern Zufällen zu erkundigen: Lateinisch wird er genannt *Specillum*, die Franzosen nennen es *Sonde*, und das Erkundigen mit selbem/ sondiren; welche Namen bey uns Teutschen auch sehr gebräuchlich sind. Man macht sie von Eisen/ Silber oder Helffenbein/ oder auch gar von Fischbein. L. ist ein Sucher mit einer Furche oder Rinne/ Französisch *Sonde creuse*, von Silber/ um das Messer oder Scheer darinnen zu leiten/ wenn man Fisteln eröffnen/ und andere Oeffnungen machen will/ wo man grosse Adern/ Nerven/ *Tendines*, oder andere Theile zu verletzen befürchten muß/ und deren Verletzung gern verhüten wolte: und deßwegen wird es auch von vielen der *director* oder *conductor* genant. Der oberste Zierath daran bedeut die Handhebe/ an welches statt manche ein kleines rundes Löffelein haben/ wie in lit. M, welches man um Pulver in Wunden und Geschwüre zu streuen/ wie auch Medicamenten ans Zäpfflein zu appliciren/ zugleich gebrauchen kan. Andere haben ein kleines krummes Messerlein daran/ gleichwie lit. N, um allerley damit zu separiren/ welches man dahero *separatorium* nennet. Ingleichen muß ein *Chirurgus* auch allzeit einige gerade und krumme Nadeln bey sich haben/ als O O, um Wunden/ wo es nöthig/ damit hefften zu können/ auch sonsten in allerley Vorfällen sich deren zu bedienen. Endlich gehöret auch hieher ein Spatel P, zu Niederdruckung der Zunge/ um allerley Zufall im Mund/ Mandeln und Zäpfflein examiniren zu können/ welche am besten von Silber gemacht werden: Ingleichen ein kleinerer Spatel Q, zum Pflaster- und Salben-auffstreichen; und letzlich ein Hacken R, um in verschiedenen Operationen allerley zu fassen und zu halten.

Was vor *Medicamenta* und anderer Geräthschafften.

15. Denen Chirurgischen Instrumenten setzen wir gleich nach die nöthigsten Medicamenten/ mit welchen ein *Chirurgus* allzeit soll versehen seyn/ als da sind: *Ungu. digestivum*; *unguentum fuscum Wurzii* oder *unguentum Ægyptiacum*, zum reinigen; einen Wund-Balsam/ zum Exempel/ *Balsamus Arcæi*, oder einen andern dergleichen; ein oder zweyerley Pflaster/ als das *Empl. Diapalmæ*, oder *de Minio*, oder *Stypticum Crollii* (Stich-Pflaster) deren er sich in allen Wunden und Schäden bedienen kan. Uber das soll er allzeit ein Stück blauen Vitriol bey sich haben/ welches man öffters nöthig hat/ wildes Fleisch in Wunden und Geschwüren damit wegzuätzen/ oder wegzunehmen/ welches auch in Verwundungen das Blut zu stillen sehr dienlich ist.

Er

Einleitung zur Chirurgie.

Er soll auch allzeit mit einer Quantität Carpey und Bovist versehen seyn/ damit/ wann er zu einem Verwundeten jähling geruffen wird/ er gleich Mittel bey sich habe das Blut zu stillen/ weilen sonsten ein Verwundeter/ bis der *Chirurgus* erst wieder nach Haus lieffe/ solches zu holen/ sich leicht könte zu todt bluten. Und solches kan er alles beysammen in einer hierzu besonders gemachten blechernen Büchsen bey sich tragen. Endlich ist es auch sehr gut/ daß er um eben besagter Ursachen willen/ eine oder zwey Binden bey sich trage/ weil man offt in gefährlichsten Blutstürtzungen oder Verwundungen nicht wohl Zeit hat/ solche in der Eil von neuem erst zu präpariren oder zu verfertigen.

16. Nechst diesem haben wir auch zu handeln von den Eigenschafften oder *Requisitis* eines *Chirurgi*, welche *Celsus* schon von langen Zeiten gar wohl und schön beschrieben hat/ nemlich: er soll jung seyn/ oder doch wenigstens nicht gar alt; eine veste/ stete/ doch nicht gar grobe oder plumpe/ Hand haben/ welche nicht zittere; soll rechts und lincks seyn/ ein gutes scharffes Gesicht haben/ unerschrocken seyn/ und/ wo es nöthig/ unbarmhertzig: damit er sich durch das Schreyen des Patienten nicht hindern lasse/ und dadurch entweder weniger schneide und thue/ als nöthig ist/ oder zu viel eile/ und dadurch Schaden verursache; sondern muß sich von dem Schreyen der Patienten gantz nicht bewegen lassen/ und behörig fortfahren/ auch alles ordentlich verrichten/ was nöthig ist dem Patienten zu seiner Gesundheit wieder zu helffen/ und thun eben als ob der Patient nicht schreye. Dennoch aber muß er sich auch dabey so aufführen/ daß er nichts allzujählig oder unbesonnener weis/ oder mit mehrern Schmertzen verrichte/ als nöthig ist/ weil die armen Patienten ohne dem schon genug leiden müssen/ wie behutsam man auch verfahre; und insonderheit acht haben/ daß er den Patienten durch seine Schuld/ Ubereilen/ Furcht oder Versehen keinen Schaden zufüge.

Die Eigenschafften oder Requisita eines Chirurgi.

17. Daß dieses aber recht und behöhrlicher Massen verrichtet werde/ so ist nöthig/ daß ein *Chirurgus* eine vollkommene/ oder doch wenigstens sehr gute Wissenschafft von der Anatomie/ wie auch so viel möglich von der Medicin habe/ und dabey mit gutem *judicio* oder Verstand versehen seye/ um alle Ursachen und Umstände wohl untersuchen und überlegen zu können/ die behörige beste *Instrumenta* zur Operation zu erwehlen/ oder auch nach Beschaffenheit der Sache neue und bessere zu erfinden; dann wo diese Eigenschafften/ als die Grund-

Was mehr zu einem guten Chirurgo erfordert werde? 1. die Anatomie.

Grund-Seulen der Chirurgie/ demjenigen fehlen/ welcher ein *Chirurgus* seyn will/ so kan er unmöglich seinem Ampt ein Genügen thun/ sondern wird leicht allerley Fehler begehen.

2. die Ubung in grossen Hospitalen.

18. Uber das wird von einem der ein guter *Chirurgus* werden will/ erfordert/ daß nachdem er gute *fundamenta* in der Chirurgie theils aus Büchern/ theils in *Collegiis* oder sonsten bey guten Lehrmeistern geleget hat/ er eine geraume Zeit sich in grossen Hospitälen/ so wohl in grossen Städten/ als im Feld aufhalte/ allwo man in *Praxi* wegen Menge der Patienten offt in einem Jahr mehr sehen und lernen kan/ als sonsten in zwantzig und mehr Jahren. Daselbst soll er nun bey allen Gelegenheiten zusehen/ wie erfahrne *Chirurgi* allerley *operationes* verrichten/ und auf ihre Manieren und Handgriffe wohl Achtung geben: hernach auch selbsten suchen fleißig Hand anzulegen. Dann es ist das bekandte Sprüchwort hier gar zu wahr und gewiß (*usus facit artificem*) die Ubung oder das Werck macht den Meister/ und wird durch die Theorie oder Speculation, das ist, durch das Lesen oder Hören allein keiner kein guter *Chirurgus*/ sondern es muß die Ubung darzu kommen.

3. die Höflichkeit und Nettigkeit.

19. Es soll sich auch ein *Chirurgus* allzeit manierlich und sauber so wohl in seinen Gebehrden als Kleidung verhalten/ und aufführen/ auch nicht grob/ murrisch/ zottich oder unhöfflich seyn: damit er denen Patienten keinen Eckel oder Widerwillen verursache/ sondern dieselbe durch seine gute und manierliche Auffführung vielmehr Affection und Zutrauen zu ihm bekommen mögen/ als welches zur Recommendation eines *Chirurgi* gar vieles beyträgt.

Wie sich ein Chirurgus bey Patienten verhalten solle?

20. Wann nun der *Chirurgus* sich so wohl durch die Theorie als Praxis unter Obsicht und Direction erfahrner *Chirurgorum*/ oder Lehrmeister, wie vorhero gelehret/ eine gute Perfection in seiner Kunst zuwegen gebracht/ und alsdann selbsten zu *practiciren* anfängt/ so muß er/ wann er zu einem Patienten kommt/ oder geruffen wird/ und sein Ampt recht verrichten/ auch ein gutes Vertrauen bey dem Patienten sich zuwegen bringen will/ Erstlich sich wohl erkundigen/ was der Patient vor eine Kranckheit habe/ und wohl ausfragen/ was er klage/ oder was ihm fehlet: welches er dann entweder aus dem Erzehlen des Patienten selbst/ oder der Umbstehenden/ oder aus des leidenden Theils Beschaffenheit erkennen muß/ gleichwie bald umständlicher wird gelehrt werden.

1. die Kranckheit wohl erkundigen.

21. Zwey-

Einleitung zur Chirurgie.

21. Zweytens wenn er die Kranckheit erkennt, soll er wohl überlegen, ob dieselbe noch zu curiren oder nicht: und wenn selbige zu curiren, ob sie noch durch Medicamenten und ohne schmertzhaffte Operation könne curirt werden, oder nicht; dann man muß allzeit den gelinden Weg, wo es thunlich, zu erst versuchen, um dem Patienten nicht Schmertzen ohne Noth zu machen, oder ihn gar in Lebens-Gefahr zu setzen, da die Sache auf bessere und sicherere Art hätte können verrichtet werden: gleichwie die Bruchschneider zu thun pflegen, welche offt ohne Noth die Leute schneiden, wo man mit dienlichen Bruchbändern hätte helffen können; *) oder ob solche etwa gar nicht mehr zu curiren.

2. wohl überlegen, ob und wie sie zu curiren.

22. Drittens wann aber die Kranckheit noch zu curiren, aber doch ohne Operation nicht kan gehoben werden, so soll man solches dem Patienten wohl vorstellen: und wenn er sich darzu resolvirt, selbige je eher je besser vornehmen, insonderheit wo Noth vorhanden, damit man den Patienten nicht länger in seinen Schmertzen und Leiden stecken lasse, oder der Zustand durch Verweilung schlimmer und gar unheilbahr werde; dennoch aber in gefährlichen Zufällen welche Auffschub leiden, und was *intricat* und verborgen sind, thut er wohl, wenn er vorher andere Kunst-verständige, so wohl *Medicos* als *Chirurgos* mit zu Rath ziehet, damit der Zustand zuvor wohl überleget werde, und wie die Cur oder Operation am besten anzugreiffen, damit wann die Sach etwa übel ablieffe, man ihm keine Schuld eines Versehens oder Ubereilens könne beymessen. Ingleichen, wo er meinet nicht geschickt genug zu seyn eine schwehre Operation selbst zu verrichten, soll er solche vielmehr einem Verständigern überlassen, als selbige auf gerathwohl und ohne genugsame Geschicklichkeit vor sich vornehmen.

3. beyzeiten zur Cur schreiten.

23. Vierd-

---

*) Ich fragte einsmahl einen Bruchschneider, welcher eben einen Knaben an einem Bruch geschnitten hatte, der durch ein Band hätte können curirt werden, warum er den Knaben nicht vielmehr durch ein Bruch-Band hätte getrachtet zu curiren? So bekannte er mir frey, er thäte solches des Gelds wegen; dann wann er den Leuten ein Bruch-Band machte, so wolten sie ihm nicht leicht mehr als einen Thaler geben; wenn er solche aber durch den Schnitt curirte, so müsten sie ihm 10. 12. bis 20 und mehr Thaler zahlen. Dieses aber ist unrecht, weilen viele dadurch das Leben lassen müssen, gleichwie auch bald darauf eben durch die Hand dieses Bruchschneiders ein Bauer ums Leben gebracht wurde.

Der Erste Theil/

4. vor der Operation alle Geräthschafft präpariren.

23. Vierdtens/ ehe man eine wichtige Operation vornimbt/ soll man vorhero alle so wohl zur Operation selbst/ als zu dem Verband gehörige Geräthschafft präpariren/ und zu recht machen/ welches aber nicht in dem Zimmer des Patienten/ sondern entweder zu Hauß bey dem *Chirurgo*, oder doch wenigstens in einem andern Zimmer geschehen soll; auch zur Operation nicht allzuviel Leut mitbringen/ sondern nur so viel nöthig/ damit man dem Patienten dadurch nicht allzugrosse Furcht und Schrecken einjagen möge.

5. dem Patienten guten Muth zusprechen.

24. Fünfftens/ vor und in währender Operation/ soll er dem Patienten mit Freundlichkeit guten Muth zusprechen/ ihn versichern aufs gelindeste mit ihm umzugehen/ und so wenig Schmertzen zu machen als nur immer möglich seyn könne: auch in der Operation selbsten soll er aufs geschwindeste/ doch vorsichtig/ zu Werck gehen/ damit der Patient nicht allzulang leiden dürfe/ und dem *Chirurgo* hernach das Lob beylegen/ und bekennen möge/ er seye so lind und geschwind/ als möglich gewesen/ mit ihm verfahren.

6. nach der Operation wohl verbinden/ und den Zufällen vorzukommen trachten.

25. Sechstens/ nachdem die Operation vollendet/ hat der *Chirurgus* seine Verrichtung noch nicht absolvirt/ sondern er muß/ wo es nöthig ist/ erstlich das Blut stillen/ und hernach den Schaden behörlich verbinden. Nach diesem muß er auch allen weiter zu befürchtenden Zufällen trachten vorzukommen/ und den Patienten oder leidenden Theil so legen/ daß er keine sonderbahre Beschwehrlichkeit davon empfinde/ gleichwie solches bey jeder Kranckheit oder Operation besonders soll angezeiget werden; und dann endlich nach und nach/ so bald möglich/ die Heilung trachten zu wegen zu bringen/ und dem Patienten wiederum zur Gesundheit zu verhelffen.

7. vor Speiß/ Tranck/ Zimmer und Gemüths-Bewegungen sorgen.

26. Dabey aber soll auch siebendens der *Chirurgus* gute Vorsorg tragen/ daß dem Patienten so wohl in Speiß und Tranck/ als auch mit dienlicher Lufft und Zimmer wohl möge gepfleget werden: Ihm auch die Ruh recommendiren/ so viel sich thun läßt/ guten Trost zusprechen/ und mit freundlichen Worten zur Gedult anmahnen/ damit er alles/ was noch nöthig ist zu verrichten/ ohne sonderbahren Unwillen leide und ertrage/ umb Ihn dadurch desto besser bey Kräfften zu erhalten: weiln durch Chagrin und Kümmernuß die Patienten gar sehr geschwächet werden. Derohalben muß man auch/ so viel möglich/ sonderlich in sehr gefährlichen Zufällen/ Vorsorg

Einleitung zur Chirurgie.

sorg thun, daß ihm nichts Kummerhafftes, Widerwärtiges, Schreckhafftes, oder Unangenehmes vorgetragen werde, damit er dadurch keine gefährliche Alteration, Chagrin, oder Schrecken überkomme, als welches seiner Gesundheit und Leben gar nachtheilig seyn könte.

27. Achtens sind auch die allzuviele Visiten nach schweren Operationen oder bey gefährlichen Patienten nicht dienlich, weil sie dabey gemeiniglich zu viel reden, oder sich bemühen, und dadurch zu viel beunruhiget werden: dahero muß man auch denen Befreundten und Wärterinnen behörigen Unterricht geben, daß sie dergleichen undienliche Visiten untergraben und einstellen mögen. Doch sollen freundliche Zusprüche nicht gar verbotten seyn, damit der Patient seine Zeit auf eine angenehme Weise desto besser paßire, der Schmertzen was vergesse, und sich mit vielem Nachdencken nicht chagrinire: aber doch soll er sich mit vielem reden dabey nicht zu sehr bemühen und abmatten, weilen sonsten dadurch allerley üble Zufälle können erreget werden.

8. die allzuviele Visiten verbieten.

28. Letzlich habe hier auch noch zu erinnern, daß ein *Chirurgus* im Versprechen und Prognosticiren allzeit sehr bedächtlich und vorsichtig sich verhalten solle, und nicht, gleich den Marckschreyern, alles zu curiren versprechen, oder doch mehr zusagen, als er hernach prästiren und halten kan: wodurch er sich üble Nachreden auf den Hals ladet, und weiset, daß er die Schwerigkeit und Gefahr der Kranckheit nicht genugsam eingesehen oder verstanden, und sich dadurch selbst zum Lügner gemacht, als welches ein honneter und rechtschaffner *Chirurgus* so viel vermeiden soll, als ihm immer möglich ist. Im Gegentheil soll er auch nicht alle geringe Zufälle vor höchst-gefährlich ausschreyen, als welches wieder bey verständigen Leuten eine üble *blame* erwecket, daß er nehmlich die Kranckheit entweder nicht recht verstehe, oder aus List und Betrug die Sach gefährlicher machen wolle, als sie ist. Sondern man soll, so viel möglich, bey der Wahrheit bleiben, und geringe Zufäll nicht vor gefährlich, gefährliche aber nicht vor gering ausgeben; in zweiffelhafftigen Fällen aber Furcht und Hoffnung vorstellen: dennoch so, daß man dem Patienten immer noch Hoffnung mache, um ihn dadurch allzeit noch einigermassen aufgemuntert zu halten: dieweilen durch die allzugrosse Kümmerniß und Furcht die Sach nur schlimmer wird, durch die Hoffnung aber kein Schaden noch Übel verursachet werden kan. Dennoch wo es gefährlich stehet, muß er solches den Freunden nicht verhehlen, damit

Wie sich der Chirurgus im prognosticiren verhalten soll?

C man

man ihm hernach/ wenn es etwa nicht wohl ablaufft/ keine Schuld oder Unwissenheit beymessen könne.

Bey Untersuchung der Kranckheiten soll er sich der eusserlichen Sinnen bedienen.

29. In Erkundigung oder Untersuchung der Kranckheiten muß sich der *Chirurgus* offt vielerley Manieren bedienen/ um zur rechten Erkäntniß derselben zu gelangen: und zwar erstlich bedient er sich der Augen/ als wodurch man Wunden/ Geschwür/ Geschwulst/ Beinbrüch/ Verrenckungen/ Gewächs/ Staar/ und hunderterley Kranckheiten erkennet: zweytens der Hände oder des Gefühls/ als in Beinbrüchen/ Verrenckungen/ wasserichten Geschwulsten ꝛc. Drittens der Instrumenten/ insonderheit der Sucher oder *Sondes*, in Fistuln/ Brüchen der Hirnschalen/ Wunden/ Stein in der Blasen/ und dergleichen. Viertens der Ohren: indem man offt aus der Erzehlung der Patienten/ oder der Umstehenden allein erfähret/ was den Patienten fehlet/ so daß man offt längerer Nachforschung nicht nöthig hat. Durch das Gehör vernehmen wir auch offt das Krachen oder Knirschen gebrochener Beiner/ und werden dadurch in Erkennung der Beinbrüche desto gewisser. Wenn ein Catheter in der Blasen an einen Stein anstösset/ so lehret uns derselbige Schall die Gewißheit/ daß ein Stein warhafftig in der Blasen sey/ welches sonsten durch andere Manieren unmöglich zu erkennen. Fünfftens dienet auch einigermassen zur Erkäntnuß gewisser Zufällen/ der Geruch/ indem man dadurch ein stinckendes und faules Geschwür oder Wunde von einem guten unterscheidet: ja in schweren und langwierigen Geburthen lernt man offt durch den Gestanck/ welchen das Kind in Mutterleib von sich gibt/ daß es todt/ und nicht mehr lebendig sey. Es hilfft auch der Geruch offt zur Erkäntnuß der Krebs-Schäden/ *caries* der Beinen/ und andern Ubeln mehr; so daß/wo man dieser Mittel in Erforschung der Kranckheiten sich bedienet/ es an wahrer Erkäntniß der Kranckheit fast nicht fehlen kan. Dabey man aber allzeit sehr vorsichtig und behutsam verfahren soll/ damit man in dem Nachsuchen nichts verletzen/ oder dem Patienten ohne Noth mehrere Schmertzen verursachen möge.

Zuweilen auch nur der Vernunfft.

30. Es sind auch Chirurgische Zufälle/ welche man weder mit Instrumenten noch mit äusserlichen Sinnen erkennen kan/ sondern allein durch die Vernunfft/ aus denen dabey verhandenen *Symptomatibus* oder Zufällen/ müssen erforschet werden: zum Exempel/ wann einer auf den Kopff gefallen oder geschlagen worden/ daß er ohne Sinne und Gefühl da liegt/ und dennoch keine äusserliche Verletzung an dem Kopff zu finden/ so kan man die Ursach dieser Zufall weder mit Händen

den fühlen, noch mit den äusserlichen Sinnen oder Instrumenten erkennen; sondern man muß allhier aus der Vernunfft raisonniren, daß eine Verletzung im Kopff, und Geblüt in dem *Cranio* extravasirt seye, welchem man durch Hülffe des Trepans einen Ausgang machen müße. Gleicher Gestalt wo aus einem verborgenen Brust-Geschwür (lateinisch *Empyema*) nach einer vorhergegangenen Entzündung in der Lung oder *Pleura*, die zum Geschwär worden, das Eyter oder die Materie in die Hohligkeit der Brust gelauffen, so muß man aus vorhergegangener Kranckheit und aus gegenwärtigen Zufällen und Umständen, judiciren, ob Materie in der Hohligkeit der Brust, und ob eine *Paracentesis* oder Oeffnung der Brust nöthig seye (gleichwie im Capitel vom Brust-Geschwür weitläuffiger wird gelehret werden) ob man schon mit den Händen oder äusserlichen Sinnen offt keine Materie kan gewahr werden. Und so verhält sich auch in verschiedenen andern Zufällen, daß man mit den äusserlichen Sinnen nichts erforschen kan, sondern durch die Vernunfft die Natur der Kranckheit und derselben Curation muß ausfinden.

31. Endlich so ist noch nöthig, allhier von denjenigen Sachen zu handeln, welche zum Verbinden insgemein erfordert werden: als da sind erstlich, Carpey oder Carpie, welches nichts anders, als ausgefädentes oder geschabtes Leinwad ist, aus saubern abgetragenen und linden Leinwad zubereitet, und entweder in eine platte, länglichte oder runde Figur sauber zusammen gelegt wird, gleichwie *Tab. II. A.* und *B.* zu sehen, und werden von den Teutschen Carpey-Bäuschlein genannt, von den Frantzosen *Plumaceaux*. Oder man wickelt das Carpey in Form der Oliven- oder Dattel-Kern zusammen, theils kleiner, theils grösser, gleichwie die Figuren *C,* und *D, E,* anzeigen, welche ohne Faden sind; oder mit einem Faden in der Mitte angebunden, *F, G,* und beyde, sowohl mit als ohne Faden, werden von den Frantzosen *Bourdonets*; im teutschen aber Carpey-Welgern genandt. Es erfordern dieselbe eine sonderbahre Ubung, um wohl gemacht zu werden, und kan keiner ohne besonderen Fleiß selbe recht machen; dahero pflegen die meinste teutsche *Chirurgi* solche gar plump und unformlich zu machen.

Was man zum Verbinden nöthig?
1. Carpey.

32. Der Gebrauch des Carpeyes, sonderlich der *Bourdonets,* ist erstlich, um in frischen Wunden damit das Geblüt zu stillen, wenn man sie bey dem ersten Verband wohl damit vollfüllet, ehe man verbindet. In schweren Blutstürzungen aber der Wunden, bestreut man solche zugleich mit blutstillenden Pulver, oder feuchtet sie an mit

Gebrauch des Carpeyes.

C 2   blut-

blutstillenden Feuchtigkeiten, von welchen unten wird gehandelt werden. 2) Braucht man sie zu Heilung der Wunden und Geschwür, und um die *Digestiv*-Salben, Wund-Balsam, Wund-Wasser und andere dienliche Medicamenten, damit in selbe zu appliciren. 3) Dienen sie zur Trucknung der Geschwür und Wunden, indem sie die Feuchtigkeit in sich saugen. 4) Verhindern sie, daß eine Wunde nicht eher oben zuwachse, biß der Grund erst mit Fleisch angefüllt. 5) Defendiren sie wider die Lufft und Kälte. Die mit dem Faden F. G. welcher ohngefehr eine Spanne lang seyn soll, gebrauchet man in tieffen Wunden, um selbige durch Hülffe deß Fadens desto besser wieder heraus ziehen zu können. Man appliciret sie zu erst in die Wunden, auf den Grund derselben, und darauf die andern: und hierdurch kan man bey dem Verbinden erkennen, wenn keine mehr in der Wunde. In sehr grossen Wunden, und insonderheit auch nach Abschneidung der Schenckel, wo man sehr viel Carpey nöthig hat, und das Leinwad nicht genugsam zu haben, gleichwie es offt im Feld und bey armen Leuthen zugehet, so legt man nur unten auf das Fleisch eine Reyhe Carpey-Bäuschlein von Leinwad gemacht, und oben darauf dergleichen Bäuschlein von Flachs, welche ordentlich was grösser gemacht werden, gleichwie die Figuren H. und I. ausweisen. Die Alten haben an statt des Carpey, Woll, Baum-Woll, Federn, Schwämme und andere Materien auf die Wunden applicirt; es ist aber das Carpey viel besser.

2. Wiecken und Meissel von Carpey.

33. Zum zweyten werden zu den Verbanden erfordert, die Wiecken und Meissel, Lateinisch *Turunda*, Französisch *Tentes* oder *Tantes*, welche gleichfalls meistens aus Carpey gemacht werden, indem solches auf eine sonderbahre Manier, gleichsam in Form eines Nagels mit einem runden Kopff, oder Zäpffleins, klein, und groß, dick und dünn, nachdem es die Nothdurfft erfordert, zusammen gebracht wird, gleichwie solches fig. K. L. M. und N. anzeigen. Man braucht solche in gestochenen Wunden und tieffen Geschwären, 1) damit dadurch die *Medicamenta* biß auf den Grund können applicirt werden; 2) um zu verhindern, daß die Oeffnung einer Wunde oder Geschwürs nicht eher möge zuwachsen, ehe und bevor der Grund wohl gereiniget und mit Fleisch voll gefüllet seye; 3) daß das zusammen geronnene Geblüt, und andere Unreinigkeiten, mögen aus den Wunden gebracht, und selbige besser gereiniget werden können. Sie sollen aber weich seyn, damit sie keinen drucken, und Schmertzen verursachen mögen. Ihre Grösse muß proportionirt seyn mit der Grösse der Wunden; und nachdem die Wunde rein, und das Fleisch in dem Grund

Einleitung zur Chirurgie. 21

Grund mehr und mehr anwächst/ muß man die Wiecke auch immer verkleinern/ damit sie die Heylung der Wunden nicht verhindere; oder selbige gar weglassen/ so bald man siehet/ daß die Wunde rein/ und die Wiecke nicht mehr nöthig seye. a)

34. Einige Meissel macht man auch aus weichem zarten Lein- Meissel von Leinwand/ in Keuls oder Kegels Figur zusammen gewickelt/ oben was wand. breit/ damit selbige nicht leicht in die Wunden hinein schliessen/ als um welcher Ursachen willen man auch einen langen und starcken Faden oben anzubinden pfleget/ und unten an der Spitz was ausfäsert/ damit sie desto weicher werden/ und kein Drucken noch Schmertzen verursachen mögen/ gleichwie *figura O.* andeutet. Diese gebraucht man sonderlich in durchdringenden Brust- und Bauch-Wunden/ um diese Wunden so lang damit offen zu halten/ biß das ausgeronnene Geblüt oder Materie aus denen Hohligkeiten alles wohl ausgereiniget ist.

35. Einige Meissel braucht man auch/ um allzuenge Wunden oder Quell-Meissel Geschwär zu erweitern/ welche weil sie in der Wunden auffschwellen und Röhrlein. oder aufquellen/ Quell-Meissel genennt werden. Diese werden bereitet vornehmlich aus dem präparirten Schwamm/ oder aus Entian-Wurtzel/ oder aus ausgetruckneten/ und besonders hierzu präparirten Rüben/ welche alle in den Wunden und Geschwüren von der Feuchtigkeit auffschwellen/ und durch ihr Auffschwellen das Mundloch oder Oeffnung derselben erweitern/ daß man hernach besser auf den Grund kommen kan. Zu den Meisseln setzen auch die *Autores* silberne und bleyerne Röhrlein/ welche man in verschiedenen Zufällen in die Wunden thut/ um dadurch dem Geblüth/ Materie/ Wasser und Urin einen Ausgang zu machen/ nachdem es die Nothdurfft erfordert. Man macht selbige nicht nur von verschiedener Grösse/ sondern auch von verschiedener Figur/ nachdem es die Sach erfordert/ gleichwie solches die Figuren *P. Q. R. S. T. V.* ausweisen/ und in den Operationen/ darinnen man solche brauchet/ mehr davon soll gesagt werden.

36. Zu dem Verbinden gehören auch die Pflaster; welche was 4. Pflaster. sie seyen/ so bekandt ist/ daß es keine weitläuffige Beschreibung vonnöthen hat. Es sind derselben vielerley/ und ist ihre Zubereitung in vielen Büchern zu finden/ und insonderheit in der *Pharmacopœia Augustana.*

C 3 Man

___

a) Belloste in seinem Hospital-*Chirurgus*, und andere/ wollen der Gebrauch der Wiecken gäntzlich verworffen und abgeschafft haben: welches aber mehr vom Mißbrauch/ als vernünfftigen Gebrauch derselben soll verstanden werden.

Man streicht sie gemeiniglich auf Leinwad, oder auf Leder, nachdem es der Gebrauch erfordert; zuweilen auch auf Taffent, als vor die Augenlieder und Schläffe. Wann selbige auf einen Theil zu appliciren, wo Haar sind, muß man die Haar vorhero wegnehmen, damit man sie desto besser könne ankleben; auch selbe hernach dem Patienten keinen Schmertzen erwecken, wenn man sie wieder will abnehmen. Auf daß sie aber desto besser mögen können applicirt werden, gibt man ihnen verschiedene Figuren, damit sie sich auf alle Theile des Leibs desto füglicher schicken: und dahero macht man sie rund, viereckigt, oval, dreyeckigt, als ein halber Mond, als ein Schild, als ein Lateinisch T: ingleichen in Form eines Maltheser-Creutzes, gleichwie *Tab. II. No.* 1. 2. 3. 4. 5. 6. 7. 8. anzeigen. Zuweilen spaltet man sie an einem End, wie *No.* 9, zum Stein schneiden; zuweilen an beyden, wie *No.* 10, nachdem solches die Beschaffenheit des leidenden Theils erfordert. Manchmal müssen die Pflaster ein Loch haben, gleichwie *No.* 11 zeiget, als zu den Beinbrüchen, wo eine Wunde dabey: welches diesen Vortheil bringet, daß man solche Wunde verbinden kan, ohne das Pflaster abzunehmen. Unter allen Figuren aber ist die gemeinste und gebräuchlichste, die viereckigte und runde, welche sich auf die meiste Theile schicken; und damit sie desto besser ankleben, kerbt man sie in der gantzen Circumferentz ein wenig mit einer Scheer.

Ihre Grösse und Gebrauch. 37. Die Grösse der Pflaster ist unterschiedlich, und wird nach der Beschaffenheit des Schadens, oder des Theils, dem Gutachten des *Chirurgi* überlassen. Der Gebrauch der Pflaster ist vielerley: als Wunden zu hefften, und zu heilen; Salben, Pulver, Carpey und Wiecken in den Schäden zu halten, daß sie nicht abfallen; Geschwulst zu vertheilen, oder zur Zeitigung zu bringen, Beinbrüche zu heilen, Schmertzen zu lindern, Verbrennung zu curiren, geschwächte Gelencke zu starcken, und dergleichen, wie solches aus allerley vorfallenden Zufällen in folgenden mit mehrern sich zeigen wird.

5. Compressen oder leinene Bäuschlein. 38. Uber die Pflaster leget man gemeiniglich zusammen gefaltene leinene Tücher, welche man Bäuschlein oder Compressen nennet, Lateinisch *Splenia*, sowohl zu besserer Haltung der Pflaster und Carpey, als auch zur Defension des leidenden Theils gegen die Lufft und Kälte. Man macht sie von saubern, weichen und halb abgetragenen Stücken Leinwand, welches weder Nath noch Saum haben soll, und faltet solches sechs- acht- oder mehrmal zusammen, in der Grösse, als es der *Chirurgus* in dem Schaden, den er vor sich hat, vor

vor nöthig erachtet/ und gibt ihnen hernach mit der Scheer ihre behörige Figur. Man gebraucht auch die Compressen in vielen Zufällen ohne die Pflaster/ und legt sie zuweilen trucken/ zuweilen angefeuchtet über: als mit stärckenden/ lindernden/ erweichenden/ resolvirenden/ adstringirenden/ spirituösen und nicht spirituösen Flüßigkeiten: als allerley *Decoctis* von Kräutern/ Kalck-Wasser/ Wein/ Brandwein/ Wasser und Eßig: und zwar nun kalt/ nun warm/ nachdem es der Zustand erfordert.

39. Sie sind aber wegen ihrer Figur und Grösse/ wegen Unterschied der Theile/ eben so verschieden als die Pflaster/ wovon man hier nur einen General-Unterricht geben kan/ weil man solches allzeit nach der Grösse des leidenden Theils richten muß; doch sind sie meistens *viereckigt*/ als *No.* 12; oder *länglicht*/ als *No.* 13/ 13; zuweilen *dreyeckigt*/ als *No.* 14; manchmal *Creutzförmig*/ als *No.* 15. Andere nennet man wegen ihrer Lag gerade/ schiefe/ überzwerge/ nachdem selbige gerad/ schief (schlems) oder überzwerg gelegt werden; andere Ring- oder Circulförmige/ wenn solche als ein Ring um einen Arm oder anderes Glied geleget werden; andere Sternförmige/ wenn solchen eine Lage gegeben wird/ wie *No.* 16 anzeiget. Manche müssen an einer Extremität bis in die Mitte gespalten seyn/ wie *No.* 17: manche an beeden Enden/ als *No.* 18: zuweilen macht man sie auch sechseckigt/ wie *No.* 19/ oder rundlicht/ oder gantz rund wie einen Ball/ als *No.* 20/ welche sonderlich unter der Achsel gebraucht werden/ nach Wieder-Einrichtung einer Verrenckung des Schulterbeins. *No.* 21 zeigt an eine gantz kleine viereckigte Compreß/ *No.* 22 kleine schmale zusammen gewickelte Compreßlein/ welche man bey binden der Adern und Hefftungen der Wunden vonnöthen hat. Wenn solche über Pflaster gelegt werden/ sollen sie allzeit was grösser seyn/ als die Pflaster/ worauf sie gelegt werden.

ihre Figur.

40. Ihr Gebrauch ist 1) den leidenden Theil gegen die Kälte zu beschirmen/ und seine natürliche Wärme zu erhalten; 2) alles was darunter liegt/ halten zu helffen; 3) daß die *Liquores* oder Feuchtigkeiten/ welche man applicirt/ desto länger auf dem Theil erhalten werden; 4) die Ungleichheiten auszufüllen/ als in Beinbrüchen/ damit die Binden desto besser und beständiger halten können; 5) daß die Binden nicht so leicht die Theile wund machen/ oder Jucken und Schmertzen verursachen mögen *rc.*

ihr Gebrauch.

41. Sechs-

Der Erste Theil,

6. von den Binden.

41. Sechstens hat der *Chirurgus* auch Binden vonnöthen, mit welchen die leidende Theil zu umbinden oder zu umwinden sind, Lateinisch *Fasciæ*, Französisch *Bandes*, welche man gebrauchet, um die Bäuschlein oder Compressen, Pflaster und Carpie, auf den Wunden, Abscessen oder Geschwüren, Geschwulsten und andern Schäden zu befestigen; das Bluten bey Verwundungen und Aderlassen zu stillen; die gebrochene und verrenckte Bein zusammen zu halten, und in vielen andern Gelegenheiten. Es könte zwar hier vieles von den Binden und *Bandagen* gesagt und gehandelt werden: dieweilen wir aber solches wegen Vielheit der Sachen, so zu den *Bandagen* gehören, in einem besondern Ort, und zwar im dritten Theil dieser unserer Chirurgie, weitläufig und verhoffentlich, *accurat* genug thun werden, so wollen wir hier nur von demjenigen kürtzlich handeln, was ein *Chirurgus* von selbigen zu wissen am nöthigsten hat, und vorjetzo nur diejenige beschreiben, welche am öfftesten vorkommen, das übrige aber an seinen Ort verspahren.

Woraus selbige bereitet werden?

42. Derohalben dienet hier zu wissen, daß die Binden, welche man zu Wunden, Geschwüren, Beinbrüchen, Verrenckungen, und meisten andern Zufällen, zum verbinden gebrauchet, aus einem reinen saubern, was abgeschliessenen, dennoch aber noch starcken Leinwad, in behöriger Länge und Breite bestehen, und gemacht werden sollen, und zwar so, daß selbige, besserer Haltung wegen, nach dem Faden geschnitten oder gerissen seyen, auch keinen Saum, auch so viel möglich, keine Nath haben mögen, damit dem Patienten durch diese Ungleichheiten keine Schmertzen verursacht werden.

Sind simpel oder zusamengesetzt.

43. Einige Binden können an vielen Orten und in vielerley Zufällen gebraucht werden, und werden solche gemeinschafftliche genennet; einige aber dienen nur in gewissen Zufällen. Uber das sind die meiste Binden einfach oder simpel, das ist, aus Einem Stück bestehende, ohne daß daran was genehet oder darein geschnitten; andere aber *componirte* oder zusammengesetzte, wann entweder eine besondere Figur daran geschnitten, oder aus verschiedenen Stücken zusammen genehet worden. Die simpelste oder einfältigste von allen ist *Tab. II. lit. a.* welches eine unaufgerollte Binde anzeiget, gleichwie man etwa bey dem Aderlassen zu gebrauchen pfleget. *b.* Ist eine dergleichen Binde, an einem Ende oder Extremität, gleichsam auf eine Rolle, aufgewickelt, und wird genannt Binde mit einem Kopff. *c.* Eine Binde, deren beyde Extremitäten aufgerollt, welche man Binden mit zwey Köpffen (*bandes à deux chefs*) nennet, und allzeit mit der Mitte zu erst appliciret

appliciret werden. *Lit. d.* zeigt eine Binde an, welche an beyden Enden bis gegen die Mitte gespalten ist, wodurch vier Ende und gleichsam vier Aeste oder Flügel gemacht werden, und nennet man solche Binden mit vier Köpffen (*bandes à quatre chefs*). e. Ist eine schmale Binde, welche am obersten Ende ein Loch hat, am untersten aber gespalten ist, die man zu Fingern zu verbinden, auch sonsten zu gebrauchen pfleget. f. Ist eine Binde mit zwey Köpffen, welche in der Mitte ein Loch hat, und die vereinigende (*uniens*) oder Fleisch-machende (*incarnative*) genannt wird, und, um länglichte Wunden ohne Nath oder Sutur zu heilen, dienlich ist. g. Wird das Scapulir genannt, hat in der Mitte einen grossen länglichten Spalt, durch welches der Kopff gesteckt wird, so, daß das unterste Ende über den Rücken, das oberste über die Brust herab hange, und wird gebraucht in allerley Schäden, Wunden und Operationen, welche an der Brust und Bauch vorkommen, daß solches ein anderes Band, welches als eine lange vierfach zusammen gehaltene Serviette, die man um den Schaden der Brust oder des Bauchs wickelt, halten möge, gleichwie bald deutlicher wird gewiesen werden.

44. h. Ist ein zusammgesetztes oder componirtes Band, in Form eines lateinischen T. aus zwey Stücken zusammen genehet, von welchen das oberste um den Leib geknüpfft wird, das andere aber, so unten gespalten ist, wird durch die Beine durchgezogen, und hernach an den Theil der um den Leib gebunden, fest geknüpfft, um in allerley Zufällen und Operationen am Hindern, zwischen den Beinen und an denen Geburths-Gliedern, die applicirte *Medicamenta* und Compressen zu halten, und wird wegen seiner Figur die Binde T genannt. Wenn zwey solche Stück herunter hangen, gleichwie man zuweilen auch dergleichen gebraucht, wird solches das doppel T genannt.

Die Bande T genannt.

Erklärung der zweyten Kupffer-Taffel von der Geräthschafft zum verbinden.

A. und *B.* sind Bäuschlein von Carpie, das eine oval, das andere rund.

C. D. E. sind Welgern oder *Bourdonets* von Carpie von verschiedener Grösse.

F. und *G.* sind eben dergleichen, aber ein Faden darum fest gebunden.

H. und *I.* sind grosse Bäuschlein von Werck oder Flachs.

K. L. M. Wiechen von Carpie von verschiedener Grösse.

D *N.* Eine

N. Eine sehr grosse dergleichen Wieche, an welcher ein starcker Faden.
O. eine grosse Wieche von Leinwand.
P. Q. R. S. T. V. sind allerley Röhrlein von Silber oder Bley.
No. 1. 2. 3. 4. 5. 6. 7. 8. 9. 10. 11. sind allerley Figuren von Pflaster.
No. 12. 13. 14. 15. 17. 18. 19. Figuren von allerley Compressen, oder leinenen Bäuschlein.
No. 16. drey schmale Compressen Sternweiß übereinander gelegt.
No. 20. ein runde Compreß als ein Ball.
21. eine sehr kleine viereckigte Compreß.
22. allerley sehr kleine länglichte Compressen.

Von den Binden.

a. eine offne Binde.
b. eine an einem Theil aufgerollte Binde.
c. eine an beyden Enden aufgewickelte Binden, Binde mit zwey Köpffen genannt.
d. eine Binde mit 4. Köpffen.
e. eine besondere Binde zu den Fingern und *membro virili* zu gebrauchen.
f. eine Binde, welche *uniens* oder die vereinigende genannt wird, und in der Mitte ein Loch hat.
g. wird das Scapulier genannt.
h. die Binde T genannt.

Von den gewöhnlichsten Haupt-Binden. 45. In Haupt-Wunden, Trepanation, und andern Zufällen des Haupts, kan man sich, an statt anderer mühsamerer bey den Alten gebräuchlichen Binden, füglich eines grossen dreyeckigt zusammengefalteten Schnupfftuchs bedienen, um die applicirte Geräthschafft zu halten, und fest zu binden; welches so applicirt wird, gleichwie man offters im Sommer sich ein Schnupfftuch um den Kopff bindet. Meistentheils aber bedienet man sich heut zu tag eines Bandes, welches von den Frantzosen *Couvre-Chef,* das ist, die Haupt-Decke, genannt wird, und aus einem viereckigten Leinwand, in der Grösse einer *Serviette* bereitet wird, oder auch wohl eine feine weiche *Serviette* seyn kan. Man faltet selbige einmahl, doch nicht gar gleich zusammen; sondern so, daß ein Theil vier Finger breiter seye als der andere: leget selbige hernach zwerg über den Kopff des Patienten, so daß die vier Ecken an beyden Backen vorn herab hangen, und der breiteste Theil unten liege. Die zwey oberste von diesen Enden knüpffet man unter dem Kien fest zusammen; die zwey unterste aber hinten in der Ancke, gleichwie solches

Tab. III.

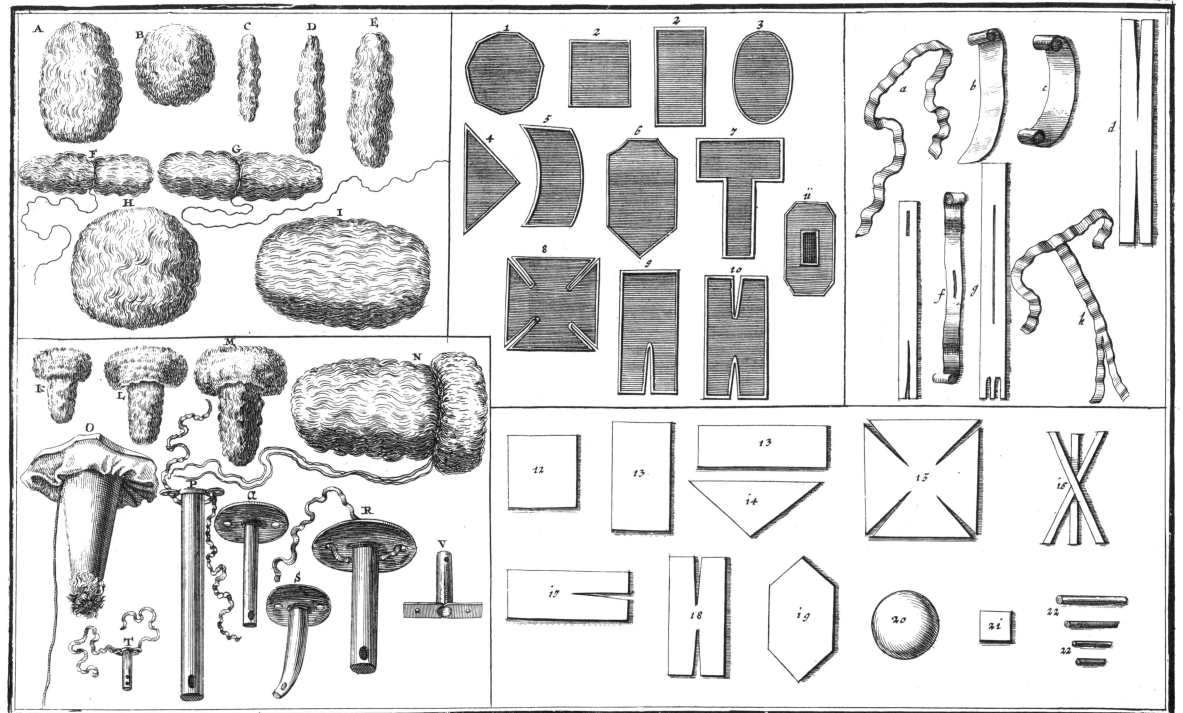

Einleitung zur Chirurgie.

Tab. III. fig. 1. A. einiger maßen andeutet. Diese, wenn sie wohl fest applicirt, kan nicht leicht rutschen noch abfallen, und hält den Kopff dabey wärmer, als andere; dahero ist sie sonderlich bey kaltem Wetter, die nützlichste und gebräuchlichste von allen Kopff-Binden.

46. *B.* Zeigt an die Binde, welche man meistens in allen Brust- und Bauch-Wunden um den Leib windet, um die *Medicamenta* und Compressen darauf zu halten: Man macht solche aus einem viereckigten Leinwand in der Grösse einer grossen *Serviette*, gleichwie schon kurtz vorher gesagt, welche man vier oder sechsmahl nach der Länge zusammen faltet, damit solche den gantzen Leib umfassen oder umwickeln könne. Und wann selbige wohl umwickelt, nehet man die Ende wohl fest über einander, damit sie nicht nachlasse. Hernach aber, daß sie nicht abfalle, applicirt man das *Scapulir*, gleichwie *C.* ausweiset, und hefftet es entweder mit Steck-Nadeln hinten und vorn an die *Serviette B* an, oder nehet es mit einer Nadel und Faden zusammen: und weilen das Band *B.* auch füglich aus einer *Serviette* kan gemacht werden, nennet man diese gantze *Bandage* zusammen, die *Serviette* mit dem *Scapulir*, weilen eines ohne das andere nicht applicirt wird.

Von der Serviette und Scapulir. Tab. III. fig. 1.

47. *D.* weiset eine Art eines Verbands um die Ader, nach der Aderlaß am Arm zu verbinden. *E.* Das *Bandage* zur Aderlaß am Fuß, welches man den Steigbügel nennet. Wie diese und andere aber hier dienliche *Bandages* wohl sollen gemacht und applicirt werden, wird unten bey den *Bandagen* weitläufftiger gelehrt und beschrieben werden.

Von den Aderlaß-Binden. Tab. III. fig. 1.

48. Hiebey ist auch noch kürtzlich zu erinnern, daß wenn man mit einer einfachen Binde auf eine Rolle aufgewickelt einen Theil umwickelt, so daß eine Windung oder *Tour* gerad auf die andere gehet, ohne auf- oder abzusteigen, man solche *Circulair-*Windungen oder *Touren* nennet. Wenn man aber mit dergleichen Binden nach und nach ein wenig auf oder absteiget, nennet man sie auf- oder absteigende Windungen, (Lateinisch *obtusæ*) gleichwie solches in gar vielerley Zufällen, sonderlich aber in den Beinbrüchen nöthig ist. Sollte aber ein Theil, wo man solche Windungen machen muß, ungleich seyn, und dennoch eine Binde wohl und fest applicirt werden, als zum Exempel bey den Waden, so muß man, nachdem man die Binde etwa unten am Fuß angefangen, so daß auf dem Reihen oder Riest des Fusses sich ein Creutz formire, hernach mit kurtzen auffsteigenden

Wie die simpeln Umwindungen benennet werden.

Windungen den Fuß hinauf steigen/ biß man an die Waden komme F.; allwo man/ um die Binde gleich und fest umzuwinden/ solche bey jeder *Tour* überschlagen muß/ biß man wieder ans gleiche kommt/ dann sonsten giebt es Ungleichheiten und Ubelständigkeiten am *Bandage*, welche man Säcke nennet/ und würde die Binde auch nicht wohl halten/ sondern leichtlich rutschen/ und nennet man dahero diese Windungen übergeschlagene/ Frantzösisch *renversées,* Lateinisch *inversa* : Wie aber diese übergeschlagene Windungen wohl müssen und können gemacht werden/ lässet sich leicht zeigen/ aber nicht wohl beschreiben. Wenn man aber mit einer solchen Binde weite Touren macht/ so daß eine die andere nicht anrühret/ sondern was Platz darzwischen bleibet/ nennet man selbige kriechende (oder *repentes*) gleichwie am lincken Arm G. zu sehen; man bedienet sich dieser Windungen nur zur Haltung der Medicamenten/ Compressen und Umschläg/ auf den leidenden Theilen: und wenn man solche an einem Arm gebrauchet/ fängt man an mit ein paar circulair-Touren an dem *Carpus*, um den Anfang zu befestigen/ und steiget hernach hinauf bis an die Schulter/ oder so weit es der Schaden erfordert. Wenn man aber einen Fuß so einzuwickeln hat/ schlägt man die erste Windung um die Sohle des Fusses herum/ und steiget hernach mit solchen weiten oder kriechenden Touren biß an den Bauch/ oder nur so weit als es nöthig ist.

Wo die Binde anzufangen und zu endigen.
49. Sonsten ist auch noch dienlich zu wissen/ daß man zuweilen die Binde auf dem leidenden Ort anfängt zu appliciren/ als in Beinbrüchen: zuweilen gleich drunter oder drüber; manchmahl gantz weit davon/ nachdem es der Zufall erfordert. Niemals aber soll man die Binde auf einer Wunde oder Beinbruch endigen/ dieweilen durch die Festmachung oder Anheftung deß Endes/ man den Patienten Schmertzen verursachen würde; sondern allzeit an einem gesunden Ort. Und dieser Unterricht von den *Bandagen* kan allhier zum Anfang eine weile genug seyn/ biß wir unten *in specie* weitläufiger und vollkommener davon handeln werden.

7. Von den Stricken/ Bändern und Fäden.
50. Endlich haben die *Chirurgi* Stricke/ Schnür und allerley Bindfäden nöthig/ nun dickere nun dünnere/ nachdem es der Zustand und Nothwendigkeit erforderen/ welche aus Hanff/ Leinwand/ Wöllen-Tuch/ Seiden oder Pferd-Haaren bestehen/ nach Erforderung des Zustandes. Man gebraucht auch selbige/ um in Beinbrüchen und Verrenckungen die Glieder auseinander zu ziehen; in Stein- und Bruchschneiden/ wie

auch

Einleitung zur Chirurgie.

auch andern schweren Operationen, den Patienten fest zu binden; im Aderlassen die Adern zu constringiren; in Arm- und Bein-abnehmen die Arterien mit dem *Tourneqvet* zusammen zu pressen, daß der Patient in der Operation nicht viel Blut verlieren möge; in Beinbrüchen die Schienen anzubinden; im Bruchschneiden den *Testiculum* oder *Processus peritonæi* zu binden; und dann endlich auch, um Wartzen und Gewächse wegzunehmen. Wie selbige aber sollen applicirt werden, und aus was Materie selbige in jedem Zufall bestehen sollen, wird bey jeder Operation, wo sie nöthig sind, ins besondere angezeiget und gelehret werden.

§1. Aus diesen allen nun erhellet, daß die Chirurgie eine weitläufftige und schwehre Kunst seye, insonderheit, wenn man betrachtet die grosse Menge der Kranckheiten und übrigen Dinge, welche ein rechtschaffener *Chirurgus* wissen soll und muß: und daß sich also diese edle und nothwendige Kunst nicht bey Faulheit und müßig-gehen lernen lasse, gleichwie die meisten von unsern *Chirurgis* heut zu tag zu dencken scheinen: sondern daß selbige grossen Fleiß und Mühe erfordere. Demnach aber soll dieses niemand abschrecken die Chirurgie zu lernen, welcher willens ist fleißig zu seyn: dann durch Mühe und Fleiß läßt sich selbige doch noch wohl lernen, und was vorhero so viele brave Leute haben lernen können, wird auch heutiges tags fleißigen und verständigen jungen Leuten nicht unmöglich seyn; insonderheit wo sie dazu gute Anweisung und Unterricht von guten Lehrmeistern bekommen: und da jetzo so vieles entdeckt ist, welches die Alten noch nicht gewußt, und so viele bequemere *Instrumenta* und Handgriffe erfunden, wodurch viele Schwerigkeiten uns viel leichter sind gemacht worden, als unsern Vorfahren, welche solche noch erst erfinden, und erdencken musten.

Die Chirurgie ist keine leichte Sache.

§2. Zu dieser Mühe und Fleiß aber soll junge Leut sonderlich antreiben und aufmuntern, daß die Chirurgie dem menschlichen Geschlecht die allernützlichste und nöthigste Kunst seye, welche die Menschen keines wegs entbehren können, wenn sie anderst wollen gesund und bey dem Leben erhalten seyn: indem durch dieselbige eine unzehliche Zahl blessirte und andere Patienten entweder aus deß Todes Rachen gerissen, oder doch von Lahmigkeiten, grausamen Schmertzen und vielen andern Beschwerlichkeiten gerettet werden: und zu welcher endlich die *Medicin* selbst muß ihre Zuflucht nehmen, wo sie mit Medicamenten nicht mehr helffen kan, so daß auch die Feinde und Verspotter der *Medicin* die Chirurgie nicht entbehren können, wo sie entweder

Ist aber sehr nutzlich und nothwendig.

Der Erste Theil/ Einleitung zur Chirurgie.

der eine gefährliche Wunde, Beinbruch, Verrenckung oder anders dergleichen Ubel bekommen.

auch der gewisseste Theil der Medicin.

53. Die Chirurgie ist auch der allergewisseste Theil von der Medicin: dann in den innerlichen Kranckheiten ist man, wie Celsus schon vor langer Zeit angemercket und erinnert hat, offt ungewiß, ob die Gesundheit durch die Medicamenten, oder durch die gute Natur wieder seye erlangt worden: dann viele werden wieder gesund auch ohne Medicamenten. In der Chirurgie aber ist die Wiedererlangung der Gesundheit viel gewisser und augenscheinlicher, und kömmt ein guter Effect meinstens von der Geschicklichkeit eines guten Chirurgi her: welches aus dem Bluten der Wunden zu stillen, Gewächs weg zu nehmen, Brüche zu curiren, Kinder in Mutterleib zu wenden, und wegzunehmen, zusammengewachsene Theile zu öffnen, dem Staarenstechen, Steinschneiden, Beinbrüchen, Verrenckungen, und vielen andern Operationen genugsam erhellet, welche niemahls, oder doch selten, von sich selbst genesen, sondern der Chirurgus muß das beste dabey thun.

Derowegen soll selbige mit gröstem Fleiß erlernet werden.

54. Derowegen sollen dann junge Leute, welche Chirurgi werden wollen, nicht meinen, als bestünde die Chirurgie nur im Bartputzen und Aderlassen, welches man ja ohne viele Müh erlernen könne: sondern sollen bedencken, daß weit mehr zu einem rechtschaffenen Chirurgo erfordert werde, und derohalben rechtschaffenen Fleiß, ja alle Mühe und Kräfften anwenden, diesen edlen, nützlichen und vortrefflichen Theil der Medicin wohl zu erlernen und zu practiciren, und sollen sich nicht die Beschwerlichkeit des Geblüts, Materie, Eyter und andere Heßlichkeiten, so dabey vorkommen, lassen abschrecken: dann wer ein Chirurgus werden will, muß sich beyzeiten angewöhnen, keinen Eckel und Abscheu vor dergleichen Dingen zu haben; insonderheit weil seine Verrichtungen zur Gesundheit des Nächsten, und aus Christlicher Liebe gegen denselben geschehen; auch das Wasser Blut und allen Unflath wieder abwäschet. Derohalben muß ein Chirurgus keinen Gestanck noch andere Incommodität fliehen, wo er nur dardurch dem Patienten helffen oder Nutzen verschaffen kan: und alsdann hat er sein Gewissen befreyet, wenn er alles gethan, und nichts unterlassen, was er zu Erhaltung des Patienten vor nöthig geurtheilet und erkannt hat.

Was

Das Erste Buch von den Wunden.

Das I. Capitel
Von den Wunden insgemein.

1.

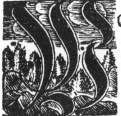Eil die Wunden unter den Chirurgischen Kranckheiten fast am öfftesten vorkommen, auch am leichtesten zu verstehen, so ist billich, daß wir hier zu erst von selbigen handeln, damit man hernach schwehrere Sachen desto besser verstehen möge. Was eine Wunde sey, ist jederman so wohl bekandt, daß es fast keine Beschreibung nöthig hat: dennoch pflegt man selbige zu beschreiben, daß sie sey eine Zertheilung der weichen Theilen des Leibes, von einem harten und scharffen, oder auch stumpffen Instrument, durch äusserliche Gewalt zuwegen gebracht.

Was eine Wunde sey?

2. Manche *Autores* nennen diese Zertheilung nur eine Wunde, welche durch scharffe Instrumenten ist verursacht oder gemacht worden; es gibt aber auch in Warheit Wunden, welche durch stumpffe erreget werden: als da sind geschossene Wunden; Wunden, welche von einem Steinwurff, Prügel oder Fall herkommen. Derohalben können die Wunden füglich getheilet werden in zweyerley Sorten, als erstlich, welche von scharffen Instrumenten; und andere, welche von stumpffen entstehen.

Erste Eintheilung der Wunden.

3. Die leidende Theil in den Wunden sind alles, was weich ist am menschlichen Leibe: als Haut, Fett, *Musculi* oder Fleisch, Ligamenten, Blut- und Schlag-Adern, Nerven, und alles was aus selbigen gemacht ist; und dahero auch alle Ingeweid oder innerliche Glieder.

Die leidende Theil.

4. Die Ursachen der Wunden sind scharffe oder stumpffe Instrumenten, welche eine Zertheilung in besagten weichen Theilen können zuwegen

Die Ursachen der Wunden.

wegen bringen/ wo sie mit Gewalt denselben appliciret werden: denn wo eine Zertheilung der weichen Theile von einer innerlichen Ursach entstehet/ wird selbige keine Wunde/ sondern *Ulcus* oder ein Geschwür genennet. Wo aber die harte Theile/ nemlich die Beine zertheilet oder zerbrochen sind/ wird solches eine Fractur oder Beinbruch genennet.

Die Gefolge derselben.

5. Die Gefolge oder *Effectus* sind/ ohne die Zertheilung der weichen Theile/ die Ergiessung des Gebluts/ wordurch die *Actiones* oder Gebrauch des verletzten Theils verhindert/ oder gar verdorben werden/ nachdem die Verletzung groß oder gering: und dahero auch/ nachdem der lädirte Theil nöthigern oder nützlichern Gebrauch hat/ so bringt auch die Verwundung desselben mehr oder weniger üble Gefolge, Gefahr und Schaden/ als worauf das gantze Fundament von der Tödtlichkeit der Wunden beruhet. Derohalben wer aus der Anatomie den Gebrauch der Theile/ und derselben Nothwendigkeit zum Leben wohl hat erkennen lernen/ kan hernach leicht von derselben Natur/ Gefahr und Tödtlichkeit judiciren.

Unterschied und weitere Eintheilung der Wunden.

6. Der Unterscheid der Wunden ist vielerley: dann einige sind gehauene/ andere gestochene Wunden; einige sind gering/ andere aber gefährlich; einige tödtlich/ andere nicht tödtlich; einige werden gemacht durch scharffe/ andere durch stumpffe Instrumenten/ worzu alle geschossene Wunden/ und welche durch schlagen/ werffen und fallen verursachet werden/ gehören/ wie vorher schon gedacht worden/ die man gemeiniglich *Contusiones* nennet. Einige Wunden sind gerad oder nach der Länge/ andere gehen schief oder zwerg; andere werden nach Unterscheid der verletzten Theile/ Haupt-Hals-Brust-Bauch-Wunden und dergleichen genennet; einige lädiren nur äusserliche/ andere aber innerliche Theile. In einigen Wunden bleibet was von dem lädirenden Instrument zuruck/ als eine Kugel/ ein Stück von den Kleidern/ ein Splitter/ ein Stück von einem Glas/ von einer *Grenade*, ein Spitz vom Degen/ Pfeilen und dergleichen; in andern aber nichts. Bey manchen Wunden sind zugleich die Bein lädirt/ sonderlich in Haupt-Wunden/ wie auch in geschossenen Wunden. Endlich gibt es auch vergiffte Wunden/ wenn das lädirende Instrument mit Gifft inficirt gewesen; worzu man billich die Biß von vergifften und wütigen Thieren zehlet: ingleichen haben einige observirt/ daß küpfferne und silberne Instrumenten etwas schädliches und fast gifftiges bey sich führen/ welches vielleicht von dem Vitriol/ das sie bey sich haben/ entstehen mag.

7. Man

Das I. Cap. Von den Wunden insgemein.

7. Man observirt in einer gemeinen geschnittenen oder gehauenen Fleisch-Wunden, wo keine sonderbare Ader, Nerv oder *Tendo* ist, daß im Anfang die Wunde gleichsam nur als ein rother Streiff sich zeiget, welcher sich aber gar bald erweitert; worauf das Geblüt anfänget mehr oder weniger, stärcker oder linder heraus zu fliessen, nachdem mehr oder weniger, kleinere oder grössere Adern verletzt sind. Wenn dieses eine Weil gewähret, so höret das Geblüt endlich selbst auf zu fliessen, das Geblüt in der Wunde coagulirt sich, und macht gleichsam eine Crust, wordurch das Bluten desto mehr gestillet wird; die Lippen von der Wunde fangen an roth zu werden, etwas zu schwellen, wehe zu thun und gleichsam zu brennen; und wenn die Wunde groß ist, so folget darauf offt ein Wund-Fieber, das ist, Hitz durch den gantzen Leib, mit geschwindem Puls. Den dritten oder vierten Tag darauf, nun eher nun später, erscheinet eine weißlichte zähe fettichte Feuchtigkeit, welche Eyter oder Materie genennet wird; und alsdann vermindern sich wieder die Röthe, die Geschwulst, der Schmertzen und Brennen, wie auch das Fieber, oder verliehren sich gantz. Unter der Materie wächst aus denen zerschnittenen Aederlein in der gantzen Hohligkeit der Wunde allgemach wiederum neues Fleisch, welches endlich die gantze Hohligkeit wieder ausfüllet; und wenn dieses geschehen, so trocknet sich dieses neue Fleisch, und schliesset sich die Wunde mit einer Narben oder Maasen, als durch welche die Wunde wiederum geheilet wird: und solcher gestalt verhält sich die Sach in geringern Wunden.

Was man vor Umstände bey geringen Wunden observiret.

8. Wo aber eine grosse Ader, und insonderheit eine Arterie oder Puls-Ader zerschnitten oder zerhauen ist, so entstehet alsobald eine grosse Blutstürtzung, so daß den Verwundten oder Blessirten bald Abkrafften und Ohnmachten oder gar der Tod ankommt, sonderlich, wenn die Verwundung innerlich. Wo solche aber in einem äusserlichen Glied geschehen, und das Geblüt endlich wiederum gestillet wird, so schwinden doch hernach leichtlich die Theile, welche unter der zerschnittenen Puls-Ader liegen, und von solcher sonsten ihre Nahrung bekamen; oder müssen gar verfaulen und den kalten Brand bekommen: zum Exempel, wo der Stamm oder *Truncus* von der *Arteria brachialis* im Arm, oder *cruralis* im Schenckel abgeschnitten wäre.

Was bey gefährlichern, wo grosse Adern zerschnitten.

9. Wenn eine Arterie nicht gantz, sondern nur halb oder einiger massen durchschnitten, so ziehen sich die zerschnittene *Fibræ* zurück, und machen dadurch die Oeffnung in der Arterie immer weiter, so daß daher das Geblüt in einer grossen Arterie fast nicht zu stillen ist;

Wenn eine Puls-Ader nur zum Theil durchschnitten.

E 2 oder

oder wenn es auch gestillet wird/ so kommt doch das Bluten offt jähling und unversehens wieder/ oder es folget darauf ein grosser oder gefährlicher Geschwulst in der Arterie/ welchen man *Aneurisma* nennet: welches auch leichtlich geschiehet/ wenn an einer Arterie nur die äusserste Haut oder *Tunica* verletzet wird/ obschon die innere noch gantz bleibet/ weil diese allein der starcken Bewegung und Pressung des Gebluts nicht widerstehen kan/ sondern dadurch gleichsam als ein Sack nach und nach dilatirt wird/ wodurch allerley üble und gefährliche Zufälle können verursacht werden.

Wenn ein Nerv zerschnitten. 10. Wenn eine Nerven zerschnitten wird/ so folget darauf eine Unbeweglichkeit/ Unempfindlichkeit und Schwinden desselben Glieds oder Theils/ in welches er sich endiget: und wo dieses in den Nerven des Hertzens/ des Zwerchfells oder andern zum Leben sehr nöthigen Theilen geschiehet/ so muß der Tod darauf folgen. Wenn ein Nerv aber nur zum theil zerschnitten wird/ so ziehen sich desselben zertheilte *fibræ* zurück/ und dahero werden die noch übrige gantze *fibræ* allzu hefftig gespannet und gedehnet/ wodurch grosse Schmertzen/ ja offt Krampff/ *Convulsiones*, Entzündung/ der Brand/ und manchmal selbst der Tod erfolgen.

Wenn ein *Tendo* verletzt. 11. Wenn ein *Tendo* gantz abgeschnitten wird/ so verlieret selbiger Theil/ zu welcher derselbe *Tendo* gehöret/ gleichfals seine Bewegung; wenn er aber nur zum theil durchschnitten oder gehauen/ so folgen offters fast eben solche Zufälle/ als wie bey den halb zerschnittenen Nerven: Was aber vor Gefolge auf die verletzte innerliche Theile sich ereignen/ solches wird aus der folgenden *Diagnosis* und *Prognosis* der Wunden zu vernehmen seyn.

Von der *Diagnosis* oder Erkennung der Wunden insgemein. 12. Was die *Diagnosin* anbelangt oder die Erkennung einer Wunde/ so ist selbige zwar sehr leicht/ und erkennet man eine Wunde alsobald aus dem Ansehen. Um die Natur aber der Wunden wohl zu erkennen/ ob selbige nicht tieff oder tieff seye/ und ob solche innerliche Theile verletzt habe oder nicht/ ist offt schwehr zu erkennen; dahero/um die Natur der Wunde besser zu erkennen/ muß man/ wenn man zu einem Verwundeten kommt/ das Geblüt erstlich mit einem Schwamm in warmen Wein oder Wasser eingetauchet abwaschen/ und wo selbige noch blutet/ das Blut alsobald suchen zu stillen; welches geschehen kan durch zusammendrucken der Lippen der Wunden damit die Adern zugleich zusammen gedruckt/ das Geblüt nicht könne/

durch=

Das I. Cap. Von den Wunden ins gemein.

durchlassen; alsdann kan man in der Hohligkeit der Wunde desto besser observiren, ob dieselbe tief seye oder nicht.

13. Wo die Wunde tieff eingegangen, muß man visitiren, ob allein fett- und fleischige Theile, oder ob zugleich grosse Adern oder auch gar innerliche Theil verletzet seyen. Dieses lehret uns erstlich die Wissenschafft der Anatomie, aus welcher wir abnehmen, ob an dem verletzten Ort grosse Adern, Nerven, *Tendines*, oder innerliche Theile liegen, und was vor Theile hier können verletzt seyn. Zweytens erläutert uns die Natur der Wunden die Positur des Verwundeten in der Verwundung: ob er nemlich alsdann gerad gestanden oder gelegen, oder ob er vor sich oder ruckwerts gehangen, oder ob er seitwerts gegen dem Verwunder gestanden, damit man aus der Positur desto deutlicher abnehmen könne, wohin der Degen habe müssen gehen, und also wohin die Wunde sich erstrecke. Drittens ist auch sehr gut, wenn man wissen kan, was der Verwunder in der Verwundung vor eine Lag oder Positur gemacht, und was er vor Manier oder Gewalt möge gebraucht haben, dann wo er grosse Gewalt gebraucht, so ist daraus abzunehmen: daß die Wunde tieffer, oder wo es ein Schlag gewesen, selbiger hefftigere Verletzung verursacht habe. Viertens, wenn man den Degen, Messer oder anders Instrument, womit die Verletzung geschehen ist, kan habhafft werden, so erkennet man offt entweder aus der Grösse oder aus dem anhangenden Blut, ob die Wunde tief seye oder nicht.

Was vor Theile mögen verletzt seyn, lehret 1.) die Anatomie.

2.) die Positur des Verwundeten.

3.) des Verwunders.

4.) das Instrument.

14. Fünfftens lehret der verhinderte Gebrauch oder Action eines Theils, welcher auf eine Wunde turbirt wird, was vor ein Theil lädiret sey: als zum Exempel, wo in einer Brust-Wunden die Respiration lädirt, so muthmasset man daraus, daß die Lung oder *Diaphragma* verwundet seyen. Wenn der *Chylus* aus einer Wunden des Unter-Leibs weiß ausfließt, so zeiget solches an, daß der Magen oder Gedärm oder *Vasa Lactea* lädirt. Wenn Gall ausfließt, so ist die Gall-Blas oder Leber verletzt. Wenn Urin, die Blas oder *ureteres*. Wann der Verwundete schaumiges Geblüt aushustet, so ist die Lung verwundet; wenn aber Blut gebrochen wird, so ist die Wund in dem Magen; wenn der Verwundte Blut harnet, so zeigt es an, daß die Nieren oder die Blas verletzet. Allenthalben wo eine grosse Blutstürzung vorhanden, da müssen auch grosse Adern lädirt seyn. Wo *convulsiones* sich ereignen, da sind entweder die Nerven verletzt, oder es steckt noch was widernatürliches in der Wunden. Wo in Haupt-Wunden Unempfindlichkeit

5.) der verletzte Gebrauch eines Theils.

lichkeit/ Verletzung des Verstands oder *Delirium* vorhanden/ zeigt es an/ daß das Hirn verletzt sey. Wenn das *Diaphragma* verletzt/ so ereignet sich schwehrer Athem/ Bangigkeit/ Schluchsen oder Hetschen.

Prognosis der Wunden überhaupt.

15. Aus welchen Zeichen man auch guten Theils die *Prognosis* oder Ausgang der Wunden erkennen und beurtheilen muß: ob nemlich der Verwundte gefährlich verwundet oder nicht; ob er werde sterben oder davon kommen; ob er werde bald/ oder langsam; leicht oder beschwerlich; vollkommen oder unvollkommen curiret werden: dann wem die Natur und der Gebrauch des verletzten Theils wohl bekandt/ dem wird hernach die *Prognosis* nicht gar schwer fallen.

Eintheilung der tödtlichen und nicht tödtlichen Wunden.

16. Damit man aber/ weilen so viel daran gelegen/ desto accurater wisse und verstehe/ was tödtliche/ und nicht tödtliche Wunden seyen/ und von denselben/ sonderlich bey an Wunden verstorbenen Cörpern/ welche man auf Befehl der Obrigkeit öffnen muß/ wohl *judiciren* möge/ ob die Wunde eines Verstorbenen seye tödtlich gewesen oder nicht/ und ob selbige schlechterdings tödtlich gewesen/ oder nur von ungefähr/ und durch Versehen oder Verwahrlosung; so wollen wir/ weil Leib und Leben des Verwunders darauf stehet/ man aber Gewissens halben keinen Unschuldigen soll ums Leben bringen/ auch keinem schuldigen Mörder durchhelffen/ weil GOtt befohlen/ daß wer Menschen Blut vergiesset/ dessen Blut soll wieder vergossen werden/ und also die Bericht und Urtheil von Wunden eine schwere Gewissens-Sach sind: so wollen wir/ sag ich/ um die Sach accurat und deutlich vorzutragen/ selbige in drey Sorten eintheilen: als 1) in diejenige/ welche absolut und schlechterdings vor tödtlich zu halten/ (*absolute & simpliciter lethalia*) 2) welche vor Sich zwar tödtlich (*per se lethalia*) aber dennoch zum öfftern curiret werden. 3) welche nur *per accidens*, das ist zufälliger weise oder durch Versehen/ entweder des *Chirurgi* oder des Patienten selbst/ *lethal* oder tödtlich werden/ sonsten aber meistentheils leicht können curirt werden.

I. welche Wunden *absolut lethal*.

17. Wunden welche schlechter dings oder *absolute* tödtlich sind/ werden genennet diejenige/ wo keine menschliche Hülff den Verwundeten hätte *salviren* oder bey dem Leben erhalten können/ ob auch schon alles/ was möglich/ von dem *Chirurgo* wäre angewendt worden.

1) wo man das Blut nicht stillen kan.

Hieher gehören erstlich alle diejenige Wunden/ wo man das Geblüt nicht stillen kan/ und der Patient sich muß zu todt bluten; sonderlich in innerlichen Theilen/ wo man das Blut zu stillen nicht kan bey-

Das I Cap. Von den Wunden insgemein. 39

beykommen; oder der Patient sich zu todt geblut, ehe man hat können darzu kommen: Als da sind alle die Wunden, so in die Hohligkeiten des Hertzens oder desselben *Auriculas* gehen: alle Wunden in andern innerlichen Ingeweiden, wodurch grosse Adern verletzt worden, oder allzu grosse Menge des Geblütes verlohren worden: als da sind die grosse Wunden der Lung, der Leber, Miltz, Nieren, Magen, der Därm, des Kröses, *Pancreas*, der Mutter, der *Arteriæ magnæ, iliacæ, cœliacæ, renalis, mesentericæ, carotidum*, insonderheit bey ihrem Anfang, *vertebralis* oder *cervicalis*, der *venæ cavæ, iliacæ, jugularis internæ vertebralis, renalis, mesentericæ, venæ portæ*, und aller übrigen innerlichen Adern, wo sich eine grosse Blutstürtzung ereignet, welche man nicht stillen können: dann weilen man hier weder durch adstringirende Mittel, noch durch binden, noch durch brennen oder andere Mittel kan beykommen, das Geblüt zu stillen, so ist es also nicht in menschlichen Kräfften, dergleichen Verwundete zu salviren.

18. Zweytens die Wunden, welche den Einfluß der Lebens-Geister vom Hirn ins Hertze verhindern, als da sind die Wunden des *Cerebelli, medullæ oblongatæ*, wie auch alle tieffe Hirn-Wunden: ingleichen die verletzte Adern unter der Hirnschalen, wodurch das Geblüt sich in die Hohligkeit derselben ergiesset, und entweder die weiche Substantz des Hirns zusammen drucket, und dadurch den Lauff der Lebens-Geister hemmet; oder endlich faulet, und das Gehirn dadurch corrumpirt, insonderheit wenn dieses Geblüt durch die Trepanation keinen Ausgang bekommen kan. Als zum Exempel, wann es auf dem untersten Theil der Hirnschale lieget, insonderheit aber, wenn es in den Hohligkeiten des Hirns seinen Aufenthalt hat. Hieher gehören auch die Wunden, worinnen die Nerven, welche zum Hertzen gehen, als da sind das *Par vagum* und *intercostale*, abgeschnitten sind, worauf dann erfolget, daß das Hertz keine Lebens-Geister vom Hirn mehr bekommen kan; und also nothwendig deßwegen still stehen, und der Mensch sterben muß.

<small>2.) welche die Communication des Hirns und Hertzens unterbrechen.</small>

19. Drittens sind tödlich diejenigen Wunden, welche die Respiration oder Athemholung benehmen, weilen der Mensch ohne Athemholen nicht leben kan: als da sind die gäntzliche Abschneidung der Lufft-Röhr, so daß man sie nicht wieder zusammen heilen kan; wenn sie aber nur zum Theil zerschnitten oder geöffnet ist, so kan sie wieder zusammen geheilet werden, gleichwie solches viele *Observationes* bezeugen, und ich es selbsten auch etlichmahl gesehen habe.

<small>3.) welche das Athemholen benehmen.</small>

Hie=

Hieher gehören weiter die grosse Wunden der *Bronchiorum* oder Lufft=Ader=Aest; die Brust=Wunden, welche durch beyde Hohlichkeiten der Brust gehen; die Wunden des Zwerchfells, und insonderheit welche den mittleren oder weissen Theil desselben lädiren, und dann die Wunden des *Mediastini*.

4.) welche dem *Chylo* seinen Gang benehmen.

20. Viertens sind tödtlich die Wunden, welche den Fluß des *Chyli* oder Nahrungs=Saffts aus dem Magen und Därmern nach dem Hertzen hindern, oder gar unterbrechen: als da sind die Wunden des Magens, der Därm, des *Receptaculi Chyli*, des *Ductus thoracici*, und grösseren Milch=Adern: worzu auch die grosse Wunden der Schlund können gerechnet werden. Diese Wunden ob sie zwar nicht jählling tödtlich sind, so bringen sie doch langsamer weiß, aber doch nothwendig den Tod, weilen die Menschen aus Mangel des Nahrungs=Saffts, und also gleichsam vor Hunger sterben müssen.

5.) wenn die Feuchtigkeit'n immer in Leib ausfallen.

21. Fünfftens die Wunden der häutigen Theile, aus deren Hohligkeit die enthaltne Feuchtigkeiten in die Höle des Leibs fliessen, und nicht wieder heraus zu bringen: als da sind die Wunden der Gall=Blase, der Urin=Blase, des Magens und Gedärms, des *receptaculi chyli* und der Milch=Adern: dann diese Feuchtigkeiten, wo sie beständig in die Hohligkeit des Leibs fallen, werden sie faul, und *corrodiren* oder zerfressen die Ingeweide, und können auch diese zarte häutige Theile wegen ihrer dinnen häutigen Substantz nicht wieder zusammen heilen: sonderlich wo man mit äusserlichen Mitteln nicht kan beykommen. Und ob zwar manche von denselbigen, insonderheit wo sie nicht gar groß sind, wiederum geheilet worden; dennoch aber weil sie meistens tödtlich sind, und solche Heilung nicht durch die Kunst, sondern nur zuweilen von ohngefehr geschicht, so werden sie doch unter diejenige gerechnet, welche absolut oder schlechterdings tödtlich sind.

II. Wunden welche vor sich tödtlich.

22. Auf diese folgen nun die Wunden, welche vor sich tödtlich, (Lateinisch *per se, & sibi relicta lethalia*) genennet werden: das ist, welche den Tod verursachen, wenn man nicht geschwind oder doch noch bey rechter Zeit behörliche Hülffe leistet; welche aber zu *curiren* sind, wenn sie nur beyzeiten von guten *Chirurgis* behörig *tractirt* werden: gleichwie die Wunden der grossen Schlag= und Blut=Ader, zu welchen der *Chirurgus* zukommen, und entweder mit Blutstillenden Medicamenten, oder mit brennen oder binden Hülffe leisten kan. Als da sind die Wunden in der *arteria brachiali*,

chiali, und *crurali,* wofern sie nicht gar zu nahe bey dem Leib sind; die *arteriæ cubitales* und *tibiales;* die Aeste der *arteriæ carotidis externæ* und *temporalis,* wenn ein *Chirurgus,* ehe sich der Patient schon zu viel verblutet/ dazu kömt/ und dieses Bluten durch behörige Mittel stillet. Worzu auch die *Venæ jugulares* und andere grosse äusserliche Blut= und Schlag=Adern können gerechnet werden/ insonderheit wo ihre Wunden nicht gar zu groß sind: dann sonsten haben sich die Verwundete offt zu todt geblutet/ ehe ein *Chirurgus* kan darzu kommen/ und gehören alsdann meines Erachtens zu der ersten Classe §. 17. beschrieben.

23. Wunden/ welche nur *per accidens* (das ist zufälliger weiß) tödtlich sind/ werden eigentlich diejenige genennet/ welche vor sich nicht gefährlich/ und sonsten meinstens pflegen curirt zu werden; sondern/ welche zufälliger weise/ durch einen Fehler oder Versehen/ entweder des Verwundeten oder des *Chirurgi* tödtlich werden: dergleichen sind 1) diejenige Wunden/ welche von dem *Chirurgo* nicht wohl gereiniget werden: als zum Exempel/ wenn ein *Chirurgus* in einer sonst nicht gefährlichen Wunde widernatürliche Sachen nicht heraus nimmt/ welche er doch hätte können ausnehmen/ und dadurch Brand/ *convulsiones,* und der Tod verursachet würde. Ingleichen wenn er in einer Brust=Wunde/ oder Verwundung des Unterleibs das *extravasirte* Geblüt nicht wohl ausreiniget/ so muß selbiges faulen/ die innerliche Theil angreiffen und verderben/ und dadurch den Tod zuwegen bringen/ wenn auch schon kein innerlicher Theil verwundet wäre: Dahero muß man solche Wunden nicht eher zufallen lassen/ sondern Wiecken darinnen halten/ biß man gewiß ist/ daß alles *extravasirte* wohl ausgereiniget seye. Wenn aber eine Ader inwendig verletzet/ und das Geblüt sich nicht von selbsten stillet/ so hilfft das auslassen nicht/ weil sich der Verwundete zu todt blutet. 2) Wann der *Chirurgus* in Visitation oder Untersuchung der Wunden/ und insonderheit wo grosse Adern/ oder wo die Theil sehr zart sind/ als im Hirn/ oder sonsten zu rauh und ungeschickt zu Werck gehet/ als wordurch leichtlich eine grössere Verletzung/ Blutstürzung/ *Convulsion,* Inflammation/ der Brand/ und endlich der Tod kan zuwegen gebracht werden/ wo die Sach vorhero nicht gefährlich gewesen. 3) Wenn der Patient im Essen und Trincken einen Fehler begehet/ sich vor kalter Lufft/ hitzigen Sachen/ und der *Venus* nicht hütet/ einen hefftigen Zorn oder Schrecken bekommt/ eine Reise oder sonsten hefftige Motion vornimmt/ insonderheit in Haupt=Wunden/ oder wo neues Bluten zu befürchten/ so können gar leicht solche Zufäll erreget werden/ wel-

III. Wunden welche nur *per accidens* tödtlich.

F che

che den Tod erwecken; ob schon der *Chirurgus* seine Sach auffs beste gethan hätte. 4) Werden auch noch hieher referirt die Haupt=Wunden/ wo ausgeloffenes Geblüt unter der Hirnschaale/ welchem durch die Trepanation ein Ausgang hätte können gemacht werden: dann obschon diese Verletzungen höchst=gefährlich/ und ihrer Natur nach tödtlich sind/ auch die meisten daran sterben/ so pfleget man doch/ um den lindern Weg zu gehen/ wo die Trepanation/ als ein Mittel/ welches doch noch ziemlich offt geholffen/ unterlassen worden/ solche nur *per accidens lethal* zu sprechen/ weil man im Zweiffel ist/ ob nicht die Trepanation den Verwundeten bey dem Leben erhalten können. 5) Ist die üble *Constitution* des verwundeten Menschen offt schuld/ daß eine geringe Wunde den Tod nach sich ziehet/ welche in Gesunden leicht wäre curiret worden: zum Exempel bey einem Wassersüchtigen/ Lungensüchtigen/ oder scorbutischen Menschen kan der kalte Brand gar leicht zu einer geringen Wunden an der Hand oder Fuß schlagen/ oder eine andere Ursach oder *Accidens* darzu kommen/ welches den Verwundeten kan ums Leben bringen. Weilen aber diese Zufäll offt nicht können verhütet werden/ so sind einige/ welche diese Wunden vielmehr unter die tödtliche rechnen wollen: denen aber doch/ um den sichersten Weg zu gehen/ die wenigste von den Gelehrten beystimmen.

Schwerigkeit im Wunden=Urtheil. 24. Aus diesen *Fundamenten* also muß man *judiciren* von der Tödtlichkeit der Wunden/ wenn man der Obrigkeit über eine Wunde sein Urtheil muß abstatten/ ob dieselbe tödtlich oder nicht tödtlich zu halten seye. Die gröste Schwürigkeit aber in den tödtlichen Wunder=urtheilen/ befinde ich in der zweyten Sorte/ §. 22. beschrieben/ über welcher auch die meiste Strittigkeiten zwischen den Gelehrten zu entstehen pflegen/ indem einige/ ja viele diese Wunden/ welche doch vor sich tödtlich/ (hoc est, per se & sibi relicta sua natura lethalia) auch zuweilen in einer viertel oder halben Stund den garaus machen/ wenn kein geschickter *Chirurgus* auffs allergeschwindeste darzu kömt/ und die Cur auffs allerklügste vornimmt/ dennoch ohne Unterscheid zu denen *referiren*/ welche nur von ohngefehr oder *per accidens lethal* sind/ und also alle solche Verwunder von der Lebens=Straff frey zu machen suchen: welches mich aber bey gewissen Umständen nicht recht zu seyn dünckt. Dann zum Exempel/ wenn einem die Schlaff=oder Schienbein=*Arterie* (*Arteria temporalis* oder *tibialis*) verwundet würde/ und zwar zu Nachts=Zeit/ oder sonsten/ wenn man einen *Chirurgum* nicht bald genug oder gar nicht haben könte/ und der Patient blutete sich inzwischen zu tod/ so halte davor/ daß die Wunde tödtlich/ und der Verwunder die Ursach dieses unglücklichen Todes seye; weil der Verwundete

Das I. Cap. Von den Wunden insgemein.

wundete keine Hülff hat haben können. Im Gegentheil aber/ wenn in eben dergleichen Verwundung bey Tag/ oder sonsten/ wenn man alsobald einen *Chirurgum* haben könte/ der *Chirurgus* auch noch zu rechter Zeit käme/ aber das Blut nicht zu stillen wüßte/ und der Patient stürbe: so fragt sichs/ ob man diese Wunde vor *lethal* oder nicht *lethal*, das ist/ nur *per accidens lethal* judiciren und halten solle? Hierauf ist meine Meinung/ daß man in diesem/ und vielen andern dergleichen Fällen/ nachdem die Umstände beschaffen/ dergleichen Wunden vom ersten *casu*, aus obbesagten Ursachen/ mit gutem Gewissen vor tödtlich; die aber vom andern *casus* nur *per accidens lethal*, wegen Ungeschicklichkeit des *Chirurgi* halten solle/ wenn er nehmlich noch bey guter Zeit darzu gekommen/ dieweilen er alsdann noch das bluten auf vielerley Manieren hätte stillen können. Und solcher gestalt/ halte ich dafür/ müssen allzeit die Umstände/ die bey dergleichen intricaten Fällen vorkommen/ wohl überwogen/ und nach Unterschied derselben gesprochen werden.

25. In gantz zweiffelhafften Fällen aber/ wo man die rechte Gewißheit nicht haben kan/ soll man allzeit lieber eine gelindere als zu strenge *Sentence* erwehlen/ weil es sicherer und besser/ wie man im gemeinen Sprichwort sagt/ zehen Schuldige absolviren zu helffen/ als einen Unschuldigen zu verdammen/ und ums Leben zu bringen; dieweilen durch eine allzuharte und unverdiente *Sentence* ein solcher Mensch nicht nur unschuldiger weiß ums Leben gebracht/ sondern auch einer gantzen *Famille* oder Freundschafft ein grosser Schandfleck dadurch angehangen/ und das Gewissen sehr beschwehret würde. *Was in zweiffelhafften Fällen zu thun.*

26. Letzlich wollen wir auch den angehenden *Chirurgis*, damit sie in allem was zu dieser Materie gehöret/ Unterricht haben mögen/ ein Modell geben/ wornach sie ihre Wund-Bericht oder Wund-Zettel füglich einrichten können. als z. E. *Modell von Wund-Berichten.*

Ich Ends-Unterschriebener habe heut dato in Gegenwart N. N. den verblichenen Cörper des N. N. auffs genaueste besichtiget/ und sonsten keine Verletzung an selbigem befunden/ als nur unter der rechten Achsel gegen den Rucken zu eine gestochene Wunde fast zwey Finger breit/ durch welche man einen Finger biß in die Hohligkeit der Brust zwischen den Rippen durch gar leicht bringen kunte. Nachdem ich aber die Brust eröffnet/ funde man die gantze rechte Seite voll/ meistens geronnenes/ Geblüt. Nachdem solches ausgenommen/ sahe man eine Wunde Daumens-breit mitten in dem rechten Flügel oder *lobus* der Lunge/

welche von hinten vorwerths gantz durch und durch gestochen ware, worinnen sich die größte Aeste der Lungen-Adern, so wohl der *Arteria* und *Vena pulmonalis*, als auch die *bronchia* gantz abgeschnitten befanden. Das Hertz und die grosse Hertz-Adern waren alle leer von Blut, sonsten aber weder im Unterleib noch an dem Kopff einiges Ubel noch Verletzung zu finden. Dieweil sich aber das Geblüt aus diesen grossen zerschnittenen Lungen-Adern so jähling und hauffig ja völlig in die Hohligkeit der Brust ergossen, so daß auch die andere Adern leer befunden worden, so ist kein Wunder, daß der Verwundete alsobald hat müssen sterben, und durch keine menschliche Hülffe zu retten gewesen. Derowegen erhellet hieraus von selbsten, daß diese Verwundung schlechterdings und absolut lethal gewesen seye. Welches hiermit der Warheit zu steur attestiren sollen. Geschehen N. den ... *Anno* 17..

N. N.

Weitere Erläuterung und Unterricht. 27. Wer nun vernünfftig ist, wird nach dieser Vorschrifft, mit Veränderung der Umständen, leichtlich selbst allerhand Wund-Bericht auffsetzen können; hauptsächlich aber und wohl Acht geben, daß er allzeit die Verwundung genau visitire, und mit allen nothwendigen Umständen wohl und ordentlich beschreibe; auch nicht nur den verletzten Ort, sondern auch, gleichwie in diesem Exempel, den Unterleib und Kopff examinire, und wenn er was wider-natürliches oder ausserordentliches an andern Orten antrifft, in dem Auffsatz auch fleißig gedencken, weilen dergleichen Sachen zuweilen zu Entscheidung der Sache vieles contribuiren. Wer sonsten mehrere Exempel von Wund-Berichten zu lesen verlangt, der kan vor andern mit gutem Nutzen das Buch lesen, betitult: Die Kunst Chirurgische Bericht-und Wund-Zettel abzufassen, worinnen er von allerley Arten finden wird. Man trifft auch dergleichen sonsten noch in andern teutschen Chirurgischen Büchern an.

Heilung der Wunden.

Cur oder Heilung der Wunden insgemein. 28. Weil die Wunde eine Zertheilung ist, so soll in der Curation nothwendig unsere Haupt-Intention seyn, daß die zertheilte Theile wiederum mögen vereiniget und zusammen gebracht werden.

Wenn selbige gering. 29. Dieses, wo die Wunde gering, und nichts sonderliches lädirt ist, geschiehet gar leicht, wenn man nur rectificirten Brandwein mit einem Tüchlein offt überbindet, oder sonsten nur ein Eyer-Oel,

Das I. Cap. Von den Wunden insgemein.

Terbenthin-Oel, Johannes-Oel, Peruvianischen Balsam, Campher-*Spiritus*, oder ein gemeines Pflaster überleget, damit nichts unreines in die Wunden komme, und solches täglich einmahl verbindet, so heilet sich die Wunden von selbsten zu.

30. In tieffern und schwerern Wunden aber hat man folgende Dinge in acht zu nehmen. Erstlich muß die Wunde von allen sich darinnen befindlichen widernatürlichen Dingen gereiniget werden: das geronnene Geblüt, Kugeln, ein Stück von einem Degen, Kleid, oder Glas, Holtzsplitter, und was sonsten gegen die Natur in der Wunde seyn mag, ausgenommen werden; weil selbe die Heilung verhindern. Zweytens muß man die zerschnittene Theile wiederum trachten zusammen zu heilen: und dann drittens eine schöne gleiche Narbe oder Mase (lateinisch *cicatrix*) wieder zuwegen bringen. *Wenn selbige groß.*

31. Was den ersten Punct oder die Reinigung anbelangt, so müssen die wiedernatürliche Theile entweder mit den Händen, oder mit Instrumenten, als besondern Zangen, Hacken, Bohrer und dergleichen, gleichwie *Tab. III. fig.* 3. 4. 5. 6 und 7 verschiedene Arten abgezeichnet sind, heraus gezogen werden. Wo aber nichts fremdes in der Wunde, so reiniget man nur das Geblüt entweder mit warmen Wein oder Brandwein, vermittelst eines weichen Schwammes aus, und nach diesem schreitet man zur Vereinigung und Heilung. *I. Wie die Reinigung geschehen soll.*

32. In Ausziehung fremder Dinge aus den Wunden, muß ein *Chirurgus* wohl überlegen, ob er solche alsobald heraus ziehen soll, oder ob es dienlicher seye, solche noch eineweil in der Wunde zu lassen: als zum Ex. wenn der Patient allzuschwach wäre, und wegen der Verblutung in Ohnmacht läge, so ists besser, daß man den Patienten erstlich wiederum mit guten Brühen und Krafft-Wasser, oder Stärckträncklein, oder auch mit einem Glas Wein, zu stärcken trachte, damit er sich erst wiederum was erhohle: denn wo man alsobald in dieser Schwachheit die frembe Dinge wolte heraus ziehen, so würde leicht theils durch die Schmertzen der Patient noch mehr geschwächet werden, theils durch die Verweiterung oder Zerrung der Wunde ein neues bluten entstehen, und könte der Patient dadurch unter dem ausziehen sterben. Oder wenn man wegen der bey einem abgebrochenen Degen oder Bajonet liegenden grossen Ader oder Nerv, sich beförchtete, selbige in dem ausziehen zu verletzen, so ist offt besser noch einige Tag zu warten, biß die Wunde durch die *Suppuration* oder Verschwüren was weiter *Ausziehung frember Dinge.*

werde/ und sich alsdann leichter ausziehen lasse. Deßhalben muß ein *Chirurgus* aus der Natur der Wunde/ des verletzten Theils/ der Kräfften des Patienten/ der Sach/ welche in der Wunden steckt/ und der gegenwärtigen oder zu befürchtenden Zufällen wohl judiciren/ ob es dienlicher seye/ die fremde Dinge alsobald heraus zu ziehen/ oder selbige noch länger in der Wunden zu lassen.

Wie und womit selbige geschehen soll.

33. Solte er aber vor dienlich erachten/ das widernatürliche heraus zu ziehen/ und solches etwa eine Spitz eines Degens/ *Bajonets*, Lantze oder Spiesses seyn/ auch selbiges sehen/ oder gar mit Händen fassen können/ soll er solches je eher je besser mit den Fingern behutsam heraus ziehen: dabey aber wohl Acht geben/ daß er im ausziehen nichts weiters verletze oder zerschneide/ sonderlich wo solches an gefährlichen Orten ist. Solte man es aber mit den Fingern nicht wohl fassen können/ muß man es mit einer hierzu bequemen langschnäbelichen Zange/ gleichwie *Tab. III. fig.* 3 und 4 sind/ trachten zu fassen/ und so wie eben gesagt worden/ heraus zu ziehen. Wenn ein Stück von einer zersprungenen Granade/ oder eines zersprungenen Gewehrs/ oder ein Stück Glas/ Papier/ Tuch/ Leder/ oder sonsten was von einem Kleid in einer Wunde/ soll man in Ausnehmung derselben eben so verfahren. Wie man mit den Kugeln soll umgehen/ wird bey den geschossenen Wunden gelehrt werden. Solte eine Wunde so eng seyn/ daß man deßwegen nicht wohl könte beykommen/ um das widernatürliche aus der Wunde zu bringen/ muß man selbige am sichersten Ort was weiter schneiden. Sonsten aber ist noch hier zu erinnern/ daß wann man keine wichtige Ursach hat/ widernatürliche Dinge länger in einer Wunde zu lassen/ man am besten thue/ wenn man gleich anfangs selbige heraus nehme: Erstlich weil die Wunde alsdann noch nicht verschwollen/ und also besser beyzukommen ist; zweytens/ weil die Blessirte im ersten Schrecken/ vor Angst und Liebe zum Leben allzeit besser mit sich lassen umgehen/ als wenn man länger wartet/ auch alsdann das visitiren/ schneiden/ und was der *Chirurgus* ihnen nöthig und nutzlich zu seyn erachtet/ lieber leiden und erdulten/ als wenn der erste Schrecken vorüber/ da sie hernach offt gar unleidlich sind/ und dardurch in schlimme Zufälle gerathen können.

II. Von der Vereinigung sonderlich der grossen Wunden.

34. Wo also die Wunde vom Geblüt und anderen fremden Sachen gereiniget ist/ muß der *Chirurgus* trachten selbige zu vereinigen; welches aber unterschiedlich nach Unterschied der Wunden geschehen soll. Dann in einer simpeln Wunde muß solches anderst verrichtet werden/

Das I. Cap. Von den Wunden insgemein. 47

werden/ als in denjenigen/ wo viel von der Substantz des Fleisches weggenommen ist; und wieder anderst/ wo die Wunde in die innerliche Hohligkeiten des Leibs eingehet/ als wenn nur die äusserliche Theile lädirt sind/ gleichwie wir jetzo lehren werden.

35. In einer simpeln Wunde/ das ist/ wo kein Fleisch verlohren/ und welche nur in den äusserlichen Theilen/ muß man/ wo selbige nicht gar tief/ die Lippen derselben lind und gleich zusammen drücken/ und in solcher Vereinigung durch gute Hefft-Pflaster/ *a)* Compressen und dienliche Binden zusammen halten: oder auch/ wo die Wunde sehr groß und tief ist/ und man die Pflaster nicht mächtig genug urtheilet/ gleichwie in einer solchen Wunde/ die *Tab. III. fig. I. lit. H.* angezeiget wird/ ein *Sutur* oder Nath machen/ das ist/ zusammen nehen/ Carpie mit Wund-Balsam/ hernach Pflaster und Compressen darüber legen/ und endlich verbinden. Nach diesen soll man die Wunde täglich einmahl verbinden/ (dann öffteres verbinden verhindert die Curation mehr/ als daß es sie verbessert) dabey man allzeit die Pflaster sacht muß ablösen/ das Eyter oder die Materie mit einem saubern Tüchlein/ oder mit saubern Carpie gelind abfegen/ nachdem wieder einen Wund-Balsam oder Wund-Oehl mit ein wenig Carpie auf die Wunde legen/ *b)* und dann mit den Pflastern und Bandagen die Lippen zusammen ziehen/ und also wieder verbinden/ wie vorgesaget.

I. Derjenigen/ wo kein Fleisch verlohren gangen.

36. Die Nath oder *Suturen*/ um dergleichen Wunden zusammen zu hefften/ macht man am besten/ wenn man an jedes Ende eines starcken doppelten gewächsten Fadens zwo starcke krumme Nadeln (*Tab. I. fig. O.*) einfädemet oder anmacht; und mit der einen Nadel erstlich den einen Theil der Wunde in der Mitten von innen nach aussen so durchsticht/ daß die Nadel einen Zwergfinger breit vom Rand der Wunde wieder heraus gehe: Mit der andern Nadel aber gerad gegen über auf eben solche Manier durch den andern Theil der Wunde. Nach diesem macht man die Nadeln vom Faden wieder los/ nimmt die zwey Ende des Fadens/ und knüpfft sie so zusammen/ daß dadurch die Lippen der Wunde wieder wohl und gleich an einander gebracht werden/ und verbindet hernach weiter/ wie vorher gesagt. Ist die Wunde

Wie die Sutura oder Nath zu machen.

---

a) Zu Hefft-Pflastern kan dienen/ *Emplastr. ad fractur.* das *Diapalma* und andere starck klebende Pflaster.

b) Die Wund-Balsam oder Wund-Salben können hier seyn/ *unguent. digestiv. Balsamus Peruvianus,* oder *Balsamus Arcæi.* Die beste Wund-Oel sind Eyer-Oel/ Terbenthin-Oel/ Johannes-Oel/ *Balsamus Sulphuris,* u. d. gl.

de so lang/ daß man eine solche geknüpffte Nath nicht genug zu seyn urtheilet/ um die Wunde zusammen zu halten/ so sticht man/ ehe man den einen zusammen knüpfft/ auf beschriebene Art noch mehr solche Fäden durch/ und deren zwar zwey/ drey oder mehr/ so viel man vor nöthig hält/ jeden ohngefehr eines Daumens breit von dem andern/ und knüpffet hernach einen nach dem andern wohl zusammen: doch so/ daß nachdem man den Faden mit einer Schlinge oder Knoten zusammen gezogen/ leget man eine von den kleinsten Compreßgens (*Tab. II. fig. 22.*) auf den ersten Knoten/ und macht hernach noch einen doppelten Knoten/ damit zu verhindern/ daß die Knoten nicht in die Wunde kommen/ und darinnen Schmertzen verursachen mögen: als welches man bey allen Suturen soll in acht nehmen. Und dieses mag einweil hier von den Suturen der Wunden genug seyn/ unten soll mehrere Nachricht und Unterricht folgen.

II. Wo Fleisch verlohren. 37. Wenn aber etwas von der Substantz des Fleisches ist verlohren gegangen/ so kan die Vereinigung im Anfang weder mit Pflastern noch mit der Nath gleich geschehen/ sondern es muß die Hohligkeit mit neuem anwachsendem Fleisch nach und nach angefüllet werden. Dieses geschiehet/ wenn man die Hohligkeit mit Carpie/ welches mit Wund-Salbe oder Wund-Balsam bestrichen/ ausfüllet/ ein Pflaster und Compreß darüber leget/ und mit einer Binde zubindet/ solches täglich wiederhohlet/ so füllet sich endlich die Hohligkeit mit frischem Fleisch. Es wird aber das neue Fleisch eigentlich nicht von dem Pflaster noch Wund-Balsam zuwegen gebracht/ gleichwie solches viele Unverständige glauben/ sondern es geschicht selbiges von der Natur durch die Hülffe der Circulation des Gebluts. Dennoch aber kan die Kunst die Anwachsung des Fleisches durch gute Medicamenten und durch ein behöriges Tractament viel befördern/ auch die Verhinderungen wegnehmen: und dahero werden die Medicamenten/ welche zu diesem End-Zweck dienen/ fleischmachende Medicamenten genennet. **Was fleischmachende Medicamenten.** Sie müssen von balsamischer Krafft seyn/ auf daß sie die Wunden gegen die Fäulung oder *corruption* bewahren/ und das neue anwachsende Fleisch beständig erweichen/ damit es durch das zulauffende Geblüt desto besser möge können ausgedehnet und erlängert werden/ gleichwie wir dergleichen Wund-Balsam kurtz vorhero genennet haben.

Wie die Lufft von den Wunden zu halten. 38. Dieweil aber die Lufft den Wunden sehr schädlich/ indem sie die Feuchtigkeiten verdirbt und faul macht/ auch die subtile Aederlein constringirt und gleichsam austrucknet/ und also das anwachsen des

Das I. Cap. Von den Wunden insgemein.

des Fleisches verhindert: derowegen muß man sie von den Wunden abhalten so viel möglich; welches insonderheit geschiehet, 1) wenn man fein geschwind ist in dem Verbinden, und vorhero, ehe man die Wunde aufbindet, alles zum frischen Verband fertig macht was nöthig ist. 2) Wenn man die Wunde mit Wund-Balsam und Carpie wohl ausfüllet; 3) Wenn man über das Carpie ein Wund-Pflaster leget, als das *Empl. Diapalmæ, stypticum Crollii, de Minio, Album Coctum, de Lapide calaminari &c.* und endlich dieses alles mit einer Compreß bedecket, und mit einer Binden umwickelt, daß es nicht abfalle.

39. Wann nun hierauf bey dem Verbinden gute weisse ein- *Wie endlich die* färbige und was dickliche Materie folget, so fähret man täglich hiermit *Wunde sich fülle* fort, trucknet bey jedem Verband die überflüssige Materie ab; welches *und schliesse.* aber lind und behutsam geschehen soll, damit man das junge Fleisch, das unter der Materie anwächst, durch das starcke ausdrucken oder abwischen nicht mit wegnehme, (als welches bey grobem auswischen geschiehet) und ist derohalben auch nicht nöthig, daß die Materie allzueben ausgereiniget werde, dieweil dieselbe gleichsam ein Balsam mit ist, welcher zur Anwachsung des Fleisches hilfft. Und auf solche Manier wird sich nach und nach die Wunde mit neuem Fleisch anfüllen und schliessen.

40. Wo dieses geschehen, so ist die dritte Intention des Chi- *III. Wie eine gu-* rurgi, daß er möge eine saubere und gleiche Maasen oder Narbe te *Narbe zu we-* (*Cicatrix*) zuwegen bringen. Dieses geschiehet, wenn er das neue und *gen zu bringen.* weiche Fleisch, welches die Wunde ausgefüllet, lind suchet auszutrocknen: und wird solches verrichtet, wo man die Wunde nur mit truckener Carpie ohne Wund-Balsam bedecket, und hernach die Compressen mit einem Band was fester zuziehet. Oder wo dieses nicht genug, und die Wunde noch zu viel nasset, so soll man bey dem Verband trucknende Pulver darein streuen: als da sind *Tutia, Lapis calaminaris*, Mastix-Pulver, *Colophonium*, &c. hernach die truckene Carpie darauf legen, und was fest verbinden. Und wo solche fast ausgetrucknet, kan man auch bey dem verbinden die Narbe mit gutem rectificirten Brandwein abwaschen, denn dieser adstringiret und stärcket das frische Fleisch, und hilfft also zur Trucknung: womit man continuiret, bis die Narbe völlig ausgetrucknet, und die Wunde dadurch völlig geheilet ist.

41. Wenn aber eine Wunde unrein wird, das ist, wenn sich *Wenn Wunden* in derselben faules, schwammiges, schwartzes, weisses, braunes, specki- *unrein werden.*

ges oder stinckendes Fleisch und Häutlein, oder üble Materie befinden, so muß die Wunde von solchen Unreinigkeiten gereiniget werden, dann sonsten kan sie nicht wohl heilen. Dieses geschiehet theils durch ein gutes *Digestiv*-Sälblein, (welches aus Terbenthin, Eyerdotter, und etwas Rosen-Honig pfleget zubereitet zu werden,) theils aber, wo man stärckere Reinigung vonnöthen hat, durch den Gebrauch des so genandten *Ægyptiac*-Sälbleins, welches entweder in was Brandwein zerlassen, oder mit dem *Digestiv* kan vermischet, und in die Wunde applicirt werden. Ingleichen ist auch hierzu dienlich des Würtzens braunes Sälblein; oder man mischt mit der *Digestiv*-Salben ein wenig Aloe und Myrrhen; und wo man es noch stärcker verlangt, ein wenig *Præcipitatum rubrum.* Das Kalch-Wasser ist hier auch zum reinigen sehr dienlich, insonderheit aber, wenn man in einem Pfund 20 bis 30 Gran *Mercurius sublimatus solvirt*, und wärmlich mit Carpie überlegt; dieses Wasser wird alsdann *Aqua Phagedænica* genennet, das ist, Freß-Wasser, und wird in unreinen Wunden und Geschwüren sehr gebraucht. Mit diesen continuiret man so lang, bis die Wunde wiederum rein und roth, und alles Faule weggezehret ist. Nach diesem gebrauchet man wieder die *Digestiv*-Salben und Wund-Balsam, bis die Wunde sich schliesset, gleichwie vorhero gesagt worden.

Wie das wilde Fleisch weg zu bringen. 42. Solte sich im schliessen der Wunden wildes Fleisch zeigen, und über die Haut wollen in die Höhe auswachsen, als wodurch ungleiche und heßliche Narben entstehen; so bestreichet man solches täglich mit einem Stück blauen Vitriol, bis daß alles weggezehret, und das neue Fleisch der übrigen Haut wieder gleich ist. Oder an statt dessen streuet man ein wenig gebrandten Alaun mit rothem Præcipitat in Form eines Pulvers gemischt darauf, hierüber das Pflaster, nebst einer festen Compreß, und bindet hernach die Wunde mit einer Binde wohl und fest zusammen, auf daß dadurch das neue Fleisch wohl zusammen gedruckt und hart werde, das überflüssige mit der Haut wieder gleich, und dadurch eine gleiche schöne Mase zuwegen gebracht werde.

Diät oder Lebens-Ordnung der Verwundeten. 43. Letzlich ist auch in behöriger Cur der Wunden nöthig, daß man den Patienten eine gute Diät oder Lebens-Ordnung anordne, damit Cruditäten und Schärffe verhindert, und hergegen gutes Geblüt möge generirt werden, als wodurch die Heilung der Wunden sehr befördert wird. Ingleichen daß sich auch der Patient wegen der Lufft, Leibs- und Gemüths-Bewegungen, Schlaffen, Wachen, und andern dergleichen Sachen, welche zu ordentlicher und guter Lebens-Ordnung gehö-

Das I. Cap. Von den Wunden insgemein.

gehören/ so verhalte/ gleichwie es zur Heilung der Wunden am dienlichsten ist; welche Lebens-Art desto genauer in acht zu nehmen/ wie ungesunder sonsten der Verwundete/ und wie schlimmer und gefährlicher die Wunde ist.

44. Was die Lufft anbelangt/ so soll der Patient allzeit in einem temperirten Ort oder Zimmer sich aufhalten/ und insonderheit sich sowohl vor der Kält/ als auch vor allzu grosser Hitze hüten/ als wordurch leicht in Haupt- und andern wichtigen Wunden grosse Gefahr kan zuwegen gebracht werden. Wann etwa der Ort/ wo der Patient liegt/ oder das Wetter was zu feucht wäre/ kan man das Zimmer mit Agtstein/ Weyhrauch/ Mastix oder anderem Rauchwerck des Tags etlichmal beräuchern. *Wie die Lufft soll beschaffen seyn.*

45. In den Speisen sollen sich die Patienten sonderlich vor allzu vielem Vollfressen oder Anfüllung hüten/ und allzeit mit Mäßigkeit essen und trincken: dabey auch sich solcher Speisen bedienen/ welche zart und leicht zu verdauen sind/ und welche keine sonderbare Schärffe in sich haben/ damit dadurch linder *Chylus* und temperirtes Geblüt werden könne. Derohalben kan man ihnen erlauben allerley Speisen/ welche keinen scharffen oder starcken Geschmack haben/ als da sind allerley Suppen und Brühen aus Gersten/ Haber/ Reiß/ Manna oder Schwaden/ Scorzonera/ Lattig/ Endivien/ Wegwarten/ Hopffen-Keimlein/ Spargen/ Artischocken/ Kalbfleisch/ Lammfleisch/ Hüner und Capaunen/ dünne Biersuppen mit einem Eyerdotter/ gekochtes Obst/ insonderheit gekochte Aepffel/ Zwetschgen/ Brunellen/ subtiles Gemüß/ wohl weich gekocht/ als Spinat/ Hopffen/ Morgeln/ Lattig/ und alles was wir von Gemüß so eben gemeldet haben. Starcken Leuten aber/ als Soldaten und dergleichen/ welche mit dieser leichten Kost nicht könten zufrieden seyn/ und starcken Appetit hätten/ insonderheit wo die Wunden nicht gar zu gefährlich/ und keine schwere Zufäll vorhanden/ kan auch nebst den obigen Speisen etwas von gutem Fleisch zugelassen werden. Wo aber ein Wund-Fieber oder sonsten schwere Zufäll vorhanden/ müssen sich die Patienten für allem Fleisch und hart verdaulichen Sachen hüten. Uberhaupt aber ist in den Speisen 1) alles was scharff ist/ zu meiden/ weilen durch selbige die Bewegung des Gebluts erreget wird/ wordurch leichtlich Bluten/ Entzündung und Wund-Fieber erwecket werden: deßwegen sind zu meiden alles Gewürtz/ insonderheit in hitzigen Naturen/ Senff/ Meerrettig oder Gren/ Zwiefel/ und dergleichen scharffe Sachen; 2) alles was schwer zu verdauen ist/ und dickes *Wie sie sich im Essen sollen verhalten.*

G 2   Geblüt/

Geblüt macht: als wohin gehören alle sehr fette Sachen, Speck, Schweinen-Fleisch, Gäns, altes Rindfleisch, geraucht und eingesaltzen Fleisch, alte zähe Fisch, alles Hülsen-Getraid, Erbsen, Bohnen, Linsen, und dergleichen.

Was vor Tranck ihnen dienlich.

46. Zum Ordinair-Tranck dienen nicht hitzige oder scharffe Sachen, als Wein, Brandewein, Meth, Aquavit, und dergleichen; sondern die dünneste und leichteste Geträncke sind die besten: worbey dennoch auf die Gewohnheit des Patienten mit zu reflectiren. Zum Exempel, wenn der Patient zum Wasser-Getränck gewohnt ist, so gebe man ihm seinen Ordinair-Tranck, oder ein Brod-Wasser, oder mache eine Ptisane, das ist gekochtes Gersten-Wasser, mit ein wenig Süßholtz, Anis oder Fenchel; oder mit einem angenehmen Syrup annehmlich gemacht. Könte aber der Patient nicht wohl Wasser trincken, so dienet doch in schweren Wunden kein starckes Bier, sondern nur ein dünnes, geringes oder leichtes, welches aber nicht sauer, auch nicht gar zu jung oder trüb seyn soll. In sehr gefährlichen Wunden aber, und wo die Bleßirte von ungesunder cachectischer Constitution sind, muß man dienliche Wund-Träncke ordiniren, um das üble Geblüt dadurch zu verbessern: von welchen hiernächst soll gehandelt werden.

Von der Ruh und Bewegung, Wachen und Schlaffen.

47. Die Ruhe ist den Verwundeten viel nützlicher als die Bewegung, deßwegen sollen sie sich so viel möglich ruhig halten: sonderlich so lang als noch Gefahr zu befürchten: denn viele haben durch allzugrosse Bewegung so wohl mit fahren, reiten, lauffen, tantzen, als gehen, sich grossen Schaden gethan, oder gar ums Leben gebracht. Ingleichen ist das allzuviele Wachen höchst-schädlich, und deßwegen, wo die Patienten keinen Schlaff haben, so kan man mit linden Schlaff-Mitteln solchen suchen zu machen; worzu sonderlich eine halbe biß gantze Untz von dem weissen Mag-Saamen-Safft in Schlüssel-Blumen-Wasser oder schwartz Kirschen-Wasser, oder in einer Emulsion oder Samen-Milch zu geben: dann ein sanffter Schlaff contribuirt sehr viel zu baldiger Heilung der Wunden. Wo diese etwan nicht starck genug, so kan eine gute Messerspitz voll von Theriac oder Mithridat aus einem dergleichen Wasser gegeben werden.

Oeffnung des Leibs ist nöthig.

48. Der Leib soll allzeit so viel möglich bey täglicher Oeffnung erhalten werden, insonderheit bey den Haupt-Wunden, weilen von der Verstopffung Hitz, Kopff-Wehe und andere üble Zufäll verursacht werden. Dennoch aber soll man nicht leicht starcke Purgantzen

Das I. Cap. Von den Wunden insgemein.

gantzen geben/ weilen dadurch die Patienten sehr geschwächt/ und andere Ubel können erreget werden; sondern man soll die Oeffnung auf lindere Manier suchen zu erhalten oder zuwegen zubringen. Solches geschiehet/ wenn man den Patienten verordnet/ genugsamen Tranck/ oder auch was mehr/ als sonst gewöhnlich/ zu sich zu nehmen; allwozu auch *Coffée* und *Thée* dienlich sind. Ingleichen sollen sie zuweilen lindrende Speisen gebrauchen: als Zwetschgen und Brunellen/ und dabey von derselben Brühen was häuffig trincken. Item dienen gekochte Aepffel mit Weinbeerlein oder kleinen Rosinen zubereitet/ Spinat/ weiß Bier mit Zucker und Eyerdötterlein warm getruncken/ und dergleichen. Im Gegentheil aber müssen sie truckne Speisen/ als trucken Brod und dergleichen meiden. Wo diese aber noch nicht genug/ so muß man ein erweichendes Clystir oder Stuhl-Zäpflein appliciren; oder man kan eine biß zwey Untzen von der besten Manna/ nachdem die Stärcke des Patienten/ in einer warmen Brühe zerlassen/ und demselben eingeben: von stärckern Purgantzen aber sich enthalten.

49. Unter den Gemüths-Bewegungen sind Zorn/ Schrecken/ Betrübnuß/ Kümmernuß/ vieles Sorgen/ Studiren/ Meditiren/ und die *Venus* zu meiden; hingegen soll das Gemüth so viel möglich munter und frölich seyn. *Von denen Gemüths-Bewegungen.*

50. In schweren Wunden/ und auch sonsten wo die Patienten von üblem Temperament sind/ hat man auch innerliche *Medicamenta* nöthig/ wodurch man die Heilung befördern/ und die Hinderung derselben corrigiren oder wegschaffen kan; unter welchen die Wund-Träncke fast die fürnehmste sind/ welche aber nach Beschaffenheit des Patienten und der Zufälle müssen accommodirt und eingerichtet seyn: dann einer kan nicht für alle Naturen dienlich seyn/ gleichwie die gemeine Barbirer meinen/ und allen Verwundeten einerley geben; sondern wenn der Patient von kalter und schleimiger Natur/ getrunsen/ bleich und aufgeschwollen ist/ (welches dickes und scheimiges Geblüt anzeiget) so muß der Wund-Tranck aus blutverdünnenden und resolvirenden Kräutern bestehen/ als da sind die *Radices 5. aperientes, Rad. Caryophyllat. Fœnicul. Gramin. &c. Herb. Sanicul. Alchimill. Agrimon. Betonic. Veronic. Vincæ per Vinc. Virg. Aureæ, Sophiæ Chirurgorum, Semen Anisi, Fœnicul. Danci &c.* von welchen man nach Belieben etliche nimmt/ so daß sie zusammen ungefehr 2. biß 3. Handvoll ausmachen/ und kochet selbige in etwa 3 Maaß Wasser eine halbe Viertel-Stund/ hernach seihet man das Wasser durch/ und mischt einen bequemen Syrup *Was vor innerliche Medicamenta nöthig.* *Wund-Tranck vor schleimige Naturen.*

rup darunter/ als *Syrupus flor. Tunic. Betonic. Capillor. ♃. Rad. 5. aperient. de Cinamom.* &c. so viel als genug ist/ einen angenehmen Geschmack zu machen/ und läßt den Patienten 3 biß 4 mal des Tags von diesem Tranck ein Wein-Gläslein oder ein paar *Thee*-Schälgens voll warm/ oder ein wenig überschlagen trincken: oder es kan auch der Patient diese Kräuter wie *Thee* trincken und gebrauchen.

Wund-Tränck gegen scharffes/ dünnes Geblüt.

51. Denjenigen Verwundeten/ welche dünnes flüchtiges und scharffes Geblüt haben/ ist ein Wund-Tranck dienlich/ welcher aus mucilaginösen oder schleimigen Ingredientien bestehet/ als da sind *Radix Symphyt. Liquirit. Polypod. Scorzoner. Sarsaparill. Herb. Malv. Althææ, Verbasc. Parietar. Mercurial Flor. Malv. Alth. Verbasc.* Dacteln/ Feigen/ *Jujubæ* oder Brustbeern/ von welchen mit Wasser/ gleichwie vorhero gesagt/ ein Tranck gekocht wird: welcher/ wo es beliebig/ und dem Patienten die Süssigkeit nicht zuwider/ mit *Syrup. Alth. de Symphyt. Fernel. Liquiritiæ* oder *Papaveris* kan süßlich gemacht/ und auf vorige Art des Tags etlichmahl gebraucht werden. Wo der Verwundete über grosse Schmertzen in der Wunde klagt/ und keinen Schlaff hätte/ kan eine oder zwey Untzen von dem weissen Mag-Saamen mit in den Tranck eingekocht werden.

Artzneyen gegen Säure und Hitz.

52. Wenn der Patient Säurung bey sich befindet/ so kan man ihm täglich 2 biß 3 mal ein paar Messer-Spitz voll Krebs-Augen/ præparirte Perle-Mutter und Muscheln oder andere dergleichen *absorbentia* geben. Wo aber der Patient innerliche Hitz empfindet/ und der Puls geschwind schläget/ als welches ein Wund-Fieber pflegt genennet zu werden/ so dienet ihm 1) ein *Decoct. Hord.* welches mit Zitronen- oder Johannes-Beerlein-Syrup etwas süßlich kan gemachet werden/ worinnen man auch etwas Tamarinden nach Belieben mit einkochen kan: 2) eben bemeldte Pulver mit was Salpeter vermischt; 3) auch offt eine Aderlaß/ sonderlich wo der Pulß starck/ und die Hitze groß ist: worüber aber ein *Chirurgus* dem *Medico*, wo einer vorhanden/ die Ordination und Direction überlassen soll. Sonsten aber/ wo die Verwundete weiter keinen Zufall/ und im übrigen gesund/ so ist ein *Decoctum Hord.* oder ein dünnes Bier zu einem ordinären Tranck/ wie oben schon gesagt worden/ am besten. Und auf eben solche Manier/ wie vom §. 43. biß hieher gelehret worden/ muß man die Patienten nach allerley schweren Operationen/ als Trepanieren/ Steinschneiden/ Glieder-abnehmen/ und dergleichen/ in der Diät und Lebens-Ordnung halten/ als worauf wir inskünfftige zum öfftern verweisen werden.

Das

Das II. Capitel/
Von den Zufällen der Wunden.
Und
I. Vom Bluten der Wunden.

I.

Es entstehet das starcke Bluten der Wunden von den verletzten Adern/ und insonderheit von den Arterien: und wie grösser die verletzte Adern sind/ je grösser und gefährlicher ist das Bluten, wodurch dem Verwundeten jähling die Kräfften entgehen/ Ohnmachten überfallen/ und endlich gar stirbet/ wo man das Bluten nicht beyzeiten stillet. Derohalben weil das Bluten das gefährlichste *Accidens* bey den Wunden ist/ soll ein *Chirurgus* mit solchem zu stillen wohl können umgehen. *Vom Bluten der Wunden zu stillen.*

2. Die Manieren das Blut zu stillen sind vielerley: Denn wo nicht gar grosse Adern verletzet sind/ so kan man das Bluten offt allein mit starck eingefülltem trockenem Carpie stillen, wenn man darüber dicke Compressen aufleget/ und hernach mit Binden die Wunde fest verbindet: Dann ein gutes festes Verband thut bey dem Blutstillen gar viel. *1) mit Carpie.*

3. Zweytens/ wo eine hefftigere Blutstürtzung/ und das Carpie nicht sufficient wäre/ muß man *adstringentia* oder Blutstillende Mittel zugleich *appliciren*, und ist der Bovist eins von den besten: diesen muß man wohl in die Wunde einstopffen/ und dieselbe damit gantz voll füllen, darüber Compressen legen/ und endlich, wie vor gesagt/ mit Binden die Wunde wohl zuziehen. Zu den adstringirenden oder Blutstopffenden Medicamenten gehöret auch sonderlich das *Alcohol vini,* das ist/ der stärckste *rectificirte* Brandewein / mit welchem die Wunde wohl auszuwaschen/ und alsdann mit Carpie häuffig einzulegen und fest zuzubinden/ so stillt solcher das Bluten gar wohl. Ingleichen ist köstlich der *Spiritus* oder das beste *Oleum Terebinthinæ,* wie auch der *Liquor styptius Weberi,* auf eben die Art, wie das *Alcohol vini,* gebraucht. Andere bedienen sich lieber der Blutstillenden Pulver/ als da sind *Bolus Armena,* *2) mit Blutstillenden Medicamenten,*

mena, *Lapis hæmatites*, *Sanguis Dracon.*, *Crocus Martis adstringens*, *Terra Japonica*, Aloe und Mastix, Granaten-Schelffen, Alaun, *Saccharum Saturni*, *Terra Vitrioli dulcis*, Gips, gedörrte Kalbs-Leber, ꝛc. aus welchen man nach Belieben ein Pulver machen kan, selbiges häuffig in die Wunden streuen, auch dick unter das Carpie mengen, damit die Wunden wohl ausfüllen, und endlich fest verbinden.

3) mit corrosiven.

4. Drittens, wo noch grössere Adern offen, pflegt man auch *Corrosiva* zu appliciren, welche hefftig adstringiren, unter welchen das Vitriol, sonderlich das blaue, das gebräuchlichste ist, welches man gröblicht zerstösset, in Baumwoll oder Carpie einbindet, und gleichsam einen Knöpff draus macht, welchen man auf die offene Ader fest aufdrucket, und hierauf entweder Bovist oder kleine Compressen starck andrucket, und endlich mit Binden alles fest zusammen ziehet.

4) mit Abschneidung der Ader.

5. Vierdtens, wo vorhergehende Medicamenten das Blut nicht halten wollen, und eine *Arterie* etwan nur die Helfft abgeschnitten, so hilfft offt, wenn man dieselbige *Arterie* gantz abschneidet, alsdann kan sich die *Arterie* zurück unter die Haut und Fleisch ziehen, und hernach durch vorher besagte Medicamenten desto leichter gestopffet werden, welches insonderheit in den Schlaff-Adern, in den Adern im Schien-Bein, und dann in den Adern zwischen den Ellenbogen-Beinen statt hat.

5) mit *Cauteriis* oder glühenden Eisen.

6. Fünfftens, wenn durch vorbemeldte Mittel das Bluten sich nicht will stillen lassen, hat man offt hierzu *Cauteria* oder glühende Eisen nöthig, mit welchen man die offene Adern wohl brennet, wodurch dieselbe eine *Eschara* oder Crust bekommen, und das Bluten hierdurch augenblicklich aufhöret; und ist fast keine Wunde in äusserlichen Theilen, deren Blutstürtzung man nicht mit glühenden Eisen stillen könne. Man muß aber allzeit wenigstens zwey dergleichen glühende Eisen bey der Hand haben, damit wenn eines nicht genug wirckete, oder sich zu geschwind auslöschete, man das andere alsobald darauf appliciren könne. Man muß selbe von vielerley Figur und Grösse haben, nach Unterschied des Orts, wo man solche zu gebrauchen, und haben wir deren *Tab. III. fig.* 8. 9. 10. 11. 12. 13. 14. 15. achterley Sorten zum Modell abgezeichnet, deren man aber zuweilen noch von anderer Grösse und Figur nöthig hat. Man kan höltzerne Stiel, nach was Form es einem beliebig, lassen daran machen, um solche wohl halten zu können. Man braucht selbige aber nicht nur um das bluten zu stillen, sondern auch noch in vielen andern Zufällen, wovon anderwerts wird gehandelt werden.

Es

Das II. Cap. Von den Zufällen der Wunden. 57

Es sind aber zweyerley Beschwerlichkeiten bey den *Cauteriis*, 1) daß sich die Patienten allzu viel dafür fürchten, und andere Leut einen *Chirurgum*, welcher *Cauteria* brauchet, gern für grausam ausschreyen, da doch der Schmertz eben nicht so gar groß ist, als es die Leut sich einbilden, und fast nur einen Augenblick währet, so daß sie offt nicht wissen, daß man sie gebrandt hat. 2) Daß die *Eschara* oder Crust gemeiniglich nach dem andern oder dritten Tag wieder abfällt, und alsdann das Bluten gern wiederum von neuem entstehe; welches aber doch nicht leicht in den kleinern, sondern nur in den allergrössesten Blut-Adern geschiehet. Derohalben wenn man mit Brenn-Eisen das Bluten gestillet, muß man sich erstlich wohl in acht nehmen, daß man bey Verbindung der Wunden fein sacht und behutsam umgehe, damit man die geschlossene Adern nicht wieder aufreisse; zum 2) daß man allzeit bey dem Verband Brenn-Eisen parat habe, damit, wann etwa eine neue Blutstürtzung sich ereignete, man alsobald mit dem glüenden Eisen sie wieder stillen könne: welches biß auf den 14 Tag in acht zu nehmen, weil nachdem die Gefahr vorüber. Wo die *Arteria Cruralis* oder *Brachialis* verletzet, darff man dem Brenn-Eisen fast nicht trauen; weil in diesen die allzugrosse Gewalt oder allzuhefftige Bewegung des Gebluts die Crust leichtlich wieder abstösset, und dadurch neues Bluten verursachet. In kleinern *Arterien* aber ist dieses nicht leicht zu befürchten.

7. Die sechste Manier das Blut zu stillen ist das binden, welches in den allergrösten verletzten Adern, sonderlich auch, bey Abnehmung der Glieder, in der *arteria crurali* und *brachiali*, das allersicherste ist: und geschiehet mit einer krummen Nadel, in welcher ein starcker gewächster Faden ist, welche unter der verletzten Ader durchgestochen und also um solche herum gewickelt wird; und hernach bindet man mit dem Faden die blutende Ader fest zusammen, so kan nichts mehr heraus lauffen. *6) mit Bluden.*

8. Siebendens hat man auch dienliche Instrumenten, um das Bluten zu stillen, erdacht, und haben einige schon vor langem einen eysernen Ring mit einer Schrauben im Gebrauch gehabt, welchen sie um das verwundete Glied geleget; und nachdem die Wunde mit Carpie und Compressen wohl angefüllet ware, mit Hülffe der Schraube alles auf der Wund liegende wohl zusammen geschraubet, und damit die Ader so comprimirt, biß das Geblüt gestanden: und auf solche Manier hat man die Wunde so lang comprimirt und geschlossen gehalten, *7) mit besondern Instrumenten.*

H biß

biß man vermeinet/ daß kein Bluten mehr zu befürchten seye. Weilen aber dieser Ring nur um einen Arm oder Fuß hat können appliciret werden/ so ist vor kurtzem ein bequemeres Instrument zu diesem End-Zweck erfunden worden/ welches auch in Verletzung der Schlaf-Adern um den Kopff, auch wohl gar in Wunden des Halses um den Halß kan geleget werden. Es bestehet dasselbe/ wie *Tab. IV. fig.* I. abgebildet/ aus einem Stück Messing einer guten Hand breit *A A*, in welchem eine starcke Schraube *B B*, woran unten ein rundes Plätlein eines Daumen breit *C*, welches/ nachdem die Wunde mit Carpie und Compressen wohl versehen/ auf die Compressen angesetzt wird. An beyden Enden des Messings sind zwey eben so breite Leder angenehet/ *D D*, und an diesen zwo starcke Schnür oder Bänder *E E*. Dieses Instrument wird durch diese Schnür fest um den leidenden Theil herum gebunden/ daß die Platte *C* gerad auf die Wunde komme: und wenn solches fest umgebunden/ so schraubet man die Schraube so lang gegen die Wunde an/ biß das Blut stehet: und lässet solches hernach 24 Stund/und länger/ wenn man es nöthig achtet; auch so inzwischen die Bänder was nachliessen/ kan man von Zeit zu Zeit ein wenig mehr wieder zuschrauben/ damit die Adern immer wohl comprimirt seyen/ und sich wieder schliessen mögen.

Vom Gebrauch des Tournequets.

9. Endlich gehöret auch noch zu den Blutstillenden Instrumenten der so genannte *Tournequet*, dessen man sich nicht nur in Abnehmung der Glieder/ sondern auch im starcken Bluten der Wunden an den Armen und Beinen/ mit gar gutem Nutzen bedienet. Es bestehet der *Tournequet* aus vielerley Stücken zusammen/ und zwar 1. aus einer starcken Daumens breiten Schnur/ ungefähr zwo Ellen lang; 2. Einem kleinen starcken runden Holtz oder Stäblein/ welches als ein Mittel-Finger lang und dick seyn soll. 3. Einer zusammen gerollten Binden zwey Finger dick/ und vier Finger breit lang. 4. Einer langen und 3 biß 4 Finger breiten Compreß/ um den Arm oder Fuß damit umwickeln zu können; und dann endlich/ 5. ein viereckichtes Stück Pappen-Deckel oder dickes Sohlen-Leder/ ungefähr vier Finger breit.

Wie selbiger zu appliciren.

10. Wenn man den *Tournequet* appliciren will/ so leget man zuförderst die zusammen gerollte Binde nach der Länge auf den Stamm oder *Truncus* der *Arterie*, (welches Lage man aus der Anatomie wissen muß) und um diese leget man die Compreß/ so daß solche wie ein Ring oder Zirckel um den Arm oder Fuß gehe/ welche beyde Ende alsdann von einem Diener oder Beystehenden müssen gehalten werden. Hernach wickelt man

Das II. Cap. Von den Zufällen der Wunden. 59

man um die vorbemeldte Circular-Compreß die Schnur zweymahl lind herum, und knüpffet die beyde Ende gantz loß zusammen, so daß man füglich zwischen der Schnur und dem Arm oder Fuß noch eine Hand darzwischen schieben kan. Nach diesem legt man zwischen die Schnur an die äusserliche Seit des Arms oder Fusses das Stück steiffen Pappen-Deckel oder Leder, und endlich über dieses das Stäblein, mit welchem man hernach durch beständiges umdrehen die Schnur so zusammen drehet oder knöbelt, biß die *Arterie* so zusammen gepresst, daß kein Tropfen Blut mehr aus der Wunde lauffe. Alsdann gibt man das Stäblein einem Diener oder Beystehenden zu halten, damit es nicht wieder nachlasse, und hernach muß man die Wunde behöriger massen versehen, und entweder mit adstringirenden Medicamenten, oder mit Brenn-Eisen, oder durchs binden, oder mit denen zum Blutstillen dienenden Instrumenten, oder durch Abnehmung des Glieds, oder wie es uns sonsten nach Unterschied der Umstände am besten dünckt, die Blutung suchen zu stillen: und wo dieses geschehen, kan man hernach den *Tournequet* wieder wegnehmen. Am Arm appliciret man die zusammen gerollte Binde nah oben bey der Achsel auf den inwendigen Theil des Arms, weil da die grosse *Arterie* liegt; die Zusammendrehung aber der Schnur geschiehet auf der äussern Seiten, gleichwie *Tab. III. fig. 1. lit. K* am rechten Arm angewiesen wird. Am Fuß aber kan man die Binde entweder am obersten und innersten Theil des Schenckels auflegen, und die Schnur am äussersten Theil zusammen drehen; besiehe hiervon den rechten Fuß *lit. L*; oder man kan die Binde auch hinten in die Kniekeel legen, und die Schnur vorn gleich über dem Knie zusammen drehen, wenn nehmlich das Bluten unter dem Knie ist. Ubrigens zeiget noch *fig. 2. Tab. III.* die Schnur mit dem Stöcklein insbesondere, wie selbe um ein Glied herum lieget, und mit dem Stöcklein zusammen gedrehet wird, damit man den *Tournequet* daraus desto besser möge kennen und verstehen lernen.

II. Von den Schmertzen der Wunden.

11. Die Schmertzen sind so ein hefftiger Zufall der Wunden, daß daraus Wachen, *Convulsiones*, Fieber, der Brand, und gar der Tod folgen kan. Die Ursachen der Schmertzen sind 1) alle fremde Dinge, welche in den Wunden hängen und selbige irritiren; insonderheit wenn Nerven nahe dabey sind: 2) wenn scharffe Sachen sich in den Wunden befinden, als zum Exempel, wo Vitriol oder andere scharffe Medicamenten zum Blut-stillen wären gebraucht worden: 3) wenn

H 2 wegen

wegen Vollblütigkeit des Verwundeten das Geblüt bey der Wunde stocket, sonderlich bey geschossenen Wunden, die offt nicht viel bluten, welches man aus der grossen Entzündung erkennet: 4) die Verletzung und die allzugrosse Ausdehnung der Nerven.

Cur der Schmertzen.

12. In der Curation der Schmertzen muß man also auf die verschiedene Ursachen acht geben, weilen ein Mittel wider alle Schmertzen nicht dienen kan. Derowegen 1) wenn frembde Dinge in der Wunde sich befinden, welche den Schmertzen verursachen, als ein Splitter, ein Glas, ein Stück von den Kleidern, ein Spitz von dem Degen, und dergleichen, so muß man solche nach vorher gelehrter Manier pag. 45 und 46 auszuziehen. 2) Wann der Schmertz von scharfen applicirten Medicamenten herrühret, so muß man dieselbige theils wohl suchen auszureinigen, und theils die noch übrige Schärffe zu lindern. Dieses kan geschehen, wenn man ein *Decoctum* macht von *Malva, Althea, floribus chamomill. sambuc. melilot. verbasc. sem. lin. sem. papav.* und dergleichen, und mit einem Schwamm die Wunde öffters auswäschet, bis das scharffe ausgereiniget, und die Schmertzen nachlassen. Aus eben diesen Kräutern kan auch ein *Cataplasma* gekocht und warm auf die Wunde gelegt werden, bis sich der Schmertzen verlohren: worbey auch von einem *Medico* innerliche lindernde Mittel können ordiniret werden. 3) Wo der Schmertz von einer grossen Entzündung herkommt, und zwar bey einer Wunde, wobey nicht viel Blut verlohren worden, und der Bleßirte blutreich ist, so daß man dadurch Wund-Fieber und Brand zu befürchten hat, so kan man dem Patienten zur Ader lassen, als welches bey allen Entzündungen fast das beste und vornehmste Mittel ist; oder wo solche nicht genug hülffe, muß man an dem entzündten Theil, sonderlich bey geschossenen Wunden, *incisiones* machen, damit das stockende Geblüt einen Außfluß bekomme: worauf Schmertzen, Entzündung und Geschwulst gemeiniglich bald nachlassen und vergehen. Uber die Entzündung kan man öffters warm Oxyrat, das ist Wasser und Eßig, oder warmen Brandwein mit zusammen gefalteten Tüchlein überschlagen, oder zertheilende Umschläg überlegen, gleichwie bey denen Entzündungen wird gelehrt werden. Hierbey dienen innerlich die *absorbentia* mit Salpeter vermischt, und temperirende Träncklein: alles aber ist zu meiden, welches in dem Geblüt Hitz erregen kan. 4) Wenn der Schmertz von einem verletzten Nerven herkommt, so ist offt sehr schwer zu helffen, weilen leichtlich *Convulsiones* und der Brand dazu kommen. Um diese Zufäll aber zu verhüten, ist sehr dienlich, wo man *Balf. Peruv. Balf. Copaiv. Ol. Te-*

Ol. Terebinth. oder eine Mixtur aus halb *Ol. Terebinth.* und halb Ungarisch Wasser warmlicht öffters in die Wunde giesset, und auf dieselbe ein zertheilendes *Cataplasma* von *Herb. Scord. Absinth. Abrotani, Flor. Sambuc. Chamomill.* und dergleichen überschlägt. Dabey zugleich innerliche lindernde Medicamenten sollen gebraucht werden. Wenn aber von diesen allen die Schmertzen nicht wolten nachlassen, sondern sich vermehreten, und *Convulsiones* darzu kämen, so stehet die Sache sehr desperat, und muß man alsdann beyzeiten den verletzten Nerven gar trachten abzuschneiden, oder mit einem *cauterio* abbrennen; denn sonsten müssen diese Patienten offt elend und miserabel an den *Convulsionibus* oder Gichtern sterben. Derjenige Theil, wo dieser Nerv hingienge, wird zwar gemeiniglich des Fühlens und Bewegens beraubet; doch ist besser diese zu verliehren, als das Leben, wenn Lebens Gefahr vorhanden, und es anderst nicht seyn kan.

III. Von den Convulsionibus oder Gichtern der Verwundeten.

13. Es entstehen die Gichter der Verwundeten aus vielerley Ursachen; und zwar 1) aus allen denjenigen, welche die Schmertzen zuwegen bringen, wovon kurtz vorhero ist gehandelt worden: als da sind widernatürliche scharffe reitzende Dinge, welche in den Wunden stecken, Verletzung der Nerven, und hefftige Entzündung ꝛc. 2) werden die Gichter auch erreget von dem allzu starcken Verbluten: denn alle, welche am Verbluten sterben, bekommen zuletzt Gichter, und wo man ihnen nicht bald zu Hülffe kommt, so müssen sie eines jämmerlichen Tods sterben. *Vom Krampff und Gichtern bey den Wunden.*

14. Damit man also einen Verwundeten von solchem schrecklichen Ubel curiren und befreyen möge, so muß man fleißig auf die Ursachen desselben bedacht seyn. Derohalben, wo dasselbe von fremden oder scharffen Dingen in der Wunde herrührt, oder wo sie von verletzten Nerven entstehen, so muß man eben so verfahren, gleichwie vorhero bey den Schmertzen §. 12 ist gelehret worden. Wenn aber die Gichter vom starcken Verbluten herrühren, so werden sie am besten curirt, wenn man erstlich das Bluten stillet, und die Wunde wohl versiehet, daß sie nicht mehr bluten kan. Hernach dem Patienten öffters warme Brühen, warme Milch, warmes Bier, worinnen Zucker und Eyerdotter zerlassen, zu trincken giebet, auf daß dadurch die ausgeleerte *Cur derselben.*

Das III. Capitel /
Von den geschossenen Wunden.

I.

Haben schwehrere Zufäll / als andere /

Weilen die geschossene Wunden die Theile des Leibes gar gewaltsamer weise zerschmettern und zerreissen / so erwecken sie viel schwerere und gefährlichere Zufäll / als andere Wunden / welche durch scharffe *Instrumenta* gemacht werden: insonderheit wenn sie zugleich Beine / Gewerber / und andere edle oder nothwendige Theile des Leibes verletzen.

bluten weniger /

2. Die geschossene Wunden / wo sie keine grosse Ader verletzen / so bluten sie anfänglich gar nicht / oder doch gar wenig / geben auch nicht bald Materie / und sind deßwegen der Entzündung / Schmertzen / Brand / Fäulung / und andern Zufällen mehr unterworffen / als andere Wunden; welches alles von dem stockenden oder in seinem Lauff verhinderten Geblüt herrühret.

haben eine Crust / aber kein Gifft.

3. Man observiret in solchen Wunden eine Crust / gleich als ob sie durch ein Brenn-Eisen wäre gemacht worden: derohalben haben die Alten gemeinet / als ob eine Kugel noch Krafft zu brennen hätte: welches aber doch nicht ist; sondern es entstehet selbe nur aus der jählingen und hefftigen Zerquetschung der verletzten Theile. Es haben auch die Alten die geschossene Wunden wegen ihrer schweren Zufäll vor vergifft gehalten / welches aber gleichfalls keinen Grund hat / weilen weder Pulver noch Bley was gifftiges in sich haben; sondern es entstehen diese Zufäll gleichfalls aus der Zerquetschung.

Unterschied derselben.

4. Von diesen Wunden sind einige tieff / andere nicht tieff; einige verletzen nur fleischige Theil / andere aber grosse Adern / Beine / und innerliche Theil; zuweilen steckt die Kugel noch in dem verwun=

verwundeten Theil, zuweilen aber gehet sie durch und durch. In einigen sind Stücker von den Kleidern oder Papier, mit in der Wunde; in andern aber nicht: welche Umstände die Wunden mehr oder weniger gefährlich machen.

5. Wenn von einer geschossenen Wunde das *Cranium* verletzt ist, ob es schon äusserlich nur gering zu seyn scheinet, und auch nur ein Streiff-Schuß ist, so ist es doch allzeit gefährlich; weil die Kugel, durch ihr hefftiges Anstossen, gar offt einen Sprung oder Fissur in dem *Cranio* erwecket, Adern zerreisset, und eine Extravasation in der Hohligkeit desselben verursachet: so daß offt die Bleßirte von einem solchen geringen Streiff-Schuß, und dem Ansehen nach leichten Verletzung, müßten sterben, wo man nicht noch durch den Trepan ihnen zu Hülff käme, und dem Blut einen Ausgang machte. Woraus zu schliessen, daß wie schwerer und hefftiger dergleichen Streiff-Schuß oder Verletzung des *Cranii*, desto grösser auch die Gefahr seye.

Zufälle bey der verletzten Hirnschaal.

6. Alle Schuß-Wunden, welche innerliche Theile verletzen, sind gefährlicher, als wenn dieselbe nur von scharffen Instrumenten wären gemachet worden, weil alles hefftiger zerrissen und verletzt wird: dennoch aber, wenn keine grosse Adern getroffen sind, so werden sie auch noch offt curirt. Die geschossene Glieder-Wunden, sonderlich, wo die Gelencke verletzt, sind niemahls gering zu achten, weilen gern grosse Entzündung und Brand dazu kommen, oder *Caries* und unheilbahre Fistul: so daß offt entweder ein Glied deßwegen muß abgenommen werden, oder doch wenigstens und gemeiniglich die Bewegung in selbigem Gelencke verdorben, oder gar verlohren gehet.

bey verletzten innerlichen Theilen und Gewerben.

7. Wenn ein Stück von einem Kleid, es seye gleich Tuch, Leinwand, Leder, oder Papier, in einer solchen Wunden steckt, gleichwie in geschossenen Wunden gar offt zu geschehen pfleget, so lässt sich dieselbe nicht zuheilen, biß solche frembde Dinge heraus sind, und erwecken solche offt sehr schwere Zufäll: ja wenn auch schon eine solche Wunde zuweilen zuheilet, so bricht sie doch gemeiniglich bald wieder auf: welches auch geschiehet, wo noch ein loser Splitter eines Beines in der Wunde, oder ein *Caries* vorhanden.

Wenn was frembdes in der Wunde.

8. In der Curation der geschossenen Wunden hat man theils auf die Wunde, theils auf die Zufälle wohl acht zu haben: was die Wunde anbelanget, hat man vier Stuck zu bemercken: 1) daß wo

Cur der geschossenen Wunden.

frembde

frembde Dinge in der Wunden/ selbige so bald möglich mögen ausgenommen werden. 2) daß das zerquetschte und verdorbene Fleisch durch die Suppuration möge separirt werden. 3) daß die Wunde wieder mit neuem Fleisch angefüllet/ und 4) eine gleiche Narbe zuwegen gebracht werde.

Herausnehmung frembder Dinge.   9. Was das erste/ oder die Ausnehmung frembder Dinge/ sonderlich der Kugeln/ anbelangt/ soll ein *Chirurgus*, so bald er zu einem dergleichen Patienten kommt/ fleißig untersuchen/ ob und wo dergleichen Dinge in der Wunde seyen? und wenn man solche sehen kan/ soll Er sie mit den Fingern/ wenn es seyn kan/ heraus nehmen/ oder mit einer Kugel-Zang/ dergleichen *Tab. III. fig.* 3. 4. 5. die gebräuchlichsten/ oder mit dem Hacken *fig.* 6. heraus ziehen. Wenn solche aber nicht zu sehen/ muß er sie mit dem Sond suchen/ und nachdem er selbige gefunden/ alsobald entweder mit den Kugel-Zangen oder mit dem Hacken herausziehen/ wenn es möglich ist solche zubekommen/ bevor die Verschwellung und Entzündung sich einfinden/ welche die Herausziehung beschwerlicher machen: insonderheit/ weilen/ wie schon oben gemeldet/ die Patienten alsdann am besten mit sich lassen umgehen. Ja es vergriechen sich auch offt die Kugeln durch das Verweilen zwischen die Musculen/ daß man hernach selbe nicht mehr finden kan/ wodurch offt alte Fisteln/ Lahmigkeit und andere üble Zufäll erfolgen. In Ausnehmung aber der Kugeln ist insonderheit das zu observiren/ daß man in Heraus-Ziehung derselben/ sonderlich derjenigen/ welche tief stecken/ und verborgen liegen/ nicht an statt der Kugeln/ Adern/ Nerven/ *Ligamenta* oder *Tendines* fasse/ und dadurch selbe zerreisse/ grosse Schmertzen/ Bluten/ Entzündung/ *Convulsiones*, ja den Tod selbst verursache. Um dieses Übel aber zu verhüten/ soll ein *Chirurgus* die Zange in der Wunde nicht öffnen/ er fühle dann zu erst mit dem Ende derselben die Kugel/ da er alsdann erst dieselbe öffnen/ die Kugel fassen/ und herausziehen soll.

Wie enge Wunden zu erweitern.   10. Wo aber solche frembde Dinge sehr tief stecken/ oder die Wunde so eng ist/ daß man nicht wohl könte zukommen selbige zu fassen/ muß man alsobald mit einem *Incisions*-Messerlein eine *Incision* oder auch wohl zwey/ eine oben die andere unten machen/ und dadurch/ so viel nöthig/ die Wunde verlängern und erweitern: wobey aber allzeit nach dem Lauff der Fibren der dabey liegenden Musculen zu schneiden/ und wohl acht zu geben/ daß man keine grosse Adern/ Nerven/ *Tendines* und *Ligamenta* der Glieder zerschneide; dann wo solche nahe bey der

Das III. Cap. Von den geschossenen Wunden.

der Wunde, muß man mit dem schneiden gar behutsam umgehen. Desgleichen wenn ein *Chirurgus* was langsam zu solchen Wunden beruffen wird, so sind selbige durch den ordentlich bald darzu schlagenden Geschwulst gemeiniglich schon so eng und verschwollen, daß man die frembde Dinge meistens nicht mehr ausnehmen kan ohne die Wunden zu erweitern. Derohalben ist nöthig, daß der *Chirurgus*, wie vor gesagt, die Wunde weiter schneide, wo es sich am sichersten thun lässet: wodurch sich zugleich die Wunde von dem stockenden Geblüt einiger massen entlediget, (welches bluten man auch, wo der Patient noch blutreich, eben nicht gleich wieder stillen soll, sondern nach Erträglichkeit und Krafften desselben einweil lauffen lassen) indem dadurch die Geschwulst, Entzündung und alle übrige Zufälle gemeiniglich viel gemindert, und zugleich die Heilung sehr befördert wird. Weiter ist auch noch zu observiren, daß offt zwo Kugeln in einer Wunde stecken: derohalben wenn ein *Chirurgus* eine hat heraus gebracht, soll er nachforschen, ob nicht etwa noch mehr darin stecken, und so er noch was widernatürliches spühret, solches hernach auch noch heraus nehmen.

11. In Suchung frembder Dinge, sonderlich der Kugeln, muß man den Patienten offt in die Positur stellen oder legen lassen, gleichwie er stunde, da er geschossen worden: weilen sich sonsten in einer andern Positur das Fleisch oder Fett vorleget, daß man so wohl mit dem Sucher, als andern Instrumenten nicht recht beykommen kan. Wann eine Kugel so tief durchgedrungen, daß man sie auf der andern Seite des verletzten Theiles mit den Fingern spühren kan: so muß man überlegen, ob dieselbe füglich durch die tieffe Wunde könne ausgehohlet werden; oder ob es dienlicher seye, wenn man durch ein neue Oeffnung auf der Seite, da die Kugel lieget, selbige herausziehe: welches die Käntnuß der dabey liegenden Theilen und andere Umstände lehren müssen. Wenn solche also nicht leicht durch die Wunde kan zuruck gezogen werden, soll man, wo die Kugel lieget, eine *Incision* machen, biß auf die Kugel, und hernach dieselbe entweder mit den Fingern, oder mit den vorbemeldten Instrumenten herausziehen. Wenn man *Incisiones* oder Ausnehmung frembder Dinge aus Furcht der Verletzung grosser dabey liegenden Nerven oder Adern, oder allzu grosser Schmertzen, nicht sicher könte vornehmen, so muß man solche noch einige Zeit darinnen lassen, biß sie entweder durch die *Suppuration* sich besser zeigen und fassen lassen, oder biß man nach Verminderung der erstern Zufälle solches sicherer verrichten könne. Im Gegentheil aber, wo schwere Zufäll, sonderlich *Convulsiones* oder sonsten gar grosse

Was bey Suchung und Ausnehmung der Kugeln zu observiren.

grosse Schmertzen von solchen frembden Sachen erreget werden/ so muß man allen Fleiß anwenden/ selbige je eher je lieber heraus zu bringen. Solte eine Kugel in einer Hohligkeit des Leibes stecken/ worzu man nicht sicher kommen kan/ so muß man solche stecken lassen/ und die Wunde sonsten zu heilen trachten: denn es werden offt viele Jahr/ ja gar bis in den Tod/ dergleichen ohne alle Beschwernüß im Leibe getragen/ oder zeigen sich einmahl nach langer Zeit an einem Ort/ wo man sie sicher ausschneiden kan.

Wenn Kugeln in einem Bein oder Gewerbe stecken. 12. Wenn eine Kugel in einem Bein steckt/ sucht man sie mit einer Kugel-Zange oder Hacken zu fassen und auszuziehen; wenn man sie aber mit der Zange nicht fassen kan/ hat man Bohrer/ welche man in die Kugel bohret/ und hernach damit herausziehet. Wenn die Kugel in einem Bein/ wo viel Fleisch ist/ als in den Waden oder Schenckeln/ werden hierzu besondere Bohrer gebraucht/ gleichwie *fig. 7. Tab. III.* Solte eine Kugel so fest im Bein stecken/ daß man sie auch mit dem Bohrer nicht könte heraus bringen/ muß man solche stecken lassen/ und warten/ bis sie sich durch die Schwürung was ablöset/ und alsdann heraus könne gebracht werden. Wenn eine Kugel in einem Gelenck steckt/ muß man sonderlich trachten dieselbe bald auszuziehen/ weil sie sonsten daselbst gern hefftige Entzündung/ Brand oder *Caries* erwecket/ und man hernach deßwegen offt genöthiget wird das Glied gar abzunehmen.

Wenn Beine oder Gelenck sehr zerschmettert. 13. Solte von einer Schuß-Wunde/ sonderlich einer Falconet-Kugel/ ein Gelenck oder Bein gantz zerschmettert/ oder gar ein grosses Stück aus der Röhre völlig weggeschossen seyn/ so ist besser/ daß man beyzeiten das Glied gar wegnehme/ (weil man die Figur in der *Articulation* oder ein grosses verlohrnes Stück Bein nicht wieder ersetzen kan) als daß man den Patienten lang vergeblich aufhalte/ bis er seine Kräfften verlohren/ und dennoch endlich das Glied müste weggenommen werden/ und wegen Mangel der Kräfften noch darzu sterben müste. Uber das kommt auch gern zu solchen grossen Zerschmetterungen hefftige Entzündung/ auch wohl gar der Brand/ dieweil die Splitter von den Beinen *Irritation* verursachen/ und die zerrissene *Ligamenta, Tendines*, Nerven und Adern allerley schwehre und höchstgefährliche *Symptomata* zuwegen bringen/ worauf der Tod gar öffters folget/ welchen man durch zeitiges Abnehmen hätte verhüten können. Wenn aber ein Bein nicht gar hefftig verletzet/ so daß noch einige gute Hoffnung ist den Theil zu erhalten/ so muß man/ wo die Wunde nicht

von

Das III. Cap. Von den geschossenen Wunden.

von selbst weit genug/ durch eine Incision genugsam erweitern/ damit man die Splitter der zerschmetterten Beinen/ und andere frembde Dinge desto besser könne ausnehmen/ und die Wunde reinigen: als ohne welches die Curation nicht wohl kan von statten gehen.

14. Solte die grosse Arterie im Arm oder Schenckel zerschossen oder gar abgeschossen seyn/ so soll man alsobald den *Tournequet* anlegen/ und hernach das Glied ein wenig über der Wunde abnehmen/ dieweilen sonsten entweder der Patient sich müste zu todt bluten; oder/ wo auch das Blut gestillet würde/ der unterste Theil des Arms oder Fusses verderben müste: weil er keine Nahrung mehr bekommen kan/ und dem Patienten/ nachdem er sehr würde geschwächet seyn/ gleichwohl noch müste abgenommen werden/ wenn man ihn anderst wolte bey dem Leben erhalten. *Wenn die grosse Arm-oder Schenckel Ader verletzt.*

15. Bey dem ersten Verband/ nachdem die widernatürliche Dinge/ so viel möglich/ hinweggeschafft/ lässet man/ um der Geschwulst und Entzündung vorzukommen/ warmen Brandewein in die Wunde lauffen/ füllet Carpie mit dergleichen Brandewein angefeuchtet in die Wunde/ wickelt den verwundeten Theil gleichfalls mit Compressen oder zusammen gefalteten Tüchern/ in warmen Brandewein oder warmen Wein mit etwas Brandewein vermischt/ getaucht/ ein/ und umwindet alles mit einer Binde/ daß es nicht abfalle. *Wie solche Wunden bey dem ersten Verband zu tractiren.*

16. Wenn nun die Wunde auf solche Manier von den frembden Dingen gereiniget/ und vor das erstemahl auf vorbesagte Weise verbunden worden/ so ist die zweyte *Intention,* die zerquetschte und verdorbene Theile durch die *Suppuration* von dem gesunden zu *separiren* und abzulösen: welches durch die *Application* entweder des gemeinen *Digestiv*-Sälbleins/ oder durch folgendes geschehen kan: *Wie die Separation des verdorbenen zu erhalten.*

℞. Unguent. Basilic.
Balsam. Arcæi ãã. ʒj.
⌒ Vin.
Ol. ovor. ãã. ʒj. M. f. Ungu.

Wo die *Corruption* sehr groß/ so ist dienlich/ wenn man ein wenig Myrrhen und Aloes/ oder Theriac, oder ☉* zu bemeldtem Sälblein mischet; oder auch/ insonderheit wo keine sonderbahre Nerven/ ein wenig rothen *Præcipitat*.

Wunden/ welche durch und durch gehen.

17. In Wunden, welche durch und durch gehen, zum Exempel in einem Schenckel oder andern dicken fleischigen Ort, da man die Medicamenten nicht tieff genug kan hinein bringen, noch das verdorbene füglich separiren, pflegen viele Chirurgi mit einer besondern langen, aber stumpffen, Nadel, dergleichen Tab. IV. fig. 2. zu sehen, ein schmales langes Stücklein Leinwand, oder leinenes Bändlein, in die Wunde zu bringen, solches bey jedem Verband mit bemeldtem Sälblein frisch zu bestreichen, und das frisch bestrichene, gleichwie bey einer Haarschnur, in die Wunde zu ziehen; und auf diese Art, und mit diesen Medicamenten continuiret man täglich, bis sich das verdorbene hat abgesondert, und die Wunde rothes sauberes Fleisch zeiget, da man alsdann das Bändlein wegnimmt, und die Wunde hernach, wie jetzt soll gemeldet werden, ferner heilet.

Wie die fernere Heilung zu verrichten.

18. Was die dritte und vierdte Intention anlangt, nemlich wie neues Fleisch wachsend zu machen, und eine gleiche Maase oder Narbe zuwegen zu bringen, so bedienet man sich hernach hier eben derselben heilenden oder Fleisch-machenden Wund-Balsam, bis die Wunde wieder voll Fleisch gefüllet; und dann endlich eben dergleichen austrucknenden Medicamenten, und Methode, welche oben pag. 49 von den Wunden insgemein sind gelehret und angezeiget worden.

Von den Zufällen der geschossenen Wunden.

19. Was die übrige Zufälle der geschossenen Wunden anlanget, als das Bluten, Geschwulst, Entzündung, Schmertzen, Krampff und Gichter, so tractiret man solche eben, wie bey den andern Wunden ist gesagt worden. Dennoch aber ist noch dieses besonders bey den geschossenen Wunden zu mercken, daß wegen der Contusion und Zerquetschung, welche allemahl dabey, selbige der Fäulung vor andern sehr unterworffen sind: so, daß die Wunde braun und schwartz, das Fleisch schlapp und weich sich zeiget, mit einem aasichten Gestanck, und daraus zu befürchtenden gäntzlichen Verderbung oder Sphacelo. Bey solchem Zufall, wenn die Wunde in fleischigen Theilen ist, appliciret man, um das faule und verdorbene Fleisch wegzunehmen, Ungu. Ægyptiacum in was Spiritus vini solvirt, oder mit gleicher Portion von der Digestiv-Salben vermischt mit Carpie; oder man mischt ein wenig vom rothen Præcipitat unter das Digestiv. Die Compressen aber, welche man darüber legt, werden vorhero mit warmen Campher-Spiritus, worinnen was Theriac solvirt, wohl angefeuchtet. Wo diese Fäulung sehr tieff, muß man das faule Fleisch scarificiren bis auf das gesunde, damit das stinckende, scharffe, faule und verdorbene

bene Gewässer/ welches unter dem faulen Fleisch stocket/ einen Ausgang bekommen/ und die applicirte Medicamenten desto besser eindringen können. Und wo vorhero besagte Medicamenten nicht starck genug wären die Fäulung zu verzehren/ muß man noch stärckere oder kräfftigere gebrauchen/ als da ist das so genandte Freß-Wasser/ *Aqua Phagedænica* genandt/ welches aus Kalch-Wasser und *Mercurius sublimatus* bestehet: oder man nimmt lebendig Quecksilber ʒj/ solvirt solches in Scheidwasser ʒij/ mischet hernach dazu ℔j Kalchwasser/ und applicirt solches auf das faule Fleisch mit Carpie. Mit diesen Medicamenten separirt man also das faule und verdorbene Fleisch: und wo auch gar eine *Caries*, Fäulung oder Verderbung an einem Bein/ kan man solche hiermit wegnehmen. Wo sich aber Fäulung einfindet bey den Wunden der Gelencken oder Ligamenten/ so ist das *Ungu. Ægyptiacum* und andere scharffe Dinge nicht dienlich; sondern man muß sich hier allzeit balsamischer Medicamenten bedienen/ als da sind der *Balsamus Peruvianus* oder die *Tinctura Myrrhæ*, und *Aloes* mit *Sale Ammoniaco* und *Spir. vini* zubereitet/ oder der *Spir. Mastichis*/ oder Ungarisch Wasser/ oder Terbenthin-Oel mit halb Ungarisch Wasser vermischt/ welche allzeit wärmlicht in die Wunde müssen applicirt werden.

20. Innerlich soll man zugleich bey dergleichen faulen Wunden denen Patienten balsamische und der Fäulung widerstehende Medicamenten gebrauchen: als *Elixir Proprietatis, Essentia Myrrhæ & Aloës, Essentia succini, Bals. Peruv.* oder dergleichen des Tags etlichmahl 30 bis 40 Tropffen zu geben. Wenn die Patienten sehr matt und schwach/ kan man ihnen stärckende Träncklein aus kräfftigen Wassern mit der *Confectio Alkermes* und einem kräfftigen Syrup öffters darzwischen geben/ und dabey auch die Wund-Tränck nicht vergessen: und wenn endlich die Wunde von dem faulen und wilden Fleisch wohl gereiniget/ so fähret man fort mit Wund-Balsam zu verbinden/ bis daß sich die Wunde endlich wieder schliesset: da man dann/ gleichwie von den Wunden überhaupt *pag.* 49 ist gesagt worden/ muß sorgen eine gleiche schöne Narbe zuwegen zu bringen.

Was innerlich dabey zu gebrauchen.

Das IV. Capitel,
Von den Wunden des Unterleibs.

1.

Nachdem wir bishero die Wunden, so wohl gehauene, gestochene, als geschossene *in genere* oder insgemein betrachtet, so schreiten wir nun fort, um dieselbe auch insbesondere genauer zu erklären, und zu untersuchen, und wollen deßwegen handeln 1) von den Wunden des Bauchs, oder des Unterleibs, 2) von den Wunden der Brust, 3) vom Hals, und dann 4) von den Haupt-Wunden.

Unterschied der Bauchwunden.
2. Die Bauch-Wunden gehen entweder in die Hohligkeit desselben, oder verletzen nur die äusserliche Theile: welche in die Hohligkeit gehen, verletzen entweder innerliche Theile, oder verletzen solche nicht. Dershalben weil in diesen Wunden ein grosser Unterschied zu curiren, als ist es sehr nöthig, daß ein *Chirurgus* wohl wisse und erkenne, ob eine solche Wunde in die Hohligkeit des Bauchs eingegangen, und ob sie innerlich was verletzet habe, oder nicht.

Wie selbige zu untersuchen.
3. Dieser Ursachen wegen muß ein *Chirurgus* diese Unterschied genau untersuchen; welches geschiehet 1) durch das Gesicht, wenn er die Wunde accurat einsiehet; 2) mit einem Finger oder Sucher; oder 3) wenn es durch das Gesicht und *sondiren* nicht gewiß könte erkant werden, ob die Wunde eingangen, mit Einspritzung laulichtes Wassers: welches wo es nicht wiederum zurück lauffet, anzeiget, daß es in die Hohligkeit des Leibes eingegangen; wo man aber durch alle diese Proben in den hohlen Leib nicht kommen kan, so zeigt es an, daß die Wunde nicht durchgegangen.

Wenn eine Wunde nicht bis in die Hohligkeit gehet.
4. Wenn also eine Wunde nicht durchgegangen, so ist keine grosse Gefahr zu befürchten: dennoch aber sind solcher Wunden zweyerley: 1) welche nur durch Haut und Fett gehen, oder auch wohl einiger massen das Fleisch verletzet haben: solche aber haben gar keine Gefahr, und werden deßhalben nicht anderst tractiret und curiret als alle gemeine Wunden. Wenn aber selbige 2) auch das Fleisch oder die Musculn des Bauchs bis auf das *Peritonæum* durchschnitten, und die Wunde etwas groß ist, ob schon das *Peritonæum* noch gantz,

gleich=

Das IV. Cap. Von den Bauch-Wunden.

gleichwie sonderlich in gehauenen Wunden öffters zu geschehen pfleget, so wird dadurch derselbige Ort geschwächt, das Peritonæum weichet der Pressung der Gedärme und des Zwerch-Fells, und dilatiret sich so, daß daraus ein Bauch-Bruch wird, wovon dem Patienten vieles Unheil entstehen kan: welches desto eher und gewisser geschiehet, wie grösser die Verwundung gewesen, wenn sie nicht mit behöriger Kunst tractiret und curirt wird. Derohalben muß man in der Curation anderst verfahren, als ob man nur eine gemeine Fleisch-Wunde zu curiren hätte: nehmlich man muß solche Wunden mit Hülff zweyer krummen starcken Nadeln und starcken gewächsten Faden zusammen nehen, und die Lippen der Wunde fest zusammen ziehen, gleichwie schon oben pag. 47 ist beschrieben worden, und in Beschreibung der Bauch-Nath noch weitläuffiger wird gelehret werden, damit das Fleisch wieder fest möge zusammen wachsen, und das Peritonæum mit den Därmen nicht könne ausweichen, sondern in ihrem natürlichen Lager erhalten werden. Im übrigen aber verbindet man den Patienten mit Wund-Balsam und Hefft-Pflaster, biß daß sich solche Wunde wiederum wohl geschlossen; und sorget zugleich, daß der Patient sich fein ruhig halte, auch den Leib mit Essen und Trincken nicht zu viel anfülle. Wobey auch durch gelinde Clystier der Leib in beständiger Oeffnung kan erhalten werden.

5. Wenn aber eine Wunde gar in die Hohligkeit des Bauchs eingedrungen, so muß man wohl examiniren, ob innerliche Theile zugleich verletzet sind oder nicht? Daß nichts inwendig verletzet, erkennen wir 1) wo keine schwere Zufäll vorhanden, insonderheit wo keine grosse Schwachheit, Bluten, innerlicher Schmertzen oder Fieber vorhanden; 2) wo aus der Wunde weder Geblüt noch Chylus, Gall, Urin, Fæces oder Unflat ausfliessen, insonderheit wenn man den Patienten auf die Wunde liegen lässet; 3) wenn man Wasser oder warme Milch in den Bauch einsprützet, und selbige unverändert wiederum heraus lauffen; 4) wo das verletzende Instrument sehr stumpff gewesen. Dieweilen aber in denen durchdringenden Bauch-Wunden die so genannte Gastroraphia oder Bauch-Nath nöthig, derohalben wollen wir jetzo dieselbige beschreiben, und dabey lehren, wo selbige nöthig oder nicht nöthig sey.

Wenn selbige in die Hohligkeit gehet.

Das

Das V. Capitel/
Von der Bauch-Nath oder
Gastroraphia.

I.

Wo die Bauch-Nath nicht nöthig. Die Bauch-Nath wird genannt/ wenn man die Wunden des Bauchs mit Nadel und Faden zusammen nähet. Man hat aber dieselbe nicht nöthig in allen Bauch-Wunden; Als 1) wo die Wunden klein und nicht in die Hohligkeit eingehen/ gleichwie schon oben gesagt worden. 2) Ist sie auch nicht allzeit nöthig in den Wunden/ welche in den Bauch gehen/ ob auch schon manchmal ein Stuck vom Netz/oder einem Darm mit ausgefallen wäre: dann wann solche Wunden so eng oder klein/ gleichwie gestochene Wunden ordentlich zu seyn pflegen/ daß man sie nach wieder eingebrachten Därm mit einer dicken Wiecken ausfüllen/ und durch eine behörliche Bandage so zuziehen kan/daß nichts wieder ausfallen kan/hat man keines Nähens nöthig; dieweil man dem Patienten nur ohne Noth Schmertzen verursachen würde: ja in fetten Leuten ist es offt ohnmöglich/ eine enge Wunde zusammen zu nähen/ weil man wegen des Fettes offt nicht kan beykommen.

Wo sie nöthig. 2. Dennoch aber ist die Nath nöthig in zweyerley Fällen: und zwar 1) in gehauenen durchdringenden Wunden/ welche so groß/ daß man den Ausfall der Gedärme auf keine andere Manier verwehren könte: dann es sind dieselbe bey lebendigen Menschen zum ausfallen so geneigt/ daß wo sie nicht durch die äusserliche Theile des Bauchs innen gehalten werden/ im Athem-holen gar leicht durch die Wunde ausgetrieben werden: gleichwie *Tab. III fig.* 1. *lit. M.* einiger massen zu sehen. 2) ist die Nath nöthig in grossen gehauenen Wunden des Bauchs/ welche auch nur auf das *Peritonæum* eindringen/ wovon schon *pag.* 71 ist gesagt worden/ob sie schon nicht in die Hohligkeit eingehen.

Von Ausfallung der Därme. 3. In denjenigen Wunden/ welche biß in die Hohligkeit des Bauchs gehen/ hat man weiter acht zu geben/ ob was vom Netz oder Gedärm ausgefallen sey oder nicht: denn wenn solches noch nicht geschehen/ muß man mit einer Hand die Wunde zuhalten/ oder von jemand

Das V. Cap. Von der Bauch-Nath.

mand zudrücken lassen, und den Patienten auf dem Rucken mit niedrigem Haupt still liegen heissen, damit sie nicht ausfallen mögen, biß man das nöthige zum Verband verfertiget habe, weil solches sonsten allerley Ubel verursachen kan. Wenn sie aber schon ausgefallen, muß man alsobald trachten, selbige, so bald möglich, wiederum hinein zubringen, weil sie sonsten von der Lufft und Kälte bald verderben, und dem Patienten gefährliche Zufäll, und den Tod selbst verursachen können. Dennoch aber, ehe man selbige wieder einbringet, muß man vorher examiniren, ob dieselbe noch gantz, oder verletzet seyen, und ob sie noch eine natürliche Wärme haben: Dann wo solches nicht wäre, hat man mit der Einbringung einzuhalten, und anderst zu verfahren.

4. Daß die Gedärm verletzet, ist ein gewisses Zeichen 1) wenn man die Wunde in den Därmen selbst siehet; oder 2) wenn die Gedärm zusammen gefallen, und vom Wind nicht aufgeblasen sind: dann zuweilen ist die Wunde nicht in dem ausgefallenen Theil, sondern in einem andern, welcher noch im Bauch lieget; derohalben wo man die Wunde nicht an dem ausgefallenen Theil findet, kan man solche durch weiteres ausziehen des zusammen gefallenen Darms trachten zu finden, und hernach verfahren, wie wir in dem folgenden Capitel von den verletzten Därmen bald lehren werden. Wenn aber der ausgefallene Darm noch gantz und natürlich befunden wird, muß man, so viel möglich, eilen, solchen wieder einzubringen, weilen, wie schon vorhero gesagt, derselbe durch die Lufft gar bald verdorben wird. *Ob die Därme verletzt oder nicht.*

5. In Einbringung des Darms muß man den Verwundten auf den Rucken legen, so daß er mit dem Bauch hoch, mit dem Haupt aber niedrig liege, und alsdann den Darm durch lindes drucken, sonderlich der beyden Zeig-Finger, durch die Wunde in den Leib drucken; wobey sonderlich acht zu haben, daß man einen Finger nicht eher von der Wunden zurück ziehe, biß der andere Finger von der andern Hand wieder in der Wunde ist: um dadurch zu verhüten, daß die Därme, welche einmahl eingedruckt oder eingebracht, nicht wiederum ausfallen, als welches sonsten gar leicht geschiehet. Solte der Vorfall der Därme auf der rechten Seite seyn, soll man den Bleßirten auf die lincke legen; und wenn die Därm auf der Lincken Seite ausgefallen, soll man den Verwundten auf die rechte legen, damit dieselbe desto leichter mögen können eingebracht werden. Unter währender Einbringung aber soll man den Patienten heissen den Athem an sich halten, so lang es ihm möglich, so wird selbige desto besser können verrichtet werden. *Wie die ausgefallene Därm wieder einzubringen.*

K 6. Wenn

6. Wenn die ausgefallene Därm trucken, oder nicht mehr warm sind, so soll man entweder warm Wasser, Milch, Wein oder ein erweichendes *Decoctum* mit Tüchern oder mit einem Schwamm überlegen, oder ein warmes Netz aus einem frisch geschlachteten Kalb, Schaaf, Schwein, oder andern Thier, welches man am ersten haben könte, überschlagen, damit sie ihre natürliche Wärme wieder bekommen mögen; und wo solches geschehen, muß man sie mit den Fingern auf oben besagte Manier wiederum einbringen: wenn aber hieraus die natürliche Wärm und Farb nicht wieder kommet, so sind die Gedärm erstorben, und ist es meinstens alsdann um den Patienten geschehen.

Was zu thun, wann die ausgefallene Därm trucken oder kalt?

7. Wann die Gedärm durch eine enge Wunden ausgefallen, und von Winden so ausgespannet sind, daß sie nicht wieder könten eingebracht werden, so ist offt dienlich, daß man den Darm noch ein wenig länger heraus ziehe: um dadurch den Winden mehr Raum zu geben, damit sie sich können vertheilen, der Darm dadurch weicher und dünner werde, und also leichter wieder einzubringen sey. Wenn dieses aber geschehen, so soll ein Diener die Lippen der Wunde entweder mit den Fingern oder mit ein paar Häcklein (*Tab I. lit.* R) dilatiren; und alsdann muß der *Chirurgus* die Därm einbringen. Wenn dieselbe eingebracht, muß man die Wunde zuhalten, hernach mit einer dicken Wiecke (*Tab. II. lit.* N oder O) ausfüllen, Pflaster und Compressen überlegen, und nachdem behörlicher massen verbinden, damit die Därm nicht wieder ausfallen: worbey aber die Ruh hernach accurat zu halten, so hat man auf solche Manier die Hefftung mit der Nadel, als welche allzeit Schmertzen erwecket, nicht vonnöthen.

Weñ die Wunde zu eng um die Därm einzubringen?

8. Wenn aber das längere Auszziehen noch nicht genug ist, um die Wiedereinbringung der Gedärme zu verrichten, so muß man die Wunde so viel erweitern, als es nöthig ist die ausgefallene Gedärme einzubringen: welche Erweiterung geschehen kan, entweder mit einem Messer und einem hohlen *Conductor*, welchen man vorsichtig an dasjenige Ende oder Extremität der Wunde, wo es am sichersten geschehen kan, suchet einzubringen, und alsdann die Wunde was weiter schneidet; wobey man die *Linea alba*, weil sie nicht gern wieder zusammen heilet, wie auch die Adern unter den *Musculis rectis*, und dann insonderheit die Verletzung der Därme muß trachten zu vermeiden. Viele pflegen die Wunde auch mit einem besondern Instrument, welches Fistelschneider oder *Syringotomus* genandt wird, und an der Spitze ein Knöpfflein haben soll, gleichwie dergleichen *Tab. XXI fig.* 12 zu sehen, ohne den *Conductor*

Wie eine enge Wunde zu erweitern.

Das V. Cap. Von der Bauch-Nath.

ductor weiter zu schneiden: an dessen statt aber viel bequemer dasjenige Messer, welches *Tab. IV. fig.* 3. abgezeichnet, dienen kan, weil man es fester halten, mit der Spitze zwischen den Därmen und der Wunde einfahren, und die Wunde damit nach Belieben dilatiren kan. Damit aber diese Incision sicherer möge verrichtet werden, so muß ein Diener nicht nur die ausgefallene Därm mit einem in warm Wasser, Milch oder Wein angefeuchteten Tuch zurück halten, damit selbige nicht durch das schneiden oder durch die Lufft mögen verletzt werden; sondern er muß auch zugleich die Lippen von der Wunde was comprimiren, damit in der Incision nicht noch mehr Därme mögen heraus schiessen. Zuweilen geschiehet, daß man wegen der grossen Aufblähung der Därme kein Instrument in die Wunde einbringen kan: In solchem *Casu* muß der *Chirurgus* mit der lincken Hand den Darm wohl zurück halten, mit der rechten aber die Haut, Fett und Musculn an einer Extremität der Wunde nach und nach vorsichtig durchschneiden, bis auf das *Peritonæum*; inzwischen aber, wo das Bluten ihn am schneiden verhindern solte, selbiges mit einem Schwamm öffters abwischen, damit er wieder sehen, und ohne die Därm zu verletzen, weiter schneiden könne. Wenn er aber bis an das *Peritonæum* ist gekommen, so läßt sich alsdann leicht ein *Conductor* oder ein *Syringotomus* in den hohlen Bauch einbringen, um damit die Wunde behörlicher massen zu erweitern: und wo dieses geschehen, muß man hernach die Därme auf besagte Manier einbringen.

9. Wann vielleicht die *Fæces* oder Unflath der Gedärm die Einbringung hindern, muß man selbige mit einem erweichenden Auffschlag zu erweichen trachten, und hernach das Gedärm was länger ausziehen, die *Fæces* mit den Händen auseinander theilen, und alsdenn, wenn der Darm dadurch dünner worden, selbigen auf mehrbesagte Manier einbringen. An statt der Erweiterung der Wunde durch die Incision, sonderlich, wenn die Gedärm nur wegen der vielen Winde nicht wieder können eingebracht werden, räht der berühmte *Paræus* und andere *Chirurgi*, daß man lieber einige subtile Nadelstich solle in das ausgefallene Gedärm thun, um dadurch die Wind aus denselben auszulassen, so würden sie hierauf zusammen fallen, und gar leicht können eingebracht werden, und hätte man alsdenn nicht nöthig die Wunde durch eine Incision zu erweitern, bedürffe auch hernach offt keine Sutur, um die Wunde wieder zusammen zu nähen, weil selbige alsdann nicht gar groß wäre. Dennoch bleiben die meiste *Chirurgi* bey der Erweiterung der Wunde, weil sie dieses vor weniger gefährlich halten, als die Därm zu durchstechen.

Wie die Därm ohne Erweiterung der Wunde einzubringen.

Wann und wie die Wunde ohne Nath zu heilen.

10. Wenn also nach einer der beschriebenen Manieren die Därm eingebracht/ und die Wunde nicht sehr groß/ insonderheit/ wann sie länglicht oder gerad herunter gehet/ so braucht es nicht allzeit/ daß man selbe zusammen nähe/ gleichwie viele *Autores* lehren: sondern man kan solche Wunden offt ohne Nath wieder zusammen heilen/ wenn man nemlich eine dicke Wieche mit einem langen Faden in die Wunde stecket/ die Wunde mit Hefft-Pflastern wohl zusammen ziehet/ auf die beyde Seiten dicke längliche Compressen leget/ und endlich mit einer vereinigenden oder zusammenziehenden Binde/ dergleichen *Tab. IV. fig. 4.* zu sehen/ wohl zusammen ziehet und fest verbindet. Nach diesem soll man dem Patienten zur Ader lassen/ damit nicht leicht eine Entzündung dazu komme/ und dabey die Ruhe und ein sehr mäßige Diät bestens *recommendir*en: dann weilen durch die Nadeln in der Hefftung nothwendig Schmertzen und öffters *Inflammationes* erreget werden/ derohalben soll man die *Sutur* anderst nicht gebrauchen/ als nur wo es die höchste Noth erfordert/ und die Gedärm durch einen guten Verband nicht können im Leib behalten werden. Man soll auch in solchen Wunden das erste Verband/ wo es anderst wohl hält/ vor dem dritten Tag nicht leicht auflösen/ auch dieselbe nach diesem nur über den andern Tag verbinden/ damit selbige desto besser sich schliessen können. Wofern aber eine Wunde schief/ oder überzwerg und so groß/ daß die Gedärm auf vorher besagte Weise nicht könten ingehalten werden/ so muß man nothwendig zu der Nath schreiten/ wenn man anderst den Patienten wohl curiren will.

Wie die Bauch-Nath am besten zu verrichten.

11. Um diese wohl zu verrichten/ soll ein *Chirurgus* erstlich mit zwey krummen starcken und spitzigen Nadeln *Tab. I. fig. O*, und mit einem starcken doppelten gewächsten Faden versehen seyn. An jedes Ende von diesem Faden macht er eine von besagten Nadeln an/ so daß beyde Nadeln an einem Faden eingefädelt seyn. Alsdann sticht er mit einer Nadel die rechte Seite der Wunde von innen nach aussen durch/ nemlich durch das *Peritonæum, Musculos abdominis* und Haut/ so daß die Nadeln wenigstens einen guten Finger bis Daumen breit von dem Rand der Wunde durchgehen/ damit die Fäden nicht leichtlich ausreissen. Mit der andern Nadel sticht er auf eben solche Manier durch die lincke Seite der Wunden: welches/ wo die Wunde nicht gar lang/ in der Mitte von der Wunde geschehen soll/ wobey aber wohl acht zu geben/ daß man die Därm nicht verletze. Solches zu verhüten/ soll der *Chirurgus*, indem er mit einer Hand die Nadel durchsticht/ mit der andern Hand die durchzustechende Theile mit zwey Fingern fest halten/ und zwar

Das V. Cap. Von der Bauch-Nath.

zwar solcher gestalt, daß er mit dem Zeiger-Finger das *Peritonæum*, mit dem Daumen aber die Haut fasse, die krumme Nadel aber so mit dem Zeig-Finger der andern Hand verberge und dirigire, damit die Därme nicht verletzet werden: und weilen man mit den bloßen Fingern die Nadel offt nicht fest genug halten kan, so bedienen sich manche *Chirurgi* in den Hefftungen der Wunden eines Instruments, welches man den Nadelhalter nennen kan, in welches man die Nadel fest machet, um dadurch mit grösserer *force*, und zugleich bequemer und geschwinder, die Nadeln durchzustechen, gleichwie solches *Tab. IV. fig. 5.* zu sehen.

12. Wenn aber die Wunde grösser, als daß sie mit einer Hefftung wohl könne vereiniget werden, so macht man die erste Nath ohngefehr einen Daumen breit von dem Ende der Wunde: und nachdem fädelt man einen frischen gewächsten Faden, wie vorhero gesagt, durch zwey krumme Nadeln, durchsticht wiederum einen guten Daumen breit von der vorigen *Sutur*, auf vorher besagte Weise, die beyde Seiten der Wunde, und läßt den Faden ebenfals in der Wunde hangen, gleichwie ohngefehr *Tab. III. fig. 16:* und dieses geschiehet, wo die Wunde grösser wäre, zum dritten, vierdten und mehrern mahlen, wo es nöthig ist, so daß allzeit eine Durchstechung einen Daumen breit von der andern entfernet sey. Wenn also Fäden genug durch die Wunde gezogen, so muß ein Diener die Wunde von beyden Seiten wohl zusammen drucken: und wo dieses geschehen, so müssen die Fäden auf folgende Manier zusammen geknüpfft, und die Wunde dadurch wohl vereiniget werden.

Wenn die Wunde mehr als einmahl zu durchstechen.

13. Nemlich der *Chirurgus* hebet die beyde Ende des Fadens in die Höhe, und macht damit einen solchen durchschlungenen Knopff, wodurch er die Wunde fest zusammen ziehe: und damit dieser erste und einfache Knopff nicht auffgehe, macht er noch einen, auf daß durch den doppelten Knopff die Wunde desto fester zusammen halte. Bevor er aber den andern Knopff zuziehet, soll er vorhero ein kleines zusammen gefaltenes Tüchlein, gleichwie schon oben gesagt worden, darzwischen legen. Wenn mehr als ein Faden durch die Wunde gezogen, so knüpffet man selbige eben auf vorbesagte Manier auch fest zusammen. Wobey aber zu *observiren*, daß man mit dem zuknüpffen an dem obersten Theile der Wunde anfange: und ehe man den untersten Faden zuknüpffet, stecket man in den untersten Theil der Wunde eine weiche Wieche, von der Gröss und Dicke ungefähr eines kleinen Fingers, von

Wie die Nath oder Fäden zu knüpffen.

K 3 zusam=

zusammen gewickeltem weichen Leinwand/ *Tab. II. fig.* O, so daß dessen Spitze in die Hohligkeit des Leibs sich erstrecke/ der dicke Theil aber/ an welchem ein langer Faden soll gebunden seyn/ ausser der Wunde hervor rage/ damit/ wenn ungefähr die Wieche solte in den Bauch einschliessen/ man selbige durch den Faden wiederum könne herausziehen: hiedurch erhält man eine Oeffnung/ durch welche in den folgenden Verbindungen die in dem Bauch extravasirte widernatürliche Feuchtigkeiten und Unrath können ausgeleeret werden/ damit sie nicht mögen faul werden/ und dadurch die innerliche Theile anstecken und verderben.

Was bey dem Verband zu observiren. 14. Wenn also nach eingebrachter Wieche der letzte Faden zusammen geknüpfft/ so bestreichet man die Wunde mit einem Wund-Balsam/ bedecket selbige mit Carpie, Hefft-Pflastern und Compressen/ und endlich befestiget man solches alles mit der *Serviette* und *Scapulir*/ gleichwie *Tab. III. fig.* I. *lit.* B C zu sehen. In jeder Verbindung löset man das Verband gelind auf/ ziehet die Wieche aus der Wunde/ läßt den Patienten gelind auf die Wunde liegen/ damit wenn was widernatürliches in dem Leibe ist/ durch diese Oeffnung könne ausfliessen. Wenn dieses geschehen/ soll man zu besserer Reinigung eine Wund-Injection/ welche aus dem *Decocto Herbæ agrimoniæ* oder *hyperici* mit was Rosen-Honig vermischet/ bestehen kan/ warmlicht zwey oder dreymahl bey jedem Verbinden einspritzen; hernach muß der Patient allemahl wiederum auf der Wunde liegen/ damit das eingespritzte mit der Unreinigkeit wiederum möge ausfliessen. Wo nun alles wiederum ausgelauffen/ stecket man eine neue Wiechen/ wie die vorige gewesen/ mit *Digestiv* bestrichen/ in die Wunde/ und verbindet dieselbe Wunde auf vorher besagte Weise: und wo die Wunde auf solche Manier einmahl täglich verbunden wird/ so ist es genug. Solcher Gestalt verfähret man täglich/ bis der Leib wohl ausgereiniget/ und nichts von Unreinigkeit mehr ausfliesset. Wenn man solches erlanget/ so läßt man die Wieche in den folgenden Verbanden weg/ und heilet mit den übrigen Medicamenten die Wunde zu; welches sehr befördert wird durch die Ruhe des Patienten/ durch gute Diät/ und daß der Patient immer/ oder doch so viel möglich/ auf der Wunde liege/ unter welche doch/ bequemerer Lage halber/ ein kleines weiches Küssen unter zu legen. Durch diese Lag drucken sich die Lippen der Wunde besser zusammen/ wodurch die Zusammen-Wachsung befördert wird; und wo solches ungefähr 14 Tag continuiret wird/ so schliesset sich indessen die Wunde/ und alsdann kan der Verwundete wiederum nach Belieben sich legen/ bis dieselbe endlich völlig geheilet ist.

15. Der

Das V. Cap. Von der Bauch-Nath. 79

15. Der andere *Casus* wo die Bauch-Nath nöthig, ist, wenn Haut, Fett und Fleisch des Bauchs bis auf das *Peritonæum* durchhauen sind, und zwar mit einer solchen grossen Wunde, daß man dadurch eine Ausdehnung des *Peritonæi*, oder einen so genandten Bauch-Bruch zu befürchten hat; dann durch diese Verletzung wird der Ort geschwächet, das *Peritonæum* weichet der Druckung der Gedärme, und die Gedärme samt dem *Peritonæo* fallen zwischen den *Musculis* aus, und erwecken dadurch grosse Gefahr; welchen aber vorzukommen, man die *Musculos* und Haut mit der Nath zusammen hefften muß. Dieweilen aber das *Peritonæum* noch gantz, so hat man nicht nöthig selbiges zu durchstechen, sondern man durchsticht nur die Musculn, Fett und Haut von innen nach aussen, eben auf die Manier, als in dem vorhergehenden ist gesagt worden, und solches so offt, als es die Grösse der Wunde erfordert; und wenn die Durchstechung geschehen, so ziehet man die Wunde durch Hülffe der Fäden zusammen, knüpffet hernach einen nach dem andern zu, und verbindet die Wunde eben, wie in dem vorhergehenden gesagt worden: wodurch man also einem solchen zu befürchtenden Schaden vorkommt.

Der andere Casus wo die Bauch-Nath nöthig ist.

Erklärung der dritten Kupffer-Tafel.

Fig. 1. *Lit. A* zeigt an, wie die Hauptbinde, *Couvre-Chef* genandt, um den Kopff nach dem Trepaniren und Haupt-Wunden appliciret wird.

B Die *Serviette*, welche in Brust- und Bauch-Zufällen um den Leib gewunden wird.

C Ist das *Scapulir*, um die *Serviette* zu halten.

D Zeigt an, wie man eine Aderläß am Arm verbindet.

E Ist eine Art von Verband nach dem Aderlassen am Fuß, Steigbügel genandt.

F Zeigt an, wie man am Fuß zu verbinden nach und nach auffsteigt, und die Binde überschlägt.

G Wie man am Arm mit kriechenden oder weiten Windungen auffsteigt.

H Weiset eine grosse gehauene Wunde am Schenckel, welche die Hefftung mit der Nadel erfordert.

K Zeiget, wo und wie der *Tournequet* am Arm anzulegen.

L Wie selbiger am Schenckel zu appliciren.

M Eine grosse Bauch-Wunde mit Ausfallung der Därme.

Fig. 2.

Fig. 2. Zeigt an den *Tourniquet* ausser der Application.

Fig. 3. Eine Zang/ Kranich-Schnabel genandt/ zu Kugeln und andern fremden Dingen aus den Wunden zu nehmen.

Fig. 4. Eine andere Zang/ als ein Endten-Schnabel/ unten mit einem beweglichen Ring.

Fig. 5. Noch eine andere/ der Gänß-Schnabel genandt.

Fig. 6. Ein Hacken zu den Kugeln auszuziehen.

Fig. 7. Ist ein besonderer Kugel-Bohrer in einem Röhrlein/ von *Bartholomæo Maggio* erfunden/ um Kugeln aus Beinen heraus zu nehmen.

Fig. 8. 9. 10. 11. 12. 13. 14. 15. Sind allerley Figuren von *Cauteriis* oder Brenn-Eisen/ zum Blutstillen/ und andern Zufällen zu gebrauchen.

Fig. 16. Zeigt einiger Massen an/ wie die Bauch-Nath muß verricht werden.   *a a* Ist die Wunde.   *b b* Die zwo krumme Nadeln an einem Faden/ durch die Wunde gezogen.   *c c c c* Zwey andere Faden/ von welchen die Nadeln schon wieder abgenommen.

Das VI. Capitel/
Von den verletzten Därmen/ und der Darm-Nath.

I.

Wenn die Darm-Nath gebraucht werde?

Wenn man in den Bauch-Wunden *observirt*/ daß ein Darm verwundet (welches man theils durch das Ansehen/ theils aus der Zusammenfallung der Gedärm erkennet) so pflegen die *Chirurgi* solche Wunden zusammen zu nähen/ bevor sie den ausgefallenen Darm wiederum einbringen: wodurch sie nicht nur verhüten wollen/ daß kein *Chylus* oder Unrath aus den Gedärmen in den hohlen Bauch fallen/ und eine Fäulung erwecken; sondern auch damit die zusammen Heilung der verwundeten Därme hiedurch befördert werden möge. Es ist zwar wahr/ daß die Därm-Wunden meistentheils tödtlich sind/ insonderheit wenn die dünne Därm verletzet: und werden die dicke Därm noch öffters wieder *curiret*; welches man doch niemahls vor gewiß versprechen kan. Dennoch aber soll ein *Chirurgus* in solchen Wunden den Patienten nicht verlassen/ sondern alles thun/ was nur einige

Hülff

das abhangende Ende vom Faden fest. Nach diesem fähret er auf eben solche Manier zu nähen fort, gleichwie die Kürschner zu nähen pflegen, und *Tab. VIII, fig.* 16 abgebildet ist, bis an das andere Ende der Wunde, befestiget daselbst mit einem durchschlingten Knopf das letzte Ende des Fadens, und bey diesem Knopff schneidet er den Faden mit einer Scheer ab; aber das erste abhangende Ende wird nicht abgeschnitten, damit solches aus der Wunde könne aushängen, und nach der Separation wieder ausgezogen werden. An statt der Kürschners-Nath, wollen einige lieber allhier die so genandte Knopff-Nath (*sutura nodosa*) gebrauchen, gleichwie solche *Tab. VIII. fig.* 15. abgebildet ist: weil durch diese weniger Löcher gemacht werden, und also weniger Gefahr dadurch soll zu befürchten seyn: wobey man alsdann, wenn man sich derselben bedienet, das wenige Faden im Leibe zurück läßt, ohne daß was übels deßwegen zu befürchten. Dennoch bleibts dabey, man bediene sich welcher Nath man wolle, so sterben doch die meisten von solchen Patienten.

Was nach der Nath zu thun.

4. Hat man sich aber der Kürschners-Nath bedienet, so muß man das erste Ende vom Faden, welches an der Wunde gelassen worden, durch die äusserliche Wunde lassen aushängen: und nach diesem die äusserliche Bauch-Wunde, entweder durch die Bauch-Nath oder ohne dieselbe, nachdem es nöthig erachtet wird, versehen; gleichwie wir schon in den vorhergehenden gelehret haben: doch so, daß eine weiche Wiecke am untersten Theil der Wunde eingestecket werde, um eine Oeffnung zu erhalten, wodurch so wohl die extravasirte Feuchtigkeiten mögen können ausgelassen, als auch der Faden an dem Darm nach der Separation ausgezogen werden, gleichwie vorhero schon ist erinnert worden. Im übrigen soll man in allen Bauch-Wunden eine Wiecke halten, so lang bis nichts widernatürliches mehr aus der Wunde fliesset.

Was bey dem Verbinden zu beobachten.

5. Man verbindet die Wunde eben so, wie in der Bauch-Nath ist beschrieben worden. Uber das aber ist hier zu mercken, dieweil bey der Darm-Nath zwey Fäden aus der Wunde hangen, von welchen der eine am Darm, der andere an der Wiecke hanget, daß solche zwey Fäden von verschiedener Farbe seyn sollen: damit, wann etwa die Wiecke in den Bauch schlupffen solte, und man selbe wieder herausziehen wolte, man nicht den Darm an statt der Wiecke anziehen möge, wodurch grosser Schaden könnte verursacht werden. In dem Verbinden verfähret man mit der Reinigung und Einspritzen der Wunde fort gleichwie

Das VI. Cap. Von den verletzten Därmen ꝛc.

Hülff leisten kan. Derohalben/ bevor man die ausgefallene Därm wieder einbringet/ wenn man siehet/ daß dieselbe verwundet sind/ soll man examiniren/ ob die Wunde klein oder groß seye: und wenn man vielleicht in den ausgefallenen Gedärmen keine Wunde findet/ und dieselbige dennoch verwundet sind/ so soll man noch mehr von den Därmen heraus ziehen/ biß man die Wunde findet.

2. Wenn alsdann die Wunde sehr klein gefunden wird/ und etwa nur einen oder zwey Messerrücken dick breit entzwey wäre/ so soll man solche kleine Wunde nicht zusammen nähen/ sondern nur die Gedärm einbringen/ dem Patienten eine Ader lassen/ um die Entzündung zu verhüten/ einige Tag fasten/ oder doch so wenig essen und trincken lassen/ als immer möglich ist/ und dabey auch dem Patienten befehlen/ daß er sich/so viel es thunlich/ ruhig halte; auf solche Weise wachsen offt dergleichen kleine Wunden von selbsten besser zu/ als wenn man sie zusammen genähet hätte: indem die Nath nicht ohne Schmertzen/ Entzündung/ und andere darauf folgende Zufäll kan verrichtet werden. Nachdem man aber solche verwundete Gedärm nach oben beschriebener Manier wieder eingebracht hat/ so muß man dennoch der äusserlichen Wunden entweder mit der Bauch-Nath/ oder wo selbe nicht nöthig/ mit einem guten behörlichen Verband zu Hülffe kommen/ gleichwie vorhero bey der Bauch-Nath gesagt worden. *Wenn man keine Nath bedarf.*

3. Wenn aber die Wunde im Darm groß ist/ so ist dieselbe meistens tödtlich. Dennoch weil man auch solche Patienten ohne Hülffe nicht lassen soll/ so muß man dergleichen verwundte Därm ohne die Nath nicht in den Leib bringen/sondern dieselbe vorher zunähen: welches bishero durch die so genandte Kürschners-Nath verrichtet worden/ welche *Tab VIII. fig.* 16 abgemahlet repräsentirt wird. Zu dieser werden erfordert 1) eine gemeine gerade dünne Nadel/ damit keine grosse Löcher gestochen werden/ und 2) ein dünner gleicher gewächster seidener oder leinener Faden. Wenn man also diese Nath verrichten will/ so fasset ein Diener die Därm-Wunde an einem End/ vermittelst eines subtilen Leinwands/ damit selbige nicht ausschlüpffe: der *Chirurgus* aber fasset mit der lincken Hand/ gleichfals vermittelst eines Stücklein Leinwands das andere End der Wunde; und alsdann sticht er an einem Ende die Nadel durch/ und ziehet den Faden hernach/ doch so/daß das End vom Faden ungefähr eines Schuchs lang abhängen bleibe: sticht alsdann zum andern mahl eines guten Messerrückens breit von dem ersten Loch durch/und machet unter dieser Umschlingung *Wie die Därm-Nath zu verrichten.*

L das

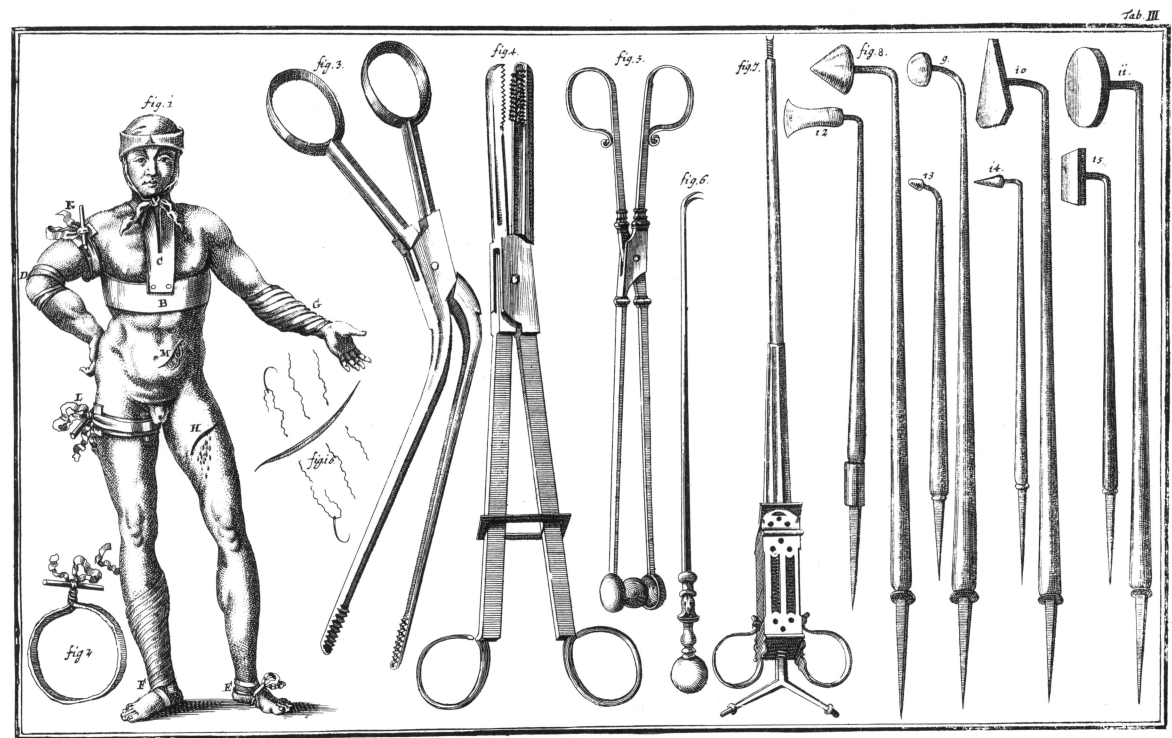
Tab. III

wie bey der Bauch-Nath ist erwehnet worden; und continuiret damit, biß der Faden von dem Darm abgefallen, und nichts unreines mehr aus der Wunde fliesset. Alsdann thut man die Wiecke weg, lässet die Wunde zufallen, und absolviret die Curation mit Wund-Balsam, guter Diät, und beständigem liegen auf der Wunde, so viel es dem Verwundeten möglich ist, auf die Manier, wie in der Bauch-Nath beschrieben worden.

6. Endlich ist noch hier zu mercken, dieweil wenig, denen die Därme genähet worden, davon kommen sind, und von einigen neuern *Chirurgis* ist observiret worden, daß die Wunden der Därme, sie seyen gleich genähet oder nicht genähet, wegen ihrer dünnen Substantz nicht wiederum zuheilen, sondern daß sie nur entweder an die Bauch-Wunde, oder an das *Peritonæum*, oder Netz, oder einen andern Theil anwachsen, und dadurch sich schliessen, so rathen diese neuere *Chirurgi*, daß man nach bisher gebräuchlicher Manier gar keine Darm-Wunde mehr zunähen solle, weil solches doch nichts nutzte, sondern vielmehr Entzündung, Schmertzen, *Convulsiones*, Brand, und gar den Tod erweckte; sondern man solte nur das Mittel von solchen Wunden mit einer subtilen Nadel und gewächsten Faden einmal durchstechen, den Faden zuknüpffen, ein langes End des Fadens an der Wunde lassen, den Darm einbringen, alsdann die äusserliche Bauch-Wunde mit oder ohne Nath, nachdem es die Natur derselben erfordert, versehen, und hernach durch Hülffe des Fadens den verwundeten Darm an die äusserliche Wunde anziehen, den Faden mit einem Pflaster unter der Wunde ankleben und fest machen, damit der verwundte Darm nicht wieder könne zurück weichen, sondern mit dem untersten Theil der Bauch-Wunde anwachsen; wodurch zugleich verhütet würde, daß aus dem Gedärm nichts könte in den hohlen Bauch ausfliessen. Wenn man hiebey den Patienten auf vorher besagte Manier in der Diät, mit der Wiecke und übrigen Verbinden tractiret, gleichwie vorhero gelehrt worden, so werden, dieser neuern *Chirurgorum* Meinung nach, mehr von solchen Verwundeten davon kommen, als wo man nach der bißherigen Manier die Kürschners-Nath würde anstellen. Und auf eben solche Manier wäre auch zu verfahren, wenn man einen verwundeten Magen bekommen könte, weilen dadurch zuweilen Magen-Wunden wiederum curirt worden. *Bohn. de Renunc. vuln. Sect. II. Cap. V.*

Die neueste Manier die Darm-Wunden zu tractiren.

Das VII. Capitel/
Von dem gantz zerschnittenen Darm.

1.

Wie mit zerschnittenen Därmen zu verfahren.

Wenn ein Darm gantz zerschnitten ist/ so ist solches ein recht desperates Übel/ weil derselbe durch keine Kunst wiederum zusammen wachsen kan/ und solche Verwundete ließ man sonsten entweder so sterben/ ohne weitere Hülff zu appliciren/ oder/ wo man den Darm auch zusammen nähte/ so starben doch alle Patienten. Weilen aber *Hildanus, Platerus, Dionis* und *Palfyn &c.* observiret haben/ daß zerschnittene Därm sich von selbsten an die äusserliche Bauch-Wunden angehänget und angewachsen seyen/ und dadurch solche Verwundete beym Leben erhalten worden: warum soll nicht auch der *Chirurgus* der Natur hierinn nachahmen oder nachthun/ um durch die Kunst einem solchen Patienten zu helffen suchen? Derohalben soll ein *Chirurgus* in solchem *Casu,* damit er den Verwundten nicht bloß dem Schicksal überlasse/ das oberste End des Darms/ welches er wohl von dem untersten muß suchen zu unterscheiden/ an die äusserliche Wunde mit etlichen Stichen annähen/ entweder durch die Kürschners-Nath oder durch die Knopff-Nath/ wie er es am rathsamsten befindet/ damit solches desto leichter möge anwachsen. Wo nun solches geschiehet/ so wird der Verwundte hiedurch bey dem Leben erhalten; welcher zwar nach diesem diese Beschwerlichkeit hat/ daß der Unflat beständig aus diesem Loch heraus läufft/ welches aber nicht so viel zu bedeuten hat/ als gar sterben/ insonderheit weil solche *Fæces* keinen sonderlichen Gestanck verursachen: um welche aber aufzufangen/ solche Leut beständig ein Gefäß von Blech/ oder Zinn/ an die Wunde angebunden tragen müssen: haben auch nach diesem keinen Stuhlgang mehr/ weil der Unrath all durch die Oeffnung des Darms sich ausleeret.

Wenn ein Darm erstorben.

2. Also in Nachahmung dieses/ wenn man einen Theil des ausgefallenen Darms verdorben und erstorben befände/ weil ein solcher Verwundeter gewiß des Todes wäre/ wenn man das erstorbene Gedärm wolte einbringen/ oder den Patienten so liegen lassen; so soll man das erstorbene Stück Darm bey dem gesunden auf beyden Seiten

Das VII. Cap. Von dem gantz zerschnittenen Darm.

Seiten abschneiden, (nachdem man vorhero die Adern des *Mesenterii* wol gebunden, damit kein tödliches Verbluten geschehen möge) und alsdann den obersten gesunden Theil des Darms an die Bauch-Wunde, gleichwie vorhero gesagt, annähen; denn es ist besser, ein ungewisses oder zweiffelhafftes Mittel in solchen desperaten Zufällen zu gebrauchen, wo der Patient sonsten dennoch gewiß sterben müste, als gar keines. Und ob schon die meiste an den verwundten Därmen sterben, so ist es doch rathsammer, einige suchen zu erretten, als alle ohne Hülff sterben lassen.

3. Wenn die Därm verwundet, aber nicht ausgefallen, und auch nicht können gefunden werden, so muß man die äusserliche Wunde mit einer Wiecke versehen, und, wie in dem vorhergehenden gelehret worden, tractiren und verbinden: dem Patienten, wo es die allzugrosse Schwachheit nicht verhindert, zur Ader lassen, so wenig, als ihm möglich, essen, oder gar fasten lassen, selben auf die Wunde legen, und ordiniren, daß er sich still und ruhig halte; das übrige muß man GOtt und der Natur befehlen. *Wenn die Darm-Wunde nicht zu finden.*

4. Endlich fraget sich noch hier, ob die Clistier in den Darm-Wunden dienlich seyen? Dann einige loben selbige, von andern aber werden sie verworffen und für schädlich gehalten. Hierauf antworte, daß sie billich zu verwerffen in den Wunden der dicken Därme, weil sie durch die Wunde in die Hohligkeit des Leibs lauffen, und die Heilung dadurch verhindern würden. Wenn aber die dünne Därm verwundet, so sind solche nicht zu verwerffen, weil die Clistier wegen der *valvula coli* nicht in die dünne Därm kommen, und also nicht heraus lauffen können. Im Gegentheil weil die erweichende und erfrischende Clistier den Unrath aus den dicken Därmen ausleeren, und dadurch dem Geblüt einen freyern Umlauff zuwegen bringen, auch das Wund-Fieber, entweder abwenden, oder doch verhindern, und zugleich die Schmertzen lindern, so sind solche Clistier allhier mit gutem Nutzen zu gebrauchen. *Ob in Darm-Wunden das Clistieren dienlich.*

Das VIII. Capitel/
Von dem ausgefallenen Netz.

I.

Wie mit dem Netz umzugehen.
Wann das Netz in den Bauch-Wunden entweder allein/ oder zugleich mit den Därmen/ ausgefallen/ so muß man nachsehen/ ob dasselbige noch warm/ feucht und röthlicht ist: und wenn es so befunden wird/ so drucket man selbiges/ wo es allein aussen ist/ mit den Fingern gelind wiederum ein. Wo aber zugleich Därm mit ausgefallen/ so muß ein Diener/ indem der *Chirurgus* die Därme auf oben beschriebene Manier einbringet/ das Netz entweder mit der Hand/ oder/ wo es seyn kan/ mit einem warmen angefeuchteten Tuch halten/ damit es von der Lufft oder Kält nicht verdorben werde: und nachdem die Därm eingebracht/ soll alsdann auch das Netz mit den Fingern gelind eingeschoben werden/ damit nichts daran zerrissen werde/ dieweil es gar subtil ist.

Wenn es verdorben.
2. Wenn aber das Netz kalt/ trucken/ schwärtzlich/ oder gar stinckend/ und also schon erstorben befunden wird/ welches wegen seiner zarten *Structur* leichtlich geschiehet/ wenn es eine weile aushänget; so muß man den verdorbenen oder abgestorbenen Theil nicht einschieben/ sondern abnehmen/ damit er die noch gute und gesunde Theil im Leib nicht anstecken/ verderben/ und dadurch dem Patienten den Tod zuwegen bringen möge.

Wie solches abzunehmen.
3. Dieses Abnehmen geschiehet am besten durch das binden: man nimmt eine Nadel und starcken gewächsten Faden/ sticht die Nadel über dem erstorbenen Theil/ im Anfang des noch guten und gesunden/ durch das Netz: wickelt hernach den Faden an dem durchstochenen Ort zwey- oder dreymahl herum/ und knüpffet solchen fest zu. Alsdann nimt man die Nadel weg/ und schneidet unter dem Bindfaden das verdorbene Netz mit einer Scheer ab/ lässet von dem Faden ein End ungefehr eines Schuchs lang an dem gesunden Netz hangen/ welches man hernach durch die Wunde in den Bauch eindrucket/ doch so/ daß das Ende des Fadens ausser der Wunde hervor hange/ damit man das andere End/ welches am Netz anhängt/ und nach etlichen Tagen sich *separiret*/ hiedurch wieder konne aus dem Leib ziehen: welches

Das VIII. Cap. Von dem ausgefallenen Netz.

ches binden hier geschiehet, um das Bluten zu verhindern, das sonsten entstehen würde, wenn man das verdorbene, ohne die Adern des Netzes vorhero zu binden, wolte abschneiden. Und auf solche Manier kan das verdorbene Netz ohne alle Gefahr abgenommen werden.

4. Ubrigens muß die äusserliche Wunde nach oben beschriebener Manier, nachdem es die Grösse oder Natur derselben erfordert, mit oder ohne Sutur versehen werden; dabey insonderheit auch dieses zu beobachten, daß eine grosse Wiecke von Leinwand mit einem Faden (*Tab. II. fig. O*) in den untersten Theil der Wunde appliciret werde, damit aus dieser Oeffnung sowohl der Faden, welcher am Netz fest ist, als auch das ergossene Geblüt und andere Unreinigkeiten mögen können ausgereiniget werden. Wobey aber noch zu mercken, daß die bey der Wunde anhängende Fäden, insonderheit, wo auch ein Faden an einem verletzten Darm hienge, von verschiedenen Farben seyn sollen, welches Farben wohl zu mercken, damit man in Anziehung derselben, wann etwa die Wiecke in den Leib fiel, keinen Irrthum begehen, und dem Patienten einen Schaden verursachen möge. Derohalben kan man zum Exempel zu dem Darm einen rothen Seiden-Faden, zu dem Netz zu binden, einen weissen, an die Wiecke aber einen grünen, gelben oder blauen nehmen. Im übrigen aber verfähret man im verbinden der Wunde, gleichwie in der Bauch-Nath beschrieben worden.

Was bey dem Verbinden zu observiren.

5. Wenn drey oder vier Tag vorbey, kan man in Verbindung der Wunde mit linder Anziehung der Fäden, welche am Darm oder Netz hangen, versuchen, ob selbige separiret und los sind: und wenn man solche noch anhängend befindet, muß man nicht hefftiger ziehen, sondern bey dem andern Verband wiederum probiren, ob der Faden los sey. Wo solches noch nicht geschehen, muß man dergleichen bey den folgenden Verbänden abermal tentiren, bis man endlich selbige los befindet, und ohne Violentz heraus ziehen kan. Wo dieses geschehen, und aus der Wunde auch nichts unreines mehr ausfliesset, lässet man die Wiecke weg, und heilet alsdann die Wunde, gleichwie im vorhergehenden gelehrt worden, vollends mit Wund-Balsam zu. Bey währender Cur aber ist die Ruhe, das Fasten, und auch, wo sich der Patient von selbsten nicht viel verblutet, im Anfang, um die Entzündung zu verhüten, eine Aderlässe nöthig.

Wie weiter zu verfahren.

6. Endlich ist hier noch wegen des ausgefallenen Netzes zu erinnern, daß *Dionis* in seiner Chirurgie von der Bauch-Nath schreibet, wie

Sonderbahre Anmerckung von Dionis.

wie der Königliche Französische Leib-*Chirurgus Monsieur Marschal* offt das ausgefallene Netz/ ohne Abnehmung desselben/ wiederum eingeschoben habe/ ohne daß was übles darauf gefolget seye: und rathet deßwegen den *Chirurgis*, daß dieselbe in dergleichen Fällen solches solten nachthun. Es meldet aber hiebey *Dionis* nicht/ ob *Monsieur Marschal* abgestorbene und verdorbene Netze/ ohne Abnehmen/ wiederum habe eingebracht/ oder nur gesunde: dann wenn er gesunde Netze wieder eingeschoben/ ohne Abnehmen/ so ist solches nichts anders/ als was alle gute *Chirurgi* lehren und *practiciren*; wenn er aber erstorbene oder verdorbene Netze/ ohne binden und abschneiden/ wiederum eingebracht/ und solches den Patienten keinen Schaden verursachet/ so ist solches was neues/ und zu verwundern/ wie es mit dem verdorbenen Netz im Leib seye zugangen. Derowegen/ bevor man von dieser Sach mehrere *Experientz* und Gewißheit hat/ kan man dem Rath des *Dionis* mit gutem Gewissen nicht folgen/ insonderheit da Palfyn in seiner Chirurgie eine Operation vom *Monsieur Marschal* beschreibet/ in welcher dieser das verdorbene Netz/ gleichwie andere/ weggenommen habe.

Das IX. Capitel/
Von den übrigen verletzten Theilen im Unterleib.

Wenn sonsten ein Theil oder Eingeweid im Unterleib verletzet ist/ und die Wunde desselben kan gesehen werden/ als zum Exempel/ in der Leber oder in dem Miltz/ so kan man/ um das Bluten dieser Theile zu stillen/ von dem *Alcohol vini*, das ist/ von dem stärcksten *rectificirten* Brandewein/ oder vom Terbenthin-*Spiritus* mit Tüchlein lind in die Wunde drucken/ wodurch/ wenn keine gar grosse Adern in denselben verwundet sind/ sich das Bluten stillet: und wo solches geschehen/ soll man mit der äusserlichen Bauch-Wunde verfahren/ gleichwie in dem vorhergehenden gelehret worden. Das übrige muß man der Natur befehlen/ den Patienten eine genaue Diät und beständige Ruhe halten lassen: auch/ wo derselbe starck oder blutreich/ eine Ader lassen/ um mehreres Bluten oder Inflammation zu verhüten; ingleichen einen Wund-Tranck verordnen/ und dabey des Tages drey- bis viermal ein paar Messerspitzen voll von dem *Balsamo Lucatelli* einnehnehmen laſſen/ welcher in allen innerlichen Verwundungen ſehr dienlich iſt zu gebrauchen. Im übrigen kan der *Chirurgus* in allen innerlichen Verletzungen der Eingeweide/ wo er nicht zu- oder beykommen kan/ nichts weiters thun/ als daß er die äuſſerliche Wunde wohl in acht nehme/ und ſonderlich in ſelbiger eine Wiecke halte/ ſo lang/ bis nichts unreines mehr aus derſelben gehet; den Patienten aber in Ruhe und guter Diät erhalten/ auch dabey den *Balſamum Lucatelli*, nebſt einem dienlichen Wund-Tranck verordnen/ und denen blutreichen bey-zeiten zur Ader laſſen. Auf ſolche Manier werden ſich ſolche Wunden/ welche nur heilbar ſind/ curiren laſſen.

Das X. Capitel/
Von den Bruſt-Wunden.

I.

Die Bruſt-Wunden ſind dreyerley Gattung/ gleichwie die Bauch-Wunden: dann es werden entweder nur die äuſſerliche Theil verletzt/ ohne daß die Wunde in die Hohligkeit der Bruſt eingehe; oder es gehet die Wunde in die Hohligkeit der Bruſt/ aber doch ohne Verletzung der innerlichen Theile; oder es werden ſelbſten die innere Theile verwundet. *Dreyerley Arten der Bruſt-Wunden.*

2. Daß die Wunde nicht in die Hohligkeit der Bruſt ein-gedrungen/ wird erkennet 1. durch das Geſicht; 2. durch das Gehöhr/ wenn man bey den Bruſt-Wunden kein Pfeiffen höhret; 3. durch das Fühlen/ wenn man weder mit dem Finger/ noch mit einem *Sonde* oder Sucher in die Hohligkeit einfühlen kan; 4. wenn man laulicht Waſſer in die Wunde ſpritzet/ und ſolches alles wieder zurück laufft; 5. wenn keine ſchwere Zufäll vorhanden/ als ſchwerer Athem/ Ohnmachten/ Hertzens-Bangigkeit/ und dergleichen/ welche ſonſten in den durchdringenden Wunden ſich zu ereignen pflegen. Wenn man nun auf ſolche Manier erkannt/ daß die Wunde nicht in die Hohligkeit gegangen/ hat ſie nicht viel zu bedeuten/ und wird tractirt/ gleichwie von den geringen Wunden insgemein und überhaupt iſt geſagt worden. *Von der erſten und beſten Art.*

3. Zuweilen aber gehen ſolche Wunden ſchief und tief zwiſchen der Haut/ Muſculen und den Rippen ein/ ſo/ daß man ſetz-beſchwer- *Von der andern und ſchlimmern Art.*

M

beschwerlich selbige von dem verhaltenen Geblüt und Materie reinigen kan: dahero wenn man sie nicht wohl ausdrücket, oder aussauget, wird solches faul und scharff, frisset um sich, und verursacht entweder Fisteln, die offt sehr übel zu curiren sind; oder frisset gar die Pleura durch, und fället alsdann in die Hohligkeit der Brust: daher offt ein Brust=Geschwär (Empyema) oder Lungen=Geschwär, (Phthisis) Auszehren, und der Tod entstehen können.

Wie diese zu tractiren. 4. Derowegen soll man in diesen Wunden das Geblüt wohl trachten auszudrucken, oder durch einen gesunden Menschen aussaugen lassen, oder mit einer besondern Spritze heraus ziehen; oder wo solche nicht vorhanden, die Wunde durch eine Incision erweitern, damit man den Grund recht ausreinigen könne, und dadurch die vorerzehlte Zufälle verhüten möge. Nach diesem tractirt man die Wunde, gleichwie andere geringe Wunden, verbindet selbige mit der Serviette und Scapulir, welche man nicht gar starck zusammen ziehet, damit die Materie desto leichter könne heraus fliessen.

Wie das Geblüt mit Spritzen auszuziehen. 5. Welche sich aber der Spritz zum Blut ausziehen bedienen, haben eine grosse zinnerne Spritz, wenigstens noch so gross, als diejenige, welche Tab IV. fig. 6. abgezeichnet ist, an welcher oben an A ein Röhrlein mit einem weiten Mundloch, entweder dreyeckicht oder rund oder oval, gleichwie das Röhrlein fig. 7. in natürlicher Grösse ausweiset; appliciren solches accurat und wohl auf die Wunde, und ziehen damit das darinn stockende Geblüt auf einen oder mehr Züge heraus. Es kan ein Chirurgus verschiedene Figuren von dergleichen Röhrlein haben, damit er nach Unterschied der Wunden oder des Orts dasjenige auf seine Spritz schrauben könne, welches ihn am dienlichsten zu seyn scheinet: und ist diese Methode weitläuffiger von Monſ. Anel in einem besondern hiervon ausgegebenen französischen Tractätlein beschrieben. a)

Von der zweyten Art, welche durchgehen. 6. Daß aber eine Brust=Wunde in die Hohligkeit eingedrungen, erkennet man 1. durch das Gesicht, wenn man nemlich in die Hohligkeit einsehen kan; 2. durch das Fühlen mit einem Finger oder Sucher; 3. durch das Hören eines pfeiffens, welches in der Athemholung durch das ein= und ausgehen der Lufft erreget wird; 4. durch die Bewegung eines Lichts oder Pflaumen=Feder, welche man an die Oeffnung der Wunde hält, insonderheit wenn man den Patienten starck Athem=

---

a) *L'Art de succer les Playes.*

Athemholen heisset; 5. wenn man laulicht Wasser in die Wunde einspritzet, und solches nicht wieder heraus laufft; 6. aus der Gegenwart schwerer Zufälle, insonderheit schweren Athemholens, Angst und Bangigkeit, und Ohnmachten: welche Zufäll entweder von der durch die Lufft zusammen gedruckten Lunge, oder von dem in die Brust gelauffenen Geblüt, oder von beyden zugleich herrühren.

7. Wenn das Geblüt in die Brust ausgelauffen, (welches doch nicht in allen durchdringenden Wunden geschiehet) so wird durch dieses die Ausdehnung der Lunge, und zugleich das Athemholen verhindert, auch der Lauff des Gebluts durch die Lunge gehemmet: wodurch, wenn des Gebluts viel ist, die völlige Stockung und Hemmung der Circulation durch die Lunge verursachet, und der Tod selbst zuwegen gebracht werden kan. Oder wo es nicht in solcher Quantität, daß es den Athem und Lauff des Gebluts benehmen kan, so wird es doch endlich faul, zerfrißt entweder das Zwerchfell (oder *Diaphragma*,) oder die *Pleura*, oder die Lunge, oder das *Pericardium*, und erreget dadurch viele und schwere Zufälle, ja gar öffters den Tod: derowegen muß man es, so bald möglich, wieder heraus zu bringen trachten. *Zufäll vom Geblüt in der Brust.*

8. Die Zeichen aber, wodurch man erkennet, daß Geblüt in die Brust gelauffen, sind 1. das schwere Athemholen, und insonderheit, daß die Patienten meistens aufrecht Athem holen müssen; 2. daß die Patienten am bequemsten auf dem Rucken liegen, und daß die Lag auf der verwundten Seiten ihnen nicht gar beschwerlich, auf der gesunden Seiten aber viel beschwerlicher oder gar unmöglich ist; 3. die Empfindung eines Gewichts oder Schwerigkeit auf dem *Diaphragma*; 4. die Empfindung einer Fluctuation oder Schwappeln des Gebluts, wenn sie sich umwenden; 5. wenn wenig oder gar kein Geblüt aus der Wunde auswendig ausgelauffen. *Woraus man solches erkennet.*

9. Wenn man also aus diesen Zeichen gewiß ist, daß Blut in der Hohligkeit vorhanden, so muß man solches suchen wieder heraus zu bringen, damit man fernerem Ubel dadurch vorkommen möge. Solches geschiehet 1. wann die Wunde am untersten oder mittlern Theil der Brust ist, wenn man den Verwundten auf die offene Wunde leget, und demselbigen zugleich besiehlet starck Athem zu holen. Wenn das Geblüt so nicht auslauffen wolte, und vielleicht ein Brocken geronnen Geblüt die Wunde verstopffete, soll man solchen mit einem Finger oder Sucher trachten wegzunehmen, oder entweder durch jemand mit dem *Wie solches heraus zu bringen.*

Mund/ oder mit der Spritze *fig. 6.* aussaugen lassen. 2. Wenn das Geblüt sehr dick oder coaguliret/ daß es nicht leicht heraus zu bringen/ soll man eine verdünnende und vertheilende Injection (welche aus dem abgekochten Gersten-Wasser bestehen kan/ worunter was gemeiner/ oder Rosen-Honig und ein wenig Seiffen zu vermischen) warmlicht einspritzen/ hernach aber wieder heraus lassen oder ziehen/ und damit Wechsels-weis continuiren/ bis nichts blutiges mehr aus der Wunde fliesset/ und die Brust wohl gereiniget seye: dennoch aber darff man offt wegen Schwachheit des Patienten nicht alles Geblüt auf einmahl auszuziehen/ sondern man muß ihn/ wo er anfängt schwach zu werden/ so lang ruhen lassen/ bis er sich wiederum erholet/ und alsdann die Auslassung des Gebluts wiederholen. Das Einspritzen kan geschehen mit einer Spritze/ gleichwie *Tab. IV. fig. 6.* an welche aber ein Röhrlein/ wie *fig. 8.* oder 9. anzuschrauben. Inzwischen/ indem man warten muß/ hält man die Wunde entweder mit einem Röhrlein von Bley oder Silber (*Tab. II.* Q.R.S.) auf/ insonderheit aber sind die biegsame Röhrlein hier sehr dienlich/ gleichwie *Tab. IV. fig. 11.* abgemahlt/ welche man in die Wunde stecket; oder man verricht solches mit einer Wiecke/ an welche ein langer Faden soll gebunden seyn/ welche man allzeit mit dem Pflaster/ Compressen/ Serviette und Scapulir bevestiget/ und innen hält/ bis bey dem Verbinden kein Geblüt oder Materie mehr auslauffet/ und die schwere Zufäll vorbey sind: da man alsdann die Röhrlein und Wiecken weg lässet/ und die Wunde wieder zuheilet.

Wie das Blut heraus zu bringē/ wann die Wunde im obersten Theil der Brust.

10. Wenn aber eine Wunde zwischen den obersten Rippen/ so kan das Geblüt durch Legung des Patienten auf die Wunde nicht ausgelassen werden/ weil man den Patienten müste unterst zu oberst wenden. Dennoch weil die Auslassung des Gebluts *absolut* nöthig/ wenn man den Patienten erhalten will/ so muß man/ wo solches durch das Aussaugen oder die Spritze nicht kan heraus gebracht werden/ eine neue Oeffnung an dem untersten Theil der Brust machen/

Durch die Paracentesis.

(welches man *Paracentesis* nennet) auf der Seite/ wo das Geblüt enthalten/ und zwar zwischen der zweyten und dritten Rippe auf der lincken/ oder zwischen der dritten und vierten auf der rechten von unten an zu zehlen/ eine Hand breit von dem Ruckgrad/ (welchen Ort man vorher mit Dinten zeichnet) entweder durch ein Instrument/ welches man *Trocar* nennet/ wie *Tab. IV. fig. 12* anweiset/ das man an bemeldtem Ort/ am obersten Rand der Rippe/ biß in die Hohligkeit der Brust sacht und behutsam eindrucket: hernach die Nadel *fig. 13* ausziehet/ und durch das Röhrlein *fig. 14* das Geblüt auslässet/ oder aussauget/

Das X. Cap. Von den Brust-Wunden.

sauget/ oder mit der Spritze ausziehet. Oder an statt die Oeffnung mit einem *Trocar* zu machen/ wenn man solchen nicht hätte/ schneidet man ein kleines Loch an vorbemeldtem Ort mit einem Messer erstlich durch die Haut/ welche man auf beyden Seiten lässet in die Höhe heben; nach diesem durch die *Musculos intercostales*, und dann letzlich durch die *Pleura*, wohl acht gebend/ daß man die Lunge nicht verletze/ als welches sehr leicht geschehen könte/ wenn die Lung an die *Pleura*, gleichwie offt observirt wird/ angewachsen; und wann die *Pleura* geöffnet/ druckt man alsobald ein silbernes oder bleyernes Röhrlein in die Wunde/ wodurch man das Geblüt lässet ausslauffen/ oder ziehet solches mit einer Spritze aus. Wenn dieses geschehen/ reiniget man die Brust durch Einspritzung auf vorher besagte Manier/ lässet diese Oeffnung nicht eher zufallen/ biß die Brust vollkommen gereiniget/ und nichts widernatürliches mehr ausfliesset/ und alsdann heilet man die Wunde wieder zu. Die erste und oberste Wunde aber kan man alsobald durch Hülffe der Wund-Balsam und Pflaster lassen zugehen/ wann man nur die unterste durch die Röhrlein oder Wiecken biß zur völligen Reinigung offen hält.

11. Dieweilen aber die Lung an die *Pleura* offt angewachsen/ so soll man in Durchstechung der *Pleura* sehr behutsam verfahren: Damit/ wenn man solches an dem Ort der Oeffnung so befände/ man mit einem *Sonde* oder Finger solche möge trachten abzulösen: welches/ wo die Zusammenwachsung nicht starck/ oder fest/ leichtlich geschehen kan. Wenn solche aber starck/ oder wie es mannigmahl geschiehet/ gar ein grosses Stück/ ja fast gantze Seiten der Lunge angewachsen/ so ist das Übel desperat/ und unmöglich zu helffen oder abzulösen. Derohalben um dieser Zusammenwachsung willen/ welche in gar vielen Menschen gefunden wird/ ist am dienlichsten/ daß man/ nach durchschnittener Haut und Musculn/ die *Pleura* entweder mit einem nicht gar scharffen *Trocar*, oder sonsten was stumpffen Messer sehr behutsam durchbohre/ und acht gebe/ ob die Lunge angewachsen oder nicht: damit man solche nicht verletze: und hernach verfahre/ wie vorher gelehret worden.

Wenn die Lung angewachsen befunden wird.

12. Es soll die Verbindung täglich nur einmahl geschehen/ und allzeit so geschwind es immer seyn kan/ damit man die Lufft/ so viel möglich/ aus der Brust halte. Derohalben bevor man das Pflaster auf die Wunde leget/ soll man eine Kohl-Pfann mit Feuer/ um die Lufft zu erwärmen und zu verdünnen/ vor die Wunde halten/ die übrige Lufft entweder mit dem Mund oder mit einer Spritzen aus der Wunde ziehen/

Was bey dem verbinden in acht zu nehmen.

ziehen/ und zugleich dem Patienten befehlen/ daß er möge tieff Athem holen/ damit die Lufft/ so viel möglich/ aus der Hohligkeit der Brust ausgetrieben werde: und in dem *Moment* soll man das Carpie mit dem Wund-Balsam/ Pflaster und Compreß auf die Wunde legen/ hernach wohl verbinden/ und also bey jedem Verband verfahren/ biß die Wunde wiederum zugeheilet.

Die dritte Art/ wenn innerliche Theil verletzt.

13. Wenn innerliche Theile der Brust verletzet sind/ als das Hertz/ die *Aorta, Vena cava,* das *Mediastinum,* oder eine grosse Wunde in der Lunge ist/ so erfolget hierauf gemeiniglich bald der Tod/ ehe ein *Chirurgus* kommen kan: Wenn aber in der Lungen nur eine kleine Wunde ist/ oder doch keine grosse Aest von der Lufft-Röhren oder Lungen-Ader verletzet/ so werden selbige/ ob sie schon auch höchst-gefährlich sind/ dennoch zuweilen curiret; welches aber zu prästiren kein *Chirurgus* versprechen kan/ sondern die Natur muß hier das beste thun.

Von Verletzung der Lunge.

14. Man erkennet aber/ daß die Lunge verletzet seye/ wann viel helles schaumiges Geblüt mit Husten aus dem Mund heraus schiesset/welches auch öffters aus der Brust-Wunde zugleich ausläufft. Was aber ein *Chirurgus* in Heilung solcher Lungen-Wunden kan beytragen/ ist/ daß er das Geblüt/ welches in die Hohligkeit der Brust gelauffen/ auf vorher beschriebene Manier wieder heraus lasse/ und die äusserliche Wunde auf eben solche Art tractire/ gleichwie kurtz vorher gelehrt worden: dann auf die innerliche Wunde kan er nichts appliciren. Wenn also auf solche Manier das Bluten der innern Wunde sich von selbsten stillet/ so kan der Patient davon kommen: dennoch folget öffters ein Lungen-Geschwär darauf/ woran der Verwundete endlich noch sterben muß. Will sich aber das Bluten nicht stillen/ gleichwie bey Verletzung grösserer Adern zu geschehen pflegt/ so muß der Verwundete sterben: wobey annoch zu mercken/ daß dieses Bluten zwar zuweilen sich stille/ aber dennoch nach einiger Zeit wieder komme/ und endlich dem Patienten noch den Garaus mache. Um dieses aber/ so viel möglich/ zu verwehren/ muß sich der Patient viele Tag still und unbeweglich halten/ und nichts oder doch sehr wenig reden/ dabey man auch demselben von einem *Medico* blutstillende Medicamenten soll verordnen lassen/ und selbige fleißig eingeben/ alle hitzige Sachen verbieten/ und wo der Patient sonsten blutreich/ ist offt eine Aderlaß sehr dienlich und nöthig.

15. Wenn

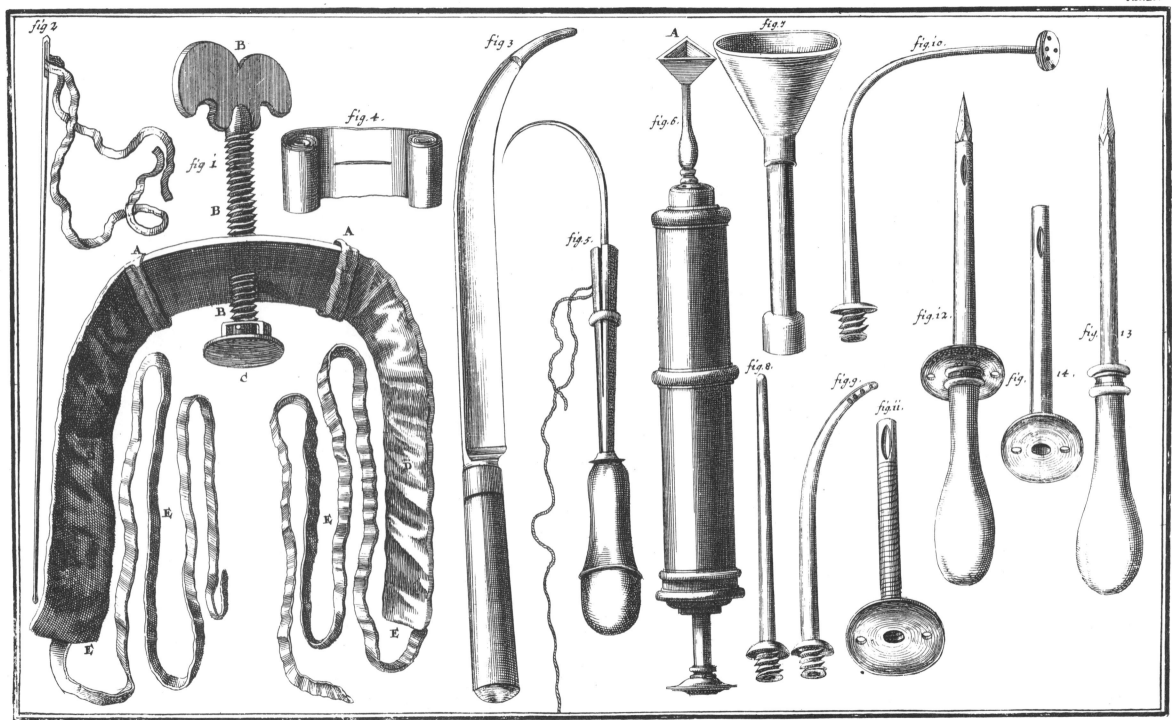

15. Wenn ein verletztes Stück von der Lunge in die äusserliche Wunde eindringet/ gleichwie *Fontanus, Tulpius* und *Ruysch* observiret/ so soll man/ wo dasselbige fest in der Wunde anhänget/ solches/ weil es bluten würde/ nicht wiederum zuruck stossen/ sondern daselbst suchen anzuheilen/ mit Wund-Balsam bestreichen/ Carpie und Pflaster darauf legen/ und den Patienten sich lassen ruhig halten/ so kan es daselbst ohne Schaden anwachsen/ und lässet man endlich die Wunde zugehen. Wenn aber das verletzte Stück Lung gar aus der Wunde heraus hänget/ soll man ein weiches Tüchlein um die verwundte Lunge legen/ hernach mit einem starcken Faden/ um das Tüchlein herum gewickelt/ die Wunde fest zubinden/ und ein End des Fadens eines Schuhe langs lassen daran hangen/ damit man nach Separation desselbigen/ das separirte Stück durch die Wunde könne ausziehen. Unter der Ligatur schneidet man das abhängende Stück Lunge weg/ drucket die übrige Lunge mit den Fingern gelind in die Höhligkeit der Brust/ läßt den Faden aus der Wunde heraus hangen/ appliciret eine Wiecke in dieselbe/ damit man sie möge aufhalten/ biß der Faden nach etlichen Tagen von der Lunge sich separiret/ und die Brust wohl ausgereiniget/ als wozu man dergleichen *Injectiones* gebrauchen kan/ gleichwie wir schon oben/ und in der Bauch-Wunden gelehret haben: und auf solche Manier verhütet man das fernere Bluten der Lunge und alle davon zu befürchtende Zufälle. Nach diesem tractiret man die äusserliche Wunde biß zur Heilung/ gleichwie vorher von den eindringenden Wunden ist gesagt worden. a)

Vom Ausfall der verletzten Lunge.

16. Innerlich soll man in diesen und andern gefährlichen Brust-Wunden/ nachdem das Bluten gestillet/ einen heilenden Brust-Tranck/ und den *Balsamum Lucatelli* fleißig gebrauchen lassen; äusserlich aber und in der Diät eben so verfahren/ gleichwie wir kurtz vorher gelehrt haben: und auf solche Manier werden solche Wunden/ wenn sie anders noch heilbar sind/ am besten curirt werden. Sind sie aber nicht heilbar/ so kan der *Chirurgus* auch nichts bessers dabey thun oder vornehmen.

Was bey andern gefährlichen Brust-Wunden zu thun.

Erklä-

---

a) In *Hildani Cent. II. Obs. 32.* wird ein Exempel einer Brust-Wunde erzehlet/ wobey ein Stück von der Lunge heraus gehangen/ welches schwartz und verdorben war. Dieses hätte man mit einem schneidenden Brenn-Eisen abgeschnitten/ das gesunde wieder in die Brust gedruckt/ und hierauf die Wunde zugeheilet/ so wäre der Patient wieder völlig gesund worden.

Erklärung der vierten Taffel.

Fig. 1. Ist ein neues Instrument zum Bluten zu stillen / welches weitläufiger p. 58 beschrieben ist.

Fig. 2. Eine grosse stumpffe Nadel / um Schnürlein durch geschossene Wunden zu ziehen / welche auch zum *Setaceo* oder Haar-Schnur kan gebraucht werden.

Fig. 3. Ein besonderes Messer / an der Spitze stumpff und rund / um die Bauch-Wunden zu erweitern.

Fig. 4. Eine grosse breite Binde mit zwey Köpffen und in der Mitten einem Loch / *Uniens* oder die Vereinigende genandt / in länglichen Bauch-Wunden zu gebrauchen.

Fig. 5. Ein Instrument / um die Nadeln damit fest zu halten / Nadel-Halter genandt / um in allerley Nathen die Nadeln desto leichter durchstechen zu können.

Fig. 6. Ist eine Spritz in allerley Zufällen zugebrauchen; an welche man vielerley Röhrlein / nachdem es der Zustand erfordert / auffschrauben kan. Diese Grösse kan dienen um allerley *Injectiones* oder Einspritzungen zu machen in Brust- und Bauch-Wunden / in dem Haiß / in Geschwür / in die Mutter / und dergleichen; Item in Blut aus den Brust-Wunden zu ziehen / in welchem Zufall sie auch grösser seyn darf.

A. Ist ein Röhrlein mit einer grossen dreyeckichten Oeffnung / welche zwey Daumen-breit seyn soll / um auf eine Wunde / aus welcher man das Blut ziehen will / aufgesetzt zu werden.

Fig. 7. Zeigt eine solche Röhre an in natürlicher Grösse mit einer runden Oeffnung / nach *Anells* Beschreibung.

Fig. 8. Ist eine gerade Röhr in natürlicher Grösse / welche man an die Spritze schraubet / und am meisten zu gebrauchen pfleget.

Fig. 9. Ist eine krumme und an dem Ende auf beyden Seiten durchlöcherte Röhre / zum Blut aus der Brust auszuziehen / ingleichen zu dem Einspritzen in die Brust / Hals und sonsten zu gebrauchen.

Fig. 10. Eine andere krumme Röhr / welche am Ende einen durchlöcherten runden Knopff hat / und zum Einspritzen in die Mutter gebraucht wird.

Fig. 11. Ein silbernes biegsames Röhrlein in die Brust-Wunden zu gebrauchen.

Fig. 12. Ein Instrument zur Oeffnung der Brust oder Bauchs / Trocar genandt / welches aus einem runden spitzigen stählenen Instrument *fig.* 13. und aus einem silbernen Röhrlein *fig.* 14. bestehet.

Das XI. Capitel,
Von den Hals-Wunden.

1.

Die Hals-Wunden meritiren so wohl eine besondere Consideration, als wie die Bauch- und Brust-Wunden, indem sie von eben derselben Wichtigkeit und Gefahr sind; ob sie schon von vielen *Autoribus* unter den Wunden entweder gar ausgelassen, oder doch gar oben hin tractiret worden.

Hals-Wunden sind wichtig.

2. Es sind aber derselben vielerley Arten: dann zuweilen werden nur Haut und fleischige Theile verletzt, als welche nicht gar viel zu bedeuten haben. Wenn aber die grosse Adern des Halses, nemlich die *Carotides, Jugulares* oder *Vertebrales*, oder die Lufft-Röhr, oder der Schlund, oder Rück-Marck, oder die grosse Nerven, welche durch den Hals absteigen, als der *Nervus parisvagi, intercostalis,* und *diapragmaticus,* oder viele Theile von diesen zugleich verwundet werden, so sind selbige höchst-gefährlich, ja offt in gar kurtzem tödtlich.

Sind vielerley Art.

3. Man erkennet diese Wunden, und was vor ein Theil verletzet seye, theils aus dem Ansehen und Ort der Verletzung, theils aus der Wissenschafft der Anatomie, und denen dabey vorfallenden Zufällen, auf welche man wohl muß acht geben: und aus eben diesem Fundament läßt sichs auch am besten von der *Prognosis* judiciren. Denn wann nur fleischige Theil verwundt sind, so haben diese Wunden keine sonderliche Gefahr; wenn aber von den übrigen Theilen einige verletzet, so stehet die Sach sehr gefährlich, weil alle diese Theile zum Leben sehr nöthig sind.

Ihre diagnosis und prognosis überhaupt.

4. In *specie* aber was die Wunden der Puls-Adern im Hals anbelangt, so sind selbige meist tödtlich, und zwar stirbt der Patient bey dergleichen Wunden gemeiniglich, wegen des hefftigen Blutens, ehe ein *Chirurgus* kan zu Hülff kommen. Zum andern sind diese Wunden so gefährlich, weil, wenn schon ein *Chirurgus* alsobald dazu käme, er doch das Bluten, theils wegen der Grösse dieser Arterien nicht stillen kan; theils weil der Hals keinen so festen Verband leidet, als zu dem verbinden so hefftiger Blutstürtzungen erfordert wird.

Besonders der Puls-Adern.

Der Blut-Adern. 5. Die Verletzungen der äusserlichen Hals-Adern (*venæ jugulares externæ*) haben keine Gefahr, wenn ein *Chirurgus* beyzeiten dazu kommt: weilen durch ein lindes Verband das Bluten hier gar leicht zu stillen ist, gleichwie die Aderlässe an dieser Ader solches lehret, und wächst die Wunde gar bald wiederum zu. Die innerliche Hals-Adern aber (*venæ jugulares internæ*) sind viel gefährlicher, theils wegen ihrer Finger-dicken Grösse; theils weil man nicht wohl kan beykommen: und werden also von den meisten derselben Wunden vor *absolut* tödtlich gehalten. Dennoch aber, wenn die Wunden dieser Ader klein, und beyzeiten ein *Chirurgus*, ehe sich der Patient verblutet hat, dazu kommet, so halte davor, daß solche noch offt mögen können curiret werden, wenn man so verfähret, gleichwie bald soll gelehrt werden.

Der Lufftröhre. 6. Die Wunden der Lufft-Röhre werden gemeiniglich von den *Autoribus* denen schlechterdings tödtlichen Wunden zugezehlet: welches ich wahr zu seyn erachte, wenn zugleich mit derselben die *Carotides* und *jugulares* verletzt sind; oder wenn die Lufft-Röhr gantz abgeschnitten, so daß man dieselbe gar nicht wiederum vereinigen kan. Dennoch aber wo nur der vorderste Theil derselben verwundet, ob es auch schon eine zimlich weite Wunde, ohne Verletzung der daneben liegenden grossen Adern, so sind selbige noch wohl zu curiren, wenn man auch schon einen gantzen Finger in die Lufft-Röhr hätte können einbringen: wie wir schon oben von dergleichen gesagt, und dergleichen Exempel verschiedene gesehen haben.

Des Schlunds. 7. Wenn der Schlund oder *Oesophagus* gantz zerschnitten, so muß der Mensch, weil er keine Speisen mehr abschlingen, und also der Leib keine Nahrung mehr haben kan, sterben: insonderheit weil man nicht kan beykommen, um selbigen wieder zusammen zu hefften, auch nicht leicht ohne Verletzung der dabey liegenden Adern verwundet werden kan. Sonsten aber wo die Wunde klein, und keine dabey liegende vornehme Theil verletzt sind, so werden diese Wunden zuweilen geheilet.

Des Rückmarcks und Nerven. 8. Die Wunden des Ruck-Marcks, gleichwie sie überall höchst-gefährlich, also sind sie in dem Hals am allergefährlichsten, und fast allzeit tödtlich, insonderheit wenn die Wunde desselben groß ist: und hat man wenig Exempel, die da wären curiret worden; es seye denn, daß dieselbe sehr gering gewesen: weilen allhier nicht nur sehr nothwendige Nerven ihren Ursprung haben, sondern auch weil

weil die *Arteriæ* und *Venæ Vertebrales* zugleich meinstens mit verletzet werden/ und man nicht füglich kan zukommen/ um das Bluten zu stillen/ oder die Wunden zu reinigen und zu heilen. Die Wunden der grossen und vornehmen Nerven im Hals/ welche oben *No.* 2 sind genennet worden/sind ordentlich tödtlich/weil selbige in die vornehmste Theile der Brust und des Unterleibs gehen/welche dadurch ihres Gebrauchs beraubet werden.

9. Die Cur der Hals-Wunden ist nach Unterschied der verletzten Theile vielerley: dann wenn nur Haut und fleischige Theile verletzt sind/ so heilet man solche wie andere gemeine Fleisch-Wunden. Wenn eine äusserliche *Vena jugularis* lädirt/ so wird selbige mit Applicirung einer kleinen dicken Compreß/ und mit einem Verband/ gleichwie in der Ader-Lässe derselben Ader applicirt wird/ geheilet/ und braucht sonst weiter keiner Umstände. *Cur wenn geringe Theil verletzt.*

10. Wenn aber die *jugularis interna* verwundet/ und eine kleine Wunde vorhanden/ (welches man aus dem nicht gar zu hefftigen Bluten erkennet) so kan solches Bluten mit wohl eingefüllten Welgern von Carpie, oder mit *Bovist* und darauf gelegten kleinen viereckichten Compressen nebst guten Verband beyzeiten gestillet/ und die Wunde wiederum geheilet werden: denn das Bluten der Blut-Adern lässet sich hier viel leichter curiren als der Schlag-Adern/ und auf eine tüchtige Compreßion kommt hier das Haupt-Werck der Curation an: ja wer nur das Bluten dieser Wunden stillen kan/ kan solche auch heilen. Derohalben wenn auf diese Manier das Geblüt sich nicht stillen wolte/ muß man trachten/ solches durch beständiges und vestes Zudrücken entweder mit den Fingern eines Bedienten (welches aber offt einige Tag und Nacht muß *continuiret* werden) anzuhalten/ oder das *Tab. IV. fig.* 1. abgebildete Instrument appliciren/ um damit die stete Compression zu erhalten. Und auf eben solche Manier muß man in Verwundung der *Venæ vertebralis* verfahren: nachdem aber das Bluten aufgehöret/ wird die Wunde mit Wund-Balsam geheilet/ gleichwie andere Wunden. *Wenn in der jugularis interna eine geringe Wunde.*

11. Wenn aber in der *Vena jugularis interna* eine grosse Wunde/ oder dieselbe gar abgeschnitten/ so sterben die Patienten meistentheils wegen des Verblutens/ ehe ein *Chirurgus* kan geholet werden. Dennoch aber/ wenn ein *Chirurgus* bey solcher Verwundung gleich gegenwärtig/ so wolte rathen/ daß er alsobald die Wunde mit den Fingern erstlich selbsten/ hernach von einem Beystehenden wohl comprimiren und zuhalten *Wenn in selbiger eine grosse.*

halten laſſe/ damit der Verwundete ſich nicht ſo bald zu todt blute. Hernach ſoll er die Wunde nach der Länge an ihrem oberſten Theil durch eine Inciſion vorſichtig erweitern/ biß daß er auf die verletzte Ader komme; welche ſo lang zuzuhalten/ biß der *Chirurgus* mit einer krummen Nadel und Faden die Ader umſtochen/ und zugebunden habe. Endlich ſoll er die Wunde mit Carpie wohl ausfüllen/ verbinden und heilen/ als wie *Num.* 10. gelehret worden. Es kan zwar das Geblüt hernach nicht mehr durch dieſe Ader lauffen; dieweil man aber in Hunden obſerviret/ daß/ ob man ihnen gleich eine *Venam jugularem internam* zubindet/ und hernach wiederum lauffen läſſet/ ſelbige dennoch ohne ſonderbare Incommodität oder Schaden leben können. Derohalben halte vor beſſer/ ein ſolches ungewiſſes Mittel in dergleichen Fällen zu verſuchen/ als einen ſolchen Verwundeten ohne Hülff ſterben zu laſſen.

Wann eine Carotis verletzt. 12. Wann eine *Arteria Carotis* verwundet/ ſo verbluten ſich gleichfals die Verwundete ordentlich/ ehe der *Chirurgus* ihnen kan zu Hülffe kommen: dennoch aber wenn er noch beyzeiten dazu käme/ oder ſchon bey der Verwundung gegenwärtig/ ſo wäre kein beſſer Mittel/ als daß er auf jetzt beſagte Manier verfahre/ und die Arterie zubinde/ welches aber leichter im oberſten als im unterſten Theil des Halſes angehen wird. Solte aber nicht die *Carotis* ſelbſt/ ſondern nur am oberſten Theil des Halſes ein Aſt davon verletzet ſeyn/ ſo muß man ſelbige entweder brennen/ oder das Blut/ wie §. 10. beſchrieben worden/ bald zu ſtillen trachten/ ſonſt müſſen ſie ſich auch bald zu todt bluten.

Wenn die Lufft-Röhre. 13. In der Verwundung der Lufft-Röhr/ muß man trachten zu förderſt das ausgelauffene Geblüt/ wenn was darinnen/ heraus zu nehmen: hernach aber/ wenn die Wunde nicht gar groß/ ſelbe mit Hefft-Pflaſtern wohl zuſammenziehen/ und wie ſonſten eine Wunde verbinden. Wo man aber die Hefft-Pflaſter wegen Gröſſe der Wunde nicht ſufficient zu ſeyn erachtet/ ſoll man mit einer krummen Nadel und Faden durch ein oder zwey Stich dieſelbe zuſammen hefften/ hernach die Wunde mit Wund-Balſam beſtreichen/ den Patienten den Kopff immer für ſich halten laſſen/ ſo können ſolche Wunden wiederum zuſammen wachſen. Dieſe Methode geht an in geſchnittenen/ geſtochenen und gehauenen Wunden. Wenn aber durch eine Kugel ein Stück von der Lufft-Röhr forn weggeſchoſſen/ geht das nähen nicht an; ſondern man muß ſelbige mit Digeſtiv und Wund-Balſam tractiren/ biß das Loch ſich nach und nach ſchlieſſet. Wäre aber die Lufft-Röhr gantz abgeſchnitten/ daß man den unterſten Theil nicht bekommen könte/ ſo muß der Verwundete ſterben. 14. Wenn

Das XII. Cap. Von den Haupt-Wunden.

14. Wenn der Schlund verwundet/ so laufft Speiß und Tranck zu der Wunde heraus/ und findet sich offt ein Hetschen oder Schluchsen nebst Brechen dabey. Ist derselbe gantz abgeschnitten/ so ist keine Hülff; ist aber nur ein Loch darinn/ so soll man fleißig einen guten Wund-Balsam in die Wunde appliciren/ und die äusserliche Wunde mit Hefft-Pflastern wohl zusammenziehen/ den Patienten wohl fasten/ oder doch so wenig/ als möglich/ essen und trincken lassen: hingegen aber öffters nährende Clistir von Brühen oder Milch appliciren. Solte aber der Patient aus Hunger oder Durst essen oder trincken müssen/ so soll man nach dem Essen die Wunde von denen in dieselbe gelauffenen Speisen wohl wieder säubern oder ausreinigen/ damit sie daselbst nicht faulen/ und übele Zufäll erwecken mögen: hernach die Wunde/ wie vor gesagt/ wieder verbinden/ und nach und nach zuheilen. *Schlund-Wunden.*

15. Wenn das Rück-Marck verletzet/ so kan der *Chirurgus* nichts bessers thun/ als wenn er Peruvianischen Balsam/ oder die *Essentiam Myrrhæ* oder *Spir. Mastichis* oder dergleichen/ bey einem jeden Verband mit Carpie in die Wunde appliciret/ und mit einem Wund-Pflaster verbindet: das übrige muß er GOtt und der Natur befehlen. Ist die Wunde gering/ so wird sie zuweilen curirt; ist sie aber groß/ so folget ordentlich der Tod/ und ist sonsten nichts dabey zu thun. *Rück-Marcks-Wunden.*

16. Wenn die oben gemeldete grosse Nerven im Hals verletzet/ so kommt ordentlich auch der Tod gar bald darauf; solte aber solches nicht geschehen/ so ist jetzt beschriebene Cur von dem Rück-Marck auch allhier die beste/ dann bessers kan ein *Chirurgus* hier nichts ausrichten. *Hals-Nerven-Wunden.*

Das XII. Capitel/
Von den Haupt-Wunden insgemein.

I.

Die Haupt-Wunden sind unter allen Wunden billig vor die schwersten und gefährlichsten zu halten/ weilen die Verletzung des Gehirns meistens tödtlich ist/ ob sie auch schon nicht gar groß sind. Ja wenn gleich die Haupt-Wunden nicht allzeit durch das *Haupt-Wunden sind sehr gefährlich.*

Cra-

Cranium biß zum Gehirn dringen/ und äusserlich nur gering zu seyn scheinen/ so verursachen sie doch öffters eine innerliche Verletzung und Ergiessung des Gebluts unter der Hirnschaale/ wodurch viele gefährliche Zufäll und selbsten der Tod öffters erreget werden; derohalben soll man die Haupt-Wunden/ wie gering sie auch scheinen/ niemahls zu gering achten/ sondern mit gröstem Fleiß und Vorsichtigkeit tractiren.

Zweyerley Art derselben.

2. Es ist aber viel daran gelegen/ wohl zu wissen 1. was für Theile des Haupts verletzet sind/ und 2. auf was Art die Verletzung geschehen seye: denn einige Haupt-Wunden entstehen durch scharffe oder schneidende *Instrumenta*, und sind entweder gehauen oder gestochen; andere aber kommen von stumpffen Instrumenten/ als schlagen/ stossen/ werffen/ fallen/ oder schiessen; und sind diese letztere weit grösserer und mehrerer Gefahr unterworffen/ als die erstere/ welche von schneidenden Instrumenten sind gemacht worden.

Was vor Theil verletzt werden.

3. Was den Unterschied der verletzten Theile anbelangt/ so werden entweder nur die *Tegumenta communia* (das ist Haut und Fett) verletzet; oder auch die fleischigte Theile des Gesichts; oder zugleich mit den *Tegumentis* das *Pericranium*/ oder die Schlaff-Musculn/ oder das *Cranium* oder Hirnschaal selbst; oder sie verletzen gar die innerliche Theile des *Cranii*, als die *dura Mater*, *pia Mater*, das Hirn selbst/ und entweder nur die äusserliche Substantz des Hirns (*Corticalem cerebri substantiam*) oder auch die weisse oder innerliche (*Medullarem*); oder dringen gar biß in die *Ventriculos* oder Hohligkeiten des Gehirns. In einigen Haupt-Wunden ist das *Cranium* entweder nur simpel durchhauen oder durchstossen/ in andern aber ist es gantz zerquetschet und eingedrücket. Derohalben wollen wir vor das erste die Haupt-Wunden eintheilen 1) in diejenige/ welche das Gesicht verletzen/ und 2) in diejenige/ welche selbigen Theil des Kopffs lädiren/ wo das Hirn unter verborgen ligt/ den man die Hirnschaal nennet.

Das XIII. Capitel/
Von den Angesichts-Wunden.

I.

Angesichts-Wunden überhaupt.

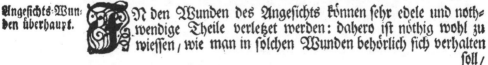

IN den Wunden des Angesichts können sehr edele und nothwendige Theile verletzet werden: dahero ist nöthig wohl zu wiessen/ wie man in solchen Wunden behörlich sich verhalten soll/

Das XIII. Cap. Von den Angesichts-Wunden. 103

soll, damit den Verwundeten nicht nur kein sonderbahrer Schaden möge zurück gelassen werden, gleichwie in Augen- Nasen- und Mund-Wunden leichtlich geschehen kan; sondern auch, damit man heßliche Narben allhier mehr als an andern Orten zu verhüten trachte. Weilen aber viele Theile im Gesicht vorkommen, deren Verwundungen auf verschiedene Manieren wollen tractirt seyn, so wollen wir selbige jetzt was genauer betrachten, und lehren, wie man sich bey jeder verhalten solle.

2. In den Stirn-Wunden, nachdem selbige von dem Geblüt gereiniget, und kein starckes Verbluten dabey ist, soll man einen Wund-Balsam in die Wunde streichen, hernach mit schmalen Hefft-Pflasterlein die Lefftzen oder Lippen wohl zusammenziehen und vereinigen, und über alle diese ein Stich-Pflaster überlegen. Wo aber diese Wunden groß, so können selbige durch die Hefft-Pflaster allein nicht gar wohl oder genugsam zusammen gebracht werden, daß eine schöne kleine Mase darauf erfolge: derohalben wenn man vorhero *pulvis sarcocollæ*, oder ein Pulver aus der *Radix Consolidæ*, *Gummi Tragacanth*, und *Gummi Arabico* bereitet hinein streuet, so wird dadurch die Wunde fester zusammen geklebt, und die Masen kleiner werden. Im übrigen aber verfährt man mit den Hefft-Pflastern eben so, wie kurz vorhero gesagt: applicirt darüber ein Compreß und einen fest zusammenziehenden Verband; dann man soll in diesen und andern Angesichts-Wunden nicht leicht mit Nadeln hefften, weilen dadurch noch mehrere Narben oder Masen verursacht werden. Wenn eine Stirn-Wunde gerad abgehet oder länglicht ist, so befördert eine schöne kleine Narbe zu machen gar sehr das Verband *Uniens* oder *Incarnans* genandt, *Tab. II fig. f.* welches eben so um die Stirn applicirt wird, wie von den langen Bauch-Wunden oben *pag.* 76 gelehrt worden. Solte anfänglich ein starckes Bluten da seyn, soll solches bey dem ersten Verband auf die Manier, wie vom Bluten insgemein Capit. II. ist gesagt worden, gestillet werden: und nachdem das Blut gestillet, muß bey dem zweyten Verband die Hefftung mit den Hefft-Pflastern wie vorhero gelehret, verrichtet werden.

Stirn-Wunden.

3. In den Wunden der Augbraunen soll man auf eben die Manier, wie in den Stirn-Wunden, verfahren, und dabey auch die Inflammation suchen zu verhüten, weilen sonsten dadurch das Aug leicht könte Schaden leiden. Derohalben muß sich der Patient für hitzigen Sachen hüten, und so er blutreich, oder sonsten eine Entzündung wolte darzu kommen, muß man ihm zur Ader lassen, und über die Pflaster ein Bäuschlein mit warmen Brandwein appliciren.

Wunden der Augb. aunen.

4. Wann

Augen-Litter-Wunde. 4. Wann Wunden der Augen-Litter durchgehen ohne Verletzung des Augs/ so heilen selbige/ sonderlich wo die Wunde groß/ nicht gern wiederum zusammen; theils wegen ihrer dünnen häutigen Substantz/ theils wegen der Feuchtigkeit/ welche beständig in den Augen ist. Derohalben befördert man die Heilung sehr/ wo man entweder subtil pulverisirten *Sarcocoll*, oder das §. 2. in diesem Capitel beschriebene Pulver einstreuet/ und hernach mit schmalen Hefft-Pflästerlein die Wunde wohl zusammenziehet; oder dieselbe mit einem Stich zusammen hefftet.

Augen-Wunden. 5. Wo das Aug selbst verwundet/ doch so/ daß der *Humor vitreus* und *crystallinus* nicht herausgelauffen/ so dienet trefflich zur Heilung/ wenn man/ des Tags über/ das Alabaster-Sälblein oder das weisse vom Ey drey biß viermahl mit einem subtilen Federlein auf die Wunde streichet/ und hernach ohngefehr alle zwo Stund folgendes Augen-Wässerlein umgerüttelt mit einem subtilen Bäuschlein auf das Aug leget.

℞. Album Ovor. No. 2.
▽ Rosar. ℥ijß.
☊ Rosar. ʒß.
Camphoræ gr. iij. M.

Solte sich eine starcke Entzündung einfinden/ gleichwie öffters geschiehet/ so pflege ich über voriges Bäuschlein noch allemahl ein grosser Bäuschlein mit warmen Campher-*Spiritus* über zu legen. Innerlich dienet hiebey gegen die *Inflammation*/ daß der Patient mit der *Pulpa Tamarindorum*, oder sonsten mit einem kühlenden Laxir etlich Tag nach einander wohl purgiret werde/ auch/ wo er vollblütig/ oder sonsten die *Inflammation* sehr groß/ zur Ader lasse; sich dabey fein still und ruhig halte/ auch alle hitzige Sachen meide: so wird dem Patienten das Aug/ und auch öffters das Gesicht erhalten.

Wenn die Humores ausgelauffen. 6. Wären aber auch die bemeldte *humores*, als der *vitreus* und *crystallinus* durch die Wunde ausgefallen/ und die Gestalt des Augs verdorben/ so ist das Gesicht ordentlich verlohren. Derohalben verbindet man die Wunde anfangs mit einem Bäuschlein in warmen Wein oder Brandwein angefeuchtet/ und folgends mit einem Wund-Balsam/ bis daß dieselbe wiederum geheilet: da man dann hernach ein gläsernes oder silbernes Aug/ wie *Tab. V. fig.* 1. anweiset an statt des natürlichen/ um die Heßlichkeit zu verhüten/ einsetzen kan; wovon aber mehrere Nachricht in dem andern Theil folgen wird.

7. Den-

Das XIII. Cap. Von den Angesichts-Wunden. 105

7. Dennoch geschiehet zuweilen/ daß/ wenn die Wunde nicht in der *tunica cornea* und *uvea*, sondern nur in der *albuginea* und *sclerotica* ist/ sonderlich wo selbige nicht gar groß/ daß sie sich wieder schliessen kan/ und das Aug sich wieder voll füllet/ der Patient auch wieder sein Gesicht bekommt/ ob schon der *humor vitreus* und *crystallinus* heraus gelauffen/ gleichwie vor kurtzem Herr Doctor Seeger/ berühmter *Practicus* zu Stuttgard/ und Eydam von Herrn Doctor Mögling/ Hochfürstl. Würtenbergischen Leib-*Medicus*, dergleichen *Casus* an einer Frauen selbst *observirt*/ und mir gütigst *communicirt* hat. Bey solchen Umständen also wäre 1.) nicht vor gantz unwahr zu halten/ was ehedessen *Burrhus* und *Kerckring* geschrieben/ daß sie das Gesicht könten *restituiren*/ wenn auch schon alle *humores* aus den Augen gelauffen. 2.) Daß das Sehen auch ohne den *humorem crystallinum* geschehen könne.

8. In Nasen-Wunden welche nicht gar tief/ hefftet man die Wunde mit Hefft-Pflastern wohl zusammen: wo es aber tief in knorbelichen oder krospelichen Theilen ist eingegangen/ und die Spitz mit einer Zwerch-Wunde von dem obern Theil abgehauen/ doch so/ daß sie noch anhänget: soll man solches auch mit Hefft-Pflastern wiederum trachten zu vereinigen/ und keine Nath gebrauchen/ gleichwie in andern Angesichts-Wunden/ es erfordere es dann die höchste Noth. Wenn man aber siehet/ daß die Hefft-Pflaster nicht genug halten können/ und die Nase gar wenig mehr anhieng/ kan man solche mit einem Stich durch die Haut auf jeder Seite zusammen hefften. Wenn ein Stück von der Nase gantz weg gehauen/ so ist selbiges fast unmöglich wieder anzuheilen. Dennoch schreibet *Blegny*/ daß es durch die *Sutur* geschehen sey. Wenn eine Wunde durch die Nasen-Bein biß in die Hohligkeit der Nase gienge/ muß man in die Nasen-Löcher bequeme Röhrlein von Bley oder Silber einbringen und anbinden/ daß selbige nicht wieder heraus fallen/ gleichwie dergleichen *Tab. II. P. Q. R* zu sehen/ welche aber nicht gar zu lang/ auch nicht gar zu kurtz seyn sollen: wodurch man verhindert/ daß nicht leicht eine fleischichte Auswachsung in der Nase entstehe/ welche die Nase verstopffen/ und nachdem entweder mit grosser Mühe/ oder gar nicht weg gebracht werden könte. Aeusserlich kan man Mastich- oder Myrrhen-Essentz, oder ein heilendes Pulver in die Wunde *appliciren*/ mit wohl klebenden Pflastern die Wunde vereinigen/ und mit einer Binde mit vier Köpffen wohl verbinden/ gleichwie bey den *Bandagen* mehrere Nachricht hiervon wird zu finden seyn.

Nasen-Wunden.

9. Die Wunden der Lippen sind entweder durch schneidende *Instrumenten*/ oder durch schiessen verursachet. In der ersten Gattung

Lippen-Wunden.

O

tung muß man mit Hefft-Pflastern die Wunde wohl zusammen bringen/ sie seyen gleich länglicht oder zwerch; und wo diese Wunden groß/ ist sehr nutzlich oben beschriebenes klebendes und heilendes Pulver (§. 2) in die Wunde zu streuen/ so wird eine schöne kleine Masen zuwegen gebracht werden. Wobey aber der Patient sich vor dem reden und käuen hüten soll/ und nur Brühen/ weiche Eyer/ und andere Speisen/ welche keiner Kauung bedürffen/ geniessen/ so wird man der Nadel ordentlich nicht nöthig haben. Wenn aber die Wunde von einem Schuß/ so müssen die zerquetschte Theile zu erst mit einem Digestiv separiret werden: und nachdem soll man entweder mit den Hefft-Pflastern auf vorhero beschriebene Manier die Wunde/ so gut möglich/ zusammen heilen; oder dieselbe/sonderlich wo sie groß/wie eine Haasen-Scharte tractiren/ und mit Nadeln zusammen hefften.

Backen-Wunden. 10. Die Wunden der Wangen oder Backen werden fast auf eben diese Manier tractirt. Denn wann sie nicht gar groß oder tief/ hefftet man sie mit Hefft-Pflastern; Wenn sie aber groß/ und durch biß in den Mund gehen/ so halten offt die Hefft-Pflaster nicht genug/ sondern man muß selbige mit der Nadel und Faden hefften/ und im übrigen mit Pulver und Wund-Balsam tractiren/ gleichwie bey den vorigen gesagt worden. Der Patient muß sich des redens enthalten/ und Speise geniessen/ welche nicht dürffen gekäuet werden.

Ohren-Wunden. 11. In den Wunden des äusserlichen Ohrs/ wenn dasselbe von einander gespalten/ muß man sehen/ ob solches durch Hefft-Pflaster wiederum zu vereinigen; wenn solches aber in einer gar grossen Spaltung/ oder wo ein Stück gar wenig mehr anhienge/ nicht wohl durch die Pflaster geschehen könte/ so muß man die Theile mit der Nadel zusammen nehen/ Wund-Balsam mit Carpie überlegen/ diese mit Compressen bedecken/ und mit einer Binde befestigen. Wenn eine Ohr-Wunde nahe bey dem Ohr-Gang/ soll man/ damit keine Materie in denselben möge einlauffen/ allzeit was Carpie oder Baumwollen hinein füllen.

Zungen-Wunden 12. Die Zunge wird zwar selten durch hauen oder stechen verwundet/ weil sie durch die Kinnbacken und Zähne gleichsam mit einer Vor-Maur umgeben ist/und also nicht leicht kan verletzet werden. Dennoch aber geschiehts/ daß selbe manningmahl verwundet wird/ wenn sich die Leute in die Zunge beissen/ ja dieselbe zuweilen gar durch und durch beissen/ entweder im fallen/ oder in der schweren Noth/ und dergleichen/ wie ich selbsten

Das XIII. Cap. Von den Angesichts-Wunden.

selbsten solche Exempel gesehen habe. Ingleichen wird die Zunge offt durch schiessen verwundet; dann die Kugeln achten obbemeldte Vor-Maur nicht. Wo also diese Wunden durch beissen, stechen oder hauen verursachet, auch die Zunge gar durchgebissen wäre, doch so, daß die Wunde nicht gar groß, oder nur in der mitten, und auf beyden Seiten noch an ein ander hienge: so heilet sehr gut, wenn man süß Mandel-Oel mit Canarien- oder Kandel-Zucker vermischt, öffters mit einer Feder in die Wunde streichet.

13. Wenn die Wunde aber groß, und die Lippen derselben weit von einander stehen, so gehet es schwer zu, solche ohne Hefftung wieder zusammen zu bringen: und je grösser die Verletzung, je schwerer ist die Heilung. Ja, wo man nicht fast alsobald nach der Verwundung dieselbe durch einen Stich suchet zu vereinigen, so ist die Vereinigung derselben offt nicht mehr ins Werck zu richten, sondern die Zunge bleibet vertheilet, unformlich, und die Sprach wird verdorben. Wenn auch solche Wunden weit hinten, so kan man die Hefftung, wie gern man auch wolte, nicht ins Werck richten, sondern man muß nur durch fleißiges bestreichen derselben mit vorbemeldtem oder dergleichen Medicament die Heilung, so gut möglich, trachten zu wegen zu bringen. Wenn aber eine solche Wunde im fördern Theil der Zunge, wo man sie fassen kan, ist rathsam, selbige, so bald es seyn kan, durch eine Hefftung oder Stich mit der Nadel zusammen zu nähen, wo sich selbiges am besten schicket: und hernach dennoch die vorbenannte *Medicamenta* zu appliciren, dieweilen die Hefft-Pflaster in dem Mund nicht kleben, und also nicht können gebrauchet werden. Purmann meldet, *a)* daß er eine kleine Clammer (ohne Zweiffel von Drath) lateinisch *fibula* in dergleichen Wunden mit gutem Nutzen gebrauchet habe. Wenn die Zung durch schiessen verwundet, muß man die Wunde mit vorhero gelobtem Medicament, oder mit dem *Oleo Myrrhæ per deliquium* öffters bestreichen, biß dieselbe, so gut möglich, wieder geheilet. Dann mit hefften ist hier nichts auszurichten. Ubrigens muß sich der Patient vor dem reden hüten, und nur Speisen gebrauchen, welche nicht dürffen gekäuet werden.

Wenn sie groß.

14. Die Wunden des Gaumens heilen das *Mel rosarum*, oder das *Oleum Myrrhæ per deliquium* wenn die Wunde öffters damit bestrichen wird: welche auch in andern innerlichen Mund-Wunden zu curiren am dienstlichsten sind.

Gaumen-Wunden.

---

a) In seiner Wund-Artzney Ersten Tyeil Cap. 6.

Das XIV. Capitel/
Von den übrigen und vornehmsten Haupt-Wunden.

1.

Sind vielerley. Die andere Sorte der Haupt-Wunden sind diejenige/ welche den Theil des Haupts verletzen/ wo das Gehirn liegt: und diese werden eigentlich Haupt-Wunden genennt. Es sind aber dieselbe vielerley/ nach Unterschied der Theile/ welche verwundet werden/ gleichwie hievon schon oben Cap. XII. §. 3. gemeldet worden; welche wir jetzo der natürlichen Ordnung nach aufs deutlichste beschreiben wollen. Unter diesen kommen zu erst vor diejenige Haupt-Wunden/ welche allein die äusserliche Theile des Haupts oder die *Tegumenta Cranii* verletzen/ und vor die geringere Haupt-Wunden gehalten werden.

Wenn nur äusserliche Theil verletzt. 2. Daß die äusserliche Theil nur verletzet/ erkennet man 1) durch das Ansehen; 2) durch den Sucher/ womit man aber allzeit sehr behutsam in diesen Wunden muß umgehen/ damit man nichts verletze; 3) aus dem Instrument/ womit die Verletzung geschehen/ und aus der Gewalt/ womit solches appliciret worden; 4) wenn keine schwehre Zufäll vorhanden/ welche sonsten in gefährlichern Haupt-Wunden sich zu äussern pflegen: als da sind Brechen/ Schwindel/ Sprach- und Sinn-los seyn/ ohne Verstand und Empfindlichkeit liegen/ Ausfluß des Gebluts durchs Maul/ Nase und Ohren/ und dergleichen; und ob schon bey manchen Haupt-Wunden anfänglich keine solche gefährliche Zufälle vorhanden/ sondern gering zu seyn scheinen/ so kommen selbige doch offt noch hernach: insonderheit wo eine Contusion dabey/ und die Verletzung durch einen Schlag oder Fall verursachet worden: dieweilen offt hier ausgeloffen und geronnen Geblüt zwischen der Haut und dem *Cranio* sich sammlet/ welches/ wenn es keinen Ausgang findet/ das *Periostium* und das *Cranium* angreiffet/ eine Fäulung/ Geschwür und *Caries* erwecket/ zuweilen auch Fieber/ *Convulsiones* und den Tod selbsten. Wenn aber solche Wunden nur gehauen/ so ist nicht leicht viel Gefahr zu befürchten.

Wenn zugleich die Schlaf-Musculn lädirt. 3. Wenn die Schlaf-Musculn zugleich mit lädiret/ insonderheit wo die Verwundung durch einen Schlag/ Wurff oder eine zersprun-

Das XIV. Cap. Von den Haupt-Wunden.   109

sprungene Granade verursachet/ so entstehen hier leicht sehr gefährliche Zufälle/ weil 1) derselben Bewegung so nothwendig zum essen und reden; 2) weil allhier viele Nerven/ *Tendines* und Arterien; und 3) das *Cranium* daselbst sehr dünn ist/ welches leichtlich zerbrochen oder mit verletzet wird.

4. Wenn allein die äusserliche Theil verletzt/ keine schwehre Zufäll vorhanden/ und die Verwundung durch scharffe Instrumenten verursachet/ so ist die Curation leicht/ und geschiehet/ wie in den Wunden insgemein ist gelehret worden : ausser daß man hier die Haar mit einem Scheermesser wegnimmt/ damit man nicht nur die Wunden wohl untersuchen/ und reinigen/ sondern auch die *Medicamenta* desto bequemer auflegen kan. Man hat in diesen Wunden die Hefftung mit der Nadel nicht nöthig/ sondern kan alles mit Pflastern ausrichten. Im Verbinden aber soll man allzeit geschwind seyn/ die kalte Lufft meiden/ eine Kohl-Pfann mit Feuer bey der Hand haben/ um die Lufft zu temperiren/ und alle Medicamenten/ Compressen und Verband warm zu appliciren/ so werden sich selbige bald schliessen. Wäre ein starckes Verbluten bey der Wunde/ gleichwie offt zu geschehen pfleget/ soll man solches/ wenn man meinet/ daß Carpie nicht sufficient/ mit *Alcohol Vini* oder mit *Bovist*, oder mit einem stillenden Pulver zu stillen trachten/ und die Wunde fest verbinden/ so wird sich das Bluten hierauff leicht geben. Ubrigens continuiret man solche Wunden mit einem linden Digestiv zu reinigen/ oder nur allein mit Rosen-Honig; nach der Reinigung verbindet man mit dem Wund-Balsam/ und endlich nur mit trucken Carpie/ biß die Wunde geheilet.

Cur dieser Wunden.

5. Die erste Tage/ damit nicht leicht eine Entzündung oder Geschwulst und Schmertzen mögen dazu schlagen/ appliciret man gern in allen Haupt-Wunden/ sonderlich aber wo sie groß sind/ ein zertheilendes Kräuter-Säcklein/ welches aus *betonica, salvia, majorana, serpillo, origano, rosmarino, floribus Lavendulæ, salviæ, rosarum*, oder dergleichen kan gemacht werden/ kochet es in Wein/ druckt es wohl aus/ und leget solches hernach über den Kopff so warm als der Patient es leiden kan/ welches des Tages über etlichmahl geschehen soll. Wenn die Verletzung aber gefährlicher/ soll man zwey dergleichen Säcklein haben/ und eins um das andere warm überlegen/ bis alle schwere Zufäll vorüber/ so vertheilet sich offt das stockende Geblüt/ daß man hernach der Trepanation nicht nöthig hat. Wenn aber oben benandte schwere Zufäll zu erkennen geben/ insonderheit wo eine Contusion vorhanden/ daß eine schwerere Verletzung da sey/ muß man nach Unterschied der

Gebrauch der Kräuter-Säcklein.

O 3   Ursa-

Ursachen solchen Zufällen begegnen/ gleichwie in folgenden wird gelehret werden.

Wie eine Contusion zu zertheilen.

6. Wenn also eine Contusion da ist/ welches man erkennet/ wenn der verletzte Theil geschwollen und weich anzufühlen/ die Haut von dem *Cranio* gleichsam los ist/ oder geronnen Geblüt sich weiset/ so muß man dieses stockende Geblüt erstlich suchen zu zertheilen; oder wo sich solches nicht will zertheilen lassen/ zur Suppuration bringen. Die Resolution oder Zertheilung trachtet man zu verrichten mit denen kurtz vorher beschriebenen zertheilenden Kräutern/ worzu man auch *herba chamædrys, scordium, sabina, abrotanum, absinthium, mentha, ruta, flor. chamomill. sambuc. rad. bryoniæ* u. d. gl. gebrauchen kan: von welchen man einige nach Belieben in Säcklein nahet/ die Säcklein in Wein kochet/ hernach wohl ausdrucket/ und eines um das ander warm überschlagt. Wenn man keinen Wein hat/ so kan man gemeldte Säcklein nur in Wasser kochen/ und nachdem selbiges gekocht/ etliche Untzen Brandewein oder *spiritus vini theriacalis* darzu giessen/ auch ein paar Untzen Venetianische Seiffen hinein werffen/ und alsdann gebrauchen/ wie vorhero gesagt/ so werden sich offt diese *Contusiones* sehr wohl vertheilen. Mehr hievon wird in dem Capitel von den *Contusionibus* vorkommen.

Wie selbige zu suppuriren.

7. Wenn sich aber die Contusion zur Resolution nicht schicken will/ so muß man die Suppuration suchen zu befördern. Dieses verrichtet man/ wo dieselbe sehr groß/ mit erweichenden Umschlägen/ dergleichen schon theils oben *pag.* 60 beschrieben/ theils im Capitel von den Contusionen werden vorkommen; Aber in geringern Contusionen appliciret man nur das *Ungv. Digestivum*, unter welches was Aloes und Brandwein kan vermischet werden; und über dieses leget man ein erweichendes und zeitigendes Pflaster/ als da sind das *Emplastr. de meliloto, malactium, Diachylon simplex* oder *compositum, Empl. de galbano*, oder dergleichen/ und fähret damit fort/ bis sich die Wunde von dem Verdorbenen wohl gereiniget; und nachdem heilet man dieselbe mit Wund-Balsam. Wo aber bey einer Contusion des Haupts gar keine Oeffnung/ oder dieselbige gar klein wäre/ daß das stockende und verdorbene Geblüt nicht könte heraus lauffen/ so soll man/ wo man es am dienlichsten urtheilet/ beyzeiten eine Incision machen/ damit das Stockende besser könne heraus kommen/ und nicht unter sich fressen möge: auf solche Manier kan man die Wunde besser reinigen/ und hernach mit dem *Digesto* und vorbemeldten Pflastern fortfah=

fortfahren, biß die Wunde rein ist. Endlich trachtet man selbige zu schliessen, gleichwie im vorhergehenden gesagt worden.

8. Wenn das *Pericranium* zugleich lädirt ist, doch aber so, daß das *Cranium* nicht entblösset, so wird die Wunde eben so tractirt, als wie §. 4. ist gesagt worden. Nur dieses ist zu beobachten, daß man auf das *Cranium* keine gemeine Wund-Oel applicire, weil solches dadurch verdorben wird; sondern gute balsamische Medicamenten, als da sind Bals. Peruvian. E//. myrrhæ, Spir. mastichis, u. d. gl. Wenn aber das *Cranium* entblösset ist, insonderheit, wo es der Lufft lang ist exponirt gewesen, so verdirbt gemeiniglich die äussere Lamell oder Blättlein von dem *Cranio*, weil solches von den *Vasis* des *Pericranii* seine Nahrung hatte, und verliert alsdann seine natürliche weiß-blaue Farb oder *couleur*, wird weiß, gelb, braun oder schwartz, und separirt sich endlich von dem übrigen *Cranio*: und wo es einmahl so verdorben ist, so lässet sich die Wunde nicht eher heilen, biß das verdorbene Blättlein von dem übrigen noch gesunden *Cranio* sich völlig separiret hat; wodurch aber die Heilung sehr verzögert wird.

Wenn das Pericranium verletzt,

und das cranium bloß.

9. Derohalben daß man die Heilung befördern und der Verderbung und Separation des *Cranii* möge vorkommen, so soll der *Chirurgus,* so bald ihm solches entblöstes *Cranium* vorkommet, mit einem Pfriemen, Schuster-Säule oder Ahl, oder mit einem solchen Instrument, gleichwie *Tab. V. fig. 2. item fig. 7. lit A.* zu sehen, das *Cranium* allenthalben, wo es entblösset, ungefähr einen Messer-Rucken dick, oder biß in das *Diploe* mit vielen Löchern fast als ein Sipp durchbohren, wodurch man nicht allein die *exfoliation* verhütet, sondern es wachsen auch hernach bald wieder neue Aderlein aus diesen Löchern hervor, welche in kurtzem ein neues *Pericranium* formiren, das hernach mit den *Tegmentis Cranii* bald wieder zusammen wachset, und eine gute auch baldige Heilung zuwegen bringet. Inzwischen aber soll man in dem Verbinden observiren, daß die Wunde selten und allzeit sehr geschwind verbunden werde. Man lege allzeit auf das *Cranium*, nachdem die Wunde wohl gereiniget, Carpie mit der *Essentia Mastichis* oder andern linden balsamischen Medicamenten warm angefeuchet, wozu auch was Rosen-Honig kan vermischet werden; hierüber das *Empl. de betonica* und Compressen, und befestige solche mit dem *Couvre-Chef pag. 26* beschrieben: und auf solche Manier continuiret man, biß das *Cranium* gantz wiederum bedecket, welches durch diese Methode ziemlich bald zu geschehen

Wie solches zu tractiren.

schehen pfleget. Im übrigen zuheilen verfähret man, wie in andern Haupt-Wunden bißhero beschrieben worden. Wenn das *Pericranium* eine Contusion erlitten, aber doch nicht von dem *Cranio* abgewichen, so muß man diese Contusion durch oben bemeldte resolvirende Säcklein §. 5. und 6. suchen zu vertheilen.

Wann das Cranium lädirt.

10. Wenn das *Cranium* selbst lädirt, so hat der *Chirurgus* wiederum andere Umstände in acht zu nehmen, nachdem dasselbe entweder durch hauen, schlagen, werffen oder fallen verletzt ist, und dadurch entweder durchgehauen, oder gespalten, geschlitzt, zerbrochen, zermorschelt oder eingedruckt, oder gar ein Gegen-Spalt vorhanden: welche verschiedene Arten von Verletzungen des *Cranii* mit folgenden Lateinischen Wörtern von einander pflegen unterschieden zu werden: als 1. *Sedes*, 2. *contusio*, 3. *impressio* 4. *effractura*, 5. *fissura*, und 6. *contrafissura*. *Sedes* bedeut einen Hieb; *Contusio*, eine Quetschung; *Impressio*, eine Eindruckung ohne Bruch; *Effractura*, einen völligen Bruch; *Fissura*, einen Schlitz oder Spalt; *Contrafissura*, einem Gegen-Spalt, wenn an einem andern Ort, als wo der Schlag oder Verletzung hingegangen, ein Schlitz oder Spalt gefunden wird.

Wie die Verletzung der Hirnschal zu erkennen.

11. Daß das *Cranium* verletzet sey, erkennet man 1) durch einen accuraten Augenschein oder Nachsehen; 2) wenn die Verletzung mit grosser Gewalt geschehen; 3) durch die Sucher: mit welchen man aber vorsichtig muß zu Werck gehen, damit man nicht, wenn vielleicht das *Cranium* durch und durch verletzt, dem Gehirn einen Schaden thue. Offters aber, wo nur Spalt-Brüch vorhanden, bedienet man sich an statt eines blatten Suchers, auch eines Federkiels, spitzig wie ein Zahnstecher geschnitten, womit, wenn man eine Ungleichheit in dem *Cranio* spüret, man die Verletzung der Hirnschalen erkennet: doch muß man acht geben, daß man durch die Suturen im *Cranio* nicht betrogen werde. 4) Weilen aber die Fissuren offt so subtil sind, daß man sie weder sehen noch mit einem Sucher finden kan: so pflegen die *Chirurgi*, wo sie aus Gegenwart gefährlicher Zufälle muthmassen, daß eine Fissur vorhanden, die Wunde durch eine Incision zu dilatiren, das ist, grösser zu schneiden, trucknen das *Cranium* rein ab, streichen ein wenig Dinten darüber, und wischen dieselbe alsobald wiederum weg, so zeiget sich hernach die Fissur (wenn anderst eine vorhanden) durch einen schwartzen Strich, welcher von der Dinten zurück geblieben. 5) Wo auch dieses nicht genug, so heissen sie den Verwundeten in was hartes beissen, zum Exempel, in einen Nagel; und wenn er dieses ohne Schmertzen thun kan, auch kein Geräusch oder Geknirsch unter dem beissen empfindet, so ist es ordentlich

Das XIV. Cap. Von den Haupt-Wunden. 113

dentlich ein Zeichen/daß das *Cranium* nicht gebrochen: wo er aber ohne Schmertzen und Geknirsch nicht beissen kan/ so ist dasselbe verletzet. 6) Wenn das *Cranium* befunden wird/ daß es seine natürliche Farb nicht mehr hat/ so erkennet man auch hieraus/ daß dasselbe eine Verletzung gelitten. 7) Wenn das *Cranium* gebrochen/ so sind gemeiniglich schwere Zufäll vorhanden/ als da sind: hefftiger Schmertzen/ Erbrechen/ Schwindel/ Schwachheit des Kopffs/ und Ohren-Klingen; und wo die Verletzung noch schwerer/ so schiesset offt das Blut zur Nase und Ohren heraus/ die Leut liegen ohne Verstand/Sinn und Gefühl/ reden unverständig/ oder sind beständig schläfferig/ und dergleichen. Nach etlichen Tagen observiret man eine dünne und stinckende Materie aus der Wunden fliessen. Endlich gegen den siebenden Tag separiret sich die Haut von dem Bein: ja es kommt offt eine Fäulung oder *Caries* in das *Cranium*, welche sich manchmal über einen grossen Theil desselben ausstrecket/ das *Cranium* zuweilen durchfrisset/ und dadurch endlich die Hirn-Häutlein annaget: wovon Schmertzen/ Krampff/ Schläffrichkeit/ Unbeweglichkeit/ Lähmung/ der Schlag/ und endlich der Tod offt erfolget/ gleichwie viele *Autores* dergleichen Exempel aufgezeichnet haben/ wo von einer geringen Contusion oder Spalt besagte Zufälle sind verursachet worden. Dieses soll uns lehren/ in der *Prognosi* dieser Wunden sehr vorsichtig zu seyn/ und in selbigen/ ob sie auch schon im Anfang gering zu seyn scheinen/ keine gewisse Genesung zu versprechen/ weilen man sonsten offt mit seinem Versprechen in Schanden bestehet.

12. In der Cur der Verletzung des *Cranii* hat man vor andern acht zu haben/ ob dieselbe durch ein scharffes oder durch ein stumpffes Instrument verursachet worden: Derohalben wenn die Wunde gehauen oder gestochen ist/ und biß in das *Cranium* gegangen/ so füllet man die Wunde bey dem ersten Verband mit Carpie aus/ damit sich das Geblüt stillen möge. In den folgenden Verbanden/ nachdem man die Materie abgetrucknet/ appliciret man die *Essent. Mastichis* oder *Myrrhæ*, entweder allein/ oder mit Rosen-Honig vermischet/ und fähret hiemit fort auff die Manier/ wie kurtz vorhero §. 4. ist gesagt worden. Wenn ein Hieb biß in die Hohligkeit des *Cranii* ist eingedrungen/ auch so gar das Hirn verwundet hätte/ tractiret man die Wunde auf eben solche Manier/ so wird sich dieselbe endlich auch heilen/ wo sie anderst heilbar ist: doch muß man die Wunde vom Geblüt und Materie wohl ausreinigen/ und geschwind verbinden.

Wie selbe zu curiren.

P 13. Wenn

Wenn die Verletzung von fallen oder stumpffen Instrumenten.

13. Wenn aber die Verletzung durch stumpffe Instrumenten/ als durch schlagen/ werffen/ fallen oder schiessen ist verursachet worden/ so muß man vor allen Dingen den verletzten Ort wohl suchen zu entdecken/ damit man desto besser erkennen möge/ wie die Verletzung beschaffen; es seye dann/ daß dieselbe schon in der Verwundung selbst genugsam offenbahr wäre.

Wie der verletzte Ort zu entdecken.

14. Der verletzte Ort wird entdecket durch eine Incision durch die Haut/ biß aufs Bein/ an demjenigen Platz/ wo man aus der Contusion/ Geschwulst/ oder Weichheit urtheilet/ daß das *Cranium* am meisten lädiret sey: wobey man aber wohl muß acht geben/ daß man das Messer nicht allzu hart oder mit allzu grosser Gewalt eindrücke/ damit nicht/ wo die Beine etwan loß oder wackelnd sind/ dieselbe eingedrucket werden.

Wie die Incision zu machen.

15. Wenn man also durch eine Incision das *Cranium* entdecken will/ so pfleget man gemeiniglich einen Creutz-Schnitt zu thun/ ohngefehr drey Finger breit/ und separiret hernach mit dem Messer die vier Lippen der Haut von dem *Cranio*. Nach diesem reiniget man das *Cranium* von dem Blut und andern Unrath mit einem Schwamm/ und stopffet alsdann zwischen die Lippen der Haut und das *Cranium* trucken Carpie/ damit die Lippen der Oeffnung wohl auseinander gebracht werde/ und man die *Läsion* desto besser erkennen/ auch hernach/ wo es nöthig/ einen Trepan desto füglicher appliciren könne. An statt eines Creutz-Schnitts macht man zuweilen eine Incision wie ein Drey-Eck/ oder wie ein lateinisches V: zuweilen macht man einen länglichten Schnitt/ insonderheit wenn die Verletzung bey den Schläff-Musculn/ damit man ohne Noth die Fibren derselben nicht möge zerschneiden. Manche machen eine Incision wie ein lateinisch T; wobey wir nichts anders zu erinnern/ als daß der *Chirurgus* aus der Beschaffenheit der Wunde/ und aus dem verletzten Ort/ allzeit selbsten judiciren müsse/ was für eine Incision sich am besten schicke/ damit der verletzte Theil wohl entdecket werde.

Was nach der Incision zu thun

16. Wenn der verletzte Ort wohl entdecket/ so muß selbiger von Blut und andern Unreinigkeiten mit einem Schwamm oder Carpie wohl gereiniget werden; wenn Splitter oder Stücklein Bein gesehen werden/ welche loß sind/ soll man selbige mit den Fingern oder Zänglein ausnehmen; wenn selbige aber an dem *Pericranio* noch ein wenig anhangen/ mit einer Scheer abschneiden. Wo aber ein Stück noch

noch sehr fest mit dem übrigen *Cranio* vereiniget ist/ soll man solches mit Gewalt nicht abreissen/ dieweil es öffters wiederum anwachset; sondern man soll nur/ was leicht und sicher kan weg genommen werden/ und sonsten nicht mehr anwachsen kan/ wegnehmen.

17. Wenn nach entdecktem *Cranio* an demselben eine *Contusion* gefunden wird/ (welches man erkennet wenn dasselbe seine natürliche weiß-bläulichte Farbe verändert/ und weiß/ gelb oder braun aussiehet) so soll man/ wie schon oben §. 9. gesagt worden/ in die äusserste *Lamell.* oder Blätlein des *Cranii* bis in das *Diploë* viele kleine Löchlein bohren/ nahe an einander/ damit das stockende Geblüt könne ausfliessen/ und neue *Vasa* mögen hervor wachsen: wobey man die Wunde mit balsamischen Medicamenten *tractirt*/ gleichwie schon eben am selbigen Ort beschrieben worden. Solten sich nach diesem bey dem verbinden mehrere weisse/ gelbe oder braune Flecken zeigen/ so soll man auch an selbigen Orten dieses bohren anstellen/ als wodurch diese Verletzungen am besten wieder können zu recht gebracht werden. *Wenn eine Contusion vorhanden.*

18. Wenn eine Fissur oder Schlitzbruch gefunden wird/ und nicht eben gar schwere Zufäll vorhanden/ so soll man auf beyden Seiten dieses Schlitzes/ aus vorher besagter Ursach/ insonderheit wo man widernatürliche Flecken siehet/ Löchlein bis ins *Diploë* bohren/ und hernach mit den offt belobten balsamischen Medicamenten verbinden. Wo aber bey der Fissur schwere Zufäll vorhanden/ so zeigen solche an/ daß Geblüt unter der Hirnschaale *extravasirt* seye: derohalben wo solche nicht bald auf den Gebrauch der *resolvir*enden Säcklein/ (welche man in dergleichen Haupt-Wunden nie vergessen soll) nachlassen/ muß man zur *Trepanation* schreiten. *Wie eine Fissur zu tractiren.*

19. Die Alten haben in solchen Fissuren und *Contusionibus Cranii*, wo keine gar schwere Zufäll vorhanden gewesen/ mit besondern Schab- oder Kratz-Eisen/ dergleichen *Tab. V.* dreyerley Arten zu sehen/ (als ein rundliches *fig.* 3. ein gerades *fig.* 4 und ein spitziges *fig.* 5) die äusserste *Lamell* des *Cranii* bis auff das *Diploë* weggekratzet/ und sind auch noch heut zu Tag viele/ welche sich derselben bedienen. Aber vorher belobte Durchbohrung halte theils vor sicherer/ theils nicht so mühsam/ und dahero dem schaben oder kratzen billig vorzuziehen. *Der Alten ihre Methode.*

Von Eindruckung der Hirnschaal.

Von Einweichung und Bruch der Hirnschaal.

20. Es wird das *Cranium* zuweilen in Kindern/ durch eine äusserliche Gewalt/ Schlag oder Fall/ solcher gestalt eingedrucket/ gleichwie in ein zinnernes oder kupffernes Gefäß sich eine Eindruckung machet/ wann es fällt/ oder darauf geschlagen wird/ ohne daß solches allemahl zerbricht; oder wo das Bein auch bricht/ so ist doch dasselbige offt nicht gantz von dem übrigen *Cranio* loß/ weil es noch weich und einiger massen bügsam ist. In Erwachsenen aber/ wenn das *Cranium* gebrochen und eingedruckt wird/ so sind die Stück ordentlich abgebrochen/ dieweil sich in Erwachsenen das *Cranium* nicht mehr bügen läßt: und diese Verletzungen werden Eindruckungen und Brüche des *Cranii* genennet/ als wodurch das Gehirn gedruckt/ und in seiner Function oder Verrichtung nothwendig verhindert wird.

Zufäll derselben.

21. Hieraus erhellet auch leichtlich/ daß die Zufälle hier nicht geringer seyn können/ als in den vorher beschriebenen Verletzungen der Hirnschaale: dennoch aber/ nachdem diese Eindruckung grösser und tieffer/ und nachdem die eingedruckte Bein spitziger und hefftiger stechen/ so sind die Zufäll schwerer und gefährlicher/ ja der Tod selbst muß offt bald darauf erfolgen. Weilen auch solche Verletzungen nicht leicht ohne Zerreissung der Adern und Ergiessung des Gebluts in die Hohligkeit des *Cranii* oder Gehirns geschehen können/ so müssen nothwendig bey solchen Umständen die allerhefftigste Zufälle erfolgen.

Ist leicht zu erkennen.

22. Daß das *Cranium* so gebrochen und eingedruckt/ erkennet man 1. durch das Ansehen/ 2. durch das Gefühl/ 3. aus der Ursach der Verletzung/ 4. aus denen sich dabey ereignenden Zufällen: und ist eine solche Eindruckung oder Bruch der Hirnschaal leichter zu erkennen/ als eine subtile Fissur desselben. Daß aber diese Verletzung höchst-gefährlich/ ja meistens tödtlich seye/ ist leichtlich aus oben bemeldten Ursachen abzunehmen.

Cur.

23. In der Cur wird vor allen erfordert/ daß dasjenige/ was das Hirn drucket/ auffgehoben und in seinen natürlichen Ort wieder gebracht werde/ wofern dasselbige mit dem übrigen *Cranio* noch anhänget. Wenn aber ein Stück Bein gantz loß/ und insonderheit/ wenn es das Hirn sticht/ muß es je eher je besser ausgezogen und weggenommen werden.

24. In

Das XIV. Cap. Von den Haupt-Wunden.

24. In Kindern kan die Auffhebung und Einrichtung des eingedruckten *Cranii* offt verrichtet werden/ 1) wenn man/ nachdem die Haar weg geschoren/ ein starck klebendes Pflaster a) auff ein Leder gestrichen/ an welchem Stricklein seyn sollen/ gleichwie aus *fig. 6. Tab. V.* zu sehen/ warm auff die Mitte des eingedruckten Theils fest anklebet/ und eine weil darauff liegen lasset/ damit es desto fester anklebe. Hernach wenn man es fest genug anzuhängen erachtet/ muß man durch die Stricklein das Pflaster in die Höhe ziehen/ gleichwie die Figur anweiset/ und damit zugleich das eingedruckte *Cranium* in die Höhe heben. Solte es das erstemahl ohne Effect seyn/ soll man es wiederhohlen/ und wenn die Eindruckung nicht gar zu schlimm/ so gehet diese Manier öffters glücklich von statten. 2) Zuweilen läßt sich auch solches durch Appliciruing eines grossen Schröpff-Kopffs in die Höhe ziehen/ dabey man dem Kind die Nasen und Mund soll zuhalten/ damit sich das Hirn in die Höhe presse/ und die Aufhebung dadurch befördert werde. 3) Wenn es sich aber weder mit dem Pflaster noch mit dem Schröpff-Kopff wolte thun lassen/ so muß dasselbige durch einen Bohrer/ welcher behutsam zu appliciren/ gefasset/ und in die Höhe gezogen werden: doch daß vorhero die Haut an demselben Ort/ wo man den Bohrer will appliciren/ separiret sey/ und ist dergleichen Bohrer *fig. 7. lit. B* zu sehen.

Eindruckung bey Kindern.

25. Wenn in Kindern eine Eindruckung gering ist/ und keine üble Gefolge darauf kommen/ gleichwie manchmahl zu geschehen pfleget/ so ist auch die Aufhebung nicht nöthig: sondern man kan nur zertheilende Säcklein/ um die Contusion zu resolviren/ überschlagen; oder wenn die Contusion gar gering/ nur ein zertheilendes Pflaster/ als das *de meliloto* oder *de betonica* überlegen. Solten sich aber hierauf schwere Zufäll einfinden/ so muß hernach ehestens geschehen/ was vorher §. 24 gelehret worden.

Wenn sie keine Zufäll erwecket/ wie zu tractiren.

26. In Erwachsenen aber/ oder auch in Kindern/ wo bey der Eindruckung die Beine der Hirnschaale gebrochen/ müssen die eingedruckte Stück wieder in die Höhe gehoben werden. Einige recommendiren hier dem Patienten öffters Nieß-Pulver in die Nase zu geben/ so würden durch die Gewalt des Niesen die eingedruckte Bein sich wieder in die Höhe begeben: welches aber/ weil es ohne Gefahr einer grösseren Verletzung des Gehirns nicht geschehen kan/ nicht wohl zu rathen. Sondern es sollen selbige vielmehr durch ein dienliches *Elevatorium* oder Heb-

Wenn die Hirnschaal gebrochen.

---

a) Dergleichen aus Pech/ Hartz/ *Colophonium*, und *Gummi Elemi* kan gemacht werden. *Hildan. cent. II. obs. V.*

Hebeisen *fig. 7. C.* oder *fig. 8. Tab. V.* aufgehoben werden/ wenn nur eine Oeffnung da ist/ das Hebeisen füglich zu appliciren. Wenn aber keine Oeffnung vorhanden/ muß der Bohrer *fig. 7. B* oder dergleichen in das eingedruckte Stück/ nachdem vorher die Haut durch einen Creutzschnitt davon separirt ist/ behutsam eingebohret/ und damit/ wo möglich/ aufgehoben werden. Ehe man aber den Bohrer appliciret/ soll man vorhero mit einem spitzigen und scharffen Instrument/ gleichwie *fig. 2.* oder *fig. 7. A* sind/ ein Löchlein machen/ damit der Bohrer leichter fassen könne.

Vom Gebrauch besonderer Heb-Eisen. 27. Dieweilen man aber die Heb-Eisen *fig. 7* und 8/ wenn die dabey liegende Bein auch gebrochen/ offt nicht sicher gebrauchen kan/ und zu befürchten hat/ daß/ indem man ein Stuck wolte aufheben/ ein anders unterdruckete/ so haben die Alten ein dreyfüßiges *Elevatorium* erfunden/ *fig. 12.* welches ohngefehr noch so groß seyn kan/ als es hier abgebildet/ und mit seinen drey Füssen *A A A*/ (welche näher und weiter/ nachdem es die Nothdurfft erfordert/ von einander können gethan werden) auf das noch gantze *Cranium* so gesetzet wird/ daß man den Bohrer *B C* durch Umdrehung desselben bey der Handhebe *D D* in das eingedruckte Stück/ (nachdem man vorher ein Löchlein mit einem spitzigen Instrument/ *fig. 2.* hinein gemacht) füglich könne einbohren. Wenn dieses geschehen/ schraubet man durch Umdrehung der Schraube *E E* den Bohrer *B*/ zugleich mit dem eingedruckten *Cranio* in die Höhe/ bis dasselbe wieder in seinen natürlichen Stand kommen/ gleichwie diese gantze Operation durch die *fig. 13.* erläutert wird. Ist eine Oeffnung vorhanden/ daß man mit einem *Elevatorio* unter das eingedruckte Stück kommen kan/ so schraubet man den Bohrer *B fig. 12.* bey *F* aus/ schraubet hergegen das *Elevatorium G* mit seiner Schraube *H* daran/ appliciret solches unter das eingedruckte Bein/ und hebet hernach damit/ nach vorherbeschriebener Manier/ dasselbe wieder in seinen natürlichen Ort.

Hildani Heb-Eisen. 28. Ein anderes und zu diesem Entzweck sehr dienliches *Elevatorium*/ welches auch viel leichter zu machen ist/ als das vorige/ beschreibet uns *Hildanus, Cent. II. obs. 4.* als nach dessen Invention mit weniger Veränderung dasjenige *fig. 14.* gemacht ist. Es hat gleichfals einen Bohrer *A* und einen Hacken *fig. 15.* fast wie das vorige. Den Bohrer *A* kan man von dem übrigen Instrument abnehmen/ und in das eingedruckte Bein/ wo keine Oeffnung ist/ einbohren: Hernach den Heb-Baum *B C* dadurch stecken. Die Platte *D* setzt man an einem gesunden Ort des Kopffes fest auf/ doch so/ daß man ein leinen Bäuschlein
da-

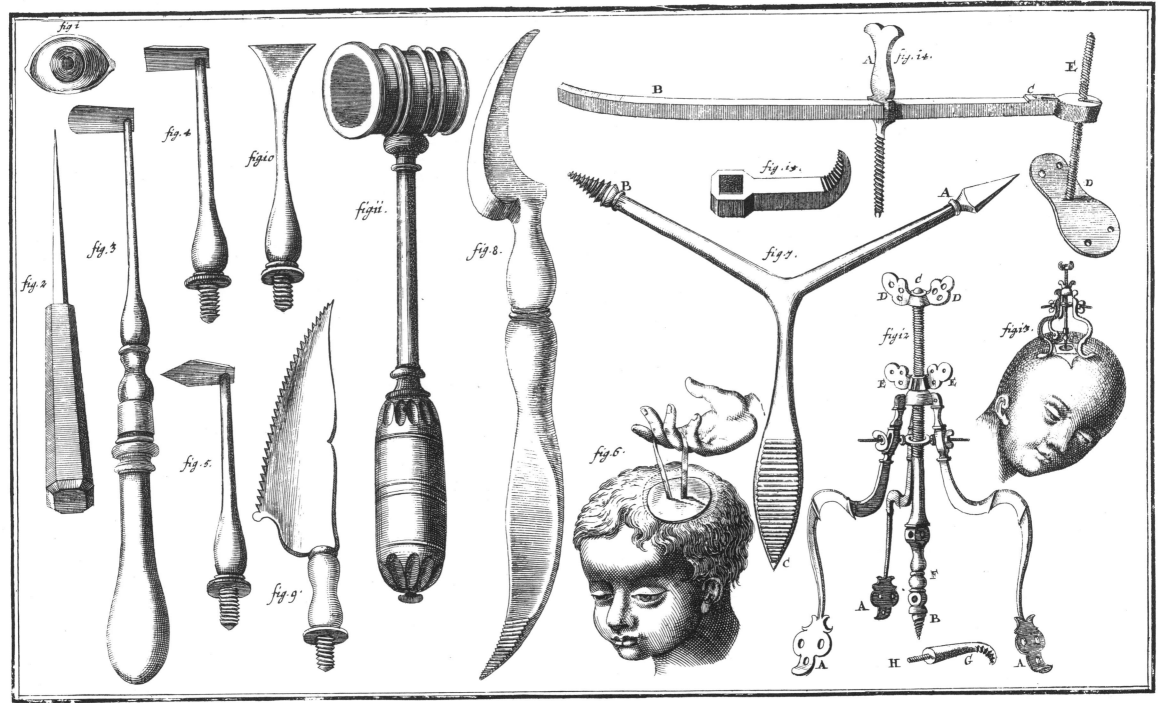

Das XIV. Cap. Von den Haupt-Wunden.

darunter lege, auf daß dadurch kein Schmertzen verursacht werde; fasset alsdann den Heb-Baum bey B, und hebet damit das eingedruckte Stück wieder behutsam in die Höhe. Bey C ist ein Gewerb im Heb-Baum, auf daß man die Platte D abbiegen könne, wenn es wegen Rundigkeit des Kopffs nöthig seyn mag. Die Platte kan man auch um eben dieser Ursach willen durch die Schraube E höher und niedriger schrauben. Es kan auch der Heb-Baum eine Handbreit länger gemacht werden, als selbiger hier abgebildet, so hat man desto mehr Macht oder Force zu heben.

29. Solte das eingedruckte Stück gantz los seyn, und man weder mit dem Heb-Eisen könte beykommen, noch den Bohrer ohne Gefahr das Hirn noch mehr zu drucken und zu verletzen, sicher einbohren, so muß man die Hirnschaal nahe bey dem eingedruckten Stück trepaniren; das noch übrige Stück der Hirnschaal, zwischen dem trepanirten Loch und dem eingedruckten Stück, erstlich mit einem subtilen Säglein, fig. 9 fast absägen, und mit einem feinen Meisel fig. 10, durch Hülff eines bleyernen Hämmerleins fig. 11 gar heraus schlagen; hernach durch dieses Loch ein Heb-Eisen appliciren, das eingedruckte Stück in die Höhe heben, und heraus nehmen. Diese mühsame Operation aber wird selten nöthig seyn, weil es durch die vorhergehende meinstens wird können verrichtet werden. *Eine andere Manier das gebrochene aufzuheben.*

30. Wenn aber ein eingedrucktes Stück durch eine vorher besagten Manieren wiederum in seinen natürlichen Ort gebracht worden, muß man verhüten, daß es nicht von neuem möge eingedrucket werden: welches geschiehet 1) wenn man den Patienten nicht auf den verletzten Ort laßt liegen; 2) wenn man ein Plättlein von Meßing, Kupffer, Eisen, Blech, oder dergleichen, über den verletzten Ort an den Kopff bindet, um dadurch zu verhindern, daß die Verletzung nicht könne gedrucket werden, bis es endlich wieder angeheilet. Ubrigens verbindet und curiret man hernach diese Wunden, gleichwie die vorher beschriebene Haupt-Wunden. *Das aufgehobene zu erhalten.*

Erklärung der fünfften Kupffer-Tafel.

Fig. 1. zeigt an ein gläsernes Aug, um solches an statt eines verlohrnen Auges einzusetzen.

Fig. 2. ist ein viereckiges spitziges Instrument, um die äusserste Tafel der Hirnschal zu durchbohren.

Fig. 3. 4. 5. sind verschiedene Figuren von Schab- oder Kratz-Eisen, die

die Hirnschaal und andere Beine in gewissen Zufällen damit zu schaben.

Fig. 6. zeigt an / wie man bey Kindern eine eingebogene Hirnschaale mit dem Pflaster wieder aufheben soll.

Fig. 7. ist ein Instrument / an welches Spitze *A* ein viereckiges spitziges Eisen / die äusserste Tafel der Hirnschaal zu durchbohren. *B.* Ist ein Bohrer / um eingebogene Beine der Hirnschaal mit in die Höhe zu heben. *C.* Ein Heb-Eisen oder *Elevatorium* zu eben diesem Gebrauch.

Fig. 8. ist eine andere Art von Heb-Eisen.

Fig. 9. ist eine kleine Säg / und *Fig.* 10. ein kleiner Meisel / welche beyde sich in den Stiel der dritten Figur lassen einschrauben.

Fig. 11. Ein hölzerner Hammer / dessen Kopff mit Bley ausgefüllet.

Fig. 12. ist ein dreyfüßiges *Elevatorium*, in Brüchen der Hirnschaal gebraucht zu werden / und ist *pag.* 118 weitläufftiger beschrieben.

Fig. 13. zeigt / wie dieses Instrument gebraucht wird.

Fig. 14. *Hildani* Heb-Eisen oder *Elevatorium pag.* 118 beschrieben.

Fig. 15. Ein Hacken zu vorigem Instrument gehörig.

Wie das Geblüt unter der Hirnschaal heraus zu bringen.

Zufäll vom Geblüt in der Hirnschaal.

31. In vorher besagten Verletzungen des *Cranii*, als Contusion / Fissur / Eindruckung und Einbrechung desselben / werden sehr offt Adern unter der Hirnschaal zerrissen / aus welchen das Geblüt in die Hirnschaal ausläufft / und dadurch nicht nur / wenn es viel ist / das Gehirn drücket / und desselben Verrichtung und Gebrauch hindert / sondern auch alle oben erzehlte schwere Zufäll verursachet. Oder wo des ausgelauffenen Gebluts nicht so viel ist / daß es das Gehirn drücken könte / so wird es doch endlich / weil es stocket / faul / naget die Hirnhäutlein / und zerfrißt endlich das Gehirn selbsten: wodurch Entzündung / Brand / Geschwür / Fäulung / allerley andere schwere Zufäll / und endlich der Tod / nun bald / nun langsam / erreget werden; so / daß öffters viele Wochen / ja gar etliche Monath nach der Verletzung / die Verwundete erst sterben. Eben diese Beschaffenheit hat es auch / wenn durch einen hefftigen Stoß / Schlag oder Fall / eine Ader im *Cranio* verletzet wird / obschon an demselben äusserlich keine Verletzung kan gefunden werden.

32. In

Das XIV. Cap. Von den Haupt-Wunden. 121

32. In allen diesen Verletzungen ergiesset sich das Geblüt entweder zwischen das *Cranium* und die *dura Mater*; oder zwischen die *dura* und *pia Mater*; oder zwischen die *pia Mater* und das Hirn; oder in die Theilungen und Hohligkeiten des Gehirns selbsten. Alle diese Zufäll sind sehr gefährlich: dennoch wie tieffer dasselbe stocket, je beschwerlicher ist es heraus zu bringen, und je grössere Lebens-Gefahr ist davon zu befürchten.

Ort wohin sich dasselbe ergiesset.

33. Daß Geblüt unter dem *Cranio* enthalten sey, erkennet man aus der Hefftigkeit der Zufäll, und insonderheit, wenn der Verletzte nach empfangenem Schlag oder Fall hinfällt, und ohne Gefühl und Bewegung lieget: ingleichen wenn das Geblüt zum Mund, Nase und Ohren ausläufet; die Augen roth und geschwollen aussehen; die Verwundete sich brechen ɾc. Oder wo auch diese schwere Zufäll etwas nachlassen, und die Patienten wiederum was zu sich selbsten kommen, so empfinden sie doch eine sonderbahre Schwerigkeit im Haupt, Schläfferigkeit, Schwindel, Blödigkeit des Gesichts, Krampff u. d. gl. Ist die Ergiessung des Geblüts sehr groß, und insonderheit wo das *Cerebellum* gedruckt ist, so sind die Verwundete offt gleich todt; wo aber die Ergiessung geringer, oder doch nicht bey dem *Cerebello*, so finden sich bemeldte Zufäll ein: dennoch nicht allemahl alsobald, sondern offt später, und bringen bisweilen den Patienten, den man nicht sonderlich kranck zu seyn vermeinet, gantz wider Vermuthen um das Leben. Derowegen darff man bey hefftigen Erschütterungen des Kopffs, sie geschehen durch schlagen oder fallen, den Patienten nicht leicht ohne Gefahr halten, ob es schon nicht gleich gefährlich mit ihm aussiehet. Wo sich also vorbemeldte schwere Zufälle nach Haupt-Verletzungen einfinden, es seye entweder alsobald, oder auch was später, so zeigen selbige an, daß Geblüt ins *Cranium* sich ergossen, es mag nun eine äusserliche Verletzung da seyn oder nicht.

Wie zu erkennen ob Geblüt in die Hirnschaal sich ergossen.

34. In solchem Zustand aber, wo man an der Hirnschale keine Verletzung siehet, oder eine *Contra-Fissur* da ist, so ist offt schwer zu finden, oder zu judiciren, wo sich das Geblüt auffhalte: sonderlich wo man auch an der Haut keine Verletzung siehet, gleichwie zuweilen zu geschehen pfleget. Derohalben wenn ein solcher *Casus* vorkommt, wo solche schwere Zufälle da sind, und doch keine äusserliche Verletzung bemercket wird, so muß man 1) die Haar vom gantzen Kopff abscheeren, und alsdann durch das Sehen und Fühlen genau nachforschen nach dem Ort, wo die Verletzung möge hingegangen seyn: dann

Wenn äusserlich keine Verletzung zu finden, was zu thun.

Q   wenn

wenn man einen Platz findet mit unterloffenem Geblüt / oder durch das Fühlen eine Geschwulst und Weiche / so geben diese Zeichen den verletzten Ort an Tag. Wobey man doch nachfragen kan bey denjenigen / welche die Verletzung mit angesehen / an welchen Ort der Schlag / Stoß oder Wurff hingegangen seye / um dadurch den verletzten Theil desto gewisser zu erkennen. 2) Wenn man aber auf diese Manier noch nichts gewisses haben kan / soll man das Meliloten oder ein anders erweichendes Pflaster über den gantzen geschornen Kopf warmlich appliciren / darüber warme Säcklein legen / solches etliche Stund liegen lassen / und hernach wieder abnehmen. Wenn man alsdann eine Geschwulst / Röthe und Weichheit an einem Ort findet / so zeiget solches den Ort der Verletzung. 3) Erkennet man auch zuweilen den verletzten Ort / wenn die Bleßirte offt mit der Hand an einen gewissen Theil des Kopffs fühlen / ob sie auch schon gantz ohne Gefühl und Sinne darnieder liegen. 4) Wenn den Patienten eine Seite lahm und ohne Bewegung ist / die andere Seite aber Krampfmäßig zucket oder zusammen gezogen wird / so ist solches ein Zeichen / daß das ergossene Geblüt auff der lahmen Seite im Kopff liege. 5) Wenn aber an der Haut eine Verletzung sich zeiget / so muß man selbige durch eine Incision eröffnen / genugsam erweitern / gleichwie oben gesagt worden / und alsdann fleißig nachsehen / ob man auch eine Verletzung an der Hirnschale, Contusion, Fissur, Contra-Fissur oder einen Bruch der Hirnschale finde.

Wenn der Ort gefunden / wie zu verfahren.

35. Wenn man also durch eine oder die andere *Methode* den verletzten Ort gefunden / muß man 1) trachten das stockende Geblüt / so bald möglich / heraus zu bringen / damit es den Verletzten nicht möge ums Leben bringen. 2) Soll der verletzte Ort wohl gereiniget / und wenn etwan Stücker oder Splitter vom Bein eingedruckt / oder im Gehirn stecken / behutsam heraus gezogen werden. Um das ergossene Geblüt wegzunehmen / schreiten viele *Chirurgi* alsobald zum Trepan, das ist / zum durchbohren der Hirnschal; weilen aber diese Operation vieler Gefahr und Schwerigkeiten unterworffen / und viele Verletzte auch ohne dieselbe wiederum genesen / so soll man mit selbiger nicht allzu gehling verfahren / sondern nur wo es die höchste Noth erfordert / und andere Mittel nicht helffen wollen. Derohalben soll man zu erst das stockende Geblüt durch *resolvirende Medicamenten* wiederum suchen zu vertheilen.

36. Um

Das XIV. Cap. Von den Haupt-Wunden. 123

36. Um dieses zu verrichten, dienet 1) daß man dem Patienten zur Ader lasse, und nach Befinden der Constitution desselben, reichlich Geblüt abzapffe, wodurch man eine nützliche Revulsion machet, die Adern vom vielen Geblüt erleichtert, und zugleich die mehrere Ergiessung derselben verhindert. 2) Bald hierauff soll man dem Patienten ein dienliches, doch zimmlich starckes Purgantz eingeben, damit hiedurch die Feuchtigkeiten vom Haupt abwerts gezogen werden, und dasselbe dadurch eine Erleichterung bekomme: um welcher Ursachen halben auch zugleich starcke oder scharffe Clystier können und sollen appliciret werden. 3) Sollen äusserlich auf den geschornen Kopff, das *Empl. de betonica*, und dann die warme in Wein gekochte Kräuter-Säcklein, gleichwie oben schon §. 5. und 6. pag. 109 beschrieben, offters übergelegt werden. 4) Vor die Nase soll man den Patienten offt ein gutes *Sal volatile* oder *Spir. Sal. armoniaci* oder *Spir. C. C.* halten, auf daß der Patient dadurch aufgewecket und aufgemuntert werde, (sonderlich auch, weil dieselbe offt nur vor Schrecken in Ohnmacht liegen) und das stockende Geblüt sich besser vertheile. 5) Soll man den Patienten offt warme Wasser-Getränck eingiessen, als *Thee*, oder sonsten ein *Decoctum* oder *Infusum* von Betonien, Salbey, Roßmarin, Lavendel-Blumen, Sassafras oder gelb Sandel-Holtz, und dergleichen, wodurch das Geblüt flüßig gehalten wird, und sich besser vertheilen kan.

Wie das stockende Geblüt zu vertheilen.

37. Mit diesen allen soll man eine Weil fleißig continuiren, und insonderheit wo man siehet, daß sich die Zufäll hierauf vermindern. Vor allen Dingen aber ist hier zu bemercken, daß das wiederholte Aderlassen, Purgieren und Clystiren allhier von sehr grossem Nutzen sind, und offt mehr gutes ausrichten, als man leichtlich glauben oder hoffen kan, ob schon diese *Methode* vielen Leuten frembd vorkomt. Dennoch aber wenn man siehet, daß hierauf die schwere Zufäll sich was mindern, soll man solche zum andernmal wiederhölen: ja, wann sich der Patient hierauf wiederum besser befindet, zum dritten und vierten mahl, nebst dem Gebrauch der andern belobten Medicamenten, vornehmen, sonderlich wo der Patient jung, starck und blutreich ist; und also continuiren, biß sich derselbe wieder wohl befinde.

Aderlassen und Purgieren ist zu wiederhohlen.

38. Wenn sich aber hierauf die schwere Zufäll nicht wolten heben lassen, oder zum wenigsten nicht viel minderten, sondern im Gegentheil continuirten, oder gar noch schwerer würden, muß man beyzeiten zur Trepanation schreiten, und das *Cranium* an dem Ort, wo die Verletzung

Wen dieses nicht wolte fruchten.

Q 2

letzung ist hingangen, oder wo ein Fissur ist, oder wo man sonsten meinet, daß das ergossene Geblüt stocken möge, auf behörliche Manier durchbohren, damit das Geblüt einen Ausgang bekomme, und das Hirn könne gereiniget werden. Ja wann auch gar kein verletzter Ort zufinden, so soll man doch bald auf einer, bald auf der andern Seiten des *Cranii*, bald hinden bald fornen trepaniren, biß man endlich einen Ort wo Geblüt stocket, finde, und dasselbe alsdann heraus lassen könne. Wie aber die Trepanation soll verrichtet werden, und die Oeffnung wieder zuzuheilen, ist mit allen Umständen in dem andern Theil unserer Chirurgie beschrieben.

Das XV. Capitel,
Von den Contusionen oder Zerquetschungen.

I.

Was eine Contusion seye. Die Contusion ist eine Art der Verwundung, welche nicht von schneidenden, sondern von stumpffen Instrumenten verursachet wird: wodurch viele Aederlein und Zäserlein zerquetschet, zerstossen und zerrissen werden, so, daß eine Contusion gleichsam in einem Hauffen kleiner Wunden bestehet.

Ist zweyerley. 2. Es kan eine Contusion einfach oder simpel genennet werden, wo nehmlich allein weiche und äusserliche Theile; oder gedoppelt, wo zugleich Beine oder innerliche Theile zerquetschet und verletzet sind.

Die Ursachen. 3. Die Ursachen der Zerquetschungen sind 1) Schläge, Stöß, Werffen, und allerley harte und stumpffe Instrumenten mit Gewalt auf unsern Leib appliciret: als da sind Brügel, Balcken, Stein, u. d. gl. 2) geschiehet eine Contusion, wenn ein Mensch sich gegen einen harten und stumpffen Cörper hefftig anstösset, oder auf was hartes fället: 3) werden *Contusiones* verursachet durch klemmen und zwicken zwischen Thüren, Pressen, Schrauben u. d. gl.

Die Zufäll in weichen Theilen. 4. Der hierauf erfolgende Effect oder Verletzung ist eine Zerreissung, Zerstossung und Zerquetschung der Zäserlein und Aederlein, worauf

worauf eine Ausrinnung des Gebluts und anderer Feuchtigkeiten des verletzten Theils erfolget: welche daselbst stocken, faulen, Geschwär, Brand, und, nach Unterschied des verletzten Orts, viele andere Ubel, ja den Tod selbsten, verursachen. Wenn bey den Zerquetschungen die Haut noch geschlossen, so wird dieselbe wegen des darunter stockenden Geblütes roth und schwartz, welches man gemeiniglich ein blaues Mahl, *Ecchymosis* oder *Sugillatio* nennet, wodurch nicht nur vorher besagte Zufäll, sondern auch offt, wenn Beine in der Nähe, eine *Caries* und andere Zufäll verursachet werden.

5. Wenn die Gebeine zugleich mit verletzet, so folgen 1) wo nur das *Periostium* lädiret, diejenige Zufälle, welche von Verletzung desselben in den Haupt-Wunden beschrieben worden; oder es werden 2) die Beine gar mit zerbrochen, worauf die Zufälle der Beinbrüche erfolgen; und wo die Verletzung am Kopff, erreget selbige alle die in den Haupt-Wunden kurtz vorher beschriebene Ubel; 3) Wenn es aber in andern Beinen ist, und das Marck in denselben verletzet, es geschehe mit oder ohne Bruch, so folgen hieraus auch sehr gefährliche Zufälle: dann wenn die im Marck verletzte Aederlein ihr Geblüt in die Hohligkeit des Beins ergiessen, und dasselbe nicht kan ausfliessen, so verdirbt es, frißt die Bein an, macht *Caries*, unheilbare Geschwär und Fisteln, so, daß man offt das gantze Glied muß abnehmen, weil man sonsten die *Caries*, als welche von inwendig entstanden, fast nicht curiren kan: denn es hat hier mit dem Marck in den Beinen bey nah gleiche Beschaffenheit, wie mit dem Hirn im *Cranio*, wo Geblüt extravasirt ist.

Zufäll in den Beinen.

6. Wenn die Juncturen oder Gelencke verschmettert, so folgen gern grosse Schmertzen und Entzündungen, *Convulsiones* und der Brand; oder es werden die Glieder unbeweglich und lahm. Ingleichen wenn Musculn sehr zerquetschet, so entstehen daraus grosse Entzündungen, Verschwürung, Brand, oder Lähmung der Glieder. Wann innerliche Theile verletzet, so entstehen gar gefährliche und vielerley Zufälle, nach Unterschied des verletzten Theils: als Entzündung, Stockung des Geblütes, Fäulung, Verschwürung oder Brand und Verhinderung der Function des verletzten Theiles, wodurch offt nothwendig der Tod erfolget. Insonderheit aber, wenn der Kopff eine hefftige Contusion erlitten, sie seye von schlagen oder fallen, verursacht selbe Beraubung der Sinnen, Unempfindlichkeit, Lähmung, Krampff, und offt den Tod selbsten, gleichwie bey den Haupt-Wunden ist gesagt worden. Wenn eine solche Verletzung die Brust getroffen, entstehet gemeiniglich

In den Gelencken Musculen und innerlichen Theilen.

meiniglich Kurtz-Aethemigkeit, Blutspeyen, Ohnmachten, Entzündung der Lung, Verschwürung derselben: und wo nicht der Tod bald selbsten folget, so kommet doch gern eine Schwindsucht und Auszehren darauf. Wenn eine hefftige Contusion auf den Unterleib gehet, erreget selbige gern Blutbrechen, Entzündung, Brand oder Verschwürung der Eingeweide, und dann endlich auch den Tod, sonderlich wann vornehme Theil verletzet sind.

Von Erkennung der Contusionen.

7. Die Erkennung der Contusionen, und was für ein Theil verletzet seye, hat man 1) durch das Sehen, weil der verletzte Theil eine widernatürliche Farbe, gantz roth oder schwartz, zeiget, welche Farbe mit der Zeit sich in braun, gelb, grün, und dann wieder in schwartz verändert, und endlich, wenn die Verletzung nicht gar hefftig gewesen, vergehet oder verschwindet; 2) durch das Fühlen oder Angreiffen, womit man des zerquetschten Theiles widernatürliche Weichheit, und zuweilen, sonderlich in grossen Contusionen, das Rauschen oder Bewegen des ausgeronnenen Geblütes befindet; 3) aus dem Schmertzen und Unbeweglichkeit des verletzten Theiles, welche der Patient empfindet; 4) aus dem Instrument, Art und Gewalt der Verletzung. Was aber vor innerliche Theile durch eine Contusion verletzet seyen, erkennet man theils aus dem Ort der Verletzung, theils aus dem verhinderten oder verdorbenen Gebrauch der verletzten Theile, wie hievon kurtz vorher ist gesagt worden.

Prognosis.

8. Von der *Prognosis* ist schon viel unter den Effecten von der Contusion gesagt worden; dennoch wollen wir noch hier beysetzen, daß die *Contusiones* aller innerlichen Theile sehr gefährlich sind, und selten curiret werden, sondern gemeiniglich den Tod zuwegen bringen, manchmal bald, manchmal aber langsam, nachdem der Theil mehr oder weniger nöthig zum Leben: dann wenn der Theil so beschaffen, daß er zwar nicht gleich den Tod verursachet, so folget doch darauf entweder der Brand, oder eine Verschwürung, welche, weil man mit der Hand und Medicamenten nicht kan beykommen, endlich meistentheils tödtlich sind. Daß die Verletzungen der Bein sehr schwere Zufäll erregen, insonderheit wo das Marck, die Gewerbe und *Ligamenta* verletzet sind; ingleichen daß von diesen die *Contusiones* des *Cranii* wegen des Gehirns am allergefährlichsten seyen, ist schon oben gesagt worden.

Cur der geringen Contusionen.

9. In der Curation soll man auf alle Manier die stockende Feuchtigkeiten suchen zu vertheilen, und sich vor der Verschwürung oder

Das XV. Cap. Von den Zerquetschungen. 127

oder Suppuration, am allermeisten aber vor dem Brand hüten. In geringern Contusionen kan man die Vertheilung offt mit Auffschlagung warmen Brandeweins, oder warmen Urins mit zusammen gefalteten Tüchern übergeschlagen, erhalten, insonderheit wann man darinn was Seiffen zerlassen hat: oder man kan solche, wo sie hefftiger sind, resolviren mit zertheilenden Kräuter-Säcklein im warmen Wein gekocht, gleichwie in den Contusionen des Haupts *pag.* 109 schon ist gesagt worden.

10. In schwerern, hefftigern und gefährlichern Contusionen aber soll man gleich, um die Verschwärung und Brand zu verhüten, mit den kräfftigsten Mitteln die Resolution trachten zu erreichen, indem das Geblüt noch flüßig ist, und sich noch nicht gantz coaguliret hat: dann sonsten, wo man zu lang wartet, wirds hernach zu spät. Dieses verrichtet man 1) wenn man das stockende Geblüt trachtet flüßig zu erhalten, und was schon coagulirt, wiederum flüßig macht: 2) wenn man das ausgelauffene und stockende Geblüt wiederum suchet zurück in die Adern zu treiben; und dabey 3) die *poros* oder Schweißlöcher in der Haut zu eröffnen, damit die Transpiration oder Ausdünstung desto besser geschehen könne.

Cur der gefährlichen.

11. Um diesen Endzweck zu erreichen soll man 1) dem Patienten zur Ader lassen, und zimmlich viel Geblüt abzapffen; welches, wo der Patient starck und blutreich, ein-ja zweymahl nach Befinden kan wiederhohlt werden. 2) Alsobald nach der Aderlaß soll man dem Patienten ein starckes Purgier eingeben, gleichwie in den Contusionen des Haupts auch ist gesagt worden, welches gleichfalls zu wiederhohlen, wo man es vor nöthig achtet; damit durch diese Abführungen starcke *Revulsiones* gemacht werden, und das extravasirte Geblüt desto leichter wieder in die ausgelehrte Adern getrieben werde. Es soll aber die Purgantz nicht aus hitzigen Sachen bestehen, sondern aus temperirten; zum Exempel:

1. Aderlassen und Purgiren.

℞. Tamarindorum ʒij.
Foliorum Señ ʒß.
Agarici albi ʒiij. ebulliant parum in f. q. V&
simplicis: colaturæ ℞. ʒVIII. add. Sirupi Rosarum solutivi ʒij. extract. diacartham. ʒß. M. hievon gebe man dem Patienten alsobald und zum erstenmahl vier Untzen, und wo solches nach zwo Stunden noch nicht purgiret, so gebe man dem Patienten wiederum eine Untz, und

und so alle Stund/ biß es den Patienten wohl purgirt; wobey man auch die Clystier zu Beförderung der Operation mit gutem Nutzen gebrauchen kan.

2. Zertheilende Behungen.

12. Uber das soll man gleich anfangs zertheilende Kräuter-Säcklein/ gleichwie in den Haupt-Contusionen ist gesagt worden/ im warmen Wein gekocht/ oder Behungen mit dick-zusammen gefalteten leinenen Tüchern offt warm überschlagen/ gleichwie folgendes seyn könte:

℞. Radicis Bryoniæ ℥ij. l. iij.
Herbæ sabinæ, scordii, abrotani,
Arboris vitæ ââ. Mij.

Diese Sachen müssen zerschnitten/ und hernach in einer Maaß Wein eine Viertel-Stund gekocht werden: nach diesem druckt man dieses *Decoctum* durch ein wollen Tuch oder Flänell/ thut ein paar Untzen Spanische Seiffen darzu/ taucht hernach in dieses *Decoctum* (welches allzeit warm muß gehalten werden) zusammen gefaltene leinene, flänellene oder wöllene Tücher/ druckt selbige wieder wohl aus/ und applicirt sie hernach alle Stund/ oder alle zwo Stund/ auf den verletzten Ort. So offt man diese Behung frisch will überschlagen/ soll man allezeit vorhero mit warmen Tüchern die Contusion wohl reiben/ welches sehr viel zur Vertheilung hilffet: denn hierdurch wird das Geblüt in seiner Flüßigkeit erhalten/ und was etwa schon coagulirt/ wieder resolvirt/ daß es hernach entweder in die Adern kan zurück lauffen/ oder durch die Haut transpiriren.

3. Zertheilende Säcklein und Auffschläg.

13. Man kan auch jetztbemeldte Kräuter in Säcklein nehen/ und dieselbe eben so gebrauchen. Oder wenn man in den Contusionen ein *Cataplasma* auffschlagen will/ so kan man eben dieselbe Kräuter zu einem Brey kochen/ zuletzt *Gummi Galbani* mit Eyer-Dotter solvirt 2. Untzen/ und Leinsaamen-Mehl/ so viel zur Consistentz eines Brey-Umschlags nöthig ist/ darzu mischen/ und an statt der vorhero bemeldten Medicamenten offt warm zwischen leinenen Tüchern überschlagen. Ein anders simples aber sehr gutes *Cataplasma* kan hier auf folgende Manier bereitet werden:

℞. Pulv. rad. bryoniæ alb.
Saponis Veneti ââ. ℥ij.

coq. in s.q. ▢æ recentis ad consistentiam Cataplasmatis; welches vortrefflich durchdringet und zertheilet/ insonderheit wenn man auch eine Untz vom *Gummi Galbano* in Eyer-Dotter solvirt dazu thut. Sehr
köstlich

Das XV. Cap. Von den Zerquetschungen.

köstlich ist auch / doch nur in geringen Contusionen / wenn man allein Venetianische Seiffen in frischem Urin kochet / und hernach mit Tüchern oder einem Schwamm offt warm überschläget

14. In schwerern Contusionen sollen auch die innerliche Medicamenten nicht vergessen werden / und dienen hier sonderlich die zertheilende, linde Schweiß-und Urin-treibende Artzneyen / unter welchen sonderlich die *Decocta* oder *Infusa* von zertheilenden Kräutern, gleichwie Thee warm getruncken sehr dienlich sind: als erstlich das *Thee* selbst, *Betonica*, Ehrenpreiß / Salbey / Roßmarin / Sassafras / und insonderheit wird auch das *Decoctum* von der Petersilien-Wurtz hier von grosser Würckung gehalten. Wenn hierbey etlichmahl des Tags dem Patienten von der besten Venetianischen Seiffen ʒj. in Form grosser Pillen / oder wie es sonsten mag eingebracht werden / eingegeben wird / so ist kaum zu glauben / wie starck diese Medicamenten resolviren. Das Sperma ceti entweder allein oder mit Bocks-Blut, *Mumia* und Krebs-Augen, in Form eines Pulvers biß auf ein Quintlein öffters eingenommen, ist auch ein köstliches *Resolvens*. Dem Patienten muß man in gefährlichen Contusionen nichts als dünne Brühen oder Suppen zu essen geben, und soll sich derselbe vom Fleisch und andern groben Speisen enthalten / biß er wiederum ausser Gefahr ist.

Innerliche Artzneyen und Diät.

15. Wenn also die Contusion meistentheils resolviret oder zertheilet ist / so kan man / weil die Behungen / Säcklein und Umschläg gar viel Mühe erfordern / das übrige mit einem zertheilenden Pflaster vollends zertheilen: dergleichen ist das *Empl. diasaponis*, *diachylum*, *de meliloto*, *de spermate ceti*, *de galbano*: oder auch folgendes:

Was letztens zu thun.

    ℞. Emph. de Mélilot. ℥iv.
    Galban. pur. solut. ʒij.
    Farin. rad. Bryon. ʒj.
    Flor. Sulphur. ʒß.
    Æthiop. mineral. ʒij.
    Ol. Chamomill. q. s. Fiat Emplastrum.

16. Wenn aber eine Contusion sich nicht will zertheilen lassen / oder man aus Beschaffenheit derselben abnimmt / daß selbige sich nicht wird zertheilen lassen / so ist das beste / daß man beyzeiten den verletzten Theil mit einem Incisions-Messer wohl scarificire / um dem stockenden Geblüt einen Ausgang zu machen: wodurch man grossen Verschwürungen vorkommt / welche sonsten allerley Ubel verursachen können. Nach diesem soll man dennoch mit obenbemeldten zertheilenden Medicamenten äusserlich und innerlich continuiren: so werden durch

Wenn keine Zertheilung folgen will.

R   diese

dieſe Methode groſſe *Contuſiones* viel beſſer curiret werden, als wenn man das ſtockende Geblüt wolte zur Suppuration oder Schwürung bringen. Wenn alſo auf ſolche Manier die Contuſion reſolviret, ſo reiniget man den Ort mit Digeſtiv: und wenn derſelbige rein, heilet man die Wunde mit Wund-Balſam, gleichwie eine andere Wunde.

<small>Wie die Verſchwürung zu tractiren.</small>

17. Wenn man aber durch dieſe *Methode* die Contuſion nicht recht reſolviren kan, welches inſonderheit in ſehr tieffen Contuſionen geſchiehet, ſo verändert ſich das ſtockende Geblüt in Materie, und entſtehet eine Suppuration: welches auch wohl ſonſten zu geſchehen pfleget, wenn vorbeſchriebene Methode nicht recht in acht genommen, oder der *Chirurgus* zu ſpat geruffen wird. Wenn alſo eine Contuſion ſich zur Suppuration wendet, ſo ſoll man mit hierzu dienlichen Mitteln ſelbige zu befördern trachten: welches geſchiehet

<small>1. theils durch erweichende Umſchläg.</small>

1) durch erweichende Umſchläge von der *rad. malv. alth. lilior. albor., herb. malvæ, alth. parietar. mercurial. branc. urſin. melilot. verbaſc.* Feigen, Lein-Saamen, *fœnum græcum*, allerley Mehl, und Brod-Krumpen bereitet, in Waſſer oder Milch zu einem Brey gekocht; worzu hernach Butter, allerley Fett und Schmaltz, oder erweichende Oel: als Lein-Oel, Chamillen-Oel, weiß Lilien-Oel, nach Belieben kan gethan, und offt warm über den verletzten Ort zwiſchen leinen Tüchern übergeſchlagen werden; wodurch der verletzte Theil wohl erweichet wird, und die Verſchwürung deſto geſchwinder geſchiehet.

<small>2. theils durch ſchärffliche Artzeneyen.</small>

2) dienen auch hier ſchärffliche und zugleich erweichende Medicamenten: als da ſind unter der Aſchen gebratene Zwiefeln, Sauer-Teig, *Gummi galbanum, ammoniacum, bdellium, opopanax,* (welche *Gummata* mit Eyer-Dotter zu ſolviren ſind) wenn ſie unter die vorher beſchriebene *Cataplaſmata* vermiſcht werden, ſo würcken ſelbige deſto kräfftiger: zum Ex.

℞. Hbæ Malvæ, alth. parietar.

Melilot. áá. Mj. conciſa coquantur in ſ. q. ▽æ ſimplicis ad conſiſt. cataplaſm. Adde Cepar. ſub cineribus aſſatarum ʒiv. Galbani Vitello ovi ſoluti ʒij. Ol. lil. albor. ʒjß. Farinæ ſeminis lini q. ſ. ad conſiſtentiam: welches hernach offt warm über zu ſchlagen, und damit zu continuiren, biß die Materie zeitig iſt. Wenn eine Contuſion nicht gar groß, oder auch nicht gar gefährlich, ſo zeitiget ſich ſelbige auch wohl, wenn man das *Emplaſtrum diachylum compoſitum,* oder das *Malacticum* überlegt.

<small>Was nach der Schwürung zu thun.</small>

18. Wenn man alſo in einer ſolchen Contuſion, wo keine Oeffnung geweſen, continuiret, biß man unter der Haut die Materie ſpühret, und der Theil weich und weißlicht wird, ſo muß man denſelben,
gleich-

Das XV. Cap. Von den Zerquetschungen. 131

gleichwie sonsten ein Geschwür oder Abseß, mit einem Messerlein oder Lancett am bequemsten und sichersten Ort öffnen, die Materie heraus lassen, das Geschwür mit *Digestiv* reinigen, und endlich mit Wund-Balsam, gleichwie sonsten eine Wunde, zuheilen.

19. Wenn der heisse Brand oder *Gangræna* dazu käme, welches in hefftigen Contusionen öffters geschiehet, so muß man auch den Zustand alsdann wie einen heissen Brand tractiren, gleichwie im Capitel von selbigen wird gesagt werden; wenn aber der kalte Brand oder *Sphacelus* daraus wird, so muß man beyzeit den erstorbenen Theil abnehmen, gleichwie theils in eben dem Capitel, theils in den Chirurgischen Operationen wird gelehrt werden: sonsten muß der Patient gar sterben. <small>Wenn der Brand darzu käme.</small>

20. Wenn innerliche Theil durch die Contusion verletzet, so ist es höchst-gefährlich, gleichwie schon oben gesagt worden: und wenn man dieselbe nicht durch die Resolution curirt, so entstehen hernach entweder ein Geschwür oder Brand daraus, und muß der Mensch sterben. Derohalben soll man in solchen Fällen mit aller Macht durch die kräfftigste Mittel suchen die Resolution zu erlangen; welches geschiehet durch die oben §. 11. biß 14. beschriebene Methode: nemlich durch starckes und wiederholtes Aderlassen, Purgieren und Clystiren; durch die warme zertheilende Wasser-Getränck, und übrige oben gelobte zertheilende Medicamenten; als wodurch, wo das Ubel anderst noch zu curiren, die Verschwürung und Brand, welche bey innerlichen Theilen meistentheils tödtlich sind, am besten verhindert werden; dann auf die *pulveres absorbentes*, als Krebs-Augen, und dergleichen, welche gemeiniglich hier pflegen gebraucht zu werden, ist es sich durchaus nicht zu verlassen. Wie die *Contusiones* des Haupts ins besondere zu tractiren, haben wir schon, wo von den Haupt-Wunden gehandelt worden, klar und weitläuffig genug beschrieben. <small>Wenn innerliche Theil verletzt.</small>

Das XVI. Capitel,
Von vergifften Wunden.

1.

Die Indianer und andere barbarische Völcker pflegen ihre Pfeile, Spieß, und anderes Gewehr zu vergifften, oder mit Gifft zu bestreichen, um die Wunden desto gefährlicher zu machen, und die Verletzte desto eher und gewisser zu tödten; bey denen Europäischen Völckern aber höret man heut zu Tag nicht leicht mehr von derglei- <small>Sind nicht wohl zu erkennen.</small>

R 2 chen

chen Barbarey und Grausamkeit: und wenn es auch zuweilen geschehe, so sind doch dergleichen Wunden, welche durch vergiffte *Instrumenta* gemacht worden, nicht wohl zu erkennen, weil Leute, die dergleichen Gewehr brauchen, es nicht sagen; und ist also auch sehr schwer denenselben zu begegnen.

Zeichen derselben sind ungewiß.
2. Einige zwar meinen, daß man solche erkennen könte, wann sonderbahrer Schmertzen und Entzündung, übler Geruch, wieder-natürliches Eyter, und ungewöhnliche Farbe, als gelb, grün oder schwartz, sich bey einer Wunde einfinden; ingleichem wenn Hertz-Klopffen, Ohnmachten, Krampff oder Steiffigkeit der Glieder, kalter Schweiß, und Hertzens-Angst *observiret* würden: Es sind aber alle solche Zeichen ungewiß, und darff man also sich nicht darauf verlassen, indem auch öffters wegen übler *Constitution* des *Patienten*, oder andern Ursachen, dergleichen Zufälle sich einfinden können, da man gewiß ist, daß das Gewehr nicht vergifftet gewesen, und also kein Gifft in der Wunde sey.

Wenn das Gifft zu erkennen.
3. Gewisser aber weiß man, daß eine Wunde vergifftet, wenn jemand von einem rasenden oder wütenden Thier, (dann allerley Thier können wütend werden) sonderlich aber von einem wütenden Hund, Katz, Menschen, oder sonsten von vergifften Thieren, als Vipern, Scorpionen und dergleichen gebissen worden; dieweilen aber andere gifftige Biß, als der wütenden Thier, sonderlich der Hunde, bey uns nicht leicht vorkommen, wollen wir hier vornehmlich von selbigen handlen.

Wie man wütende Hunde erkenne.
4. Die Zeichen, woraus man einen wütenden Hund erkennet, sind, wenn derselbe die Zung weit aus dem Rachen stecket und schaumet, den Schwantz zwischen den Beinen einschlägt, unruhig und wie gantz furchtsam herum laufft, eine heisere Stimme hat, und sich so wohl vor Menschen als andern Hunden fürchtet; Ingleichem wenn er ohne Ursach überall um sich beisset, auch seines eigenen Herrens nicht schonet. Uberdas pflegen auch andere Hunde vor solchen zu fliehen.

Prognosis.
5. Dieweilen aber auf dergleichen Biß gefährliche Zufäll, insonderheit aber die Wasserfurcht, Raserey, und meinstens der Tod selbst, zuweilen aber lang hernach, sich einfinden, so muß man solchem Ubel alsobald mit aller Macht und auf das kräfftigste zu begegnen trachten: sonsten ist hernach nicht viel auszurichten.

Äusserliche Cur.
6. Manche halten viel davon, wenn man einen solchen Gebissenen alsobald gantz in ein Wasser, Weyer, Fluß oder See stecket, und dasselbe täg-

täglich wiederhohlet. Von den meinsten *Practicis* aber ist vor allen das beste und sicherste Mittel befunden worden, daß man eine solche gebissene Wunde gleich anfangs, entweder mit Saltz-Wasser, oder mit Eßig und Theriac wohl auswasche; hernach, so bald es seyn kan, mit einem bequemen Brenn-Eisen biß auf den Grund wohl anbrenne, und also durch die Gewalt des Feuers das Gifft verzehre: welches, wo man meinet, daß es das erstemahl nicht tief genug gekommen sewe, man nochmahls wiederhohlen soll. Und solches räthet auch *Aquapendens* so wohl in geschossenen als gestochenen Wunden zu thun, wenn man entweder weiß, daß die Kugel oder Instrument vergifft gewesen; oder auch solches aus den schweren und jähling dazu kommenden Zufällen nur muthmasset. Wenn man aber nicht gewiß weiß, daß die Wunde vergifftet, pfleget man was linder zu verfahren, und den Theriac, als eine sehr gute Medicin wider das Gifft, entweder bloß und allein in die Wunde zu appliciren, oder solchen mit Scorpion-Oehl, oder mit Brandwein, oder mit warmen Wein oder Eßig zu vermischen, und in die Wunde zu legen.

7. Andere pflegen in vergifften Wunden, sonderlich der wütenden Hunde oder andern Thier, gleich Anfangs die Adern über dem verletzten Ort erst fest zu umbinden, und mit Saltzwasser, oder mit Eßig, Theriac und Saltz wohl auszuwaschen, und auszuspritzen: hernach auf die Wunde öffters starckziehende Schröpff-Köpffe zusetzen, um dadurch das Gifft wieder heraus zu ziehen. Und damit dieses desto besser geschehen möge, schneiden sie die Wunde was weiter, auf daß die Schröpff-Köpff das Geblüt und Gifft desto leichter ausziehen mögen, und endlich, zu desto mehrerer Sicherheit, brennen sie die Wunde: weil sonsten die Leut leicht rasend werden, und elendiglich sterben müsten. Nach diesen kan man mit dem Theriac eben so verfahren, wie vor kurtzem gesagt worden: und darüber das *Empl. de ranis Vigonis cum Mercur.* legen. *Andere Cur.*

8. Einige legen an statt des Theriacs Muscaten-Nuß-Oel in solche Wunden; Andere wollen, daß man eine Krotte, entweder lebendig oder gedörret, und in Eßig ein wenig geweichet, in allerley gifftigen Wunden solle überlegen, so würde solche alles Gifft an sich ziehen. Noch andere halten viel auf den Schlangen-Stein, *Pedro del Cobra* genandt, den man in gewissen Schlangen in Indien zu finden vorgiebt: welcher, wann man ihn auf eine giffte Wunde eine weil überbindet, alles Gifft heraus ziehen soll; und wenn man selbigen hernach wieder in Milch legt, soll die Milch das Gifft wieder heraus ziehen, auch der *Noch andere Curen.*

Stein

Stein wieder so gut seyn als vorher/ und wieder gebraucht werden können. Von andern wird folgendes *Cataplasma* über dergleichen Wunden zu legen sehr recommendirt: Nimm eine Zwiefel/ in der Aschen gebraten/ einen Kopff von Knoblauch/ Theriac, und scharffen Sauerteig von jedem ʒj/ Senfft ʒß/ dieses alles mit warmen Eßig wohl unter einander gestossen/ und auf die Wunde gelegt.

Wie die Wunde ferner zu tractiren. 9. Nach dem ersten Tag soll man die Wunde mit Digestiv-Salbe/ worunter ein wenig *Ægyptiac* oder rother Präcipitat zu vermischen/ täglich zweymahl verbinden/ und damit die Wunde einige Wochen/ oder biß 40. Tag trachten offen zu halten/ auf daß das Gifft wieder wohl möge heraus getrieben werden: dann man darf solche Wunden durchaus nicht bald zugehen lassen/ indem hierin ein grosser Theil der glücklichen Cur von dergleichen Wunden bestehet.

Innerliche Cur. 10. Innerlich sind den Patienten linde Schweiß-treibende Mittel zum öfftern zu gebrauchen/ um dadurch das Gifft desto besser aus dem Geblüt zu treiben: derohalben soll man einem solchen Patienten öffters eine Messerspitz voll Theriac mit einem Löffel voll guten Eßig oder Wein/ in welchem vorher Salbey gekocht worden/ geben: Ihn darzwischen des Tags etlichmahl von dem *scordio,* oder *salvia* warm wie *Thee* trincken/ und öffters darauf/ sonderlich in einem Bad/ schwitzen lassen/ und damit viele Tag continuiren. Manche loben auch innerlich den *Spiritus* oder *Sal volatile* von den Vipern. Ingleichen das Pulver von verbrandten Fluß-Krebsen öffters eingenommen/ welches *Galenus* und *Boyle* so loben/ daß sie sagen/ es wäre niemand von solchen Gebissenen gestorben/ der dieses fleißig gebrauchet hätte. Den Patienten soll auch der mäßige Gebrauch eines gerechten guten Weins zu Stärckung der Lebens-Geister/ und dadurch dem Gifft desto besser zu widerstehen/ zugelassen werden: sonderlich wo er darzu gewohnt ist. Oeffters Knoblauch essen recommendirt *Paræus* vor ein sehr gutes Mittel.

Von Vipern, Scorpionen-Bienen und Wespen-Biß. 10. Wenn einer von einer Viper oder sonsten gifftigen Schlange oder andern Thier gebissen worden/ kan man in der Cur eben so verfahren. Im Scorpionen-Biß aber wird sonderlich gelobt/ einen lebendig zerstossenen Scorpion auf die Wunde zubinden/ oder in die Wunde Scorpion-Oel einzugiessen. Gegen das Wespen- und Bienen-stechen ist dienlich/ wenn man Eßig und Theriac, oder Theriac und Brandwein/ oder *Bolus* und Eßig mit Tüchern offt überlegt.

Des Ersten Theils Anderes Buch/ von den Bein-Brüchen oder Fracturen.

Das I. Capitel/
Von den Bein-Brüchen oder Fracturen insgemein.

1.

Ein Bein-Bruch wird genannt/ wenn ein Bein des menschlichen Leibes zerbrochen worden. Die Ursachen der Bein-Brüche sind allerley äusserliche Gewalt: als fallen/ schlagen/ hefftiges stossen/ wenn ein schweres *Corpus*, als Balcken/ grosser Stein/ u. d. gl. auf einen Menschen fällt; ingleichem schiessen/ und sonsten allerley äusserliche Gewalt. Bey manchen Menschen sind die Bein aus einer innerlichen Ursach/ als zum Exempel/ Scharbock und Franzosen/ so spröth und gebrechlich/ daß selbige offt von einer geringen Ursach zerbrochen werden.

Ursachen der Beinbrüche.

2. Die Unterschied der Beinbrüche sind/ daß dieselbe 1) einfach oder vermengt (*complicirt*) sind. Ein einfacher wird genannt/ wo nur das Bein gebrochen/ und keine Wunde/ noch anderer hefftiger Zufall zugegen ist; ein vermengter oder complicirter aber ist/ wann bey dem Beinbruch noch andere Zufäll: als eine Wunde/ *Luxation*, Bluten/ Fieber/ Brand/ hefftige *Contusion*, oder das Bein in mehr als einem Ort gebrochen ist. 2) Daß dieselbe entweder in die Quer oder überzwergs gebrochen/ welches ein Quer- oder Zwerg-Bruch genennet wird. 3) Hat man auch Schlems- oder Schief-Brüche/ (*Fractura obliqua*) wann ein Bein schlems oder schief gebrochen: welches öffters sehr spitzige Ende bekommt/ die entweder Fleisch und Haut durchbohren/ oder doch die dabey gelegene Theile prickeln und stechen/ wodurch allerley schwere Zufäll können erreget werden: als Schmertzen/ Entzündung/ Geschwulst/ Krampff/ u. d. gl. 4) Die Zerquetschung oder Zerschmetterung: wenn ein Bein durch ein schweres darauf fallendes *Corpus*, oder durch einen Schuß/ oder durch einen Schlag von einer *Granade*, u. d. gl. in viel kleine Trümmer zerstossen oder zerschmettert wird.

Unterschied derselben.

S 3. Es

Von den Schlitz- oder Spalt-Brüchen.

3. Es wird auch als eine besondere Gattung oder Unterschied der Beinbrüche der Schlitz- oder Spalt-Bruch, (Lateinisch *Fissura*) welche Felix Würtz Kleckbruch nennet, gerechnet: wenn nemlich durch eine äusserliche Gewalt ein Bein nicht recht zerbricht, sondern nur einen Sprung oder Ritz bekommt, als wie ein Sprung in einem Glas, welches doch noch gantz ist. Es wird zwar diese Gattung von den meisten Chirurgischen Scribenten, welche von den Beinbrüchen geschrieben, mit unter die Unterschied der Beinbrüche gezehlet; aber dennoch hernach in der Cur gemeiniglich übergangen und ausgelassen: vielleicht darum, weil wenige dergleichen *Casus* gesehen oder observirt haben. Ja es gibt neue Scribenten, welche diese Art, sonderlich welche nach der Läng geschehen, vor eine Fabel halten, weil ein Bein allemahl eher in die Quer als in die Länge brechen würde; und weil ihnen niemahls dergleichen wären vorkommen. Dennoch aber weilen andere bewährte *Autores* dergleichen gesehen zu haben geschrieben, und unter diesen insonderheit der berühmte Felix Würtz verschiedene Exempel in seiner Wund-Artzney zweyten Theil Cap. 28, welche er selbsten gesehen, und curiret zu haben meldet, erzehlet, so will solche nicht gar verwerffen oder vor Fabeln halten; sondern nur die fleißigere Untersuchung bey dergleichen Gelegenheit, wo die, von demselben und andern angezeigte Zeichen vorhanden, bestens recommendiren.

Erkänntnüß der Beinbrüch.

4. Man erkennet einen Beinbruch 1) durch das Sehen, wenn sich der Patient auf den verletzten Theil nicht auffsteuren, und man den Bruch deutlich sehen kan: ingleichem wenn der verletzte Theil kürtzer ist als der gesunde. 2) Durch das Fühlen, wenn man eine widernatürliche Ungleichheit in einem Bein befindet, und dasselbe sich beuget, wo es sich nicht beugen soll. 3) Empfindet man durch das Hören, wenn man den verletzten Theil beweget, einiges Knirschen und Krachen der Beine, eben als wenn man sonsten zwey Beine zusammen stösset oder reibet. 4) Wenn man weiß, daß ein Mensch eine hefftige äusserliche Gewalt erlitten, wodurch ein Beinbruch hat können verursachet werden. 5) Ist auch zu bemercken, daß im Winter öffters Beinbrüche vorfallen, als zu andern Zeiten. Zuweilen geschiehet es, sonderlich in den Zwergbrüchen, daß die gebrochene Stück sich gleich wieder in ihren natürlichen Ort zusammen begeben: in welchem Fall aber ein Beinbruch schwerer zu erkennen ist, weil man keine Ungleichheit siehet noch fühlet. Dennoch aber, wenn nach einer äusserlichen starcken Gewalt der Patient entweder gar nicht, oder doch gar beschwerlich auf einem verletzten Fuß stehen, noch

Das I. Cap. Von den Beinbrüchen insgemein.

noch sich auf einen dergleichen Arm steuren kan/ und zugleich grossen Schmertzen an dem lädirten Theil empfindet/ wenn er denselben bewegen will; insonderheit/ wenn der Schmertz durch das äusserliche Anfühlen vermehret wird/ so ist grosse Wahrscheinlichkeit vorhanden/ daß derselbe Theil gebrochen seye. Damit man aber dessen möge gewisser seyn/ soll der *Chirurgus* seine Hände um den schmertzhafften Ort anlegen/ und von jemand das leidende Glied gelind hin und her bewegen lassen/ und alsdann in der Bewegung wohl aufmercken/ ob er nicht entweder ein Krachen/ Geknirsch oder Ungleichheit befinde; woraus er könne versichert seyn/ daß das Bein gebrochen: wobey aber der Bewegende behutsam soll zu Wercke gehen/ damit er das gebrochene Bein nicht aus seiner Lage bringe.

5. Die Kleck- Schlitz- oder Spalt-Brüch (wo es anderst dergleichen gibt) sind sehr schwer zu erkennen; weil man nicht leicht weder durch Sehen/ Fühlen oder Hören ein gewisses Zeichen abnehmen kan. Dennoch aber geben diejenige/ welche diese Brüch statuiren/ vor Zeichen derselben an/ daß/ wo ein Patient nach einer erlittenen Gewalt an einem Glied/ wo er entweder aufgefallen/ gestossen oder geschlagen worden/ beständige Schmertzen empfindet/ sonderlich wenn man darauf greifft/ und auf selbigen Theil/ ohne grosse Wehetagen/ sich nicht aufsteuren kan/ selbiges endlich aufschwillt/ und sich diese Schmertzen und Geschwulst durch keine Mittel wollen vertreiben lassen/ alsdann eine Fissur oder Spalt-Bruch da seye: auf welche offt grosse Entzündung/ Geschwulst/ Brand/ Fistulen und unheilbare *Caries* zu erfolgen pflegen/ ehe man einen solchen Spalt-Bruch hätte recht erkennen können. Diese Zufäll müssen alsdann herrühren von dem in der Hohligkeit und zwischen dem Sprung des Beins extravasirten Geblüt: welches/ weil es keinen Ausfluß hat/ faul wird/ Marck und Bein anfrisset/ und dadurch Geschwulst/ Geschwür/ *Caries* und andere Übel verursachet.

Erkäntnuß der Schlitz-Brüch.

6. Die Zufälle der Fracturen sind 1) nach Unterschied des gebrochenen Theiles und der dabey liegenden Theile vielerley: einige haben geringe Zufäll/ andere aber sehr gefährliche. 2) Nach Unterschied der Fractur selbsten: dann wo ein Schief-Bruch/ oder wo Spitzen die dabey liegende Theile stechen/ werden hefftigere Zufälle erreget/ als wo ein Bein zwerch und gleich zerbrochen ist: ingleichem bringet eine Fissur sehr schlimme Gefolge/ wie schon §. 5. gesagt worden. 3) Nachdem das Bein in mehr oder weniger Stück zerbrochen; und 4) nach-

Zufäll der Bein-Brüch.

dem der Ort ist, an welchem die Fractur geschehen: ob es nemlich in der Mitte oder an einer Extremität, so pflegen die Zufäll sich zu verändern. Die vornehmste aber sind, daß sich der Patient auf den zerbrochenen Theil nicht auflehnen noch aufsteuren, und daß er den gebrochenen Theil nicht gebrauchen kan: und weil die Musculen den zerbrochenen Theil gemeiniglich zurückziehen, so scheinet derselbe kürtzer, verdrehet, und unformlich; das *Periostium*, die Adern des Beins und das Marck werden zerrissen, wodurch leicht schlimme Fisteln und *Caries* entstehen. Wenn durch die Spitzen der zerbrochenen Beinen nervöse Theil irritirt werden, so folgen hierauf grosse Schmertzen und wohl gar *Convulsiones*. Wenn die Adern gedruckt werden, und dadurch der Lauff des Gebluts verhindert wird, entstehen, nach Unterschied derselben, Entzündung, Schmertzen, Verschwürung, der Brand, und wohl gar der Tod selbsten. Wird ein Nerv gedruckt, so verursacht solches Unempfindlichkeit und Schwinden. Oeffters wird aus Uberfluß des Bein-Saffts eine grosse ungleiche Auswachsung einer beinigen Materie, welche man *Callus* nennet, wodurch das Glied eine unförmliche Gestalt bekommt.

Prognosis überhaupt.

7. In der *Prognosi* soll ein *Chirurgus* allzeit sehr vorsichtig seyn, und nicht dem Patienten die Cur zu leicht und gewiß machen: damit nicht, wenn der Ausgang nicht nach Wunsch oder Verhoffen erfolgte, gleichwie solches öffters aus vielerley Ursachen wider Vermuthen geschehen kan, die Patienten dem *Chirurgo* die Schuld beymessen mögen, als verstünde er seine Profeßion nicht, oder als ob er ihn nicht recht curiret hätte: wodurch seine Reputation in grossen Schaden gerathen kan. Dann die Leut bilden sich insgemein ein, als ob die Beinbrüche gar leicht zu curiren wären, und als ob ein *Chirurgus* müßte alle Fracturen so wieder kömen zu recht bringen, gleichwie der Theil vorhero gewesen; welches doch um vieler Ursachen willen offt unmöglich ist. Weilen aber die Bein-Brüche unterschiedlich, und darunter manche leicht, manche aber gar beschwerlich zu curiren, oder sich gar nicht zu recht bringen lassen; derohalben muß ein verständiger *Chirurgus* nach Unterschied des gebrochenen Theils, der Zufällen, der nahe dabey liegenden Theilen, des Alters, des Temperaments und anderer Umstände, sein *Prognosticum* einrichten: niemals aber allzuviel versprechen, weil leichtlich ein unvermutheter Zufall, und zwar offt selbst durch Schuld des Patienten, sich einfinden, oder sonsten ein Ubel darzu schlagen kan, welches den *Chirurgum* zum Lügner machen könte.

8. In

Das I. Cap. Von den Beinbrüchen insgemein.

Ins besondere.

8. *In specie* aber dienet zu wissen, 1. daß eine simple oder einfache Fractur leichter und geschwinder zu heilen, als eine Fractur mit einer Wunde oder anderem Zufall. 2. Daß nach Unterschied des gebrochenen Beins, eine Fractur leichter, geschwinder oder langsamer zu curiren: als z. E. dünne und zarte Bein, gleichwie das Schlüsselbein und Rippen, pflegen gemeiniglich innerhalb 20 Tagen zu heilen: die Ellenbogenbein, innerhalb 30; das Schienbein und Armbein, innerhalb 30 biß 50; das *Femur* oder Schenckelbein, innerhalb 50 biß 70; und bey gesunden und jungen Leuten wachsen alle Beine geschwinder und leichter zusammen, als in alten oder sonst ungesunden Leuten.

9. Wenn das gebrochene Bein nicht aus seinem Platz gewichen, oder doch nicht gar viel, ist es besser zu heilen, als wo die Stücker weit voneinander gegangen. Ingleichen lassen die Quer=Brüch sich leichter einrichten und curiren, als die Schief=Brüch. Ferner die Fracturen, welche bey den Juncturen oder Gelencken, sind gefährlicher, als diejenige, welche um die Mitte eines Beins; weilen in jenen leicht das Gelenck noth leidet, und das Glied dadurch lahm gemacht wird: ingleichen weil daselbsten die *Ligamenta* und Flechsen oder *Tendines* zerquetscht und zerrissen werden, wodurch allerley üble Zufäll zu entstehen pflegen.

10. Sind zwey Bein in einem Theil gebrochen, so ist die Cur schwerer, als wo nur eins gebrochen: Ingleichen wenn ein Bein in viele Stücker zersprungen oder zermorschelt, so ist leicht zu erachten, daß hier die Cur nicht anderst, als mit vieler Beschwerlichkeit und langer Zeit könne verrichtet werden; auch daß der Patient leichtlich ein ungleiches Glied bekommen werde, welches also beyzeiten denen Patienten und Befreundten anzudeuten.

11. Wenn eine Fractur bald wieder eingerichtet wird, so heilet selbige geschwinder und besser, als wo selbiges sehr spät oder langsam geschiehet: derohalben wann ein *Chirurgus* lange Zeit nach geschehener Fractur erst geruffen wird, so kan er nicht anderst, als eine langsamere und schlechtere Cur versprechen.

12. Wenn bey dem gebrochenen Bein vornehme Theile liegen, so sind die Brüche höchst=gefährlich, ja öffters tödtlich: als da sind die Brüche der Hirnschaal, wegen des Gehirns; der Würbelbein, wegen des Rück=Marcks; der Rippen und Brustbeins, wegen der Theile in der Brust, welche dadurch öffters mit verletzet werden: in-

gleichen die Brüche/ wo grosse Adern liegen/ (deren Lag ein *Chirurgus* sehr wohl wissen soll) insonderheit wo die Spitzen gegen die grosse Ader stehen.

13. Wenn Spitzen von den Beinen durch die Haut durchstechen/ so sind selbige wegen des darzwischen liegenden Fleisches und Adern offt unmöglich wiederum an ihre Ort zu bringen/ und erwecken allerley schwere Zufäll/ wodurch man selten zu einer vollkommenen Cur gelangen kan/ sondern das Glied bleibet ungestalt und schwach/ oder man muß es abnehmen; insonderheit wo solches am Schenckel oder Armbein geschiehet.

14. Eine angenehme temperirte Zeit ist/ gleichwie fast in allen Kranckheiten/ also auch hier/ dienlicher die Heilung der Beine zu befordern/ als wo es allzu kalt oder allzu heiß ist. Ingleichem werden Kinder und junge Leut eher curirt/ als Alte.

15. Wo viele Splitter vom Bein los sind/ so entstehen hieraus Geschwür und Fisteln/ welche man nicht heilen kan/ biß die lose Splitter ausgenommen sind. Die Brüche/ welche eine innerliche Ursach haben/ sind viel schwerer zu heilen/ als welche bloß von äusserlichen; ja es sind selbige offt gar nicht zu curiren.

16. Wenn durch einen Schuß ein grosses Stück Bein weggeschossen wird/ so können offt die zwey allzu weit voneinander stehende Stümpfe nicht wieder zusammen wachsen; derohalben ist rathsam/ in dergleichen Vorfällen beyzeiten das Glied vollends abzunehmen/ gleichwie schon *pag.* 66 erinnert worden/ als daß man den Patienten durch langes ligen/ weilen ohne dem hier grosse Verschwürung sich einfindet/ der Kräffte beraubet/ und derselbe hernach das Leben einbüssen müste. Oder wo solches noch von der Beschaffenheit/ daß nicht gar zuviel aus der Röhre verlohren wäre/ und wieder könte zusammen wachsen/ so wird es doch nach der Curation kürtzer werden/ als das gesunde.

17. Die Fissuren/ Schlitz- oder Kleck-Brüche/ wenn Geblüt innwendig in der Röhre steckt/ bringen gemeiniglich gar schwere Zufäll: als innerliche *Caries*, unheilbare Fisteln/ Auszehren/ oder kalten Brand/ daß man das Glied muß abnehmen/ oder gar den Tod; und können dergleichen Zufäll von dem in den Beinen stockenden Geblüt auch wohl bey andern Beinbrüchen entstehen.

18. Die

Das I. Cap. Von den Beinbrüchen insgemein. 143

18. Die Beinbrüche, welche ohne äusserliche Gewalt, sondern hauptsächlich von einer innerlichen Ursach herkommen, sind nicht zu curiren, es werde dann vorher die dabey seyende Kranckheit, als Scharbock oder Frantzosen, curirt, und die gantze Constitution des Patienten verändert.

Heilung der Beinbrüche.

19. In der Cur ist des *Chirurgi* sein Endzweck, das zerbrochene Bein wiederum zusammen zu heilen, worzu drey Nothwendigkeiten erfordert werden: 1) die Wieder-Einrichtung in die natürliche Lag, welche durch Ausdehnen und Einsetzen verrichtet wird. 2) Die Erhaltung desselben durch ein dienliches Verband und Ruhe. 3) Denen Zufällen vorzukommen, oder selbe zu curiren. Um solches aber behörlich zu verrichten, muß ein *Chirurgus* aus der Anatomie wohl verstehen, 1. wie die Beine selbst beschaffen, ob eins oder mehrere, in einem Glied, ob selbige starck oder schwammich, gleich oder ungleich seyen; ob nur eins oder zwey zugleich gebrochen. 2. Was vor Musculn dabey liegen, und wie sie liegen; ob selbige starck oder schwach seyen. 3. Ob grosse Adern daselbst anzutreffen, oder nicht: dieweil er sich in der Einrichtung darnach zu richten hat, wenn er nicht grobe Fehler begehen will.

Cur.

20. Wo die gebrochene Bein nicht voneinander gewichen, so ist die Einrichtung nicht nöthig, sondern es braucht nur, daß man ein gutes Verband applicire, und die Heilung oder Zusammenwachsung wieder zuwegen bringe. Wenn aber die gebrochene Bein voneinander, so ist die Ausdehnung *absolut* nöthig, doch so, daß wo dieselbe nur ein wenig voneinander, so bedarf man nur einer geringen Ausdehnung: wenn sie aber weit voneinander gewichen, und der gebrochene Theil viel kürtzer ist, als der gesunde, so hat man stärckeres, doch langsames Ausdehnen vonnöthen, damit der aufwerts gezogene Theil wiederum genugsam herunter gezogen werde, und hierauf eine behörliche Einrichtung geschehen könne.

Von der Ausdehnung.

21. Das Ausdehnen oder *Extension* wird verrichtet, 1) wenn man den Patienten fest halten läßt, damit er im Anziehen nicht weichen könte: welches manchmal besser sitzend, entweder auf einem Stuhl oder auf der Erden, manchmal besser liegend oder im Bett verrichtet wird. 2) Muß das gebrochene Bein so wohl über als unter

Wie dieselbe geschehen soll.

der

der Fractur von den Beystehenden oder Gesellen mit den Händen wohl angefasset werden. 3) Muß am untersten Theil von einem Diener so starck gezogen werden/ als es nöthig ist/ dasselbe wiederum in seine natürliche Länge auszudehnen: ja eher was zu viel als zu wenig/ weilen sonsten/ wo nicht starck genug angezogen worden/ die Wieder-Einrichtung unmöglich geschehen kan. Derohalben wo mit den Händen nicht starck genug kan angezogen werden/ soll man eine *Serviette* oder Hand-Quell um den Theil binden: und wo eine Person nicht genug ziehen oder *extendiren* kan/ soll man zwey oder mehrere darzu gebrauchen; dennoch aber muß man auch nicht mehr ziehen/ als es nöthig ist/ auch nicht gar zu jähling/ sondern langsam und behutsam/ damit man dem Patienten die Schmertzen ohne Noth nicht vermehre.

Der Alten Manier.

22. Wenn die Alten gemuthmaset/ daß man mit den Händen/ Stricken oder Hand-Quellen nicht genugsam könte ausdehnen/ (welches doch selten geschehen wird/ wenn man die Sach recht angreifft) so haben sie allerley mechanische Instrumenten zu Hülffe genommen/ als Winden mit Stricken/ Flaschen-Zug/ die Banck des *Hippocratis*, und andere mehr/ deren die *Chirurgi* viele erfunden und beschrieben haben/ gleichwie man solche bey dem *Paræo, Andrea a Cruce, Sculteto* und andern mehr kan abgemahlet finden. Weilen aber diese Machinen/ nach genauerer Untersuchung der neuern *Chirurgorum,* theils sehr ungleich anziehen/ theils sehr mühsam und beschwerlich zu gebrauchen sind/ und durch die Hände/ nebst *Servietten* und Hand-Quellen meistens genugsam kan angezogen werden/ so hat man solche Machinen heut zu Tag wenig mehr im Gebrauch.

Wenn schon Entzündung vorhanden.

23. Weiter hat man bey der Extension in acht zu nehmen/ daß/ wenn ein *Chirurgus* nicht gleich im Anfang zu dem Beinbruch beruffen worden/ sondern der Patient noch eine gute Zeit ohne Einrichtung gelegen/ und schon grosser Geschwulst und Entzündung darzu gekommen/ er mit der Einrichtung was innhalte/ und vorhero die Entzündung und Geschwulst zu vertheilen trachte: dann wenn man solche entzündte Theile starck wolte anziehen und drücken/ so würden dadurch grausame Schmertzen/ *Convulsiones,* ja der Brand selbsten entstehen/ und dennoch die Einrichtung nicht ins Werck gerichtet werden. Wo aber die Entzündung und Geschwulst noch nicht gar groß wären/ soll man die Einrichtung noch je eher je besser vornehmen/ auf daß dadurch grössere Entzündung und andere Ubel verhütet werden.

24. Ju

Das I. Cap. Von den Beinbrüchen insgemein.

24. In einer grossen Entzündung aber, wo man die Extension nicht kan vornehmen, soll der *Chirurgus* dennoch nicht müßig seyn, sondern trachten die Entzündung zu zertheilen, weil sich selbige von selbsten nicht leicht legen, sondern eher den Brand verursachen wird. Die Zertheilung der Entzündung wird verrichtet auf eben die Manier, wie bey den Contusionen zu resolviren *pag.* 127 ist gelehret worden: nemlich mit Aderlassen, Purgiren, wässerigen Träncken, dünner Kost, wie auch mit innerlichen und äusserlichen zertheilenden Medicamenten und Umschlägen, welche letzte offt warm sollen umgeschlagen werden: und wenn man mit solchen Medicamenten fleißig continuiret, so wird sich gemeiniglich die Entzündung innerhalb 24 Stunden zertheilen, und hernach kan man zur Ausdehnung und Einrichtung des Beins schreiten. An statt der oben in den Contusionen beschriebenen Umschläge ist folgender auch in diesen Entzündungen sehr dienlich:

Wie solche zu curiren.

℞. Herbæ Scordii Mij. vel iij.

  ℣æ simpl. ℔j.

  ✠ vini ℥vj.

Diese koche man zusammen ein Viertel-Stund, zuletzt werffe man dazu Küchen-Saltz ein guten Löffel voll, Salpeter ℥ß, und wenn solche zerschmoltzen, so schlage man dieses Foment mit Tüchern offt warm über. Solte die Entzündung folgenden Tags noch starck seyn, daß die Einrichtung noch nicht geschehen könte, so muß man das Aderlassen und Purgiren, Clystiren, nebst Continuation der übrigen Medicamenten, wiederholen.

25. Die Einrichtung der Fracturen wird auch offt verhindert von Spitzen und Splittern der Beine, welche die dabey liegende Theile durchstechen. In solchem *Casu*, wenn die Splitter von dem übrigen Bein los sind, muß man sie behutsam ausnehmen; oder wo sie etwa noch am Fleisch oder *Periostio* anhangen, mit einer Scheer separiren, und alsdann heraus ziehen: weil selbige nicht wieder anwachsen, sondern nur die Einrichtung und Heilung verhindern. Wenn solche aber die Einrichtung nicht verhinderten, oder sonsten etwa nicht leicht ohne sonderbare Schmertzen könten ausgenommen werden, so soll man die Einrichtung vornehmlich suchen ins Werck zu stellen, und alsdann, wo die Splitter leicht zu bekommen, selbige heraus ziehen; wo sie aber noch fest hangen, die Fractur verbinden, und warten, bis sich dieselbe durch die Suppuration besser separiren, und mit wenigern Schmertzen mögen können ausgenommen werden. Wann die

Wenn Splitter die Einrichtung verhindern.

die Splitter mit dem Haupt-Bein noch fest anhangen, soll man sie nicht mit Gewalt abreissen, sondern vielmehr suchen in der Einrichtung mit dem Principal-Bein so gut zu vereinigen, als möglich ist, so wachsen sie offt wieder an.

Wenn selbige durch die Haut stechen. 26. Wenn selbige aber so weit hervorragen, daß sie die Einrichtung hindern, muß man überlegen, ob es noch möglich seye, solchen Splitter oder Spitze wiederum mit dem Haupt-Bein zu vereinigen; (welches sich daraus läßt abnehmen, wenn derselbige von dem Haupt-Bein nicht weit entfernet, und nicht viel fleischige Theil dazwischen liegen) wenn man aber kein Mittel siehet, solche wieder an ihren natürlichen Ort zu bringen, muß man dieselbe, wenn man sie fassen kan, und dünn sind, mit einer guten grossen Beißzang *Tab. VI. fig.* 1. abzwicken ; oder wenn selbige stärcker, mit einer kleinen subtilen Säge *Tab. V. fig. 9.* wegsägen, so weit es die Nothwendigkeit erfordert. Alsdann soll man die Extension, und hernach die Einrichtung suchen zu bewerckstellen, so gut es immer möglich ist: dann ohne die Wegnehmung solcher Spitzen ist offt die Einrichtung, und also auch die Heilung unmöglich.

Wenn sie noch unter der Haut liegen. 27. Wenn solche Splitter oder Stücker Bein noch unter der Haut liegen, daß man ihnen nicht wohl kan beykommen, so muß man versuchen, ob selbige mit dem übrigen Bein nicht wieder mögen können vereiniget werden. Wenn solches aber unmöglich, muß man dieselbe durch eine Incision entdecken, und hernach auf vorher besagte Manier, so gut es seyn kan, wegnehmen.

Von der Einrichtung. 28. Was die Einrichtung selbsten anbelangt, so geschiehet selbige, wenn der *Chirurgus* den von seinen Helffern, nach oben §. 21. beschriebener Manier, extendirten Theil mit den Händen fasset, und selbigen unter währendem Ausdehnen wiederum in seinen natürlichen Ort oder Lage bringet: oder die zerbrochene Theil vorsichtig, und so viel möglich, gelind zusammen drücket, nun durch einwärts-, nun durch auswärts-; nun durch auf-, nun durch abwärts-drücken; nun durch einiges drehen oder wancken ; nachdem es die besondere Lag der gebrochenen Stücker erfordert, bis daß sich selbe mit einander wiederum natürlich zusammen fügen.

Wie zu erkennen, daß selbige wohl verrichtet. 29. Dieses erkennet man theils aus der Gleichheit des eingerichteten Gliedes mit dem noch gantzen und gesunden an Figur und Länge; theils aus Nachlassung der Schmertzen; wo man aber diese Zeichen

Das I. Cap. Von den Beinbrüchen insgemein. 147

Zeichen nicht observiret/ und der eingerichte Theil noch ungleich/ kürtzer oder länger als der gesunde/ auch die Schmertzen noch nicht nachgelassen/ so erkennet man hieraus/ daß die Einrichtung noch nicht recht geschehen sey: sondern daß man selbige nach beschriebener Art besser muß trachten ins Werck zu richten/ und helffen/ wo es noch fehlet.

30. Wenn also die Einrichtung recht geschehen/ so ist die andere oder vielmehr dritte Nothwendigkeit in den Beinbrüchen/ daß man die eingerichtete Beine in dieser Lag erhalten möge/ damit sie nicht wieder von einander weichen/ und also fein gleich und gerad können zusammen wachsen. *Was nach der Einrichtung zu thun.*

31. Dieses geschiehet 1) durch ein gutes *Bandage* oder Verband/ und 2) durch ein gute Lage und Ruhe. Zum Verband gehören Binden/ Compressen und Schienen oder Schindeln/ (*Tab. VI. fig. 3.*) welche aus dünnem Holtz oder starckem Pappendeckel/ oder auch aus Meßing/ Kupffer/ Zinn oder Bley/ nach Befinden des *Chirurgi*, bestehen können/ womit man die eingerichtete Beine wohl zusammen zu halten trachtet: und zwar erstlich muß die Binde um die *Fractur* behörlich herum gewickelt werden; hernach werden die Compressen samt den Schienen aufgelegt/ und mit Schnüren fest gebunden/ damit alles wohl halte: wobey man auch offt Canäle aus Pappendeckel/ Holtz oder Meßing (*fig. 4*) vonnöthen hat/ wie auch sonsten noch einige andere Machinen und Geräthschafften/ von welchen einige ins besonder in den Armen/ andere in den Füßen/ andere in andern Theilen gebrauchet werden/ wovon bey der specialen Abhandlung der *Fracturen* mehr wird gesagt werden. Ingleichem braucht man andere Binden bey einfachen oder simplen *Fracturen*; andere in gedoppelten oder componirten/ gleichwie solches aus den besondern Exempeln der *Fracturen* wird zu ersehen seyn: und durch alle solche Machinen suchet man nichts anders/ als den eingerichten Theil in Ruhe und Gleichheit zu erhalten/ damit die Zusammenwachsung wohl geschehen könne/ und die Ungleichheit verhindert werde. Welches wo es von unerfahrnen *Chirurgis* nicht wohl in acht genommen wird/ oder auch die Patienten selbst sich nicht ruhig und behörlich halten/ so müssen nothwendig die Beine krumm oder gar lahm werden. *Was zum Verband nöthig.*

32. Viele *Chirurgi* pflegen allemahl zu erst um die *Fractur* ein Bruch-Pflaster zu legen/ und hernach erst die Binde herum zu wickeln/ um dadurch die eingerichte Bein desto fester zusammen zu halten; welches aber die Franzosen und viele andere neue *Chirurgi* heut zu tag meistens *Ob die Pflaster nöthig.*

stens verwerffen, und theils vor überflüßig, theils vor unnützlich halten; weilen eine wohl applicirte *Bandage* die Beine genugsam zusammen halten kan, und ohne dieselbe das Pflaster wenig thun würde: ja da die Pflaster die Schweißlöcher verstopffen, so verursachen sie zuweilen dardurch Geschwulst, Entzündung, und offt unleidliches Jucken. Derohalben halte gleichfalls davor, daß man die Pflaster bey den meisten Beinbrüchen wohl entbehren könne. Wenn man aber selbige dennoch gebrauchen will, müssen sie um das Glied nicht gantz zusammen schliessen, sondern eines Daumens breit Platz darzwischen bleiben, damit bey Auffschwellung des Glieds der Lauff des Gebluts nicht möge verhindert, und dadurch der Brand verursacht werden.

Von dem Verbinden.

33. Bevor wir aber hier von den Beinbrüchen *in specie* handeln, wollen wir vorhero noch einige mehrere Nachrichten geben von der Geräthschafft zum Verbinden, damit man alles desto besser in dem nachfolgenden verstehen möge. Was die Binden, um die Beinbrüche zu verbinden, anlangt, als auf welche das gröste und vornehmste in der Cur ankommt, so sollen sie, ohne die *requisita*, welche überhaupt an den Binden erfordert werden, ihre behörige Länge und Breite haben, und nach jedes Theils Beschaffenheit und Erheischung wohl accommodirt seyn. Man soll sie in Brüchen ohne Wund allemahl so appliciren, daß man mit der ersten Binde, auf einen Kopff gerollt, an dem gebrochenen Ort anfange, denselben mit drey Windungen umwickle, und hernach auffsteige bis die Bind ein Ende hat. Mit der andern Binde aber muß man an eben dem Ort, aber mit andern Windungen anfangen; hernach absteigen, und endlich wieder auffsteigen, bis die Binde auffhöret.

Das Verband soll nicht zu fest noch zu los seyn.

34. Hierbey aber ist zu erinnern, daß wie fester die Beinbrüch verbunden, desto besser halten sie: weilen aber durch den allzu festen Verband die Aederlein gedruckt und der Lauff des Gebluts gehemmet wird, so entstehen hieraus Geschwulst, Entzündung, und offt der Brand selbsten; wenn sie aber zu gelind applicirt, so halten sie nicht genug. Derohalben muß man trachten die Mittelstrasse zu halten, und zu sorgen, daß selbige mittelmäßig starck appliciret werden, damit sie genugsam halten mögen; als welches man erkennet, wenn der verbundene Theil nach einiger Zeit nach der Verbindung in der Extremität ein wenig geschwollen befunden wird: denn wenn solcher Geschwulst allzu groß und zu hart, und der Patient Schmertzen empfindet, so zeiget solches an, daß die Binde zu starck zusammen gezogen, und muß man selbige in solchem Fall behutsam auflösen, und was linder appliciren.

Wenn

Das I. Cap. Von den Beinbrüchen insgemein. 149

Wenn aber in der Extremität folgenden Tages gar kein Geschwulst observiret würde, so erkennet man hieraus, daß die Binde zu lind angezogen, und daß man solche was stärcker appliciren müsse.

35. Die Compressen und Schienen müssen allezeit nach der Grösse des gebrochenen Theils genommen oder gemacht werden: und wo die Theile ungleich, als wie bey den Waden, müssen die Compressen so gefalten werden, (*Tab. VI. fig. 13.*) daß sie die Ungleichheit ausfüllen, damit die Schienen den Theil hernach besser in einer Gleichheit erhalten können. Die Schienen pflegen allemahl mit drey Bändlein fest gebunden zu werden, und muß man das mittelste zu erst umbinden, hernach das oberste und unterste nach Belieben. *Von Compressen und Schienen.*

36. Wenn eine Fractur am Arm, muß man ihn nach dem Verband allemahl in eine Binde um den Hals, welche man eine Schärpe (*Escarpe*) nennet, legen. Ist sie aber an einem Fuß, so leget man ihn in eine Strohlade, *Tab. VI. fig. 5.* welche bey den Bandagen weitläufiger soll beschrieben werden; oder in gewisse Canäl, wie *fig. 4.* und unter diese ein Küssen, samt einem gleichen Brettlein, welches von Ende des Fusses biß an die Hüfften gehen soll, damit der Fuß desto gleicher liegen könne. Diese bindet man gleichfals mit drey Bändlein um den Fuß: füllet aber vorher alle Ungleichheiten mit Compressen und Küßlein aus, damit alles desto gleicher liegen, und der Fuß desto ruhiger und unbeweglicher erhalten werde. Manche bedienen sich zu diesem End eines Küssens, welches sie um den Fuß und Bandage binden, gleichwie bey Solingen zu sehen *a*). Andere gebrauchen hölzerne Canäl, dergleichen *Scultet* und Solingen beschrieben. Die meiste aber von den besten *Chirurgis* brauchen anstatt dieser die Strohlade, weil sie so wohl zur Haltung und festen Lag gar dienlich, als auch allenthalben leicht zu haben, oder zu verfertigen ist. Bey dieser hat man auch ein besonderes Brettlein oder Pappdeckel in Form einer Schuh-Sohle *fig. 6.* vonnöthen, welches die Fuß-Sohle, und dadurch den gantzen Fuß ruhig zu halten und zu unterstützen dienet. Auf der Seite, welche gegen die Fuß-Sohle applicirt wird, soll selbige mit einer besondern Compreß von eben der Form *fig. 7.* gefüdert, und hernach mit seinen Bändlein *a a a fig. 6.* an die Strohlade angebunden werden. Unten an diese Compreß nähet man auch einen Ring von Leinwand mit Bändlein *b b fig. 8.* in welchem die Fersche soll zu liegen kommen, damit sie von unten frey seye, und durch das lange Liegen *Von dem Lager der zerbrochenen Theilen.*

T 3

a) In der Amsterdamischen Edition von *An.* 1698. *Tab.* 15. *fig.* 9.

liegen nicht leicht eine Entzündung, hefftige Schmertzen, oder gar der Brand darinnen entstehen möge: gleichwie zuweilen geschehen ist. Man kan auch die Fersche zwischen eine Binde mit zwey Köpffen legen, welche so aneinander gehefftet werden sollen, damit sie nicht von einander weichen können: von welchen ein Kopff unter den innern Knöchel, der andere unter den äussersten soll zu liegen kommen, damit der *Tendo Achillis* desto weniger könne gedruckt werden, als von welches Druckung wohl sonsten die grösste Schmertzen entstehen mögen. Uber den Fuß setzet man einen Bogen, welcher entweder von Faß-Reifen a) oder von einem Stück einer Trummel, oder grossen Fruchtmaas soll gemacht werden, damit die Bettdecken den Fuß nicht drucken mögen, und man den Fuß darunter mit Servietten oder andern warmen Tüchern desto besser versehen könne, daß er nicht wancke.

Wie der Patient zu tractiren. 37. Der Patient soll auf dem Rucken liegen, mit dem Kopff erhaben, doch nicht gar zu hoch, damit er nicht leicht rutschen könne, und soll der gebrochene Fuß auch was hoch liegen. Man muß dem Patienten oben an das Bett, oder an einen Balcken der Stube einen Anhalter fest machen, damit er sich dadurch desto bequemer aufrichten könne. Ist der Patient Blutreich, so lässet man ihm zur Ader. Im Anfang soll der *Chirurgus* den Patienten öffters besuchen, und sonderlich acht geben, ob alles noch wohl liege, und ob das Verband weder zu lind noch zu starck appliciret seye. Befindet er alles in gutem Stand, so wird es so gelassen; befindet er aber einen Fehler, entweder an der Lage, oder an dem Verband, so muß er solches wieder recht machen, gleichwie es sich gebühret. In der Diät soll sich der Patient eben so verhalten, gleichwie bey den Wunden *pag.* 50 gesagt worden.

Wann das Verband zu ändern. 38. Man verändert das erste Verband, und applicirt das zweyte, nun eher nun später, nachdem es die Zufäll oder Umstände erfordern. Dann wenn alles wohl hält, und kein Zufall darzu kommt, lässet man es das erstemahl 5. bis 8. Tage; wenn aber Entzündung, Geschwulst, grosse Schmertze und Jucken sich einfinden, oder das Band zu hart oder zu los befunden würde, muß man das erste offt den andern Tag wieder aufmachen: dann es ist im Anfang zuweilen ein Geschwulst vorhanden, welcher hernach sich vertheilet, wodurch das Verband zu los wird, und also fester muß applicirt werden. Um das andere Verband aufzulösen, und das dritte zu appliciren, hat man sich

---

a) *Scultetus Tab.* 56.   *Solingen Tab.* 15.

Das I. Cap. Von den Beinbrüchen insgemein.

sich ebenfals nach jetzt beschriebenen Umständen zu richten. Dennoch soll man bey dem dritten Verband, wenn anderst kein Geschwulst mehr vorhanden, die Binden was fester anlegen, um dadurch zu verhindern, daß kein unformlicher *Callus* werde, und alles desto besser zusammen wachsen möge.

39. Solte ein Zufall sich ereignen, worinnen die oben §. 7. und 5. angedeute Zeichen eine Fissur oder Kleckbruch anzeigen würden, so lehret Felix Würtz *p.* 382. daß am besten seye, wenn man über den geschwollenen und schmertzhafften Ort sein Bruchpflaster *a)* nebst den Schienen, wie sonsten gewohnlich einen Beinbruch zu verbinden, überlege, und den Patienten etliche Tage still liegen lasse, so würde die Geschwulst hierauf sich vertheilen, und der Patient bald genesen. Wäre aber die Geschwulst etwas hoch, und darzu lind: so bedeutet es, daß sich eine Feuchtigkeit daselbst gesammlet habe. Derowegen soll man denselben öffnen, und die Feuchtigkeit heraus lassen: nachmahls aber einen Meisel mit seinem braunen Sälblein bestrichen in das Wündelein stecken, und ihn verbinden, wie einen Bruch, mit einer Winde, so werde es auch bald besser werden. Aber mit Salben, schmieren, bähen und baden seye hier nichts auszurichten; sondern es würde der Schaden nur dadurch schlimmer, indem die Materie unter sich fresse, und gefährliche Übel dadurch verursache: welche zwar offt Flüssen zugeschrieben würden, aber in der That ihren Ursprung von solchem Sprung oder Ritz in dem Bein hätten. Mehr von diesen Brüchen meritirt gelesen zu werden bey offt belobten Felix Würtz im 28. Capitel des zweyten Theils. *pag.* 381. Baseler Edition von *Ann.* 1687.

Wie die Fissuren oder Spaltbrüch zu tractiren.

Das

---

a) Wird also zubereitet: ℞. des schönen lautern weissen Hartzes (nicht des harten Spiegel-Hartzes) zwey Pfund; des trüben Terbenthins ein halb Pfund, zerlasse dieses unter einander gantz sanfft, also, daß es nicht auffsiede; mische nachmahls darunter gantz rein gepülverte Geißbartkraut-Wurtzel acht Loth; rühre dieses alles unter einander, bis es schier will kalt werden, so ist das Pflaster gemacht. Wenn man es aufstreichen will, muß man siedend Wasser darüber giessen, so wird es lind, und läßt sich gern streichen. Es werden demselben von dem *Autore* grosse Tugenden zugeschrieben *p.* 320.

Das II. Capitel/
Von den Zufällen der Beinbrüche.

I.

Wenn eine Wunde bey der Fractur.

Wenn bey der Fractur zugleich eine Wunde ist/ wird diese/ nachdem die Einrichtung geschehen/ fast eben so tractiret/ wie von den Wunden insgemein ist gesagt worden. Nemlich man reiniget selbige erst mit warmen Wein/ Brandwein oder Saltz-Wasser/ hernach verbindet man sie das erstemahl mit trucken Carpie/ um das Blut besser zu stillen; Nachdiesem mit Digestiv: und wenn selbige rein ist, tractiret man sie mit Wund-Balsam/ biß dieselbe zugeheilet ist. a) Weilen aber solche Fracturen/ um die Wunde zu reinigen/ täglich müssen verbunden/ und das Glied dennoch so wenig/ als möglich/ soll beweget werden/ so dienen in solchen Fracturen nicht wohl die lange Binden/ welche in den Fracturen ohne Wunde Circuls-weiß umgebunden werden; und insonderheit kan man solche in den Brüchen von dem Schenckel und Schienbein nicht ohne Schaden gebrauchen/ weilen der gebrochene Fuß bey dem auf- und zubinden allzeit in die Höhe gehoben/ und dadurch/ wie behutsam man auch wolte umgehen/ aus seiner guten Lag verrucket werden müste/ wodurch nothwendig das Bein krumm wüchse. Derohalben haben die meiste *Chirurgi* diese Manier abgeschafft/ und bedienen sich hier des so genandten Buch-Bands mit 18. Köpffen/ *Tab. VI. fig. 2.* wodurch nicht nur das Bein in beständiger Ruhe kan erhalten/ sondern auch die Wunde wohl verbunden werden. Wenn diese aber geheilet/ so kan hernach mit einer langen Binde/ gleichwie in den simpelen/ die Zusammenwachsung des Beines vollends absolviret werden/ gleichwie aus den special Bandagen deutlicher wird abzunehmen seyn.

Von dem Callus.

2. Die Zusammenwachsung der gebrochenen Beinen wird durch die Natur verrichtet/ und der *Chirurgus*, nachdem er dieselbe wiederum eingerichtet/ kan hernach nichts bessers dabey thun/ als daß er verhindere die gebrochene Theile nicht wieder voneinander zuweichen: so wird hierauf die Zusammwachsung/durch die Darzwischenkunfft einer beinigen Substantz/ welche man *Callus* nennet/geschehen/ die aus den Aederlein der gebrochenen Beinen gleichsam ausschwitzet/ und wie ein Leim sich darzwi-

---

a) Solte das Bluten sehr starck seyn/ muß man verfahren wie vom Bluten der Wunden pag. 55. gelehrt worden.

Das II. Cap. Von den Zufällen der Beinbrüche. 153

darzwischen setzet. Sie ist Anfangs wie eine *Gelatina* oder Sultze; nachgehends wie Knorbel oder Krospel, und wird endlich hart und beinigt: wodurch die gebrochene Beine gleichsam wie zwey Bretter durch den Leim fest zusammen vereiniget werden, so, daß an diesem Ort das gebrochene Bein offt fester wird, als es an andern Theilen ist, wo es gantz geblieben.

3. Gleichwie aber in den Wunden das neue Fleisch offt ungleich auswächst, und eine heßliche Narbe verursachen würde, wenn der *Chirurgus* durch behörige Mittel solches nicht verhinderte: also wächst auch die Substantz des *Calli* offt stärcker aus, als es sich gehöret, und macht dadurch den gebrochenen Theil sehr unformlich und ungleich; welches doch nicht allezeit von dem *Chirurgo* kan verhindert werden, weil man den überflüßigen *Callum* nicht so kan wegnehmen, wie das überflüßige Fleisch in den Wunden. Derohalben wo man spühret, daß die Ungleichheit desselben nicht zu verhindern, soll man solches dem Patienten beyzeiten sagen, damit er dem *Chirurgo* hernach nicht möge Schuld geben, als ob solches durch sein Versehen oder Unwissenheit wäre geschehen.   *Wird zuweilen unformig.*

4. Man kan einiger Massen vorkommen und verhindern, daß selbiger nicht allzugroß werde, wenn man nehmlich die *Bandagen* wohl fest appliciret, und selbige mit gutem rectificirten Brandewein offt befeuchtet; dann hiedurch wird die noch weiche Substantz des *Calli* fest zusammen gedruckt, und hart gemacht, damit sie sich nicht weiter ausdehnen könne: welches insonderheit in den Schienbeinen der Manns- und in den Armen der Weibs-Personen, als welche sonderlich vor andern Theilen ins Gesicht fallen, wohl zu *observiren*. Ist selbiger aber schon einmahl verhärtet, so ist kein Mittel mehr, um solchen wieder weg zu bringen. Dieser *Callus* aber wird nun geschwinder generirt und gehärtet, nun langsamer, nach Unterschied der Grösse und Dicke der Beine, wie auch nach dem Unterschied der Temperamenten, Constitution und Alter des Patienten: wozu auch die Jahrs-Zeit vieles beyträgt.   *Wie solches zu verhüten.*

5. Die Entzündung wird eben so tractirt, wie *pag.* 145 und 127 ist gelehrt werden; die Schmertzen und *Convulsiones* aber fast auf eben die Methode, wie in den Wunden *pag.* 59: Insonderheit aber und vor allen Dingen durch eine gute Einrichtung, worauf offt alle Schmertzen und *Convulsiones* nachlassen; Ingleichem durch Ausnehmung der   *Entzündung, Schmertzen und Convulsiones.*

stechen-

stechenden Splitter/ wenn dergleichen vorhanden/ und durch eine bequeme Lage. Sonsten aber durch Aderlassen/ und zertheilende Umschläge von warmen Brandwein und dergleichen: wobey aber auch die innerliche Medicamenten gegen die Hitz und Schmertzen/ und dann eine gute Diät nicht zu verabsäumen/ weilen sonsten leichtlich der Brand und selbst der Tod könte verursachet werden.

Das schmertzhaffte Jucken.

6. Das hefftige Jucken verhütet man/ wenn man bey diesen Schäden sich keiner öhlichen noch fetten Medicamenten/ als welche die Schweißlöcher verstopffen/ bedienet: wozu auch die Pflaster zu rechnen. Wo aber dergleichen Jucken schon vorhanden/ muß man solche Medicamenten weg nehmen/ und den juckenden Ort mit warmen Brandwein oder Oxycrat wohl abwischen/ dabey sich auch eines reinen und saubren Leinwands zum verbinden bedienen. Solten auch Bläßgens an dem Ort seyn/ kan man selbige mit einer Scheer aufschneiden.

Wenn ein Brand zu befürchten.

7. Wäre die Entzündung so hefftig/ daß ein Brand (*Gangrena*) zu befürchten/ muß man an statt der vorher-bemeldten Binden/ die Binde mit 18. Köpffen/ gemeiniglich das Buchband genandt/ *Tab. VI. fig.* 2. gebrauchen/ und zertheilende Bähungen/ entweder vom *Spir. vini camphorat.* mit der *Eff. aloës* und *myrrh.* vermischt/ oder von oben beschriebenen *pag.* 145. fleißig gebrauchen. Solte aber der Brand schon würcklich anfangen/ muß man *scarificationes* oder *incisiones* machen/ und zugleich mit besagten Bähungen *continuiren*. Wolte sich derselbe auch auf dieses nicht mindern/ muß man beyzeiten/ ehe er biß an den Leib kommt/ das verdorbene Glied gar abnehmen.

Vom starcken Bluten.

8. Wäre ein starckes Bluten bey einem Beinbruch/ muß man die Ader suchen zu entdecken/ und hernach das bluten/ entweder durch die blutstillende Mittel und Compression/ gleichwie bey den Wunden *pag* 55; oder durch ein Brenn-Eisen/ oder durch das Binden zu stillen trachten.

Lähmigkeit und Schwinden.

9. Wenn eine Lähmigkeit oder Schwinden auf einen Beinbruch erfolget/ so ist solches gefährlich und nicht leicht zu curiren. Dennoch was man hier am besten thun kan/ ist/ wenn man solche Glieder 1. öffters mit warmen Tüchern wohl reibet/ 2. mit guten durchdringenden *Spiritus*, als *Spir. formicar. lumbricor. matricalis, C. C. Sal. armoniac. Eff. euphorb. castor.* und dergleichen. 3. Sind auch warme Bähungen und Bäder von allerley stärckenden Kräutern sehr dienlich. Ingleichen auch 4. wenn der Patient dergleichen Glied öffters in warme

Das II. Cap. Von den Zufällen der Beinbrüche. 155

warme und frisch geschlachte Thier/ als Ochsen/ Schwein/ Kälber/ Hund/ und dergleichen/ einstecket: wodurch der Einfluß des Geblüts und Lebens-Geister sehr befördert wird. Insonderheit wenn zugleich innerliche gute Nerven stärckende Mittel wider die Lahmigkeit und Schwinden gebraucht werden.

10. Wenn ein Gewerb oder Gelenck steiff und unbeweglich worden/ auch die darinn stockende Materie schon verhärtet/ sonderlich wo selbige vom Beinsafft der nah dabey gebrochenen Beine ihren Ursprung hat/ so ist keine Hülff mehr. Wenn solches aber nur von der Ruhe/ und einiger Verdickung des Gliedwassers herrühret/ soll man das Glied mit erweichenden Bähungen fleißig bähen/ oder mit dergleichen Bädern offt baden/ und dasselbe zugleich zum öfftern von jemand hin und her bewegen lassen/ biß es endlich seine vorige natürliche Bewegung wieder bekomme. *Wenn ein Gelenck steiff worden.*

11. Zuweilen pflegt nebst der Fractur an eben dem Bein auch ein Luxation zu seyn: in welchem Fall man trachten soll zu erst die Luxation/ hernach auch die Fractur/ wieder einzurichten; und alsdann selbige/ wie sonsten behörig/ verbinden. Manchmahl aber ist nicht möglich die Luxation zu erst einzurichten/ sonderlich wenn der Bruch gantz nah bey dem verrenckten Gewerbe ist/ dieweil man alsdann keine Halte hat/ um das Bein so viel zu extendiren/ als zur Einrichtung der Verrenckung nöthig ist. Derowegen soll man in diesem Fall zu erst die Fractur einrichten/ wohl verbinden/ und heilen: Inzwischen aber das verrenckte Gelenck vor der Geschwulst und Entzündung durch Application warmen Brandeweins/ Eßigs oder Campffer-Brandeweins/ trachten zu präserviren; und nachdem der Beinbruch wieder zusammen geheilet/ alsdann auch die Extension und Wiedereinrichtung der Verrenckung vornehmen. Es geht zwar diese Manier nicht allzeit an/ weilen die Gelenck inzwischen offt verwachsen/ so/ daß die Verrenckung hernach ohnmöglich wieder einzurichten. Dennoch weil man anderst nicht helffen kan/ muß man doch so verfahren; insonderheit weil solches noch zum öfftern angehet/ und Exempel sind/ daß Verrenckungen nach etlichen Monathen/ ja wohl nach einem Jahr wieder sind eingerichtet und curiret worden. *Wenn eine Verrenckung bey dem Bruch.*

12. Wenn ein Beinbruch/ entweder durch übeles Einrichten und Verbinden/ oder durch Unruh des Patienten/ krumm geheilet/ sonderlich wenn solche sich vor der Zeit wollen aufmachen/ so ist kein anderes *Wenn krumm geheilte Beine wieder zu brechen.*

deres Mittel/ als das Bein von neuem durch Hülffe starcker Leute/ wo es vorhero gebrochen gewesen/ wieder zu zerbrechen; bey welchem aber in acht zu nehmen/ daß/ wo die Krummigkeit nicht gar groß/ und dem Patienten keine besondere Beschwehrung verursachet/ selbige/ als eine schmertzhaffte Operation/ lieber zu unterlassen: insonderheit weil man nicht allemahl gewiß seyn kan/ ob das Bein nachdem geräder werden möge. Ingleichem wo der *Callus* schon veraltet und verhärtet/ oder der Patient alt oder schwach/ ist nicht rathsam/ sondern gefährlich/ dergleichen vorzunehmen. Wenn aber der *Callus* noch frisch/ der Patient jung und starck/ so lässet sich solches zuweilen thun. Doch soll man einige Tage vorher den *Callum* mit erweichenden Bädern/ Bähungen/ Salben und Pflastern wohl trachten zu erweichen/ und nach dem Brechen die gebrochene Beine wieder gerad und wohl einzurichten.

Das III. Capitel/
Von den Beinbrüchen in specie.

I.

An der Hirnschaal. Nachdem wir bishero von den Beinbrüchen überhaupt gehandelt haben/ wollen wir auch selbige jetzo ins besondere oder *in specie* betrachten/ und anfangen von denen/ welche am Kopff vorkommen. Dennoch/ dieweil wir schon von den Brüchen und Verletzungen der Hirnschaal oben im Capitel von den Haupt-Wunden/ *pag.* 108 genugsamen Unterricht gegeben/ wollen wir solches hier nicht nochmahls wiederhohlen/ sondern andere zu betrachten vornehmen/ und zwar erstlich handeln

Vom Bruch der Nasen-Beine.

An der Nase. 2. Es werden die Nasen-Bein von allerley äusserlichen Ursachen/ sonderlich aber von fallen und schlagen/ manchmahl alle beyde/ zuweilen aber nur eins/ zerbrochen und eingedruckt/ welches sich durch das sehen und fühlen leicht erkennen läst. Es ist meistentheils eine Wunde mit dabey/ zuweilen aber auch keine: und nachdem die Verletzung derselben schwer oder hefftig/ ist selbige/ohne eine verstellte Nase davon zu tragen/ nicht leicht zu curiren. Ohne dieses aber erfolgen auch gar leicht *Caries*, schlimme Nasen-Geschwür/ (*ozæna*) oder Nasen-Gewächs

(*Poly-*

(*Polypus*) darauf/ wodurch so wohl der Geruch/ als die Sprach und das Athem-hohlen verhindert wird.

3. Um diesen Bruch wieder einzurichten/ soll man den Patienten auf einen bequemen Stuhl setzen/ und den Kopff desselben von einem Diener wohl hinter sich halten lassen/ oder auch solchen auf ein Bett legen. Alsdann soll der *Chirurgus*, entweder mit einem bequemen Sonde *Tab. I. K*, mit einem linden Leinwand umwickelt/ oder mit einem Feder-Kiel/ auf der gebrochenen Seite behutsam in die Nase fahren/ und damit trachten/ das eingedruckte wieder an seinen Ort zu heben. Indem er aber solches thut/ muß er den Daumen und Zeig-Finger auswendig dargegen halten/ auf daß es dadurch wieder an seine rechte Stelle komme. Wäre die Nase auf beyden Seiten gebrochen/ soll er hernach auf der andern eben so verfahren/ bis daß alles/ so gut möglich/ wieder an seinem natürlichen Ort ist.

Wie selbiger einzurichten.

4. Solte zugleich eine Wunde vorhanden seyn/ muß man solche das erstemahl nur mit trucken Carpie/ und einem Wund-Pflaster/ folgends aber mit *Essent. aloës & myrrhæ*, oder mit *Ess. mastichis* verbinden/ bis selbige geheilet. Wenn aber keine Wunde da ist/ klebet man besserer Haltung wegen nur ein Wund- oder Bruch-Pflaster darüber; und wenn alsdann keine *Caries* darzu kommt/ so heilen diese Bein innerhalb 14 Tagen ordentlich wieder zusammen. Manchmahl aber ist auch nöthig auf beyde Seiten ein kleines Stück Pappdeckel mit einem Bäuschlein gefüdert/ von der Figur und Grösse der Nase/ gleichwie *Tab. VI. fig. 9.* eine Form anweiset/ zu appliciren/ und solche mit einer schmahlen Binde mit vier Köpffen/ ohne dieselbe starck anzuziehen/ anzubinden: gleichwie solche bey den Bandagen weitläufftiger soll beschrieben werden. Bevor man aber Pflaster oder Verband applicirt/ stecket man nach der Einrichtung in jedes Nasen-Loch (wenn nehmlich alle beyde gebrochen) ein silbernes oder bleyernes Röhrgen nach der Form *Tab. II. P* oder *Q* mit Leinwand umwickelt; oder einen bequemen Federkiel: und befestiget solche entweder zugleich mit der Binde mit vier Köpffen/ oder mit einem besondern Bändlein an die Schlaf-Mütze/ auf daß dadurch die eingerichtete Beine nicht wieder einwerts weichen mögen/ und der Patient bequemlicher Athem schöpffen könne. Zum öfftern aber hat man weder die Pappdeckel noch das Band nöthig/ und werden solche von verschiedenen *Autoribus* gar verworffen/ weilen manchmahl dadurch die Beine leicht wieder könten eingedruckt werden.

Wie er zu verbinden.

Das IV. Capitel/
Vom Bruch des Kienbackens.

I.

Geschiehet auf verschiedene Art.

Es wird der Kienbacken oder untere Kieffer zuweilen nur auf einer Seite, zuweilen aber auf beyden zugleich gebrochen: und zwar meistentheils so, daß die Ende nicht gar weit von einander oder über einander weichen, indem die Musculen desselben so beschaffen, daß sie ihn nicht sonderlich verziehen können. Dennoch je hefftiger ein Schlag oder Fall, je mehr kan derselbe aus seiner Ordnung gebracht werden, und je mehr Stücker und Splitter kan es setzen.

Wie man ihn erkennet.

2. Man erkennet diesen Bruch gar leicht durch das Gesicht und Gefühl, insonderheit wenn die Stücker was verruckt; da sich dann die Ungleichheit und Ort der Fractur gar bald an Tag geben. Zudem siehet man auch die Zähne nicht in ihrer behörigen Ordnung und Gleichheit stehen, und der Patient empfindet grosse Schmertzen.

Wie er einzurichten.

3. Wenn man also diese Fractur wohl erkannt, soll man, um solche wieder recht einzurichten, den Patienten auf einen Stuhl setzen, und ihm den Kopff wohl halten lassen. Alsdann mit den Fingern der einen Hand in den Mund langen, und das eingewichene Bein auswerts drücken oder ziehen; mit der andern Hand aber, welche man von aussen dargegen hält, die gebrochene und auswerts gewichene Stücker wiederum, so gut möglich, in einander richten, und fein gleich zusammen fügen, so, daß die Zähne wieder in ihrer natürlichen Ordnung stehen mögen; als woraus man erkennet, daß die Einrichtung wohl und behörlich geschehen sey. Solten Zähne zugleich los seyn, oder wacklen, soll man solche auch wieder in ihre natürliche Stätte bringen, und wo man es nöthig erachtet, selbige mit einem güldenen oder silbernen Drath, oder auch nur mit einem gewächsten Faden, an die nächste noch feste Zähne anhefften, so wachsen sie offt wiederum an. Ist die Fractur auf beyden Seiten, so muß man, wenn die Einrichtung auf einer Seite geschehen, hernach auf der andern eben so verfahren; wobey aber, um solches wohl zu verrichten, die Käntnüß der Figur dieses Kiefers aus der Osteologie sehr nöthig ist.

4. Nach-

Das IV. Cap. Vom Bruch des Kienbackens. 159

4. Nachdem also der Bruch wohl eingerichtet, leget man erstlich ein Bruch-Pflaster darüber: und hernach wo der Bruch nur auf einer Seite, eine Compreß auf einen Pappdeckel genähet, beyde in der Figur eines halben Kienbackens, welche nach der Grösse des Patienten zu richten, gleichwie Tab. VI. fig. 10. anweiset: welches alles nach diesem auf behörige Weiß, entweder mit einer Binde mit vier Köpffen, fig. 11, (welche in der Mitte a ein Loch hat, damit selbige am Kien desto besser halten möge) oder mit einer andern Binde, welche die Halffter genannt wird, und bey den Bandagen soll beschrieben werden, zu befestigen. Ist aber der Bruch auf beyden Seiten, machet man eine Compreß, wie vorher gesagt, auf einen Pappdeckel fest, in der Form als fig. 12 zeiget: welche gleichfalls nach der Grösse des Patienten muß gerichtet seyn, und in der Mitte ein Loch haben, um sich besser an das Kien anzulegen. Diese applicirt man so, daß die Mitte auf das Kien, die beyde Ende aber b b gegen die Ohren zu stehen kommen, und appliciret hernach das Verband, gleichwie unten wird gelehret werden.

Was nach der Einrichtung zu thun.

5. In allen Brüchen aber des Kienbackens muß sich der Patient sehr ruhig halten, nichts, oder doch sehr wenig reden, insonderheit aber vor käuen und beissen sich hüten. Derohalben, bevor der Bruch wieder wohl zusammen gewachsen, soll der Patient nichts essen, welches gekäuet werden muß, sondern nur gute Suppen, Brühen, und dergleichen weiche Speisen geniessen: sich auch nicht auf den Kiefer, sondern auf den Rucken legen, damit derselbe nicht dadurch wieder aus seiner natürlichen Lage gebracht werde, bis er wieder völlig geheilet, welches in 3 bis 4 Wochen geschehen kan.

Wie sich der Patient zu verhalten.

Das V. Capitel,
Vom Bruch des Schlüssel- und Brust-Beins.

I.

Das Schlüsselbein wird theils wegen seiner Lage, theils wegen seiner schwachen und gebrechlichen Substantz gar leicht und offt zerbrochen: und zwar entweder in der Mitte, oder bey der Schulter, oder bey dem Brustbein. Es mag aber brechen wo es will, so pfleget

Wie das Schlüsselbein bricht.

get das Ende/ welches am Schulterblat anhänget/ durch das Gewicht des Arms (als welcher durch dieses Bein in der Höhe gehalten wird) hinab zu weichen; derjenige Theil aber/ der am Brustbein fest ist/ bleibet ordentlich in seiner natürlichen Lag. Indem aber das Ende bey dem Arm hinab sincket/ hebet sich das gebrochene Ende über sich/ und verschiebt sich also gemeiniglich über das andere Stück.

Wie es zu erkennen.

2. Es ist die Fractur dieses Beins nicht gar schwer zu erkennen; dann 1) kan der Patient den Arm nicht in die Höhe heben/ sondern ist als lahm. 2) Hängt der Arm forwerts/ nach der Brust/ da derselbe ordentlich viel weiter rückwerts oder ausserwerts stehet. 3) Weil dieses Bein zimlich bloß und nicht viel mit Musculn bedeckt ist/ kan man den Bruch gar leicht fühlen/ sehen/ und hören/ wenn man die Schulder und Arm der leidenden Seite ein wenig beweget.

Prognosis.

3. Es ist auch der Bruch dieses Beins nicht gar schwer wieder einzurichten/ sonderlich wenn solches in die quer gebrochen; weil man solches nicht nur leichtlich durch Zurückziehung der Schulter ausdehnen/ sondern auch mit den Fingern/ um solches wohl einzurichten/ füglich beykommen kan. Viel schwerer aber ist dasselbe/ nachdem es eingerichtet/ insonderheit/ wenn der Bruch schief ist/ in seiner Lage zu erhalten: theils weil man dieses Bein/ nicht so gut/ mit Binden umwicklen/ noch mit Schienen so wohl versehen/ und also nicht so fest zusammen halten kan/ als andere; theils weil das Gewicht des daran hangenden Arms das äusserste Ende gar gern wiederum abwerts ziehet. Derohalben wird solches gar offt ungleich zusammen heilen/ und meistens eine zimliche Ungleichheit an selbem entstehen. Dennoch wenn es nur einigermassen zusammen bleibt/ so wächst es doch gar bald wiederum zusammen: insonderheit wenn sich der Patient fein ruhig hält.

Wie es einzurichten.

4. Diese Fractur wohl einzurichten/ lässet man den Patienten auf einen niedrigen Stuhl sitzen; und alsdann soll ein Diener oder Gesell ein Knie dem Patienten auf den Rückgrad zwischen die Schultern setzen/ mit jeder Hand eine Schulter des Patienten ergreiffen/ und beyde zugleich hinter sich ziehen/ so wird hierdurch die Ausdehnung gar füglich verrichtet werden. Indem dieses aber geschieht/ soll der *Chirurgus* vor dem Patienten stehen/ und wenn er spühret/ daß die Ausdehnung zur Genüge geschehen/ mit den Fingern die gebrochene Stücker ineinander richten/ und also von einem Gesellen wohl halten lassen/ damit sie nicht wieder auseinander gehen. Nach diesem soll er 1) unter

Das V. Cap. Vom Schlüssel= und Brustbein.

ter und über das Schlüsselbein eine schmale, aber dicke Quer=Compreß, welche an einem Ende, um die Hohligkeiten bey diesem Bein desto besser auszufüllen, zu verdoppeln, oder nochmals umzufalten, appliciren, gleichwie fig. 13. Tab. VI. anweist. 2) Uber diese zwey andere schmale Compressen, welche in Form eines lateinischen X über den Bruch zu legen. 3) Ein grosses längliches Stück Pappdeckel, um dieses alles zu bedecken, welches so ausgeschnitten seyn soll, wie fig. 14. anzeiget, daß es sich wegen des Arms und Halses desto füglicher schicken möge. 4) Soll er auch eine dicke zusammen gerollte Binde, oder einen Ball unter die Achsel schieben, damit der Arm so leicht nicht könne herunter sincken; alsdann 5) wohl verbinden, gleichwie bey den Bandagen beschrieben ist, und den Arm in einer Scarpe legen. Viele pflegen zu erst ein Bruch=Pflaster über das gebrochene Bein zu legen; welches aber nicht nöthig ist.

5. Dieweil aber die Arm so schwer zurück zu halten sind, und doch hievon die gute oder üble Heilung dieses Bruchs guten Theils dependirt, hat man über die *Bandage* noch ein Instrument erdacht, um die Arm desto besser und beständiger zurück zu halten, welches von Eisen oder auch wohl von Holtz kan gemacht werden, und die Figur als ein lateinisch T haben soll, gleichwie solches Klein *fig. 15 Tab. VI.* repräsentirt ist. Die Breite desselben soll drey Finger breit seyn, und mit Leder oder Tuch überzogen werden. Man applicirt selbiges auf den Rucken, so daß die Quer=Theile A A auf die Schulderblätter zu stehen kommen, der lange Theil B aber auf den Ruckgrad, welcher fast bis an das Ende desselben sich erstrecken soll. Am untersten Ende desselben soll ein Loch seyn C, an welches man auf jeder Seite ein starckes Band oder Schnur fest machet, mit welchen man dieses Creutz starck um den Leib bindet, nachdem man vorhero die beyde Arm durch die beyde Ring bey A A durchgebracht: dann nachdem der Theil B stärcker oder gelinder umgebunden, nachdem werden auch die Achseln mehr oder weniger zurück gehalten. Ja wenn dadurch die Achseln noch nicht genug zurück gezogen würden, müste man noch eine lange dicke Compreß auf den Ruckgrad unter den obersten Theil dieses Instruments legen, und alsdenn dasselbe fest anbinden, so werden die Schuldern desto besser zurück können gehalten werden. Es müssen sich die Ring A A lassen auf= und zumachen, und entweder auch von Eisen seyn, oder von Leder, gleichwie an der *fig. 9 Tab. XV*, damit man die Arm füglich könne hinein bringen.

Beschreibung eines besondern Instruments.

X   6. Sol=

Wenn Splitter vorhanden.

6. Sölten Splitter von diesem Bein los seyn/ welche im Fleisch stecken/ grosse Schmertzen verursachten/ und die Einrichtung dadurch verhinderten; müste man eine Incision machen/ und selbige/ wenn sie los sind/ heraus nehmen/ um weitern Zufällen dadurch vorzukommen; hernach die Einrichtung ins Werck stellen/ die Wunde behörlich versehen/ und verbinden. Dieweilen aber unter diesem Bein grosse Adern liegen/ nehmlich die *Arteriæ* und *Venæ subclaviæ,* muß man im schneiden sehr vorsichtig seyn/ damit man solche nicht verletze/ massen sonsten ein tödtliches Verbluten daraus entstehen würde. Wenn solche aber nicht gantz los/ und die dabey liegende Theil stechen/ oder sonsten die Einrichtung verhindern solten/ muß man ihre Spitzen mit einer guten Zang/ dergleichen *fig.* 1. *Tab. VI* ist/ abzwicken. Könte man sie aber an das übrige Bein wieder andrucken/ soll man es thun/ so wachsen sie offt wieder an.

Vom Bruch des Schulderblats.

7. Das Schulderblat bricht entweder nah bey der Articulation mit dem Schlüsselbein/ und Armbein/ oder in seinem übrigen Theil. Wenn nur das *Acromion* gebrochen/ läst es sich zwar leichtlich mit den Fingern wieder einrichten; heilet aber sehr ungern: dieweil es durch eine geringe Ursach gar bald wieder aus seiner Lage turbiret und verstossen wird. Wenn es aber unter dem *Acromion,* wo man es *collum scapulæ* nennet/ zerbrochen wird/ so verursachet es/ theils wegen des nahen dabeyliegenden Gewerbes/ theils wegen der vielen Flechsen/ Musculen/ *Ligamenta,* Nerven und grossen Adern/ welche gemeiniglich mit verletzt werden/ Lähmigkeit und allerley übele Zufäll. In seinem übrigen Theil aber haben die Fracuren so viel nicht zu bedeuten.

Wie derselbe zu tractiren.

8. Bey Wiedereinrichtung dieser Fracturen/ soll man den Arm was ab= und vorwarts ziehen lassen: Der *Chirurgus* aber soll mit der Hand die Fractur/ so gut möglich/ trachten einzurichten/ und zusammen zusetzen/ hernach solche Compressen und Pappdeckel darüber legen/ als man nach Beschaffenheit der Fractur selbige vor nöthig erachtet/ und alsdann mit dem Band/ welches *Fascia stellata,* oder das Sternband genandt wird/ wohl verbinden.

I'm Bruch des Brustbeins.

9. Es kan das Brustbein (*Sternum*) gleichwie andere Beine/ durch äusserliche Gewalt/ als fallen/ stossen und schlagen/ entweder eingeboget oder gar zerbrochen werden/ als wodurch leicht Adern unter demselben zerrissen/ grosser Schmertzen auf der Brust/ schwerer Athem/ Husten/ Blutspeyen/ und Ergiessung des Geblüts in die Brust/ oder

zwischen

Das V. Cap. Vom Schlüssel- und Brustbein.

zwischen das *Mediastinum*, nebst andern sehr gefährlichen Zufällen, verursacht werden.

10. Man erkennet dieses Ubel, wenn nach dergleichen Verletzung beschriebene Zufäll, sonderlich aber grosser Schmertzen auf der Brust, schwerer Athem, Husten und Blutspeyen sich einfinden. 2. Wenn man an dem Brustbein eine widernatürliche Ungleichheit fühlet. 3. Wenn an selbigem Ort das Brustbein, wenn man darauf drucket, einweichet: wobey man zuweilen ein Geknirsch der gebrochnen Beinen höhret. Wenn es aber nur eingebogen, spühret man an dem verletzten Ort nichts anders, als eine Höhle und Ungleichheit, nebst vorbemeldten Zufällen. *Wie solcher zu erkennen.*

11. Um solches wieder einzurichten, soll man den Patienten auf einen Tisch oder Bett auf den Rucken legen, und zwar so, daß man ihm einem Laib Brod, harte Küssen, oder sonsten was von dergleichen Sachen unter den Rucken lege, und von jemand die Schuldern abwerts drucken lasse, damit die Brust erhöhet, und das Brustbein wohl ausgedehnet werde: Hernach soll der *Chirurgus* die Brust an beyden Seiten starck zusammen drucken, und erschüttern, auf daß die Rippen hierdurch vor sich mögen getrieben, das Brustbein in die Höhe gehoben, und wieder in seinen natürlichen Ort gebracht werden, welches auch dadurch zuweilen wieder in die Höhe schnappt, und seine natürliche Gestalt wiederum bekommt. Wolte es sich aber auf solche Manier nicht wieder heraus treiben lassen, und die Zufäll gefährlich seyn, soll man an dem Ort der Verletzung eine Oeffnung bis aufs Bein machen, einen Bohrer behutsam einbohren, und hernach dadurch in die Höhe heben. Hätte sich Geblüt zwischen das *Mediastinum* gesetzet, und folgte eine Suppuration oder Verschwürung darauf, gleichwie sich zwischen desselben Häutlein ein grosser *Abscess* formiren kan, muß man das Brustbein an dem untersten Theil trepaniren, gleichwie man die Hirnschaal trepaniret, um dadurch dem Eyter einen Ausgang zu machen, das Geschwür wohl zu reinigen, und endlich mit Wund-Balsam, als wie ein Loch in der Hirnschaal, wieder zuheilen. Solte aber durch eine solche Verletzung Geblüt sich in die Hohligkeit der Brust ergossen haben, muß man solches durch eine Oeffnung der Brust, gleichwie schon *pag.* 92. beschrieben worden, heraus lassen. Zum Verbinden kan eine Compreß, in warmen Brandwein eingefeuchet, nebst der *Serviette* und *Scapulir* dienlich seyn. *Wie die Einrichtung geschehen soll.*

Das VI. Capitel/
Von dem Bruch der Rippen/ der Wirbel-Beine und des Heiligen Beins/
(Os Sacrum.)

1.

Wie die Rippen brechen. Wenn ein Rippe gebrochen/ selbige aber dennoch in ihrer natürlichen Lage bleibet/ verursachet solches nicht allemahl besondere Zufäll/ sondern heilet sich offt wieder von selbsten. Wenn aber die zerbrochene Stücker voneinander gewichen/ stechen solche die Musculen und die Pleura, erwecken grausames Seitenstechen/ schweren Athem/ Husten/ Fieber/ auch wohl mannigmahl Ergiessung des Geblüts in die Brust/ Blutspeyen/ und andere üble Zufäll: und wenn man diesem Übel nicht beyzeiten wohl begegnet/ sonderlich wenn einige Rippen zugleich gebrochen/ so verursachet ein solcher Bruch zum öfftern tödtliche Wund-Fieber/ oder Brust-Geschwür und Schwindsucht/ oder zum wenigsten schlimme Geschwür und Fistulen/ Caries an den Beinen/ und andere Übel/ nachdem die Verletzung hefftiger oder geringer gewesen. Zuweilen ist es nur eine simpele Fractur/ manchmahl aber ist auch ein Wunde dabey/ oder Splitter von den Rippen vorhanden/ welche stechen und Schmertzen verursachen. Wenn durch eine äusserliche Gewalt die Knorbel von dem beinigen Theil abgerissen werden/ wird solches gleichfalls vor einen Bruch gehalten/ und hat gleiche Curation.

Wie selbige zu erkennen. 2. Wenn eine gebrochene Rippe nicht voneinander gewichen/ ist der Bruch nicht wohl zu erkennen/ weil man keine Ungleichheit alsdann fühlen kan/ hat aber auch in dem Fall nicht gar viel zu bedeuten. Wenn die Stücker aber voneinander gewichen/ so empfindet man mit den Fingern die Ungleichheit/ und spühret zugleich ein krachen der Beine. Und wenn ein Stück einwarts gewichen/ insonderheit/ wenn es spitzig ist/ oder Splitter vorhanden/ so erwecket es vorher bemeldete Zufäll §. 1. Wie schwerere Zufäll aber vorhanden/ je gefährlicher ist dieser Bruch zu judiciren. Es entstehet auch bey den Rippenbrüchen zuweilen ein Lufft-Geschwulst/ Emphysema genandt/ da die Lufft/ welche sich durch eine kleine Wunde zwischen die Haut insinuirt/ erstlich die Brust/
her=

Das VI. Cap. Von den Rippen/ Wirbelbeinen ꝛc.

hernach den Hals/ Kopff/ Bauch/ und Schaam/ so auffschwellet/ als wie die Kälber oder Schaaf/ welche von den Fleischern aufgeblasen werden.

3. Bey der Einrichtung dieser Fracturen/ muß man wohl acht geben/ ob dieselbe ein= oder auswerts gewichen; und wenn sie heraus gewichen/ soll man den Patienten auf einen hohen Stuhl oder Tisch setzen/ und mit den Fingern das ausgewichene wieder an seine Stelle drucken/ eine Compreß in Brandwein gedaucht/ nebst einem Stück Pappdeckel/ mit oder ohne Pflaster/ darüber legen/ und mit der Serviette nebst Scapulir wohl verbinden. Wäre es aber einwerts gewichen/ muß man/ indem man den Patienten den Athem halten läst/ den fordersten und hintersten Theil der Rippe gegen einander drucken/ und rütteln/ bis das eingedruckte wieder zuruck oder heraus springe/ die Ende wieder aufeinander passen/ und es auf vorherbesagte Manier verbinden; doch daß man hier die Serviett nicht so hart zuziehe/ so heilen dergleichen Brüch in drey Wochen. Wenn aber auch dieses nicht angehet/ kan man starck klebende Pflaster/ wie oben bey den Haupt=Wunden pag. 117 gesagt worden/ auffkleben/ um dadurch die Rippe trachten in die Höhe zu heben; und solches/ wo es das erste mahl kein gut thut/ verschiedene mahl wiederholen.

Einrichtung bey geringen Zufällen.

4. Wenn Splitter oder Spitzen der gebrochenen Rippen in oder durch die Pleura gedrungen/ und selbe dem Patienten grossen Schmertzen/ schweren Athem/ hefftigen Husten/ Blutspeyen/ Fieber und andere gefährliche Zufäll verursachten/ muß man/ um den Tod zu verhüten/ die Rippe durch eine Incision entblössen/ die Splitter entweder mit den Fingern/ oder mit Zangen/ Hacken/ oder wie es sonsten seyn kan/ trachten heraus zu ziehen: dann wo man solches nicht thut/ muß der Patient offt sterben. Dergleichen ist auch zu thun/ wenn man ein eingewichenes Stück durch das vorher §. 3. beschriebene Drucken nicht wieder könte heraus bringen.

Bey schwerern Zufällen.

5. Wenn die am untern Rand der Rippen liegende Adern verletzet/ und das Geblüt sich in die Brust ergösse/ welches aus denen pag. 91. §. 8. erzehlten Zeichen abzunehmen/ müste man an dem gebrochenen Ort am untern Rand der Rippe eine Oeffnung bis in die Höhle der Brust machen/ und die blutende Ader mit einem Finger/ um welchen ein weiches Lümplein zu wickeln/ und in was blutstillendes einzutauchen/ so lang zuhalten und zusammen drucken/ bis das Bluten

Wenn Adern verletzt.

X 3   auf=

aufhört. Solte man aber mit dem Finger nicht können beykommen/ könte man ein *Elevatorium* auf eben solche weiß accommodiren/ wie von dem Finger gesagt worden/ um damit die Ader zu comprimiren/ biß das Bluten nachlasse: und wo die Rippe etwa noch eingewichen/ selbige alsdann mit dem Finger/ oder sonsten bequemen Instrument heraus ziehen. Könte durch diese Oeffnung das in der Brust stockende Geblüt heraus gebracht werden/ müste man sie offen halten/ und das Geblüt/ gleichwie bey den Brust-Wunden *pag.* 90 und 91. gelehrt worden/ trachten heraus zu bringen. Wenn aber diese Oeffnung nicht bequem darzu wäre/ kan man dieselbe wieder zugehen lassen; aber dargegen eine neue Incision oder *Paracentesis* an einem dienlichern Ort anstellen/ das Blut heraus lassen/ die Brust reinigen/ und wieder so zuheilen/ wie schon oben *pag.* 92. gesagt worden.

Wenn ein Windgeschwulst oder Contusion vorhanden.
6. Wäre ein *Emphysema* oder Wind-Geschwulst bey der Fractur: soll man die äusserliche Haupt-Wunde was erweitern/ damit die Lufft desto leichter wieder könne heraus kommen/ und durch fleißiges streichen und drucken von den aufgeschwollenen Theilen gegen die Oeffnung die Lufft nach und nach wieder heraus treiben. Wenn aber eine Contusion vorhanden/ muß man selbige so tractiren/ wie wir im Capitel von den Contusionen *pag.* 124 gelehret haben.

Von gebrochenen Wirbelbeinen.
7. Wenn ein Wirbelbein im Rückgrad gebrochen/ ohne Verletzung des Rückmarcks/ so sind ordentlich nur derselben *Apophyses* oder spitzige Auswachsungen gebrochen/ und ist alsdann eben nicht gar gefährlich. Wenn aber das Rückmarck zugleich verletzet/ zerquetschet oder verrissen/ so entstehen daraus Lähmigkeiten aller der darunter liegenden Theilen/ so wohl der Arm und Beinen/ als innerlichen Theilen/ und Verhinderung ihrer Verrichtung/ worauf dann gemeiniglich auch der Tod folget/ nun bald/ nun langsam/ nachdem die Verletzung gering oder hefftig/ gleichwie schon bey den Wunden des Rückmarcks gesagt worden.

Wie ihre Fractur zu erkennen.
8. Man erkennet die Fracturen der Wirbelbeinen/ 1. aus vorhergegangener gewaltsamer Ursach/ als fallen/ schlagen oder hefftiges stossen auf dieselbe. 2. Durch die Schmertzen und andere Zufäll/ welche der Patient an dem Ort des verletzten Rückgrads empfindet. 3. Durch das Gefühl/ wenn man die zerbrochene Wirbelbein fühlen/ oder gar mit Augen sehen/ und mit Ohren krachen hören kan.

9. Wenn

Das VI. Cap. Von den Rippen/ Wirbelbeinen ꝛc.

9. Wenn also nur die *Apophyses* gebrochen/ trachtet man selbige mit den Fingern an ihren behörigen Ort zu bringen/ auf beyde Seiten des Rückgrads eine schmale Compreß/ mit warmen Brandwein angefeuchtet/ und einem schmalen Stück Pappdeckel/ zu appliciren: hernach mit einer Serviett und Scapulir zu verbinden/ so heilen diese Fracturen/ weil die Wirbelbein sehr schwammig sind/ gar leicht und bald wieder zusammen.

Wie selbige zu curiren.

10. Wenn aber die Fractur so groß und hefftig/ daß dadurch das Rückmarck selbst zerquetschet und verletzt ist/ so folget gemeiniglich der Tod. Dennoch/ weil auch solche Patienten nicht zu verlassen/ soll man wohl untersuchen/ wie die Fractur beschaffen; Und wenn man etwa spühret/ daß Drümmer von den Wirbelbeinen gantz abgebrochen/ selbige heraus nehmen: weßwegen man aber offt eine Incision machen muß. Solten Stücker von den gebrochenen Beinen das Rückmarck drucken/ muß man solche entweder mit den Fingern oder mit dienlichen Zangen trachten in die Höhe zu heben/ oder wo sie los sind/ gantz heraus zu nehmen. Nachdem muß man suchen die Wunde von aller Unreinigkeit wohl zu reinigen/ dieselbe mit balsamischen Medicamenten/ gleichwie bey den Rückmarcks-Wunden *pag.* 101 gesagt worden/ versehen/ mit der Serviett und Scapulir verbinden/ und endlich wiederum/ wo möglich/ zur Heilung zu bringen trachten.

Wie mit den schwerern Verletzungen umzugehen.

11. Es kan das *Os Sacrum* auch gebrochen werden/ wenn man einen starcken Fall thut/ oder sonsten hefftig darauf geschlagen wird. Eine vorhergegangene gewaltsame Ursach/ der hefftige Schmertzen und das Gefühl müssen den *Chirurgum* gleichwie bey andern/ also auch hauptsächlich bey dieser Fractur zur Erkänntnuß führen.

Wenn das Os Sacrum gebrochen.

12. Wenn man also erkannt/ daß dieses Bein gebrochen/ muß man suchen solches/ so gut möglich/ mit den Fingern wieder in seine Ordnung zu bringen. Dieweilen aber offt dasselbe einwarts gewichen/ muß man/ um solches wieder heraus zubringen/ einen Finger/ nachdem man vorher den Nagel an selbem wohl abgeschnitten/ und mit Oehl oder Butter bestrichen/ biß an die Fractur in den Hintern stecken/ und das eingewichene wieder heraus drucken/ welches man alsdann mit der andern Hand in seine behörige Stelle einrichtet. Nach diesem pfleget man ein Bruch-Pflaster überzulegen/ hernach eine Compreß mit warmen Brandwein angefeuchtet/ und solches alles mit der Binde T zu befestigen. Damit aber die Heilung desto besser von statten gehe/ muß sich

Wie es einzurichten.

der

der Patient wenigstens 14 Tag zu Bett halten: und wenn er sich auffsetzen will/ soll er sich noch einige Zeit auf einen Stuhl setzen/ in welchem ein Loch ist/ damit er das abgebrochene nicht wieder möge hinein drucken.

Das VII. Capitel/
Von der Fractur des Ober-Armbeins/ der Unter-Armbein/ und der Handbein.

1.

Bruch des Ober-Armbeins.

Es kan das Ober-Armbein in seinem obern/ untern und mittleren Theil gebrochen werden/ welches aber leichtlich/ weil man überall wohl beykommen/ und selbiges nach Belieben sehen und betrachten kan/ aus denen allgemeinen Zeichen der Beinbrüchen zu erkennen ist. Sind die Stücker nicht voneinander gewichen/ so ist die Einrichtung nicht gar schwer; wenn selbige aber voneinander geschoben/ und der Patient starck ist/ so brauchet es auch grosse *Force*, um eine genugsame Ausdehnung zuwegen zu bringen.

Einrichtung desselben.

2. Um solches aber einzurichten/ setzet man den Patienten auf einen Stuhl: und nachdem man den Ellenbogen ein wenig gebogen/ lässet man einen Gesellen/ gleichwie von der Einrichtung insgemein gelehrt worden/ den Arm oben bey der Achsel oder über der Fractur wohl anhalten; einen andern aber selbigen am untersten Theil/ oder unter der Fractur anfassen/ und gerad unterwerts/ nach der Erd zu/ wohl anziehen. Inzwischen nun fasset der *Chirurgus* den gebrochenen Ort mit beyden Händen/ und wenn er spühret/ daß eine genugsame Ausdehnung geschehen/ richtet er die gebrochene Stücker behöhrlich wieder ineinander/ und verbindet hernach den Bruch/ gleichwie oben von den Beinbrüchen überhaupt gelehrt worden/ und im dritten Theil umständlicher wird beschrieben werden.

Bruch des Unter-Arms.

3. Dieweilen der Unter-Arm zwey Bein hat/ als *Radius* und *Ulna*, so werden zuweilen beyde zugleich/ zuweilen aber nur eins zerbrochen,

Das VII. Cap. Von den Armbeinen ꝛc.

chen, und dieses geschieht entweder in der Mitte, oder gegen die Ende zu. Sind beyde Beine gebrochen, so pflegen sich dieselbe gar leicht zu verschieben, und sind also auch schwerer wieder einzurichten, und zu curiren, als wo nur eins zerbrochen; maßen sich alsdann das gebrochene nicht weit verschieben kan, auch keiner starcken Ausdehnung vonnöthen hat. Wenn nur eins von beyden gebrochen, so wird ordentlich das gebrochene durch den *Musculum quadratum*, und das starcke Ligament, welches zwischen diesen beyden Beinen liegt, gegen das noch gantze gezogen, (wenn sie anderst von einander gewichen) als worauf in der Einrichtung sonderlich zu sehen ist.

4. Man erkennet die Brüche dieser Beine aus den allgemeinen Kennzeichen der Fracturen. Ob aber alle beyde, oder nur eines, und welches von denselben gebrochen, wird sich sonderlich durch das Gefühl, indem jemand den verletzten Unter-Arm ein- und ausdrehet, am besten erkennen und unterscheiden lassen. Doch ist die Fractur der *Ulnæ* leichter zu erkennen, als des *Radii*: weilen dieselbe die vornehmste Stütze des Unterarms ist, und dadurch ihre Verletzung desto eher sich observiren läst. Insonderheit aber wird man auch ein Gekrach verspühren, und hören, wenn man des Patienten Hand ein- und auswerts drehen lässet, und den obersten Theil des Unterarms indessen wohl umfasset und fest hält. *Wie er zu erkennen.*

5. Wenn der *Radius* wieder einzurichten, und die gebrochene Ende gegen die *Ulna* gezogen, soll der *Chirurgus*, indem er von jemand die Ausdehnung verrichten lässet, die Hand des Patienten gegen die *Ulna* abdrucken, auf daß er dadurch das untere Ende des gebrochenen *Radii* wieder möge in die Höhe bringen. Und indem dieses geschiehet, soll er mit beyden Händen das oberste und unterste Ende des Unterarms starck gegen einander drücken, auf daß dadurch die zwischen beyden Beinen liegende Musculn zusammen gepreßt, und also gezwungen werden, die gebrochene Ende in die Höhe, und wieder in ihre natürliche Stelle zu bringen. Wenn dieses geschehen, muß man allhier bey dem Verband keine Schindeln über die Fractur legen, weilen sonsten das gebrochene Bein dadurch wieder eingedruckt würde; sondern alsdann verfahren, gleichwie bey den Bandagen soll gesagt werden, und den verbundenen Arm erstlich in einen Canal, gleichwie *fig. 16. Tab. VI.* anweiset, von Pappdeckel oder leichtem Holtz, und hernach in eine Schärpe legen. *Wie der Radius einzurichten.*

Y   6. Die

Wie die Ulna zu recht zu bringen. 6. Die *Ulna* wird fast auf eben solche Manier wieder eingericht/ als wie jetzo von dem *Radius* gesagt worden: doch mit dem Unterschied/ daß/ um das eingezogene unterste Stück desselben wieder an seinen natürlichen Ort zu bringen/ die Hand des Patienten gegen den *Radius* oder gegen den Daumen gedruckt werde/ damit sich das eingewichene Ende wieder heraus begebe. Im verbinden/ legen und tragen des Arms wird hernach eben so verfahren/ als wenn der *Radius* gebrochen.

Wann beyde zugleich gebrochen. 7. Sind beyde Bein zugleich gebrochen/ muß man fast auf eben solche Manier verfahren: aber dabey sonderlich acht geben/ wie sich selbige verschoben/ um dadurch in der Ausdehnung und Einrichtung darnach sich zu reguliren. In dem Verband ist auch kein Unterschied. Dieses aber ist noch zu mercken/ daß/ weilen das Gelenck des Elnbogens/ wo es lang unbeweglich liegt/ durch die Verdickung des Glied-Wassers gern steif/ und also der Arm dadurch lahm wird/ man nach einigen Tagen den Unterarm des Patienten sehr behutsam biegen und ausstrecken/ und solches zuweilen wiederhohlen müsse/ damit die Beine im Gewerbe nicht aneinander wachsen/ und das Gelenck seine Bewegung und Gebrauch erhalten möge.

Bruch des Carpi. 8. Zuweilen werden die Beine des *Carpi* oder der Hand-Wurtzel gebrochen: welches aber doch gar selten geschiehet/ weil sie sehr klein sind; es seye dann/ daß solche von einem schweren darauf-fallenden *corpus*, als einem Balcken/ grossem Stein/ oder anderer schwerer Last/ zerquetschet werden. Wenn also dergleichen geschehen/ so sind solche gar schwer oder fast ohnmöglich wieder wohl einzurichten/ sonderlich wann die Verletzung groß ist/ vielweniger wohl zu curiren/ weil man selbige nicht füglich sehen noch fühlen kan: und derohalben wird meistentheils das Gewerb der Hand verdorben/ steif oder unbeweglich; oder es entstehen auch gern *Abseß*, Verschwürungen/ Fisteln und *Caries* hierdurch; weilen diese Bein sehr schwammicht sind/ und das Eyter nicht leicht herauszubringen/ so/ daß die *Caries* offt nicht anderst/ als durch Abnehmung der Hand/ wieder wegzubringen.

Wie mit selbigem zu verfahren. 9. Dennoch wenn diese Beine zerbrochen/ läst man/ um sie wieder einzurichten/ von jemand den Arm über dem *Carpo* wohl halten/ und von jemand anders die Hand *extendiren* oder ausdehnen. Alsdann soll der *Chirurgus* die gebrochene Bein/ so gut möglich/ wieder einrichten; was er ungleich und widernatürlich befindet/ trachten gleich zu machen/ und in seine Ordnung zu bringen. Welches aber/ wie schon vor-

Das VII. Cap. Von den Armbeinen c. 171

vorher gemeldet, an diesem Ort gar schwer zu verrichten, auch fast ohnmöglich zu erkennen, ob die Einrichtung wohl geschehen seye oder nicht. Wenn die Einrichtung, so gut als es hat seyn können, verrichtet, wird der Bruch alsdann auf behörliche Manier verbunden.

10. Der *Metacarpus* oder die flache Hand wird öffters gebrochen: und ist gleichfalls, wenn selbige sehr zerschmettert, schwer wieder wohl einzurichten, dennoch nicht so schlimm, als bey dem *Carpus*, weil man hier die Bein besser fühlen kan. Derohalben, wenn man selbige einrichten will, leget man die Hand auf einen gleichen Tisch, lässet solche was anziehen und ausdehnen, drucket alsdann die gebrochene Beinges wiederum an ihren gehörigen Ort, und verbindet den Schaden auf behörige Weise. *Bruch der Hand oder Metacarpus.*

11. Wenn ein Bein in einem Finger gebrochen, muß man die Stücker wieder, so gut möglich, zusammen fügen oder einrichten, den Ort mit einer schmalen Binden, und zugleich mit an den nächsten gantzen oder gesunden Finger, besserer Haltung wegen, anbinden. Ist mehr als ein Bein in einem Finger gebrochen, muß man eines nach dem andern einrichten: und eben so verfahren, wenn noch mehr Finger zugleich gebrochen wären. Hernach aber im verbinden verfahren, wie wir bey den *Bandagen* beschreiben werden. *Bruch der Finger.*

Das VIII. Capitel,
Vom Bruch des Schenckelbeins.

I.

Dieses sehr dicke und allergröste Bein des gantzen Leibes ist allerley Arten von Brüchen unterworffen, und kan entweder in der Mitte oder bey den Enden brechen: sonderlich aber auch oben an demjenigen Theil, welchen man den Halß des Schenckelbeins oder *Collum femoris* nennet, allwo der Bruch gar schwer wieder einzurichten und zu curiren. Es wird auch dieses Bein zuweilen an zweyen Orten zugleich gebrochen, als welches gleichfalls sehr gefährlich ist, und die Patienten meistens lahm dadurch werden. Bißweilen bricht es in die Quer, manchmahl aber schief, und verschieben sich die Ende sehr offt übereinander: weil die starcke Musculn sich zurück ziehen, das unterste *Bruch des Schenckel-Beins.*

Y 2 terste

terste Stück mit sich hinauf schleppen/ und erfordern deßwegen offt sehr starcke Ausdehnung/ wenn man selbige einrichten will. Befindet man/ daß es ein Querbruch/ so ist selbiger nach geschehener Einrichtung nicht so mißlich in seiner Stelle zu erhalten/ als wenn es ein Schiefbruch gewesen/ und bekommen die Patienten nach einem Schiefbruch öffters einen kurtzen Fuß: welches aber/ weil die Musculn den untersten Theil leicht was zurück ziehen/ von den besten *Chirurgis* nicht allemahl zu verhindern ist. Dennoch kan viel dabey thun/ wenn man in den Schiefbrüchen die Binden was fester applicirt/ und anziehet/ als in Querbrüchen/ um dadurch die Beine besser aneinander zu halten: und sonsten weiter verfährt/ wie bald wird gelehrt werden.

Wie er einzurichten.

2. Bey der Einrichtung soll man auf zweyerley sonderlich Achtung geben: nachdem der Bruch entweder im Halß des Schenckelbeins/ oder an einem andern Ort; weil man so wohl in der Einrichtung/ als auch im verbinden sich hiernach zu richten hat. Wenn also dieses Bein unter dem Halß/ es seye gleich um der Mitte/ oder auch mehr gegen das Knie zu/ so geschiehet die Einrichtung durch Ausdehnung und Einsetzen/ gleichwie von den Beinbrüchen insgemein/ und bißhero zum öfftern ins besonder wiederhohlt worden. Doch erfordert die Ausdehnung ordentlich/ sonderlich bey starcken Leuten/ weit grössere Gewalt/ als bey andern Beinen. Derohalben soll man starcke Leut hierzu gebrauchen/ und wenn selbige vielleicht mit den Händen allein nicht genug ziehen und ausdehnen könten/ soll man lange Handquellen so wohl über als unter dem Bruch umbinden/ und hernach einen oder mehr starcke Leut daran ziehen und gegeneinander ziehen lassen/ biß eine genugsame Ausdehnung geschehen/ und der *Chirurgus* die zerbrochene Ende wieder eingerichtet: da es dann hernach behörig verbunden und geleget werden soll.

Instrumenta zum ausdehnen.

3. Solte aber auf solche Manier keine genugsame Extension geschehen können/ (welches doch selten/ wenn die Sach recht angefangen/ wird vorkommen) muß man starckere *Machinen* gebrauchen: und bedienet man sich alsdann am nützlichsten des *Hildani* Riemen fig. 17. Tab. VI. welchen man mit seinen Hacken A A über dem Knie des Patienten fest anleget oder anschnallet/ an die Hacken einen starcken Strick machet/ auf die Art/ wie B B anzeiget/ und alsdann an selbem bey C entweder mit den Händen von starcken Leuten wohl anziehen lässet/ oder bindet an C noch einen Strick oder Handquell an/ auf daß desto stärcker könne gezogen werden/ und richtet alsdann/ wenn eine genugsame Extension

Das VIII. Cap. Vom Bruch des Schenckelbeins. 173

tension geschehen/ die Fractur wieder ein. Man kan auch diesen Riemen mit seinen Hacken in den Brüchen des Arms gebrauchen/ wenn man mit den Händen nicht genug extendiren könte: man muß aber selbigen/ wenn der Ober-Arm gebrochen/ über dem Elenbogen ; wenn der Unter-Arm/ über der Hand anlegen.

4. Wolte aber auch auf diese Manier die Extension noch nicht angehen/und nicht starck genug ausgedehnt werden können/muß man sich endlich des sogenandten Flaschen- oder Rollen-Zugs bedienen/ fig. 18. Tab. VI. welchen man an einem Ende mit seinen Hacken A, an den Strick fig. 17. C anhacket; das andre Ende aber mit dem Hacken B in das Loch/ welches in der Schraube fig. 19. ist bey A, (nachdem man solche in einen starcken Balcken mit der Schraube B wohl eingeschraubet) einhängen und fest machen. Nachdem solches geschehen / lässet man den Patienten mit Handquellen/ oder Stricken von der obern Seite fest anhalten/ daß er nicht weichen könne ; von der untern aber lässet man jemand an dem Strick des Rollen-Zugs C fig. 18. behutsam ziehen/ so lang und so viel/ biß eine genugsame Extension geschehen: indem durch die Krafft der vielen Rollen/ in dieser *Machine* so wohl bey D als E, ein einiger Mensch stärcker ausdehnen und anziehen kan / als sonsten zehen und mehr Personen. Wenn also der *Chirurgus* gewahr wird/ daß eine genugsame Ausdehnung geschehen/ muß er alsdann die Einrichtung bewerckstelligen.

Gebrauch des Flaschen-Zugs.

5. Ist aber der Halß des Schenckelbeins gebrochen/ gleichwie solches wegen seiner schwammichen/ schwachen und gebrechlichen Substantz gar offt und leichtlich geschiehet/ so ist er sehr schwer wie der wohl einzurichten/ und selten/ wie *Hildanus* a) und andere bezeugen/ ohne Hincken zu curiren; indem man 1) wegen der dicken und starcken Musculen nicht wohl kan beykommen/ um die Einrichtung zu bewerckstelligen/ oder zu wissen und zu erkennen/ wenn die Einrichtung wohl geschehen. 2) Weil man/ wegen Stärcke der sich hier befindlichen Musculen/ das Bein/ wo es auch wohl eingerichtet wäre / in dieser Lage nicht leicht erhalten kan; indem dieselbe das Bein fast immer wiederum zuruck oder auswärts ziehen. Welches 3) desto leichter geschiehet/ weilen der Halß des Schenckelsbeins nicht gerad/ oder in gleicher Linie/ sondern nur schief/ und gleichsam nur von der

Wenn der Hals des Schenckel-Beins gebrochen/ ists gefährlich.

Y 3   Seite

---

a) In seinen Anmerckungen im fünfften Hundert *Observ.* 86. welche hier sonderlich meritirt nachgelesen zu werden.

Seite an dem Kopff deſſelben anſtöſſet / gleichwie an einem gantzen Schenckelbein eines Todten-Geripps leicht zu erſehen / und ſich alſo gar gern durch die Muſculen wieder vom Kopff abreiſſen oder zurück ziehen läßt; (gleichwie denn auch dieſer Urſachen willen / ein ſolcher gebrochener Fuß faſt allzeit kürtzer / als der gute iſt) wodurch aber nothwendig eine üble Heilung / und alſo meiſtentheils Lahmigkeit oder Hincken darauf erfolget.

Iſt bißhero offt nicht erkannt worden.

6. Hierzu kommt noch 4) daß man dieſen Bruch zum öfftern bißhero nicht erkannt hat / noch von der Verrenckung des Schenckelbeins mit der Pfann wohl zu unterſcheiden gewußt / ſondern meiſtens vor eine Verrenckung gehalten / und alſo auch als eine Verrenckung tractirt: da doch dieſes Bein / gleichwie zu erſt der berühmte Herr Ruyſch beſchrieben / a) und nachdem verſchiedene andere obſervirt / gar ſelten / theils wegen ſeiner tieffen und feſten Articulation / theils wegen ſeiner ſehr ſtarcken Ligamenten / oder Bänder / durch eine äuſſerliche Gewalt ſich verrencken kan; ſondern es iſt der Hals dieſes Beins viel leichter zu brechen / als ſeine ſtarcke *ligamenta* ſo auszudehnen oder zu zerreiſſen / daß daſſelbe aus der Pfann fallen und ſich verrencken könte. Aus Unwiſſenheit aber dieſer Obſervation / daß man nehmlich dieſe Fracturen meiſtens vor Luxationen gehalten / und geglaubt / daß die Luxation gar offt / die Fractur des Halſes aber gar ſelten vorkomme / hat man vor dieſem die Leute offt erbärmlich gemartert / mit allzuhefftigen und gewaltſamen Ausdehnungen allerley grauſamen *Machinen,* in Hoffnung / die vermeinte Luxation genugſam dadurch zu extendiren / und den Kopff wieder in ſeine natürliche Stelle zu bringen. Weilen aber ſolches alles vergebliche Mühe / und dadurch nur hefftige Schmertzen / Entzündungen / und andere üble Zufäll verurſacht / und doch / wie die Erfahrung gelehret / meiſtens nicht viel gutes damit ausgerichtet worden / ſo iſt beſſer in dergleichen Fracturen auf folgende Manier zu verfahren.

Wie ſolcher zu tractiren.

7. Wenn alſo / nach einer am Schenckel erlittenen äuſſerlichen Gewalt / ein Patient nicht ſtehen kan / Schmertzen bey der Articulation des Schenckels verſpühret / der leidende Fuß kürtzer als der geſunde / und man den oberſten Theil deſſelben loß und ſchlapp befindet / auch in hin und her Drehung des Schenckels ein krachen oder knirſchen / gleichwie ſonſten an gebrochenen Beinen / verſpühret / und daraus erkennet / daß das Bein nicht verrenckt / ſondern gebrochen ſey / ſoll man durch allzuhefftiges oder ſchmertzhafftes Ausdehnen den Patienten nicht plagen; ſondern nur entweder mit den Händen eines ſtarcken Menſchens / oder

---

a) *Theſaur. Anatom. VIII Tab. 3. fig. 1, & Theſaur. IX Tab. 1. fig. 1.*

Das VIII. Cap. Vom Bruch des Schenckelbeins. 175

oder mit Hülff einer um den Schenckel gebundenen Handquell, oder mit Hülff des Riemens und Flaschen-Zugs *Tab. VI. fig.* 17. und 18. denselben so weit ausdehnen und anziehen lassen, biß der gebrochene Fuß dem guten wieder gleich werde, und alsdann trachten den gebrochenen Hals wieder, so gut möglich, an den in der Pfann steckenden oder zurückgebliebenen Kopff anzufügen: Wenn also dieses geschehen, soll man trachten durch ein dienliches *Bandage* dieses Bein in solcher Lag, so gut möglich, zu erhalten, damit es, wo nicht gantz accurat und vollkommen, dennoch einigermassen an einen Rand des Kopffs möge anwachsen: dann gar selten geschieht, wie schon oben erinnert, daß diese *Fractur* vollkommen und ohne Hincken curirt werde, dieweil der böse Fuß, man thue auch was man wolle, gemeiniglich kürtzer wird als der gesunde; welches man aber, wegen obenbemeldter Ursachen nicht gar verhindern kan. Das Verband, welches man hierauf *appliciret*, wird die *Spica inguinalis* genandt, und wird bey den *Bandagen* beschrieben werden: nachdem aber selbiges angelegt, und der Fuß mit allem versehen, was zur ruhigen Lage dienlich ist, muß man sehen, ob der böse und verbundene Fuß noch gleiche Länge mit dem gesunden habe; befindet man solches also, so ist es ein sehr gutes Anzeichen, und gibt Hoffnung zu glücklicher Cur, wenn sich der Patient nur hierauf sein ruhig hält. Hat es sich aber in wahrendem Verband wieder was zurück gezogen, (als welches daraus erkandt wird, wenn der böse Fuß wieder kürtzer ist, als der gute) so muß man solchen auch nach dem Verband nochmahls so anziehen lassen, daß er dem gesunden wieder gleich werde, dem Patienten die Ruh und gute Diät *recommendiren*, das übrige aber der Natur befehlen.

8. Solte ein Instrument können ausgefunden werden, welches einen solchen Fuß immer so ausgestreckt erhalten könte, daß er dem gesunden bey wahrender Cur, oder nur in den ersten 14 Tagen bis drey Wochen, gleich bliebe, so wäre Hoffnung, diese *Fracturen* besser zu curiren, als bis dato geschehen, und wird der Müh wohl werth seyn, fleißig darauf zu gedencken. Es hat zwar *Hildanus* in vorher belobter 86 Anmerckung im fünfften Hundert eine *Machine* beschrieben und abgezeichnet, welche er zu diesem Endzweck, auch sonsten bey Brüchen des Schenckelbeins gar dienlich und nutzlich zu seyn erachtet. Ob aber selbige mit Nutzen seye gebraucht worden, und den verhofften *Effect* prästiret, habe noch kein Exempel gelesen oder sonsten vernehmen können: und scheinet daraus, daß selbige die Vollkommenheit nicht habe, welche sie haben soll; sondern noch auf eine bessere zu dencken seye. Inzwischen aber

Wie die behörige Lag zu erhalten.

aber/ bis man dergleichen erfinden wird/ könte man sich doch entweder derselben bedienen; oder/ wenn man selbige nicht hätte/ wäre am dienlichsten/ um den Fuß in behöriger Lage zu erhalten/ daß man/ ohne die Strohlade und andere hierzu behörige Geräthschafft/ dem Patienten entweder eine lange starcke Binde mit 4 Köpffen/ wie an eben bemeldtem Ort bey dem *Hildano* zu sehen/ oder zwo lange Handswellen zwischen den Beinen bey den Schambugen (*inguina*) durchziehe/ und selbige oben am Bett auf beyden Seiten annagele/ oder sonsten an Hacken oder eiserne Ring fest mache/ und dadurch den Patienten so bevestige/ daß er nicht könte abrutschen. Uber dem Knie aber muß man gleichfalls ein starckes Band um den Schenckel binden/ (welches auch über den Knocheln des Fusses geschehen kan) und mit solchem den eingerichteten Fuß unten ans Bett an einen Nagel/ Ring oder Hacken fest machen/ damit solcher sich nicht könne zurück ziehen: und in solcher Lage muß man den Fuß suchen zu erhalten/ biß der Bruch wieder zusammen gewachsen. Weilen aber auch in den Schiefbrüchen des Schenckelbeins/ ingleichen in manchen Zwerchbrüchen desselben/ wegen natürlicher Krümme dieses Beins/ das unterste Stück sich gleichfalls gern verrucket und hinauf weichet/ dadurch aber der Fuß nach der Heilung zu kurtz wird; kan man diese Methode/wo man solches vor nöthig befindet/ in selbigen auch observiren. Solten die Binde oder Handswellen an den Schambugen Schmertzen verursachen/ muß man weiche Bäuschlein darzwischen legen. Was etwa sonsten noch bey dieser Fractur zu mercken/ wird bey den Bandagen vorkommen.

Das IX. Capitel/
Vom Bruch der Knie-Scheibe.

I.

Von Beschaffenheit dieses Bruchs.

UM diese Fractur und derselben Curation wohl zu verstehen/ muß man aus der Anatomie wissen/ wie die Knie-Scheibe durch *Ligamenta* und *Tendines* oder Flechsen/ so wohl mit dem Schenckel und Schienbein anhange/ und daß/ wenn man das Bein ausstrecket/ selbige mit den Musculen hinauffsteige; wenn man es aber büget/ herunter weiche. Wenn also die Knie-Scheib durch fallen oder andere äusserliche Gewalt zerbrochen wird/ so bricht selbige/ 1. entweder nach der Länge/ oder 2. in die Quer/ in zwey Stücker; oder 3. gar in mehrere Trümmer/ als welche letzte Art die schlimmste ist; indem die

ober-

Das IX. Cap. Vom Bruch der Knie-Scheibe. 177

oberste offt so hoch hinauf gezogen werden/daß man sie ohnmöglich wieder in ihre natürliche Stelle bringen kan. Nach der Länge bricht sie selten/ ist aber am leichtsten wieder zu curiren/ weil die Stücker sich nicht verschieben/sondern in ihrer natürlichen Lage verbleiben. Wenn sie aber in die Quer bricht/ als welches meistens zu geschehen pfleget/ so wird der oberste Theil hinauf gezogen/ der unterste aber bleibt in seiner Stelle/ weil kein Muscul an diesem/ durch welchen er könte verzogen werden. Je weiter aber die Stücke von einander gezogen/ je schwerer wird die Cur.

2. Es ist diese Fractur nicht gar schwer zu erkennen/ dieweil man die Trümmer und natürliche Figur dieses Beins mit den Fingern gar leicht fühlen kan: auch dadurch zugleich erkennen/ob selbige nach der Länge/ oder nach der Quer/ oder in viele Trümmer zerbrochen; ingleichem ob dieselbe noch nah beysammen/ oder weit voneinander seyen. Dennoch wenn das Stück klein/ welches hinauf gewichen/ ist es schwerer/den Bruch zu erkennen/ aber hergegen nicht so gefährlich/ weilen der Beinsafft/ welcher hernach den *Callus* macht/ nicht so leicht in die Articulation oder in das Gewerb eindringen kan/ als wodurch sonsten/ wo es anderst gebrochen/ hier zum öfftern das Knie steif und lahm wird; oder doch zum wenigsten sehr ungelenck.

Ist leicht zu erkennen.

3. Es ist dieser Beinbruch überhaupt und ohne diejenige Ursachen/ welche jetzo schon sind gesagt worden/ schwer zu curiren/ und werden die Leut/ gleichwie die meiste *Practici* bezeugen/ gemeiniglich lahm davon; oder behalten doch wenigstens ein sehr ungelenckes Knie. Denn ausser dem/ daß sich der Beinsafft in das Gewerb meistens ergiesset/ pfleget auch das Gliedwasser sich zu verdicken/ und endlich das Schenckel- und Schienbein so zusammen zu hängen/ als wenn zwey Bretter mit Leim zusammen geleimt wären; dann man darf in währender Cur das Knie nicht das geringste bügen oder bewegen/ sonderlich wenn es ein Zwerchbruch ist/ weilen sonsten das gebrochene Bein alsobald wieder müste aus einander gehen/ und dadurch bekommt so wohl das Gliedwasser als der Beinsafft Zeit sich zu verdicken/ und beyde Beine so zusammen zu vereinigen/ daß gleichsam nur ein Bein daraus wird/ und also das Gelenck und Bewegung des Knies verlohren gehen. Es ist auch nicht zu läugnen/ daß der *Tendo* oder Flechse/ in und unter welchem die Knie-Scheibe lieget/ und der zur Bewegung dieses Gewerbes sonderlich dienet/ gern durch eben die Gewalt/wodurch die Knie-Scheib gebrochen worden/ zugleich mit verletzet werde/ und deßwegen also die

Prognosis.

Z   Be-

Bewegung des Knies desto mehr verderbet oder geschwächet wird. Ja dieses halte auch mit vor eine der vornehmsten Ursachen zu seyn, daß diejenige, welche die Knie-Scheibe einmahl gebrochen, hernach gern fallen, und selbige zum zweyten ja drittenmahl brechen, gleichwie die Erfahrung gelehret: indem offt eine fast unheilbare Schwachheit durch dergleichen Verletzung an diesen Flechsen verursacht wird.

Cur. 4. Wenn also die Knie-Scheibe nach der Läng gebrochen, drücket man die Stücker mit den Händen, von beyden Seiten wohl wieder zusammen, und applicirt hernach, um selbige wohl beysammen zu halten, eine Binde *Uniens*, fast eben auf die Art, wie schon bey den länglichen Bauch- und Stirn-Wunden gesagt worden: welche aber noch deutlicher bey den Bandagen wird beschrieben werden. Wenn aber dieselbe in die Quer, oder in mehr Trümmer zerbrochen, soll man des Patienten Fuß gerad ausstrecken, und gegen etwas vestes ansetzen. Alsdann drucket man entweder mit der flachen Hand, oder mit den Daumen und Fingern die Stücker wiederum zusammen, und in ihre natürliche Stelle; dabey es aber hauptsächlich darauf ankomt, daß man das oberste Stück wohl herunter bringe, und hernach acht gebe, daß das Knie nicht gebeugt werde: weil sonsten alles wieder würde auseinander gehen, oder sich gar noch weiter verschieben, als es das vorige mahl gewesen. Hierauf wird diese Fractur behörlich verbunden, und so versehen, daß sich das Knie in währender Cur nicht bügen könne, gleichwie solches bey den Bandagen wird zu ersehen seyn. Manche bedienen sich auch, zu besserer Haltung dieser Fractur eines gewissen Instrumentes, dessen Solingen in seiner Chirurgie a) mit Lob gedencket, und von Muschenbröck in Leyden gemacht wird: an dessen statt ich auch noch eine andre Art habe, welche aber alle dennoch vorher erwehnte Zufäll nicht wohl völlig verhüten können. Man darf die Patienten vor 9 bis 10 Wochen nicht wiederum gehen lassen, weil dieses Bein eher noch nicht so fest zusammen gewachsen, als es seyn soll: dahero bräche es alsdann gar leicht wiederum, und würde hernach dieses Ubel ärger als das erste. Purmann b) hat von diesem Bruch gar schöne Anmerckungen aufgezeichnet, welche bey dergleichen Fällen meritiren nach gelesen zu werden.

Das

---

a) Capitel von dem Bruch der Knie-Scheib, und abgebildet *Tab.* 15. *fig.* 26. in der Amsterdamischen Edition von *A*o. 1698. *b*) in seiner Wund-Artzney dritten Theil im 21 Capitel.

Das X. Capitel/
Vom Bruch des Schienbeins/ wie auch der Beine/ woraus der Fuß besteht.

1.

Am Bruch des Schienbeins finde nichts weiters oder besonders zu erinnern/ als was schon von den Beinbrüchen insgemein ist gelehrt worden: daß nehmlich dasselbe/ gleichwie andere Fracturen/ müsse ausgedehnet/ oder ausgestreckt/ eingerichtet/ verbunden/ und in behöhrliche Lage gebracht werden. Wenn aber eine Wunde bey der Fractur/ gleichwie hier gar offt geschieht/ weil das Schienbein von fornen nur mit der Haut bedecket ist/ muß man solche nach der Einrichtung wohl reinigen/ das Bluten stillen/ und hernach mit dem Buchband mit 18 Köpffen/ gleichwie solches *Tab. VI fig.* 2. angezeigt wird/ verbunden werden. Der Fuß wird hernach in die Strohlade *fig.* 5. gelegt/ gleichwie bey allen Brüchen am Fuß; oder in das besondere hierzu verfertigte Instrument von Meßing/ *fig.* 4. welches die Fracturen des Schienbeins wohl zu befestigen sehr dienlich ist.

Bruch des Schienbeins.

2. Die Beine des Fusses/ als der *Tarsus*, *Metatarsus*, und Zehen/ können eben so gebrochen werden/ als wie die an der Hand; und ist auch in der Einrichtung nichts anders zu observiren/ ausser daß das Verband auf eine andere Manier muß applicirt werden/ wie solches bey den Bandagen vorkommen wird. Nur dieses habe noch erinnern wollen/ daß/ gleichwie bey den Brüchen der Handbein/ also auch hier an den Fußbeinen/ ingleichen auch wenn das Schienbein unten bey dem Knöchel gebrochen/ nicht nur sehr offt das Gelenck steif und unbeweglich wird/ sondern daß auch gern eine *Caries* oder Fäulung und unheilbare Fisteln darzu kommen: welche man nicht anderst/ als durch Abnehmung des Fusses curiren kan. Derohalben/ sonderlich wo die Fractur oder Quetschung hefftig/ ist solches denen Patienten und Befreundten beyzeiten zuverstehen zu geben; damit/ wenn etwa dergleichen geschehen solte/ man dem *Chirurgo* nicht die Schuld beymesse.

Bruch der Fußbein.

Erklärung der sechsten Kupffer-Tafel.

Fig. 1. Ist eine grosse scharffe Zang/ um Spitzen von Beinen abzuzwicken/ welche ohngefehr noch so groß seyn soll/ als selbige hier abgemahlt.

Fig. 2. Zeiget eine Fractur mit einer Wunde A, welche mit dem sogenannten Buchband/ oder Binde mit 18 Köpffen B B B B verbunden wird.

Fig. 3. Deutet an die Figur einer Schiene oder Schindel zu den Beinbrüchen an

Armen und Füſſen/ welche nach der Läng des gebrochenen Theiles müſſen gemacht werden; in der Breite aber 3. bis 4 Finger haben.

Fig. 4. Bedeutet einen meßingen Canal/ zu den Beinbrüchen des Schienbeins dienlich/ welcher aus dreyen Stücken *ABC*, die durch ſechs Charnier oder Gewerbe 1.2.3.4.5.6. zuſammen hangen/ gemacht iſt/ damit ſich derſelbe deſto beſſer anlegen laſſe. An den zwey äuſſerſten Stücken/ als *A* und *C*, ſind an jedem drey vierecklichte Ring/ faſt wie Schnallen/ *EEE*, durch welche man leinene Bänder macht/ um dieſe gantze *Machine*, um den Fuß damit feſt zu binden. Es muß ſelbiger in der Größ nach dem Schienbein proportionirt ſeyn.

Fig. 5. Zeigt an die Strohlade: *AAAA* ſind zwey mit Stroh umwundene Stöcklein/ *BB* ein ſtarckes leinenes Tuch/ welches die Stöcklein zuſammen hält: und ohngefehr zwey Spannen in der Breite/ in der Länge aber bey drey Spannen/ oder auch/ ſonderlich in den Brüchen des Schenckelbeins/ noch was mehr haben ſoll.

Fig. 6. Wird die Fuß-Sohle genannt/ und iſt entweder aus Pappdeckel oder einem dünnen Brettlein gemacht/ woran drey Schnür ſind *aaa*, um ſolches auf die Fuß-Sohle in den Fracturen der Füſſe zu binden/ und ſoll die Gröſſe der Fuß-Sohlen haben.

Fig. 7. Iſt eine durchnehte Compreß von eben der Figur/ welche auf Fig. 6. feſt gemacht wird/ damit der Fuß nicht gedruckt werde. Unten an dieſem iſt ein Krantz oder Ring von weichem Leinwand feſt gemacht Fig. 8 in welchen die Ferſch zu liegen kommt/ und mit den zwey Bändern *bb* um den Fuß gebunden wird.

Fig. 9. Iſt die Figur der Compreß und Pappdeckel/ welche man zuweilen bey Fractur der Naſe gebraucht/ und nach der Gröſſe der gebrochenen Naſe müſſen gemacht werden.

Fig. 10. Iſt die Figur der Compreß und Pappdeckel/ welche über die Fractur des Unter-Kienbackens/ wenn ſelbiger nur auf einer Seite gebrochen/ übergelegt werden/ und nach der Gröſſe des Patienten zu ſchneiden ſind.

Fig. 11. Iſt eine Binde mit 4 Köpffen/ welche in der Mitte *a* ein Loch hat/ und dienet die Brüche des Unter-Kienbackens/ zu verbinden.

Fig. 12. Zeiget die Figur der Compreß und Pappdeckel/ zu einem Kienbacken/ der auf beyden Seiten zerbrochen/ deren Mitte/ wo das Loch *a* iſt/ auf das Kien/ die beyde Ende aber *bb* gegen die Ohren zu liegen kommen.

Fig. 13. Iſt die Figur einer Compreß/ welche zu Ausfüllung der Ungleichheit bey den Waden gebraucht wird.

Fig. 14. Deutet die Geſtalt des Pappdeckels an/ welcher auf die Fractur des Schlüſſelbeins gelegt wird.

Fig. 15. Iſt ein eiſernes Kreutz/oder vielmehr Inſtrument/als ein groſſes lateiniſches T, zur Fractur des Schlüſſelbeins dienlich/ welches pag. 161. beſchrieben.

Fig. 16. Iſt die Form eines Canals von leichtem Holz oder Pappdeckel/ um den gebrochenen Unterarm nach dem Verband hinein zu legen: welcher alſo nach Gröſſe deſſelben muß accommodirt ſeyn.

Fig. 17. Deutet an den Riemen mit ſeinen Hacken des *Hildani*, welcher in Fracturen und Luxationen zum Ausdehnen der Arm und Beinen kan gebraucht werden/ und iſt oben pag. 173. beſchrieben.

Fig. 18. Iſt ein Flaſchenzug gleichfals pag. 173. beſchrieben.

Fig. 19. Iſt ein ſtarcker Bohrer zum Flaſchenzug gehörig von Eyſen/ welcher mit ſeinem Ende *B* in einen Balcken eingebohrt wird/ und in deſſen Loch *A* man hernach einen Hacken des Flaſchenzugs einhänget.

Des

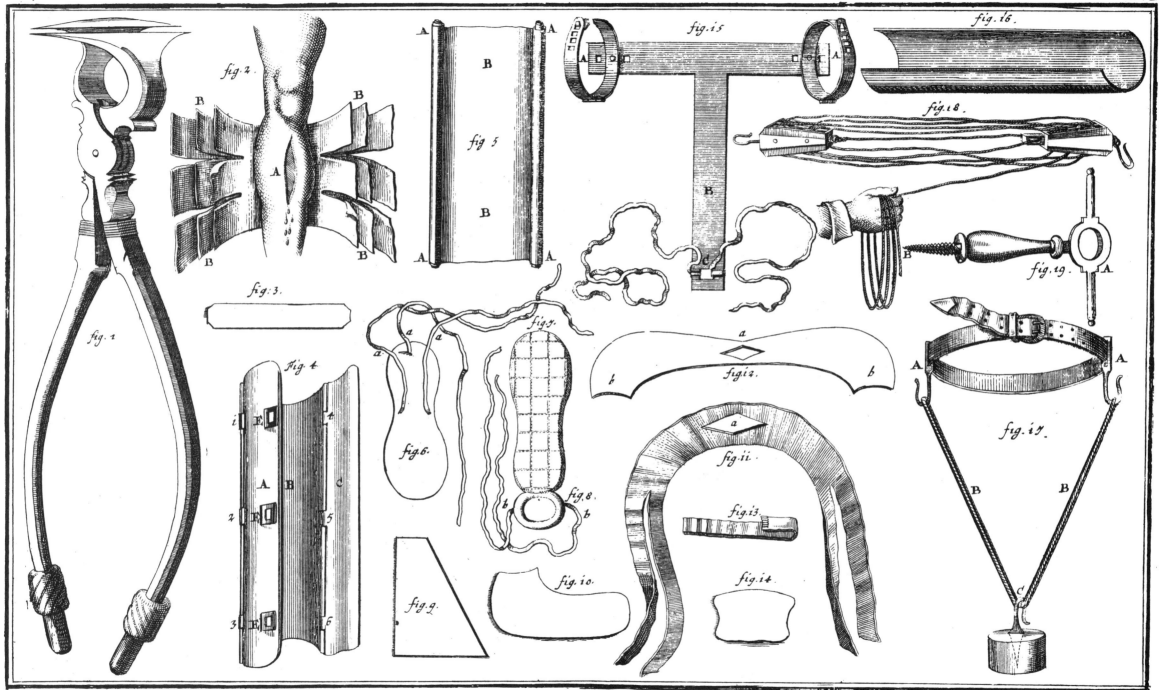

Des Ersten Theils
Drittes Buch/
von den
Verrenckungen
oder
Luxationen.

Das I. Capitel/
Von den Verrenckungen oder Luxationen insgemein.

1.

Eine Verrenckung (*Luxatio* oder *Dislocatio*) wird genannt/wenn ein Bein so aus seinem natürlichen Ort oder Lage weichet/ daß dadurch der Gebrauch desselben verhindert wird: als z. E. wenn der Kopf vom Armbein aus der Hohligkeit des Schulterblats/ oder das Schenckelbein aus der Pfann (*Acetabulum ossis innominati*) ausfällt oder ausgetrieben wird. Es geschiehet also die Verrenckung eigentlich nur in den Juncturen oder Articulationen der beweglichen Beinen; dennoch pfleget auch eine Verrenckung genannt zu werden/ wenn in Kindern ein Anwachs eines Beins (*Epiphysis*) von seinem Hauptbein abweichet/ und dadurch der Gebrauch selbiges Gliedes verdorben wird.

Was eine Verrenckung sey.

2. Dieweilen aber die Verrenckungen meistentheils in den Juncturen oder Gelencken der Bein vorkommen/ so ist leicht zu erachten/ daß derjenige/ welcher die Verrenckungen wohl will lernen erkennen und curiren/ nicht nur die Figur und Gestalt der Gewerber/ sondern auch derselben Bänder (*Ligamenta*) und Musculen wohl kennen müsse; welches man theils aus öffterer und fleißigerer Betrachtung eines Toden-Gerips (*Sceleton*) theils aus frisch verstorbenen Cörpern soll erlernen: dieweil in dem *Sceleto* die Knorbel oder Krospel und Bänder nicht mehr zu sehen/ und dahero können die Gelencke in frischen Cörpern viel vollkommener und natürlicher betrachtet werden. Derowegen gehet es auch noch weniger an/ dieselbe nur aus den Büchern zu lernen.

Man muß hier die Gelenck wohl erkennen.

3. Es werden die Verrenckungen getheilet in vollkommene und unvollkommene: Eine vollkommene wird genennet/wenn ein Bein gantz und gar von dem andern abweichet/ mit welchem es natürlich solte vereiniget seyn: als z. E. wann das Arm- oder Schenckelbein gantz aus

Eintheilung und Unterschied.

aus ihrer Hohligkeit ausgefallen. Eine unvollkommene aber wird genamt/ wann die Beine nur in etwas/ aber doch nicht gantz voneinander gewichen sind: dennoch aus ihrer natürlichen Lage so weit verruckt/ daß der Gebrauch derselben hierdurch verhindert wird; und nennet man solche auch eine Verstauchung (Lateinisch *Sub-luxatio* und *Distorsio*). Beyderley Gattung/so wohl die vollkommene als unvollkommene/kan auf vielerley Manier geschehen/als inwerts/auswerts/vorwerts/rückwerts/aufwerts/abwerts/nachdem auf diese oder jene Manier die Beine voneinander weichen. 2. In simpele/ und vermengte (*complicata*). Jene sind/ wo kein anderer sonderbahrer Zufall vorhanden/ als die Verrenckung; diese aber wird genandt/ wenn zugleich andere Zufäll/ insonderheit aber eine Wunde/ Fractur/ Schlappheit der Bänder/ *Contusion* oder hefftige Entzündung mit vorhanden sind. 3. In frische/oder veralte Verrenckungen. Sonsten aber/nachdem die Gelencke eine freyere Bewegung vor andern haben/ werden selbige auch leichter und öffter verrencket: derohalben wird der Arm mit dem Schulterblat öffters eine Verrenckung leiden/ als der Elnbogen oder *Carpus*; ingleichen die Wirbelbeine vom Hals und Lenden leichter/ als die vom Rucken/ und so weiter.

Verrenckungen des Haupts.

4. Wir wollen aber nun die Verrenckungen was specialer betrachten/ und von dem Haupt anfangen. An diesem aber observiret man keine andere/ als 1. die/ welche an den Nasenbeinen zuweilen geschiehet; 2. welche am untersten Kienbacken vorkommt/ der vorwerts und seitenwerts kan verrencket werden/ aber nicht rückwerts/ wegen der Vorragung eines Beines. 3. Wenn der Kopff mit den obersten Wirbelbeinen verruckt wird. Zu diesen rechnen manche auch 4. das auseinander-weichen der Beine der Hirnschaal bey Kopffschmertzen/Fiebern und Wasser-Köpffen ꝛc.

An den Wirbelbeinen und Steißbeinen.

5. In den Wirbelbeinen vom Ruckgrad können sich allenthalben Verrenckungen/ dennoch nicht wohl vollkommene/ sondern nur unvollkommene ereignen: und geschehen selbige leichter an den Wirbelbeinen des Halses als an dem Rücken; theils/ weil dieselbe kleiner sind/ und also leichter voneinander weichen; theils/ weil sie eine so freye Bewegung haben. Die Wirbelbeine der Brust aber werden nicht so leicht verrencket/ weil selbige schon viel grösser als die im Hals/sehr fest zusammen hangen/ und keine freye/sondern sehr geringe Bewegung haben; die von den Lenden aber werden am allerleichtsten verrencket/weilen dieselben die allerdickste Krospel/ als auch die gröste Beugung oder
Bewe-

Das I. Cap. Von den Verrenckungen insgemein.

Bewegung haben: ihre Cörper aber gantz platt und ohne Aushohlung sind, als welches sonsten bey andern der Verrenckung sehr widerstehet. Das Steißbein oder *Os coccygis* wird zuweilen einwerts verrencket, welches leicht von einem harten Fall auf den Hintern geschehen kan; wodurch das *Intestinum rectum* gedruckt wird, und dadurch allerley schlimme Zufäll erreget werden. Dennoch kan selbiges in schwerer Geburt auch auswerts verrenckt werden.

6. An der Brust werden auch zuweilen die Rippen verrencket, *An der Brust.* als von einem Fall, Schlag oder Stoß, so, daß dieselbe von den Wirbelbeinen abweichen, in die Brust eingedruckt werden, und dadurch die Bewegung der Brust und Lunge verhindern. Ingleichen wird die *Cartilago Xyphoides* oder *ensiformis* am Brustbein von einem Fall oder Stoß zuweilen einwerts gedruckt, wodurch offt schwere und gefährliche Zufäll an dem Magen verursachet werden. Das Schlüsselbein kan an beyden Extremitäten, so wohl bey dem Brustbein (*Sternum*) als bey dem Schulterblat verrencket werden: leichter aber und öffter geschieht solches bey dem Brustbein, und wird dadurch die Bewegung des Arms verhindert.

7. Das Armbein (*Os humeri*) wird gar offt luxirt; theils weil *An den Armen.* es in einer nicht tieffen Hohligkeit articulirt ist; theils weil hier die allerfreyste und gröste Bewegung von allen Beinen geschiehet. Es kan dasselbe abwerts, innwerts und auswerts aus seiner Hohligkeit weichen, aber nicht aufwerts, weil solches durch das *Acromion* und den *Processus Coracoides* verhindert wird: es seye denn, daß selbige zugleich gebrochen wären. Der Elenbogen kan auf allerley Manier eine Verrenckung leiden, welches doch allzeit durch sehr grosse Gewalt geschehen muß: dann innwerts und auswerts kan kaum anderst als eine *Subluxation* geschehen, wegen der Breite des Gewerbes, und Kürtze der Ligamenten, welche so viel nicht können nachgeben. Vorwerts kan die Verrenckung wegen des grossen *Processus Olecrani* nicht anderst als gar selten geschehen: am allerleichtesten aber und öfftesten geschiehet hier die Verrenckung rückwerts, wie sich solches alles aus der Erkenntnuß dieses Gewerbes gar wohl verstehen und begreiffen lässet.

8. Der *Carpus* mit den Elenbogen-Beinen leidet selten eine *An den Händen.* vollkommene Luxation, sondern nur gemeiniglich eine unvollkommene, oder Verstauchung, wegen Kürtze und Stärcke der Bänder, und geschiehet hier diese Luxation leichter vorwerts und rückwerts, als nach den

Seiten/ wegen beiniger Eminentzen oder Auswachsungen an der *Ulna* und *Radio*, welche dieses Gewerb beschützen. Es leiden aber auch die *Ossa Carpi* unter sich selbsten zuweilen eine unvollkommene Verrenckung/ wodurch manchmahl eine Unbeweglichkeit der Hand entstehet. Die Finger können auf allerley Manier verrencket werden/ welches aber selten viel zu bedeuten hat: indem sie gar leicht wieder eingericht werden.

Verrenckung des Schenckelbeins. 9. An den untersten Extremitäten oder Füssen kommet zuförderst vor die Verrenckung des Schenckel-Beins/ welche auffwerts/ abwerts/ innwerts und auswerts sich ereignen kan; und müssen diese Unterschied aus der Figur des Gelenckes und der verschiedenen Länge des Fusses erkannt werden. Diese Verrenckung aber/ welches wohl zu notiren, geschiehet nicht so offt/ als man bißhero geglaubet hatte/ gleichwie schon oben *pag.* 174 bey dem Bruch des Schenckel-Beins gesagt worden: und zwar geschiehet solche selten durch eine äusserliche Gewalt; indem man von einigen Jahren her aus Oeffnung dergleichen Cörper *observirt* hat/ daß diejenige Zuständ oben an dem Schenckel-Bein/ welche man vor Verrenckungen desselben gehalten/ meistentheils/ ja fast alle/ Fracturen des Halses desselben gewesen/ und der Kopff dieses Beins in dem *Acetabulo* gestockt. Welches man sich nicht so sehr wird wundern lassen/ wenn man betrachtet/ wie dasselbe in einer so grossen Hohligkeit articulirt ist/ und wie solches mit so starcken Bändern darinnen bevestiget und gehalten wird/ daß es in einem todten Leichnam durch viele Menschen/ oder auch durch andere starcke Gewalt/ aus seiner Pfanne nicht kan gebracht werden. Im Gegentheil findet man/ daß der Hals des Schenckel-Beins eine schwammige und gebrechliche Substantz hat/ so/ daß solcher durch eine äusserliche Gewalt viel leichter kan gebrochen/ als der Kopff aus der Pfann verruckt oder ausgetrieben werden. Und dieweilen die Musculn an diesem Ort sehr dick/ kan man offt weder durch das Sehen noch durch das Fühlen unmöglich unterscheiden/ ob eine Luxation oder Hals-Bruch geschehen; und ist also deßwegen dieser Bruch bißhero gemeiniglich vor eine Verrenckung gehalten worden/ biß endlich durch Oeffnung dergleichen Cörper/ und sonderlich durch den berühmten Herrn Ruysch/ die Warheit ist entdecket worden.

Kommt selten von äusserlicher Ursach. 10. Hieraus lernet man zugleich/ 1.) warum die *Chirurgi* diese vermeinte Luxation gar selten wieder haben können einrichten/ und warum so wenig von dergleichen Patienten sind curiret worden/ sondern meistens lahm oder hinckend geblieben; 2.) daß viele Machinen/ welche

welche die *Chirurgi* deſſenthalben bißhero erdacht / und die Patienten
ſo jämmerlich mit gemartert / unnützlich ſeyen / und offt nur vergebens
dem Patienten mehrere Schmertzen machen. Dann da ſie gemeinet/
dieſe Verrenckung wolte ſich deßwegen nicht einrichten laſſen / weil ſie
nicht ſtarck genug extendiren könnten / ſo haben ſie allerley Winden/Rol-
len/und Zieh-Inſtrumenten erdacht /wodurch ſie aber doch meiſtens nichts
haben ausgerichtet / weil offt keine Verrenckung dageweſen / und alſo mit
dieſem hefftigen Ziehen nur Schmertzen / Entzündung und andere Ubel
zuwegen gebracht : und es iſt gewiß / daß unter 10 ja wohl 20 / welche
Verrenckungen des Schenckel-Beins zu haben gehalten worden / und
von Unwiſſenden noch davor gehalten werden / kaum einer oder der
ander von einer äuſſerlichen Gewalt eine warhaffte Verrenckung habe;
ſondern gemeiniglich wird es ein Bruch des Halſes ſeyn: indem eine
Luxation hier nicht anderſt geſchehen kan / als wo eine ſonderbare Schlappheit der Ligamenten des Schenckel-Beins / durch vorhergegangene Fluß
in dieſem Gelenck / iſt verurſachet worden ; wenn ſich nemlich von einer
innerlichen Urſach / als durch Fluß / bey und in dieſem Glied viele ſchlei-
migte Feuchtigkeiten verſammlet hätten / wodurch die Bänder dieſes
Gelencks relaxirt oder ſchlapp gemacht werden / ſo / daß endlich das
Schenckelbein aus ſeiner Pfann ausweichet / oder heraus getrieben wird:
welches dennoch leichter in Kindern als in erwachſenen Perſonen zu geſchehen pfleget / gleichwie ich dergleichen *Caſus* etlichmal obſervirt habe.

11. Die Verrenckung der Knie-Scheibe geſchiehet öffters / wird aber von den *Chirurgis*, welche die Bein aus der Anatomie nicht verſtehen / nicht leichtlich erkannt : dann indem ſie zu einem ſolchen Pa- tienten geruffen werden / ſehen ſie zwar / daß derſelbe das Knie nicht bewegen kan ; wiſſen aber gemeiniglich nicht / wo das Ubel oder die Urſach ſitzet : ja ſie meinen öffters / daß das Knie verrencket ſeye / und ſtellen deßwegen hefftige *Extenſiones* an / womit ſie den Patienten zwar quälen / aber nicht helffen. Wer aber aus der Anatomie die Beine wohl verſtehet / dem iſt leicht dieſe Luxation zu erkennen : dann es wird entweder auf die innere oder äuſſere Seiten des Knies verruckt / welches man durch das Sehen und Fühlen bald gewahr wird. Das Knie oder das Schenckelbein mit dem Schienbein kan ſich nach allen Seiten zu verrucken ; es entſtehet aber hier nicht leicht eine vollkom- mene / ſondern nur unvollkommene Verrenckung / dieweil die Extremi- täten dieſer Bein hier gar breit / und die Bänder ſehr ſtarck ſind.

Verreuckung der Knieſcheibe / und des Knies.

12. Das Schienbein kan ſich mit dem *Tarſo* vorwerts und rück- werts

des Fuſſes.

wers luxiren; aber auf die Seite kan solches/ weil die zwey Knöchel (*Malleoli*) dieses Gewerb defendiren/ nicht wohl geschehen; es müste dann seyn/ daß zugleich ein Knöchel abbräche. Man hat auch observirt/ daß die *Fibula* zuweilen von der *Tibia* durch eine gewaltsame Ursach abweicht: wodurch zugleich der Fuß auswerts kan luxirt werden. Die *Ossa Tarsi* hängen mit sehr starcken Bändern fest aneinander/ und können dahero nicht vollkommen luxirt werden: je grösser aber diese Verrenckung ist/ je mehr müssen diese Bänder distendirt werden; daher dann nothwendig grosse Schmertzen/ ja gar *Convulsiones* und Brand können entstehen/ wann man nicht beyzeiten Hülffe leistet. Die Zähen an den Füssen werden gar selten verrenckt: wenn es aber geschehen solte/ so haben sie nichts besonders oder anderst als die Finger an Händen.

Ursachen der Verrenckungen. 13. Die Ursachen der Verrenckungen sind entweder äusserlich oder innerlich. Zu den ersten gehört allerley äusserliche Gewalt/ welche die Beine sehr auseinander treibet/ verdrehet/ hefftig stösset oder verrucket: gleichwie fallen/ stossen/ schlagen/ springen/ ringen/ wippen/ foltern &c. Dennoch aber gibt es auch innerliche Ursachen: wenn z. E. widernatürliche Gewächse in den Gewerben hervor wachsen/ oder häuffige Feuchtigkeiten sich in dieselbe setzen/ die *Ligamenta* schlapp machen/ und die Beine aus ihrer Hohligkeit austreiben/ so/ daß/ wann dergleichen Patienten wollen aus dem Bett auffstehen/ sie offt eine Verrenckung ohne alle äusserliche Ursach oder Gewalt leiden müssen. Oder wo sonsten schon von Natur eine solche schlappe Disposition in den Ligamenten ist/ so geschehen hernach gern *Luxationes* von einer geringen äusserlichen Ursach: Dahero in einigen solche Disposition zu den Verrenckungen observiret wird/ daß sie kaum einen harten Tritt oder Sprung thun dörffen/ so haben sie einen Fuß verrenckt/ gleichwie wir hier vor kurtzem ein solches Exempel an einem *Studioso* gesehen. Es pflegen auch gern und zwar sehr schlimme Verrenckungen bey den Kindern zu geschehen/ wenn man selbige zu grob an Händen oder Füssen auffhebet; oder wenn man ein fallendes Kind an einem Arm oder Fuß auffangen und erhalten will: wodurch wohl gar offt ein Anwachs oder *Epiphysis* eines Beins von dem übrigen Bein separirt und loßgerissen wird.

Zeichen der Verrenckungen. 14. Man erkennet die Verrenckungen 1) aus der verhinderten Bewegung eines Glieds. 2) Aus der veränderten natürlichen Gestalt in eine unnatürliche. 3) Wenn man bey dem Gewerb widernatürliche Hohligkeiten und Erhöhungen findet; dann der Ort

Das I. Cap. Von den Verrenckungen insgemein.

wo das Bein ist hingewichen wird höher, der Ort aber woraus das Bein gefallen, wird leer und hohl. 4) Aus der unnatürlichen Länge des Beins, indem dasselbige gemeiniglich entweder länger, als das gesunde, oder kürtzer seyn wird: dann wenn das Bein aufwerts gewichen, so wird das Glied kürtzer, ist es aber abwerts luxirt, so wird es länger seyn. 5) Aus dem Schmertzen, welcher offt in den Verrenckungen unerträglich groß ist, und von hefftiger Ausspannung der Bänder hauptsächlich entstehet: welcher also desto grösser ist, je grösser und hefftiger die Ausspannug; wodurch, wann das Bein nicht beyzeiten wieder eingericht wird, *Convulsiones*, Entzündung, Brand und zuweilen gar der Tod entstehen können. Sonsten dienet noch in Erkenntnuß der Verrenckungen zur Universal-Regel: daß, wenn ein Bein verrenckt, das andere Ende dieses Beins allezeit auf der gegen Seite stehe; als z. E. wenn ein Bein einwerts verschoben, wird das andre Ende des Beins auswerts stehen; wenn selbiges aber auswerts verrenckt, wird dieses einwerts gekehrt seyn.

15. Aus diesen Zeichen wird derjenige, welchem die Structur und Bewegung der Gewerbe bekant sind, leichtlich eine jede Luxation zu erkennen wissen; ob schon noch gewisse Verrenckungen sind, welche einige besondere Kennzeichen haben: als z. E. wann der unterste Kienbacken verrenckt, so pfleget das Maul offen und krumm zu stehen, und können es die Patienten nicht zu machen. Wenn ein Wirbelbein luxirt, so werden die untere Theil gelähmet, und haben auch keine Empfindung: weilen von den verruckten Wirbelbeinen das Ruckmarck gedrucket, und dadurch der Lauf der Lebens Geister verhindert wird. Wenn eine Rippe luxirt, so wird das Athemhohlen dadurch schwer gemacht und noch andere Zufälle erreget. rc. Was sonsten noch vor besondere Zeichen in diesem oder jenem Theil mögen vorkommen, werden aus dem Gebrauch desselben leicht zuverstehen seyn. *Einige besondere Zeichen.*

16. Eine unvollkommene Verrenckung kennet man sonderlich daraus, wenn nach einer erlittenen äusserlichen Gewalt, der Patient sehr grosse Schmertzen und Unbeweglichkeit an einem Glied empfindet, und man doch an selbem keine, oder doch gar wenige Veränderung der Figur kan gewahr werden. Dennoch wenn man wohl acht giebt, wird man eine widernatürliche, wiewohl geringe, Ungleichheit sehen oder fühlen können. *Zeichen der unvollkommenen Verrenckung.*

17. Die Verrenckungen von innerlicher Ursach erkennet man, 1. wenn ein Glied sehr schwach ist, und so frey und schlapp hänget, daß man *Kennzeichen der Verrenckungen von innerlichen Ursachen.*

man es nach allen Seiten zu drehen und wenden kan. 2. Fühlet man im Bezirck der Articulation eine Höhle/ in welche man manchmahl zwischen die Pfann und Haupt vom Bein einen Finger stecken kan. 3. Das Bein lässet sich zwar einrichten/ fället aber gar leicht wieder aus; dieweil die *Ligamenta* und Musculen die Krafft nicht haben/ solches in seiner Stelle zu erhalten. 4. Das Glied ist und präsentirt sich meistens länger als das gesunde. 5. Ist kein Schmertzen dabey/kommt auch keine Inflammation/ noch Convulsion dazu/ als wie bey andern Verrenckungen. 6. Geschehen dergleichen Verrenckungen meistens am obersten Theil des Schenckelbeins/ wie auch an dem Gelenck der Achsel.

Prognoß.   18. Die *Prognosis* ist unterschiedlich nach Unterschied der leidenden Theilen/ der Ursachen/und vieler anderen Umständen. Eine unvollkommene Verrenckung ist leichter einzurichten/ als eine vollkommene/ und je weiter die Beine voneinander gewichen/ je schwerer ist die Einrichtung/ und je schwerere Zufäll werden erreget. Ingleichen ist eine simpele allzeit besser/ als wo schwere Zufäll/ insonderheit Wunden/ Fracturen/ *Convulsiones* grosse Entzündungen ꝛc. mit zugegen sind. Dann je grössere Zufäll bey einer Verrenckung/ je schwerer ist die Einrichtung: und ist selbige wegen der allzugrossen Entzündung/ *Convulsiones* oder Fractur/ zuweilen gar ohnmöglich. Ja wenn auch schon männichmahl die Einrichtung geschehen kan/ so ist doch wegen Schwachheit der Ligamenten die Cur offt sehr beschwerlich und mißlich/ und bleibet meistens eine Lahmigkeit zurück. Derohalben sind auch die Luxationen/welche von innerlichen Ursachen/ schwerer zu heilen als die von äusserlichen/ und öffters,ja gemeiniglich/ gar incurabel. Wo bey jungen Leuten dergleichen Verrenckungen geschehen/ pflegen die darunter liegende Theile zu schwinden/ und gantz schlapp und krafftloß zu werden. Sonsten ist insgemein eine frische Luxation leichter wieder einzurichten als eine alte/ dieweil in den alten allerley Verhinderungen sich ereignen: als Geschwulst/ Entzündung/ Zufluß vieler Feuchtigkeiten in das Gewerb/ wodurch die *Ligamenta* geschwächt werden/ und dieselbe hernach die Beine nicht mehr halten können/ ob sie schon wiederum eingerichtet waren; oder solche stockende Feuchtigkeiten in den Gelencken werden sultzig und dick/ fast wie ein dicker Leim/ und verhindern dadurch daß die Verrenckung offt nimmermehr wieder kan curirt werden. Endlich ist auch noch bey den alten Verrenckungen zu wissen/ daß der ausgewichene Kopff öffters an einem andern Ort sich anhänget und anwächset/ als z. E. das Schenckelbein auf der Seiten der Pfann/ und die Pfann wird indessen mit einer widernatürlichen Substantz angefüllet/ wodurch die Einrichtung endlich unmöglich gemacht wird.

19. Die

Das I. Cap. Von den Verrenckungen insgemein. 191

19. Die Verrenckung, welche in Kindern geschehen, und deren *Epiphysis* von dem Bein abgerissen, ist von gar böser Art, und selten wieder vollkommen zu recht zu bringen: 1) weil die zarte und weiche Structur der Extremitäten von den Beinern so verdorben wird, und man denselben ihre Figur nicht wieder kan geben, indem sie noch meistens aus Knorbel bestehen; 2) weil solche Verrenckungen gemeiniglich den Eltern und *Medicis* von den Mägden oder Kindswärterinnen nicht angezeiget oder offenbaret werden, und also ordentlich nicht eher darnach gesehen, und Hülff gesucht wird, bis es endlich zu spät ist. 3. Weil solches Übel, so wohl von den *Medicis* und *Chirurgis* offt nur vor ein Fluß oder anderes Übel gehalten wird, indem die äusserliche Ursach ihnen unwissend, und inzwischen diese weiche knorbelige Theile eine widernatürliche Gestalt annehmen oder sonsten unbehörlich verwachsen. 4) Weilen solche Übel von den meisten *Chirurgis*, wenn sie auch solches vor eine Luxation halten, übel tractiret wird, indem sie ordentlich diese Luxation durch starckes Ausdehnen wieder wollen einrichten, wodurch aber offt das Bein und die *Epiphysis* nur noch weiter voneinander gerissen werden, und also übel ärger gemacht wird.

In specie bey den Kindern.

20. Was *in specie* die Luxation des untern Kienbackens anbelangt, so ist selbige nicht gefährlich, auch meistens nicht gar schwer wieder einzurichten. Alle Verrenckungen aber der Wirbelbeine sind gefährlich und schwer zu restituiren: insonderheit aber wenn eine vollkommene Luxation geschehen, so ist dieselbe allzeit tödlich: weil dadurch das Ruckmarck allzusehr zerquetschet und zerrissen wird, und diese Verrenckungen sind desto gefährlicher, je näher sie bey dem Kopff sind. In einer geringen und unvollkommenen aber, wenn ein guter *Chirurgus* beyzeiten dazu kommt, kan der Patient noch erhalten werden, und ist bey den untersten Wirbelbeinen weniger Gefahr als bey den obern, weilen daselbsten das Ruckmarck nicht mehr so zart und weich, sondern sehr zähe und starck ist. Wenn das *Os Coccygis* verrencket, so verursacht selbiges leicht Entzündung des Mastdarms, nebst Verstopfung des Stuhlgangs: dennoch kan es von einem guten *Chirurgo* leichtlich wiederum eingerichtet werden.

Am Kienbacken und Rückgrad.

21. Wenn die Rippen verrencket, sind selbige offt sehr böß zu restituiren, weil man von der innwendigen Seite denselben nicht kan beykommen, um sie wieder heraus zu drucken und einzurichten. Dennoch wenn solche Verrenckung gering, oder doch nicht gar groß, und keine schwere Zufäll dazu kommen, ob man sie schon nicht wieder

Von den Rippen und Schlüsselbein.

wieder kan einrichten/ oder heraus bringen/ so pflegen sie doch auch keine sonderbahre Beschwerlichkeit zu verursachen. Wenn aber eine solche Luxation groß/ daß dadurch die *Pleura* und andere Theile der Brust lädirt werden/ so ist selbige sehr gefährlich; weilen dadurch Entzündung/ Brustgeschwür und der Tod selbst können verursacht werden. Die Verrenckung des Schlüsselbeins/ wofern selbige noch neu ist/ hat keine sonderbare Gefahr/ und ist auch nicht gar schwer wieder einzurichten; wenn sie aber schon alt ist/ wird sie nicht leicht wieder vollkommen curirt.

Vom Arm und Händen.

22. Wenn die Verrenckung des Schulterblats mit dem Armbein/ noch frisch ist/ und keine schwere Zufäll vorhanden/ so ist selbige nicht gar schwer wieder einzurichten; hat sie aber lang gedauret/ auch Geschwulst und Entzündung darzu kommen/ so machet solche offt sehr viele Mühe: und wenn das Acromion am Schulterblat zugleich mit gebrochen/ wird gemeiniglich die Bewegung des Arms Noth leiden und verdorben werden. Gleichfalls die Verrenckung des Elenbogens und *Carpi*. nachdem selbige frisch oder alt/ viel oder wenig schlimme Zufälle vorhanden/ die Luxation groß oder gering/ werden selbige leichter oder beschwerlicher eingerichtet und curirt. Die Verrenckung aber der Finger haben nicht viel zubedeuten.

Vom Schenckelbein und Knie-scheibe.

23. Die Verrenckung des Schenckelbeins/ wenn solche geschiehet/ wird selten vollkommen curirt/ wegen schon oben *pag.* 186 bemeldten Ursachen/ und bleiben solche Personen gemeiniglich hinckend; es seye dann/ daß es nur noch eine unvollkommene Verrenckung (*Subluxation*) gewesen/ oder doch gar beyzeit die Einrichtung wieder geschehen: welche doch wegen der dicken Musculn gar schwer kan verichtet werden. Ja wenn auch schon öffters die Einrichtung wieder geschehen/ sonderlich nach alten Verrenckungen/ und welche von innerlichen Ursachen herkommen/ so können doch die schlappe *Ligamenta* das schwere Bein nicht in dieser Lage erhalten/ sondern lassen daselbe fast bey der geringsten Bewegung wieder ausfallen. Die Verrenckung der Kniescheibe bringet keine sonderbare Gefahr/ sondern wird von einem guten *Chirurgo* leicht wiederum restituirt/ wo sonsten anders kein Zufall vorhanden.

Vom Knie und Fuß.

24. Wenn aber am Knie/ das ist/ zwischen dem Schenckel und Schienbein eine Luxation/ und zwar eine vollkommene geschiehet/ so entstehen dahero wegen der nothwendig dabey gar hefftig ausgedehnten
und

und endlich gar zerrissenen Ligamenten, grausame Schmertzen und *Convulsiones*, ja gar offt der Tod selbsten; oder wenn auch die Luxation wiederum restituirt würde, so muß doch der Patient lahm werden, weilen die *Ligamenta* allzu viel verdorben worden: wenn aber hier nur eine Subluxation, so ist dieselbe leichtlich wiederum zu curiren; dennoch je grösser selbe gewesen, je schwerer ist die Cur. Wenn das Schienbein mit dem Fuß eine Verrenckung erlitten, dieselbe aber nicht gar groß ist, so wird sie auch leichtlich wiederum eingerichtet; wenn selbige aber groß, so folget gern, wegen hefftiger Ausspannung der Ligamenten, eine Lähmung. Wenn die Bein des *Tarsi* eine grosse Verrenckung leiden, weilen sie mit gar festen und starcken Bändern zusammen vereiniget, und viele daselbst liegende Flechsen zugleich hefftig gespannt, gedruckt, oder sonsten verletzt werden, so verursachet solches unsägliche Schmertzen und *Convulsiones*, und wo die Restitution nicht bald geschiehet, kan der Tod dadurch verursachet werden.

Das II. Capitel,
Von der Cur der Verrenckungen.

I.

Die Cur der Verrenckungen überhaupt hat viele Gleichheit mit der Cur der Fracturen: denn es wird gleichfalls hier erfordert, daß 1.) die verrenckte Beine wieder eingerichtet, das ist, daß dieselbe wieder in ihren natürlichen Ort gebracht werden; welches ebenfalls geschiehet durch Ausdehnen und Eindrucken; 2.) daß die eingerichtete Bein in ihrer natürlichen Stell oder Lage mögen erhalten werden; und 3.) daß man denen Zufällen begegne. Das erste wird verrichtet, wenn man den Patienten auf einem Stuhl, Tisch, Bett, oder auch auf der Erden, nachdem es dem *Chirurgo*, nach Unterschied der Luxation, am dienlichsten bedencket, wohl halten, und hernach den verrenckten Theil wohl ausdehnen lässet: Zu wissen aber ist hier, daß auf dem Stuhl sich bequemlich lassen einrichten die Verrenckungen des Kienbackens, Schlüsselbeins, Elenbogens, der Hand, auch zuweilen der Schultern, und dergleichen; Auf dem Tisch kan man fast am bequemsten die Wirbelbein und das *Femur* oder Schenckelbein einrichten; Im Bett aber die *Luxationes* der Knie und Füsse; und auf der Erden die Verrenckungen der Schulter oder Achsel, wie auch der Wirbelbeine des Halses.

Cur der Verrenckungen.

Vom Ausdehnen.

2. Zweytens muß die Ausdehnung des verrenckten Theiles vorgenommen werden/ fast eben wie in den Beinbrüchen ist gesagt worden/ da dann der äusserste oder unterste Theil so starck und auf solche Weiß muß angezogen werden/ auf daß er gerad wieder gegen den Ort zu stehen komme/ woraus er gewichen war/ damit die Hohligkeiten und Köpffe der beyden Beine wieder wohl mit einander mögen vereiniget werden: welche Ausdehnung wiederum hauptsächlich mit den Händen/ oder wo diese nicht starck genug/ durch Umbinden der Servietten oder Handqvellen verrichtet wird. Dann durch diese Methode/ wann die Sach nur recht angegriffen wird/ kan man fast alle Verrenckungen/ welche wiederum zu curiren/ einrichten/ und hat man die viele Machinen/ welche zu diesem End von den Alten erdacht worden/ und bey dem *Oribasio, Paræo, Andrea a Cruce, Sculteto* und andern abgemahlet sind/ selten nöthig: insonderheit/ weil durch dieselbe offt ohne Noth denen Patienten grosse Schmertzen verursachet werden.

Vom Einrichten.

3. Drittens müssen die Beine recht eingericht werden: da man dann in eben der Zeit und Moment/ wenn durch die Helffer die Extension verrichtet wird/ der *Chirurgus* mit seinen Händen bey dem verrenckten Gewerbe die Einrichtung bewerckstelligen muß; als welche durch drücken/ pressen/ drehen und wenden/ nachdem es die Nothdurfft erfordert/ vorsichtiglich geschehen muß/ damit das verreneckte Bein wiederum in seine natürliche Lage möge gebracht werden.

Woraus man die gute Einrichtung erkenne.

4. Daß die Einrichtung wohl geschehen/ schlüßt man aus eben den Zeichen/ wodurch man erkennet/ daß eine Fractur wohl eingericht seye: nemlich aus der Gleichheit des lädirten Glieds mit dem gesunden; der Nachlassung des Schmertzens; der gleichen Länge mit dem gesunden; und dann die wieder erlangte Beweglichkeit des Gliedes: worzu auch das Knacken/ welches offt im Einrichten gehöret wird/ kan referirt werden.

Muß manchmal aufgeschoben werden.

5. Gleichwie aber in den Beinbrüchen wegen Gegenwart schwerer Entzündungen/ Verbluten und Geschwulsten/ die Ausdehnung und Einrichtung nicht allzeit gleich können vorgenommen werden; also muß man dieselbe auch offt in den Luxationen/ wo schlimme Zufäll vorhanden/ verschieben/ biß daß diejenige/ welche die Einrichtung verhindern/ durch hierzu dienliche Mittel gehoben sind/ wovon in denen Fracturen pag. 153 ist gesagt worden. Manchmahl muß man auch die Einrichtung auffschieben/ wenn zugleich eine Fractur nah bey der Verrenckung ist/

Das II. Cap. Von der Cur der Verrenckungen. 195

ist/ biß diese vorher geheilet/ weil man sonsten die behöhrliche Extension nicht thun könte.

6. Nachdem aber die Einrichtung geschehen/ so ist das zweyte/ daß man die eingerichtete Theile in ihrer natürlichen Lag erhalten möge/ welches gemeiniglich hier leichter geschiehet/ als in den Fracturen; welche/ wie sie auch seyn mögen/ ohne ein gutes Verband und Ruhe nicht wohl können curiret werden. In den geringern Verrenckungen aber/ insonderheit wo sie frisch gewesen/ und bald wieder eingerichtet worden/ hat man nicht allezeit so gar accurates Verbinden/ oder sonsten grossen Apparat/ auch nicht allemahl der Ruhe nöthig: als z. E. wenn ein Finger/ Kienbacken/ die Hand/ die Achsel oder auch der Elenbogen nicht gar lang wären verrenckt gewesen/ und bald wieder eingerichtet worden/ haben sie nicht nöthig verbunden zu werden/ sondern halten durch ihre natürliche Bänder und Musculn von selbsten: bedürffen auch nicht/ daß man den Theil lang ruhig halte. Im Gegentheil hat man offt in solchen Fällen denen Patienten zu recommendiren/ daß sie das verrenckte Glied zuweilen lind bewegen/ indem von der allzu langen Ruhe und festen Verbinden offt eine Steiffigkeit und Unbeweglichkeit des Gewerbes ist verursacht worden. Wenn aber die Verrenckung an einem Fuß gewesen/ ist rathsam/ daß der Patient sich einige Tag zu Bett halte/ und hernach langsam und vorsichtig wieder anfange zu gehen/ wenn er befindet/ daß das Glied wiederum genug Stärcke bekommen.

Was nach der Einrichtung zu thun.

7. Wenn aber die Verrenckung lang gewähret hätte/ und die *Ligamenta* entweder aus allzu grosser Ausspannung/ oder auch durch eine andere Ursach sehr wären geschwächet worden/ so ist nöthig/ daß man/ um die Einrichtung zu erhalten/ ein dienliches *Bandage* anlege/ und das Glied eine Weil ruhig und in guter Lage erhalte/ biß daß nach und nach die *Ligamenta* ihre vorige Krafft wiederum bekommen. Dennoch aber soll man auch diese nicht allzu lang still oder gantz unbeweglich halten/ sondern es ist vielmehr dienlich/ daß der Theil zuweilen vorsichtig und gelind hin und her beweget werde/ damit die Beine nicht an einander kleben/ zusammen wachsen/ und dadurch der Bewegung beraubet werden. Es können aber die Binden in dergleichen Fällen offters mit gutem Brandwein/ Ungrisch Wasser/ *Spiritus matricalis*, oder sonsten einem stärckenden *Spiritus*, warmlicht angefeuchtet werden/ damit die *Ligamenta* dadurch desto bessere Krafft und Stärcke bekommen mögen; und sollen weder zu starck noch zu gelind angezogen werden/

Wenn die Verrenckung lang gewähret.

Bb 2 aus

aus eben den Ursachen, welche bey den Fracturen *pag.* 148 angeführet worden. Die Pflaster, welche nach der Einrichtung von vielen hier um das Gewerb umgelegt werden, kan man fast aus eben den Ursachen, welche bey den Fracturen vorgebracht worden, auch in denen Verrenckungen gar wohl entbehren.

Von den Zufällen der Verrenckungen.

8. Die *Symptomata* oder Zufälle, welche manchmahl vor, manchmahl nach der Einrichtung sich äussern, als Entzündung, Geschwulst, Schmertzen, Krampff, Bluten ꝛc. werden fast eben so tractirt und curiret, wie in den Wunden *pag.* 55, und Fracturen *pag.* 152 ist gesagt worden, allwo man sich deßwegen Raths erhohlen kan. *In specie* aber, wenn die Bein wieder eingerichtet, lassen meistens die Schmertzen, Geschwulst, Entzündung und *Convulsiones* wieder nach. Wenn die *Ligamenta* sehr geschwächet, ist sehr dienlich, daß man das Glied, nachdem man es vorher mit warmen Tüchern wohl gerieben, mit angezündetem *rectificirten* Brandwein öffters dämpffe, wie auch mit einem guten durchdringenden *Spiritus* (*pag.* 154 §. 9.) wohl bestreiche, und hernach ein gutes *Bandage* anlege. Wenn die Schmertzen nach der Einrichtung *continuiren*, so zeigen selbige offt an, daß auch eine Fractur gegenwärtig: deßwegen man sich darnach muß umsehen, und wo man eine findet, alsdann wie eine Fractur tractiren. Solte ein Fieber darzu schlagen, muß man zur Ader lassen, und Hitz-temperirende Medicamenten nebst behörigem kühlenden Diät verordnen. Wolte ein Brand (*Gangrena*) sich einfinden, (welcher jederzeit unter der Verrenckung entstehet) muß man nicht nur eben jetztbesagter Mittel sich bedienen, sondern auch die zertheilende Umschläg oder Bähungen nebst dem Buchband gebrauchen, und sonsten verfahren, wie *pag.* 154 bey den Zufällen der Beinbrüche beschrieben worden, auch die Einrichtung, wo solche noch nicht geschehen, so bald möglich, ins Werck richten. Ist eine Wunde bey der Verrenckung, muß man den Ort gleichfalls mit einem Buchband verbinden, gleichwie bey den Fracturen gesagt worden: und wo solche starck blutete, durch die Compression, Blutstillende Mittel, brennen oder binden, als wie sonsten bey Wunden *pag.* 55. zu helffen trachten. Wenn ein Abscess entstehen solte, muß man ihn, so bald man nur ein wenig spühret, daß er reif ist, eröffnen, und nicht warten, biß er völlig zeitig ist, damit nicht das Eyter in die Gelencke, oder in die Beine selbsten einfresse, als wodurch schlimme, ja gar offt unheilbare Fistulen entstehen können, welche anderst nicht, als mit Abnehmung des Glieds, können curirt werden. Wenn eine Verrenckung mit solcher Gewalt geschehen, daß die daselbst liegende *Ligamenta*, Flechsen und

und Haut so verrissen/ daß man die Beine sehen kan/ ist solches/ wenn man solche Glieder wieder einrichten will/ nach Observation des *Hippocratis*, tödtlich; indem solche Theil doch nicht wieder anwachsen können/ sondern Brand und *Convulsiones* entstehen/ welche den Patienten ums Leben bringen. Derohalben/ wo dergleichen hefftige Verletzungen vorkommen/ und man siehet/ daß keine Hoffnung zur Genesung ist/ soll man den Theil/ um das Leben zu erhalten/ völlig abnehmen. Wäre eine Fractur und Luxation an einem Bein zugleich/ soll man/ wo möglich/ die Luxation zu erst einrichten/ und hernach auch die Fractur. Solte aber solches nicht geschehen können/ muß man verfahren/ wie oben bey den Beinbrüchen *pag.* 155 §. 11 gelehrt worden. Wenn ein Gelenck steif worden/ muß man solches tractiren/ wie auf eben dem 155 Blat beschrieben ist.

Das III. Capitel/
Von den Verrenckungen der Beine
in specie, und zwar erstlich von denen/ welche an der Hirnschaal und Nase vorkommen.

I.

Nachdem wir also bishero die Verrenckungen überhaupt betrachtet und abgehandelt haben/ schreiten wir jetzo fort/ um dieselbe auch ins besondere zu beschreiben und zu erklären: da wir dann/ gleichwie bey den Beinbrüchen/ von denen/ welche am Haupt vorkommen/ den Anfang machen/ und hernach auch die übrige vornehmen wollen. Es sind einige/ welche auch zu den Verrenckungen die Auseinanderweichung der Hirnschaalbeine referiren: wenn solche entweder bey kleinen Kindern im Wasser-Kopff (*Hydrocephalum*) oder auch zuweilen bey erwachsenen Personen/ in hitzigen Kranckheiten und besondern Hauptschmertzen/ gleichwie einige *Autores* vorgeben/ von einander weichen. Dieweilen aber vom ersten im Capitel vom Wasser-Kopff soll gehandelt werden; und das andere gar selten/ wo jemahls/ vorkommt/ auch keine andere Einrichtung und Cur nöthig ist/ oder geschehen kan/ als solche wieder zusammen zu drucken/ und hernach mit Binden fest zu umbinden/ wollen wir uns auch nicht länger dabey aufhalten.

Verrenckungen an der Hirnschal.

2. Es

An der Nase.

2. Es werden auch manchmahl/ wiewohl selten/ die Nasenbeine durch schlagen/ stossen oder fallen voneinander getrieben/ und dadurch entweder eins allein/ oder zuweilen auch beyde/ aus ihrer natürlichen Stelle gebracht. Man erkennt solches 1. durch das Gesicht/ aus der Unformlichkeit der Nase/ 2. durch das Gefühl/ und 3. kan der Patient nicht wohl Athem holen. Es ist aber diese Luxation sehr rahr/ indem die Nasenbeine mit dem Stirn- und andern Beinen so fest zusammen gewachsen/ daß solche meistens eher brechen/ als gantz voneinander weichen oder sich verrencken werden.

Cur derselben.

3. Dennoch aber wenn es geschehen wäre/ soll man den Patienten auf einen hohen Stuhl setzen/ und demselben den Kopff wohl halten lassen. Hernach entweder mit einem *Sonde* oder Federkiel/ gleichwie bey dem Bruch derselben *pag.* 157 gesagt worden; oder mit einem *expres* dazu geschnitzten hölzernen Stäbgen/ nach der Grösse der Nasenlöcher gemacht/ in die Nase fahren/ und die eingewichene Stücker/ eines nach dem andern/ wieder in seine behörige Stelle bringen : wobey man aber mit der andern Hand von aussen verhüten soll/ daß selbe nicht zu hoch oder zu weit herausgetrieben werden. Nachdem die Einrichtung geschehen/ darf man nur ein Wund- oder Defensiv-Pflaster überlegen/ und einige Tag Röhrges/ gleichwie bey dem Bruch der Nase/ in den Nasenlöchern halten/ damit selbige nicht wieder hinein weichen. Wäre aber ein Wunde dabey/ muß selbige gleichfalls tractirt werden/ als wie bey dem Nasenbruch gelehrt worden.

Das IV. Capitel/
Von der Verrenckung des Unter-Kienbackens.

Wie diese Verrenckung geschehe.

I.

Es kommet diese Verrenckung auch gar selten vor/ dieweil der Kienbacken nicht nur durch gute Ligamenten/ sondern auch durch sehr starcke Musculen in denen zwey Hohligkeiten unten an der Hirnschaal gehalten wird/ daß er nicht leicht kan herausweichen. Es pflegt sich derselbe entweder nur auf einer Seite/ oder auf beyden zugleich zu verrencken: und geschiehet solches meisten Theils von allzuweitem gehnen; zuweilen aber auch von einem Schlag oder Fall. Wenn derselbe

Das IV. Cap. Von Verrenck. des Unter-Kienbackens.

derselbe auf beyden Seiten luxirt/ so kan die Luxation nicht wohl anderst als vorwerts seyn; ist selbige aber nur an einer Seite/ so ist das verrenckte Köpfflein allzeit vorwerts/ aber auch zugleich was inwerts gewichen. Rückwerts aber kan diese Verrenckung/ wegen der Eminentzen oder vorragenden Beinen hinter diesem Gewerb/ nicht geschehen; und bezeugen auch viele der vornehmsten *Practicorum* und Scribenten dergleichen niemahl gesehen zu haben: obschon ein gewisser neuer Scribent/ wegen einer besondern Meinung von der Articulation des Kienbackens ausser bemeldeten Hohligkeiten solches/ jedennoch ohne Exempel gesehen zu haben/ sondern nur aus Muthmassung/ zu behaupten trachtet.

2. Man erkennet diese Luxation/ und zwar daß selbe nur auf einer Seite/ und vorwerts/ wenn das Maul krumm gezogen/ und das Kien auf eine Seite zu stehet; da denn diejenige Seite/ wo das Kien hinstehet/ die gesunde ist/ die andre aber die verrenckte. Es ist dabey der Mund an der verrenckten Seite weiter offen/ als an der guten; der Patient kan den Mund nicht zuschliessen/ und also auch nicht kauen; und ragen die Zähne auf der guten Seite weiter hervor/ als die im obern Kienbacken. Wenn aber der Kienbacken an beyden Seiten vorwerts luxirt/ stehet der Mund gerad und weit offen/ der Patient kan selbigen nicht schliessen; auch gehen die untere Zähn weiter hervor/ als die obere; Uberdas kan derselbe nicht deutlich reden/ noch ohne grosse Müh schlingen. *Wie sie zu erkennen.*

3. Wenn der Kienbacken nur auf einer Seite verrenckt/ ist die Verrenckung nicht so arg/ als wenn selbe auf beyden. Hingegen aber wenn er an beyden Seiten verrenckt/ und nicht bald wieder eingericht wird/ so erfolgen allerley schwere Zufäll/ als Entzündung/ *Convulsiones*, Fieber/ Erbrechen/ und endlich/ wie *Hippocrates* observirt/ gar der Tod: welche Zufäll aus denen allzuhefftig ausgedehnten oder ausgespannten grossen Nerven und Flechsen dieses Theils zu entstehen pflegen. *Prognosis.*

4. Um dieses Bein einzurichten/ setzt man den Patienten auf einen niedrigen Stuhl/ und läst das Haupt von einem Gesellen oder Beystehenden gegen seine Brust fest anhalten. Der *Chirurgus* umhüllt seine beyde Daumen mit einem saubern Schnupfftuch oder leinen Lümplein/ damit selbe von den Backen-Zähnen nicht leicht verletzt werden: und alsdann greifft er mit selbigen in den Mund auf beyden Seiten biß an die hinterste Backen-Zähn/ oder so weit hinten nach dem Gelenck/ als es immer möglich ist; Mit den übrigen Fingern aber fasset er den Kienbacken *Cur.*

backen auf beyden Seiten von unten: und wo er solchen auf diese Manier wohl gefast/ drucket er denselben starck unter sich/ hernach hinter/ und zuletzt wieder ober sich/ so wird dieses Bein hierdurch in seine ordentliche Stelle kommen: da er dann die Daumen geschwind aus dem Mund ziehen soll/ damit er nicht durch das jählinge Einschnappen und Schlüssung des Kienbackens gebissen werde.

Wenn die Verrenckung nur auf einer Seit.

5. Wäre dieses Bein nur auf einer Seite verrenckt/ muß man mit derselben eben so verfahren/ als wie jetzo gesagt worden; nur dieses dabey in acht nehmen/ daß man auf der verrenckten Seite mehr ab=und zurück drucken müsse/ als auf der gesunden. Es kan auch diese Verrenckung offt eingericht werden/ wenn man dem Patienten auf die gesunde Seite eine gute Maulschell giebt/ so springt der ausgewichene Theil hierdurch auch leicht wieder in seine Stell: welche *Methode* aber sich bey allen Patienten nicht *practiciren* läst. Es hat diese Verrenckung nach der Einrichtung meistens keiner *Bandage* nöthig: dennoch wo selbige lang gewähret hatte/ könte man sie ein paar Tag nur mit einer Binde mit vier Köpffen *Tab. VI. fig.* 11. verbinden/ und so offt der Patient essen will/ selbe unter währendem Essen abnehmen.

Das V. Capitel/
Von der Verrenckung des Kopffs mit den Wirbelbeinen/ ingleichem von der Verrenckung der übrigen Wirbelbeinen.

1.

Wie sich diese Bein verrencken.

IN den Wirbelbeinen können nicht wohl vollkommene Verrenckungen vorkommen/ (es seye denn/ daß zugleich dieselbe gäntzlich verbrochen/ und mit dem Ruckmarck zerrissen; welches aber alsobald tödtlich/ und nicht zu curiren) sondern meistens nur unvollkommene: gleichwie aus Betrachtung der Structur und Articulation derselben leicht abzunehmen; welche aber dennoch gefährlich genug sind: und geschehen entweder unter sich selbst/ oder zwischen den zwo obersten Wirbelbeinen des Halses und dem Kopff.

2. Es

Das V. Cap. Von Verrenck. des Kopfs u. Wirbelbein.

2. Es ist aber die Verrenckung des Kopffs mit den obersten Wirbelbeinen des Halses sehr gefährlich, und bringet offt jählinge den Tod zuwegen, weilen das Rückmarck, (welches hier gar zart, und gar nah bey dem Gehirn ist) zugleich mit dem Gehirn allzu hefftig dabey leidet, gezerret, verletzet und gequetschet wird. Es entstehet diese Verrenckung gern, wenn man hefftig auf den Kopff oder Halß stürtzet: z. Er. wenn jemand von einer Stiege, oder hefftig von einem Pferd auf den Kopff oder Hals fällt, so pflegt man zu sagen, er habe den Hals abgestürtzt; welches aber offt nichts anders ist, als diese Verrenckung. Ingleichen wenn einer einen starcken Schlag in die Ancke bekommt, so können diese Beine dadurch verrückt werden. Gar offt bleibt der Patient gleich auf der Stelle todt; wenn er aber noch lebet, so pfleget der Kopff krumm, und sonderlich das Kien gegen die Brust, zu stehen, auch kan er die Theile unter dem Hals nicht bewegen, welche fast als wie todt sind: kan auch ordentlich weder reden noch schlingen, und wo ihm nicht in kurtzem geholffen wird, muß er wegen Druckung des Rückmarcks bald darauf sterben.

Von der Verrenckung des Kopffs.

3. Derohalben, um diese Verrenckung wieder einzurichten, soll man den Patienten nieder auf die Erde legen: der *Chirurgus* aber muß vor dem Kopff des Patienten so nieder knien, daß er seine beyde Knie an die Schultern des Patienten ansetze, und den Kopff desselben zwischen seinen beyden Füssen habe. Alsdann fasset er den Kopff des Patienten mit beyden Händen wohl an, ziehet solchen starck gegen sich, und drehet denselben fürsichtig hin und her, rechts und lincks, biß er etwa ein Knacken höhret, oder sonsten aus der natürlichen Gestalt des Halses und Nachlassung der Zufälle erkennet, daß derselbe wieder in seiner Stelle.

Wie selbe einzurichten.

4. Oder zweytens, man setzet den Patienten nieder auf die Erde, läßt solchen bey den Schultern von jemand wohl halten, und fasset alsdann den Kopff des Patienten mit beyden Händen unter den Ohren, und hebet denselben starck, doch behutsam in die Höhe, drehet denselben zugleich was hin und her, biß daß das verrenckte wieder in seiner natürlichen Stelle ist: als welches man aus Nachlassung der vorerwehnten Zufälle, wie auch aus der wiedererlangten natürlichen Gestalt des Halses judiciren und abnehmen muß. Und fast eben auf solche Manier wäre auch zu verfahren, wenn sonsten ein anderes Wirbelbein am Halß verrenckt wäre. Nach der Einrichtung, um die *Ligamenta* wieder zu stärcken, bestreichet man das Genück zuweilen mit laulicht Un-

Andere Manier.

grisch-

grisch=oder Anhaltisch=Wasser/ oder sonsten mit einem stärckenden *Spiritus*; oder applicirt solche mit einem Bäuschlein; läßt den Patienten einige Tage sich ruhig halten/ biß er spühret/ daß alles wieder gut seye; auch hat man sonsten hier weiter kein *Bandage* nöthig; es seye dann etwa nur eine Binde/ um die Bäuschlein im Genück zu halten.

Verrenckung der übrigen Wirbelbeine.

5. Was die übrige Wirbelbeiner des Rückgrads anlangt/ so bleiben solche/ wenn sie nur verrenckt werden/ dennoch allzeit noch mit dem grösten Theil ihres Cörpers aneinander/ und werden derohalben nicht vollkommen/ sondern nur/ um eigentlich zu reden/ mit ihren obern und untern Vorragungen oder Auswachsen (*Apophyses superiores vel inferiores*) luxirt: welches dennoch nicht allemahl auf beyden Seiten zugleich/ sondern zuweilen nur auf einer allein geschiehet. Uberdas wird entweder nur ein Wirbelbein/ oder zwey/ drey und mehr zugleich verrencket; welches aber ordentlich so geschiehet und zu verstehen/ daß/ wenn zum Ex. das erste Wirbelbein der Lenden mit dem untersten des Ruckens/ und zugleich das letzte der Lenden mit dem heiligen Bein (*Os sacrum*) luxirt/ so sagt man/ es seyen fünff Wirbelbeine verrenckt: welches doch eigentlich nicht so ist/ indem die drey mittlere der Lenden mit der ersten und fünfften zusammen hangen/ und also nicht luxirt; sondern es sind/ um recht zu reden/ nur zwey/ als die oberste und unterste verrenckt/ oder aus ihrer natürlichen Stelle gewichen; die andere aber stehen noch in ihrer Ordnung.

Wie solche eigentlich geschehe.

6. Wenn man die Connexion und Structur der Wirbelbeinen recht betrachtet/ kan man leichtlich abnehmen/ daß ohne sehr grosse Gewalt keine Verrenckung an selben geschehen könne: weil selbige nicht nur durch ihre *Apophyses* sich gar sonderlich fest ineinander fügen und schliessen; sondern auch durch die Knorbel und starcke *Ligamenta* sehr fest zusammen gehalten werden. Insonderheit aber kan ohnmöglich geschehen/ daß selbe in gewaltsamer hintersich=Beugung des Leibes verrenckt werden/ wo nicht ihre Knorbel und Bänder gebrochen und zerrissen werden: weilen ihre *Apophyses* sich alsdann vielmehr genauer zusammen schliessen/ als voneinander gehen: und würde in solchem Fall der Patient wegen der starcken Eindrückung und Zerquetschung des Rückmarcks wohl bald nothwendig des Todes seyn. Derohalben wenn eine simple Luxation an den Wirbelbeinern sich ereignet/ geschiehet solche durch gewaltsame Bewegung des Leibs/ entweder vor sich/ oder nach einer Seiten/ es seye nun nach der rechten oder lincken. Dann in dieser Beugung des Leibes gehen die untern und obern *Apophyses*

Das V. Cap. Von Verrenckuung der Wirbelbeine. 203

physes voneinander, und können zu der Zeit gar bald verruckt werden. Wenn alsdann die Gewalt mehr auf die rechte Seite gehet, kan sich der lincke *Apophysis* verrucken; geht selbige aber auf die lincke, so kan der rechte verrenckt werden.

7. Die gemeinschafftliche Zeichen dieser Verrenckungen sind eine Krümme oder Ungleichheit des Rückgrads, nach einer erlittenen äusserlichen Gewalt: dabey der Patient nicht gehen noch stehen kan, sondern lahm ist; hat in denen unter der Verrenckung liegenden Theilen keine Empfindung und Bewegung, oder doch gar wenig; kan entweder keinen Urin und Stuhl von sich lassen, oder es gehen selbige wider Willen und ohne Empfindung weg. Hierauf kommt offt eine Absterbung der unteren Glieder, und endlich gar der Tod. Nachdem aber die Verrenckung grösser oder geringer, nachdem sind auch diese Zufäll hefftiger oder gelinder, auch die Gefahr grösser oder kleiner. *Gemeinschafftliche Zeichen dieser Verrenckungen.*

8. Daß zwey, drey, oder mehr Wirbelbeine verrencket, erkennet man aus der grossen Krümme des Rückgrads, als woraus man von der Zahl judiciren muß; daß aber nur an einem die Verrenckung, muß die kleine Krümme oder Ungleichheit, welche gleichsam wie ein Winckel (*angulus*) ist, lehren. Wenn ein Wirbelbein mit seinen beyden Auswächsen (*Apophyses*) vorwerts verrenckt, siehet man das Rückgrad vorwerts eingewichen, und wenn der Patient sich beugen will, empfindet er schreckliche Schmertzen; im Gegentheil aber, wenn er sich hinter sich beuget, so ist der Schmertzen geringer. Wenn ein Wirbelbein nur auf die rechte Seite vorwerts luxirt ist, ohne jetzt beschriebene Zeichen, der Leib gegen die lincke Seite gebogen, und der Patient empfindet hefftigen Schmertzen, wenn man den Leib nach der lincken Seite zu beugt, hingegen vermindert er sich, wenn man den Leib nach der rechten Seite richtet. Ist aber die Luxation an der lincken Seit, so sind die Zeichen verkehrt, oder den vorigen entgegen gesetzt. *Besondere Zeichen.*

Bey allen diesen Verrenckungen ist selten ein gutes *Prognosticum* zu stellen, indem dieselbe alle gefährlich, theils wegen der Verletzung des Rückmarcks, theils wegen der Schwerigkeit selbige wieder einzurichten. Dennoch ie grösser die Verruckung, ie gefährlicher sind dieselbe; weil das Rückmarck alsdann desto mehr gedruckt und gequetscht wird. Je schwerere Zufäll sich äussern, je mehr Gefahr ist vorhanden. Ingleichem je näher die Luxation bey dem Kopff, je gefährlicher ist sie: weilen daselbst das Rückmarck zärter, und sich leichter zerreissen oder verdrucken *Prognosis.*

Cc 2

drucken läßt; und dahero sind die Verrenckungen am Hals gefährlicher/ als die am Rücken/ und diese gefährlicher/ als die an den Lenden. Die Verrenckung zweyer oder dreyer Wirbelbeinen ist offt nicht so gefährlich/ als wo nur eins luxirt; und wo zwey *Apophyses* verruckt/ sind selbige leichter wieder einzurichten/ auch weniger gefährlich/ als wo nur eins verrenckt: dieweil bey diesen das Ruckmarck mehr gedruckt wird; gleichwie aus Betrachtung der Ruckgradsbeinen abzunehmen.

Cur. 10. Die Einrichtung gehet bey allen diesen Verrenckungen schwer von statten; dennoch/ um selbe zu bewerckstelligen/ muß der Patient in einer Verrenckung/ wo die beyde Auswächs vorwerts luxirt sind/ auf was erhobenes/ z. Ex. einen Kessel/ oder Faß/ und dergleichen/ gelegt werden/ so/ daß der Rucken oben/ der Bauch aber unten zu liegen komme. Alsdann drucket man beyde Ende des Leibs/ nehmlich am obersten und untersten Theil des Ruckgrads/ als ob man aus selben einen Bogen machen wolte/ unter sich/ um den Ruckgrad/ sonderlich an dem Ort der Verrenckung/ wohl zu erheben/ und also die Wirbelbeine voneinander zu ziehen. Wenn diese Ausdehnung geschehen/ drucket man hernach auf das unterste luxirte Wirbelbein/ und hebt alsdann den obersten Theil des Leibs in die Höhe/ so gehet das verrenckt-gewesene wieder in seine Stelle. Sonsten hat man/ um die verrenckte Wirbelbein wieder einzurichten/ Stricke/ oder sonsten starcke Bänder und Handquellen/ so wohl unten um die Lenden/ als auch oben unter den Achseln um die Brust gebunden/ und dadurch die Ausdehnung und folglich die Einrichtung bewerckstelligen wollen/ gleichwie bey dem *Sculteto* und andern die Figuren zu sehen; Dieweilen aber diese und andere dergleichen von den *Autoribus* beschriebene Manieren von Ausdehnung und Einrichtung dieser Beine nicht zulänglich sind/ oder doch wenigstens nicht so gut als vorher beschriebene/ und gar selten was gutes ausrichten/ so kan man dieselbe wol fahren lassen/ und der vorherbelobten leichtesten und besten *Methode* folgen. Nach der Einrichtung kan man ein Defensiv- oder Bruch-Pflaster nebst einem Bausch über den verrenckt-gewesenen Ort legen/ solche mit der *Serviette* oder *Scapulir* befestigen/ den Patienten in ein ebenes und lindes Bett auf den Rucken legen/ und allen Zufällen trachten vorzubauen/ biß er sich wieder wohl befinde.

Das

Das VI. Capitel/
Von der Verrenckung des Steißbeins/ (Os Coccygis) der Rippen und Schlüsselbeins.

1.

Daß sich dieses Bein durch fallen und stoffen einwerts / durch schwere Geburt aber auswerts luxiren, und dadurch üble Zufäll / sonderlich Entzündung und Schmertzen am Maſtdarm / wie auch Verhaltung des Stuhls erreget werden können / iſt ſchon oben pag. 191 geſagt worden. Man erkennet die Verrenckung dieſes Beins theils aus den Schmertzen am Ende des Rückgrads / theils durch das Sehen und Fühlen. Um ſolches aber wieder einzurichten / wenn die Verrenckung auswerts geſchehen / ſoll man es nur mit dem Daumen einwerts drucken / hernach verſchiedene Compreſſen / in warmen Brandwein angefeuchtet / darüber legen: von welchen die erſte oder unterſte die kleinſte ſeyn ſoll / die andere aber immer was gröſſer / um die Hohligkeit zwiſchen dem Geſäß wohl auszufüllen / welche endlich alle mit der Binde P *Tab. II. fig. h* befeſtiget werden. Es ſoll aber das Stück der Binde / welches durch die Beine gehet / faſt biß oben ausgeſpalten ſeyn / und ſo angelegt werden / daß der Patient ohne ſolches abzuthun / ſeine Nothdurfft verrichten könne / damit ſich das Bein alsdann nicht wieder heraus drucken laſſe. *Wenn das Steißbein auswerts verrenckt.*

2. Iſt es aber einwerts verrenckt / tauchet man den Zeigfinger / an welchem man vorher den Nagel wohl beſchneiden ſoll / in Baumöl / und ſtecket ſelben hernach in den Hintern / bis ober das Steißbein: und drucket es alsdann wieder heraus. Indeſſen aber muß man mit der andern Hand von auſſen widerhalten / und das Bein an ſeinen gehörigen Ort und Stelle leiten. Es ſoll ſich hierauf der Patient einige Zeit ruhig zu Bett halten; oder / wenn er ja nach einiger Zeit auffſtehen will / ſich auf nichts hartes ſetzen; ſondern vielmehr auf einen Stuhl / der in der Mitte ein Loch hat / damit er das eingerichtete Bein nicht wieder hinein drucke / biß es ſich von neuem wohl befeſtiget hat. *Wenn es einwerts gedruckt.*

Verrenckung der Rippen.

3. Die Verrenckungen der Rippen kommen zwar selten vor: Dennoch können sich selbige durch eine äusserliche Gewalt von den Wirbelbeinen abdrucken und verrencken lassen: und zwar so/ daß dieselbe entweder einwerts/ abwerts/ oder auswerts weichen. Auswerts aber können sie/ so wohl wegen der Auswächse an den Wirbelbeinen/ als wegen der dicken und starcken Musculen/ sich nicht wohl verrucken. Wenn die Verrenckung einwerts geschieht/ weilen dadurch die *Pleura* sehr gedruckt und ausgespannt wird/ verursacht solche grosse Schmertzen/ Entzündung/ kurtzen Athem und Husten/ und kan sich auch der Patient nicht wohl beugen. Man erkennet diese Verrenckungen/ wenn man an einem Patienten/ nach erlittener hefftiger äusserlichen Gewalt/ nebst erzehlten Zufällen/ eine Eindruckung und Ungleichheit/ entweder einer Rippe allein/ oder mehrerer zugleich befindet/ und solche einwerts/ hinauf oder hinab gewichen.

Einrichtung derselben/ wenn sie auf, oder abwerts verrenckt.

4. Je schwerer aber die Zufäll/ je mehr soll man eilen/ die Verrenckung wieder einzurichten. Derohalben wenn eine Rippe auf oder abwerts gewichen/ soll man den Patienten auf einen Tisch auf den Bauch legen/ und die verrenckte Rippe mit den Händen wieder an ihren behörigen Ort zu bringen trachten. Oder man hänget den Patienten mit dem Arm der verrenckten Seite über eine Thür oder Leiter: und indem sich dadurch die Rippen auseinander dehnen/ trachtet man die ausgewichene mit den Händen wieder in ihre natürliche Stelle zu bringen.

Wenn sie einwerts gewichen.

5. Wenn aber eine Rippe einwerts gewichen/ so ist die Einrichtung schwerer/ und wird von manchen Scribenten gar vor ohnmöglich gehalten. Dennoch soll man nicht verzweifeln/ sonderlich wo die Verrenckung nicht gar groß ist/ sondern den Patienten gleichfalls auf einen Tisch auf den Bauch legen/ aber unter die Brust was erhabenes/ als einen Kessel oder Fäßlein/ legen: damit sich die Rippen hinten wohl hinaus begeben/ und auseinander treiben. Nach diesem soll der *Chirurgus* die leidende Seite von fornen nach hinten drucken und rütteln/ auf daß dadurch die eingedruckte Rippe hinaus schnelle. Wolte aber dieses nicht angehen/ und schwere Zufäll vorhanden/ müste man bey der verrenckten Rippe eine Incision machen/ und alsdann/ wie bey der Fractur *pag.* 165 gesagt worden/ dieselbe trachten heraus zu ziehen. Solten aber keine schwere Zufäll vorhanden/ und folglich auch die Verrenckung nicht gar groß seyn/ ist es nicht nöthig/ daß man schneide/ oder die Patienten sonsten mit der Beschwerlichkeit des Einrichtens viel plage: dieweilen von solchen geringen Luxationen ordentlich nichts

übles

übles zu befürchten ist, sondern man soll die Sach der Natur überlassen. Man verbindet die Verrenckungen der Rippen, nachdem sie eingerichtet, mit einer Compreß, in warmen Brandwein angefeuchtet, welche man mit der Serviett und Scapulir befestiget.

6. Die Verrenckung vom Schlüsselbein oder *Clavicula* kommt auch selten vor: weil es sehr fest mit seinen Ligamenten an denen anstossenden Beinen anhänget. Dennoch weil dasselbe, so wohl mit dem Brustbein als *Acromion* von dem Schulterblat, articulirt ist, kan es auch an beyden Orten durch allerley äusserlich Gewalt, sonderlich fallen und schlagen, verrenckt werden. *Verrenckung des Schlüsselbeins.*

7. Wo es mit dem Brustbein articulirt, kan die Verrenckung auf zweyerley Art geschehen, nehmlich einwerts nach der Lufftröhre zu; oder auswerts: und lässet sich die erste leichtlich erkennen aus einer Höhle an dem Ort, wo dieses Bein ausgewichen, wie dann auch aus einem beschwerlichen und schmertzhafften Drucken, welches der Patient bey der Lufftröhre, von Druckung dieses Beins empfindet; indem nicht nur die Lufftröhr, sondern auch die dabey liegende grosse Hals-Adern und Nerven, wie auch der Schlund selbsten dadurch gedruckt und incommodiret wird. Die andere Art der Verrenckung, wenn es nemlich bey dem Brustbein auswerts luxirt, erkennet man aus der widernatürlichen Erhöhung, die sich an diesem Ort, wo das Schlüsselbein am Brustbein ordentlich anhängen soll, offenbahret. *1. Bey dem Brust-Bein.*

8. Um diese Verrenckungen einzurichten, muß man die Ausdehnung eben so verrichten lassen, als wie *pag.* 160 von der Fractur desselben gemeldet worden: und alsdann, wenn es einwerts gewichen, auswerts ziehen, und in seine natürliche Lage einrucken. Wenn es aber auswerts verruckt, muß man es hinein drucken, und in solcher Lag durch ein dienliches Verband zu halten trachten, biß es sich wieder fest eingesetzet hat: Dann es ist diese eine von den Verrenckungen, welche ein gutes Verband am nöthigsten haben, theils weil keine Musculen da sind, welche dieses Bein in ihrer Stelle halten; theils weil desselben *Ligamenta* entweder so geschwächt oder gar zerrissen, daß sie das Bein zu halten von selbsten nicht vermögend sind. Derohalben sollen solche bey den Bandagen accurat gelehrt und beschrieben werden. *Wie solche zu curiren.*

9. Die Verrenckung des Schlüsselbeins an dem andern Ende, nemlich bey dem *Acromion* des Schulterblats, ist sehr schwer zu erkennen; *2. Bey dem Schulterblat.*

nen/; und bezeugt der erfahrne Barens, daß viele Chirurgi sich hierbey geirret/ und diese Luxation vor eine Verrenckung des Ober-Arms gehalten hätten; dann in diesem Fall/ schreibt er/ ist das oberste der Schulter erhoben/ und der Ort/ wo das Schlüsselbein von dem Acromion abgewichen/ eingefallen/ wobey grosse Schmertzen: auch kan der Patient den Arm nicht aufheben/ noch einige nothwendige Bewegung verrichten. Ja wann das Schlüsselbein nicht wieder in seine Stell gebracht wird/ dürffte der Patient seine Hand nicht mehr zu dem Mynd oder auf das Haupt bringen können. Galenus erzehlet von sich selbst/ daß ihm einmahl im Ringen sein Schlüsselbein so weit vom Acromion abgewichen/ daß wohl drey Finger breit Raum zwischen beyden gewesen/ und seye ihm diese Verrenckung durch eine starck applicirte Bandage, welche er 40 Tage getragen/ curirt worden.

Wie selbe zu erkennen und zu curiren.

10. Man erkennet also diese Luxation/ 1. wenn man zwischen dem Acromion und dem Schlüsselbein einen Raum spühret/ welcher ordentlich bey Gesunden nicht da ist/ und selbe also nicht mehr behörlich zusammen hängen; 2. wenn der Patient den Arm nicht kan in die Höhe heben/ noch solchen auf den Kopff bringen. Es geht auch offt schwer her/ diese Verrenckung ohne festes und langes Verband wohl zu curiren, derohalben behalten die Leut gern einige Schwachheit oder Lahmigkeit des Arms hiervon zurück. Dennoch soll ein Chirurgus, um die Einrichtung wohl zu verrichten/ in der Ausdehnung eben so verfahren/ wie oben bey der Fractur dieses Beins pag. 160 gelehrt worden: hernach die beyde von einander gewichene Beine wieder an einander in ihre natürliche Ordnung fügen/ und endlich wohl und fest verbinden/ bis sie wieder wohl an einander gewachsen.

Das VII. Capitel/
Von der Verrenckung des Ober-Armbeins/ oder des Arms mit dem Schulterblat.

1.

Wie diese Verrenckung geschehe.

Die Verrenckung dieses Beins kommt sehr offt vor/ theils wegen seiner gar freyen und weiten Bewegung; theils weil die Höhligkeit des Schulterblats nicht gar tief ist: und luxirt sich dasselbe

Das VII. Cap. Von Verrenck. des Ober-Armbeins. 209

daſſelbe gemeiniglich abwerts und einwerts unter die Achſel, bisweilen auch auswerts unter den Rand vom Schulterblat; ſelten aber gerad unter ſich, und niemahls kan es gerad ober ſich, noch ober ſich und einwerts, noch ober ſich und auswerts verrenckt werden; es ſeye dann, daß die Auswächſe am Schulterblat (*Acromion* oder *Proceſſus caracoides*) zugleich gebrochen wären. Uberdas verhindern auch ſehr die Verrenckung ober ſich verſchiedene ſtarcke Muſculen, ſonderlich aber der *Deltoides* und *Biceps*.

2. Man erkennet einen gerad abwerts verrenckten Arm 1. aus einer Höhle an der Schulter, wo das Bein ausgewichen, und unter der Achſel fühlet man den runden Kopff des Armbeins; 2. das *Acromion* ſcheinet, wegen der darunter befindlichen Hohligkeit, weiter als ordentlich hervor zu ragen; 3. iſt der verrenckte Arm länger als der geſunde: der Patient aber kan ſelbigen entweder gar nicht zum Mund bringen, oder doch nur mit groſſen Schmertzen. Wenn es abwerts und einwerts verrenckt, zeiget ſich gleichfalls die Höhle unter dem *Acromion*; den Kopff des Armbeins aber fühlet man unter der Achſel bey der Bruſt: und wenn der Patient den Arm bewegen will, empfindet er groſſe Schmertzen. Iſt daſſelbe auswerts luxirt, ſo ſtehet der unterſte Theil des Arms nach der Bruſt zu; der Kopff aber deſſelben iſt auswerts der Schulter zu fühlen: und wenn man den Arm von der Bruſt abziehen will, verurſacht ſolches dem Patienten hefftige Schmertzen, kan ſelbigen auch nicht hinter ſich beugen noch ausſtrecken. Unter allen dieſen Verrenckungen aber verurſacht diejenige, welche einwerts gehet, die hefftigſte Zufäll, weilen die groſſe Adern und Nerven des Arms alsdann von dem Kopff dieſes Beins am hefftigſten gedruckt werden, wodurch nothwendig allerley Zufäll entſtehen müſſen.

Zeichen derſelben.

3. Die Einrichtung dieſes Beins geſchiehet am beſten, wenn man den Patienten entweder auf die Erde, oder auf einen niedrigen Stuhl ſetzet, und ſelbigen von jemand ſtarckes um den Leib feſt halten läſſet, damit er in der Ausdehnung nicht nachgeben oder weichen könne. Alsdann ſoll ein ſtarcker Mann den verrenckten Arm über dem Elenbogen mit beyden Händen wohl anfaſſen, und denſelben, ſo ſtarck er kan, nach und nach ausdehnen. Bevor aber noch die Ausdehnung geſchiehet, ſoll der *Chirurgus* eine groſſe Serviett wie ein Dreyeck, oder wie das Frauenzimmer ihre Hals-Tücher faltet, zuſammen falten, deſſelben beyde Ende zuſammen knüpffen, ſeinen Kopff ſo dadurch ſtecken, daß der Knopff hinten auf ſeinem Nacken, das übrige aber von der Serviett vorn auf

Wie die Einrichtung am beſten geſchehen ſoll.

D d der

der Brust herunter hange. Dieses soll er hernach unter dem verrenckten Arm durchziehen, so, daß er damit den Arm des Patienten nah bey der Achsel umfange. Wann dieses geschehen, ergreifft er mit einer Hand den obersten Theil des Arms, mit der andern aber den untersten, befiehlet demjenigen, welcher den Arm ausdehnen soll, denselben wohl anzuziehen oder zu extendiren, und wenn er wahrnimmt, daß die Ausdehnung starck genug geschehen, muß er theils mit den Händen, theils mit dem Hals, vermittelst der Serviett, das verrenckte Bein in die Höhe heben, und zugleich in die Höhle des Schulterblats einbringen. Nachdem aber selbiges ein= oder auswerts gewichen, muß er es im Aufheben mit den Händen zugleich ein= oder auswerts so zu dirigiren wissen, daß es wieder in seine natürliche Stelle komme.

Wenn die Hände nicht genug zum Ausdehnen. 4. Und diese Manier, den verrenckten Arm einzurichten, ist unter sehr vielen andern, welche dieser Luxation wegen erdacht worden, die beste; wenn nur allemahl die Gewalt der Ausdehnung zulänglich wäre: dann bey sehr starcken Leuten ist offt eine Person nicht mächtig genug, eine zulängliche Ausdehnung zu präſtiren: derohalben ist alsdann auch die Einrichtung ohnmöglich. Solte aber eine Person zur Ausdehnung nicht starck genug seyn, muß man entweder eine lange Handquell oder starcken Strick über dem Elnbogen um den Arm binden, oder an statt dieser des *Hildani* Riemen mit seinen Hacken *Tab. VI. fig.* 17 umschnallen, Strick daran machen, zwey oder mehr Personen daran ziehen lassen, so wird es alsdann an genugsamer Ausdehnung und guter Einrichtung nicht leicht fehlen, wenn nur der *Chirurgus* das rechte *Tempo* der Aufhebung und Einrichtung wohl in acht nimmt: dann wenn er zu früh, ehe die Ausdehnung genugsam geschehen, heben will, wird nichts ausgericht werden, und die gantze Sach vergebens seyn. Solte aber ja ein solcher sonderbahrer *Casus* vorkommen, daß auch auf besagte Weiß keine genugsame Extension geschehen könte, müste man den Flaschen=Zug oder das Rollenwerck *Tab. VI, fig.* 18, (oder sonsten eine andere dergleichen Machine, deren verschiedene in vielerley Büchern a) beschrieben) zu Hülff nehmen, und damit verfahren, wie oben *pag.* 173 bey Einrichtung der Fractur des Schenckelbeins gelehrt worden.

§. Es

---

a) als in den Leipziger *Actis Eruditorum An.* 1683. *pag.* 37. allwo zweyerley Sorten zu sehen; ingleichem eine andere in Herrn *D.* Jüngkens Chirurgie im Capitel von den Verrenckungen *pag.* 168. Item in Putmanns *Chirurg. Curios. Tab.* 14. *pag.* 692. und noch eine andere in Lemerys Beln=Artzt *pag.* 219. Anderer *Autores* zu geschweigen.

5. Es sind / ohne jetzt bemeldete / noch viele andere Manieren / um diese Verrenckung einzurichten / erdacht worden: und hat sonderlich Paræus in seinem 15 Buch vielerley Arten / nicht nur beschrieben / sondern auch mit Figuren abgebildet / welche man daselbst kan nachsehen. Ingleichem hat auch *Scultetus* einige Manieren abgebildet; Gersdorf, Brunschwieg / und anderer jetzt zu geschweigen / von welchen einer diese / der andere jene nach seinem Gutdüncken erwehlet / welche ihm am besten gefällt. Es ist aber dieses überhaupt dabey zu mercken / daß diejenige Manieren gut / mit welchen man eine zulängliche Extension kan zuwegen bringen / ehe die Einrichtung vorgenommen wird / und wo die Musculen in währendem Ausdehnen gleich gespannet sind: welche aber diese *Requisita* oder Vortheil nicht haben / sind vor undienlich zu halten. Derohalben wird sich aus diesen Fundamenten leicht urtheilen lassen von der *Ambe* oder Hebstock des *Hippocratis*, (welchen auch einige die Holtzwag nennen); von der Manier / wenn man den Patienten mit dem verrenckten Arm über eine Thür / Fenster / Sprüssel einer Leiter / oder über einen Stock / welchen man über die Schultern zweyer starcken grossen Männer leget / die grösser seyn müssen / als der Patient / hänget / und alsdenn durch Ziehen und Schütteln das Bein will einrichten; Oder wem eine Person / die grösser ist als der Patient / des Patienten verrenckten Arm sitzend über seine Schulter ziehet / hernach selbigen wohl fasset / und jehling aufstehet; Ingleichem / wenn der *Chirurgus* dem Patienten (der auf der Erden liegen muß) seinen Fuß / oder vielmehr die Fersch / unter die verrenckte Schulter ansetzet / den Arm mit den Händen fasset / und dadurch die Einrichtung verrichten will: und was sonsten mehr vor Manieren bey denen Chirurgischen Scribenten vorkommen. Dennoch muß man / welcher Manier man sich auch bedienen will / vor der allzu grossen Gewalt sich hüten / damit man nicht Zäserlein von den Musculen / oder Nerven / oder Adern zerreissen / oder gar das Bein verletzen möge / gleichwie leichtlich geschehen kan / wenn man bey der Einrichtung über einer Thür / Leiter / oder sonsten unvorsichtig verfahren würde / und in Lemerys Bein-Artzt *pag. 112.* dergleichen Übel observiret und angedeutet worden. Derohalben muß man hauptsächlich trachten vor allen Dingen eine genugsame und gleiche Extension zuwegen zu bringen / so wird hernach die Einrichtung nicht gar schwer seyn.

Andere Manieren / diese Verrenckung einzurichten.

Das VIII. Capitel/
Von Verrenckung des Elnbogens oder des Unter-Arms mit dem Ober-Arm.

1.

Wie diese Verrenckung geschehe.

Als der Anatomie ist bekandt/ daß am Unter-Arm zwey Beine/ als *Ulna* und *Radius*, welche auf eine besondere Manier mit dem Ober-Arm articulirt/ die man *Ginglymus* oder *Charniere* nennet/ und so beschaffen/ daß die *Ulna*, als das grösste Bein von diesen beyden (welches auf der Seite des kleinen Fingers liegt) sich ohne den *Radius* nicht bewegen kan/ und das Beugen und Ausdehnen des Unter-Arms verrichtet: indem aber die *Ulna* gebogen oder extendirt wird/ so muß der *Radius* allzeit der Bewegung der *Ulna* folgen. Im Gegentheil aber kan der *Radius* (als von welchem das einwerts und auswerts drehen der Hand, *Pronatio & Supinatio*, dependirt) ohne daß die *Ulna* bewegt werde/ sich zugleich mit der Hand ein- und auswerts drehen. Es conjungiren sich aber beyde so mit dem Ober-Arm/ daß verschiedene Erhöhungen und Höhlen sich in einander schliessen/ und werden mit starcken Bändern so zusammen gehalten/ daß das Gelenck des Elnbogens nicht leicht/ auch nur unvollkommen/ kan verrenckt werden; noch rahrer aber daß eine vollkommene Luxation allhier geschehen könne. Dennoch geschieht zuweilen/ daß die *Ulna* vorwerts/ hinterwerts/ auch ein- und auswerts sich verrencket.

Wie selbige zu erkennen.

2. Ist der Elnbogen hinterwerts luxirt/ (als welche Art noch am leichtsten geschiehet/ und am öfftesten vorkommt) so scheint der Arm kürtzer/ und kan nicht gebogen werden. Vorn im Bug des Elnbogens gehet das Oberarmbein hervor/ und macht eine sonderbahre Erhöhung; hinten aber am Elnbogen stehet das Ende der *Ulna*, *Olecranum* genannt/ weit hervor/ und zeiget sich zwischen diesem und dem Oberarmbein eine mercklich Höhle. Vorwerts aber kan sich der Elnbogen/ oder *Ulna*, weil das *Olecranum* sehr groß/ nicht leicht verrencken: wenn solches aber geschehen solte/ so müste in der Buge des Elnbogens das Oberarmbein weit zurück stehen/ und fornen eine Höhle lassen; die Elnbogen-Bein hergegen vorwerts stehen/ und hinten eine

Höhle

Das VIII. Cap. Von Verrenckung des Elenbogens. 213

Höhle machen: welche Höhlen und Erhebungen grösser oder kleiner sind/ nachdem diese Verrenckung mehr oder weniger vollkommen. Solte die Verrenckung auswerts seyn/ muß sich die Erhöhung der Elnbogenbein auswerts zeigen; wenn selbige aber sich inwerts äussert/ so ist die Luxation inwerts. Wobey aber zu mercken/ daß diese Verrenckungen/ so wohl wegen Breite und Figur der Beinen/ als auch wegen Stärcke der Ligamenten/ fast niemahls vollkommen sind/ sonderlich die drey letztere Sorten; es seye denn/ daß alle um dieses Gewerb liegende *Ligamenta* und Musculen zerrissen wären/ welches sich aber alsdann durch das Gesicht und Fühlen leichtlich erkennen läst.

3. Dieweilen aber in allen diesen Verrenckungen/ sonderlich je vollkommener oder je grösser selbe sind/ hefftige Ausspannungen der Ligamenten/ Flechsen und Musculen entstehen/ und dadurch grausame Schmertzen verursacht werden/ so folgen/ wenn selbige nicht bald wieder eingerichtet werden/ hefftige Entzündungen und Geschwulst/ *Convulsiones*, Erbrechen/ Brand/ Fieber/ und wohl endlich gar der Tod: gleichwie *Pareus* im 14 Buch 18 Capitel/ ingleichem im 18 Buch 33 Capitel observirt; und sind alle Verrenckungen des Elnbogens/ sowohl wegen der starcken Ligamenten/ als auch wegen der vielen Ungleichheiten dieser Bein/ beschwerlich und mühsam wieder einzurichten. Dennoch je geringer und je frischer die Luxation/ desto leichter läst sich selbige noch einrichten. *Prognosis.*

4. Um die Einrichtung zu bewerckstelligen/ setzet man den Patienten auf einen Stuhl/ und lässet den Oberarm von jemand starckes bey seinem untern Theil/ oder gleich über dem Elnbogen wohl halten: Eine andere starcke Person aber fasset den Unterarm an der mitte/ und ziehet solchen abwerts/ um die Musculen wohl auszudehnen. Alsdann wenn die Ausdehnung geschehen/ und die Verrenckung vorwerts gehet/ muß der *Chirurgus*, entweder mit den blosen Händen/ oder vermittelst einer zusammen gerollten Binde/ die Ausweichung des Beins wohl zurück drucken/ und darauf den Elnbogen jehling beugen/ so gehet das Bein wieder in seine Stelle. Ist aber die Verrenckung hinterwerts oder rückwerts geschehen/ wird die Extension zwar auf eben vorher besagte Weise verrichtet; aber bey der Einrichtung muß man die ausgewichene Beine von hinten wieder vorwerts drucken/ und so gleichfalls verfahren/ wenn die Luxation ein- oder auswerts gegangen: mit der Caution/ daß man allzeit die Erhöhung oder Ausweichung nach ihrer natürlichen Stelle zu drucken trachte. Wenn die Flechsen und *Ligamenta* *Einrichtung.*

menta zu fest und hart angespannt/ daß die Ausdehnung deßwegen nicht wohl geschehen könte/ muß man das Gelenck mit erweichenden Oelen/ Fett oder Salben wohl schmieren/ oder gar erweichende Bähungen gebrauchen; auch wenn die Hände zur Extension zu schwach/ muß man sich der Methode und Instrumenten bedienen/ welche oben *pag.* 173 beschrieben worden.

Was nach der Einrichtung zu observiren. 5. Nach der Einrichtung pfleget man den Arm zu verbinden/ und denselben einige Tage in einer Schärpe zu tragen. Das Verband aber soll man nicht gar lang darauf lassen/ vielweniger den Arm allzu lang ruhig und ohne Bewegung lassen; sondern vielmehr/ wie *Hippocrates* schon gelehret/ selbigen öffters beugen und ausstrecken/ damit das Gliedwasser sich nicht verdicke oder verharte/ der Elnbogen nicht steif werde/ und der Arm seine Bewegung dadurch verliere. Auf daß aber dieses desto besser geschehen möge/ kan man über den andern oder dritten Tag das Verband allemahl abnehmen/ den Elnbogen eine weil sacht hin- und her beugen/ und hernach mit warmen Brandwein wieder verbinden/ biß die *Ligamenta* ihre vorige Kräfften wieder bekommen.

Das IX. Capitel/
Von der Verrenckung der Hand/ des Carpi, Metacarpi, und der Finger.

I.

Verrenckung der Hand mit dem Unter-Arm. Es wird die Hand vermittelst der Beinlein des *Carpi* oder der Handwurtzel mit beyden Unterarmbeinen und hauptsächlich mit dem untersten Ende des *Radii* articulirt/ auch durch starcke *Ligamenta* zusammen vereiniget. Dennoch wird selbige öffters vor- und hinterwerts/ und zuweilen auch nach den Seiten ein- oder auswerts verrenckt: welches jedennoch rahr ist/ weilen von beyden Unter-Arms-Beinen Auswächse hervorgehen/ welche die seitwertige Verrenckung gar sehr verhindern. Durch die *Luxation* vorwerts/ verstehe ich/ wenn die Hand nach der Seite der Flechsen gewichen/ welche die Finger beugen; hinterwerts aber/ wenn sie nach der Seite der Flechsen luxirt/ welche die Finger ausstrecken. Die Verrenckung auswerts nenne ich/ wenn die Ausweichung der Hand so geschehen/ daß die Erhöhung an der Seite des Daumens/ die Höhle aber auf der
Seite

Das IX. Cap. Von Verrenckung der Hand ꝛc. 215

Seite des kleinen Fingers sich äussert; hingegen aber unter der Verrenckung einwerts verstehe ich, wenn die Hand beschriebenen Zeichen entgegen oder verkehrt stehet: und wird man aus dieser gegebenen Beschreibung zugleich die Erkenntnüß und Unterschied dieser Verrenckungen, ohne weitläufftigern Unterricht, genugsam abnehmen können.

2. Bey allen diesen Verrenckungen sind, wegen der hier liegenden vielen und hefftig ausgespannten Ligamenten, grosse Schmertzen, und können die Finger auch ohne sehr empfindliche Wehtagen, wegen der vielen gedruckten Flechsen, welche dieses Gelencke umgeben, weder gebogen noch ausgespannt werden: und daher entstehen hier gern grosse Entzündungen, Geschwulst, Geschwür oder Absceß, Unbeweglichkeit dieses Gelencks, *Caries* in den kleinen schwammigen Beinges der Handwurtzel, welche offt nicht anderst zu heben oder zu curiren, als durch völlige Abnehmung der Hand.

Ihre Zufäll und Prognosis.

3. Um die Einrichtung bey allen diesen verschiedenen Verrenckungen zu bewerckstelligen, muß man den Unter-Arm von jemand mit beyden Händen wohl umfassen und halten; von einem andern aber die Hand wohl extendiren oder ausdehnen lassen. Alsdann soll man die verrenckte Hand auf einen Tisch legen, so, daß die Ausweichung oder Erhobenheit derselben oben komme: hernach dieselbe hinein in ihre natürliche Stelle drücken. Und auf solche Manier wird verfahren, es seye gleich die Verrenckung vor- oder hinterwerts, nach aussen oder nach innen gewesen.

Einrichtung.

4. Der *Carpus*, welcher aus acht Beinges bestehet, kan durch äusserliche Gewalt auch in Unordnung gebracht werden, so, daß selbige sich verrucken, und unter sich selbst verrencken: da dann, wo diese Beine ausgewichen, an einer Seite, nebst grossen Schmertzen, eine Erhebung; an der andern eine Höhle sich äussern wird, welche theils durch das Gesicht, theils durch das Gefühl müssen erkannt werden. Um diese aber wieder einzurichten, muß man die Hand auf einen Tisch legen, daß die Erhöhung oben komme; die Hand, gleichwie bey vorhergehender Verrenckung, ausdehnen lassen, und das heraus getriebene Bein wieder hinein drucken.

Verrenckung der Beiner des Carpi.

5. Der *Metacarpus* oder die flache Hand bestehet aus vier Beinen, welche an ihren obersten Theilen mit den Beinen des *Carpi* articulirt, und daselbst zuweilen, wiewohl gar selten, verrenckt werden:

Verrenckung des Metacarpi.

und

216 Des Ersten Theils Drittes Buch/

und können sonderlich die zwey mittlere/ weil sie zwischen den zwey äussern stecken/ sich nicht auf die Seiten luxiren. Ingleichem können auch die zwey äussere/ nemlich dasjenige/ welches den Zeigfinger/ und das/ welches den kleinen Finger unterstützet/ nicht gegen die mittlere/ oder einwerts/ sondern nur von selbigen nach aussen zu verrenckt werden: vor- und hinterwerts aber können sie alle was ausweichen. Auf was Art aber solches geschehen/ ob eins oder mehrere zugleich luxirt/ muß man aus der widernatürlichen Erhöhung und Höhlen erkennen/ und darauf die Einrichtung mit Legung der Hand auf einen Tisch/ und Eindruckung des Erhabenen/ gleichwie kurtz vorher bey der Verrenckung des *Carpi* gesagt worden/ zuwegen bringen.

Verrenckung der Finger. 6. Die Finger der Hände/ worzu wir auch hier den Daumen rechnen/ können in ihren verschiedenen Gelencken auf vielerley Weise verrenckt werden/ als vor- und hinterwerts/ ein- und auswerts; gleichwie solches aus der dabey befindlichen Ungleichheit wird zu erkennen seyn. Um diese aber wieder einzurichten/ muß man den Finger mit einer Hand gerad ausdehnen/mit der andern aber die widernatürliche Erhobenheit eindrucken/ so werden diese Verrenckungen leicht wieder zurecht gebracht/weilen ihre Gelencke keine tieffe Höhlen haben/ und ihre *Ligamenta* gar gern nachgeben. Wie alle diese Verrenckungen sollen verbunden werden/ wird bey denen Bandagen vorkommen.

Das X. Capitel/
Von der Verrenckung des Schenckelbeins.

I.

Warum selbe selten vorkomme. Daß die Verrenckung des Schenckelbeins sehr rahr seye/ und nicht so offt geschehe/ als man sonsten geglaubt/ da man den Bruch des Halses dieses Beins meistens vor eine Verrenckung gehalten/ ist oben schon *pag.* 174/ wo von der Fractur desselben gehandelt worden/ mit mehrern gesagt und erkläret worden: Dann weil diese Articulation 1.) die allertieffste Pfann hat/ die 2.) mit solchen Knorbeln oder Krospeln versehen/ welche den Kopff des Schenckelbeins sehr weit umfangen/ und zwar so/ daß das engste davon den untern und dünnsten Theil des Kopffes umfasset; 3.) mit sehr starcken

Liga-

Das X. Cap. Von Verrenck. des Schenckelbeins.

Ligamenten befestiget; 4.) auch die allerdickste Musculn hat, welche dieses Gelenck gegen äusserliche Gewalt defendiren und bewahren; 5.) der Hals desselben sehr schwach und gebrechlich, so kan durch äusserliche Gewalt die Verrenckung nicht leicht geschehen; sondern es wird der Hals des Schenckelbeins viel eher brechen *a)*; es wäre dann, daß schon vorher durch Flüsse die *Ligamenta*, welche den Kopff sollen in der Pfann halten, so relaxirt und geschwächt wären, daß selbige hernach den Kopff leicht aus seiner Pfanne liessen heraus weichen: und hat man observirt, daß diese Verrenckung, wo starcke Flüß vorhergegangen, öffters ohne alle sonderbare äusserliche Gewalt, nur indem die Patienten im Bett gelegen, geschehen, so, daß, wenn dieselbe aufstehen wollen, ihnen ein Fuß kürtzer oder länger gewesen, als der andere, und nicht gehen können.

2. Es geschieht aber diese Art von Verrenckung öffters bey Kindern, als bey Erwachsenen und alten Leuten, allwo ich etlichmal dergleichen gesehen, da andere *Medici* und *Chirurgi* nicht glauben wolten, daß eine Verrenckung da seye, weil keine äusserliche Gewalt bekandt ware, sondern die Patienten sonsten nur der Flüß wegen haben zu Bett liegen müssen: da doch in der That eine wahre Verrenckung zugegen war, welche durch Relaxation der Ligamenten von widernatürlichen Feuchtigkeiten bey und in dem Gewerbe entstanden, und deßhalben das Bein nicht mehr in der Pfann haben halten können. *Geschieht öffters an Kindern.*

3. Wenn aber diese Verrenckung vorkommt, ist selbige, anderst als an vielen andern Beinen, fast allzeit vollkommen, und kan selten unvollkommen seyn; weilen das Haupt dieses Beins sehr rund, die Pfann aber, in welcher es articulirt, so einen scharffen Rand hat, daß selbiges kaum darauf stehen kan; sonderlich weil die starcke Musculn dieses Beins es auf einem solchen schmaalen Rand nicht lassen, sondern durch die geringste Bewegung davon abziehen. *Ist fast allzeit vollkommen.*

4. Es kan dieses Bein auf vielerley Manieren verrenckt werden; als einwerts, auswerts, aufwerts und abwerts: dennoch aber fällt es am öfftesten und leichtesten einwerts und zugleich was abwerts aus, gegen das grosse Loch im Schaambein; weilen an den übrigen Seiten der Pfann mehrere Erhöhung, und also grösserer Widerstand *Geschieht auf vielerley Manieren.*

E e ist,

---

a) Cheselden, ein neuer Englischer *Chirurgus*, meldet in seiner Anatomie, daß er zwey Menschen anatomirt, welche man gemeint hatte eine Verrenckung am Schenckel zu haben; er hätte aber an statt der Verrenckung in beyden den Hals des Schenckelbeins gebrochen gefunden.

ist, als an dieser Seite, allwo die Pfann gleichsam ausgeschnitten, und niedriger ist. Zudem kan das runde Ligamen hier mehr nachgeben, als an den andern Seiten, und sind die daselbst liegende Musculn nicht so starck, als die übrige; haben also nicht gar grosse Gewalt dem Ausfall zu widerstehen. Verrenckt es sich aber auswerts, so wird es ordentlich auch aufwerts gewichen seyn; weil die Musculn alsdann selbiges gar leicht zurück ziehen können.

Zeichen der Verrenckung einwerts und abwerts.

5. Wenn also die Verrenckung einwerts, ist das schadhaffte Bein länger als das gesunde, weil es alsdann zugleich abwerts gewichen, und das Knie nebst dem Fuß ist auswerts gekehrt. Man fühlet das Haupt desselben unten an der Schaam, allwo es auf dem Loch des Schaambeins aufstehet. Im Hinterbacken zeiget sich eine Höhle, weil der grosse Auswachs, *Trochanter* genandt, nicht mehr so weit hinaus stehet, sondern mit dem übrigen Bein einwerts gewichen. Wenn diese Verrenckung aus Versehen, oder aus was Ursach es auch seyn möge, nicht eingerichtet worden, oder nicht eingerichtet werden können, schwindet der gantze Fuß, und wenn der Patient stehen will, kan er nicht gerad auf beyden Füssen stehen, sondern muß auf den gesunden Fuß sich steuren, die andre Seite aber einbügen. Wenn er aber gehen will, kan er den bösen Fuß nicht gerad fortsetzen, sondern selbigen allzeit gleichsam wie in einem halben Circul auswerts bewegen: und müssen derohalben meistens sich einer Krücke, oder doch wenigstens eines starcken Stockes in der Hand bedienen, worauf sie sich steuren oder ruhen können. Dennoch befestiget sich auch zuweilen ein solches Bein so, daß dergleichen Leute endlich noch zimlich *commod* gehen lernen, auch Krück und Stock wieder weg legen.

Verrenckung auswerts und aufwerts.

6. Ist aber der Schenckel auswerts *luxirt*, so ist selbiger ordentlich auch zugleich aufwerts gewichen, und derohalben ist das verrenckte Bein kürtzer als das gute; unter der Schaambug (*inguen*) zeiget sich eine Höhle, und am Hinterbacken eine Erhobenheit, welche vom Kopff und *Trochanter* des Schenckelbeins entstehet. Die Falte am Hinterbacken ist höher oben; das Knie und der Fuß sind einwerts gekehrt, und wenn man den Patienten will stehen oder gehen lassen, kan er mit der Fersche nicht auf der Erde oder Boden aufstehen, sondern nur mit den Zehen. Der Patient kan das Bein wohl bügen, aber nicht ausstrecken, und trägt das ausgewichene Bein den Leib noch besser, als in der Verrenckung einwerts, weil die Beine alsdann weiter auseinander stehen. Wenn eine solche Verrenckung nicht wieder zu curiren,

riren, können solche Leut mit der Zeit, sonderlich wenn sie sich eines hohen Schuchs bedienen, noch bequemer und besser gehen; dennoch schwindet das Bein gleichfalls, und wird magerer als das gute, wiewohl ordentlich nicht so sehr, als wie bey voriger Verrenckung §. 5: welches schwinden von Druckung der Nerven zu entstehen pfleget. Allein oder gerad einwerts, auswerts, aufwerts oder abwerts wird diese Verrenckung nicht leicht geschehen: sondern meistens einwerts und abwerts zugleich, oder auswerts und aufwerts zugleich. Dennoch wenn es einmahl geschehen solte, wird es aus vorhergegebenen Zeichen, und aus der Käntnuß der Structur dieses Gelenckes nicht gar schwer zu erkennen seyn.

7. Ob aber an diesem Bein eine Verrenckung oder Bruch des Halses sey, ist offt sehr schwer zu unterscheiden, dieweil man wegen Dicke der Musculn, welche um dieses Gelenck liegen, solches weder durchs Gesicht noch durchs Gefühl deutlich erkennen kan. Dennoch halte vor die gewisseste Zeichen, daß eine Luxation vorhanden, 1. wenn ein solcher Gebrechen an diesem Bein ohne äusserliche Gewalt entstanden, nach vorhergegangenen Flüssen, Geschwulsten des Fusses, oder anderer Ubel, welche den Patienten genöthet das Bett zu hüten, und derselbe im Bett dergleichen Mangel an einem Schenckel bekommen; dann bey diesen Umständen ist man gewiß, daß der Patient, weil gar keine äusserliche Gewalt vorhergangen, auch keine Fractur, sondern eine Luxation erlitten habe. 2. Wenn man das Bein gegen die Pfann ausdehnet, daselbsten hin und her drehet oder beweget, und doch kein Knirschen oder Krachen der gebrochenen Beine kan gewahr werden. Wenn aber das Ubel bey einem sonst gesunden Menschen 1. nach einer äusserlichen Gewalt entstanden; 2. ein Krachen derer an einander stossenden Beinen verspührt wird, so ist die Kranckheit vielmehr vor eine Fractur als Verrenckung zu halten. *Unterschied zwischen der Verrenckung und Fractur.*

8. Es ist die Verrenckung so wohl als die Fractur des Schenckels um vielerley Ursachen beschwerlich und mißlich zu curiren: dann 1. geht es sehr schwer her wegen der dicken und starcken Musculn eine genugsame Extension zuwegen zu bringen, sonderlich bey erwachsenen sonsten robusten Leuten: welche aber in Kindern und schwachen Leuten noch besser von statten gehet; 2. weil wegen der dicken Musculn auch die Einrichtung selbst gar schwer wohl zu bewerckstelligen; 3. weil die allzuschlappe und relaxirte Ligamenta dieses schwere und schlüpfferiche Bein nicht wohl in seiner natürlichen Lage mehr erhalten können. 4. Gleiche Bewandtschafft hat es auch, wenn die Ligamenta durch eine *Prognosis.*

äusserliche Gewalt gar zerrissen: dann es ist wahrscheinlich, daß wenigstens das runde Ligament in Verrenckungen von äusserlichen Ursachen zerrissen seye. 5. Weil sich in der Pfann des Gelencks gar gern das Gliedwasser häuffig sammlet, und daselbst coaguliret, so, daß man das Schenckelbein entweder nicht mehr hinein bringen kan; oder wo man es auch hinein bringet, so kan es doch nicht darinnen bleiben, sondern fällt bald wieder heraus: und derohalben wenn die Verrenckung nicht mehr frisch oder neu, sondern schon veraltet, so ist gar wenig Hoffnung zu glücklicher Cur mehr übrig.

Einrichtung der Verrenckung einwerts, 9. Um die Verrenckung dieses Beins einzurichten, muß man auf verschiedene Manier verfahren, nachdem die Verrenckung beschaffen. Dann wann es einwerts und unter sich luxirt, muß man den Patienten mit dem Rucken auf einen Tisch legen; hernach in der Schaambug der verletzten Seite eine starcke Handquell durchziehen, und mit selbiger den Patienten von oben her bey dem Kopff fest halten lassen, oder selbige an was festes anmachen, damit er in der Ausdehnung nicht weichen oder nachgeben könne. Nachdiesem legt man eine Circular-Compreß, 3 biß 4 Finger breit, um den untersten Theil des Schenckels, gleich ober dem Knie: über diese bindet man entweder einen starcken Strick oder Handquell, oder den ledernen Riemen des *Hildani Tab. VI. fig.* 17. mit seinen Stricken, trachtet damit durch Hülff der Hände die Ansdehnung, und hierauf die Einrichtung, wo möglich, ins Werck zu stellen. Solten aber die Hände zur Ausdehnung nicht genug seyn, kan man den Flaschenzug *Tab. VI. fig.* 18. zu Hülff nehmen, und damit verfahren, wie oben *pag.* 173 beschrieben worden: und wenn die Ausdehnung, um das verrenckte Bein vom Schaambein weg zu bringen, geschehen, muß solches durch den *Chirurgum* von innen nach aussen gezogen, und hernach in seine Pfann oder Hohligkeit mit den Händen wieder eingedruckt werden. Dabey aber der *Chirurgus* auf der Seite des Tisches stehen soll, wo der verrenckte Fuß liegt.

der Verrenckung auswerts. 10. Ist aber die Luxation auswerts, muß man den Patienten auf einen Tisch auf den Bauch legen; der *Chirurgus* soll sich auf die Seite der Verrenckung stellen, die Haltung oder Bevestigung, wie auch die Ausdehnung, nach vorher beschriebener Manier vornehmen, (welche aber hier ordentlich stärcker seyn muß, als bey der Verrenckung abwerts) und wenn eine genugsame Ausdehnung geschehen, muß er entweder mit seinen zweyen Händen, oder auch manngmahl mit dem Knie die Einrichtung helffen zuwegen zu bringen, da inzwischen jemand den untersten Theil des dicken Beins starck nach auſſen ziehet, um dadurch den Kopff des Schenckelbeins desto besser einwerts, und in seine Pfann zu bringen. Nachdem die Einrichtung geschehen, muß das Glied wohl und behöhrlich verbunden; der Patient aber 3 bis 4 Wochen ruhig zu Bett gehalten werden.

Das XI. Capitel,
Von der Verrenckung der Knieſcheibe, des Knies oder Schienbeins und der Spindel.

1.

Die Knieſcheibe verrenckt ſich meiſtens ein- oder auswerts, und melden einige, daß ſich dieſelbe zuweilen auch auf- und abwerts luxire. Es kan dieſelbe allein und vor ſich verrenckt werden: wenn aber das Schienbein verrenckt wird, ſo iſt die Knieſcheibe, wegen der feſten Anhängung mit demſelben, auch zugleich verrenckt. Diejenige Barbierer, welche in der Anatomie, und ſonderlich in der Wiſſenſchafft der Beiner, nicht erfahren, wiſſen ſich offt in dieſe Verrenckung nicht zu finden: und, indem ſie zwar ſehen, daß an dem Knie ein Mangel, wiſſen ſie doch offt nicht, daß ſolcher von der verrenckten Knieſcheibe herkommt, ſondern meinen vielmehr, als ob das Knie ſelbſt verrenckt ſey: nehmen auch deßwegen, um ſolches wieder einzurichten, allerley Sorten von Ausdehnung und Einrichtungen vor, und martern dadurch den Patienten offt lang vergebens, indem ſie den Schaden nicht recht erkennen, und alſo auch nicht wohl curiren können. Wenn man aber aus der Anatomie, von der Knieſcheib Beſchaffenheit gute Wiſſenſchafft hat, ſo läſt ſich derſelben Verrenckung, wenn man den böſen Fuß mit dem guten zuſammen hält, gar leicht erkennen, und auf welche Seite die Verrenckung geſchehen, bald abnehmen.

Verrenckung der Knieſcheibe.

2. Um ſelbige aber wieder einzurichten, legt man den Patienten auf einen Tiſch oder Bett, läſſet den Fuß gerad ausſtrecken und von jemand halten. Alsdann faſſet der *Chirurgus* mit beyden Händen die Knieſcheib, hebet und drucket ſelbige wieder in ihre natürliche Lage. Andere ſtellen den Patienten auf einen gleichen Boden, laſſen ihn in

Einrichtung deſſelben.

dieſer

dieser Positur halten/ daß er wohl fest stehe/ und nicht falle : und wenn also das Bein wohl ausgestreckt/ muß der *Chirurgus* die ausgewichene Kniescheibe mit den Händen wieder in ihre natürliche Stelle bringen. Nachdem also die Einrichtung geschehen/ muß man das Knie behöhrig verbinden/ den Patienten einige Tage zu Bett halten/ und das Knie zuweilen ein wenig bügen lassen/ biß daß endlich der Schmertzen völlig vergangen/ und der Patient verspühre/ daß er wiederum gehen könne.

Verrenckung des Schienbeins oder Knies.

3. Die Verrenckung des Knies ist eigentlich/ wenn das Schienbein mit dem Schenckelbein verrenckt wird: und kan sich daßelbe einwerts/ aus= und hinterwerts/ selten aber vorwerts luxiren, (es müste denn die Gewalt sonderbahr groß seyn) weil die Kniescheib/ vermittelst der starcken Flechsen/ welche das Schienbein strecken/ gar fest am Schienbein anhält/ und also die Junctur des Knies wider diese Verrenckung gar sehr defendirt. Es können auch diese Verrenckungen nicht leicht vollkommen seyn/ weil dieses Gelenck sehr breit/ und mit doppelten Hohligkeiten versehen ist. Es läst sich diese Verrenckung/ und zugleich nach welcher Seite sie geschehen/ aus denen dabey befindlichen Erhöhungen und Hohligkeiten gar leicht erkennen: weilen dieses Gewerb mit wenig Fleisch/ und fast nur mit Haut umgeben/ dahero die Unformlichkeit und Ungleichheit gar deutlich zu sehen und zu fühlen. Es ist aber diese Verrenckung der Steiffigkeit oder Zusammenwachsung der beyden Beinen *(Anchylosis)* gar sehr unterworffen/ weilen die *Ligamenta* und Trüsen/ welche in dieser Articulation zufinden/ in der Verrenckung gar leicht zerrissen/ oder doch sonsten so verletzt werden/ daß dadurch ihr Nahrungssafft in das Gelenck ausläufft/ zugleich mit dem Gliedwasser verhartet/ als wodurch das Glied steif oder unbeweglich wird.

Wie es einzurichten.

4. Um die Einrichtung dieser Verrenckung wieder zu bewerckstelligen/ bedarff man/ wenn die Verrenckung unvollkommen/ keiner allzu gewaltigen Ausdehnung; sondern man legt den Patienten entweder auf ein niedriges Bett/ Banck oder Tisch/ und lässet jemand über dem Knie den Schenckel halten; jemand anders aber unter dem Knie die Ausdehnung verrichten/ und drucket alsdann/ entweder mit den Händen/ oder mit Ansetzung eines Knies/ das ausgewichene wieder in seine Stelle. Solte aber eine vollkommene Luxation vorhanden seyn/ ist stärckere Ausdehnung vonnöthen/ und muß man/ wo die Hände zur Extension nicht mächtig genug/ die oben *pag.* 137 beschriebene *Instrumenta* zu Hülff nehmen. Dennoch soll man bey Kindern und sonsten jungen Leuten vorsichtig verfahren/ damit man die Anwächse der Beine

Beine (*Epiphyses*), welche bey jungen Leuten noch nicht fest mit den grossen Beinen verwachsen, abreisse, und dadurch neues Ubel verursache, welches Lähmigkeit nach sich ziehen kan. Nachdem aber das Bein wieder eingerichtet, muß man es wohl verbinden, den Patienten einige Zeit zu Bette halten, den Fuß gerad und in eine Strohlade gelegt, still liegen lassen: Endlich aber nach etlichen Tagen denselben täglich gelind hin und her bügen, damit man die Zusammen-Wachsung und Steiffigkeit des Knies verhüten möge.

5. Zuweilen wird die Spindel oder das Wadenbein (*Fibula*) unten oder oben durch eine äusserliche Gewalt von dem Schienbein abgerissen, welches insonderheit unten bey der Verrenckung des Fusses nach aussen öffters zugleich zu geschehen pfleget. Um selbiges aber wieder einzurichten, muß man es wieder in seinen natürlichen Ort drucken, hernach wohl verbinden, und den Patienten eine gute weil im Bette ruhig halten, biß es wieder fest angewachsen: dann, wenn er zu früh wieder auffstehen und gehen wolte, würde sich selbiges gar leicht abermahl verrucken, und der Fuß von neuem ausfallen, wodurch leichtlich eine ewige Lähmung entstehen könte. *Verrenckung der Spindel.*

Das XII. Capitel,
Von denen Verrenckungen am Fuß

1.

Der Fuß kan sich, wo er mit dem Schienbein articulirt, vor- und hinterwerts, aus- und einwerts verrencken; welches aus der Beschaffenheit und Gestalt des Fusses muß erkannt werden: dann wenn er einwerts luxirt, stehet die Fußsohle auswerts; ist er aber auswerts, so stehet die Fußsohle einwerts. Wenn er vorwerts verrenckt, so ist die Fersche kurtz, der Fuß aber länger als der gesunde; wenn er aber hinterwerts ausgewichen, scheinet der Fuß kürtzer, und die Fersch länger. Auswerts aber kan der Fuß fast nicht anderst verrenckt werden, als wann die Spindel entweder vom Schienbein abgewichen, oder an ihrem untersten Ende, allwo sie den äusserlichen Knöchel (*malleolus externus*) macht, zerbrochen ist. *Verrenckung des Fusses.*

2. Die

Einrichtung.

2. Die Einrichtung dieser Verrenckungen zu bewerckstelligen, setzet man den Patienten auf eine Banck oder Bett, lässet durch jemand das Schienbein gleich ober dem Knöchel fest halten; von einer andern starcken Person aber den Fuß wohl ausdehnen, und zugleich was nach der gegen überstehenden Seite der Verrenckung kehren. Indem aber dieses geschieht, soll der *Chirurgus* das ausgewichene mit seinen Händen wieder in seine natürliche Stelle eindrucken, welches nach Unterschied der Luxation nun ein= nun auswerts, nun vor= nun rückwerts geschehen muß, nachdem man es vor nöthig befindet, hernach den Fuß verbinden, und eine weil im Bett ruhig halten.

Verrenckung des Ferschenbeins.

3. Zuweilen verrencket sich auch das Ferschenbein (*Calcaneus*) durch eine sonderbare Gewalt ein= oder auswerts: welches theils aus den Schmertzen, theils aus der Erhobenheit auf der Seite, wo das Bein ausgewichen, und an der Höhle auf der andern, muß erkannt werden. Um dieses wieder einzurichten, wird dasselbe bloß durch das Drucken mit den Fingern, aus= oder einwerts, nachdem die Verrenckung geschehen, wieder an seinen Ort gebracht; worauf der Patient sich eine weil ruhig und zu Bett halten muß, biß es sich wieder bevestiget hat.

Verrenckung der übrigen Beinen des Fusses.

4. Wenn sonsten andere Beine am Reihen oder Rüst des Fusses (*Tarsus* und *Metatarsus*) sich verrencken, muß man die Erhöhungen und Ungleichheiten mit den Händen wiederum suchen einzudrucken und eben zu machen, gleichwie oben bey der Verrenckung des *Carpi* und *Metacarpi* gesagt worden. Ingleichen wenn die Zehen luxirt wären, muß man solche was anziehen lassen, und mit der Hand in ihre natürliche Ordnung bringen, gleichwie wir ebenfalls oben bey der Verrenckung der Finger gelehrt haben. Das Verbinden und übrige Cur hat bey nah gleiche Bewandtschafft als wie bey der Hand, ausser daß hier der Patient so lang muß das Bett hüten, biß Schmertzen, Geschwulst und andere Zufäll, welche gar gern, wegen gewaltsamer Extension der starcken Ligamenten und vielen Flechsen, hier zu entstehen pflegen, vergangen sind: gleichwie von selbigen auch schon oben gesagt worden.

Des Ersten Theils Viertes Buch/ von den Beschwulsten.

Das I. Capitel/
Von den Geschwülsten insgemein.

1.

Ein Geschwulst (lateinisch *Tumor*) wird genannt/ wo was in dem menschlichen Leib gegen die Natur aufschwüllt/ oder dicker wird/ als es natürlich seyn solte/ welches so wohl durch das Sehen als durch das Fühlen leichtlich in acht genommen wird. Zu den Geschwülsten aber werden auch von vielen die Gewächs und Auswachsungen (lateinisch *Excrescentiæ*) referirt/ wann nemlich wider die Natur etwas über die Haut heraus wachset/ gleichwie die Wartzen/ Hünerangen/ Nasen-Gewächs/ Gewächs an den heimlichen Orten ꝛc. welche aber/ weil sie über die Haut heraus wachsen/ von den eigentlich so genandten Geschwülsten unterschieden sind/ und derohalben soll von selbigen in den Chirurgischen Operationen gesagt werden.

Was eine Geschwulst sey.

2. Die Unterschied der Geschwülste sind vielerley: und haben selbige ihre unterschiedene Nahmen/ nach Unterschied der Ursach und des leidenden Theils/ bekommen: dahero werden einige hitzige Geschwülste/ andere kalte oder wässerige genannt; andere nennt man Wind-Geschwulst/ andere scirrhöse oder krebshaffte; einige gutartig/ andere bös-artig; Einige sind in besondern Bälglein oder Häutlein eingeschlossen/ und werden dahero Bälgleins-Geschwülst/ lateinisch *Cystici* genannt. Wenn ein Geschwulst von Ausdehnung einer Puls-Ader oder Arterie entstehet/ wird selbiger *Aneurysma* genannt; in den *Venis* oder Blut-Adern aber *Varices*, und ins besonder bey dem Hintern oder Gesäß/ Güldneader-Geschwulst/ oder blinde güldene Ader: *Hæmorrhoides*. Wo in den Weichen/ oder im *Scrotum*, oder am Nabel Geschwülste entstehen/ so werden solche gemeiniglich Brüche genannt; wenn in einer Geschwulst Materie oder Eyter enthalten/ nennet man solches einen Absceß; wenn aus einem Bein ein harter Geschwulst hervor wachset/ wird solcher eine *Exostosis* genennet.

Unterschied derselben.

Ff 2   3. Die

Unterschied der hitzige Geschwülsten.

3. Die meiste von diesen Geschwülsten haben wiederum ihre besondere *Species* und Unterschied/ als z. E. die hitzige Geschwülste/ welche man auch Entzündungen nennt/ wenn sie an äusserlichen Theilen sich ereignen/ und groß sind/ pfleget man eine Entzündung/ *Inflammation* oder *Phlegmone* zu nennen; wenn selbige klein/ *Furunculi*, Aiste oder Blutschwären. Wenn sie nicht tief/ sondern nur breit in der Haut sich extendiren/ werden selbige die Rose oder das Rothlauf genannt; an den Spitzen der Finger/ das böse Ding oder der Wurm am Finger; in den Weichen und unter den Achseln/ *Bubones* oder Beulen; bey den Ohren/ *Parotides*. Wenn sie von grosser Kält entstanden/ insonderheit an Händen und Füssen/ werden sie *Perniones* oder erfrorne Glieder genannt. Ubrigens bekommen sie auch ihre Nahmen von den leidenden Theilen: und werden derohalben genennet eine Entzündung/ z. E. der Brust/ wenn bey einer Frau eine Brust entzündet; der Augen/ der Mandeln/ der *Testiculen*, des Arms/ des Fusses/ und dergleichen/ wenn ein solcher Theil eine Entzündung bekommen. Gleicherweis haben auch andere Geschwülst ihre *Species*, wovon aber unten soll gesagt werden.

Von welchen Geschwülsten in diesem Buch gehandelt wird.

4. Bevor wir nun in Beschreibung der Geschwülste weiter fortfahren/ wollen wir anjetzo erinnern/ daß wir hier nicht von allen Geschwülsten/ welche am menschlichen Leib sich ereignen/ handeln werden; sondern 1.) nur von denjenigen/ welche durch die Chirurgie können curiret werden. Derohalben werden wir hier alle diejenige Sorten der Geschwülste vorbey gehen/ welche allein/ oder doch meistentheils/ durch innerliche *Medicamenten* müssen curiret werden: als da sind allerley innerliche Entzündungen/ innerliche *Scirrhi*, Wassersuchten/ und andere dergleichen innerliche Kranckheiten. 2.) Werden wir auch hier in diesem Theil nicht handeln von denjenigen Geschwülsten/ welche sonderbare *Instrumenta* und Handgriffe erfordern/ als da sind Brüch/ Gewächs/ Auswachsungen/ Kröpff und Bälgleins-Geschwülst/ Wurm am Finger/ Schlag-Adern- und Blut-Adern-Geschwülst/ guldene Ader/ Krebs/ und dergleichen/ als von welchen in den Operationen wird gesagt werden: und derohalben wollen wir in diesem Buch nur hauptsächlich von den äusserlichen hitzigen Geschwülsten oder Entzündungen/ von den *Scirrhis*, Krebs-Schäden/ kalten Geschwülsten und Gliedschwämmen handeln/ anjetzo aber zuförderst zu den hitzigen Geschwülsten schreiten/ unter welchen folgende vorkommen.

Das

Das II. Capitel/
Von den äusserlichen Entzündungen/ insgemein Phlegmone genannt.

1.

Eine äusserliche Entzündung oder *Phlegmone* wird genannt/ wann ein Theil gegen die Natur auffschwüllet/ roth/ hart und hitzig wird/ glänhet/ und dabey Schmerhen/ Klopffen und Stechen verursachet. Es bestehet solcher in Stockung des Geblütes in den kleinsten Aedergens/ wodurch das Geblüt in seinen Lauff/ indem mehr zu- als abfliesset/verhindert wird/daraus nothwendig erzehlte Zufäll erfolgen müssen; und haben die Entzündungen diesen Nahmen bekommen/ weilen darinnen eine Hih oder Brennen/ gleich als von einem Feuer/ empfunden wird. Es können solche hihige Geschwülst in allen Theilen des Leibs innerlich und äusserlich entstehen/ auch so gar/ daß die Beine davon nicht befreyet sind; am meisten aber entstehen selbige in den Drüsen (*Glandulæ*) und Fett.

Was eine Entzündung sey.

2.

Die nächste Ursach der Entzündungen ist die Stockung des Geblütes in den kleinsten Aedergens/ wie schon kurh vorhero gesagt. Es wird aber solche Stockung erstlich von vielerley äusserlichen Ursachen erreget: als von Wunden/ Beinbrüchen/ Verrenckungen/ Zerquetschungen/ Schiefern oder Dornen/ und allzu starcken binden/ von welchen die Aederlein zerrissen/ zerquetscht/ zusammen gedruckt/ oder so verdrehet werden/ daß das Geblüt nicht kan durchlauffen/ sondern nothwendig stocken muß. Worzu auch gehöret das brennen/ allzu hefftige Bewegung/ grosse Kält/ äusserliche scharffe applicirte Dinge/ wie auch starck klebende Pflaster/ öhlichte/ fette/ oder andere Sachen/ welche die Schweißlöcher der Haut verstopffen/ und dadurch den freyen Lauff des Gebluts verhindern.

Aeusserliche Ursachen.

3.

Es kommen aber auch die Entzündungen von innerlichen Ursachen her: als da sind allerley scharffe Dinge/welche innerliches Nagen/ Prückeln und Zusammenziehung der Adern erregen/ daß hernach das Geblüt nicht kan durchkommen; ingleichem allzu vieles und allzu dickes zehes Geblüt/ welches durch die kleine Adern nicht lauffen kan/ sondern in selbigen stocken oder stillstehen muß. Weiter allzu

Innerliche Ursachen derselben.

allzu starcke Bewegung des Geblüts, wovon solche auch herkommen mag: weilen dadurch das dickere Geblüt in die kleinste Aedergens mit allzu grosser Gewalt eingetrieben wird, und hernach nicht fort kan, insonderheit wo man den Leib hernach geling erkältet. Mit einem Wort: alles, was entweder die Aedergens allzu viel constringirt oder enger macht, als sie seyn sollen, oder das Geblüt so verdicket, daß es durch die kleinste Aedergens nicht kan durchkommen, verursachet Stockungen und Entzündungen.

Ob die Entzündungen, von der Säure und Gührung herkomen.

4. Hieraus lässet sich nun leicht abnehmen und schlüssen, wie unbillig und ohne Grund die meiste von den neusten Chirurgischen Scribenten das *Acidum* oder die Säure vor die einige, oder doch wenigstens vor die vornehmste Ursach der Stockungen und Entzündungen gehalten haben, und wie viele andere Ursachen derselben seyn können; ja man befindet, daß dieses *Acidum* meistens erdichtet, und die wahre Ursach gar selten und bey nahe niemahls seye. Gleiche Bewandtschafft hat es auch mit der Fermentation oder Gührung, welche viele *Autores* als die vornehmste Ursach der Geschwülste angeführt: indem dergleichen in dem Geblüt entweder gar nicht, oder doch gar selten geschiehet.

Zeichen und Zufäll der Entzündungen.

5. Die Zufälle, welche sich bey den Entzündungen ereignen, sind oben schon §. 1. beschrieben worden, als Geschwulst, Röthe, Schmertzen, Klopffen, Härtigkeit, Hitz und Brennen, welche alle gar leicht aus der Stockung des Geblütes in dem leidenden Theil, und hefftigerer Bewegung des übrigen Gebluts in denen noch offenen Aederlein kan explicirt und verstanden werden, (dann es sind bey den Entzündungen nicht alle Aederlein verstopffet, sonsten würde bald der kalte Brand, das ists das Ersterben des leidenden Theils erfolgen) und durch diese geschwindere Bewegung, insonderheit wo die Entzündung groß, wird endlich das Geblüt in dem gantzen Leib geschwinder umgetrieben, wodurch dann eine widernatürliche Hitz und schneller Pulß verursachet werden, welches man ein Fieber nennet: wobey sich offt Durst, Kopffschmertzen, unruhiger Schlaff, und andere Ubel einfinden, und erzeigen sich bemeldte Zufälle sonderlich in den ersten Tagen dergleichen Kranckheiten. Wenn in dieser Zeit, wo die Hitz sehr groß ist, eine Ader geöffnet wird, und das Geblüt durch eine weite Oeffnung auslauffet, so wird selbiges meistentheils, nachdem es kalt worden, eine weise dicke und zehe Haut, fast als wie eine frische Schwein-Schwart, auf sich haben: wann hierauf die Kranckheit zunimmt, so werden auch alle vorbemeldte Zufäll schlimmer oder hefftiger, das dünne wässerige Ge-

Das II. Cap. Von den äusserlichen Entzündungen/

Geblüt verfliegt oder transpirirt/ das übrige wird je länger je dicker und zeher/ so daß es offt in hefftigen Entzündungen gantz in eine dicke zehe gelbe Galert oder Sultze (*Gelatina*) verändert wird/ wie man solches in dem Aderlassen zum öfftern observiret.

6. Das *Prognosticum* in den Entzündungen überhaupt ist unterschiedlich/ nach Unterschied der Grösse und Tieffe derselben/ nach Unterschied der Ursachen/ der leidenden Theilen/ und der Natur des Patienten/ wie auch nach Unterschied der Zufälle: welche/ wie hefftiger sie sind/ je schlimmer und gefährlicher ist die Entzündung. Insgemein aber sind vier Manieren/ nach welchen die Entzündungen sich zu endigen pflegen; dann 1) werden sie entweder resolvirt oder zertheilet/ so/ daß der leidende Theil wiederum in seinen völligen natürlichen Stand/ gleichwie er vorher gewesen/ gesetzet wird/ ohne einigen Schaden zu erleiden/ und diese Endigung ist die allerbeste/ weilen dadurch eine vollkommene Curation erhalten wird. 2) Oder wo die Resolution nicht geschiehet/ so pflegen die Entzündungen meistentheils zur Schwürung (oder Suppuration) zu gehen/ und sich in einen *Absceß* zu endigen/ welche Endigung aber ohne einige Verderbung und Schaden des leidenden Theils nicht abgeht/ wiewohl derselbe meistentheils nicht gar groß ist. 3) Oder die Entzündung wird zum heissen/ oder wohl gar zum kalten Brand/ wenn man keine von beyden vorigen Endigungen erhalten kan; 4) oder die Inflammation endiget sich in einen Stein-harten Geschwulst/ welchen man *Scirrhum* nennet.

Endigen sich auf vielerley Manieren.

7. Was die erste Endigung anbelangt/ nemlich die Zertheilung/ so geschiehet solche/ oder ist doch wenigstens zu hoffen/ wenn die Entzündung klein/ nicht gar hefftig/ der Patient sonsten von guter Constitution/ das Geblüt wohl flüßig und in linder Bewegung ist. Die Suppuration aber folget/ wenn die Inflammation groß/ die Bewegung des Gebluts starck/ und das Geblüt des Patienten temperirt/ das ist/ nicht sonderlich scharff: dann wann eine hefftige Stockung des Gebluts oder Verstopffung da ist/ welche sich nicht leicht will vertheilen lassen/ so werden endlich die aufgetriebene Aederleins bey der Stockung durch den Trieb und Gewalt des Gebluts gebrochen/ die flüßige Theile ergüssen sich zwischen die dabey gelegene Theile/ werden durch die Wärme faul/ scharff und stinckend/ zernagen die subtile dabey gelegene Theile/ welche sich dadurch in flüßige Theile verändern/ und endlich zusammen in eine dickliche flüßige Materie verändern/ welche aber nun dicker/ nun dünner/ bald weiß/ bald gelb/ zuweilen grünlich oder sonsten

Wenn die Resolution oder Suppuration zu hoffen.

mit

mit rother und anderer Farbe untermischet/ und Eyter oder Materie pfleget genannt zu werden.

Wenn der Brand oder *Scirrhus* zu besürchten. 8. Der Brand aber (*Gangræna*) ist zu befürchten/ wo alle oben erzehlte Zufälle der Entzündung hefftig sind/ das Geblüt des Patienten scharf/ und in starcker Bewegung: dann hierdurch werden die Aederleins bald zerfressen und zerbrochen/ die ausgeflossene scharffe Feuchtigkeiten zerbeissen und verderben die dabeyliegende Theile/ das scharffe Gewässer/ (welches in diesem Fall meist Fleisch-färbigt zu seyn pfleget/ und *Ichor* genannt wird) separirt die *Cuticula* oder Oberhäutlein von der Haut/ und erwecket Blasen/ als wie sonsten durch das Brennen verursacht werden; dennoch ist dieser *Ichor* oder scharfes Gewässer auch zuweilen gelblicht/ zuweilen schwartzlicht/ als welches am allerschlimsten ist: und ist solches der höchste Grad der Entzündung/ den man den Brand oder den heissen Brand zu nennen pfleget. Hierauf wo dieser Zustand nicht gehoben wird/ lässet in dem leidenden Theil der Geschwulst/ Härte/ Röthe/ Hitz/ Schmertzen und Klopffen nach/ der Theil wird weich/ kalt/ bleich/ und fänget an zu ersterben; dennoch in denen darüber gelegenen Theilen halten jetzt besagte Zufälle noch an. Wenn nun in diesem höchsten Grad der Entzündung oder schon anfangenden Ersterbung allzuhitzige/ oder kalte/ adstringirende/sehr scharffe/fette/ oder narcotische Mittel gebraucht werden/ oder der leidende Theil zu hart gebunden: so wird derselbe gantz getödet/ wird schwartz/ wie ein gerauchte schweinen Schwart/ und die darunter stockende Feuchtigkeiten/ weil sie keinen Ausgang mehr finden/ werden immer schärffer/ zerfressen und verderben den Theil völlig/ so/ daß derselbe alle Empfindung und Bewegung verlieret/ welches dann der kalte Brand/ *Sphacelus* oder die vollkommene Ersterbung genennt wird. Wenn aber der entzündte Theil drüsigt ist/ und das stockende Geblüt sehr dick und zeh/ so kleben die Adern und das stockende zehe Geblüt offt endlich so starck zusammen/ daß dadurch der gantze Theil in eine harte und fast unempfindliche Geschwulst verändert wird/ welche man alsdann *Scirrhus* nennet: von welchen vier Endigungen oder Ausgängen der Entzündungen/ und wie selbige am besten zu curiren/ wir jetzo ins besonder handeln wollen: und zwar 1)

Von der Zertheilung der Entzündungen.

Cur der Entzündungen. 9. Die Cur der Entzündungen ist wegen Verschiedenheit der Ursachen/ der Zufälle und anderen Umständen unterschiedlich: insgemein aber ist hier zu wissen/ weilen diese Kranckheit in einer Stockung des Gebluts in den kleinen Aedergens bestehet/ daß man die verstopffte Aedergens

Das II. Cap. Von denen äusserlichen Entzündungen. 233

dergens wieder müsse eröffnen, und das Geblüt flüßig machen, damit es seine freye Circulation wieder bekommen möge, und dieses nennet man die Resolution oder Zertheilung. Wenn also die Entzündung in solchem Zustand, daß man nach oben *pag.* 231 gegebenen Zeichen eine Zertheilung hoffen kan, so soll man dieselbe auf folgende Manier suchen zu erhalten.

10. Erstlich, wenn eine äusserliche Ursach da ist, welche in die Sinne fällt, als ein Splitter von einem Bein, ein Dorn, oder sonsten was widernatürliches, welches im Fleisch stecket, eine Kugel, oder ein Stück von einem Degen, so muß man selbiges vor allen Dingen trachten heraus zu ziehen, wenn es ohne Schaden geschehen kan; ingleichem wo die Entzündung von allzuhartem Verband, oder sonsten von einer zusammenziehenden Ursach herkäme, muß man selbige auflösen. Wäre eine Fractur oder Verrenckung die Ursach der Entzündung, muß man solche, wo möglich, je eher je besser einrichten. *Durch Wegnehmung äusserlicher Ursachen.*

11. Nach diesem, wo die Inflammation groß, soll man eine Ader lassen, und nach Constitution des Patienten eine zimmliche Quantität Blut auslassen, entweder auf dem Arm oder Fuß, und hierauf dem Patienten alsobald ein starckes Purgantz geben: welches dennoch nicht hitzig seyn soll, und nach den Kräfften und Alter des Patienten einzurichten, und derohalben von dem *Judicio* eines guten *Medici* soll dirigirt werden. Beyde diese, wann es die Noth erfordert, das ist, wenn sich die Zufälle nicht vermindern, sollen wiederholet werden, wodurch man in grossen Entzündungen dem Brand am besten vorkommet. Woraus aber die Purgantz am füglichsten bestehen kan, solches ist schon oben *pag.* 127. bey den Entzündungen, welche sich in den Contusionen offt ereignen, gesagt worden. In geringern Inflammationen, und in schwachen Patienten, oder wo man sonsten, wegen vorhergegangenen hefftigen Verblutens, oder einer andern Ursach, nicht sicher dörffte zur Ader lassen, kan man nur das Purgier gebrauchen, (ja auch nach Befinden, wo die Inflammation gar gering, oder der Patient gar zu schwach, auch dieses unterlassen) sonsten aber, wo die Entzündungen hefftig, und der Patient starck und gesund, so kan man durch das Aderlassen und Purgieren in solchen Entzündungen mehr ausrichten, als fast zu glauben ist. *Durch Aderlassen und Purgieren.*

12. Drittens, um die Verstopffung zu resolviren, und dem stockenden dicken Geblüt eine mehrere Flüßigkeit zu machen, muß man dem *Durch innerliche Medicamenta.*

Gg Patien-

Patienten wässerige verkühlende und flüßig-machende Medicamenten gebrauchen, und zugleich zum Essen oder Trincken nichts anders als flüßige und verkühlende Sachen geben, wodurch zugleich die Schärffe des Geblüts temperiret wird. Alle hart-verdauliche Speisen aber, alle Gewürtze, wie auch aller hitziger Tranck ist höchstens zu meiden. Derohalben dienen innerlich, um die Hitz und Dickigkeit des Geblüts zu temperiren, eben diejenige Medicamenten, welche sonsten in hitzigen Fiebern oder innerlichen Entzündungen, z. Ex. in dem Seitenstechen und dergleichen dienen: als da sind die Erdige Pulver (*pulveres terrei*) mit was Salpeter vermischt, die kühlende Mixturen und Julepe von distillirten kühlenden Wässern, und säuerlichen Sirupen oder Säfften bereitet, wie auch die dünne Saamen-Milche. Bezoar-Tincturen aber, und andere hitzige Medicamenten, welche von vielen *Autoribus* hier recommendiret werden, halte nicht vor dienlich; weil dieselbige die Hitz vielmehr vergrössern als vermindern, und dadurch gleichsam Oel ins Feuer gegossen wird.

Durch dienliche Diät. 13. Zum ordinären Getranck ist am dienlichsten entweder eine *Ptisana*, abgekochtes Gersten-Wasser (*Decoctum Hordei*), ein Brod-Wasser, oder ein Tranck von Borstörffer- oder andern guten Aepffeln abgekocht, welche Tränck mit einem säuerlichen Sirup nach Belieben können süß gemacht werden: und wo die Hitz sehr groß ist, kan man ein wenig von dem gereinigten Salpeter dazu werffen. Zum Essen dienet den Patienten nichts bessers als dünne Suppen und Brühen von Gerst, Haber, Mehl, *Scorzonera*, Wegwarten und andern dergleichen Sachen zubereitet, welche nach Belieben mit Saueramffer, Zitronen oder ein wenig Eßig, was säuerlich können gemacht werden, weil die säuerliche Sachen die Hitz temperiren. Derohalben dienen auch gekochte saure Kirschen, gekochte Aepffel, gekochte Brunellen, Zwetschgen, und dergleichen. Vom Tranck ist schon vorhero gesagt worden, und darf man dem Patienten keinen Wein, starckes Bier, noch sonsten hitzige Sachen trincken lassen, sondern selbigen bey obenbemelten kühlenden wässerigen Träncken lassen, und davon nach Durst offt, dennoch nicht gar zu viel auf einmal, trincken lassen. Wo man ein dünnes weisses Bier, oder so-genanntes Nachbier oder geringes Bier hat, kan man auch solches dem Patienten zu trincken erlauben, und nach Belieben ein paar Plätzlein von einer Zitrone hinein werffen. Die warme Wasser-Getranck, wie *Thee* und *Coffee*, sind auch zwischen den andern zu gebrauchen nicht undienlich: ja in phlegmatischen und kalten Temperamenten, können die warme Getränck mit linden Gewürtzen vermischet

Das II. Cap. Von denen äusserlichen Entzündungen. 235

schet gegeben werden als z. Er. man kan zu dem *Thee* oder *Coffee* was Zimmet, Saffafras, Muscatblüt, türckischen Anis, gelben Sandel, oder sonsten was von aromatischen Kräutern thun, oder einen Kräuter-Thee machen, oder allein ein dünnes *Decoctum ligni Saffafras* zuweilen trincken, und den Patienten darauf lind schwitzen lassen, so werden bey solchen phlegmatischen Temperamenten die zähe Feuchtigkeiten dadurch wohl verdünnet, und die Stockung resolvirt werden.

14. Was die äusserliche Medicamenten anbelangt, soll man gleichfalls wohl auf das Temperament der Patienten sehen, und nicht allen Menschen einerley appliciren: dann hitzigen Temperamenten können nicht wohl die hitzigen *Medicamenta*; und kalten, nicht wohl die kühlende dienen; da doch von den Scribenten, von einigen lauter hitzige, von andern lauter kühlende verordnet worden. Derohalben habe vor nützlicher befunden, wo der Patient von hitziger Natur, und Blutreich ist, demselben kühlende Medicamenten überzuschlagen: als da sind *Acetum lithargyrisatum*, das ist, Eßig mit Silberklett gekocht, mit zusammen gefalteten Tüchern offt warmlicht überzuschlagen; oder warmen Eßig mit *Minium* oder *Bolus* vermischt, oder *oxycratum*, aus gleichem Theil Wasser und Eßig bereitet: z. E. von jedem ʒvj worzu man Küchen-Saltz ʒj, *Nitrum* oder *Sal ammoniacum* ʒij. werffen kan, und solches mit zusammen gefaltnen Tüchern offt übergeschlagen. Im Feld und auch sonsten pflegen so wohl manche *Chirurgi*, als auch sonsten andere Leut vor ein sonderbar gutes Mittel einen frischen Kühe-Koth zu gebrauchen, welchem sie was warmen Eßig zumischen, und mit Tüchern offt warm überschlagen. Ingleichem wird auch die Sauer-Kraut-Brühe mit Tüchern warm übergeschlagen in Entzündungen und Brennen billig für ein gutes Haus-Mittel gehalten. Einige legen kühlende Pflaster über: als das *Empl. ad ambusta, de Minio, de lithargyrio, diapompholygos, Saturninum* oder dergleichen, welche insonderheit des Nachts können übergelegt werden, indem man alsdann die *Fomentationes* nicht füglich so offt verneuern kan; als welches auch geschehen kan wo die Entzündung klein ist, insonderheit wenn die Patienten die Pflaster wohl leiden können.

Aeusserliche Medicamenta bey hitzigen Leuten.

15. In kalten und Phlegmatischen Personen ist zur Resolution sehr dienlich ein guter rectificirter Brandtewein oder Campher-Brandtwein, insonderheit wann mit selbigen was *Theriac* oder *Theriacalis* vermischt, und offt warm mit zusammen gefalteten Tüchern übergeschlagen wird. Ingleichem ist das Ungarisch-Wasser mit was zugemischten Campher sehr dienlich. Das Kalck-Wasser, entweder allein, oder

Bey kalten Temperamenten.

Gg 2

oder mit was *Camphor* ○, *Bolus, Cerussa, Lapis Calaminaris*, und *lithargyrium* vermischt, und hernach mit Tüchern offt warm übergeschlagen, ist gleichfalls ein treffliches *Resolvens*. Wenn man den ☐ von einem gesunden Menschen mit was Schweffel und *Sal ammoniacum* kochet, und warm überschlägt, ist selbiger auch zur Resolution sehr dienlich. Nebst diesem gibt auch ein sehr gutes *Resolvens*, wenn man ein paar Untzen spannische Seiffe in einem Pfund Brandewein kochet, und wie vorige Medicamenten gebrauchet. Endlich dienen auch trefflich die *Decocta* von resolvirenden Kräutern, dergleichen sind *Scordium, Absinthium, Mentha, Sabina, Abrotanum, Matricaria, Arbor vitæ, flor. tanaceti &c.* von welchen nach Belieben eines oder mehrere in Saltz- oder Meer-Wasser, oder Kalck-Wasser können gekocht, und nachdem mit Tüchern, wie vorhero gesagt, offt warm übergeschlagen werden. Wenn man nach dem kochen noch hierzu was ○ *Vini rectificatus* oder *Campher-Spiritus* giesset, und ein Stück Venetianische oder andere gute Seiffe dazu würffet, wird es desto kräfftiger. Man kan auch, wenn man will, diese Kräuter zu einem Brey kochen, und hernach wie ein *Cataplasma* öffters überschlagen.

Was wegen der Auffschläg zu beobachten. 16. Bey dem Gebrauch der äusserlichen Medicamenten ist zu beobachten, daß man dieselbige offt warm überschlagen muß, und nie darf lassen kalt werden; sondern wann eines will kalt werden, bald wiederum ein warmes auffschlagen. Indem man aber die Tücher oder den Umschlag verändert, ist sehr dienlich, den entzündten Theil mit der warmen zertheilenden Bähung eine weile wohl zu reiben, und hierauf alsobald den warmen Umschlag wieder aufzuschlagen, als wodurch die Zertheilung kräfftig befördert wird. Womit fleißig zu continuiren, biß die Resolution oder Zertheilung erfolget; oder wo selbige unmöglich zu erhalten, biß die Entzündung in einen andern Stand, entweder zur Schwürung oder Brand, sich wendet, da man alsdann anderst verfahren muß.

Wie sich der Patient halten soll. 17. Inzwischen aber soll man den Patienten allzeit in temperirter Lufft halten, das ist, daß es in dem Zimmer, wo der Patient sich aufhält, nicht zu heiß noch zu kalt seye. Es muß sich auch der Patient ruhig halten, und schlaffen so viel er kan, denn das unnütze oder überflüssige Wachen ist schädlich: ingleichen soll er sich vor Zorn, Schrecken, Kümmernuß und andern schädlichen Gemüths-Bewegungen hüten, und so viel möglich von aufgeraumten Gemüth seyn.

Das III. Capitel,
Von der Suppuration oder Verschwürung und Abſceß.

1.

Der andere Ausgang der Entzündung iſt die Suppuration oder Verſchwürung, das iſt, die Veränderung des ſtockenden Gebluts, nebſt denen daſelbſt befindlichen zarten Aedergens, und Theilen, ſonderlich dem Fett, in Materie oder Eyter (lateiniſch *Pus*): in welchem Stand, ſo lang die Geſchwulſt noch nicht aufgebrochen, ſie ein *Abſceß* genennt wird.

Was die Verſchwürung ſey.

2. Daß aber die Entzündung zur Suppuration ſich ſchicke, erkennet man theils aus denen in der *Prognoſis* pag. 231 §. 7. gegebenen Zeichen, theils wenn auf den fleißigen Gebrauch der jetzt erzehlten zertheilenden Medicamenten die Entzündung ſich nicht vermindert; oder wenn man zu ſpat gehoͤlet worden, und die Inflammation ſchon ſo weit überhand genommen, daß keine Hoffnung mehr zur Zertheilung übrig.

Wie ſelbige zu erkennen.

3. Wenn man alſo urtheilet, daß keine Hoffnung zur Vertheilung mehr übrig, ſoll man von den vertheilenden Medicamenten abſtehen, und trachten, daß man 1) die Zeitigung der Entzündung zuwegen bringe, das iſt, daß das ſtockende, ſo bald möglich, in Eyter möge verwandelt werden. 2) Daß, nachdem die Verſchwürung geſchehen, und die Materie zeitig, derſelben beyzeiten ein Ausgang bereitet werde; 3) daß hernach der Abſceß oder Geſchwür gereiniget, und 4) wiederum zugeheilet werde.

Was alsdann zu thun.

4. Was die Zeitigung anbelangt, wird ſelbige befördert durch die zeitigende Medicamenten, welche theils aus erweichenden und die Schweißlöcher verſtopffenden, als allerley fetten, öligen, glübrigen und ſchlüpfferichen Artzneyen, theils aus ſchärflichen, beiſſenden und prücklenden Medicamenten beſtehen ſollen: und entweder in Form eins Breyes oder Brey-Umſchlags, gemeiniglich *Cataplaſma* genandt, oder als ein Pflaſter am beſten übergelegt werden.

Wie die Schwürung oder Zeitigung zuwegen zu bringen.

5. Die erweichende Medicamenten, welche hier dienlich, ſind alle erweichende Wurtzeln, Kräuter, Früchte, Saamen und Mehl als

Zeitigende ſimple Medicamenta:

Gg 3

als da sind *Althæa, Malva, Parietar. Verbasc. Mercurial. Branca Ursinæ, Solanum, Hyoscyamus,* Feigen/ Lein-Saamen/ *Fœnum Græc.*, Mehl von diesen Saamen/ ingleichen Weitzen-Mehl/ Rocken-Mehl/ weiß und schwartze Brod-Krummen/ Eyerdottern: wozu auch Butter/ Honig/ allerley Fett und Schmaltz von Thieren/ Lein-Oel/ weiß Lilien-Oel/ Chamillen-Oel/ und dergleichen Olitäten gehören. Zu der andern Sorten der schärfflichen Medicamenten/ welche stimuliren sollen/ und theils zugleich erweichen/ gehören *Chamomilla, Melilotus*, unter den Aschen gebratene Zwiefeln/ Knoblauch/ Saffran/ Terbenthin/ allerley *Gummata*, und insonderheit das *Galbanum, ammoniacum, bdellium, opopanax, sagapenum* mit Eyerdottern solvirt/ und dann endlich auch der Sauerteig.

Zusammen gesetzte Medicamenta 6. Aus diesen und dergleichen simpelen Medicamenten behörlich untereinander gemischet/ können vielerley dienliche Auffschläg und Pflaster bereitet werden/ gleichwie wir z. E. einige von den dienlichsten hier wollen beysetzen.

Als 1) ℞. Herb. Malv. Alth. Parietar.

Chamomill. ââ. Mj.

Farin. Sem. lini, oder fœnugræci ʒij.

Diese kochet man bey lindem Feuer in Wasser oder Milch zu einem Brey/ und zuletzt mischet man darzu Sauerteig. ʒij. *Gum. galban.* mit Eyerdotter solvirt ʒj und applicirt solches hernach offt warm zwischen leinen Tüchern.

Oder 2) ℞. Fol. Malv.

Branc. Ursin. ââ. Mij.

Caricar. pinguium contusar. Nó. vj.

Diese kochet man/ wie vorher gesagt/ und mischt zuletzt darzu ungesaltzene Butter und unter der Aschen gebratene Zwiefel/ von jedem ʒij. Leinsaamen-Mehl so viel als nöthig zur Consistentz eines Breys.

Oder 3) ℞. Rad. lilior. alb. ʒij.

Herb. Parietar. Mercurial.

Melilot. ââ. Mj.

Ficuum recent. contus. Nó. vj.

Wenn diese zusammen in Wasser zu einem Brey gekocht/ thut man hernach darzu *Gumm. ammoniac.* und *Sagapen.* mit

Das III. Cap. Von der Verschwürung und Absceß.

Eyerdotter solvirt. guten Eßig. āā. ʒj. Lein-Oel. ʒiß. und macht daraus ein *Cataplasma*.

Oder 4) Man nimmt Rocken- oder Semmel-Mehl 2 oder 3 Hand voll, kocht solches in Milch, und mischt hernach darzu *Gumm. bdellium* und *opopanax* mit Eyerdotter verrührt von jeden ʒj. Saffran. ʒj. und macht daraus einen Umschlag.

Oder 5) Man nimmt Sauerteig. ʒiij. Honig ʒj. geschabte Venetianische Seife ʒß. und macht mit weiß Lilien-Oel ein *Cataplasma*.

Oder 6) Kan man auch Honig nehmen ʒiv. kocht selbigen bey lindem Feuer mit ein wenig Wasser, und mischet endlich ein wenig Lein- oder Chamillen-Oel darunter, und zuletzt so viel Rocken- oder Leinsaamen-Mehl, als zur Consistentz eines Umschlags nöthig ist.

Diese oder dergleichen Umschläg soll man auf den entzündeten Theil offt warm überschlagen, biß derselbe weich und weiß wird, und man die Materie darinnen sehen oder spühren kan. Wenn die Geschwulst klein, so ist offt genug, wenn man an statt der Aufschläg, als welche so wohl dem Patienten als *Chirurgo* sehr beschwerlich sind, ein zeitigendes Pflaster, als das *diachyl. cum. gumm.* oder das so genannte Honig-Pflaster (welches aus Mehl und Honig zubereitet wird) aufleget, biß der Absceß zeitig ist.

7. Inzwischen soll man, wo es die Zufälle erfordern, mit innerlichen *Medicamenten*, und guter Diät trachten die Bewegung des Geblüts so zu *moderiren*, daß selbige nicht zu hefftig noch zu schwach sey: weil beydes eine gute *Suppuration* verhindert. Dieses geschiehet, wenn die Bewegung des Geblüts zu langsam, (wie solches aus dem Pulß zu erkennen) durch allerley starckende und erwärmende, sowohl *Medicamenta*, als Speiß und Tranck, auf daß durch die starcke und krafftige Bewegung des Geblüts die kleine Aederlein und das stockende Geblüt desto eher und besser möge zur Materie gebracht werden. Derohalben soll man bey schwachen und langsamen Pulß dem Patienten gute kräfftige Suppen zu essen geben, und dabey zuweilen ein Trincklein guten Wein oder gutes Bier trincken lassen. Wo dieses aber den Patienten noch nicht genug starcket, sondern der Pulß schwach bleibt, kan man demselben etlichmahl im Tag eine Messerspitz voll *Theriac, diascordium* oder *Alkermes* entweder mit Wein oder aus einem Hertz-stärcken-

Was innerlich zu gebrauchen.

ckenden Wasser geben; wobey auch eine *Bezoar-tinctur*, Zimmet oder andere kräfftige Essentz, ingleichem erwärmende und stärckende Krafft-Wasser, und Kräuter-Thee, mit *Saſſafras*, Zimmet, gelben Sandel und turckiſchen *Anis* bereitet, können gebraucht werden. Wenn aber die Bewegung des Gebluts hefftig, der Pultz starck und geschwind, muß man die hefftige Bewegung des Gebluts durch kühlende Medicamenten temperiren: als da ſind die oben *pag. 231* gelobte wäſſerige Tränck, Pulver mit Salpeter vermiſcht, und dann allerley linde ſäuerliche Medicamenten, dergleichen ebenfalls an jetzt bemeldetem Ort angezeigt worden: ja offt, wo die Bewegung des Gebluts allzu hefftig, iſt gar die Aderläſſe dienlich. Befindet ſich aber der Patient wohl und bey guten Kräfften, und der Pultz weder zu geschwind noch zu langsam, auch ſonſten keine beſondere Zufälle vorhanden, ſo hat man keine Medicamenten nöthig; ſondern man läſſet denſelben nur eine gute Diät halten, biß der Abſceß zeitig, und füglich kan geöffnet werden.

Nach der Zeitigung iſt der Abſceß zu öffnen.

8. Vor Oeffnung aber des *Abscessus* iſt zu beobachten, daß man denſelben nicht leicht öffne, bevor die Geschwulſt wohl in Materie verwandelt worden, dann ſonſten würde man offt nicht nur keine Materi herausbringen, ſondern leicht eine gröſſere Entzündung und den Brand gar verurſachen. Man erkennet aber, daß der Abſceß reif, und daß es Zeit ſey ihn zu öffnen, wenn die Geschwulſt weich und weiß wird, wenn man mit den Fingern darinnen einige Flüßigkeit ſpühret, und die Geschwulſt ſpitzig wird: über das laſſen die Schmertzen, Röthe, Hitz, und Schocken nach, und der Patient ſpühret anſtatt des Schmertzens eine Schwerigkeit. Wo dieſe Zeichen da ſind, iſt es Zeit ſelbigen zu öffnen: dann wenn man die Materie zu lang darinnen läßt, ſonderlich wo der Abſceß groß iſt, oder ſonſten bey empfindlichen Theilen, ſo friſſt ſelbige um ſich, und macht *Fiſtuln* oder *Caries* an den Beinen, oder begibt ſich wiederum in die Adern, vermiſcht ſich mit dem Blut, ſtecket ſelbiges mit ſeiner Fäuligkeit an, und erwecket gefährliche Fieber; oder es ſetzet ſich die Materie ins Gehirn, Lung, Leber, Nieren, oder andere innwendige Theile, und verurſacht dadurch innerliche Entzündungen und Geſchwär, verhindert derſelbigen Theile Gebrauch oder *Function*, und bringet allerley gefährliche Kranckheit, ja ſelbſten offt den Tod zuwegen. Zuweilen verfliegt der dünnere Theil der Materie, und läſſt den dickern ſtecken, wodurch harte beſchwerliche Geſchwulſt, ſonderlich bey den Drüſen, zurück gelaſſen werden. Derohalben wenn der Abſceß ſich nicht beyzeiten von ſelbſten öffnet, (gleichwie öffters geſchiehet, ſonderlich wo die Haut dünn iſt) ſo muß der *Chirurgus* ſolchen durch die Kunſt eröff-

Das III. Cap. Von der Verschwürung und Absceß.

eröffnen: welches auf zweyerley Manieren geschehen kan, entweder durch eine Incision, oder durch ein Corrosiv.

9. Wenn die Oeffnung durch eine Incision soll verrichtet werden, als welches die beste Manier ist, so drucket man mit einer Hand den Absceß von seiner *Basis* oder Grund gegen die Spitz, damit die Materie desto besser nach aussen getrieben, und nicht leicht ein darunter liegende Ader, Nerv oder anderer Theil verletzet werde: alsdann nimmt der *Chirurgus* in die andere Hand eine grosse Lancett (*Tab. I. B*) oder anderes subtiles zweyschneidiges Messerlein, und sticht selbiges an dem weichsten weissten und untersten Ende des Abscesses ein, biß er meinet, daß er in die Hohligkeit desselben gekommen sey, als welches die ausfliessende Materie lehret. Wo nun der Absceß groß, so ziehet er das Instrument nicht gleich wieder zurück heraus, sondern schneidet aufwerts, so weit der Absceß gehet, denselbigen geschwind und vorsichtig auf, damit keine darunterliegende grosse Adern, Nerven oder Musculn mögen zerschnitten werden: wenn dieses geschehen, lässet er die Materie auslauffen, oder wo sie allzudick und zehe, hilfft er solche mit den Fingern lind ausdrucken. In grossen Abscessen aber, in welchen manchmal ein Pfund und mehr Materie enthalten ist, lässet man selbige, wenn dem Patienten solte übel werden (gleichwie bey dergleichen Fällen offt geschieht) nicht alle auf einmal auslauffen; sondern füllet alsdann die Oeffnung voll Carpie, leget ein Pflaster und Compreß darüber, bindet alles mit einer Binde zu, hilfft dem Patienten mit Anstreichung Ungarischen Wassers, oder andern kräfftigen Sachen, wieder zurecht, und lässet selbigen biß zum folgenden Verband ruhen. Wo aber eine Ohnmacht darzu kommt, lässet man alles auslauffen, und verbindet hernach das Geschwär das erstemal, gleichwie eben gesagt worden. In den folgenden Verbanden tractiret man diesen Schaden, gleichwie sonsten eine Wunde: nemlich im Anfang mit Digestiv oder reinigenden Medicamenten, nachdem mit balsamischen oder fleischmachenden, biß endlich die Hohligkeit wieder ausgefüllet, und sich dieselbe, gleichwie bey einer Wunde, wieder schliesset, und die Masen austrucknet. Die harte Wiecken oder Meissel soll man hier, so viel möglich, meiden, weil selbige Fisteln machen; sondern die Hohligkeit lind mit Carpie ausfüllen, des Tags nur einmal verbinden, so wird sich der Schaden aufs geschwindste und beste wieder heilen.

Entweder durch eine Incision.

10. Die andere Manier, die Absceß zu öffnen, ist das *Cansticum* oder Corrosiv, welches man bey Kindern und furchtsamen Leuten

Oder 2. durch ein Corrosiv.

ten brauchet/ die sich vor einer Incision fürchten. Hierzu bedienet man sich ordinär des Corrosiv-Steins (*Lapis Causticus*) des *Lapis infernalis*, *Butyrum Antimonii, Mercurius sublimatus*, oder sonsten eines andern etzenden Medicaments/ deren fast ein jeder *Chirurgus* ein besonders hat. Der Carrosiv-Stein wird gröblich zerstossen/ auf die Mitte des Abscesses appliciret/ nachdem man vorhero ein durchlöchertes Pflaster/ fast in der Form wie *Tab. II. fig. 11.* anweiset/ auf den Absceß geleget/ damit das Corrosiv nirgend anderst fressen möge/ als wo man will: und derohalben wird auch das Loch in dem Pflaster schmal und länglicht geschnitten/ damit es keine breite/ sondern längliche Oeffnung mache. Das Corrosiv bedecket man mit Carpie/ und leget noch ein anderes gantzes Pflaster darüber/ damit es nicht könne abfallen: über das letzte Pflaster aber ein Compreß/ und dieses alles befestiget man mit einer Binde. In diesem Stand lässet man alles 3. 4. 5. biß 6. Stund/ nachdem man weis/ daß das Corrosiv geschwinder oder langsamer operirt/ (dann eins hat seine Operation geschwinder verricht/ als das andere) lässet den Patienten inzwischen sich ruhig halten/ damit das Corrosiv nicht verrucket werde: indessen frißt es die Haut durch/ biß zu der Materie/ so/ daß wenn man nach bemeldter Zeit den Absceß aufbindet/ und das oberste Pflaster und Carpie wegnimmet/ so fliesset gemeiniglich die Materie heraus/ und der Absceß ist geöffnet. Oder wo die Oeffnung noch nicht geschehen ist/ so öffnet sich doch derselbe gar leicht/ wenn man nur mit einem Stilet oder Messerlein ein wenig drauf stösset. Wenn derselbe also geöffnet/ lässet man die Materie auslauffen/ leget hernach zu Erweichung der Crust/ welche das Corrosiv gemacht/ entweder nur frische Butter oder das *Ungv. Basilicum* auf/ hierüber ein Pflaster/ und verbindet es wieder wie vorher; womit man continuiret/ biß die Crust separiret ist. Nach diesem reiniget man das Geschwür/ und heilet solches eben so/ als wann es mit dem Messer wäre geöffnet worden. Dieweilen aber nach der Incision die Mase schöner wird/ als nach dem Corrosiv/ auch die Oeffnung geschwinder geschehen/ so wird von den meisten guten *Chirurgis* die Incision dem Corrosiv vorgezogen.

Präparation eines guten Corrosivs.

11. Ein guter *Lapis Causticus* kan auf folgende Manier präparirt werden: Man nimmt Pott-Asche/ und vom stärcksten lebendigen Kalck aus Steinen gebrandt/ von jedem gleichviel/ z. E. āā. ʒv. oder auch von der Pott-Asch ʒiv. und von Kalck ʒvj. zerstößt selbige jedes allein/ mischet sie hernach untereinander/ und setzet solche in einem Zucker-Glas an einen feuchten Ort/ oder in einen Keller/ allwo sie zusammen schmeltzen; und wann alles wohl geschmoltzen/ filtrirt man die Feuchtigkeit ne durch

durch ein Lösch-Papier/ läßt solche hernach bey dem Feuer in einer eisern Pfann ausrauchen/ biß es dick wird: Hernach thut man diese dicke Materie in einen Schmeltz-Tiegel/ calcinirt selbige bey starckem Feuer/ und nachdem solche starck calcinirt/ verwahrt man sie in einem wohlzugebundenen Glas an einem truckenen Ort. Wenn man nun ein Corrosiv vonnöthen hat/ oder gebrauchen will/ nimmt man ein wenig hievon/ zerdruckt selbiges gröblicht in einem gläsernen oder steinernen Mörsel/ und leget es/ gleichwie vorhero gesagt/ mit Carpie auf den Ort/ welchen man aufätzen will/ und läßt es ungefähr 4. Stund liegen/ so wird es seine Würckung verrichtet haben.

Das IV. Capitel/
Von Geschwülsten und Entzündung der Brüste bey den Weibern.

1.

Nach der Suppuration solte jetzo der Ordnung nach von dem Brand als der dritten Endigung der Entzündungen/ gehandelt werden. Ehe wir aber zu demselben schreiten/ wollen wir vorhero die übrige Sorten von den Entzündungen abhandeln/ und zwar erstlich von den Entzündungen der Brüste der Weiber reden. Es geschehen selbige meistens bey den Kindbetterinnen einige Tage nach der Geburt/ wenn die Milch zu häuffig in die Brust einschiesset: als wodurch leichtlich Stockungen geschehen/ dieselbe von Milch und Geblüt sehr auffschwellen/ roth werden/ brennen/ grosse Härtigkeit und Schmertzen verursachen. Uber jetztbemeldete Zufälle kommet auch hiebey offt eine sonderbare Hitz über den gantzen Leib/ oder Fieber/ mit schnellem Puls/ Durst/ Kopffwehe/ Drucken auf der Brust/ und fangen sich diese Zufälle meistens mit einem Schauer an. *Zufäll dieser Entzündung.*

2. Es pfleget hierzu leichtlich eine Gelegenheit zu geben/ wenn sich die Kindbetterinnen erkälten/ insonderheit wenn sie schwitzen/ oder wenn sie kalt trincken/ sich erzörnen/ einen Schrecken oder Traurigkeit bekommen/ wodurch eine Stockung/ nun in einer/ nun in beyden Brüsten/ verursachet wird. Es pflegen auch diese Geschwülst in Weibern zu entstehen/ welche entweder nicht säugen wollen; oder in denjenigen/ welche *Ursachen.*

ein todtes Kind gebohren/ oder doch nach der Geburt stirbet; zuweilen aber auch in Weibern/ welche schon lang gesäuget: in welchem Fall aber die Ursachen/ Zufälle und Kennzeichen mit den vorigen übereinkommen.

Unterschied derselben.

3. Es nehmen diese Entzündungen manchmal die gantze Brust ein/ so/ daß selbige wie ein Kopff auffschwellen/ und sehr grosse Wehetagen verursachen; zuweilen aber ist nur ein Theil einer Brust entzündet/ oben/ unten/ oder auf einer Seite/ und sind diese Geschwulst manchmal nahe unter der Haut/ zuweilen aber sehr tief in der Brust; manchmal sind sie sehr roth/ hart/ hitzig und schmertzhafft; manchmal aber sind diese Zufäll geringer und leidlicher.

Prognosis.

4. Wegen der *Prognosis* ist zu beobachten/ daß/ wie geringer diese Geschwulst/ je gelinder die Entzündung/ Fieber und übrige Zufälle/ je weniger Gefahr ist zu befürchten/ sondern im Gegentheil ist zu hoffen/ daß die Geschwulst wiederum könne vertheilet werden. Je hefftiger aber alle Zufälle/ je mehr ist eine Suppuration zu befürchten: ja zuweilen wird ein *Scirrhus* daraus/ welcher manchmahl einen Krebs der Brust nach sich ziehet.

Präservatio dieser Entzündungen.

5. Zur Präservation dieses Ubels bey vornehmen Frauenzimmer/ oder denjenigen/ welche nicht säugen wollen/ oder denen das Kind gestorben/ dienet am besten/ wenn man das *Sperma ceti* oder Wallrath-Pflaster/ bald nach der Geburt auf ein Tuch gestrichen warm über die Brüst leget/ doch daß in der Mitte des Pflasters ein Loch gemacht seye/ damit das Wärtzlein dardurch gehe/ auch hernach die Brüste derselben mit Binden wohl bindet und fest zusammen schnüret/ damit die Milch und Geblüt so häuffig nicht könne in die Brüste einschiessen. Zweytens kan man einen Milch-Stein oder lebendiges Quecksilber in einer Nußschale eingeschlossen um den Hals auf den Rucken der Frauen hängen lassen/ oder das Frosch-Laug-Pflaster mit was Bley-Zucker und *oleum Hyoscyami* vermischt/ zwischen die Schulterblätter auflegen. Innerlich aber dienen die *Medicamenta*, welche die Reinigung (*lochia*) gelind befördern und treiben: als *Eſſ. Myrrhæ, Eſſ. Croci*, oder *Elixir proprietatis*, wofern dieselbige nicht ohne dem schon starck genug flössen/ als in welchem Fall diese *Medicamenta* zu unterlassen. Indessen aber sollen sie/ biß die Milch sich verloffen/ sehr wenig essen/ und nichts anderst als einige Tag blose Wasser-Suppen essen/ und nur Thee oder andere wässerische Getränck trincken/ so wird auf solche

che Manier der Einfluß von der Milch verhindert/ und also den bösen Brüsten vorgebogen werden. In denjenigen aber/ welche säugen wollen/ dienet zur Präservation dieser Geschwülste/ daß sie sich wohl vor der Kält und vor obengemeldten Gemüths-Bewegungen hüten/ auch fein beyzeiten das Kind anlegen lassen/ damit sich die erste Milch nicht stocke/ sondern die Brüste nach und nach mögen in Gang kommen: hiebey aber sollen sie auch die erste Woche nichts anders als Wasser-Suppen/ oder sonsten dünne Brühen und dünnes Getränck geniessen/ damit dardurch der allzu häuffige Einfluß der Milch und die daraus entstehende Stockung in den ersten Tagen möge verhütet werden/ biß die Gefahr der Stockung vorbey ist.

6. Wenn aber die Geschwulst und Entzündung schon wircklich da ist/ soll man auf alle Manier die Vertheilung suchen zuwegen zu bringen/ sowohl durch innerliche als durch äusserliche Mittel/ damit die Verschwürung/ als welche heßliche Narben oder Masen an den Brüsten verursacht/ welche sonderlich vornehm Frauenzimmer nicht gern haben mag/ wie auch der *Scirrhus* möge verhütet werden. Wegen der innerlichen Medicamenten soll ein verständiger *Medicus* zu Rath gezogen werden: weil hiebey meistens ein Fieber/ welches vorsichtig muß tractirt werden/ damit es der Patientin nicht gar das Leben koste. *Cur 1. durch die Vertheilung.*

7. Was aber die äusserliche Mittel anbelangt/ so ist unter solchen zur Vertheilung eines von den besten das *Sperma ceti*-Pflaster: wodurch allein schon viele dergleichen Geschwülst vollkommlich wieder sind vertheilet worden. Hierüber aber kan man noch vertheilende Kräuter-Säcklein warm überlegen: welche von Holder-Blüth/ Chamillen-Blumen/ Meliloten- und Lavendel-Blumen/ Fenchel/ Kümmel- und Anis-Saamen/ können gemacht werden: oder man kan Säcklein mit Kleyen und Saltz anfüllen/ und selbige offt warmlicht überlegen. An statt dieser Säcklein brauchen viele ein Lamms-Fell über die Brüste und Pflaster gelegt/ welches die Brüste vor der Kält/ welche hier höchst-schädlich ist/ gar wohl beschirmet/ und zugleich zur Vertheilung hilfft. Sonsten ist auch sehr dienlich/ wenn man eine Kalbs-Blase mit warmer Milch anfüllet/ worinnen Chamillen- und Holder-Blumen gekocht/ und solche zugebunden/ so warm/ als man es leiden kan/ auf die entzündte Brust leget/ und dieses/ so offt die Milch ihre Wärme verliert/ wieder wärmet. Das *Empl. diacylum simplex*, entweder allein oder mit dem *Sperma ceti* Pflaster vermischet/ *Aeusserliche zertheilende Mittel.*

ist gleichfalls sehr dienlich. Die Holder=Latwerg auf ein Tuch gestrichen und warm übergelegt/ wie auch der Theriac mit was Wermuth=Saltz vermischt/ auf gleiche Weise gebrauchet/ resolviren auch sehr trefflich/ insonderheit wenn hernach warme Säcklein offt darüber gelegt werden: dieweilen aber durch diese schwartze Sachen die Haut/ Hembder und Bett=Tücher gar heßlich beschmieret werden/ so gebrauchen selbige die Weiber nicht gern. Der Silberglett=Eßig/ oder der Eßig mit vielem Kümmel abgekocht/ ingleichem das Decoctum Ψ. oder Kalckwasser mit zusammen gefalteten Tüchern offt warm übergeschlagen/ sind gleichfalls hier gar dienlich/ und resolviren gar kräfftig. Hierbey ist auch nicht zu unterlassen die von vielen so sehr gerühmte Ausdruckung der Milch über glühenden Kohlen/ welches zur Verzehrung der Milch/ und mehrern Einfluß derselben zu verhüten/ sympathetisch/ oder vielmehr durch die Einbildung zu helffen scheinet. Wenn die Milch die Brust allzu schmertzhafft ausdehnet/ kan man selbige entweder von einem Kind/ oder Frau/ oder jungen Hund/ oder durch besondere hierzu dienliche Gläser lassen ausziehen/ auf daß dadurch die Geschwulst und Schmertzen mögen vermindert werden. Und hiermit ist zu continuiren/ biß sich die Geschwulst wieder vertheilet hat.

2. durch die Verschwürung.

8. Wenn aber diese Geschwulst zu hefftig/ daß man selbige innerhalb 4 oder 5 Tagen nicht vertheilen kan/ oder wenn der *Chirurgus* auch zu spat/ gleichwie offt geschieht/ dazu geruffen worden/ so muß man trachten solche aufs eheste zur Suppuration zu bringen/ und so viel möglich/ zu verhüten/ daß kein *Scirrhus* und Krebs draus werde. Es geschiehet zwar die Verschwürung offt unter dem Gebrauch der zertheilenden Medicamenten von selbsten; wo aber solches nicht geschehen/ kan man das *empl. diachyl. cum Gummis* überlegen/ welches die Verschwürungen zu befördern sehr dienlich ist. Noch geschwinder aber befördern die warme Auffschläg die Suppuration/ dergleichen wir im vorhergehenden Capitel von der Suppuration *pag.* 238 etliche beschrieben haben: von welchen man eines offt warm auf die entzündte Brust legen kan/ biß die Zeitigung erfolget. Oder an statt selbiger sind auch nachfolgende allhier sehr dienlich: als z. E.

Nim̃ Rocken=Mehl ʒß oder ʒj. Honig so viel genug ist zur Consistentz eines Umschlags/ mit ein wenig Milch und Saffran in einem Pfännlein warm gemacht/ und mit Tüchern übergelegt.

Oder nimm Rocken=Mehl ʒiv *Gumm. Galbani* mit Eyerdotter solvirt ʒj. Eßig ʒiij. Wasser so viel als genug ist/ koche solches zu einem Umschlag.

Oder

Das IV. Cap. Von Geschw. der Brüste bey Weibern. 247

Oder nimm Sauertaig ℥ij.
    Honig ℥β.
    geschabte Venetianische Seiffen
    Camillen-Oel. āā. ℥ij.

lasse dieses zusammen in einem Pfännlein warm werden/ und schlag es wie einen Brey offt warm über.

9. Diese Auffschläge soll man allzeit mit warmen Tüchern/ warmen Küßlein/ oder warmen Säcklein bedecken/ damit selbige die Wärm desto länger halten mögen: und hiemit ist zu continuiren, bis der Geschwulst zeitig ist/ welcher sich alsdann offt von selbsten öffnet/ wenn man das Pflaster oder den Umschlag weg nimmt/ weilen die Haut hier zart ist; oder wenn sich solcher nicht von selbsten öffnete/ soll man ihn mit einer Lancett eröffnen/ und zwar/ so viel möglich/ an dem untersten Ort/ damit die Masen nicht leicht möge zu sehen seyn. Einige öffnen diese Absceß mit einem Corrosiv, welches aber/ weil es eine heßlichere Masen zurück lässet/ nicht wohl zu rathen. *Von Oeffnung des Geschwulstes.*

10. Wenn der Absceß offen/ so curirt man solchen/ wie eine Wunde oder andern Absceß: als anfänglich mit Digestiv, und nachdem/ wenn er gereiniget/ mit einem Heil-Balsam/ und sind hier der Peruvianische-Balsam, das Eyer-Oel und Wachs-Oel am dienlichsten. Wenn diese Absceß tief sind/ soll man die Oeffnung mit einem weichen Meisel von Carpie aufhalten/ damit dieselbe nicht eher zuwachse als der Grund/ als welches sonsten neue Verschwürung würde verursachen/ wodurch neue Oeffnungen und heßliche Masen entstehen würden. Nachdem aber der Grund sich schliesset/ soll man auch täglich die Wiecken kürtzer machen/ und endlich/ wenn solche nicht mehr nöthig/ gar weglassen. *Was nach der Oeffnung zu thun.*

11. Letzlich haben wir hiebey noch zu erinnern/ daß offt die Geschwülste in den Brüsten sich weder wollen vertheilen/ noch zur Suppuration bringen lassen/ und manchmal etliche Monat/ ja offt gantze Jahr dauren/ wiewohl ohne sonderbahre Beschwernuß: wobey man dennoch/ sonderlich bey jungen Weibern/nicht gleich zu befürchten hat/ daß solche Geschwulst immer dauren/ oder sich in einen Krebs verwandeln werde; sondern wenn man dergleichen Geschwulst innerhalb 14 Tagen weder zertheilen/ noch zur Zeitigung bringen kan/ so heisse man die Patientin dennoch gutes Muthes seyn/ ordinire ihr das *Sperma-ceti-*Pflaster beständig auf der Brust zu tragen/ und die Brust gegen die Kält immer wohl zu verwahren; dabey gute Diät zu halten/ so vertheilen *3. wenn selbige weder zu vertheilen/ noch zu zeitigen.*

theilen sich endlich offt dergleichen Geschwülste noch von selbsten, ob es gleich manchmahl Jahr und Tag währet, und solchen armen Weibern grosse Furcht eines Krebses einjaget. Zuweilen aber, sonderlich schon in ältlichen Weibern, vornemlich denjenigen, welche was melancholischer Constitution sind, werden solche Geschwülst *Scirrhös*, und entstehen manchmal Krebse daraus.

Das V. Capitel,
Vom Rothlauff oder der Rose.

I.

Was das Rothlauff sey.

Das Rothlauff (lateinisch *Erysipelas*) ist eine Entzündung der Haut und des noch darunterliegenden Fettes, welche sich zuweilen weit und breit auf der Haut ausbreitet, sehr roth, hefftig brennend und schmertzhafft ist; aber nicht gar sehr aufgeschwollen. Wenn man den Ort mit den Fingern drucket, so wird selbiger Theil weiß; wenn man aber die Finger wieder zurück ziehet, wird derselbe gleich wieder roth. Manchmal kommt es an einen Arm oder Fuß; manchmal an den Halß, Kopff und Angesicht; manchmal aber nur an die Nase, oder sonsten einen andern Theil. Es fänget das Rothlauff gemeiniglich mit einem schauern oder frühren an, worauf Hitz erfolget, welche öffters sehr hefftig ist, gleichwie bey einem hitzigen Fieber.

Ursachen.

2. Die Ursachen des Rothlauffs sind eben dieselbe, wie bey andern Entzündungen, insonderheit aber die Verkältung, wenn man heiß ist; oder wenn sonsten die Transpiration verhindert wird. Ingleichem ein Rausch oder Mißbrauch hitziger Geträncke, dickes hitziges und scharffes Geblüt, welches gern Stockungen und Entzündungen verursacht.

Prognosis.

3. Was den Ausgang des Rothlauffs anbelangt, ist zu wissen, daß wenn die Entzündung nicht gar groß, und behörlich tractiret wird, wenig Gefahr dabey sey; wenn aber dieselbe groß und hefftig, in Leuten von ungesunder Constitution, oder die Patienten keine gute Diät halten, oder nicht recht curiret werden, so kan das Rothlauff zu einem hitzigen Fieber werden, oder in eine übele Exulceration, ja wohl gar in den heissen Brand sich verändern: insonderheit aber wird das Rothlauff verschlimmert, wenn man äusserlich kalte oder fette ölichte Medicamenten

ten applicirt; oder wenn der Patient hitzige Getränck/ und hitzige innerliche Medicamenten gebrauchet.

4. Die Cur des Rothlauffs erfordert/ daß man das stockende Geblüt wiederum vertheile und flüßig mache: welches am besten geschiehet/ wenn man dem Patienten wässerige/ sonderlich warmlichte Geträncke öffters zu trincken gibt/ und damit einen linden Schweiß zuwegen bringt: dann hiedurch wird das dicke Geblüt verdünnet/ das scharffe temperirt/ das stockende vertheilet/ und das unnütze oder verdorbene durch den kürtzten Weg ausgetrieben/ auch die Transpiration restituirt/ als worinnen die beste Cur des Rothlauffs bestehet. Hitzige *Medicamenta*, als Bezoar-Tincturen/ Pest-Brandewein/ und andere dergleichen hitzige *Spiritus* und Essentzen halte nicht vor rathsam/ weil dadurch nur die Hitz und Entzündung vermehret wird: die temperirte *Medicamenta* aber sind besser/ und insonderheit sind hier dienlich/ die Artzneyen/ welche vom Holunder präparirt werden: als z. Ex. die Holunder-Latwerg/ wovon innerlich etlichmal des Tags eine halbe Untz kan aus Holunder-Wasser gegeben werden: (hierzwischen aber kan der Patient öffters ein paar Schälgens *Thee, Coffee*, oder sonsten von einem Kräuter-*Thee*, warm trincken.) Den Leib soll man gegen die Kält wohl verwahren und zudecken/ und also suchen lind zu schwitzen: dann es wird offt durch einen linden Schweiß das gantze Rothlauff curiret. Wenn der Patient dabey grossen Durst hat/ kan man denselben auch darzwischen ein *Decoctum Hordei*, oder dünnes Bier/ aber nicht kalt/ trincken lassen: dann durch die Wärme und dünne warme wässerige Geträncke wird/ wie schon vorher gesagt/ das Rothlauff am besten curirt. An statt der Holunder-Latwerg/ wenn etwa der Patient selbige nicht nehmen könte/ oder auch wechselsweis mit der Holunder-Latwerg/ kan man einen linden Schweiß zu befördern/ ein Schweiß-treibendes Pulver von präparirten Muscheln/ Krebs-Augen/ Perlen-Mutter/ *Antimonium diaphoreticum*, oder des *Sennerti* Bezoar-Pulver/ mit ein wenig Salpeter vermischt/ mit Holunder-Wasser einnehmen/ und darzwischen öffters warme Getränck trincken lassen. In der Diät sollen sich die Patienten übrigens so verhalten/ wie von denen Entzündungen insgemein ist gesagt worden.

Innerliche Cur.

5. Aeusserlich/ wenn das Rothlauff nicht gar starck/ darf man nur den Ort wohl warm halten/ ohne Medicamenten aufzulegen: wenn aber das Rothlauff starck/ kan man Holunder-Latwerg auf ein blaues Papier oder Leinwad streichen/ warm auf den entzündten Ort legen/ und dasselbe mit warmen Tüchern oder Säcklein bedecken/ gleichwie

Aeusserliche Cur.

in der Entzündung der Brüste ist gesagt worden. Ingleichem ist der Theriac mit Wermuth-Saltz vermischt, und eben so gebrauchet, sehr dienlich. Dieweilen aber diese schwartze Dinge die Haut und Kleider heßlich beschmieren, und deßwegen den Patienten gemeiniglich zuwider, so pfleget man an statt derselben meistens ein zertheilend Pulver aufzulegen, dergleichen ein köstliches kan gemacht werden, aus Holunder-Blüt, gepülverter Süßholtz-Wurtzel, präparirter Kreiden, Bley-weiß und Myrrhen: welche man in gleicher Portion kan untereinander mischen, ein wenig Campher dazu thun, und entweder mit Fließ-Papier, oder in einem von subtiler Leinwad gemachten Säcklein warm überlegen. In den Apothecken hat man auch des Mynsichts Pulver gegen das Rothlauff, (*pulv. contra Erysipelas Mynsichti*) welches gleichfalls sehr köstlich ist. Die mittlere grüne Schelffen von Holunder geschabt, und mit warmen Tüchern um das Rothlauff gebunden, ist schon von gar vielen mit gutem Nutzen gebraucht worden.

Was bey dem Rothlauff zu verhüten.
6. Endlich, ob schon viele sind, welche meinen, daß die feuchte Medicamenten im Rothlauff alle zu verwerffen seyen, so habe doch den Campher-*Spiritus* mit was Theriac vermischet, warmlicht mit zusammen gefalteten Tüchern oder Fließ-Papier offt aufgeschlagen, sehr dienlich befunden. Vor nassen, kalten, sauren, verstopffenden, und adstringirenden Medicamenten aber hat man sich sonderlich zu hüten; ingleichen vor allerley Oel und Fettigkeiten: weilen selbige die Schweiß-Löcher verstopffen, die Ausdünstung des Schädlichen im Geblüt verhindern, und also dadurch das Rothlauff ärger machen.

Ob Aderlassen und Purgieren nöthig.
7. Das Aderlassen und Purgieren hat man hier nicht so nöthig, wie in der *Phlegmone*, weil hier das Ubel nur meistens in der Haut steckt, und am besten, durch einen linden Schweiß, durch die Schweiß-Löcher kan ausgetrieben werden: es müßte dann seyn, daß etwa die Hitz und Wallung des Geblütes allzuhefftig wäre, da man dann dem Patienten zur Ader lassen könte. Wäre der Leib verstopfft, ist ein Clistier dienlicher, als das purgieren.

Wenn das Rothlauff verschwärt.
8. Wenn das Rothlauff sich etwa in ein Geschwür veränderte, als welches, wenn es sich nicht vertheilet, gar leicht geschiehet, so sind selbige sehr übel zu heilen, und fressen offt weit und breit um sich. Dennoch aber ist am besten, wenn man dergleichen Geschwür allzeit wohl reiniget, und ein Bley-Sälblein, als das *Ungv. Saturninum*, oder *de Lithargyrio*, oder *de Cerussa*, nebst dem *Emplastr. Saturnin.* auflegt,

legt/ als wodurch die Schärffe temperirt und verbessert wird.   Dabey aber kan man auch innerliche Blut-reinigende Artzneyen gebrauchen/ und darzwischen die Patienten manchmal purgiren und gute Diät halten lassen/ biß endlich die Geschwär sich wieder zuheilen: welche dennoch bey alten oder sonsten nicht recht gesunden Leuten/ insonderheit an den Füssen/ gern offene Schäden verbleiben.

Das VI. Capitel/
Von dem Blut-Schwären/
Furunculus genandt.

I.

Ein Blut-Schwären (oder ein Ast) ist ein kleiner und sehr harter entzündeter Geschwulst unter der Haut in dem Fett/ der sehr roth/ brennend und schmertzhafft ist/ und pfleget fast in allen Theilen des Leibs zu entstehen/ so/ daß diejenige/ welche an vielen Theilen des Leibs zugleich solche Schwären haben/ weder sitzen/ liegen/ sich bewegen noch schlaffen können/ und sind dahero sehr schmertzhafft und beschwerlich.   Sie pflegen offt/ so wohl in erwachsenen Leuten/ als in Kindern zu entstehen/ ja auch öffters in neugebornen Kindern: und pflegen alsdann von den Weibern hier zu Land aus einem besondern Aberglauben Hund-Schüttler genannt zu werden. *Was ein Blut-Schwären.*

2. Die Kennzeichen derselben sind schon oben beschrieben; und weil dieselbe nur im Fett und in der Haut ihren Sitz haben/ und noch dazu nicht gar grosse Geschwülste seyn/ so können sie auch nicht gar gefährlich seyn: dennoch aber/ wenn selbige gar zu häuffig auf einmal/ insonderheit bey zarten jungen Kindern/ sich äussern/ so verursachen sie grossen Schmertzen/ Wachen/ Heulen/ Schwachheit/ Gichter/ ja wohl gar den Tod selbst.   Die Ursach der Blutschwären ist gleichfalls eine Stockung des Gebluts/ wie bey andern Entzündungen/ welches sehr dick und zähe ist/ und nun in mehrern nun an wenigern Orten stocket/ wodurch nun viele nun wenig/ nun grössere nun kleinere Blutschwären verursachet werden. *Die Zeichen und Ursach.*

3. Derohalben ist in der Cur hauptsächlich darauf zu sehen/ daß das dicke stockende Geblüt wiederum flüßig gemacht/ und in seinen or- *Cur überhaupt.*

dentlichen Umlauff gebracht werde. Dieses pfleget zu geschehen so wohl durch innerliche als äusserliche Medicamenta: selten aber pfleget man innerliche Medicamenta hier zu gebrauchen, wo nur ein= oder der an= dere Blut=Schwären da ist; sondern man pfleget selbige allein durch äus= serliche zu curiren. Wo aber viele vorhanden, oder öffters wieder kom= men, muß man den Patienten laxiren, und Blut=verdünnende Medi- camenta von einem Medico verordnen lassen. Wenn in erwachsenen Menschen viele Blutschwären sich äussern, so ist nützlich, demselben zu Verminderung des dicken Gebluts eine Ader zu lassen, ihn auch etlichmal zu purgiren, dabey Blut=reinigende Medicamenta und Thee=Getränck trincken zu lassen, auch eine gute Diät zu halten, insonderheit aber muß er vor hitzigen Geträncken und Taback sich hüten.

Aeusserliche zer= theilende Mit= tel.

4. Sonsten aber kan man im Anfang selbige offt durch zurück= treibende Medicamenten curiren, gleichwie hier sonderlich dienlich ist, wenn man ein wenig Honig nimmt, darein so viel Spiritus Vitrioli nach und nach eintropffet, biß daß derselbe recht scharff und sauer schmecket: mit dieser Mixtur soll man die Blutschwären fleißig bestreichen, so werden sich dieselbe öffters wieder verlieren. Oder man kan auch selbige allein mit Spiritus Vitrioli oder Sulphuris vermittelst eines Pensels öffters be= dupffen. Die zertheilende Pflaster, als das Empl. diachyl. simplex, de meliloto, de spermate ceti, oder diasaponis sind hier auch zum vertheilen sehr dienlich.

Wie selbige zur Zeitigung zubrin= gen.

5. Wenn man aber durch vorherbesagte Mittel diese Ge= schwulst nicht zertheilen kan, gleichwie selbige offt so hartnäckig sind, daß sie sich nicht zertheilen lassen, muß man solche zur Zeitigung oder zur Schwürung zu bringen trachten. Ja offt die Zeitigung selbsten ist manch= mahl gar schwer zu erhalten: indem dieselbige offt zwey bis drey Wo= chen hart bleiben, und grosse Schmertzen verursachen, daß sonderlich die Kinder vor Schmertzen sich weder bewegen noch ruhen können. Zu= weilen hat die stockende Materie eine sonderbare Schärffe bey sich, wordurch um sich fressende Geschwür und offt schlimme Fisteln erreget werden. Dennoch trachtet man die Suppuration zuwegen zu bringen, entweder durch das Honig=Pflaster, so aus Honig und Mehl bereitet wird, oder durch das Diachylum cum Gummis, oder wann diese nicht kräfftig genug, kan man ein zeitigendes Cataplasma überschla= gen, gleichwie dergleichen in der Entzündung Phlegmone pag. 328 oder in Entzündung der Brüste pag. 246 sind beschrieben worden, und selbige offt erneuern. Bey kleinen Kindern aber lassen sich die Umschläg nicht füglich

füglich gebrauchen; derohalben muß man sich nur der Pflaster bedienen. Wenn endlich die Geschwulst oder Ast zeitig/ welches sich durch ein gelbes Aeuglein zeiget/ öffnet man selbigen am besten mit einer Lancett/ oder auch nur mit einer Nadel/ drucket die Materie täglich aus/ und wo dieses geschehen/ heilen sich dieselben leichtlich durch Auflegung des *Empl. diachylum*, oder sonsten eines andern.

6. Wenn Kinder/ welche noch säugen/ die Aeste oder Blutschwären haben/ so soll die Mutter oder Säug-Amm blutreinigende und purgierende *Medicamenta* fleißig gebrauchen/ auch gute Diät halten. Das Kind aber kan man auch zuweilen purgieren/ und dazwischen offt Krebs-Augen/ Perlen-Mutter/ Anis-Pulver/ oder andere dergleichen gegen die Säure dienende Medicamenten eingeben. Endlich habe auch hier noch erinnern wollen/ daß fast auf eben solche Manier man auch die Finnen des Angesichts curire/ als wie von den Blutschwären gesagt worden/ indem selbige die kleinste Art sind der Blutschwären. Das *Serum lactis* oder Molcken/ ingleichen die Saurbrunnen/ sind solchen Leuten auch sehr dienlich.

Was bey Kindern zu thun.

Das VII. Capitel/
Von den Beulen/ lateinisch Bubones und Parotides.

I.

Ein Beul wird genannt/ wenn eine Entzündung oder hitzige Geschwulst unter den Achseln/ oder in den Weichen/ *(inguina)* oder auch bey den Ohren in den *glandulis Parotidibus* entstehet/ welche letzte Art von Beulen deßwegen lateinisch *Parotis* genennt wird: die andere aber *Bubones*.

Was ein Beul sey.

2. Diese Beulen aber sind unterschiedlich/ und werden insonderheit in gutartige und bößartige eingetheilt: welcher Unterschied/ weil er die Curation verändert/ Ursach ist/ daß wir von jeden besonders handeln müssen. Gutartige Beulen werden genennt/ 1) diejenige/ welche von selbsten entstehen/ ohne daß eine gefährliche ansteckende Kranckheit/ als Pest oder *Venus*-Seuche dabey ist/ gleichwie die Blut-Schwären oder *Phlegmone*, und entstehen gern in Kindern/ allwo sie Wachs-Beulen

Unterschied derselben.

len pflegen genennet zu werden/ haben auch keine sonderliche Gefahr: 2) werden gut-artige Beulen genennet/ wenn sie in Fiebern/ welche nicht gar böß-artig sind/ entstehen/ bey welchen offt die Natur das böse durch dergleichen Beulen aus dem Geblüt stösset/ und die Kranckheit darauf sich bessert. Böß-artige Beulen aber werden genennet/ welche entweder in Pestilentialischen oder in Venerischen Kranckheiten entstehen; diese nennet man *Venus-* oder Frantzosen-Beulen/ jene werden Pest-Beulen genannt.

Ursach der gut-artigen. 3. Die Ursachen der gut-artigen Beulen/ (als von welchen wir jetzo zu erst handeln wollen) ist nichts anders/ als eine Stockung eines dicken und zähen Gebluts/ gleichwie in andern Entzündungen/ welche von innerlichen Ursachen herkommen: von welchen die Beulen nicht anderst unterschieden sind/ als aus dem Ort/ nemlich unter den Achseln/ in den Weichen/ und an den Ohren.

Wie sie zu erkennen. 4. Sie sind leicht zu erkennen: wann nemlich entzündete Geschwülste in den drey vorherbenannten Orten sich zeigen/ ohne daß eine Pestilentialische oder Venerische Kranckheit dabey ist.

Prognosis. 5. Was die *Prognosis* anbelangt/ so ist bey gut-artigen Beulen wenig oder gar keine Gefahr; und werden entweder durch die Zertheilung oder durch die Suppuration curirt. Dennoch aber lassen sie sich offt nicht gern weder zertheilen noch zur Zeitigung bringen: oder es entstehen daraus/ sonderlich in sonst ungesunden Constitutionen/ schlimme Fisteln/ welche sich mannigmahl gar ungern wieder heilen lassen. Die Beulen bey den Ohren sind am schwersten zur Suppuration zu bringen; leichter aber die in den Weichen; am geschwindesten aber die unter den Achseln.

Innerliche Cur. 6. Wenn sonsten keine Kranckheit dabey/ insonderheit bey den Wachs-Beulen der Kinder/ so dienet im Anfang/ daß man denselben ein dienliches Purgantz gebe/ insonderheit wo was *Mercurius dulcis* darzu kommt: auf daß dadurch von dem leidenden Theil eine Revulsion/ und zugleich eine Resolution des dicken Geblütes geschehe. Hernach kan man innerlich Blut-verdünnende Medicamenten ordiniren/ gleichwie wir in den Blut-Schwären gerathen haben. Solte aber ein Fieber dabey seyn/ so soll einem *Medicus* die Sorge der innerlichen Medicamenten/ um das Fieber behörig zu tractiren/ überlassen werden.

7. Aeuſ-

Das VII. Cap. Von denen Beulen.

7. Aeusserlich aber/ wenn die Inflammation nicht gar hefftig/ und also Hoffnung zur Zertheilung ist/ so können zertheilende Pflaster/ als das *Diachyl. simplex*, *de Spermate ceti*, *de Galbano*, *diasaponis* oder *de Ranis cum Mercurio* aufgeleget werden: wodurch offt diese Beulen sich wiederum vertheilen. *Aeusserliche Cur zum vertheilen.*

8. Wenn aber ein Beule hefftig entzündet/ und sehr grosse Schmertzen verursachet/ oder man mit den zertheilenden Pflastern nichts hat können ausrichten/ soll man trachten die Suppuration zuwegen zu bringen; welches/ wo die Entzündung nicht gar zu hefftig/ durch das *Empl. Diachyl. c. gummis* offt sehr füglich verrichtet wird. Wenn aber der Schmertzen allzu hefftig/ kan man/ selbigen zu lindern/ und zugleich die Zeitigung zu befördern ein erweichendes *Cataplasma* offt warm aufschlagen: dergleichen hier sehr füglich kan bereitet werden/ aus Krummen von weissem Brod oder Semmeln/ in Milch zu einem Brey gekocht/ darunter hernach was Saffran zu mischen. Oder man kan aus Mehl/ Honig und frischer Butter/ bey dem Feuer ein *Cataplasma* präpariren/ und solches offt warm überschlagen: worzu insonderheit was Theriac mit gutem Effect kan vermischet werden. *Die Zeitigung zu wegen zu bringen.*

9. Mit diesen kan man continuiren/ oder auch einen von den Aufschlägen/ welche in Entzündung der Brüste/ wie auch in der *Phlegmone* sind beschrieben worden/ auflegen/ und öffters repetiren/ bis daß man erkennet/daß die Geschwulst zeitig seye. Wenn dieses geschehen/soll man den Beulen entweder mit einem Corrosiv/ wie oben *pag.* 241 gelehrt worden/ oder durch eine Incision öffnen: wobey aber sonderlich wohl acht zu haben/ daß man die dabey liegende grosse Adern/ als am Hals die *Carotides*, unter den Achseln die *Vasa Axillaria*, in den Weichen die *Vasa Cruralia* nicht verletzen möge/wodurch leichtlich ein tödtliches Verbluten könnte verursacht werden. Wenn der Abscess geöffnet/ verfähret man/ gleichwie in andern Abscessen ist gesagt worden; wobey man das *Empl. Diachylum* am füglichsten gebrauchen kan/ weilen dadurch die noch übrige Härtigkeiten am Rande am besten erweichet und zertheilet werden. *Was nach der Zeitigung zu thun.*

Das VIII. Capitel/
Von den Pest-Beulen.

1.

Unterschied der Pest-Beulen.

Die Pest-Geschwulst werden getheilet in Pest-Beulen, welche man lateinisch *Bubones*, und in Pest-Blasen, welche man *Carbunculi* oder *Anthraces* nennet. Pest-Beulen werden genennet entzündete Geschwulst, welche zu Pest-Zeiten, nicht nur an den Ohren, Achseln und Weichen, sondern auch am Halß, Brust, Aermen, Füssen und andern fleischigen Theilen des Leibs entstehen: wodurch die Natur das pestilentialische Gifft aus dem Leib abzusondern und auszutreiben trachtet.

Wie selbige zu erkennen.

2. Man erkennet selbige und unterscheidet sie von andern entzündeten Geschwülsten dadurch, daß sie zu Pest-Zeiten, mit andern pestilentialischen Zeichen und Zufällen, welche entweder vorhergegangen, oder noch gegenwärtig, oder doch bald folgen werden, erscheinen. Alle Leut, welche an der Pest erkrancken, bekommen entweder gleich im Anfang, wenn sie damit überfallen werden, oder was später, solche Beulen; einige empfinden sie schon, wenn sie auch noch nicht kranck sind, sondern noch ihre Geschäffte verrichten; andere aber bekommen selbige schon im zweyten, dritten oder vierten Tag, nachdem sie von der Pest sind überfallen worden, selten später: viele bekommen allein Beulen, andere auch zugleich Pest-Blasen, wenig aber Pest-Blasen allein.

Prognosis.

3. Welchen die Beulen ohne hefftige Zufäll hervorkommen, wohl wachsen, und bald zur Zeitigung gehen, dieselbe kommen davon: und haben die neueste *Practici* aller Orten bey der letzten Pest observiret, daß der Haupt-Zweck der Curation der Pest darinnen bestehe, daß man denen Beulen wohl heraus helffe, und daß niemand von der Pest befreyet werde, ausser durch die Beulen, und die Curation von diesen, seye auch die Curation von der Pest selbsten. Dahero rathen sie, daß man auf die Beulen keine zurücktreibende oder zertheilende Medicamenten appliciren solle, weilen die meiste Patienten gestorben, welchen die Beulen vergangen; und solle man auch deßwegen ihnen nicht zur Ader lassen, noch purgieren: weilen dadurch das pestilentialische Gifft wieder zurück in das Geblüt gezogen würde, welches doch die Natur durch die Beulen will austreiben. Dahero soll bey der Pest

Das VIII. Cap. Von den Pest-Beulen.

des *Medici* und *Chirurgi* vornehmste Intention seyn, der Beulen Anwachsung und Suppuration oder Zeitigung zu befördern.

4. Derohalben wann jemand zur Pest-Zeit eine schmertzhaffte Geschwulst spüret, wenn ihm auch sonsten noch nichts fehlet, soll er sich gleich zu Hauß halten, und vor der Lufft hüten, damit die Natur nicht in Austreibung der Beulen verhindert werde: ja noch besser wird seyn, wenn sich solcher Mensch alsobald ins Bett begiebt, und sowohl innerliche als äusserliche Medicamenten gebrauchet, welche die Austreibung der Beulen befördern. *Cur überhaupt.*

5. Hierzu dienet äusserlich, daß man den Ort, wo die Geschwulst gespüret wird, mit der Hand oder mit Tüchern wohl reibe, und hernach erweichende und zeitigende Medicamenten applicire, damit je eher je besser die Anwachsung und Zeitigung zuwegen gebracht werde: hierzu dienet nun warmer Sauer-Teig, entweder allein oder mit was Saltz und zerstossenem Senff aufgelegt, so wird theils durch die erweichende, theils durch die prickelnde Krafft, das Böse aus dem Geblüt gleichsam hieher gezogen, die Beulen wachsend gemacht, und die Natur entlediget sich hiedurch von dem Gifft, welches hier in Eyter verwandelt, und also aus dem Leib geschaffet wird. An statt dieses Medicamentes können auch alle im vorhergehenden *pag. 246.* und *pag. 238.* gelobte erweichende Auffschläg dienen, und insonderheit werden auch hier sehr gelobt die unter der Aschen gebratne Zwiebel: welche man mit was Theriac und Butter vermischet, und als ein *Cataplasma* offt warm auffschlagen kan, biß die Geschwulst erweichet, und das Eyter gespüret wird. Gleichfalls sind die warme Brod-Krümme mit Milch und Saffran zu einem Brey gekocht hier sehr dienlich. Einige gebrauchen an statt der Auffschläge erweichende Pflaster, bey welchen nicht nöthig ist, daß man den Patienten offt aufdecke, und dadurch die Ausdünstung oder Transpiration verhindere, da dann das *Empl. Diachylum simplex* oder *compositum* sehr dienlich sind. *Barbette* rühmet in seinem Tractat von der Pest folgendes: *Aeusserliche Cur.*

℞. Empl. Diachyl. c. gummis
    de Mucilaginibus āā. ℥ß.
Seminis Sinapi pulverisati ʒiij.
Unguenti Basilici ʒiv. M. f. Empl.

von welchem man, so viel als genug ist, auf den Geschwulst, der vorhero wohl soll gerieben werden, aufleget, und solches entweder täglich oder alle 2. Tag erfrischet. Der berühmte Engelländer *Hodges*, in Beschreibung der grossen Londischen Pest, recommendiret folgendes:

℞. Empl. Oxycroc. ℥iij.
Gumm. Galban. colat.
Carannæ āā. ℨj.
Picis naval. ℥ij. c. ol. Chamomill. liquato, F. l. a.

Emplastrum, welches eben wie voriges kan gebraucht werden. Das sogenannte Honig=Pflaster, aus Mehl, Honig und Eyer=Dotter bereitet, kan gleichfalls hier dienen, sonderlich wo der Beulen schon bald die Zeitigung erlanget hat. Sonsten hat man auch Blasen=Pflaster aus spanischen Fliegen, und truckne Schröpf=Köpf, die Beulen auszuziehen, gebrauchet, welche aber von den neuern *Autoribus*, die in der Pest gelebet, und von derselben geschrieben, verworffen werden.

Innerliche Cur. 6. Nebst den äusserlichen soll man auch die innerliche Medicamenten gebrauchen, welche aber so sollen beschaffen seyn, daß sie nur gelind zur Austreibung behülfflich seyen, indem observirt worden, daß die starcke und hitzige Schweiß=treibende Mittel mehr Schaden als Nutzen bringen. Am dienlichsten aber werden befunden die warme Wasser=Geträncke, weil selbige nicht nur einen gelinden Schweiß austreiben, sondern auch das Geblüt temperiren und flüßig machen: derohalben lasse man die Patienten öffters warmes *Thee*, mit ein wenig Saffran vermischet, trincken; oder man brüe mit siedendem Wasser, gleichwie man das *Thee* machet, Salbey, *Scordium*, Rauten, *Millefolium*, (Schaafgarben) oder *Betonica* an; oder man gebe ihnen ein abgekochtes Gersten=Wasser, mit oder ohne *Scorzonera* gekocht, offt warm zu trincken, und erhalte hiermit den Patienten in beständiger Düfftung oder Transpiration in einem temperirten Zimmer, und in einem Bett, gleichwie sie sonsten gesund gewohnt gewesen; den Patienten aber zu starckem Schweiß mit Gewalt zu nöthigen, ist schädlich: auch soll man sie nicht kalt trincken lassen, weil hiedurch die Ausdünstung verhindert, und die Beulen zurück getrieben werden. Wenn ein Patient sich sehr schwach befindet, und keine besondere Hitz vorhanden, so kan man ihm von dem *Elixir proprietatis* oder *Mixtura simplex*, oder *Tinctura Bezoardica*, oder *Eſſentia Myrrhæ*, oder *Eſſ. Scordii* zwey biß dreymal im Tag 10. biß 40. Tropffen aus was warmes eingeben, oder auch nach Belieben vom Bezoar=Pulver. Hingegen aber bey hitzigen Temperamenten dienet, um die Hitz zu temperiren, das gereinigte Salpeter

Das VIII. Cap. Von den Pest-Beulen.

peter mit Krebs-Augen und präparirten Muscheln, ingleichem temperirte *Acida*, als Citronen- und Granaten-Safft (Sirup) mit Borragen-Wasser, Ochsen-Zungen- oder sonsten einem andern temperirten Wässerlein: worzu man auch, wo die Hitz stärcker, etliche Tropffen vom *Spiritu Vitrioli dulcis* kan zuthun, und davon öffters nehmen lassen.

7. Diese *Medicamenta* sind genug, um die gantze Pest zu curiren, gleichwie solches die beste *Autores*, welche von der letzten Pohlnischen, Preußischen, Dänischen, Oesterreichischen, Ungarischen und Regenspurger Pest geschrieben haben, bezeugen; mit welchen so zu continuiren, biß der Beule entweder sich vertheilet, und der Patient sich wieder wohl befindet, (welches zuweilen geschiehet, ohne daß er zur Suppuration kommt) oder biß man denselben zur Zeitigung gebracht, gleichwie meistens zu geschehen pfleget: welches zuweilen zimmlich bald geschiehet, zuweilen aber zwey, drey biß vier Wochen erfordert. Derohalben muß man, wenn es sich lang verziehet, mit vorbemeldter *Methode* continuiren, biß der Beule entweder von selbsten aufbricht und sich öffnet; oder wenn er sich nicht von selbsten öffnen wolte, und dennoch zeitig wäre, soll man denselben durch eine Incision, gleichwie sonsten in Abscessen gewöhnlich, öffnen, und also dem Eyter einen Ausgang machen, damit es nicht in die Adern wiederum möge zurück gehen.

Wie der Abßceß zu öffnen.

8. Wenn also der Abßceß geöffnet, reinigt man solchen mit einem *Digestiv*, (worunter ein wenig Theriac und ein wenig *Balsamus Sulphur. Terebinthinatus* soll gemischet werden) und wann das Geschwür rein, heilet man selbiges mit einem Wund-Balsam, gleichwie sonsten eine Wunde oder Geschwür. Im verbinden der geöffneten Beulen soll das Eyter allzeit gelind oder ohne *Violenz* ausgedruckt und ausgereiniget werden, und soll man auch hier keine Wiecken noch Meisel brauchen, es seye dann, daß die Oeffnung sehr klein wäre: das *Empl. Diachylum* oder das Honig-Pflaster kan nach der Oeffnung biß zur völligen Heilung am dienlichsten gebraucht werden.

Was nach der Oeffnung zu thun.

9. Endlich ist auch wohl zu beobachten, daß die Pest-Beulen nicht eher zu öffnen, sie seyen dann vorhero wohl zeitig, das ist, daß man die Materie in selbigen fühlen oder sehen könne: dann wann sie eher geöffnet werden, so entstehen daraus schlimme Fisteln, Steiffigkeit der Glieder, ja gar der Brand, gleichwie vorbemeldte *Autores observiret* haben: welche gar versichern, daß man fast niemals oder doch gar selten nöthig hätte einen Pest-Beulen zu öffnen, sondern daß dieselbe schon zu rechter Zeit von selbsten würden aufbrechen.

Sollen nicht zu früh geöffnet werden.

10. Es

Was sonsten noch schädlich befunden worden.

10. Einige von den Alten haben recommendiret, daß man die Pest-Beulen solle ausschneiden, um dadurch das Gifft auf einmahl wegzunehmen: welches aber von den Neuern verworffen, und vor schädlich gehalten wird; weilen solches nicht nur grossen Schmertzen erwecke, sondern auch an vielen Orten ohne Lebens-Gefahr nicht geschehen könne. Sie verwerffen auch alle Brech-und Purgier-Mittel, Aderlassen, alle innerliche hitzige Medicamenten, als starcke Bezoar-Tincturen, Pest-Brandewein, alle flüchtige hitzige *Spiritus*, wie auch selbst den Theriac und Mithridat, welche von den ältern Scribenten sind recommendirt worden, indem sie alle nach denen accuratesten Observationen sehr schädlich sind befunden worden.

Das IX. Capitel,
Von der Präservation der Pest.

1.

Präservation ist ungewiß.

Bevor wir von den Pest-Blasen zu curiren handeln, wollen wir zuvor einigen Unterricht geben, wie sich ein *Chirurgus*, weil er mit den Pest-inficirten muß umgehen, am besten vor der Pest präserviren könne. Hier ist aber gleich anfänglich zu wissen, daß bishero noch keine gantz gewisse Präservation bekandt seye, worauf man sich ohnfehlbar verlassen könne, und daß viele unnütze, albere, ja theils schädliche Medicamenten, deßwegen seyen erdacht worden, vor welchen man sich in acht zu nehmen. Dann

Was man nicht thun soll.

2. Viele sind, welche meinen, daß man durch öffteres purgieren das Pestilentialische Gifft könne austreiben, damit das Geblüt nicht möge angestecket werden; andere meinen, daß solches durch öffteres Schwitzen, Schröpffen, oder durch das Aderlassen geschehen könne: welche aber alle den Leib schwächen, und also mehr zum anstecken disponiren, als helffen oder präserviren; es seye dann, daß jemand schon vorhero zu dergleichen Mitteln wäre gewohnt gewesen. Andere meinen, daß sie durch Pest-Brandewein, wenn sie solchen täglich in einer guten Quantität einnehmen, sich vor der Pest präserviren können: diese aber und andere dergleichen hitzige Medicamenten pflegen mehr das Geblüt zu erhitzen, und also zu widernatürlicher Wallung und Pestilentialischen Fiebern zu disponiren; es seye denn, daß sie schon vorhero dazu gewohnt gewesen, und selbige nicht gar zu häuffig gebrauchten. Eben derglei-

Das IX. Cap. Von der Präservation der Pest.

dergleichen ist vom gemeinen Brandewein, Pest-Latwergen, Bitter-Wein und andern hitzigen Medicamenten zu halten, weil observiret worden, daß solche gegen die Pest nicht präserviren. Einige hängen Quecksilber an, andere eine Spinne, andere Campher: viele meinen sich durch Fontanellen vor der Pest zu präserviren; aber alle diese und andere bißher bekandte Präservative halten keinen Stich, und darf sich niemand gewiß drauf verlassen.

3. Die beste Präservation aber ist, daß, wer da kan, beyzeiten davon gehe, und an einen andern gesunden Ort sich begebe; die aber da bleiben müssen, sollen, wenn es ihre Profeßion nicht erfordert, sich hüten mit inficirten Personen umzugehen, vielweniger von ihren Kleidern, Bettern, Eß- oder Trinck-Geschirr gebrauchen, auch sich nicht viel förchten, sondern gute Diät halten, und allzeit gutes Muths seyn. Weilen aber *Medicis* und *Chirurgis* zukommt, die arme Patienten in dieser Noth nicht zu verlassen, weil es ihr Ampt ist, und sie GOtt in diesen Stand gesetzet hat, sollen sie sich beyzeiten angewehnen vor keiner Kranckheit zu erschrecken, und also auch nicht vor der Pest, in der Hoffnung und Vertrauen, daß sie GOtt, da sie in ihrem Beruf gehen, erhalten werde, als welches das allerbeste Präservativ ist.

Welches die beste Präservation.

4. Dennoch aber sollen sie sich auch leiblicher weiß versehen, so viel als möglich ist, und vor allen niemals nüchtern zu anstecken den Kranckheiten, und also auch nicht zu Pest-inficirten, gehen; sondern vorher allzeit etwas krässtiges von Speiß oder Tranck zu sich nehmen, damit der Leib gestärcket, denen Ansteckungen desto besser widerstehen könne, und die üble Dünste nicht so leicht annehme. Manche essen zu dem End nur ein Stück Brod mit Butter, und trincken dazu ein Gläslein Spanischen- oder Wermuth-Wein, oder andern guten Wein: wie sich dann *Hodges*, der oben bemeldte Engelländer, mit dem Spanischen-Wein präservirt zu haben schreibet. Andere recommendiren, daß man alle Morgen, ehe man solche Patienten besuchet, ein Stücklein Brod essen solle, welches vorher in was Wein- oder Rauthen-Eßig, oder sonsten einen andern guten Eßig eingedaucht worden. *Sylvius* rühmet sehr sein Präservativ-Wasser, in den Apothecken *Aqua prophylactica Sylvii* genannt; von welchem entweder bloß oder mit einem Stücklein Brod ein paar Löffel voll morgens soll genommen werden. Andere essen vorhero nur eine gute Suppe, oder trincken ein paar Köpffges *Chocolade*: nachdem es ihre Gewohnheit mit sich bringet.

1. Bevor man zu den Patienten gehet.

5. Bey den Patienten soll man niemahls den Speichel abschlingen/ vielweniger was essen oder trincken/ weilen hiermit die gifftige Dünste oder *Effluvia* mit eingeschlungen werden/ welche hernach das Geblüt und innerliche Theile anstecken. Auch ist derjenige Gebrauch nicht wohl zu billigen/ daß einige bey den Krancken allzeit *Myrrha,* Zimmet/ Cardamomeln/ *Angelica,* Zittwer/ oder andere dergleichen Sachen käuen und essen/ oder abschlingen; weilen hierdurch der Speichel häufig nach dem Mund gezogen wird/ und sich das Gifft hernach mit einschlinget. Ehe man aber zu den Patienten gehet/ so können dergleichen wohl mit Nutzen gekäuet/ und abgeschlungen werden/ welches aber bey den Patienten nicht geschehen soll. Man soll auch trachten/ nicht allzu lang bey den Patienten sich aufzuhalten; sondern nur so lang/ als es eben nöthig ist/ denselben zu verbinden/ und das nöthige zu verordnen; damit man nicht durch die Vielheit der gifftigen Dünste angestecket/ und die Natur dadurch gleichsam überwunden werde.

2. Bey den Patienten selbsten.

6. Wann man wieder von dem Patienten nach Hauß kommt/ soll man Hände und Mund mit Wasser/ worunter was Essig zu mischen/ wohl auswaschen: (dann der Essig widerstehet gar sonderlich und kräfftig dem pestilentialischen Gifft.) Hernach andere Kleider anlegen/ und die vorige in den Wind und Lufft hängen/ oder auch selbige beräuchern lassen. Nachdiesem wird von vielen sehr dienlich gehalten/ daß man etliche Schälgens von *Thee, Coffee, Scordium,* Salbey/ oder andern in vorhergehendem Capitel recommendirten Kräutern/ wie *Thee* zu sich nehme/ weilen dadurch ein linder Schweiß entstehet/ und also/ wenn man ja etwa was gifftiges aufgefangen hätte/ alsobald wieder ausgetrieben/ und das Geblüt in einer guten Flüßigkeit erhalten wird.

3. Wenn man wieder nach Hauß gekommen.

7. Hierbey ist währender Pest sehr gute Diät zuhalten/ und der Leib nie mit Essen oder Trincken zu überladen; weilen hierdurch Cruditäten entstehen/ der Leib geschwächet/ und also zu leichterer Ansteckung disponirt wird. Derohalben soll man nur so viel essen und trincken/ als man füglich verdauen kan/ und zu Erhaltung der Leibskrafften vonnöthen ist/ dann aller Uberfluß ist schädlich. Man kan zwar allerley Speisen geniesen/ gleichwie man zu andern Zeiten ist gewohnt gewesen; und darf eben nicht nur zarte/ sondern auch wohl grobe und gemeine Speisen geniesen/ wenn man sich nur nicht überladet. Deßgleichen kan man zum Ordinär-Getranck gebrauchen/ was man sonsten zu trincken gewohnt gewesen; dabey dennoch bey der Mahlzeit/

Diät.

Das IX. Cap Von den Pest-Blasen. 263

zeit/ um den Magen zu stärcken/ und eine gute Dauung zu machen/ ein Trunck Spanischer- oder sonsten guter Wein mit gutem Nutzen kan zu sich genommen werden. Wer zum Taback-rauchen vorher ist gewohnt gewesen/ kan bey seiner Gewohnheit bleiben; wer aber zu selbigem nicht gewohnt/ sonderlich wenn er ohnedem hitziger Natur/ hat keinen Nutzen davon zu gewarten/ gleichwie viele geglaubt haben/ und soll sich also alsdann nicht erst dazu gewehnen/ indem/ wie vielfältig observirt worden/ viele Tabacktrincker in der Pest gestorben. Ingleichem wer sonsten die Gewohnheit gehabt/ zu gewissen Zeiten zu laxiren/ zu schröpffen/ Magen-*Elixir* einzunehmen/ zur Ader zu lassen/ und dergleichen/ soll solches zur gewöhnlichen Zeit nicht übergehen/ und von seiner vorigen Lebens-Art nichts ändern/ ausser die Exceß. Die *Venus*, weil sie den Leib schwächet/ insonderheit bey ohnedem schwächlichen Leuten/ ist höchst-schädlich.

8. Vor die Nase zum rüchen kan man/ um den Gestanck und böse *Effluvia* zu corrigiren/ zuweilen ein Schwämmlein mit Rauten- Lavendel- oder andern Eßig angefüllet/ halten: auch die Häuser mit Wachholder-Beeren/ Wachholder-Stauden/ Schieß-Pulver/ oder angezündtem Schwefel beräuchern lassen; oder man giesset Eßig auf einen glüenden Stein/ oder glüende Blatt/ daß der saure Dunst die Häuser durchkrieche/ und die gifftige *Effluvia* vertreibe.

Was äusserlich zu thun.

Das X. Capitel/
Von den Pest-Blasen/ Carbunculus und Anthrax genandt.

1.

Eine Pest-Blase/ Lateinisch *Carbunculus*, Griechisch *Anthrax*, wird genannt/ wenn in der Pest eine Entzündung mit brennenden Blasen an einem Theil des menschlichen Leibes entstehet/ welche fast eben so aussiehet/ als wie die Blasen/ welche durch Verbrennen am menschlichen Leibe verursachet werden: Zu diesen Pest-Blasen aber kommt der kalte Brand oder Fäulung der darunter liegenden Theile sehr gehling/ wodurch selbige schwartz wie eine Kohle/ und biß auf die Beine verfaulet werden/ als wovon der Lateinische und Griechische Nahmen seinen Ursprung hat.

Was ein Carbuncul sey.

2. Es

Des Ersten Theils Viertes Buch/

Wie solche entstehen und beschaffen.

2. Es entstehen die Blasen ordentlich geschwind innerhalb einigen Stunden/ mit grossem Brennen und Schmertzen; und wenn man sie öffnet/ laufft ein wenig blaulechtes/ zuweilen auch klares/ Wasser heraus. Unter dieser Blase siehet das Fleisch aus/ als ob es schwartz gebrannt wäre/ welches aber in der That ein *Sphacelus*, kalter Brand oder Fäulung ist/ welche um sich frisset; endlich aber doch/ wenn der Patient anderst davon kommt/ von dem noch gesunden Fleisch sich absondert und ausfällt. Diese Pest-Blasen sind von unterschiedlicher Grösse/ auch nun viele nun wenige an einem Patienten: pflegen auch in allen Theilen des Leibs ohne Unterschied zu entstehen und hervor zu kommen/ gemeiniglich zugleich mit den Pest-Beulen/ und werden selten allein und ohne Pest-Beulen observiret.

Die Ursachen.

3. Die Ursach dieser Carbunculn ist eine hefftige Entzündung/ verursachet durch die Stockung des vom pestilentialischen Gifft inficirten Gebluts/ und die darauf gehling erfolgende Fäulung und Tödtung des inficirten Theiles: dann es wird diese Entzündung nicht zur Zeitigung gebracht/ wie die Beulen/ sondern es kommt der kalte Brand darzu/ und muß sich völlig separiren und heraus fallen. Dann die Theile in der Circumferentz des Carbunculs müssen sich entzünden und zur Suppuration bequemen/ wenn anderst der Tod solches nicht verhindert: und vermittelst dieser Suppuration wird der erstorbene schwartze Theil von dem gesunden abgesondert.

Die Prognosis.

4. Was die *Prognosis* der Pest-Blasen anbelangt/ hat die Erfahrung gelehrt/ daß selbige gefährlicher sind/ als die Beulen; insonderheit wenn sie gleich gantz schwartz oder schwartz-gelb aussehen. Wenn sie aber im Anfang roth/ und nach und nach Citronen-Farb bekommen/ sind sie nicht so gefährlich. Welche im Gesicht/ Hals/ Brust und unter den Achseln entstehen/ sind meistentheils tödtlich.

Innerliche Cur.

5. In Heilung der Carbunculn soll man/ was die Diät und innerliche Medicamenten anlangt/ die Patienten eben so tractiren/ gleichwie bey den Pest-Beulen *pag. 258.* ist gesagt worden; welches hauptsächlich darinn bestehet/ daß man selbige allzeit bey einem linden Dufft oder Ausdünstung erhalte.

Aeusserliche Cur.

6. Aeusserlich aber hat man zu trachten/ daß die *Separation* des Carbunculs befördert werde. Zu dem End rathen einige von den neuern *Autoribus*, daß man die Carbunculn vor allen Dingen lind scarificiren

Das X. Cap. Von den Pest-Blasen, 265

ficiren solle, auf daß dadurch das scharffe stockende Blut und Gewässer einen Ausgang bekomme; andere aber öffnen nur die Blasen mit einer Scheer, um das darunter stockende Wasser heraus zu lassen, und bestreichen hernach den Carbuncul offt mit warmen Campher-*Spiritus*, oder mit Brandewein, worinnen ein wenig *Theriac* zerlassen, und legen hernach ein zeitigendes *Cataplasma* auf, z. E.

Rec. Honig 4 Löffel voll,
Sauerteig 2 Löffel voll,
2 Eyerdotter,
Seiffen 1 Loth, misch solches, und applicire es warm.

Oder nimm Rocken- und Weitzen-Mehl 4 Loth,
Eßig 1 Loth, koche es mit Wasser oder Buttermilch zur Consistentz eines Auffschlags, thue hernach darzu Honig ʒj. gepülverten Saffran ʒj. und dieses applicire offt warm.

7. Auf diese Manier muß man continuiren, biß der Carbuncul sich separiret und ausfällt, als welches besser ist, als wenn man solchen dem Patienten vor der Zeit wolte ausschneiden, gleichwie einige mit Schaden vieler Patienten gethan haben. Dennoch aber, wenn der Carbuncul meistentheils los ist, und nur noch ein wenig anhängt, kan man denselben wohl mit einem Messerlein völlig ablösen: dann wenn man selbigen zu früh ausschneidet, so haben die Patienten nicht nur grössern Schmertzen, sondern es wird dadurch böses wildes Fleisch erwecket, grössere Fäulung, der Brand, wie auch offt der Tod. *Was vom Ausschneiden zu halten.*

8. Wenn aber durch ein frühzeitiges Ausschneiden, oder auch wohl von selbsten, wildes Fleisch in der Hohligkeit sich äusserte, soll man solches mit dem Aegyptiac oder mit des Würtzens braunen Sälblein, oder auch mit folgendem trachten wegzunehmen: *Wenn wildes Fleisch entstehet.*

Nimm 2 Löffel voll Honig,
2 Eyerdotter,
gebrannten Alaun,
Pulvis Gentianæ und
Aristolochiæ von jedem 1 Quintl. rühre solches untereinander zu einem Sälblein.

9. Wenn aber ein Brand (*Gangræna*) oder grosse hefftige Entzündung darzu käme, gleichwie manchmahl zu geschehen pfleget, so ist folgendes zu appliciren. *Wenn Entzündung dazu kömt.*

Ll

℞. ☉ Abſinth. ʒß.
Herb. Scord.
Fl. Sambuc.
Chamomill. āā. Mj.
Aquæ ℥ijß. koche dieſes eine viertel Stund/ und zu dem durchgeſeyten thue vom beſten Brandwein oder Kampffer-Brandwein ʒvj. Theriac ʒij. und applicire ſolches öffters warm mit zuſammgefaltnen Tüchern/ biß ſich die Entzündung oder der Brand vertheilet.

Was nach der Separation zu thun.
10. Sonſten aber/ wo ſolche Zufälle ſich nicht ereignen/ ſoll man/ nachdem der Carbuncul ſich ſeparirt hat/ das Geſchwür entweder mit des Würtzens braunen Sälblein/ oder mit dem Digeſtiv, welches wir bey den Peſt-Beulen *pag.* 259 beſchrieben/ reinigen. Man muß aber mit der Reinigung ſo wohl der Carbunculen als Beulen lang anhalten/ damit nichts von dem Gifft möge zurück bleiben/ und eine Recidiv erwecken: derohalben ſoll man das Geſchwär nicht eher laſſen zuheilen/ als biß alle Zufälle der Peſt bey den Patienten nachgelaſſen haben/ oder völlig vergangen ſeyen. Alsdann aber/ wann das Geſchwär wohl gereiniget/ heilet man ſelbiges zu/ gleichwie andere Abſceß und Wunden/ und inſonderheit durch Applicirung der *Eſſentiæ Myrrhæ* und *Aloes* mit Carpie/ worüber man das *Empl. de Lithargyrio* überleget/ und damit continuiret/ biß der Schade wiederum völlig geheilet und geſchloſſen.

Vom Gebrauch der Brenn-Eiſen.
11. Manche wollen daß man zur Extirpation des Carbunculs/ und um die gantze Heilung zu befördern/ anſtatt der Medicamenten/ ein *Cauterium*, das iſt/ ein glüendes Eiſen/ appliciren/ und mit ſolchem/ wenn es anderſt der Ort zuläßt/ den Carbuncul biß auf das geſunde Fleiſch wegbrennen ſolle; welches man erkennet/ wenn die Patienten Schmertzen empfinden: dann in dem erſtorbenen Fleiſch haben ſie weder vom Schneiden noch Brennen Empfindung/ und ſchreibet *Hodges*, daß er in der Londiſchen Peſt nichts kräfftigers und beſſers gegen die Carbunculn obſerviret habe/ als die Brenn-Eiſen. Es leiden aber erſtlich die Patienten das Brennen nicht leicht/ und ſind auch ſonſten vielerley Urſachen und Verhinderungen/ daß man die *Cauteria* nicht allzeit wohl appliciren kan/ da man ſich doch der vorherbeſchriebenen Manier bedienen müſte.

Ob das *Butyrum Antimonii* zu gebrauchen.
12. Der berühmte *Sylvius* lobet das *Butyrum Antimonii*, als das gewiſſeſte und kräfftigſte Mittel/ die Carbunculn zu ſepariren/ und rathet/

thet/ daß man mit selbigem die *Circumferenz* desselben wohl bestreichen solle/ so würde hiedurch der Fortgang desselben nicht nur verhindert/ und eine Schurffe oder *Eschæra* zwischen dem gesunden und faulen erwecket/ sondern auch der Carbuncul von dem gesunden bald und wohl abgesondert werden. Dieses aber verwerffen diejenige *Autores*, welche von der Wiener- und Regenspurger Pest geschrieben haben/ und versichern/ daß üble Gefolge/ und der Tod selbst innerhalb wenig Stunden darauf erfolget wären. Böttcher aber hergegen/ in Beschreibung der Coppenhagischen Pest/ lobet und recommendiret dieses *Butyrum Antimonii* gar sehr. Dennoch aber halte davor/ daß die erst-beschriebene Methode linder und sicherer seye/ als das *Butyrum Antimonii* und die Brenn-Eisen. Wenn aber dennoch jemand durch die *Cauteria* oder *Butyr. Antimonii* die Carbunculn separiret hätte/ so muß er doch hernach mit dem reinigenden Sälblein den Ort wohl ausreinigen/ und hernach denselben auf die vorher-beschriebene Manier zuheilen.

Das XI. Capitel/
Von den Frantzosen oder Venus-Beulen.

1.

Ein *Venus-Beulen* wird genannt/ wenn ein schmertzhaffter entzündeter Geschwulst in den Weichen oder unter den Achseln/ nach einem Beyschlaf mit einer verdächtigen oder vom Venerischen Gifft angesteckten Person entstehet. Es äussern sich dieselbe entweder allein ohne andere Zufäll; oder es ist ein Tripper (*Gonorrhæa*) oder Geschwür an den Geburts-Gliedern/ welche man Schancker (*chancre*) zu nennen pfleget/ oder sonsten andere Zufälle von den sogenannten Frantzosen dabey.

Was ein Venus-Beule sey.

2. Es empfinden solche Leut entweder bald nach einem Beyschlaf mit einer verdächtigen Person/ oder nach etlichen Tagen/ eine harte Geschwulst/ nun in einer nun in beyden Weichen/ und zuweilen auch unter den Achseln/ welche roth und schmertzhafft werden/ gleichwie andere Entzündungen. Dem äusserlichen Ansehen nach sind sie von einem Wachs- oder gut-artigen Beulen nicht unterschieden; dahero soll man nicht gleich einen jeden solchen Beulen vor Venerisch halten: dennoch

Zufäll.

aber soll man auch bey verdächtigen Personen acht haben/ daß man einen Frantzosen-Beulen nicht als einen gemeinen Beulen tractire/ damit man durch Versäumung der rechten Cur nicht übel ärger mache/ und dem Patienten die Frantzosen mit vollem Trupp und *Bagage* über den Halß lade.

Kennzeichen.   3. Das gewisseste Kennzeichen der Venerischen Beulen ist/ wenn einer mit einer verdächtigen Person oder Hure zu thun gehabt/ oder ein Tripper/ *Chancre*, oder sonsten andere Zufäll der Frantzosen-Kranckheit entweder vorher gegangen/ oder noch würcklich gegenwärtig sind: dann wo diese vorhanden/ ist man gewiß/ daß es Frantzosen-Beulen sind. Wenn aber dergleichen nicht da sind/ und also die Sach noch ungewiß/ soll man den Patienten deßwegen wohl examiniren/ und sich die Warheit bekennen lassen/ oder doch wenigstens die Cur darnach richten: dann wenn man diese Beulen nicht recht tractiret/ so kan leicht die vollkommene *Venus*-Seuche darauf folgen. Wenn aber die Cur recht angestellt wird/ und sich der Patient behörlich dabey verhält/ so sind selbige vor sich nicht eben gar gefährlich: es seye dann daß schon andere schlimme Venerische Zufäll mit dabey wären.

Ob es in der Cur sicher/ selbige zu zertheilen.   4. In der Curation lehren viele *Autores*, daß man diese Beulen nicht zurück treiben noch vertheilen solle/ gleichwie von den Pest-Beulen ist gesagt worden: weilen hiedurch das Venerische Gifft zurück in die Adern gienge/ das gantze Geblüt anstecktete/ und dadurch die Frantzosen erwecktete. Derohalben wollen sie auch/ daß man weder *Purgantia* noch Aderlassen allhier gebrauchen solle/ weilen hiedurch das Gifft/ welches die Natur austreiben wolle/ wieder zurück in die Adern gezogen würde; sondern man solle selbige nur so bald möglich/ zur Suppuration zu bringen trachten. Aber auf diese Manier wird die Cur sehr lang und beschwerlich: und wenn man nur gleich Anfangs fleißig purgirende Mercurialische Medicamente und Holtz-Träncke gebraucht/ so kan das Venerische Gifft sicherer und geschwinder/ als durch die Verschwürung/ aus dem Leibe geführet/ und also die Beulen sicher vertheilet werden/ ohne daß man die Frantzosen davon zu befürchten habe.

Wie die Vertheilung anzustellen.   5. Derohalben/es sey ein Tripper dabey oder nicht/ muß man den Patienten mit dem *Mercurio dulci* offt und wohl purgieren/ gleichwie man sonst in Curirung des Trippers zu thun pfleget: (dann die innerliche Cur dieses/ ist auch die Cur der Beulen) und die Beulen können nicht glücklich curiret werden/ so lang der Leib von dem Venerischen Gifft

Gifft nicht wohl gereiniget ist. Solte eine grosse Entzündung dabey seyn/ insonderheit in jungen blutreichen Leuten/ so ist auch dienlich im Anfang eine Ader springen zu lassen/ und hernach mit Mercurialischen Purgantzen und *Decoctis Lignorum* eine weil zu continuiren. Hierbey soll man äusserlich auf den Beulen vertheilende Pflaster auflegen: als das *Empl. de Meliloto, de ranis c. Mercurio, diachylum* und dergleichen. Inzwischen aber soll der Patient auch gute Diät halten/ und nichts anders als dünne Wasser-Suppen/ Haber- und Gersten-Suppen/ und dergleichen/ geniesen. Zum ordinären Tranck soll er sich einer *Ptisana* von Gersten/ Süßholtz und Anis oder Fenchel bedienen/ oder das zweyte *Decoctum* vom Holtz-Tranck/ oder ein dünnes Bier trincken. Wein aber und andere hitzige Getränck/ weil sie die Entzündung mehren/ sind zu meiden. Wenn man auf solche Manier verfähret/ so kan die Zertheilung solcher Beulen im Anfang glücklich geschehen.

6. Wo es aber schon zu spät wäre/ oder sich auch die Beulen nicht wolten zertheilen lassen/ muß man trachten/ dieselbe/ so bald möglich/ zur *Suppuration* zu bringen/ als wodurch das Venerische Gifft gleichfalls destruirt wird und seinen Ausgang bekommt: dann sonsten verursacht es die Frantzosen. Die *Suppuration* wird befördert durch eben solche und dergleichen Mittel/ welche in den vorhergehenden *pag.* 246 und *pag.* 238 zu dem End sind gelobet worden: dabey ist hier sehr gut/daß man/ entweder mit Tüchern/ oder mit den Fingern/ mit was Oel oder Butter bestrichen/ die Beulen offt und wohl reibe/ biß sie gantz roth und schmertzhafft werden. Wenn dieses geschehen/ applicire man entweder zeitigende Pflaster oder Umschläg/ so wird man die Suppuration am ersten zuwegen bringen. Die Pflaster applicirt man gern/ wann die Patienten noch können oder müssen herrum gehen/ unter welchen das *Empl. diachylum c. Gummis* wie auch das *de Galbano* am besten sind/ welche man täglich 2. 3. biß 4. mahl kan abziehen/ und das Reiben/ wie vorhero gesagt/ wiederhohlen: wobey zugleich zu geschwinderer Zeitigung behülflich ist/ wenn sich die Patienten/ wo es möglich/ durch allerley *Exercitia*, als Fechten/ Tantzen/ und dergleichen/ offt eine gute Motion machen. Wenn aber die Patienten nicht mehr gehen könnten/ gleichwie öffters solches wegen grossen Schmertzen ihnen unmöglich ist/ kan man an statt der Pflaster die Zeitigende Aufschläg überlegen/ gleichwie dergleichen an ietzt bemeldeten Orten sind beschrieben worden: durch welche die *Suppuration* gemeiniglich geschwinder befördert wird. Oder man kan nur das *Cataplasma* von gebratenen Zwiefeln unter der

Wie die Schwürung zuwegen zu bringen.

Asche/

Aſche/ oder von Mehl und Honig/ oder von Sauertaig/ oder von Brod-Krümmen mit Milch und Saffran gekocht/ des Tags öffters warm überlegen/ und allemahl vorhero die Beulen wieder wohl reiben.

Was innerlich zu thun.

7. Innerlich ſoll der Patient ſowohl bey dem Vertheilen/ als Zeitigung hiebey des Tags zwey- oder dreymahl von einem warmen Holtz-Tranck trincken/ und zugleich 30. biß 40. Tropffen von der *Eſſ. Lignor. fumar.* oder *Scord.* und dergleichen einnehmen/ als wodurch das Geblüt flüßig gemacht/ nach der Haut zugetrieben/ und die Vertheilung und Suppuration befördert wird.

Wenn die Zeitigung geſchehen.

8. Auf dieſe Manier iſt zu continuiren/ biß man die Materie ſpühren kan: da man alsdann den Abſceß durch eine vorſichtige Inciſion öffnen/ und ſich hüten ſoll/ daß man nicht zu tief ſchneide/ damit die groſſe Adern in den Weichen/ oder unter den Achſeln/ nicht verletzet werden/ als wodurch ein tödtliches Verbluten erfolgen würde: derohalben muß man die Spitzen des Abſceſſes/ gleichwie oben ſchon gelehrt worden/ mit den Fingern wohl in die Höhe drücken. Die Oeffnung ſoll man nicht allzu lang auffſchieben/ damit die Materie nicht wieder in die Adern grieche/ und das gantze Geblüt anſtecke/ gleichwie *Hildanus* und andere dergleichen angemercket haben; dennoch aber ſoll man ſolche auch nicht zu früh öffnen/ bevor man die Materie fühlen kan: weil ſonſten neue Entzündungen und andere übele Gefolge können verurſacht werden. Man kan die Oeffnung auch/ wenn man mit furchtſamen Leuten zu thun hat/ mit einem Corroſiv verrichten/ gleichwie wir oben bey den Abſceſſen *pag.* 241 gelehrt haben. Nachdem aber die Oeffnung gemacht/ und die Materie ausgelaſſen/ reiniget man das Geſchwür mit dem gemeinen Digeſtiv/ worzu ein wenig Theriac und rother Præcipitat kan gemiſchet werden: leget darüber das *Empl. Diachyl. c. gummis*, damit die *Circumferenz* des Abſceſſes wohl erweichet werde/ und continuiret alſo/ biß das Geſchwür rein iſt/ welches man endlich mit Wund-Balſam oder auch nur mit trucken Carpie zuheilet.

Müſſen zuweilen durch cauteriſiren curirt werden.

10. Zuweilen ſind dieſe Geſchwür ſo ſchlimm/ daß ſie ſich durch keine Medicamenten wollen trucknen noch heilen laſſen/ ſondern allzeit eine dünne Wäſſerigkeit häuffig ſecerniren: in dieſem Zufall iſt offt kein anderer Rath/ als daß man den Ort/ wo das Gewäſſer ausläufft/ wenn jetzt bemeldte *Medicamenta*, oder der Præcipitat und gebrannte Alaun/ nicht helffen wollen/ mit einem *Cauterio* anbrenne/

brenne, als wodurch die verletzte *Vasa Lymphatica* geschlossen werden. Aus diesen allen erhellet, daß es besser sey, die *Venus*-Beulen durch die Resolution als durch die Suppuration zu curiren. Solte aber schon das gantze Geblüt inficirt seyn, und die so genannte Frantzosen sich selbsten äussern, muß man alsdann selbige nach ihrer Art tractiren.

Das XII. Capitel,
Von erfrornen Gliedern.

1.

Erfrorne Glieder, lateinisch *Perniones*, werden genannt, wenn durch die Kält die Theile des Leibes, und insonderheit Hände und Füsse, hefftig auffschwellen, sehr roth werden, brennen und einen stechenden Schmertzen verursachen, und die leidende Glieder vor Kält wie steif und unbeweglich sind. Weil also hier alle Zeichen und Zufälle einer wahren Entzündung, derohalben wird dieser Zustand hiermit auch billig unter denen Entzündungen tractirt, und insonderheit auch deßwegen, weil selbige sich nach Art anderer Entzündungen, entweder wieder zertheilen, oder verschwüren, oder sich in einen heiß- oder kalten Brand endigen. *Was erfrorne Glieder.*

2. Man erkennet erfrorne Glieder 1) aus denen gemeinen Zeichen der Entzündungen, welche wir eben erzehlet haben; 2) aus der Ursach, wann nemlich jemand, der solche Schäden hat, lang hat müssen in hefftiger Kälte seyn, gleichwie Leut, die bey grösser Kälte reisen, Soldaten die im Winter in Belagerungen liegen, und so weiter; 3) aus einem sonderbahren Jucken, und stechenden Schmertzen, wie auch verhinderter Bewegung der leidenden Theile. *Zeichen.*

3. Wenn die Theile nur geschwollen und roth sind, ohne gar hefftiges Brennen und Schmertzen, auch die Bewegung noch zimlich da, zeiget solches einen geringen Grad an; je hefftiger aber bemeldte Zufäll, desto hefftiger und gefährlicher ist die Erfrürung. Wo aber zugleich Blasen an der Haut sich finden, gleich als ob sie durchs Feuer gebrennt wären, zeigen selbige den Brand an: und wann gar keine Empfindung mehr übrig, der Theil weich, schlapp und schwartzlicht wird, so bedeutet solches die Ersterbung, Faulung, oder den kalten Brand. *Haben verschiedene Grad.*

4. Die

Die Ursach.

4. Die Ursach der erfrornen Glieder ist grosse Kält/ als welche theils die kleine Aedergens constringiret/ theils das Geblüt dick und stockend machet/ gleichwie in andern Entzündungen: als woraus alle Zufälle und Veränderungen/ gleichwie bey andern Entzündungen/ sich erklären lassen.

Was die Kält sey.

5. Ob man schon die Natur der Kält/ oder worinnen dieselbige bestehe/ gantz gewiß noch nicht erkannt/ so scheinet doch/ daß selbige nicht allein in Abwesenheit der Wärme/ gleichwie einige wollen/ bestehe; sondern es ist wahrscheinlicher/ daß scharffe saltzige Theilges/ welche bey der Wärm flüchtig und subtil sind/ bey der Kält aber sich zusammen hängen/ schwerer werden/ und sich in die Schweißlöchlein der Haut eindringen/ die zarte Aedergen zusammen pressen/ endlich gar verletzen und verschneiden/ das Geblüt verdicken und stockend machen/ daß solches in seinem Lauf nicht kan fortkommen. Dahero hat die kalte Lufft die Krafft/ das Gesicht/ Lippen/ und andere äusserliche Theile aufzureissen und zu spalten/ welches schwerlich allein von Abwesenheit der Wärme entstehen könte/ wenn nicht zugleich was scharffes und schneidendes in der Lufft wäre; und dahero spühren auch die Leut/ welche sehr erfroren/ eine solche Empfindung an den erfrornen Theilen/ als ob unzählige Nadeln darinnen stöcken/ welche stöchen. Wo nun die Bewegung und Wärme des Gebluts am geringsten ist/ gleichwie an den Händen und Füssen/ Nasen und Ohren/ da pflegt die Stockung am leichtsten zu geschehen: und wird dadurch zuweilen nur ein kleiner Theil/ als ein Zähe/ die Fersen/ oder ein Finger erfroren; zuweilen aber gantze Hände und Füsse: ja wo die Kälte das Geblüt im gantzen Leib stocken macht/ so muß der Mensch nothwendig sterben/ welches dann heisst: Er ist erfroren.

Prognosis.

6. Erfrorne Glieder sind nie vor gering zu achten: dennoch je grösser die Zufälle/ je grösser der Grad/ und je weiter die Erfrürung sich ausgebreitet/ desto gefährlicher ist der Zustand: denn wann gantze Füß oder Hände erfroren/ so ist es schlimmer/ als wo nur eine Zähe oder Finger leidet. Leute/ welche einmal ein Glied erfroren haben/ pflegen gemeiniglich alle Winter neue Verschwellung/ Schmertzen und Entzündung an eben selbigen Theilen zu empfinden: und pflegen auch/ leichtlich/ wo sie abermal hefftige Kält erdulten müssen/ schlimme Verschwürungen oder gar den Brand zu bekommen. Wann erfrorne Glieder auf eine undienliche Manier tractirt werden/ insonderheit wo man solche Leut/ die erst aus der Kält kommen/ gleich zum Feuer oder

Das XII. Cap. Von erfrornen Gliedern.

oder zu gehlinger Hitz bringet / oder selbigen warme Sachen überschläget / so werden die erfrorne Glieder weich / faul / schwartz / verlieren ihre Empfindung / das ist / es kömmt die Ersterbung oder der kalte Brand darzu.

7. Die Curation also erfordert / daß man die Stockung des Ge- *Aeusserliche Cur.*
blüts / und die daraus entstandene Entzündung / solle vertheilen / und das Geblüt wieder in seinen freyen Lauf bringen. Es muß aber die Zertheilung hier auf eine gantz andere Manier vorgenommen werden / als in andern Entzündungen: dann warme Sachen / welche bey andern Entzündungen gut / ja nothwendig sind / darf man hier durchaus im Anfang nicht gebrauchen / noch den Patienten zum Feuer oder sonsten einem heissen Ort bringen; weilen durch diese gehlinge Veränderung die Ersterbung bald würde zuwegen gebracht werden. Derohalben ist besser / daß man solche Leut / welche hefftig erfroren / 1) an einen temperirten Ort bringe / und die erfrorne Glieder entweder mit Schnee oder kaltem Wasser wohl reibe / als wodurch die saltzige Theil / welche in den Poris stecken / ausgezogen werden / worauf die Zusammenpressung der Aederlein nachlasset / und das Geblüt wieder in seinen Lauf kommt. Nachdem dieses geschehen / und der erfrorne Theil wieder bessere Empfindung bekommen / ist dienlich / solchen wieder zu stärcken / mit Brandwein / mit oder ohne was zugemischten Theriac / wohl zu reiben / und nachdem kan man den Patienten nach und nach was näher zur Wärme thun / oder in ein Bett legen / wohl zudecken / und selbigen suchen zu einem linden Schweiß zu bringen.

8. Dieses kan geschehen / wenn man den Patienten etliche Gläs- *Innerliche Cur.*
lein warmen Wein / mit was Zimmet gekocht / nach und nach warm trincken lasset / als wodurch derselbe wiederum gestärcket / von innen erwärmet / und das Geblüt wiederum in seinen Lauf gebracht wird: wobey man ihm auch darzwischen öffters von einem Schweiß-Träncklein geben kan / z. E.

  ℞. Aq. Galeg. Rutæ
   Scord. ãã. ℨij.
   Theriacal.
   Vit. Matthiol. ãã. ʒvj.
   Prophylact. Sylv. ʒß
   Mixtur. simpl. vel Tinct. Bezoard. ℨij.

        Sirup.

Sirup. Cinamom.
Caryophyllor. ã. ʒß. Misc.

hiervon gebe man dem Patienten alle halbe Viertel-Stund 3 Löffel voll/ und lasse ihn hernach von dem warmen Wein was drauf trincken/ biß er anfängt einen Schweiß zu bekommen. Wo man keinen Wein hätte/ könnte man ein warmes Bier mit Zimmet und Nägelein abkochen/ was Zucker drunter thun/ und an statt des warmen Weins trincken lassen: auch hiermit gleichfalls continuiren/ biß der Erfrorne anfänget zu schwitzen/ alsdann denselben im Schweiß eine halbe/ oder nach Befinden gantze Stund/ erhalten/ biß er spühret/ daß die Kälte wiederum wohl ausgetrieben. Durch welche *Methode* die hefftigsten Erfrürungen/ wo auch schon würcklich der anfangende Brand da ist/ offt wiederum sich curiren lassen. Wenn aber eine Erfrürung gering ist/ hat man eben solcher innerlichen Medicamenten nicht nöthig: dennoch aber ist nicht schädlich/ wenn man wenigstens auf starcke Erfrürungen solchen warmen gewürtzten Wein oder Bier zu sich nimmt/ und die erfrorne Glieder mit Schnee oder kalt Wasser wohl reiben lässet.

Wen eine Schwärung oder Brand entstehet.
9. Wenn erfrorne Glieder zur Suppuration gehen und aufbrechen/ muß man solche/ wie sonsten einen frischen Absceß/ tractiren: das ist/ erstlich mit einem Digestiv reinigen/ nach der Reinigung mit Peruvianischem Balsam oder *Essent. Aloes* und *Myrrhæ* verbinden/ und das *Emplastrum Saturninum* oder *de Lithargyrio* überlegen. Solte aber der heisse oder kalte Brand darzu schlagen/ muß man alsdann so damit umgehen/ gleichwie alsobald in dem Capitel vom heissen und kalten Brand soll gelehret werden.

Præservation.
10. Welchen die erfrorne Glieder alle Jahr wieder kommen/ solche können sich dargegen sehr wohl præserviren/ wenn sie mit *Petroleum* oder *Terebinthin*-Oel im Eingang des Winters den erfroren gewesten Ort öffters bestreichen: oder wo die Geschwulst schon einen Anfang genommen/ eine Blase mit dergleichen Oel beschmiert überbinden: als z. E. über die Fersen/ Zähen oder erfrorne Finger/ und sich denn vor der Kält/ so viel möglich/ vorsehen.

Das XIII. Capitel,
Vom heissen und kalten Brand.

1.

Nachdem wir nun die vornehmste Entzündungen auch *in specie* examiniret, und gelehret, wie solche sollen tractirt werden, damit sie entweder mögen zertheilet, oder zur Suppuration gebracht werden: so folget jetzo, daß wir auch von der dritten Manier, nach welcher sich die Entzündungen öffters zu endigen pflegen, handeln: wenn nemlich weder die Resolution noch die Suppuration erhalten werden kan, und wird solche der heisse und kalte Brand genennet. Der heisse Brand, oder auch schlechtweg der Brand, lateinisch *Gangræna*, wird genanndt der höchste, hefftigste und gefährlichste Grad einer Entzündung, und die anfangende Verderbung oder Ersterbung des inflammirten Theils, wenn derselbe anfängt Blasen aufzuwerffen, weichlicht und blaß zu werden rc. gleichwie aus denen bald folgenden Kennzeichen weitläufftiger wird zu ersehen seyn. Der kalte Brand aber, oder *Sphacelus*, bedeutet schon die Verderbung und Ersterbung selbst des entzündten Theils: wenn nemlich derselbe anfängt kalt, schwartzlicht und stinckend zu werden, auch Empfindung und Bewegung verlieret.

Was der heisse und kalte Brand sey?

2. Die Kennzeichen des heissen Brands sind folgende: Erstlich eine vorhergegangene hefftige Entzündung mit allen ihren Zufällen, welche gehling nachlassen: als z. E. die harte Geschwulst wird weich und schlapp, und läßt mit den Fingern Gruben eindrücken, die Schmertzen lassen fast nach, der vorhero sehr roth und entzündt gewesene Theil wird blaß, oder gar graulicht, bleyfärbig oder braunlich, und fahren Bläslein auf demselben auf, als ob er mit Feuer wäre gebrannt worden, welche mit einem gelblichten oder röthlichten Wasser angefüllet sind. Die Kennzeichen aber des kalten Brands sind, wenn der heisse Brand vorhergegangen, die Empfindung und Bewegung gantz verloren, daß man in den Theil stechen und schneiden kan ohne Empfindung des Patienten: die Farb des leidenden Theils wird immer braunlichter, bleyfärbiger oder schwärtzer: wenn man den Theil anfühlet, ist er kalt, weich und schlapp, und läßt sich die Haut leicht von denen darunter liegenden Theilen herunter ziehen, welche aber hernach offt trucken und hart wird, wie eine geräuchte Schweinen-Schwart. Hierbey befindet sich auch ein übler Geruch, welcher wie ein Aas stincket,

Kennzeichen derselben.

Mm 2 und

und faulet endlich der erstorbene Theil immer weiter und weiter/ wenn man das verdorbene und erstorbene nicht wegnimmt.

Die Ursachen. 3. Die Ursachen des Brands sind entweder innerliche oder äusserliche. Zu den innerlichen gehören alle hefftige Entzündungen/ Rothlauff und dergleichen/ welche sich weder vertheilen noch zur Schwürung wollen bringen lassen: welches insonderheit geschiehet/ wo die Walkung des Gebluts sehr starck/ der Patient scharffes scorbutisches oder gallichtes Geblüt hat/ oder sehr alt ist/ oder von einer vorhergegangenen Kranckheit noch sehr matt und schwach sich befindet/ daß das Geblüt keinen rechten Fortgang mehr hat. Ingleichem/ wenn sich der Patient/ der eine Entzündung hat/ nicht behörlich verhielte/ sondern in die kalte Lufft oder Wasser gienge/ Exceß im Essen und Trincken begienge/ hefftige Gemüths-Bewegung/ als Zorn oder Schrecken bekäme; oder wenn auf die Entzündung kalte adstringirende oder sonsten schädliche Medicamenten wären appliciret worden/ gleichwie wir schon oben hievon in der *Prognosi* von den äusserlichen Entzündungen insgemein gesagt haben. Zu den äusserlichen Ursachen gehört/ wenn ein Theil durch eine äusserliche Verletzung so verwundet/ zerschlagen/ zerquetschet/ zerbrochen und zerrissen/ daß dadurch nothwendig so hefftige Entzündungen haben erfolgen müssen/ dergleichen in allerley Verwundungen/ Beinbrüch- und Verrenckungen öffters zu entstehen pflegen.

Prognosis. 4. Der heisse Brand ist allzeit höchst-gefährlich/ weil selbiger sich leicht in einen kalten Brand oder *Sphacelum* verändert/ welcher ohne Abnehmung des verdorbenen Theils nicht kan curirt werden. Dahero lügen diejenige/ welche sagen/ daß sie einen kalten Brand ohne Wegnehmung des erstorbenen curiret hätten. Der heisse Brand aber kan noch öffters curiret werden/ dieweil der leidende Theil noch nicht völlig erstorben ist/ sondern nur zu verderben anfangen will. Je hefftiger aber der heisse Brand/ je geschwinder derselbe zunimmt; wie schwacher/ älter und ungesunder der Patient/ insonderheit wo dieselben wassersüchtig/ lungensüchtig/ oder scorbutisch/ desto gefährlicher ist der Brand: in jungen und sonst gesunden Leuten aber/ wie auch wo derselbe nicht gar zu hefftig/ kan selbiger noch öffter wieder curirt werden. Bey temperirtem Wetter ist der Brand auch nicht so gefährlich/ als wie bey der grösten Hitz oder grösten Kält. Der Brand an Armen und Beinen/ wie näher er an dem Leib/ je grössere Lebens-Gefahr ist dabey: dieweilen/ wenn der kalte Brand solte draus werden/ man solches Glied nicht könnte abnehmen. Wenn alte Schäden/ das ist/ alte Geschwür

bey

Das XIII. Cap. Vom heissen und kalten Brand.

bey alten Leuten / insonderheit an den Füssen / anfangen trucken und bley-farbig zu werden / so zeigt solches meistens den kalten Brand und den bald bevorstehenden Tod an / ob sie sich schon alsdann noch nicht kranck befinden. Wenn im heissen oder kalten Brand Krampf / Zetschen oder Schluchsen / (salva venia) Rülpsen / kalter Schweiß / Ohnmachten / Verwirrung des Verstands / beständiges Wachen oder beständiges Schlaffen entstehen / zeigen solche den Tod an. Wenn der heisse Brand nicht bald curirt wird / so folget der kalte Brand darauf / und wenn man diesen nicht bald separirt / oder das Glied abnimmt / breitet er sich immer weiter aus / und verursacht in kurtzem den Tod.

5. In der Cur ist zu observiren / daß / dieweilen im heissen Brand allzeit grosse Gefahr zu befürchten / man mit gröstem Fleiß trachten müsse / selbigen bald auf behörliche Weise zu curiren / damit kein kalter Brand draus werde: als welches auf nachfolgende Manier / durch Beobachtung dreyer Puncten / am besten geschehen kan. Erstlich und vor allen Dingen soll man / wo äusserliche Ursachen vorhanden / welche die hefftige Entzündung und Brand erreget / als da sind allzu harter Verband in Beinbrüchen / Splitter / Schiefern / und andere in einer Wunden steckende widernatürliche Sachen; undienliche Medicamenten / als Salben / Oel / oder sonsten kalte und andere undienliche Mittel / wegnehmen. *In der Cur sind drey Punct zu observiren. Der erste Punct.*

6. Zweytens soll man trachten die Kräfften des Patienten zu erhalten: welches geschiehet 1) durch kräfftige Speiß und Tranck / welche man nach dem Alter / Temperament und andern Umständen einrichten soll: als z. E. wenn der Patient alt und schwach / oder von kaltem Temperament / oder wo die Säuere die Oberhand hat / so dienen hier zum Essen gute kräfftige Brühen und Suppen von Hünern / Capaunen und anderem guten Fleisch mit Muscat-Blüt gewürtzt; ingleichen Suppen von Eyern / oder weiche Eyer selbsten / kräfftige Hirschhorn- und Helffenbein-Sultzen: zuweilen zur Stärckung ein Trunck guten alten Wein / Spanischen Wein / oder Canariensect / wie auch ein gutes kräfftiges Bier. Von Medicamenten können gute Krafft-Wasser und Krafft-Latwergen / worinnen insonderheit die Confectio Alkermes einkommen soll / von einem Medico verordnet werden. Vor die Nase kan man den Patienten offt ein Ungarisch-Wasser oder das Anhaltische Wasser mit einem Schwämmlein oder Tüchlein halten lassen / und dergleichen auch auf die Schläf und Pulse binden; oder Brod-Krummen mit gestossenen Würtznägelein vermischt / in Form *Der zweyte Punct.*

eines

eines Knopffs/ in ein Tüchlein binden/ und hernach in guten Essig getauchet vor die Nase halten. Bey hitzigen oder gallichten Leuten dienen zur Stärckung/ wenn man die Suppen/ sonderlich Gerst-Suppen mit Citronen-Safft säuerlich macht/ und denselben ein *Decoctum hordei*, mit Citronen- Maulbeer- oder Hohlbeer-Safft annehmlich süß gemacht/ zu einem ordinären Tranck zu trincken gibt: worzu auch/ wo die Hitz nicht gar groß/ oder der Patient sonsten zum Weintrincken gewohnet/ entweder ein wenig guter Wein mit vorbemeldtem Gersten-Tranck zu vermischen/ oder zuweilen auch ein Gläslein pur kan zugelassen werden. Hierbey sollen auch dienliche kühlende und Hertz-stärckende Medicamenten von einem *Medico* verordnet werden.

Der dritte Punct 7. Der dritte Punct oder *Indication* ist/ daß man dem stockenden und zu faulen anfangenden Geblüt einen Ausgang mache/ und was noch gesund ist/ vor der Fäulung und Verderbung präservire. Dieses verrichten 1) die stärckende innerliche Mittel/ welche die Kräfften erhalten: 2) das Schröpffen oder *Scarificationes* auf dem leidenden Theil angestellt: da man mit einem *Incision*-Messerlein den *gangræn*rten oder brandigen Ort nach der Länge scarificiret/ weniger oder mehr/ nachdem es der leidende Theil und die Hefftigkeit des Ubels erfordern/ damit das stockende hier könne auslauffen/ und die äusserliche Medicamenten desto besser eindringen; 3) die *Fomentationes* und Umschläg aus zertheilenden balsamischen und erweichenden Kräutern zubereitet/ dergleichen dienliches *Fomentum* oder Behung auf folgende Manier kan präparirt werden:

℞. Fol. Scord., Malvæ
    Rut. recent. āā. Mij.
Flor. Chamomill Mj.
Farin. lin. ℥j. coq in s. q. ▽. simpl. Colatur.
℞. ℔. iv. add. Sapon. venet. ℥ij. f. Fomentum,

welche Behung mit zusammengefaltenen Tüchern oder Flanell offt warm soll übergeschlagen werden: und damit die Wärme desto länger möge bleiben/ muß man warme Tücher/ oder warme Ziegel-Stein darum legen. Oder an statt dieser Behung folgendes *Cataplasma*:

℞. Herb. Alth. Miij.
Flor. Sambuc. Melilot.
    Chamomill. āā. Mij.
    Lavendul. Mj. coq. in s. q. ▽. ad consistentiam
Cata-

Cataplasmatis: cui adde ☉ lin. ℥ß.

Farin. lin. q. ſ. fiat Cataplaſma.

welches auf eben bemeldte Manier zu gebrauchen, und damit zu continuiren, biß beſſer wird.

8. Wenn aber ſchon würcklich ein Anfang zum kalten Brand oder zur Fäulung da iſt, ſoll man 1. auf alle Manier mehrerer Erſterbung ſuchen vorzukommen, und 2. dem noch ſtockenden Geblüt wiederum in ſeinen Lauf helffen. Gegen das erſte, das iſt, gegen die Fäulung, dienen vielerley Medicamenten, und inſonderheit Eßig, Brandewein, allerley ſaltzige und aromatiſche *Medicamenta* entweder in Form einer Bähung oder eines Breyes aufgeſchlagen: unter welchen mit von den beſten ſind, 1) diejenige Bähung gegen den Brand, welche im Capitel von den Peſt-Blaſen *pag.* 266 iſt beſchrieben worden, welche auch in andern Fällen, wo der kalte Brand zu befürchten, ſehr nützlich iſt; oder 2) ℞. Herb. Scord. Rut. Abſinth.

Matricar. ââ. Mij.
Menth.
Abrotan. ââ. Mj. coquantur in ſ. q.

oxycrati vaſe clauſo. Colaturæ ℔. iv. adde

Sal. Gemm. ℥ß.

⁓. vin.Theriacal. ʒij. ad iv. fiat Fomentum, welches warm mit zuſammengefalteten Tüchern offt überzuſchlagen. 3) Wenn man aus dieſen ein *Cataplaſma* begehrt, kocht man ſolche Kräuter zur Conſiſtentz eines Breyes, und miſcht zuletzt darzu ☉ ✳ ℥ß. *Farin. lin.* ʒij. *Ol. infuſ. Rut. vel Chamomill.* ℥ß. F. *Cataplaſma*: welches, wann man es aufſchlagen will, mit ein wenig *Campher-Spiritus* oder *Spiritus vin. Theriacal.* zu beſprengen, ſo wird es deſto kräfftiger. 4) Das *Scordium* oder *Abſinthium* allein in Saltz-Waſſer oder Eßig gekocht, und hernach bey dem Gebrauch ein wenig *Spiritus vin. Theriacal.* beygemiſcht, gibt auch ein köſtliches *Fomentum* gegen den Brand. 5) Gleichfalls iſt ſehr dienlich, wenn man einen guten Brandewein mit Maſtix, Aloe, Myrrhen und Saffran kocht, und wie ein Foment aufſchläget. Zum andern aber, nehmlich, das ſtockende Geblüt wieder in ſeinen Lauf oder Bewegung zu bringen, dienen 1) innerliche Hertz-ſtärckende Mittel, wobey zugleich warme Waſſer-Getränck, als von *Thee*, *Scordium*, Salbey, und dergleichen, öffters getruncken, ſehr dienlich ſind; wodurch das Geblüt theils verdünnet, theils in beſſere

Bewegung gebracht wird. 2) Soll man allemahl, ehe ein frisches Foment oder *Cataplasma* aufgeschlagen wird, den Ort mit dem *Spiritus vini Theriacalis*, oder mit einer von denen zur Bähung verordneten Feuchtigkeit warm reiben, die Aufschläg fein warm überlegen, und solche allzeit mit warmen Ziegel-Steinen oder warmen Tüchern in guter Wärm erhalten. 3) Wo eine Vollblütigkeit bey dem Patienten, (welches man erkennet, wenn der Patient sehr roth und hitzig aussiehet, und der Puls starck und geschwind schlägt) soll man selbigem eine Ader lassen, und mit diesen jetzo bemeldeten so wohl innerlichen als äusserlichen Medicamenten fleißig continuiren, so wird offt nicht nur ein heisser Brand glücklich wiederum zertheilet, sondern auch ein anfangender kalter Brand manchmahl curirt werden.

Wo im kalten Brand schon etliche Theile äusserlich erstorben,

9. Wenn aber schon die Haut, ja auch andere nahe darunter liegende Theile, völlig erstorben, unempfindlich, weich und faul wären, so ist es unmöglich, diese erstorbene Theile wieder lebendig zu machen: sondern es wird das darunter stockende Geblüt, wo man ihm nicht ehestens einen Ausgang macht, immer schärffer, frißt um sich, verderbt nach und nach alles bis aufs Bein, und wird den völligen kalten Brand des gantzen Gliedes zuwegen bringen. Derohalben soll man in solchem *Casu* trachten, das faule verdorbene und erstorbene von dem noch übrigen lebendigen zu *separiren*: welches am besten durch die *Suppuration*, geschiehet, als wodurch sich offt, gleichwie in den Pest-Carbuneuln, das verdorbene von dem gesunden abscheidet. Derohalben soll man trachten 1) die *Suppuration* zu befördern, und 2) die erstorbene Crust zu erweichen und wegzunehmen.

müssen selbige 1. durch die Schwürung separiret werden.

10. Um die *Suppuration* zu befördern, soll man das faule *scarificiren*, bis auf das gesunde, (welches man erkennet, wenn der Patient das Messer empfindet) auf diese Manier kan vieles von dem faulen Geblüt und Gewässer ausfliessen und ausdämpfen, wodurch erstlich das weitere um sich fressen gehindert wird, und hernach eine Verschwürung erfolget, welche die verdorbene Theil von den noch gesunden absondert. Diese *Separation* aber des verdorbenen befördern sehr die erweichende und zugleich balsamische *Medicamenten*, und zwar auf folgende Manier *applicirt*. Anfangs soll man den *scarificirten* Theil mit einem balsamischen, das ist, der Fäulung widerstehenden *Liquido* oder Feuchtigkeit bahen, als worzu entweder kurtz vorhero §. 8. gegen die Fäulung beschriebene Bähungen dienen, oder folgendes:

F. V.

Das XIII. Cap. Vom heissen und kalten Brand.

℞. ▽ Decocti hordei. ℔j.
Acet. Rutac. ℥vi.
⸺ vin. Theriacal. ℥iv.
Sal. marin. aut vulgar. ℨj. vel. ij. Misc.

hiermit fomentire man wohl warm die leidende Theile. Hernach, um die faule Crust zu erweichen, ist folgendes *Cataplasma* sehr dienlich:

℞. Folior. Scordii Mij.
Malv.
Alth. āā. Mj.
Flor. lavendul. Mß. coquatur c. aceto vel oxycrato ad consistentiam Cataplasmatis, cui tandem admisce
Farin. lin. ℥iij.
⁂. lin. ℨj.
Sal. ammoniac. ℨij. F. Cataplasma.

mit welches Aufschlagung fleißig zu continuiren, bis daß die Fäulung nicht weiter um sich frisst, und die faule Crust von dem noch gesunden sich separiret. Ein hierzu sehr dienliches *Cataplasma* kan auch folgendes seyn:

℞. Herb. Hyoscyami Mj.
Abrotan. Scord.
Absinth. Matricar.
Melilot. Alth.
Nicotian. āā. Mß.

Coquantur in s. q. ▽. vase clauso ad consistentiam Cataplasmatis, cui admisce

Farin. lin. ℥iv.
Butyr. recent. ℨij.
Acet. Theriacal·
⸺ vin. Theriac. āā. ℨj.
Sapon. Venet. ℥ß. Misc.

11. Wenn man auf solche Manier verfähret, und der Rand der noch gesunden Haut anfängt zu schwellen, roth zu werden, Materie zeiget, die faule Crust sich zusammen ziehet, und endlich anfängt zu wackeln, ist solches ein Zeichen, daß das Uebel aufhöre um sich zu fressen, und daß bald eine gute Separation des verdorbenen von dem gesunden geschehen werde. *Wie bey der Separation und Reinigung zu verfahren.*

werde. Wo sich nun ein Anfang solcher Separation zeiget, soll man an solche Ort ein Digestiv, mit was Theriac vermischt, zwischen das faule und gesunde appliciren, und mit vorigen Umschlägen noch ferner continuiren, bis daß das meiste von dem verdorbenen sich separirt hat: welches man täglich, so viel nehmlich loß ist, mit Zänglein wegnimmt. Wo aber manches noch ein wenig anhangt, separirt man es vollends mit einer Scheer oder Messerlein; und alsdann kan man das *Cataplasma* zwar weglassen, aber mit dem Digestiv die fernere Separation noch bewerckstelligen, das *Empl. Saturninum* oder *de Minio* darüber allzeit appliciren, bis daß sich alles faule abgesondert hat, und der Ort so gereiniget ist, gleichwie man sonsten einen Absceß zu reinigen pflegt. Wenn man den Theil nicht offt entblöst, sondern die Umschläg mit Ziegel-Steinen immer warm erhält, so befördert solches sehr die Separation. Nachdem aber die Reinigung geschehen, bringet man den Schaden mit einem Wund-Balsam wiederum zur Heilung: wobey man vorbemeldte Pflaster fort brauchet, bis sich der Schaden wieder völlig geschlossen hat.

Im vollkommenen kalten Brand ist das erstorbene wegzunehmen.

12. Wenn aber der heisse Brand vollkommen in den kalten Brand verändert ist, das ist, wann gar kein Gefühl mehr in dem Theil ist, derselbe schwartz und stinckend wird, so ist kein anderes Mittel, als das verstorbene wegzunehmen. Diese Wegnehmung aber geschiehet auf verschiedene Art, nachdem entweder das gantze Glied, oder nur ein Theil desselben, verdorben, und weggenommen werden muß: als z. Ex. wenn ein Schenckel, Waden, oder Lende, nur zum Theil durch den kalten Brand verdorben ist, so darf man deßwegen nicht allezeit das gantze Glied wegnehmen, sondern man suchet nur das verdorbene von dem noch gesunden zu separiren, und die weitere Verderbung abzuwenden: welches geschiehet, wenn man an dem Rand das verdorbene von dem gesunden, entweder durch Schneiden, Brennen, oder durch Corrosiv theilet und voneinander separiret.

Entweder durch schneiden oder brennen,

13. Wenn man sich des schneidens bedienen will, soll man mit einem Messerlein das Böse bey dem Gesunden überall abschneiden, wo solches sicher geschehen kan, daß man keine grosse Adern verletze: dann wo solche da sind, läßt sich diese *Methode* nicht gebrauchen, weil man sonsten würde machen, daß sich der Patient müste zu todt bluten. Die zweyte Manier der Separation ist das Brennen: da man ein *Cauterium* nach dem andern auf den verfaulten Theil appliciret, biß daß all das faule biß auf das gesunde consumiret und weggebrannt ist.

14. Dieweilen aber diese beyde Manieren nicht nur den Leuten grausam vorkommen, sondern auch ohne grosse Schmertzen nicht abgehen, so ist die dritte Manier, das verdorbene Fleisch durch Corrosive wegzuätzen, als welche *Methode* die gelindeste und gebräuchlichste von allen ist. Zu dem End kan man den Rand des faulen, ja wohl gar das faule zusammen, mit dem *Butyrum Antimonii* oder mit dem *Lapis Causticus* beschmieren, biß daß sich an dem Rand eine Absonderung des verdorbenen von dem guten zeiget, und selbige keine Gemeinschafft mehr miteinander haben: dabey man aber mit den letzt-beschriebenen Aufschlägen §. 8. oder sonsten einem dergleichen continuiren soll, biß das Ubel nicht mehr um sich frißt, und das übrige faule nach und nach weggehet. Um solches wegzubringen pflegen einige entweder wiederum die *Cauteria* zu appliciren, und solches biß auf das gesunde wegzubrennen: andere pflegen dasselbe wegzuschneiden; am besten aber ist, wenn man solches wieder mit einem Corrosiv wegätzet, als worzu folgende Lauge sehr dienlich ist: oder durch Corrosive,

℞ Calc. viv. fortiss. ℥iij.
 Ciner. Clavellator. ℥ix.

Diese zwey zerstösset man, aber jedes allein: hernach mischt man selbige, thut sie in ein Glas, und setzet sie in einen Keller, damit sie schmeltzen mögen; wenn selbige geschmoltzen, läßt man die Feuchtigkeit durch ein Fließ-Papier laufen, und verwahrt sie zum Gebrauch in einem Glas. Diese Corrosiv-Laug streichet man mit einem Pensel oder Feder auf den gantzen verfaulten Theil, welches täglich ein- biß zweymal geschehen kan, nachdem man siehet, daß solche stärcker oder geringer wircket: continuiret dabey einen erweichenden Umschlag §. 8. so wird sich nach und nach das verdorbene theils wegätzen, theils in Schurfen verändern, welche gleichfalls durch das *Cataplasma* erweichet und abgelöset, weggenommen werden, biß daß alles erstorbene biß auf das lebendige abgesondert ist. Wenn dieses geschehen, continuiret man die Reinigung weiter mit Digestiv, und heilet endlich die Höle mit Wund-Balsam zu, gleichwie eine Wunde oder Absceß. Solte sich in dem Absceß noch nach der Hand wieder was neues erstorbenes zeigen, soll man solches mit eben dem Corrosiv wegätzen, und hernach, wie vorhero gesagt, zur Heilung bringen.

15. Solte aber an Händen und Füssen der kalte Brand so weit gekommen seyn, daß das Glied biß auf das Bein verdorben und gäntzlich erstorben wäre, so ist solches unmöglich wiederum zu curiren, oder le- oder durch völliges abnehmen.

bendig zu machen; sondern man muß/ damit der Brand nicht weiter um sich fresse/ oder den Patienten gar ums Leben bringe/ den gantzen erstorbenen Theil mit sambt dem Bein und allen abnehmen: Wie solches aber geschehen soll an Fingern/ Händen/ Aermen und Füssen/ wird bey den Chirurgischen Operationen gelehret werden. Letzlich aber ist zu erinnern/ daß ein *Chirurgus* bey solchen schweren Fällen allzeit/ wo möglich/ einen guten *Medicum* mit zu Rath ziehe/ damit dem Fieber/ Abkrafften und andern Zufällen beyzeiten wohl begegnet werde; insonderheit aber trachten/ daß man die Patienten bey guten Kräfften erhalte/ damit sie solche langwierige Curen mögen können ausdauren.

Das XIV. Capitel/
Vom Brennen oder Verbrennen/
Lateinisch Ambustio, Combustio.

I.

Das Verbrennen sind wahre Entzündungen.

Das Verbrennen referiren wir hier an diesen Ort/ weilen nicht nur alle die Zeichen und Zufälle/ sondern auch alle vorhergemeldte Grad und Endigungen der Entzündungen bey dem Verbrennen vorkommen/ und dahero billig vor wahre Entzündungen können gehalten werden. Man nennet Verbrennungen diejenige Verletzungen des Leibs/ welche entweder durchs Feuer selbst/ oder sonsten durch glüende oder heisse Cörper verursachet werden. Woraus erhellet/ daß die Ursach der Verbrennungen das Feuer seye/ oder doch sonsten andere Cörper/ welche durch das Feuer oder Hitz so heiß worden/ daß sie unsern Leib verletzen können: als da sind glüende Kohlen/ glüende oder geschmoltzene Metalle/ allerley heisse Feuchtigkeiten/ als Wasser/ Bier/ Wein/ Oel/ Brandewein/ und dergleichen.

Effecte der brennenden Sachen.

2. Alle dergleichen brennende Sachen verursachen eine Verletzung/ Zusammenschrumpfung/ Zerreissung oder völlige Destruction der Fibren und Aederlein/ wie auch Extravasation und Stockung des Gebluts und anderer Feuchtigkeiten: welche Grad der Verletzung aber vielerley sind/ nachdem die Verbrennung hefftig oder gering gewesen ist/ und können füglich verglichen werden mit dem Anfang einer Entzündung/ welche nach und nach hefftiger wird/ biß sie endlich zum heissen/ ja gar zum kalten Brand wird.

3. Es

Das XIV. Cap. Vom Brennen oder Verbrennen.

3. Es werden sich derohalben die Verbrennungen füglich in vier Grad theilen lassen, wovon der erste ist, wenn nach einer geringen Verbrennung der gebrannte Theil roth, hitzig und schmertzhafft wird, und meistens bald darauf eine Blase entstehet. Der andere Grad ist, wenn alsobald auf das Verbrennen schmertzhaffte Blasen da sind: der dritte aber, wenn die Haut und etwa andere darunter liegende Theile so verbrennt sind, daß eine Schurfe oder Rinde an dem verbrannten Ort sich zeiget. Der vierte Grad kan seyn, wann ein Theil tieff oder gantz biß auf die Beine verbrannt, und alles völlig verdorben ist: welcher Grad mit dem kalten Brand, der dritte aber mit dem heissen Brand, vieler Gleichheit wegen, können verglichen werden. Als woraus deutlich erhellet, daß die Zeichen und Zufäll der Verbrennungen mit andern Entzündungen sehr viel übereinkommen, und zugleich, wie man die verschiedene Grad der Verbrennungen erkennen soll.

Es sind 4. Grad der Verbrennung.

4. Die *Prognosis* muß aus den verschiedenen Graden der Verbrennung, und nach Unterschied der verbrannten Theilen gemacht werden: dann wie grösser der Grad, und je edler der verletzte Theil, desto gefährlicher ist die Verletzung. Derohalben wann die Hand oder ein Finger so verbrennt wird, daß darauf ein Blase entstehet, bringet solches wenig Gefahr: wenn aber eine dergleichen Verletzung das Aug betrifft, so ist es ordentlich um das Gesicht geschehen, weil die Verbrennungen der Augen sehr gefährlich sind. Ingleichem, je länger ein Theil im Feuer oder andern brennenden Sachen leidet, und je länger also das Brennen dauert, je grösseren Grad der Verletzung erwecket es. Wie weiter sich aber eine Verbrennung am Leib ausstrecket, als z. Ex. wann jemand gantz ins Feuer wäre gefallen, oder sonsten durchs Pulver oder heisse Feuchtigkeiten am gantzen Leib verbrennet wäre, je gefährlicher ist es, ob schon die Verletzung nicht gar tief eingedrungen: dann die Verbrennte können alsdann wegen Schmertzen weder liegen noch schlaffen, daher entstehen Schwachheiten, Fieber, der kalte Brand, und der Tod: welches insonderheit gar leicht bey Kindern zu geschehen pfleget, weil dieselbe nicht so viel können ausstehen, sich auch im liegen nicht so wohl accommodiren können, als Erwachsene: dahero sind solche Verbrennungen in Kindern sehr gefährlich. Je tiefer aber solche Verbrennungen eingedrungen, je gefährlicher sind sie, und bringen offt den Tod zuwegen. Die Verbrennungen des Angesichts sind theils wegen der Augen, theils wegen der Augenlieder, welche hierauf gern zusammen wachsen, theils auch wegen der heßlichen Maasen sehr schlimm und gefährlich. Wann der Hals starck

Prognosis.

starck verbrennt ist / wird solcher offt krumm davon / wenn man nicht beyzeit solches durch eine gute *Methode* zu verhindern trachtet; und hieraus wird man auch von anderer Theilen Verbrennungen Gefahr judiciren können / wenn man derselbigen Gebrauch verstehet.

Cur des ersten Grads 1. durch vertheilende/

5. Auch die Cur der Verbrennung ist nicht gar viel different von den Entzündungen: dann wo eine Verbrennung vom ersten Grad / so dienen *Resolventia* oder Brand=vertheilende *Medicamenta*, gleichwie in der *Phlegmone*, welche von zweyerley Art seyn können: als erstlich / die durch eine linde *Constriction* wircken: dergleichen sind ein guter rectificirter Brandewein oder Kampfer=*Spiritus*, mit zusammen=gefaltenen Tüchern offt warm *applicirt*; oder der Silberglet=Eßig / oder Sauerkraut=Brühe / oder *Oxycratum* mit Saltz gekocht / und warm / gleichwie vorige / *applicirt*. Deßgleichen dienet hier auch sehr wohl das Terbentin=Oel / wann man solches beyzeiten und offt überstreichet. Zu dieser *Classe* gehöret auch / daß man den verbrennten Theil / z. Ex. einen Finger oder Hand / alsobald gegen ein Licht oder Feuer halte / und solches so nahe und so lang / als man es nur vor Schmertzen leiden kan / welches verschiedene mahl zu wiederholen / und eine gute weil zu continuiren / biß die Hitz und Brennen in dem verbrandten Theil nachlassen / so werden durch diese Bewegung und Brickelung des Feuers die stockende Feuchtigkeiten wiederum in ihren Lauff gebracht / die Blasen und alle fernere Zufälle verhindert / und dieser erste Grad der Verbrennung offt völlig wieder geheilet / insonderheit wenn man hernach von vorher=gemeldten Medicamenten was überschlägt.

2. durch erweichende Artzeneyen.

6. An statt der jetzt=gelobten stimulirenden Mittel / kan man auch mit gutem Succeß erweichende gebrauchen / welche durch Erweichung der Fibren und Aedergens / die von dem Feuer zusammengeschrumpft waren / und dem Geblüt keinen Durchgang mehr gaben / die Stockung wiederum zertheilen / und dadurch alle Zufälle der Verbrennung gantz auf eine *contraire* Manier von den vorigen Medicamenten lindern und curiren: dergleichen sind / 1) warm Wasser / welches man mit Tüchern offt warm überschlagen soll / doch nicht so heiß / daß es brenne / sondern nur so warm / als es der Patient eben leiden kan. Man hat aber nicht nöthig / das umgeschlagene Tuch offt abzunehmen / sondern man kan solches nur zuweilen mit warm Wasser begiessen / und damit *continuiren* / biß das hefftige Brennen und Schmertzen nach lassen: und auf solche Manier kan offt in wenigen Minuten eine grosse Verbrennung vom ersten Grad völlig *curirt* werden. 2) Wenn man an statt
des

Das XIV. Cap. Vom Brennen oder Verbrennen. 287

des blosen Wassers ein Wasser nimmt/ worinnen erweichende Medicamenten gekocht sind/ als *Althæa, Malva, Verbasc. sem. lini, fœnum græc.* Quitten-Kern/ und dergleichen/ und gebraucht solches auf vorherbeschriebene Manier/ so wird es desto kräfftigern Effect haben. 3) Dienen die erweichende Umschläg/ die aus vorbemeldten erweichenden Kräutern bestehen können: welche öffters warm können übergeschlagen werden. Oder wenn etwa ein Brey bey der Hand wäre/ es möge auch seyn was es vor einer wolle/ dieweilen alle Brey eine erweichende Krafft haben/ so könnte man sich dessen in der Eil bedienen/ und solchen/ so warm es der Patient leiden kan/ offt überschlagen/ biß daß der Schmertzen und Brennen nachgelassen. 4) Die erweichende Oele sind auch sehr dienlich/ wenn man sie entweder mit Leinwad überleget/ oder mit einer Feder den Ort offt warm bestreichet: dergleichen Oel sind Lein-Oel/ suß Mandel-Oel/ Baum-Oel/ weiß Lilien-Oel/ wie auch *Ol. Hyoscyami.* 5) Hieher gehöret auch des Mynsichts Brand-Sälblein/ welches aus Baum-Oel oder Lein-Oel/ mit Eyerweiß vermischt/ gemacht/ und eben wie vorige Oele applicirt wird. Fast von gleicher Würckung ist auch der Quitten-Schleim. Bey welchen Medicamenten aber zu erinnern/ daß solche offt frisch müssen übergestrichen werden/ biß die Schmertzen vergehen/ ohne daß man sie darf lassen trucken werden/ sonsten verrichten sie ihren behörlichen Effect nicht. Wann das Angesicht verbrannt/ macht man Larven von Leinwand über das Gesicht/ gleichwie dergleichen *Tab. XXII.* zu sehen/ und befeuchtet selbige offt mit solchen warmen erweichenden Medicamenten. Wenn der Hals verbrannt/ muß man trachten zu verhüten/ daß selbiger nicht krum werde/ welches durch eine besondere Binde geschiehet/ welche *Dividens*, das ist, die Zertheilende/ genennt wird/ und bey den *Bandagen* wird beschrieben werden.

7. Im zweyten Grad der Verbrennung/ wo schon Blasen da sind/ auch gar schon die Haut was verletzt/ muß man vor allen Dingen dem stockenden Gewässer einen Ausgang machen/ und derowegen die Blasen mit einer Scheer oder Lancett öffnen. Hernach muß man eben von denjenigen Mitteln/ welche im ersten Grad gelobet worden/ fleißig appliciren/ welches man etwa von selbigen am ehesten oder geschwindesten haben kan: dann sonsten werden durch langes Warten die Verbrennungen viel schlimmer/ wenn man ihnen nicht gleich im Anfang kräfftig widerstehet. Weilen aber das warme Wasser gemeiniglich noch mit dem ehsten zu haben/ soll man solches fleißig überschlagen/ biß der Schmertzen und Hitz nachlassen: so wird endlich die *Cuticula* oder das Häutlein sich separiren/ die Haut aber schön und gantz erhal-

Cur des zweyten Grads.

erhalten werden. Dennoch aber/ wo noch einiger Schmertzen übrig wäre/ kan man lindrende Medicamenten noch hernach appliciren: als z. E. entweder ein Lein-Oel offt warm überstreichen/ oder mit einem leinen Tüchlein überlegen; oder das oben belobte Brand-Sälblein/ oder das *Nutritum, de Lithargyrio*, oder *Diapompholygos*. Endlich aber/ wenn Hitz und Schmertzen vergangen/ und die Haut noch wund ist/ kan man das Brand-Pflaster/ *Empl. ad ambusta*, oder *de Minio*, überlegen/ biß die *Cuticula* wieder gewachsen. Wenn dieser Grad sehr hefftig/ und etwa einen grossen Theil des Leibs oder des Gesichts betroffen/ damit desto gewisser die Verschwürung/ heßliche Masen/ oder der heise Brand gar verhütet werde/ ist nothwendig/ daß man gleich im Anfang dem Patienten zur Ader lasse/ und je hefftiger die Verbrennung/ je mehr Blut auslasse/ solte es auch biß zur Ohnmacht seyn: und bald hierauf ein zimlich starckes/ aber nicht hitziges/ Purgier eingeben/ gleichwie wir oben pag. 127 bey Contusionen gerathen haben; hernach soll man äusserlich verfahren/ gleichwie eben schon ist gesagt worden. Wenn sich Kinder hefftig verbrennet haben/ soll man an statt der Aderlaß/ welche die Eltern nicht gern bey Kindern geschehen lassen/ selbige ein paar Tag nach einander wohl purgiren. Sonsten aber sollen die Patienten eben eine solche Diät halten/ gleichwie bey den schweren Verwundungen und Entzündungen ist gesagt worden: welche hauptsächlich darinn bestehet/ daß sie sich vor allem hitzigen/ und sonsten auch vor Uberfluß/ hüten sollen/ hergegen aber nichts als dünne Suppen und einen wässerigen Tranck geniessen: dann wo sie solches nicht halten/ wird sich gleich die Entzündung mehren/ und die Patienten grössern Schmertzen empfinden. Der berühmte *Dygby* lobet überaus sehr den *Spiritum Salis*, um die Hitz bey solchen Patienten zu temperiren/ wenn man ihnen selbigen bißweilen zu 10 biß 15 Tropffen eingibt/ oder allzeit einige Tropffen in ihr Trincken eintropffet. Durch diese *Methode* wird man schwere Verbrennungen ohne Verschwürung/ *Gangræna*, und heßliche Masen/ am allerglücklichsten curiren/ wenn man nur beyzeiten und behöriger massen selbiger nachkommt.

Cur des dritten Grads.

8. Der dritte Grad/ wo die angebrannte Theile schon eine Crust oder Schurffe haben/ kan ohne Verschwürung nicht geheilet werden: wobey man aber doch/ wenn das Gesicht verletzet/ sonderlich acht haben soll/ daß heßliche Masen/ so viel möglich/ vermieden werden. Derohalben soll man bey solchem Verbrennen des Angesichts weder Salben noch Pflaster gebrauchen/ wie sehr auch einige/ als *Specifica* und *Arcana*, vor die trefflichste Brand-Salben oder Brand-Pflaster gelobt werden;

Das XIV. Cap. Vom Brennen und Verbrennen.

werden: weil selbige nicht genug anfeuchten, sondern zu viel trucknen, als wodurch die *Fibræ* oder Zäserlein der Haut verschrumpffen, vertrucknen, und also garstige Masen zurück lassen. Derohalben soll man allen Fleiß anwenden, daß die verdorbene Crust, so bald möglich, abgesondert werde, damit das darunter stockende scharffe Gewässer die Haut nicht zerfresse, als wodurch die heßliche Narben entstehen. Dieses aber soll weder durchs Abreissen noch durchs Abschneiden geschehen, sondern nur durch die erweichende Medicamenten, als worinnen das rechte Kunst-Stück und beste *Arcanum* bestehet, diese Verbrennungen wohl zu curiren, gleichwie ich verschiedene mahl erfahren. Derohalben sollen die bemeldte erweichende Bähungen Tag und Nacht fleissig und warm übergeschlagen werden, damit die verbrennte Theile beständig erweichet, und also desto eher abfallen oder sich separiren mögen. Hierzu, wenn man keine andere erweichende Sachen bey der Hand hätte, kan allein das blosse warme Wasser mit Tüchern applicirt oder öffters auf die umliegende Tücher gegossen werden, biß die Cruste sich erweichet und abfällt. Zu dem End kan man etwa des Tags zwey- biß dreymal den Ort entdecken, und nachsehen, ob was von der Crust los sey, und weggenommen werden könne: wenn man solches findet, soll man das Abgelöste mit einem Zänglein wegnehmen, die übrige Crust mit Butter beschmieren, und hernach wieder mit der warmen Fomentation ohne Unterlaß fortfahren, biß daß sich alles separirt hat, welches auf diese *Methode* innerhalb 2, 3 biß 4 Tage geschiehet. Nachdem also die Crust gäntzlich separirt, appliciret man zur Reinigung des Geschwürs 1) ein lindes Digestiv mit Rosen-Honig, biß daß dasselbe wohl gereiniget, und das neue Fleisch wieder hervor kommt. Wo dieses geschehen, lasset man endlich das Geschwür vermittelst des *Unguenti Diapompholygos*, oder *de Lithargyrio*, und des Brand-Pflasters, wieder zuheilen; und auf diese Manier kan man diese Geschwür am schönsten wieder zur Heilung bringen. Wenn man aber solche Crust oder Schurfen nicht auf diese Manier, sondern mit Salben oder Pflaster, gleichwie sonsten der gemeine Brauch ist, tractirt, so werden selbige hart, die darunter stockende Feuchtigkeit wird scharff, frißt um sich, und bringet also nothwendig heßliche Masen zuwegen. Wenn diese Crust den zweyten oder dritten Tag auf vorher beschriebene Manier sich nicht anfängt zu separiren, muß man selbige *scarificiren*, wie bey dem heissen Brand ist gesagt worden: damit die darunter steckende Feuchtigkeiten nicht um sich fressen, und also garstige Masen verursachen mögen. Hernach soll man wieder mit denen erweichenden Fomentationen oder Umschlägen, gleichwie vorher gesagt, beständig continuiren, biß die

Crust völlig separiret ist. In diesem Grad haben die Patienten anfangs gleichfalls das Aderlassen und Purgiren nöthig/ auf daß dadurch hefftigere Entzündung verhütet werde: sollen sich auch in der Diät eben so/ ja noch accurater verhalten. Endlich wenn die Verbrennung fast gäntzlich wieder verheilet/ soll man an die verletzte Theil/ insonderheit an das Gesicht und andere blosse Theile/ öffters den Dunst von warmem Wasser lassen angehen/ oder dieselbe dünsten/ so wird hierdurch die Haut desto besser erweichet/ das weggebrandte nachwachsen/ und also desto schönere Masen zuwegen gebracht werden.

Vom vierten Grad. 9. Bey dem vierten Grad der Verbrennung/ das ist/ wo ein Theil vom Feuer biß auf die Beine/ oder sonsten sehr tieff verbrennet wäre/ so/ daß kein Leben mehr darinnen/ gleichwie in dem kalten Brand/ gespühret wird/ muß man diesen verdorbenen Theil wegnehmen/ und eben so tractiren/ gleichwie bey dem kalten Brand ist gesagt worden.

Das XV. Capitel/
Von dem SCIRRHVS.

I.

Was ein Scirrhus sey. Oben ist gesagt worden/ daß die vierte Manier von Endigung der *Scirrhus* sey. Ein *Scirrhus* aber wird genannt eine harte unschmertzhaffte Geschwulst/ welche in allen Theilen des Leibs/ sonderlich aber in den Drüsen zu entstehen pfleget/ und hat zur Ursach eine Stockung und Vertruckung des Gebluts in dem verhärten Theil.

Wo selbige entstehen. 2. Es entstehen selbige so wohl in innerlichen als in äusserlichen Theilen: als in der Leber/ Miltz/ Kröß/ *Pancreas*, Mutter der Weiber/ in den Lippen/ Zung/ Mandeln/ Gaumen/ Zahnfleisch/ Hals/ Brüsten/ Achseln/ Weichen/ Männlichen Glied/ und allenthalben im Fett: folgen auch meistentheils auf Entzündungen; zuweilen aber entstehen sie auch ohne Entzündung/ insonderheit in solchen Leuten/ welche dickes/ zähes/ oder so genandtes melancholisches Geblüt haben: als woraus die Ursachen dieser Geschwülste genugsam abzunehmen sind.

Die Gefolge derselben. 3. Die Gefolge aber eines *Scirrhi* sind/ daß der verhärte Theil seine Function nicht mehr verrichten kan/ und auch die dabey gelegene Theile

Theile verhindert und drücket: dahero dann dadurch öffters Entzündungen, Verschwürungen, Krebs, Brand, Lähmigkeit, Unbeweglichkeit und Schwinden der dabey gelegenen Theilen verursachet, und sonsten andere Zufälle erreget werden, welche nach Unterschied des leidenden Theils unterschiedlich sind.

4. Man erkennet einen äusserlichen *Scirrhum* durch das Sehen und Fühlen: wenn nehmlich ein sehr harter Geschwulst, sonderlich an drüsigen äusserlichen Theilen, vorkommt, der weder entzündet noch schmertzhafft ist: dann wir handeln hier nur von den äusserlichen und nicht von den innerlichen *Scirrhis*, als welche nicht zu der Chirurgie gehören, und weit andere Zeichen haben. *Erkänntnuß.*

5. Die *Prognosis* ist unterschiedlich: dann 1) nachdem ein *Scirrhus* lang gewähret oder alt ist, nachdem ist er auch schwerer, oder wohl gar unmöglich zu zertheilen. 2) Bey jungen und sonst gesunden Leuten sind selbige noch öffters und eher zu curiren, als bey alten und ungesunden Leuten. 3) Nachdem der leidende Theil einen nothwendigen Gebrauch hat, nachdem ist auch die Gefahr grösser; dahero sind alle innerliche *Scirrhi* gefährlicher als die äusserliche. 4) Je schlimmere Zufäll ein *Scirrhus* erreget, desto gefährlicher ist er: dann so lang derselbe nicht schmertzhafft ist, so lang ist auch die Gefahr nicht gar groß, und das Ubel den Patienten noch zimlich leidlich; so bald aber selbige anfangen schmertzhafft zu werden, und wehe zu thun, so ist ein Krebs zu befürchten. Dennoch ist überhaupt zu wissen, daß alle *Scirrhi* sehr schwer zu curiren, und dahero man nicht leicht eine gewisse Curation den Patienten versprechen kan noch soll. *Prognosis.*

6. In der Curation wird erfordert, den *Scirrhum* zu zertheilen, welches man aber doch in alten, welche sehr lang gewähret, wie auch bey ungesunden und melancholischen Constitutionen, nicht leicht unternehmen soll, sonderlich in den Brüsten, weilen leicht durch die zertheilende Medicamenten der *Scirrhus* aufrührisch gemacht, und in einen Krebs verwandelt wird: derohalben soll man solche *Scirrhos* lieber in Ruhe lassen, damit man nicht übel ärger mache. Wenn aber ein *Scirrhus* noch nicht alt, nicht gar hart, und noch nicht schmertzhafft, auch der Patient sonsten von guter Constitution, so kan man solchen mit zertheilenden Medicamenten zu resolviren trachten. *Was bey der Cur in acht zu nehmen.*

Oo 2   7. Un-

Die Zertheilung geschiehet entweder mit Pflastern

7. Unter den zertheilenden Medicamenten/ können zuförderst die Pflaster gebrauchet werden: dergleichen sind das *Gummi Ammoniacum, Galbanum, Opopanax, Sagapenum, Bdellium,* von welchen entweder eines allein/ oder einige zusammen gemischt/ als ein Pflaster aufzulegen; oder es können selbige mit dem Pulver der Bryonien/ oder runden Osterlutzey-Wurtzel (*Radix Bryoniæ* und *Aristolochiæ rotundæ*) vermischet werden. Eben zu dem End dienet auch das *Empl. de Galbano, de Gummi ammoniaco, de Cicuta,* welche entweder vor sich allein/ oder mit einander vermischt können aufgelegt werden. Ingleichen ist das *Empl. de ranis Vigonis c. Mercurio* sehr dienlich/ wie auch folgendes:

℞. Gum. Galban. Opopanac. ā. ʒj.
　　Ammoniac. Bdell. ā. ʒij.
　　Ol. olivar. ℔ij. Ceræ citrin. ℔ß.
　　Pulv. Rad. aristoloch. long. ver.
　　　　　　　　　　　　　rot. ver.
　　Lapid. Calamin. Myrrh.
　　Thur. āā. ʒj.
　　Terebinth. ven. ʒiv.
　　M. f. l. a. Empl.

Hierbey soll man auch die innerliche zertheilende Medicamenten nicht vergessen: als da sind die Holtz-Tränck/ die *Essentia Lignor., Tinctura Antimonii tartarisata,* und andere dergleichen/ womit nebst guter Diät zu continuiren/ bis der *Scirrhus* zertheilet.

oder mit Aufschlägen/

8. Zuweilen lassen sich die *Scirrhi* mit zertheilenden Auffschlägen resolviren/ dergleichen folgendes sehr dienlich ist:

℞. Rad. Bryon. alb. ʒiv.
　　Aristoloch. rotund.
　　Angelic. āā. ʒj.
　　Herb. Sabin. Rut. Scord. Absinth.
　　Flor. Chamomill. āā. Mj.
　　Melilot. Sambuc. Alth.
　　Centaur. minor. āā. Mß.

coquatur c. s. q. ▽ simpl. ad Consist. cataplasm. vase clauso, sub finem add.

Galban.

Das XV. Cap. Von dem Scirrhus.

Galban. vitello ovi soluti ʒiij.
Farin. lin. ʒij.
Ol. lin. q. s. f. Cataplasm.

welches offt warm zu appliciren/ und die innerliche *Medicamenta* darbey zugleich zu gebrauchen.

9. Werden die sauere Dämpfe zur Vertheilung dieser Geschwulsten sehr gelobet/ wenn man selbige täglich etlichmal gebrauchet: z. E. wenn man den Dampf von heissem Eßig an den scirrhösen Theil öffters gehen lässet/ und derselbe inzwischen mit Tüchern umdecket wird/ damit der Dampf desto besser gefangen bleibe. An statt des gemeinen Eßigs kan man auch hierzu Lavendel-Eßig/ Holunder-Eßig/ Rauten-Eßig/ oder Theriac-Eßig gebrauchen; oder man giesset dergleichen Eßig auf glüende Stein/ und läßt den Dampf/ entweder wie vorhero gesagt/ oder durch einen Trichter/ an den leidenden Theil gehen. Einige zünden ein wenig Schwefel in einem Schüsselein an/ und lassen diesen sehr penetranten sauren Rauch an den *Scirrhum* gehen: wobey man sich aber wohl vorsehen muß/ daß solcher Rauch nicht zu starck seye/ weil solchen sonsten die Lunge nicht vertragen kan/ und Ersticken verursachen könnte. Andere halten noch mehr vom Zinober/ von welchem man 10/ 12 biß 20 Gran auf Kohlen oder glüende Steine wirst/ und hernach den Rauch an den *Scirrhum* gehen läßt; welcher Rauch zwar sehr durchdringend und zertheilend ist/ dieweil der Zinober aus Schwefel und Queckfilber bestehet: man hat aber hierbey sich gleichfalls vorzusehen/ damit derselbe durch öfftern Gebrauch nicht etwa eine Salivation erwecke/ welche bey den *Scirrhis* zum öfftern schädlich ist observiret worden: ingleichem daß dieser Rauch nicht zu viel in den Hals gehe/ dieweil selbigen die Lung gleichfalls nicht gar wohl vertragen kan.

oder durch Dämpffe.

10. Sind die *Mercurialia* sehr dienlich/ welche entweder gleich anfangs/ oder wenn vorige Medicamenten nichts helffen wollen/ können gebrauchet werden. Zu dem End bereitet man ein köstliches zertheilendes Sälblein aus Queckfilber/ welches mit ein wenig Terbenthin und Schweinen-Schmaltz/ so viel als zum einreiben nöthig ist/ in einem gläsernen Mörsel zu einem Sälblein gemacht wird: mit diesem reibet man zwey- bis dreymal des Tags den *Scirrhum*, und legt hernach das *Empl Vigonis c. Mercurio*. oder ein anderes von obengelobten Pflastern/ über. Damit aber dieses öfftere Reiben keine Salivation erwecke/ welche/ wie vorher gemeldet/ hier selten dienlich ist/ soll man ohngefehr über

oder durch Mercurialia.

ber den dritten Tag allemahl ein lindes Purgier dem Patienten geben/ entweder aus Jalappen-Pulver/ oder sonsten laxirenden Pillen/ bestehend/ damit der *Mercurius* wieder durch den Leib möge ausgeführet werden. Nebst diesem soll man auch/ um der Salivation vorzukommen/ dem Patienten öffters in Hals sehen/ und observiren/ ob selbiger etwa anfange zu schwellen oder wehe zu thun/ welches ordentlich ein Zeichen ist der bevorstehenden Salivation/ die bey manchen gar leicht erreget wird. Wenn man also aus diesen Zeichen abnimmt/ daß eine Salivation kommen wollte/ soll man nicht nur den Patienten/ wie vor gesagt/ purgiren/ sondern auch solches/ wo die Zeichen der Salivation hierauf noch nicht vergangen/ wiederholen/ und unterdessen mit dem Mercurial-Sälblein einhalten/ bis daß diese Zeichen wiederum vorbey sind. Wenn man so fleißig continuiret/ gute Diät und andere innerliche zertheilende Medicamenten dabey gebrauchet/ so wird sich der *Scirrhus* zertheilen/ wo er anderst noch zu zertheilen ist.

Zuweilen durch ausschneiden. 11. Wenn aber der *Scirrhus* durch alle diese *Medicamenta* sich nicht wolte zertheilen lassen/ und derselbe ohne Verletzung grosser Adern sicher könte ausgeschnitten werden/ insonderheit wo selbiger noch beweglich/ und der Patient starck genug/ soll man ihn beyzeiten ausschneiden/ damit kein Krebs daraus werde/ als welcher bey allen *Scirrhis* zuletzt zu befürchten ist.

Wenn solches nicht sicher. 12. Wo aber der *Scirrhus* unbeweglich/ ungleich/ der Patient schwach/ kräncklich/ mehrere *Scirrhos* an sich hätte/ von Eltern gebohren/ welche gleichfalls *Scirrhos* gehabt/ der *Scirrhus* bey grossen Adern läge/ oder so/ daß man solchen nicht gantz könte ausnehmen/ soll man auch keine Extirpation oder Ausschneiden vornehmen/ wie auch alle zertheilende/ erweichende/ scharffe oder corrosivische Medicamenten meiden/ als von welchen leichtlich der *Scirrhus* schmertzhafft/ und in einen Krebs verwandelt wird; sondern man soll in solchen Fällen vielmehr trachten den *Scirrhum* in Ruhe zu erhalten/ daß er nicht schmertzhafft werde/ um dadurch den Patienten von dem jämmerlichen Zustand des Krebses/ so viel möglich/ zu präserviren; oder wenn er auch schon schmertzhafft wäre/ daß dennoch kein Krebs daraus werde.

Wie der Krebs zu präserviren durch innerliche Medicamenten. 13. Dieses geschiehet durch gute Diät und dienliche Medicamenten/ so wohl innerliche als äusserliche/ welche die Schärffe und starcke Bewegung des Geblüts temperiren: derohalben sollen solche Leut nur allerley gute Suppen von frischem Fleisch/ wie auch sonsten leicht verdauliche

Das XV. Cap. Von dem Scirrhus.

dauliche Speisen/ als Fleisch von jungen und zarten Thieren/ ingleichem von Gersten/ Haber/ Reiß/ Hirschen/ Manna/ zartem Gemüß/ Spinat/ Spargen/ Scorzonera/ Wegwart/ Haberwurtzel/ Pastinacken/ weisse Rüben/ warmen Hopffen/ und dergleichen Speisen/ welche keine Schärffe bey sich haben/ geniessen. Zum Tranck dienet am besten entweder ein gutes reines und gesundes Wasser/ wenn der Patient zum Wasser-trincken gewohnt ist/ oder eine *Ptisana*, oder ein *Decoctum Radicis Chinæ*, *Sarsaparill.*, *Gramin.*, *Polypodii*, Ehrenpreiß/ Hirschzungen/ Ottermängen/ Heidisch-Wundkraut/ Maur-Rauten/ und dergleichen. Wenn aber schon Schmertzen bey dem *Scirrho*, kan nebst vorhergehenden Sachen was vom weissen Magsaamen mit gekocht/ und von diesem Tranck nach Belieben getruncken werden. Wolte der Patient solche Tränck gern was süßlicht haben/ insonderheit wo die Schmertzen hefftig/ könte man dieselbe mit dem weissen Magsaamen-Sirup etwas süßlicht machen. Hierbey kan man dem Patienten offt ein Pulver von Krebs-Augen/ präparirten Muscheln und *Antimonium diaphor.* um die Schärffe zu vermindern/ eingeben/ auch wo die Schmertzen groß sind/ unter jede *Dosis* ein halbes Gran vom *Laudano opiato* vermischen/ und solches täglich zweymal/ ja nach Befinden dreymal eingeben. Das Pulver von den *millepedibus* oder Keller-Esseln wird hier auch sehr gerühmt. Ingleichem ist das *Sperma ceti*, um die Schmertzen zu lindern/ vortrefflich/ wann es nebst vorigen öffters zu einem Quintlein eingenommen wird.

14. Aeusserlich soll auf den *Scirrhum* ein Bley-Plättlein/ welches vorhero wohl mit Queckfilber zu bestreichen/ übergelegt und beständig darauf getragen werden/ welches kühlet/ temperiret/ und vor dem Schmertzen und Krebs sehr præserviret. Wenn aber der *Scirrhus* schon schmertzhafft wäre/ und ein solches Bley-Plättlein die Schmertzen nicht genug linderte/ können auch Salben oder Pflaster/ welche von Schmertzen-lindernden Medicamenten bestehen sollen/ aufgelegt werden/ als z. E.

2. durch äusserliche.

℞. Unguenti Diapompholygos ʒij.
 Opii gr. x. Misce. mit welchem der schmertzhaffte Ort
  öffters zu bestreichen. Oder

℞. Acet. Lithargyrif. ʒj.
 Ol. expreff. Sem. Hyofcyam.
  Papav. alb.
 Ol. infuf. rofar. ââ. ʒij. Mifc. fiat l. a. nutritum, cui sub
  finem add. Opii gr. vi ad x.   wel-

welches auf ein Tüchlein geschmiert etlichmal des Tags frisch soll applicirt werden. An statt der Salben sind auch folgende kühlende Pflaster sehr dienlich: als das *Saturninum Mynsicht.*, *de Minio*, *Diapompholygos*, oder nachfolgendes vortreffliche Schmertzen-lindernde Pflaster:

℞. Succ. recent. expreß. & pur. fol. Hyoscyam.
Papav. hortens.
Phellandr. āā. ℥iv.

coquendo leni igne inspissa, sub finem adde

Ceræ alb. ℥viij.
Ol. infus. rosar. ℥j f. Empl. **Oder**

℞. Sacch. Saturni, Ceruss.
Amalgam. Mercur. & Saturn.
Ol. expreß. Hyoscyam.
infus. Rosar. āā. ℥ij.
Ceræ alb. ℥iv. M. f. Empl.

worzu auch, wenn die Schmertzen sehr groß, ein wenig *Opium* kan gethan, und also übergelegt werden.

Was von der Suppuration, Corrosiven, und Brennen zu halten.

15. Endlich haben wir hier noch zu erinnern, daß einige *Autores* rathen, die *Scirrhos* auch entweder durch die Suppuration, oder durch *Corrosiva*, oder durch *Canteria* wegzunehmen: dieweilen aber durch die Suppuration, als auch durch die Corrosivische *Medicamenta* leichtlich ein Krebs erwecket wird, und das Brennen nicht nur den Leuten gräßlich vorkommt, sondern auch die Patienten solches nicht leicht appliciren lassen, überdas gar schwer ist, einen *Scirrhum* gäntzlich auszubrennen, so halten wir vor das beste, daß man einen schmertzhafften *Scirrhum*, wo es anders des Orts wegen sicher geschehen kan, als z. Ex. an den Brüsten oder Lippen, gantz oder völlig ausschneide, wie schon oben §. 11 gesagt worden: dann sonsten, wenn was übrig gelassen wird, folget leichtlich ein Krebs hernach. Derohalben wenn man nach dem Ausschneiden, sonderlich an der Brust, oder wo es sonsten sicher geschehen kan, den Grund mit einem Brenn-Eisen wohl cauterisirt, um die Wurtzeln desselben recht auszurotten, so ist es desto sicherer. Man verbindet hernach die Wunde erstlich mit blutstillenden Medicamenten, hernach mit Digestiv oder Rosen-Honig, und heilet selbige zuletzt mit Wund-Balsam, wie sonsten eine Wunde.

Das

Das XVI. Capitel/
Vom Krebs.

1.

Wenn ein *Scirrhus* weder resolvirt noch in Ruhe kan erhalten werden, noch beyzeiten ist weggenommen worden, so werden dieselben mit der Zeit entweder von selbsten, oder durch üble Curation, böß-artig, das ist, schmertzhafft und entzündet, in welchem Stand man es anfängt Krebs oder *Carcinoma* zu nennen: wobey offt die dabeyliegende Adern dick auffschwellen, und sich gleichsam wie die Füsse eines Krebses ausdehnen, als wovon dieser Affect seinen Namen bekommen hat, welcher in Warheit einer von den schlimmsten, beschwerlichsten, grausamsten, und schmertzhafftesten Kranckheiten ist. Wenn derselbe noch die gantze Haut über sich hat, wird er ein verborgener Krebs (*Cancer occultus*) genannt; wenn aber die Haut geöffnet oder exulcerirt ist, nennt man es einen offenen oder exulcerirten Krebs, und folget dieser auf jenen.

Was der Krebs seye.

2. Der Anfang und Zunehmen des Krebses pflegen gemeiniglich folgender Gestalt sich zu verhalten. Anfänglich spüren die Patienten eine harte Geschwulst, welche alsdann offt sehr klein ist, auch manchmal lang ohne Zunehmen bestehet: mit der Zeit aber wird selbige was grösser. Im Anfang ist entweder gar kein Schmertzen, oder doch gar wenig dabey, daß es die Patienten meistens fast nicht achten; welcher aber mit der Zeit zunimmt, und endlich gantz unerträglich und grausam wird. Wenn die Patienten, um diese Geschwulst zu vertreiben, Medicamenten appliciren, so nimmt dieses Ubel offt in einem Monat mehr zu, als vorhero in einem gantzen Jahr, wenn sie nichts gebraucht: bricht endlich auf, und wird ein abscheuliches Geschwür daraus, welches grausam und fast unerträglich stincket und schmertzet; wobey andere üble Zufälle, wovon bald soll gesagt werden, folgen.

Anfang desselben.

3. Es pfleget der Krebs an allen Orten zu entstehen, gleichwie die *Scirrhi*: dennoch aber kommt er am meisten in die Brüste der Weiber, zuweilen auch in die Brüste der Männer, gleichwie *Bidloo* a) ein sonderbares Exempel beschreibet: nechst den Brüsten greifft der Krebs offt

Wo selbige entstehen.

---

a) in seinen *Exercitat. Anatomico-Chirurg.* pag. 157.

offt die Lippen an/ wie auch das Zahnfleisch/ Gaumen/ Zunge/ Nase/ und dann die Geburts-Glieder in beyderley Geschlecht.

Die Ursachen. 4. Die Ursachen des Krebs kommen mit den Ursachen des *Scirrhi* überein/ worzu nur noch eine sonderbare Schärffe oder äusserliche Irritation kommt/ es geschehe durch Applicirung erweichender/ scharffer/ hitziger oder corrosivischer Medicamenten: insonderheit thut auch viel zur Beförderung des Krebses/ wenn der Patient viele scharffe Speiß oder Tranck geniesset/ als wordurch das Geblüt scharff und beissend gemacht wird. Ingleichem befindet man Speck und Schweinen-Fleisch solchen Leuten sehr schädlich. Die Melancholie oder viele Bekümmernüß und Traurigkeit disponiren gleichfalls zu Krebsen: auch wird man öffters alte unverheurathete oder ledige Weibsbilder/ insonderheit auch Nonnen/ mit dem Krebs an der Brust überfallen sehen/ als verheurathete/ und entstehen selbige meistentheils zwischen dem vierzigsten und funfzigsten Jahr/ wenn die monathliche Reinigung oder sonst gewöhnliche Güldne-Ader-Fluß ins Stecken oder Abnehmen kommen.

Wie der Krebs zu erkennen. 5. Man erkennet einen verborgenen Krebs/ wenn ein *Scirrhus* anfänget zu jucken/ zu brennen/ zu stechen/ schmertzhafft und roth/ bleyfärbig oder schwärtzlicht zu werden: weiter wenn die Geschwulst mercklich zunimmt und wachset/ sehr hart/ ungleich und hockericht beginnt zu werden; ingleichem wenn die Adern bey der Geschwulst sehr aufschwellen/ knöpficht und schwartz sich zeigen. Ein offener oder aufgebrochener Krebs aber wird erkannt/ wenn nach vorhergegangenen jetzt beschriebenen Zeichen der leidende Theil sich öffnet und exulceriret/ als in welchem Stand folgende Zufälle sich äussern.

Zufäll bey einem offenen Krebs. 6. Nemlich es fliesset aus der Oeffnung ein dünnes/ scharffes/ fressendes Gewässer/ welches offt so scharff/ daß es die darauf liegende Tücher zerfrisset und mürbe macht/ als ob sie von Scheid-Wasser wären zerfressen/ oder von Hunden und Mäusen zerbissen worden: dieses Gewässer stincket ärger als ein Aas/ und die Stuben oder Zimmer werden so voll Gestanck/ daß fast niemand deßwegen darinnen bleiben/ vielweniger bey dem Verbinden seyn kan. Diese Exulceration oder Geschwür frißt immer um sich/ die Lippen desselben werden aufgeschwollen/ entzündet/ umgedrehet und abscheulich anzusehen: das gantze Geschwär hat allerley Farben/ als weiß/ gelb/ grün/ roth/ braun/ schwartz untereinander/ offt wie gemärbelt; der Schmertzen ist unbeschreiblich groß/ mit beständigem Brennen/ Stechen und Nagen/ als ob Mäuse darinnen

Das XVI. Cap. Vom Krebs.

darinnen nagten/ daß die Patienten weder ruhen noch schlaffen können/ sondern in beständigem Jammern und Seufftzen darnieder liegen/ wovon dieselbe sehr geschwächet werden. Hierbey verliert sich auch der Appetit/ die Krafften nehmen ab/ entstehen offt Ohnmachten/ verlieren den Geruch/ und endlich folget der Tod/ wenn selbigen nicht vorhero geholffen wird. Dennoch nachdem ein solcher Schaden groß oder klein/ nachdem sonsten die Gesundheit des Patienten/ und nachdem der Ort ist/ nachdem pflegen auch die Zufälle nun hefftiger/ nun gelinder darzu zu kommen.

7. Ein verborgener und noch wenig schmertzhaffter Krebs ist noch wohl zu erdulten/ und können Leute/ welche sonsten von starcker guter Natur/ selben offt lange Zeit ohne sonderbare Incommodität ertragen/ wenn sie sich in der Diät in acht nehmen/ und vor schädlichen Medicamenten hüten; wenn man aber denselben irritirt/ übele Diät hält/ erweichende oder zertheilende Medicamenten gebraucht/ so nimmt derselbe gehling zu/ der Schmertzen vermehret sich mit Macht/ die Geschwulst bricht auf/ und erwecket kurtz vorhero erzehlte jämmerliche Zufäll: darum sollen sie sich vor den schädlichen Medicamenten äusserst hüten. Dennoch ist überhaupt zu wissen/ daß alle Krebs sehr gefährlich/ und gar beschwerlich/ ja meistentheils/ sonderlich durch *Medicamenta*, unmöglich zu curiren sind; obschon viele gewesen/ welche vorgegeben/ *Arcana* gegen den Krebs zu haben: und ist gewiß/ daß man sich auf die bißhero bekandte *Medicamenta* wenig oder nichts zu verlassen hat/ welches insonderheit aus der Historie der Mutter *Ludovici* des *XIV*. Königs in Franckreich/ abzunehmen/ als welche einen Krebs an der Brust hatte/ aber von niemand durch Medicamenten kunte curirt werden/ obschon in Franckreich/ ohne die Königliche Leib-*Medici* und *Chirurgi*, alle diejenige *Medici* und *Chirurgi* darzu beruffen wurden/ welche vermeint oder vorgegeben hatten/ den Krebs durch Medicamenten und ohne schneiden curiren zu können/ auch die gröste Verehrungen und Recompens, wenn sie helffen würden/ ihnen versprochen waren. Derohalben hat man fast keine andere Hoffnung einer Curation sich zu machen/ als daß man einen solchen Krebs bey zeiten wegschneide. Wie grösser aber derselbe/ je hefftigere Zufäll vorhanden/ je schwächer und übel constituirter der Patient/ desto weniger gute Hoffnung kan man sich von glücklichem Ausgang machen; je besser aber der Patient sich noch befindet/ je besserer Ausgang ist zu hoffen. Wenn ein Krebs nicht gantz oder mit allen seinen Wurtzeln kan weggenommen werden/ soll man ihn nicht wegnehmen: weilen sonsten bald wieder neue entstehen/ welche

Prognoß.

welche ärger sind/ als die vorige. Die Krebs/ so an der Mutter/ am Gaumen/ bey dem Zäpflein und Mandeln/ unter den Achseln und in den Weichen/ sind meistentheils incurabel/ weil man solche nicht gantz oder nicht sicher kan wegnehmen; an den Lippen und an der Brust aber lassen sie sich noch am besten ausschneiden/ wiewohl doch nie ohne Gefahr.

Krebse welche man nicht kan wegnehmen. 9. Wenn aber ein Krebs sehr alt/ sehr groß/ oder sehr anhänget/ daß man ihn nicht völlig könte wegnehmen; an Orten/ wo man nicht könte beykommen; bey grossen Adern/ als unter den Achseln; von innerlicher Ursach; bey alten oder schwachen oder kräncklichen Leuten; oder wo mehr als ein Krebs am Leib/ ist nicht rathsam eine Operation vorzunehmen/ weil dadurch nur der Tod des Patienten beförderte wird. Derohalben wenn ein Krebs vorkommt/ welcher nicht sicher kan weggenommen werden/ dennoch aber noch nicht aufgebrochen/ muß man nur trachten 1) zuwegen zu bringen/ daß selbiger nicht aufbreche noch weiter um sich fresse; 2) daß man die Zufälle/ so viel möglich/ lindere: wenn man dieses verrichtet/ so können die Patienten offt noch lange Zeit bey dem Leben erhalten werden.

Wie die Verschlimmerung zu verhüten. 10. Um aber zu verhüten/ daß selbiger nicht aufbreche noch weiter um sich fresse/ sondern in Ruhe erhalten werde/ soll man denselben eben auf die Art sowohl in der Diät als Medicamenten tractiren/ gleichwie wir im Capitel vom *Scirrho* pag. 294 gemeldet haben: dabey aber den Zufluß der bösen Feuchtigkeiten öffters durch den Stuhl ausführen/ und das Geblüt theils durch gute Diät/ theils durch blutreinigende innerliche *Medicamenta* zu temperiren trachten: als weßwegen einem *Medico* die innerliche Cur zu überlassen. Die purgirende Mittel sollen hier lind seyn/ damit sie nicht schwächen/ aber öffters wiederhohlt/ und allzeit was *Mercurius dulcis* darunter vermischt werden/ als welcher um die scharffe Feuchtigkeiten abzuführen sehr dienlich ist. Zur Blutreinigung oder Versüssung können Geträncke gebraucht werden/ welche man von China-Wurtzel/ *Sarsaparilla, Scorzonera, Polypodio, Rad. fœniculi, Herba Agrimoniæ, Consolidæ saracenicæ, Saniculæ,* und andern Wund-Kräutern bereitet: welche auch wie *Thee* des Tags ein paarmal können getruncken werden. Ingleichem dienet zu Temperirung des Gebluts allhier sehr wohl die Geiß-Milch/ welche warm entweder allein/ oder mit dergleichen Wund-Kräuter/ oder auch mit Krebsen abgekocht/ täglich zu trincken. Wenn das *Sperma ceti* offt gebraucht wird/ temperirt solches hier auch sehr wohl die Schärffe/ und insonderheit wo die Säure

peccirt/

Das XVI. Cap. Vom Krebs.

peccirt/ kan öffters ein Pulver vom *Antimonio diaphor. Lap. cancror. Conch. præparat.* zubereitet/ oder auch die *Millepedes præparati* aus obigen Tränken öffters gegeben werden. Die Zufälle werden theils durch jetzt beschriebene Mittel gemindert; sollte aber der Schmertzen sehr groß werden/ muß man zuweilen das *Opium* mit obigen Pulvern vermischen/ und den Magsaamen mit dem Tranck kochen/ gleichwie wir bey dem *Scirrho* gemeldet; auf daß dadurch die allzugrosse Schmertzen gemindert/ das übermäßige Wachen verhütet/ und der Schwächung der Kräfften vorgebogen werde.

11. Wan ein Krebs offen oder exulcerirt ist/ und nicht mehr kan weggeschnitten werden/ muß man gleichfalls trachten das Zunehmen desselben zu verhindern/ und die Zufälle zu vermindern: welches geschiehet/ theils durch jetzt-beschriebene *Methode*, theils daß man das scharffe Gewässer zwey- drey- biß viermal des Tags abtruckne/ das Geschwür entweder mit trucknem subtilen *Carpie* ausfülle/ oder dasselbige mit *Ol. Myrrhæ per deliquium* bestreiche. Oder

Wie ein offener Krebs zu tractiren.

℞. Aceti Lythargyrisat. ʒjß.
Olei rosacei ʒj. M. fiat Nutritum,

womit man den gereinigten Krebs allemal bestreichen kan/ welches die Schmertzen sehr wohl lindert: Oder

℞. ▽ Rosar. flor. Sambuc.
papav. erratic. ā ā. ʒij.
Sachari Saturni
Essent. Opii ā ā. ʒj.
⚹ vin. theriacal. ʒij. M.

hiermit wasche man bey dem Verbinden das Geschwür wohl aus. Wenn die Schmertzen sehr groß/ kan man die *Essent. Opii* in grösserer Quantität darzu thun/ ja wohl gar in den hefftigsten Schmertzen selbe mit vieler Carpie gantz allein appliciren/ weil man sonst offt den Patienten auf andre Manier keine Linderung schaffen kan. Es soll aber diese Essentz nicht mit Brandewein/ sondern nur mit einem destillirten Wasser/ z. E. Nachtschatten- oder rothen Kornblumen-Wasser präparirt seyn/ so lindert sie besser. Das Einstreuen trucknender Pulver/ welches in andern Geschwüren dienet/ will bey den Krebsen nicht gut thun.

12. Wenn aber ein Krebs kan weggenommen werden/ muß man/ bevor man die Operation anstellt/ den Leib erst präpariren/ theils

Wenn ein Krebs weggenommen werden kan.

theils durch lindes Laxiren/ theils durch oben bemeldte Blut-versüsende *Medicamenta* nebst guter Diät; und wo dieses eine weil geschehen/ soll man den Krebs völlig ausschneiden/ gleichwie wir solches in den Operationen sowohl vom Krebs in den Lippen/ als vom Krebs in der Brust/ und an dem Männlichen Glied lehren werden. Nachdem der Krebs ausgeschnitten/ curirt man hernach die Wunde/ wie eine andere Wunde; wobey sonderlich dienlich ist/ daß man dieselbe sacht und selten verbinde/ als wodurch die Heilung sehr befördert wird. Wann aber auch die Heilung wiederum geschehen/ muß der Patient doch hernach Lebens lang gute Diät halten/ und sich vor allen scharffen, gesaltzenen/ sauren/ starck-gewürtzten Sachen hüten/ auch zuweilen/ sonderlich im Frühling und Herbst/ laxirende und blutreinigende Medicamenten gebrauchen/ damit man möge verhüten/ daß kein neuer Krebs entstehe/ welches sonsten gar leichtlich zu geschehen pfleget.

Das XVII. Capitel/
Von den wässerigen Geschwülsten/ Oedema genandt.

1.

Was ein Wasser-Geschwulst.

Von den hitzigen Geschwülsten und denen davon herstammenden Chirurgischen Kranckheiten oder Zufällen schreiten wir jetzo zu den kalten oder wässerigen Geschwülsten/ welche man lateinisch *Oedema* nennet: als worunter verstanden wird eine kalte/ weisse und weiche Geschwulst/ welche gemeiniglich ohne Schmertzen/ von Eindruckung der Finger Gruben oder Deichen behält/ und meistentheils in den Füssen entstehet; welche man alsdann geschwollene Füsse nennet/ als von welchen wir hier hauptsächlich handeln werden/ weilen die übrige auf eben solche Manier curiret werden. Zuweilen aber entstehen solche Geschwülste auch am Kopf/ an den Händen/ an den Augenliedern/ ja auch an dem gantzen Leib/ welches alsdann eine Wasser-Geschwulst oder Wassersucht genennt wird.

Die Ursachen.

2. Die Haupt-Ursach dieser Geschwülste ist vornehmlich ein wässeriges/ schleimmiges Geblüt/ welches unter der Haut in den Bläslein des Fettes stocket/ und dadurch die Haut auftreibet. Es pfleget aber solches schleimige und wässerige Geblüt zu entstehen vornemlich

Das XVII. Cap. Von den wässerigen Geschwülsten.

lich bey solchen Leuten, welche ein kaltes oder phlegmatisches Temperament haben, wie auch bey alten oder sonst schwachen Leuten, wo die natürliche Wärme abnimmt, insonderheit zur Winterszeit, da die Kält zu Stockungen des Gebluts vieles contribuirt: und daher kommt, daß solche geschwollene Füsse öffters bey Nacht in dem warmen Bett wiederum vergehen, des Tags aber bey dem Auffseyn sich wieder einfinden: 2) gibt Ursach zu solchen Geschwülsten, unordentliche Diät, allzu vieles trincken, viele rohe, kalte und unverdauliche Speisen; 3) kalte Fieber, insonderheit wenn die Patienten im Fieber bey der Hitz allzu viel trincken, und sonsten in der Diät, sich nicht wohl verhalten; 4) allerley starcke oder öfftere Blutstürtzungen, es seye nun durch die Nase, durch Blutspeyen, Güldne-Ader, oder von der Mutter, oder auch durch Verwundung; 5) wann gewöhnliche Blutflüß, als die Gülden-Ader oder die Monatliche Reinigung der Weiber ins Stecken gerathen; 6) die Schwangerschafft der Weiber, oder sonsten ein *Scirrhus* oder andere Geschwulst im Unterleib, welcher die *Vena Cava* drucket, und dadurch den Zurückfluß des Gebluts aus den Füssen verhindert; 7) allzu vieles Sitzen, Liegen oder Schlaffen; 8) die Lungensucht, Engbrüstigkeit und allerley Abkräfftung des Leibs, da das Hertz nicht mehr Krafft genug hat, das Geblüt durch die Füsse zu treiben, daher es dann daselbst stocket, und solche Geschwulst zuwegen bringet.

3. Die Erkennung dieser Geschwulst ist schon aus oben beschriebenen Zeichen zu ersehen: dennoch je härter die Geschwulst, und je länger die eingedruckte Gruben bleiben, je zäher ist der stockende Schleim; wie weicher aber die Geschwulst, und wie geschwinder die Gruben wiederum verschwinden, desto dünner und wässeriger ist das stockende Geblüt: als wornach sich der *Medicus* in der Cur gar sehr zu richten hat. *Zeichen.*

4. Wenn geschwollene Füsse mit andern Kranckheiten, als Wasserfucht, Lungensucht, Kurtz-Aethmigkeit, kalten Fiebern, Blutflüssen oder derselben Verstopffungen sich einfinden, so sind solche nicht zu curiren, es werde dann vorhero oder zugleich solche Kranckheit curirt. In Schwangern, wenn sie sonsten gesund sind, haben die geschwollene Füsse keine Gefahr, sondern vergehen nach der Geburt von selbsten, und, wie die Weiber sagen, fällt die Geschwulst nach der Geburt in den Kübel. Wo sie aber sonsten ohne andere Kranckheit entstehen, soll man selbige nie vor gering achten, weilen sie offt entweder in eine Wassersucht, *Prognoß.*

sucht/ oder in eine Kurtz-Aethmigkeit und Ersticken sich endigen. Wie länger schon solche geschwollene Füsse gewähret/ je gefährlicher sind dieselbe; wenn sie aber noch neu/ und ohne andere Kranckheit/ haben selbige nicht so grosse Gefahr. Wenn sie nach kalten Fiebern folgen/ kan man sie meistentheils wiederum curiren; viel gefährlicher aber sind sie/ wo sie von allzu vielem Verbluten und anderer Schwachheit entstehen. Kommen selbige von verstopften natürlichen oder sonsten gewöhnlichen Blutflüssen her/ müssen dieselbe wieder in ihren Gang gebracht werden; zu allen Zeiten aber sind sie gefährlicher bey alten/ als bey jungen Leuten/ und müssen selbige diese Geschwülste meistens bis ins Grab tragen.

Cur. §. 5. Die Curation ist vielerley/ nach Unterschied der Ursachen: derohalben muß man allezeit auf die wahre Ursach inquiriren und acht haben; welche/ weil sie meistens von innen aus muß angegriffen und gehoben werden/ soll ein *Chirurgus* allzeit einen *Medicum* darzu ruffen lassen/ welcher die innerliche Ursach curire/ indem man sonsten durch die äusserliche oder Chirurgische Mittel allein nichts würde ausrichten. Aeusserlich aber dienen gegen die geschwollene Füsse 1) das Reiben mit warmen Tüchern/ welches alle Morgen und Abend/ oder auch öffters im Tag anzustellen/ bis die Füsse roth und warm werden. 2) Sind dieselbe gegen die Kält wohl zu verwahren/ sonderlich zur Winterszeit: derohalben sollen solche Leut Beltz- oder andere warme Strümpf beständig tragen/ und auch sonsten gegen die Kält sich wohl versehen. Nachts müssen sie sich das Bett wärmen lassen/ und entweder warme Stein oder ein warmes Eichen-Bret zu den Füssen legen/ um die Füsse darauf zu stellen/ auf daß dadurch das Geblüt verdünnet und in seinen Lauf wieder gebracht werde; 3) sollen die Füß mit einer Binden umwickelt werden/ welche Binde unten an den Fuß zu appliciren/ und hernach mit selbiger bis an das Knie aufzusteigen/ als wodurch die Füß einige Stärck bekommen/ daß die Feuchtigkeiten nicht darinnen stocken/ noch dieselbe aufzutreiben vermögen 4) Können auch äusserliche zertheilende und stärckende Medicamenten gebraucht werden/ welche vielerley sind: insonderheit aber ist dienlich/ daß man die geschwollene Füß mit angezündetem rectificirtem oder Vorlauf-Brandewein dämpfe. Man giesset nemlich ein wenig von solchem Brandewein in ein Schüsselein/ zündet solchen mit einem brennenden Papier an/ setzet die Füsse auf einen Schemel/ stellet den angezündten Brandewein darunter/ umhänget die Füsse mit einer Decke/ auf daß der Dampf vom Brandewein desto besser daran gehe/ wodurch selbige gestärcket/ das Wasser theils ausschwitzet/

Das XVII. Cap. Von den wässerigen Geschwülsten. 305

schwitzet/ theils wieder in seinen Lauf gebracht wird: und solches kan alle Morgen und Abend wiederholet werden. Gemeine Leut pflegen/ als ein Hauß-Mittel/ das grosse Schelkraut ein wenig zerstossen aufzulegen/ wenn man es haben kan/ und mit Tüchern um die Füsse zu binden; andere rühmen die scharffe *Persicaria*, oder Flöhkraut/ entweder allein oder mit dem Schelkraut vermischet/ aufgelegt; welche beyde eine sehr penetrante und zertheilende Krafft haben. Noch andere legen geriebenen Green oder Meerrettig über; andere kochen das Pfefferkraut in Wein/ und schlagen solchen offt warm über; der Tauben-Mist mit Eßig und Saltz zu einem Aufschlag gemacht/ und offt warm übergelegt/ ist gleichsam zur Zertheilung sehr dienlich. Hiebey dienen auch die stärckende Bähungen/ dergleichen eine sehr gute gemacht wird aus der Lauge von Eichen-Aschen/ mit Schmidt- oder Leschwasser präpariret/ welche starck seyn soll: zu dieser giesset man einige Untzen Brandewein/ auch nach Belieben ein wenig Alaun/ und schlägt solches mit Tüchern offt warm über die geschwollene Füß. Das Kalckwasser entweder allein oder mit Brandewein vermischt/ nebst ein wenig Alaun/ offt warm gebraucht/ ist sehr köstlich. Folgende *Mixtur* ist auch gar gut:

℞. ~ vin.
Acet. vin. ãã ℔j.
Alum. crud. ʒiß.
Vitriol. ʒj. Misc.

welches eben auf vorher gesagte Manier zu gebrauchen. Hierauf aber ist allzeit dienlich/ daß nach dem Reiben und Gebrauch der warmen Bähunge/ die Füsse wieder mit Binden wohl umwicklet und darüber warme Strümpf angeleget werden: der Patient aber sein gute Diät halte/ und fleißig innerliche Mittel darbey gebrauche/ sonst werden die äusserliche Sachen allein selten was helffen. Offters dienen auch solchen Leuten die Gesund-Brunnen/ worüber aber vorhero mit einem verständigen *Medico* die Sach muß überleget werden: dann sonsten können sie bey manchen eher den Tod als die Gesundheit zuwegen bringen.

Das XVIII. Capitel/
Vom Glied-Schwamm.

I.

Jn den wässerigen Geschwülsten kommen sehr nahe die so genandte Gliedschwämme/ welche sehr beschwerliche und offt übel zu curirende Geschwülste an den Gelencken sind/ aber von vielen

Was ein Glied-Schwamm.

vielen Autoren mit Stillschweigen übergangen, von andern aber nur obenhin tractirt oder berührt werden: vielleicht deßwegen, weil die meiste nicht gewußt, ob selbige Geschwülste vom Geblüt, Gewässer, Materie, Winden oder andern widernatürlichen Ursachen entstanden oder zu entstehen pflegen. Es sind aber die Gliedschwämm kalte und bleiche Geschwülste an den Gelencken, weichlich und fast wie ein Schwamm anzufühlen, welche aber vom Eindrücken keine Gruben oder Deichen behalten, auch wenig oder gar keinen Schmertzen verursachen, als woraus man diese Geschwülste erkennen, und von andern unterscheiden kan. Sie entstehen wohl an allerley Gelencken der Arme und Beine, am öfftesten aber an den Knieen, welches daher zu geschehen scheinet, weil allhier zwischen den Ligamenten und Flechsen vieles Fett liegt. Es sind selbige manchmal klein, manchmal sehr groß; einmal weicher, das andermal härter anzufühlen: welches von der daselbst stockenden flüßigern oder dickern Feuchtigkeit zu entstehen pfleget.

Ursach. 2. Die Ursach der Gliedschwämme ist eine Stockung und Versammlung eines zehen, schleimigen Gewässers bey den Ligamenten der Gewerbe, wo gemeiniglich ein harter Stoß, Fall oder Contusion der Ligamenten ist vorhergegangen: als wordurch Gelegenheit gegeben wird, daß das zehe *Serum* des Gebluts daselbst gern stocket, die Glieder auffschwellen, und dadurch endlich solche Geschwulst entstehen, welche die *Ligamenta* relaxiren, schwächen, und die Bewegung des Glieds verderben. Wenn zugleich durch diese Geschwulst die dabey liegende Nerven oder Adern gedrücket, oder sonsten dem Theil seine Nahrung benommen wird, so pfleget offt der übrige Theil des Glieds zu schwinden, das Gelenck aber groß zu werden.

Prognosis. 3. Dieweil die Gliedschwämm die *Ligamenta* ausdehnen und schläpp machen, so muß nothwendig die Krafft des Glieds geschwächt, und die Bewegung dardurch verdorben oder gar benommen werden, nachdem die Verletzung geringer oder hefftiger: und weilen solche geschwächte *Ligamenta* nicht leicht wiederum zu vorigen Kräfften können gebracht werden, auch diese Geschwulst sich nicht leicht zertheilen noch zur Suppuration bringen lassen, machen solche den *Chirurgis* viel zu schaffen, und lassen sich öffters ohne Oeffnung oder Incision nicht curiren. Auch ist es nicht einmal zu rathen, daß man bey diesen Geschwülsten eine Suppuration trachte zuwegen zu bringen, weilen leichtlich bey den Gewerben dadurch *Caries* und unheilsame Fisteln verursachet würden, welche meistens ohne Abnehmung des Gliedes nicht zu curiren sind.

Wenn

Das XVIII. Cap. Vom Glied-Schwamm.

Wenn die Gliedschwämm noch neu, nicht gar groß, und nicht gar hart, so lassen sich selbige durch zertheilende Medicamenten noch offt wieder zertheilen und curiren; durch erweichende aber werden sie gemeiniglich schlimmer. Wo selbige schon sehr alt, sehr groß und hart sind, kan man meistentheils mit Medicamenten nichts ausrichten, sondern man muß zur Oeffnung schreiten.

4. In der ersten Gattung (nemlich in den neuen) soll man, um die Zertheilung zuwegen zu bringen, 1) den leidenden Ort täglich etlichmal mit warmen Tüchern wohl reiben, und hernach guten starcken *Spiritus vini tartarisatus* überstreichen, und wohl einreiben, oder auch mit zusammen gefaltenen Tüchern des Tags über drey- biß viermal darüber schlagen: wodurch, wenn man fleißig und lang continuiret, sich die Geschwulst offt vertheilet. Derohalben, wo sich einige Besserung darauß zeiget, soll man hiemit fortfahren, biß das Glied wieder zu seiner natürlichen Gestalt und Kräfften kommt. An statt dieses ist auch nachfolgende Bähung des Purmanns a) sehr dienlich:

Cur durch die Zertheilung bey neuen Schäden.

℞. Muriæ halecum, oder Laack von Heringen, ℔ij.
   Acet. vin. fortiss. ℔j.
   Fol. Salv. M ij.
   Vitriol. Roman. ʒißß.
   Alum. crud. ʒvj.

dieses koche man zusammen eine halbe Stund, und applicire es hernach warm, wie von dem vorigen ist gesagt worden. Wenn hiedurch die Geschwulst meistentheils vertheilet ist, und der Patient das Glied wieder besser bewegen kan, soll man, um das noch übrige zu resolviren, das Glied mit dem *Spiritu vini tartarisato*, oder mit dem *Oleo tartari fœtido*, des Tags etlichmal bestreichen, und hernach den leidenden Theil mit einer Compreß und Binden umwickeln, damit selbiger gegen die Kält desto besser verwahret sey. Folgende Bähung ist auch sehr gut, wit welcher ich einen Gliedschwamm curirt, der schon ein halb Jahr alt gewesen:

℞. Lithargyr. ℔ß.
   Boli Armen. ʒj.
   Mastichis, Myrrhæ ââ. ʒß.
   Aceti vini ℔j. M.

Diese Sachen kocht man eine Viertelstund, tauchet in solches *Decoctum* zusammengefaltene Tücher ein, und appliciret es warm Morgens und Abends im Bett.

5. Wenn

---

a) Wund-Artzney dritter Theil *pag.* 48.

In alte Schäden
1. durch die Incision.

5. Wenn aber die Gliedschwämm schon sehr alt/ oder durch bemeldte *Medicamenta* sich nicht wolten zertheilen lassen/ so ist nichts bessers/ gleichwie Würtz a) und Purmann b) bezeugen/ als daß man denselben am untersten und bequemsten Theil mit einer grossen Lancett eröffne/ dennoch aber nicht gar tieff hinein steche/ damit keine *Ligamenta* oder Flechsen mögen verletzt werden: so pfleget das stockende *Serum* entweder alsobald/ oder nach einigen Tagen nach und nach auszufliessen. Weßhalben/ um dieses zu befördern/ man eine Wiecke/ mit Digestiv und ein wenig Alaun bestrichen/ soll in die Oeffnung stecken/ so wird hiedurch der Außfluß des stockenden Gewässers befördert werden. Bevor man aber die Oeffnung machet/ soll man die Geschwulst wohl abwerts drucken/ und oben herum mit einem Band oder Schnur fest binden/ damit dieselbe bey der Oeffnung nicht weichen könne/ der bequemste Ort zur Oeffnung sich desto besser zeige/ wie auch/ daß dem stockenden *Sero* hierdurch desto leichter zum Ausgang geholffen werde/ welches manchmal nach der Oeffnung so heraußspringet/ als wie das Blut bey einer Aderlaß. Inzwischen soll man um die Geschwulst das *Emplastrum Diachylum* oder *Oxycroceum* legen/ damit das noch übrige dicke und stockende *Serum* gar zertheilet werde: und wenn alles zertheilet/ auch das Glied wieder in seine natürliche Gestalt gebracht worden/ heilet man die Oeffnung mit gutem Wund-Balsam wiederum zu; wobey man aber die gemeine Oel und Fettigkeiten vermeiden soll/ weil selbige die *Ligamenta* und *Tendines* nicht wohl vertragen können. Solte nach der Oeffnung die stockende Feuchtigkeit so dick seyn/ daß sie nicht leicht könnte außfliessen/ muß man eine verdünnende Injection bey jedem Verband etlichmal einsprützen/ als z. E. das *Decoctum Agrimoniæ* oder *Alchimillæ* mit Rosenhonig vermischt/ so wird sich die Geschwulst bald geben.

2. durch das Corrosiv.

6. Einige pflegen an statt der Incision eine Oeffnung mit dem Corrosiv zu machen/ wordurch hernach/ nachdem die Crust abgefallen/ die stockende Feuchtigkeit ausfliesset; wobey sie hernach verfahren/ gleichwie vorher ist gelehret worden: wenn man aber die Oeffnung mit der Lancett oder Messerlein macht/ so ist die Operation geschwinder verricht/ und die Oeffnung läßt sich hernach leichter wieder heilen. Inzwischen aber kan man auch das Glied täglich mit dem Nerven-Sälblein bestreichen/ insonderheit wo das Ubel am Knie ist/ auf daß dadurch die *Ligamenta* und *Tendines* gestärcket/ und das Glied seine vorige Kräfften wiederum bekom̄en möge.

Warnung.

7. Endlich haben wir hier noch zu erinnern/ daß nicht alle solche Geschwülst an den Gliedern ohne Unterschied zu eröffnen rathsam seye: dann wenn sie allzu har/ gar zu alt und groß/ oder die Patienten entweder sehr alt/ oder doch sonsten schwächlich und ungesund/ soll man solche lieber mit frieden lassen/ weil man bey solchen nicht viel guts zu gewarten hat/ sondern der Zustand hiedurch übler werden kan/ neue und schwerere Zufäll/ Fisteln/ Caries, ja wohl gar der Brand oder sonsten einen frühzeitigen Tod verursachen/ da die Patienten sonsten länger und mit wenigern Schmertzen hätten leben können. Zu den wässerigen Geschwülsten gehören auch noch die Wassersucht/ der Wasserbruch/ der Wasserkopf/ das Fröschlein unter der Zungen/ von welchen aber in den Operationen soll gehandelt werden.

Des

a) *Chirurg.* pag. 268.   b) Wund-Artzney dritter Theil pag. 46.

Des Ersten Theils
Fünfftes Buch/
von den
Beschwüren.

Das I. Capitel/
Von den Geschwüren oder offenen Schäden/ lateinisch Ulcera.

1.

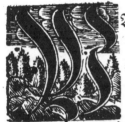 Was ein Geschwür sey/ ist jederman so bekandt/ daß es fast keiner Beschreibung nöthig hat; indem dieselbe meistens dunckeler und schwerer zu verstehen/ als der blose Nahme: dann wenn man auch selbige aufs deutlichste beschreiben will/ so sagt man, es sey eine Zertheilung der weichen Theilen/ entweder von einer innerlichen Ursach/ (meistentheils nach Entzündungen) oder aus veralten Wunden entstanden/ wenn nehmlich durch wiedernatürliche scharffe Feuchtigkeiten die weiche Theile und Haut geöffnet/ oder sonsten zerfressen werden/ und nennet man solche auch offene Schäden.

Was ein Geschwür.

2. Es können an allen Theilen des Leibes Geschwüre entstehen; als in der Haut/ Fett/ Drüsen/ Fleisch/ wie auch an allen Inngeweyden: wenn aber Geschwür oder Zerfressungen in den Beinen entstehen/ werden selbige *Caries* und *Spina ventosa* genannt: als welche wir/ wegen der Anverwandschafft oder Gleichheit mit den andern Geschwüren/ in dieser Eintheilung auch tractiren wollen.

An welchen Theilen selbige entstehen.

3. Ein Geschwür ist von einer Wunde (als welche gleichfalls eine Zertheilung der weichen Theile ist) daraus unterschieden/ daß eine Wunde allzeit von einer äusserlichen gewaltsamen Ursach entstehet/ und zwar gehling und auf einmal: ein Geschwür aber entstehet meistentheils von einer innerlichen Ursach oder Zernagung der Theile durch scharfe oder faule Feuchtigkeiten/ und wird nicht jähling/ sondern nach und nach. Es ist auch ein Geschwür von einem Abceß unterschieden: dann ein Abceß ist eigentlich die nächst-vorhergehende Ursach von dem Geschwür/ welcher vor demselben her gehet/ und woraus hernach erst das Geschwür oder *Ulcus* wird; wenn z. Ex. eine Entzün-

Unterschied von andern Zufällen.

Entzündung zur Suppuration kommt: dann so lang die Haut noch gantz und geschlossen ist, und die Materie darunter verborgen lieget, wird es ein Absceß oder auch von einigen ein Apostem genannt; wenn aber ein solcher Absceß aufbricht, oder geöffnet wird, nennet man es alsdann ein Geschwür.

Verschiedene Arten der Geschwüren. 4. Es sind auch die Geschwüre unter sich selbsten unterschieden, und zwar 1) nach Unterschied der Theile: denn einige sind nur in der Haut, andere im Fett, Drüsen, Fleisch oder andern Theilen. 2) Nach Unterschied der Grösse: denn einige sind groß, andere klein; einige nicht tief, die andere aber tief; und wenn selbige tief und weit, aber eine enge Oeffnung haben, werden sie Fistulen oder fistulöse Geschwür genannt. 3) Nach Unterschied der Zeit oder Währung heissen einige frische Geschwür, andere aber alte Schäden. 4) Nach Unterschied der Zufälle nennet man einige gutartige, geringe oder gemeine Geschwür; andere aber, wo üble Zufäll, bößartige: dann einige sind mit Schmertzen, einige ohne Schmertzen; einige Geschwür sind stinckend, faul, speckigt, starck-fliessend, um sich fressend, krebshafft, callös, fistulös; einige haben Würm, und dergleichen; 5) nach Unterschied der Ursach werden einige scorbutische, venerische, cariese, krebshaffte, pestilentialische oder bezauberte Schäden genennet. 6) Sind einige Geschwür, welche von dem Ort, wo sie sind, besondere Namen bekommen, als Nasen-Geschwür, Gaumen-Geschwür, Affter-Geschwür, Trehnen-Fistel, und dergleichen.

Ursachen. 5. Die Haupt-Ursach der Geschwür wird von vielen neuern Scribenten eine wiedernatürliche Säuere oder *Acidum* gehalten, als wodurch die Theile so zernaget und zerfressen würden, gleichwie Eisen und andere Metalle vom Scheidwasser: welches aber meistentheils unschuldig ist; dann eine jede Schärffe, sie sey saltzig, lauchig, alcalisch, oder sauer, kan die Theile des Leibes zernagen oder erodiren, und dadurch Geschwür zuwegen bringen. Dieweilen aber unser Geblüt, wann es stocket, meistentheils sich in eine lauchische oder alcalische Schärffe, und nicht in eine Säuere verändert, gleichwie man bißhero fälschlich geglaubet hat, auch der Gestanck und Fäule, welche bey den meisten Geschwüren sind, mehr ein alcalisches Wesen, als eine Säuere anzeiget, so ist daraus abzunehmen, daß die alcalische Schärffe öffters bey den Geschwüren *peccire*, als die Säuere. Durch das *Alcali* aber verstehet man eine Schärffe oder Saltzigkeit, welche dem Sauern zuwider und

entge=

entgegen ist/ gleichwie das *Sal Tartari* dem Eßig/ das *Oleum Tartari per deliquium* dem *Spiritus Vitrioli*, und dergleichen. Es gibt aber vielerley Arten der Schärfigkeiten in dem Geblüt und in den Geschwüren: dann gleichwie ein Gifft hefftiger ist/ als das ander: also sind auch einige Geschwüre besser/ gutartiger/ und leichter zu curiren; andere aber/ wo grössere Schärffe vorhanden/ bößartiger/ um sich fressender/ stinckender/ schmertzhaffter/ und übeler zu curiren/ ja offt gar unheilbar. Es haben aber die Geschwür nicht nur bloß und allemal eine Schärffe zur Ursach; sondern es können dieselbe von allen denjenigen Dingen/ welche das Geblüt stocken und verderben machen/ entstehen und erreget werden: als da sind allerley Geschwülst und Entzündungen/ Wunden/ *Contusiones*, Bein-Brüche/ Verrenckungen/ *Scirrhus*, Krebs und *Caries*, als wodurch die stockende Feuchtigkeiten die dabey-liegende Theile zerbrechen oder zerfressen/ und also Geschwüre verursachen: welche offt anfangs gutartig/ hernach aber durch ein übeles Temperament/ durch eine übele Diät/ durch untaugliche Medicamenten/ übeles Verbinden/ und andere Umstände bößartig werden können.

6. Man erkennet die Geschwür durch das Ansehen: zu besserer Erkundigung aber derselben/ und um zu wissen wie tief sie seyen/ und wohin sich ihre Hohligkeiten wenden/ muß man solches mit dem *Sond* oder Sucher erforschen. *In specie* aber/ ob ein Geschwür neu oder frisch sey/ oder ob es schon lang gewähret/ muß man sich wegen der Zeit von den Patienten berichten lassen/ und die Ursach/ warum ein Geschwür alt worden/ trachten zu erforschen: ob es nemlich wegen übeler Constitution des Patienten/ wegen übeler Diät/ wegen übeler Tractirung/ wegen einer *Caries*, oder einer andern Ursach/ seye alt worden. Daß ein Geschwür gut-artig/ erkennet man/ wenn dasselbe noch nicht alt/ das Eyter weißlicht/ etwas dicklicht/ nicht gar zu wässericht/ noch gar zu dick/ nicht scharff noch beissend/ nicht stinckend/ noch gar zu schmertzhafft/ noch sonsten schlimme Zufäll zugegen/ und der Patient noch jung und gesund ist. Ein böß-artiges oder übel zu heilendes Geschwür aber erkennet man/ wenn der Patient von ungesunder Constitution/ scorbutisch/ cachectisch/ oder wassersüchtig; das ausfliessende Eyter wie ein dünnes Gewässer/ scharff und stinckend/ gelb/ fleischfärbig/ grünlicht; oder wenn das Eyter allzu dick und gleichsam wie Fett oder Speck; wenn beständiger Schmertzen in dem Geschwür; oder auch/ wenn sich ein Geschwür auf die Manier/ wie eine frische Wunde/ oder ein frischer Abßceß/ durch Digestiv und Wund-Balsam nicht will curiren lassen.

Erkennung der alten gut- und böß-artigen Geschwüren;

der unreinen/ flüssenden/ fressenden/ fistulösen/ und unreinen;

7. Unreine und faule Geschwür werden genannt/ wo in denselben stinckendes/ weiches/ weisses oder schwärtzlichtes Fleisch sich zeiget: die Materie dick und zähe/ wie ein Leim oder Fett/ und grünlicht oder sonsten allerley Farben hat. Flüssende Schäden erkennet man daraus/ wenn sehr viel scharffes Gewässer aus denselben fliesset. Fressende Schäden oder Geschwüre aber/ wenn die Materie allenthalben um sich frißt/ nun geschwinder/ nun langsamer/ nachdem der Grad der Schärffe ist. Hohle und fistulöse Geschwür nennet man wenn dieselbe entweder unter der Haut oder zwischen den Musculen tief fortgehen; insonderheit aber/ wenn selbige eine enge Oeffnung und weiten Grund haben. Callöse, wo ein *Callus*, das ist eine harte und gleichsam knorbelichte Substantz die innere Seiten des Geschwüres umgiebt.

der Venerischen/ Krebshafften/ cariesen/ und bezauberten.

8. Venerische Geschwür erkennet man daraus/ wenn selbige nach einem unreinen Beyschlaf/ oder nach Venerischen Kranckheiten/ als Tripper/ *Venus*-Beulen/ oder selbst denen sogenannten Frantzosen folgen: welche in verschiedenen Theilen des Leibes zu entstehen pflegen/ insonderheit an den Orten/ wo die *Venus*-Beule gewesen/ oder in der Nase/ im Gaumen/ oder bey Männern am Männlichen Glied/ allwo man selbige *Chancres* zu nennen pfleget: bey Weibern aber greiffen selbige die Lippen der Schaam an/ ingleichem auch den Mutter-Hals. Ein krebsiches oder cancröses Geschwür ist entweder ein wahrhaffter exulcerirter Krebs/ dessen Kenzeichen wir oben *pag.* 298 bey dem Krebs beschrieben haben; oder es ist ein solches fressendes und schmertzhafftes Geschwür/ gleichwie sonst der Krebs zu seyn pfleget. Cariöse Geschwür nennet man/ wenn in einem dabey liegenden Bein eine *Caries* oder Fäulung ist: von welcher Kennzeichen und Natur wir unten ins besondere handeln werden. Bezauberte Schäden werden erkannt/ wenn man Nadeln/ Haar/ Fäden/ Nägel/ Eyerschaalen/ Kohlen/ und andere dergleichen Sachen/ welche natürlich nicht im menschlichen Leib generiret werden/ aus den Abscessen oder Geschwüren ausziehet; andere Zeichen aber/ welche viele *Autores* beschreiben/ sind ungewiß und zweiffelhafft/ und werden viele vor bezaubert gehalten/ welche doch in der That nicht bezaubert sind.

Prognosis der bösartigen und alten Geschwüren;

9. Frische gut-artige Geschwür/ gleichwie frische Absceß/ sind leicht zu curiren/ insonderheit in jungen und sonst gesunden Leuten; je älter aber und wie grösser die Geschwür/ und wie schwerere Zufälle sonsten dabey sind/ desto beschwerlicher sind sie zu heilen. Derohalben sind

Das I. Cap. Von den Geschwüren.

sind alle alte Schäden, alle faule, speckichte, scharff-fliessende, fistulöse, callöse, krebsige Geschwär schwer zu heilen, und erfordern eine accurate Methode, so wohl durch innerliche als äusserliche gute Remedia tractirt zu werden: dann es sind nur Prahlereyen und Lügen, wenn einige vorgeben, sie hätten besondere geheime Pflaster oder Salben, mit welchen sie alle Schäden oder Geschwür curiren könnten, weil solches die tägliche Erfahrung widerspricht. Wie ungesünder ein Patient, je schärffer Geblüt er hat, je stinckender das Geschwär, je schärffer das Eyter, je unnatürlichere Farb es hat, je fressender es ist, je schwächer der Patient, und je älter derselbe, desto beschwerlicher lassen sich die Geschwüre heilen, und sind öffters gar nicht zu curiren. Ingleichen wo die Geschwür sehr groß, oder viele an einem Menschen, und dadurch täglich sehr viel Gewässer ausfliesset, werden die Patienten dadurch so geschwächet, daß sie offt sterben müssen. Alte Schäden, sonderlich an den Beinen bey kräncklichen und alten Leuten, soll man nicht zuheilen, wenn man auch schon könnte: dann solche Leute leben gesünder, wann ihre Schäden offen sind, und fliessen, als wenn selbige geschlossen werden; weil die Natur schon gewohnt ist, hier das böse aus dem Leib zu treiben, welches, wo es zurück gehalten wird, allerley schlimme Kranckheiten, als Kopfwehe, Schwindel, Schlagfluß, die schwere Noth, Engbrüstigkeit und Ersticken, die rothe Ruhr, innerliche Entzündung, und sonsten allerley Übel, ja den Tod selbst, zuwegen bringet, gleichwie solches die *Practici* öffters observiret haben. Wann solche alte Geschwür bey alten Leuten anfangen trucken zu werden, oder nicht mehr zu fliessen, der Rand davon entzündet und blau wird, folget gemeiniglich der Brand und Tod gar bald darauf. In jungen Leuten aber darf man alte Geschwür noch wohl curiren: doch so, daß vorhero die übele Constitution des Gebluts durch innerliche dienliche Mittel curiret werde; welches aber manchmal so verdorben, daß es fast unmöglich wieder zurecht zu bringen, deßwegen auch manche Geschwür gar nicht zu curiren sind. Hierzu kommt auch, daß die Patienten offt des vielen Brauchen und guter Diät überdrüßig werden, und nicht länger continuiren wollen.

10. Bey den Venerischen Geschwüren muß man das Venerische Gifft durch innerliche Mittel wegschaffen und austreiben, sonsten sind die äusserliche Mittel vergebens. Fistulöse Geschwür können nicht leicht ohne Incision, und callöse, nicht ohne Wegnehmung des *Calli* curirt werden: ingleichen wo ein *Caries* ist, muß derselbe erst weggebracht werden, sonsten ist keine beständige Heilung zu hoffen: dann ob sie

Von Venerischen, fistulösen, callösen, cariesen und krebshafften.

schon

schon zuweilen zuwachsen/ so brechen sie doch nach einiger Zeit von selbsten wieder auf/ und sind schlimmer als zu vor. Ja/wo selbige sehr groß/ sonderlich in den Gelencken/ matten sie die Patienten sehr ab/ und verursachen offt den Tod/ oder/ daß man das cariese Glied muß abnehmen: welches gleichfalls von der *Spina Ventosa* zu verstehen. Krebshaffte Geschwür werden gleichfalls selten ohne Wegnehmung des leidenden Theiles curiret/ gleichwie schon bey dem Krebs ist gesagt worden: ja wann selbige auch zuweilen weggenommen und wieder curirt werden/ pflegen doch offt an andern Orten wieder frische zu entstehen/ welche denen Patienten den Tod verursachen. Wenn an innerlichen Eingeweyden/ oder auch sonsten nur inwendig im Leib/ Geschwür entstehen/ weil man nicht kan beykommen/ um selbige zu reinigen und zu heilen/ sind selbe meistentheils tödlich.

Cur überhaupt der frischen Geschwüren.
11. Die Curation der Geschwüren ist vielerley/ nach Unterschied derselben: dann wenn ein Geschwür gantz frisch ist/ und der Absceß erst geöffnet/ so curirt man solches eben/ als wie eine frische Wunde oder Absceß: nemlich/ es muß dasselbe wohl gereiniget/ hernach mit frischem Fleisch angefüllet/ und dann endlich mit einer saubern Narben oder Masen geschlossen werden.

1. Wie die Reinigung zuwegen zu bringen.
12. Was das erste/ nemlich die Reinigung/ anbelangt/ so läßt man die Materie entweder von selbsten auslauffen; oder/ wo selbe nicht von selbsten auslauffen kan/ hilfft man ihr mit lindem Drucken der Hände/ und das übrige trucknet man mit Carpie aus. Um die übrige noch in dem Geschwür hangende verdorbene Häutlein/ Fett und andere Unreinigkeiten wegzubringen/ applicirt man täglich Carpie/ welches wohl mit dem Digestiv-Sälblein soll bestrichen werden/ und leget das *Emplastrum Diachylum, Diapalmæ*, oder sonsten ein anders dergleichen Art darüber/ bedecket solches mit einer Compreß/ und bevestiget es mit einer Binde: und auf diese Art continuiret man/ biß das Geschwür von allen verdorbenen und widernatürlichen Dingen gereiniget ist/ welches man erkennet/ wann in dem Grund überall rothes Fleisch zu sehen ist.

2. die Anfüllung mit Fleisch.
13. Wenn dieses geschehen/ um das Geschwür mit frischem Fleisch anzufüllen/ appliciret man alsdann die so genannte fleischmachende Medicamenten/ welche hier seyn können entweder eben das Digestiv-Sälblein: mit welchem/ wenn man continuiret/ das Fleisch nach geschehener Reinigung anwächst; und kan man mit solchem die meiste Absceß

Das I. Cap. Von den Geschwüren.

seß zur völligen Heilung bringen, wenn sonsten keine sonderbare Ursach solches verhindert, und der Patient sich in der Diät wohl verhält. Derohalben hat man hier eben nicht nöthig, allemal besondere fleischmachende Medicamenten zu gebrauchen, gleichwie viele *Autores* allzu scrupulös befohlen haben: dann die *Digestiv* sind schon selbsten von balsamischer Art, und ist gewiß, daß das neue Fleisch nicht so wohl durch des *Chirurgi* Medicamenten, als von der Natur generiret wird, gleichwie wir schon in Heilung der Wunden gesagt haben, wenn nur der *Chirurgus* die Verhinderungen wegnimmt und verhütet. Oder wenn bey Applicirung des *Digestivs* die Anwachsung des Fleisches nicht nach Wunsch von statten gienge, oder man sonsten der so genandten fleischmachenden Medicamenten sich lieber bedienen wolte, kan man an statt des *Digestivs* den *Balsamum Arcæi, Balsam. Peruvian. Balsam. Sulphuris, Eſſ. Myrrh. & Aloes, Ol. Myrrh. per deliquium, Ol. ovorum* oder andere dergleichen Wund-Balsam appliciren, und damit täglich continuiren, biß das Geschwür mit Fleisch wiederum vollgefüllet.

14. Wenn also das Geschwür wiederum mit neuem Fleisch bewachsen, muß man den Schaden mit einer saubern Narbe zu schliessen trachten: derohalben wenn das neue Fleisch nicht von selbsten will aufhören zu wachsen und sich zu trucknen, kan man trucknende Pulver einstreuen, dergleichen von *Mastix*, Weyrauch, *Sarcocolla, Collophonium, Lapis Calaminaris* und *Tutia* kan gemacht werden, worüber man wiederum truckene Carpie leget, und hernach ein Pflaster, was es auch für eins seyn mag, damit nur die applicirte Sachen nicht herunter fallen; oder wo das Fleisch nicht gar viel mehr nasset, kan man nur mit blossem Carpie und Pflaster die Schliessung verrichten. Solte etwa das neue Fleisch über die Haut wollen auswachsen, kan man solches täglich mit einem Stück blauen Vitriol bestreichen, biß dasselbe der Haut wieder gleich wird; oder wo dieses nicht solte starck genug seyn, streuet man ein Pulver darauf aus rothem Præcipitat und gebranntem Alaun gemacht, und continuiret damit, biß das überflüßige und ungleiche wieder weggeätzet: alsdann befördert man die Trucknung mit vorhero belobten trucknenden Medicamenten.

3. Wie eine saubere Narbe zu erlangen.

15. Damit aber die Wachsung des Fleisches desto besser befördert werde, so hat man, sonderlich in grossen Geschwüren, eine gute Diät zu halten, sich vor allen scharffen, saltzigen, hitzigen, schweinenen und schwer verdaulichen Sachen zu hüten, gleichwie *pag.* 51 in den Wunden gesagt worden; dann eine gute Diät vermag so viel in Heilung

Die Diät.

lung der Geschwüre, daß auch durch dieselbige, ohne innerliche Medicamenten, offt sehr schlimme, alte und bös=artige Geschwüre sind curiret worden, gleichwie die öfftere Erfahrung und viele *Autores* bezeugen: da hingegen durch üble Diät die geringste Geschwür zu den allerschlimmsten Schäden sind gemacht worden. Solte der Patient sonsten von ungesunder Constitution seyn, und man muthmaßte, daß solches die Heilung verhindern mögte, soll man beyzeiten einen verständigen *Medicum* mit lassen zu Rath ziehen, damit er mit innerlichen dienlichen Medicamenten zu Hülff komme, bevor die Geschwür bös=artig werden, und schlimme Zufäll erwecken mögen.

Das II. Capitel,
Von Heilung der Fisteln.

I.

Erfordern 1. die Reinigung.

Wenn frische Fisteln oder Hohligkeiten bey einem Geschwür sind, wo noch kein *Callus* bey ist, (welches man theils durch das Gesicht, theils durch das *sondiren* erkennet) muß man die Hohligkeiten erstlich mit Digestiv und Carpie suchen zu reinigen, eben auf die Manier, wie im vorhergehenden Capitel gelehret worden, wenn man solches füglich kan hinein bringen. Meistentheils pflegen die *Chirurgi* in Fisteln die Medicamenten mit Wiecken zu *appliciren*: dieweilen aber dieselbe theils durch ihre Härte, theils durch Irritation leichtlich Schaden thun, soll man solche entweder gar nicht gebrauchen; oder doch wenigstens Sorge tragen, daß solche nicht zu hart noch zu lang seyen, damit sie nicht die Geschwür entweder callös machen, oder entzünden, oder durch ihre Irritation verursachen, daß solche zu viel nassen, oder doch wenigstens die Curation verhindern, und alte Schäden zuwegen bringen. Derohalben hat, wegen dieses Mißbrauchs und Unwissenheit vieler unerfahrner Barbirer, der berühmte *Belloste*, und andere, die Wiecken gantz verworffen: und rathe ich gleichfalls, daß man dieselbe in keinen andern Geschwüren oder Fisteln gebrauchen solle, als nur, wo die Oeffnung eher will zuwachsen, als der Grund; und daß dieselbe weich, und kurtz aus Carpie bereitet seyen, gleichwie wir auch bey den Wunden erinnert: in den übrigen Geschwüren aber ist es besser, daß man selbige wegläßet.

2. Zwey=

Das II. Cap. Von Heilung der Fisteln.

2. Zweytens erfordern die Fisteln eine Zusammendruckung oder Compreßion, und zwar so, daß der Grund wohl gegen die Oeffnung comprimiret werde: welches geschiehet, entweder mit schmalen oder kleinen Compressen; oder wo diese nicht genug comprimiren, faltet man ein aufgestrichenes Pflaster in Form einer schmalen Compreß etlichmal zusammen, und bindet selbiges, nachdem man die Fistel von der Materie gesäubert, und mit Medicamenten wiederum versehen, auf den Grund der Fistel, bedecket die Fistel, wie sonsten ein ander Geschwür, mit Carpie, Pflaster und Compreß, und umwickelt alles mit einer Binde: welche entweder, sonderlich wenn es sich schicket, an dem Grund zu erst zu appliciren soll angefangen, oder doch wenigstens an dem Grund fester soll constringirt werden, als bey der Oeffnung, damit daselbsten sich keine Materie sammle, und die Fistel am Grunde zu erst zusammen wachse: welches leichter geschiehet, wenn der Grund gegen den obersten, die Oeffnung aber gegen den untersten Theil des Gliedes gehet, als wann es sich auf verkehrte Manier verhielte.

2. die Zusammendruckung.

3. Wenn aber die Fisteln sehr tief, und man den Grund zu reinigen nicht wohl könnte beykommen, muß man reinigende Medicamenten einspritzen, um dadurch alle Unreinigkeiten aus dem Grund zu bringen, weilen sonsten die Heilung nicht wohl geschehen könnte. Hierzu kan folgendes dienen:

Wie in sehr tiefen Fisteln zu verfahren.

℞. Ung. digest. ex terebinth. & vitell. ovi parat. ℥iß.
    Mell. vulgar. vel rosat. vel Chelidon. ℥j.
      vin. vulgar. ℥ix. M.

Diese Mixtur soll man man bey jedem Verbinden etlichmal warm mit einer Spritzen biß auf den Grund einspritzen, und darauf alsobald eine Weile die Oeffnung mit den Fingern zuhalten, damit diese Injection einige Zeit möge darinnen bleiben, und also desto besser ausreinigen. Oder an statt dieser, ist auch folgende Injection sehr dienlich, welche auf eben solche Manier soll gebraucht werden:

℞. Decoct. Scord. vel Abrotan. vel Agrimon. ℥viij.
      vini simpl. ℥iij.
    Elixir. propr. vel
    Essent. Myrrh. & Aloes ʒj.
    Mell. rosat. ℥ij. M.

Mit diesem Einspritzen und Comprimirung des Grundes durch die *Bandage* ist zu continuiren, biß der Grund biß zu der Offnung nach und nach geheilet

geheilet ist: welche hernach vollends eben auf solche Manier geschlossen wird/ als wie andere gemeine Geschwür pag. 317.

Sind offt ohne Incision nicht zu curiren.

4. Weil aber auf diese Manier die Heilung der Fisteln offt sehr langsam von statten gehet/ oder wohl gar keine Heilung erfolgen will/ indem auch dadurch dieselbe offt nicht genug können ausgereiniget werden/ soll man zu Beförderung der Heilung/ insonderheit wenn die Hohligkeit unter sich gehet/ oder sonsten nicht wohl kan comprimiret werden/ oder durch vorhergehende Manier sich nicht will curiren lassen/ die Hohligkeiten/von ihrer Oeffnung an biß auf den Grund/ aufschneiden/ welches auf folgende Manier geschehen soll:

Wie bey der Incision zu verfahren.

5. Man nimmt einen hohlen Sucher/ und bringet selbigen lind in die Fistel so tief man kan: hernach stecket man die Spitze eines guten Messerleins in die Furch des Suchers/ und schneidet damit/ nach Anweisung des Suchers/ die Fistel auf/ biß an das Ende/ wenn solches wegen der dabey liegenden Theilen sicher geschehen kan: auf solche Manier kan man hernach auf das Fundament kommen/ dasselbige besser ausreinigen/ die Medicamenten füglicher appliciren/ und zugleich verhüten/ daß sich keine Materi mehr in dem Grund sammle/ als welches öffters die Ursach ist/ daß der Grund nicht kan zugeheilet werden. Oder man kan sich auch zuweilen/ sonderlich wo die Fistel nicht gar dick ist/ einer krummen/ starcken und scharffen Scheer bedienen/ welche an einer Spitz ein Knöpflein haben soll: gleichwie *Tab. I. fig. D.* Diese Spitz mit dem Knopf wird in die Hohligkeit gebracht/ so tief man kan/ und damit die Fistel aufgeschnitten. Wenn aber das Fleisch daselbst sehr dick/ kan man mit der Scheer nicht wohl zu recht kommen/ und müste der Patient dadurch mehrere Schmertzen leiden.

Was nach der Incision zu thun.

6. Wann man die Fistel hat aufgeschnitten/ und etwa das Geblüt starck flösse/ wie manchmal zu geschehen pfleget/ füllet man bey dem ersten Verband/ um das Geblüt wiederum zu stillen/ die Oeffnung mit trucknem Carpie aus: in den folgenden aber appliciret man das Digestiv/ und reiniget alsdann das Geschwür/ gleichwie vorhero von den frischen und gemeinen Geschwüren ist gesagt worden/ (indem durch die Incision aus einer Fistul gleichsam ein gemeines Geschwür gemacht worden) verfähret auch hernach auf eben solche Manier in der übrigen Curation; es seye denn/ daß etwa ein *Callus, Caries* oder sonsten ein anderes Ubel eine andere Curation erfordere/ als wovon in folgenden bald wird gesagt werden.

Das

Das III. Capitel/
Von Heilung der bößartigen und hartnäckigen Geschwüren.

I.

Bößartige/ schlimme und hartnäckige Geschwüre/ Lateinisch *Ulcera dysepulotica, Chironia, cacoethica, rebellia, contumacia,* müssen eine besondere Ursach haben/ warum sie bößartig oder hartnäckig/ und sich nicht auf vorhergehende Manier wollen curiren lassen; derohalben muß man die Ursach dieses fleißig untersuchen/ und wenn man sie gefunden/ solche trachten aus dem Weg zu raumen: welches aber offt grossen Fleiß erfordert/ ja manchmal weder von *Medicis* noch *Chirurgis* kan gefunden/ und also auch nicht gehoben werden: derohalben bleiben viele von solchen Geschwüren unheilbar/ und machen alle so vermeinte *Arcana,* Pflaster/ Salben/ und was es sonst seyn mag/ zu Schanden. Unter den Ursachen dieser Hartnäckigkeiten der Geschwür ist offt die übele Constitution des Patienten/ welcher Cachectisch/ Scorbutisch/ Wassersüchtig/ oder was von Frantzösischer Kranckheit an sich hat; oder es ist eine *Caries, Callus,* sonderbare Schärfigkeit im Geblüt/ oder ein Krebs/ und dergleichen/ daran Ursach: welches alles man also genau untersuchen muß. Aus diesem aber erhellet/ daß solches zu untersuchen und zu finden kein Werck sey vor gemeine Barbirer und Bader/ sondern daß die verständigste *Medici* und *Chirurgi* solches auszufinden offt genug zu thun haben.

Bößartige oder hartnäckige Geschwür haben vielerley Ursachen.

2. Unter diesen Ursachen aber der Hartnäckigkeit der Geschwüre kommt gar offt vor die übele Constitution des Patienten: dann wann weder Fistel/ noch *Callus,* noch *Caries,* noch faules Fleisch/ noch Würmer in dem Geschwür zu observiren/ so ist die übele Beschaffenheit oder Constitution des Patienten an der Hartnäckigkeit oder Unheilsamkeit Ursach: wenn derselbe entweder allzu zehes/ saures/ scharffes oder hitziges Geblüt hat/ was Venerisches an sich/ oder sonsten gar übele Diät hält: derohalben muß in dergleichen Fällen allemahl zugleich ein guter *Medicus* mit zu Rath gezogen werden/ damit selbiger die innerliche übele Constitution des Patienten möge untersuchen/ und trachten zu verbessern/

1. Die übele Constitution des Patienten.

bessern/ auf daß dadurch die Brunnquell oder Ursprung des Ubels weggenommen werde. Vor allen Dingen aber ist bey solchen Patienten eine gute und mäsige Diät sehr nothwendig: dieweil dieselbe in Curirung aller Kranckheiten/ und sonderlich auch der Geschwüren/ von so grosser Krafft ist/ daß dadurch offt/ wie schon vorher gesagt worden/ die allerschlimmste Geschwür/ ohne andere innerliche Medicamenten/ sind curiret/ und äusserlich nichts besonders gebraucht worden/ als daß man das Geschwür täglich wohl ausgetrucknet und ausgereiniget/ und hernach entweder nichts anders als ein gemeines Pflaster/ dergleichen man in allen gemeinen und geringen Geschwüren zu gebrauchen pfleget/ aufgeleget/ gleichwie das *Saturninum*, oder das *diapompholygos*; oder wann es hoch kommen/ ein gemeines Wund-Oel oder Wund-Balsam zugleich in die Oeffnung gestrichen. In der Diät aber sollen sich solche Patienten hüten vor allem hart-verdaulichen/ zehen/ nicht weich gekochtem Essen/ vor vielem Fett/ Schweinen-Fleisch/ Speck/ Mehl und Taig-Werck; im Gegentheil aber wenig und leicht verdauliche Sachen geniessen/ auch vor aller Anfüllung oder Fräßigkeit sich in acht nehmen: womit aber lang zu continuiren/ und zugleich äusserlich das Geschwür von der Materie und anderer Unreinigkeit wohl auszureinigen/ damit die stockende Materie nicht scharff werde und um sich fresse; mit dem Digestiv-Sälblein/ worzu noch was von *Myrrha*, *Mastix*, *Colophonium* und Brandewein kan vermischet werden/ das Geschwür verbinden/ und wenn Hohligkeiten oder Fisteln dabey sind/ selbige wohl öffnen/ hernach mit dem Peruvianischen Balsam/ oder mit dem *Balsamo Copaivæ*, oder dem *Balsam. Sulphuris terebinthinato*, oder anderem guten Wund-Balsam/ das Geschwür zur Heilung zu bringen trachten: welches dann hernach/ wo zugleich gute innerliche Medicamenten gebraucht werden/ nicht leicht fehlen wird.

2. Wenn solche zu starck flüssen.

3. Wenn solche hartnäckige Geschwür zu starck fliessen/ oder vieles Gewässer ausstossen/ nennet man sie *rheumatica*/ und zeigt solches an/ daß viel dünnes scharffes Gewässer in dem Geblüt seye. Derohalben soll man solche Patienten/ um das überflüßige Gewässer durch den Stuhl abzuführen/ öffters laxiren; oder auch Urin-treibende Mittel gebrauchen/ um dasselbe durch den Urin wegzutreiben: wie dann hier der fleißige Gebrauch der präparirten Keller-Würmlein oder *Millepedes* sonderbar dienlich ist. Ingleichem dienen die balsamische Urin-treibende Tincturen und Essentzen/ als *Essentia Succini*, *Myrrhæ*, *Balsami Peruviani*, *Tinctura tartari*, *Tinctura Antimonii tartarisata*. Hiebey

Das III. Cap. Von Böß artigen Geschwüren.   323

bey sollen die Patienten wenig trincken, und zwar kein wässeriges, sondern gutes starckes Bier, wie auch einen guten alten Wein zum ordinären Tranck sich bedienen, oder gar was Spanischen Wein bey der Mahlzeit gebrauchen. Die Speisen sollen gleichfalls entweder trucken oder gebraten, oder aus verdickenden Sachen bestehen, gleichwie Gerstenschleim, Reißschleim, dicke Haber-Suppen, Kalbs-Füß, Sultzen, und dergleichen dickliche Sachen. Ingleichem sollen äusserlich truckende Medicamenten eingestreuet werden: dergleichen sind *Lapis Calaminaris*, und *Tutia præparata*, Kreiden, Mastix, Weyrauch, *Colophonium*, und insonderheit auch der præparirte natürliche Zinober, worüber das *Empl. diapompholygos*, *Saturninum*, oder *de Lapide Calaminari* überzulegen.

4. Wenn solche Geschwür sehr fressend, werden sie *corrodentia* und *phagedænica* genannt, und zeigen an, daß das Geblüt sehr scharff seyn müsse; derohalben muß der *Medicus* trachten, die Schärffe durch innerliche temperirende Mittel zu versüssen: als worzu sonderlich die *Decocta* aus der *Rad. Chinæ*, *Sarsaparill. Symphyt. Polypod. Liquirit. Scorzon. Lapath. acuti, Hb. Malv. Alth. Hyperic. Saniculæ, Agrimon. Marrub. alb.* und dergleichen sehr dienlich sind. Die Speise können eben dergleichen seyn, gleichwie §. 3. ist gesagt worden; wobey sich der Patient vor scharffen, gesaltzenen, gewürtzten, und schweinenen fleißig hüten soll. Wenn hierzwischen der Patient zuweilen mit Medicamenten purgirt wird, worzu was *Mercurius dulcis* kommt, so wird hierdurch der Zufluß zu dem Geschwür vermindert, ein Theil der Schärffe ausgeführet, und die Curation sehr dadurch befördert. Aeusserlich dienen hier die Schärff zu temperiren, eben diejenige Pulver zum einstreuen, welche §. 3. sind gelobt worden, und bey dem Verbinden ist allemal die Materie wohl auszutrucknen: auf diese Manier ist zu continuiren, biß das Umsichfressen nachgelassen, das Geschwür sich truckne und heile.

3. Wenn selbige fressend sind.

5. Nach den fressenden Geschwüren wollen wir jetzo gleich die Haut-Geschwür (lateinisch *Ulcera cutanea*) setzen, welche sonderlich im Angesicht, so wohl bey Erwachsenen als bey kleinen Kindern, öffters vorkommen, dieweil selbige gleichfalls sehr um sich fressen, und also ein scharffes Geblüt zur Ursach haben: derowegen muß man in der Curation auch vornehmlich auf die Schärffe sehen, und dieselbe innerlich, theils durch laxirende Mittel suchen auszuführen, (wobey sonderlich der *Mercurius*

Haut-Geschwür.

Ss 2   *curius*

curius dulcis sehr dienlich ist) theils durch andere Blutreinigende und Schärff=temperirende Mittel zu verbessern trachten. Insonderheit dienen in solchen Unreinigkeiten der Haut bey Erwachsenen die sogenannte Holtz=Tranck/ oder auch ein *Decoctum* von der *Radix lapathi acuti* oder *herba fumariæ*, von welchen täglich drey= bis viermal ein guter Trunck warm soll genommen/ und Morgens im Bett zuweilen geschwitzet werden. Nebst diesem kan man auch zugleich des Tags etlichmal von der *Eſſ. fumariæ, Lignorum, Succini* oder *Tinctura Antimonii tartariſata* 30 bis 40 Tropffen gebrauchen/ gute Diät halten/ und eine gute weil continuiren. Bey saugenden Kindern dienet öffteres laxiren/ und die Pulver gegen die Schärffe/ dabey aber die Mütter oder Saugammen gute Diät und vorhergelobte Medicamenten gebrauchen sollen. Aeusserlich ist sehr trefflich das *Ol. tartari per deliquium*, welches man täglich zwey= bis dreymal mit einem Pensel oder Federkiel/ entweder allein/ oder mit was beygemischtem Eyeröl oder Wachsöl/ soll aufstreichen/ und darüber hernach entweder ein *Emplaſtrum saturninum* überlegen/ damit der Schade gegen die Lufft defendiret sey; oder wo sich das Pflaster nicht wohl schicken wollte/ als z. E. wenn das gantze Gesicht exulceriret wäre/ wie es bey Kindern offt zu geschehen pfleget/ kan man eine Larve von Leinwand/ gleichwie bey dem Verbrennen *(Tab. XXII.)* darüber legen. In diesen Geschwüren ist auch sehr dienlich/ wenn man mit Kalckwasser/ oder mit dem Wasser von der *Edulcoration* des *Antimonii diaphoretici* dieselbe täglich auswäschet/ als wodurch sie wohl gereiniget und geheilet werden. An statt dieser Medicamenten sind auch das *Ungv. de Lithargyr.* oder *diapompholyg.* oder *de Enula* sehr nützlich/ wenn man damit diese Geschwür fleißig bestreichet/ und insonderheit wenn man ein wenig rothen Präcipitat in hartnäckigern Uebeln darzumischet. Wenn diese Geschwür sehr fliessen/ kan man ein trucknendes Pulver von der *Tutia, Lap. Calaminar. Cerussa,* Kreiden ꝛc. mit ein wenig natürlichen Zinober oder Präcipitat vermischt/ täglich einstreuen/ oder solche Pulver mit was frischem Milch=Raum vermischen/ und offt überstreichen.

Krebsige Geschwür.

6. Die krebsige Geschwür sind unter den fressenden die hefftigste/ und muß man solche innerlich und äusserlich eben so tractiren/ wie bey dem exulcerirten oder offenen Krebs *pag.* 301 ist gesagt worden. Selten aber kan man selbige durch Medicamenten curiren/ sondern man muß den krebsigen Theil entweder wegschneiden/ oder mit einem glüenden Brenn=Eisen/ nachdem es sich am besten schicket/ wegbrennen;

nen: als auf welche Manier sehr viele krebsige Geschwür/ wo sonsten alles nichts hat helffen wollen/ glücklich curiret worden/ wie solches vor andern der berühmte *M. A. Severinus* bezeuget. Es muß aber der Krebs gantz und gar weggebrannt oder geschnitten werden/ damit nichts mehr von selbigem überbleibe/ dann sonsten hat es keinen Nutzen. Die *Aqua phagedænica* rühmen einige/ daß sie in vielen krebsigen und fressenden Geschwüren mit gutem Nutzen wäre gebraucht worden/ welche auf folgende Manier kan präpariret werden.

℞. ▽ æ ♆ æ ℔j.
  ☿ii sublimati ʒß. M.

dieses appliciret man warm mit Carpie. Einige nehmen den *Mercurium sublimatum* noch stärcker/ als ℨij. bis ʒj. Einige giessen auch eine bis zwey Untzen Brandewein dazu/ und halten es dann vor kräfftiger. Die *Digestiva* aber werden in krebsigen Geschwüren nicht vor dienlich befunden/ und machen das Ubel immer ärger.

7. **Faule und stinckende Geschwür** entstehen entweder aus unrichtigem oder übelen Verbinden/ wenn selbige nicht wohl gereiniget werden; oder wenn der Patient von Cachectischer ungesunder Constitution ist. Wenn der Patient also sehr ungesund/ soll der *Medicus* trachten/ nach Befinden der Umständen/ solche üble *Disposition* zu curiren. Der *Chirurgus* aber soll das Geschwür öffters wohl reinigen/ insonderheit zur warmen Sommerzeit/ da offt/ wegen langsamen Verbindens/ Fäulung und Würme in den Wunden und Geschwüren entstehen/ sonderlich nach grossen Feld-Schlachten/ da die *Chirurgi* wegen grosser Menge der Verwundeten selbige manchmal nicht alle Tag verbinden können/ wordurch sie faul Fleisch und Würme bekommen müssen. 2) Soll man in faulen Geschwüren mit dem *Digestiv* das *Ægyptiacum*, oder das *Ungv. fuscum Würzii* vermischen und appliciren/ auch damit continuiren/ bis sich das faule Fleisch all separirt hat/ und der Grund wiederum frisch und roth wird. Die kurtz vorher gelobte *Aqua phagedænica* ist auch sehr trefflich/ um das faule Fleisch wegzunehmen: ingleichem der *Mercurius præcipitat. ruber*, wenn man solchen/ entweder allein/ oder mit dem gebrandten Alaun vermischt/ auf das faule Fleisch streuet/ oder zu dem *Digestiv-Sälblein* thut/ und überleget. Um den leidenden Theil soll man zusammengefaltene Tücher mit gutem Brandewein angefeuchtet umschlagen/ dann dieser widerstehet der Fäulung gleichfalls sehr kräfftig. Wann endlich das faule alles ist

Faule und stinckende Geschwür.

weg-

weggenommen/ tractiret man das Geschwür nur wieder mit Digestiv und Wund-Balsam/ gleichwie andere Geschwür/ biß es sich zur Heilung schicket. Inzwischen aber soll man durch kräfftigen Speiß und Tranck/ nebst Hertz-stärckenden und der Fäulung widerstehenden Medicamenten durch einen Medicum den Patienten bey guten Kräfften zu erhalten trachten/ damit er die Cur könne ausstehen. Geschwür wo Würm inn sind/ werden auf eben solche Manier curirt/ dann was gegen die Fäulung/ ist auch gegen die Würme: man muß nur im Verbinden die Würm/ Materie und faules Fleisch wohl ausreinigen; im übrigen aber verfahren/ wie jetzo gelehrt worden.

Das IV. Capitel/
Von Heilung der Venerischen Beschwüren.

1.

Wo selbige entstehen. Die Venerische Geschwür/ gleichwie schon oben gesagt worden/ entstehen gemeiniglich entweder in den Weichen/ nach Verschwürung der Venus-Beulen/ oder an dem Männlichen Glied/ an der Vorhaut oder an der Eichel; oder bey Weibsbildern in den Lippen der Schaam: und hat man in Heilung derselben sonderlich zu trachten/ daß man durch innerliche Medicamenten das Venerische Gifft möge aus dem Leibe schaffen.

Innerliche Cur. 2. Dieses geschiehet hauptsächlich durch öffteres Purgiren mit dem Mercurio dulci, und mit denen öffters darzwischen gebrauchten blutreinigenden Holtz-Träncken/ womit manchmal morgens/ wenn nicht purgiret wird/ im Bett kan geschwitzet/ auch von der Eſſ. Lignor. und Succini zugleich gebraucht werden. Nebst diesen ist zugleich eine gute Diät zu halten/ und vor Wein und andern hitzigen/ scharffen und gesaltzenen Sachen sich zu hüten. Solten etwa die Frantzosen noch selbsten dabey seyn/ muß man selbige entweder durch das Schwitzen/ oder wo sie hefftiger eingewurtzelt sind/ durch die Salivation curiren.

3. Aeus=

3. Aeusserlich soll man mit dem Digestiv den rothen Präcipitat vermischen, und damit diese Geschwür reinigen, und wenn selbige gereiniget, sie mit offt belobten trucknenden Pulvern, pag. 323, zu welchen gleichfalls das rothe Präcipitat zu vermischen, austrucknen und heilen. Die *Aqua Phagedænica* mit Carpie täglich zweymal in diese Geschwür appliciret, reiniget und heilet selbige auch gar vortrefflich. Ingleichem wenn man dieselbe zuweilen mit dem *Lapis infernalis* bestreichet oder bedupffet. Manchmal sind diese Geschwür sehr hartnäckig, sonderlich in den Weichen, und wollen sich durchaus nicht austrucknen lassen, sondern nassen starck und beständig: in solchem Fall kan man offt die Quelle dieses Ubels, welche scheinet ein zerrissenes oder zerfressenes *Vas lymphaticum* zu seyn, nicht besser austrucknen, als mit einem *Cauterium* oder Brenn-Eisen, welches man vorsichtig auf den Ort, wo das Gewasser am meisten ausläufft, appliciren muß, und dieses Brennen zuweilen, wo sich das Geschwür auf das erste nicht geben will, noch einmal wiederholen.

Aeusserliches.

4. Wenn solche Geschwür an der Ruthe negligirt werden, fressen sie offt dieselbe durch biß an die Harn-Röhre, und zwar geschiehet solches manchmal an vielen Orten der Harn-Röhre zugleich, daß hernach der Urin durch alle Löcher zugleich, als wie an einer Gießkanne, herausläufft; oder es entstehet manchmal gar ein Brand oder Krebs daraus, daß man dieses Glied hernach muß abnehmen.

Verursachen offt schwere Zufäll.

Das V. Capitel,
Cur der Callösen Geschwüren.

1.

Die Callöse Geschwür können nicht geheilet werden, man nehme dann vorher den *Callus* weg; welches auf dreyerley Manier geschehen kan: 1) mit corrosivischen Medicamenten, da man sich, wenn der *Callus* noch frisch und nicht gar hart ist, linderer Corrosiven bedienet; als gebrannten Alaun oder rothen Präcipitat, welche, wenn es entweder allein, oder in gleiche Theil mit einander vermischt, applicirt werden, frische und nicht gar harte *Callos* wegnehmen, wenn man sie bey jedem

Wie ein nicht gar harter Callus zu tractiren.

jedem Verband auf den *Callus* streuet/ oder mit dem *Digestiv* vermischet. Das *Unguentum Ægyptiacum* oder *fuscum Würzii* täglich auf den *Callus* gestrichen/ fressen solchen auch weg/ wo er nicht gar hart ist: wenn man aber selbigem was rothen Präcipitat zumischet/ werden sie desto stärcker. Ingleichem wenn man nicht gar harte *Callos* mit blauen oder weissen Vitriol offt bestreichet/ kan man selbige auch hiermit manchmal wegbringen. Wenn aber diese *Medicamenta* alle nicht starck genug wären/ kan man den *Lapis infernalis* oder das *Butyrum Antimonii* nehmen/ und damit den *Callus* täglich bestreichen/ so wird er sich hierdurch gemeiniglich bald verzehren. Ingleichem wenn man Scheidwasser nimmt/ und darinnen über dem Feuer Quecksilber solviret/ so viel als sich von dem Scheidwasser will solviren lassen/ und bestreichet hernach hiermit täglich den *Callus*, so wird er sich endlich auch wegzehren.

Wenn zugleich eine Fistel da wäre.
2. Wenn die callöse Geschwür zugleich fistulös sind/ so ist am besten/ daß man solche öffne/ wie oben *pag.* 320 bey den Fisteln ist gesagt worden/ und hernach den *Callus* auf jetzt beschriebene Manier wegnehme. Dieweil aber manche Patienten nicht leiden wollen/ daß man an ihnen schneide/ soll man Wiecken oder Zäpfflein von dem *Ægyptiac* oder dem *Ungu. fusc.* Würzii formiren/ und in die Hohligkeiten einschieben/ so werden solche die weiche *Callos* offt verzehren: wolte man diese Zäpfflein noch stärcker haben/ kan man sie mit rothem Präcipitat/ weissen oder blauen Vitriol/ oder mit *Lap. infernal.* oder mit *Butyr. Antimonii* bestreichen/ und hiemit täglich *continuiren*/ biß der *Callus* weg ist. Wenn man aber mit solchen Corrosiv-Zäpfflein nicht könnte auf den Grund kommen/ soll man das *Ægyptiacum* oder *Fuscum Würzii* in Brandewein solviren/ und in die Hohligkeit öffters einspritzen: deßgleichen dienet auch hierzu das *Aqua phagedænica*. Man muß aber allzeit nach der *Injection* die Oeffnung eine weil zuhalten/ damit diese Medicamenten desto länger darinnen bleiben/ und also desto besser operiren können. Wenn endlich der *Callus* weggezehret/ tractiret man hernach das Geschwür/ gleichwie vorhero von den Fisteln ist gesagt worden.

Wenn der Callus schon sehr hart.
3. Dieweilen aber zuweilen in sehr alten und harten *Callis* die Curation entweder gar langsam/ oder gar nicht mit Medicamenten von statten gehet/ und die Patienten allzu lang mit solchen scharffen Medicamenten müsten geplaget werden/ insonderheit wenn man nicht recht

Das V. Cap. Von den Callösen Geschwüren.

recht auf den Grund kommen kan / und also durch diese scharffe Medicamenten die Nerven könnten angegriffen / auch grosse Schmertzen / *Convulsiones* und andere schlimme Zufälle erreget werden; so ist besser / wenn man in sehr harten *Callis* die Hohligkeit öffnet / gleichwie bey den Fisteln *pag.* 320 gesagt worden / auf daß man dardurch recht auf den Grund kommen möge : dabey man aber Sorge tragen muß / daß man keine grosse Adern / *Tendines* oder Nerven zerschneide. Wenn also der Schade wohl geöffnet / und man alsdann überall besser beykommen kan / soll man den *Callus* mit einem Messerlein wohl *scarificiren* / und hernach vorher bemeldte *corrosivische* Medicamenten *appliciren* / so wird sich der *Callus* geschwinder wegnehmen und verzehren lassen : Womit man aber *continuiren* muß / biß alle Härtigkeit weg ist / und hernach / wie in andern Geschwüren / in der übrigen Curation verfahren.

4. Wenn der *Callus* so hartnäckig / daß er sich auch auf diese Methode nicht wollte wegnehmen lassen / oder man sonsten gern eine geschwindere Cur hätte / insonderheit wo der Patient *resolut*/ und *Courage* hat / soll man den *Callus*, wenn man keine Verletzung grosser Adern oder Nerven zu befürchten hat / entweder mit einem Messer gantz ausschneiden / oder mit glüenden Eisen gäntzlich wegbrennen / als auf welche Manier *M. A. Severinus* versichert / daß er viele der allerschlimmsten Geschwüre / welche durch keine andere Mittel hätten können zurecht gebracht werden / *curiret* habe : dann durch diese *Methode* würde das Geschwür gleichsam in eine frische Wunde verwandelt / und könte hernach / gleichwie eine andere frische Wunde / durch fast ein jedes *Digestiv* oder Wund-Balsam geheilet werden / wo nicht etwa noch eine *Caries* / übele *Constitution* des Patienten / eine dabey seyende Kranckheit / Frantzosen / Scharbock / Wassersucht / oder sonsten eine andere sonderbahre Ursach solches verhindere.

Wenn derselbe aufs allerschlimmste ist.

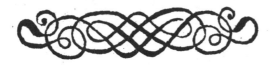

Tt Das

Das VI. Capitel/
Von Heilung der bezauberten Schäden.

1.

Werden viele abergläubische Sachen recommendirt.

Wenn Geschwür vorkommen/ welche ungewöhnliche Dinge in sich haben/wie oben *pag.* 314 gemeldet worden/oder auch sonsten vor bezaubert gehalten werden/so loben *Paracelsus, Helmontius, Agricola,* und andere mehr/ vielerley *Specifica*, worunter manche lächerliche / manche abergläubige Sachen sind / von welchen aber die vornehmste: Eichen=Laub/ Weyden=Laub/ *Adianthum, Hypericum, Fuga dæmonum,* das ist die Verjagung des Teuffels / genannt/ lebendiges Quecksilber/ *Asa fœtida,* oder Teuffels=Koth/ *Antirrhinum, &c.* wenn man solche den Patienten an den Halß hange. Ingleichem recommendiren einige die Asche von einer verbrannten Hexe/ oder Menschen=Koth/ in das Geschwür zu streuen. Das *Ungv. de Visco Corylino Carichteri* loben *Heer* und *Horstius; Mynsycht* aber recommendirt sein *Empl. fœtidum;* andere/ andere *Specifica*.

Was bey dergleichen zu thun.

2. Aber wenn dergleichen Geschwür in der That sind/ und vorkommen/ so halte ich davor/ daß selbige mit andern ordentlichen Medicamenten können curiret werden/ wenn man nur auf die Natur oder Constitution des Patienten und des Geschwüres wohl Achtung gibt/ und behörige Mittel dargegen gebrauchet. Dann ich halte davor/ daß weder die Hexen noch der Teufel etwas übernatürliches thun können: und wenn sie also Geschwür verursachen/ so thun sie solches durch natürliche Mittel und Blendwerck; derohalben wird man sie auch wiederum mit natürlichen Mitteln curiren können/ gleichwie schon dergleichen/ welche für bezaubert sind gehalten worden/ zum öfftern von guten *Medicis* und *Chirurgis* durch ordentliche Mittel sind curirt worden: Dann offt ist schon von gemeinen Badern und Barbirern/ um einer kahlen Ursach willen/ oder aus Ignorantz/ oder aus List und Betrug derselben/ ein Geschwür vor bezaubert ausgeschrieben worden/ wenn sie es nicht haben curiren können/ welches doch nicht bezaubert gewesen.

Das

Das VII. Capitel /
Von Heilung der alten Schäden oder offenen Schenckel.

1.

OBschon an allen Theilen des Leibs alte Schäden oder Geschwür seyn können / so sind doch selbige am öfftesten an den Füssen / und werden offene Füß oder offene Schenckel genennet: welche / ob sie schon einiger massen unter die oben *pag.* 321 tractirte bös-artige oder übel zu heilende Geschwür können gerechnet werden / so haben wir doch selbige hier aus wichtigen Ursachen ins besondere abhandeln wollen. Es ist zwar wahr / daß die offene Füß aus eben den Ursachen / woraus andere hartnäckige Geschwür entstehen / herkommen: und derohalben / wenn man sie curiren will / muß man eben / wie in andern hartnäckigen Geschwüren / die Ursach untersuchen / ob selbige nemlich wegen übeler Constitution des Patienten / wegen Schärffe des Gebluts / wegen allzu vieler Wässerigkeit desselben / wegen der dabey seyenden Hohligkeiten / oder eines *Calli*, oder sonsten einer andern Ursach halben / sich nicht wollen heilen lassen: und wenn man selbige gefunden / muß man die Curation darnach einrichten / gleichwie bißhero solches ist gelehret worden.

Was bey der Cur hauptsächlich in acht zu nehmen.

2. Bevor man aber die Curation angreifft / fragt sichs erst / ob man wohl solche alte Schäden zuheilen solle / oder nicht / dieweilen offt / nach Zuheilung derselben / allerley schwere Kranckheiten / ja der Tod selbst / bald darauf gefolget sind / gleichwie wir schon oben in der *Prognosis pag.* 314 angemercket haben? Auf diese Frag antworten wir / daß in alten / schwächlichen oder kräncklichen Leuten solche Schäden nicht sollen zugeheilet werden / ob man auch schon könnte: weil die Natur die böse Feuchtigkeiten aus dem Leib durch diese Geschwür auszuwerffen gewohnt ist / und dadurch solche Leut gesunder bleiben / als wenn man selbige zuheilete: dann wenn man dieselbige zuheilet / so bleiben hernach die böse Feuchtigkeiten im Leib und im Geblüt / als wodurch sonsten allerley schwere Kranckheiten und Zufälle / oder der Tod selbst / verursachet werden / gleichwie die *Practici* hiervon

Frage: Ob man alte Schäden zuheilen solle?

hiervon unzählige Exempel in acht genommen. Deßwegen aber wolte ich nicht / daß unter diesem Prätext man auch bey jungen Leuten alle alte Geschwür uncuriret lassen solle: dieweilen viele von diesen / welche sonsten noch starck / und die Ursach der Hartnäckigkeit durch gute Diät und andere dienliche Mittel / oder auch zugleich durch Fontanellen zu heben wäre / sicher können curiret werden: denn wenn man die Ursach kan wegnehmen / und die innerliche übele Constitution curiren / hat man hernach von dem Zuheilen nichts übeles zubefürchten. Bey Alten aber / und wo man sonsten die übele Constitution nicht wegnehmen könnte / soll man auch diese Geschwür nicht suchen zuzuheilen.

Was überhaupt bey solchen zu thun.

3. Unterdessen aber soll sich doch hierbey der *Chirurgus* mit seiner Hülffe den Patienten nicht entziehen / weil sonsten diese Geschwür / wo man sie gantz negligirt / allzuschlimm werden / und allerley übele Gefolg verursachen könnten; sondern soll trachten: 1) daß er solche Schäden / welche allzeit einige Ungelegenheit oder Ungemach bey sich haben / erträglicher mache / und verhüten / daß dieselbe / so viel möglich / nicht weiter um sich fressen / oder grösser werden / und dardurch grössere Beschwerlichkeit erregen mögen. 2) Daß er die Zufäll / sonderlich die Entzündung / und daher entstehende Schmertzen und Brand / bestens zu verhüten suche.

Was innerlich zu ordnen.

4. Derowegen soll man vor allen selbigen eine gute Diät vorschreiben / wornach sie sich accurat verhalten müssen: und sich sonderlich vor allem Uberfluß im Essen und Trincken / vor allen scharffen / schwer verdaulichen Speisen / und insonderheit auch vor allem Schweinenen / enthalten / weilen dardurch solche Geschwür sonsten augenscheinlich schlimmer werden. Es sollen solche Patienten auch öffters sich eines dienlichen Laxiers bedienen / als weßwegen sie einen *Medicum* zu Rath ziehen sollen / auf daß dadurch die böse Feuchtigkeiten durch den Stuhl zum Theil abgeführet werden / und nicht so häuffig in die Beine schiessen mögen. Solte die innerliche Constitution auch Medicamenten erfordern / soll man / nach Beschaffenheit derselben / den *Medicum* gleichfalls darvor Sorge tragen lassen: insonderheit dienet bey alten Leuten / um die Schärffe und Wässerigkeit des Geblüts zu temperiren / der fleißige Gebrauch des *Elixir Proprietatis*. oder der *Eß. Myrrhæ*, *Eß. Succini*, *Eß. Balß. Peruviani*, und anderer balsamischen Medicamenten.

5. Aeuß

Das VII. Cap. Von Heilung der alten Schäden.

5. Aeusserlich muß das Geschwür rein gehalten / und alle Tag die Materie oder Gewässer wohl ausgetrucknet werden: hernach kan man das Geschwür allzeit mit truckner weicher Carpie lind ausfüllen / auf daß sich die scharffe Feuchtigkeit hineinziehe / und darüber ein altes Schaden-Pflaster täglich frisch überlegen: dergleichen sind das *Empl. ad ulcera antiqua Baubini, diasulphuris Rulandi, diapompholygos, saturninum, de lapide calaminari*, und andere dergleichen. Wenn sich hiebey die Patienten vor Kält / so viel möglich hüten / auch die Füsse nicht naß machen / bleiben solche Geschwür gar erträglich / und können solche Leut dabey lange Zeit gesund bleiben und alt werden / weil die Natur durch diese Geschwür die böse scharffe und sonsten überflüßige Feuchtigkeiten aus dem Leib treibet: und scheinet / daß diese Geschwür / weil sie von vielen andern Kranckheiten präserviren / den alten *Medicis* Gelegenheit gegeben / bey kräncklichen / und sonderlich flüßigen Leuten / Fontanellen zu machen / als welche nichts anders sind / als künstlich gemachte Geschwürlein / um die überflüßige und scharffe Feuchtigkeiten beständig abzuführen.

Was äusserlich zu thun.

6. Solten sich Entzündungen und Schmertzen bey solchen Geschwüren einfinden / welches gar leicht geschiehet / wann solche Leut sich ungefehr an den Schaden anstossen / oder denselben verkälten / oder ungefehr ins kalte Wasser kommen / oder sonsten einen Fehler in der Diät begehen / so ist dienlich / daß man Ungarisch-Wasser oder *Spiritus vin. theriacalis*, oder auch Kampfer-Brandwein mit zusammen-gefaltenen Tüchern offt warm überschlage / und den Ort wohl vor der Kält bewahre / so werden / nebst Haltung guter Diät / solche Entzündungen und Schmertzen gemeiniglich bald wieder vergehen. Wenn aber die Entzündung hefftig wäre / oder ein Brand daraus werden wolte / so ist solcher höchst-gefährlich / und muß alsdann nach der *Methode*, wie oben im Capitel vom Brand *pag.* 277 ist gelehret worden / tractiret werden: insonderheit aber muß man alten und schwachen Leuten mit guten stärckenden Mitteln die Krafften zu erhalten suchen / sonsten kan der kalte Brand und Tod gar leicht darauf folgen.

Wenn Entzündung oder Schmertzen dazu kommen.

7. Wenn solche Geschwür bey alten schwachen Leuten von selbsten anfangen trucken und blau zu werden / und nicht mehr wie gewöhnlich / fliessen / so zeigen solche an / daß die Natur zu schwach / selbige Feuchtigkeiten mehr auszustossen / und daß darauf die Ersterbung des Theils / oder eine andere tödtliche Kranckheit / ja der Tod selbst / bald folgen werde / gleichwie schon oben *pag.* 315 gesagt worden; Wobey

Weñ selbige von selbsten trucken werden.

Tt 3 sich

sich auch gern Schauern/ verlohrner Appetit und Abkräfften einfinden. Derohalben soll man in diesem gefährlichen Zustand vor allen Dingen durch kräfftige hertzstärckende Mittel und gute Diät die Kräfften suchen zu erhalten; äusserlich aber in die Wunde pulverisirte Veil-Wurtzel oder Gentian-Wurtzel einstreuen/ welche durch ihre Prücklung den Zufluß der Feuchtigkeiten offt von neuem zuwegen bringen. Oder wenn diese nicht starck genug/ so kan man von der *Radix hellebori nigri* entweder das Pulver/ oder Stücker wie Kügelein formiret/ in die Geschwür legen und damit also continuiren/ biß solche wiederum in ihren gewöhnlichen Fluß kommen; da sie dann hernach wieder tractiret werden/ wie vorher: und dadurch werden solche Patienten zuweilen noch beym Leben erhalten. Wenn sie aber durch diese Medicamenten nicht wiederum zum Fluß können gebracht werden/ sondern völlig vertrucknen/ so wird der Tod gewißlich in kurtzem erfolgen.

Das VIII. Capitel/
Von der Caries, Beingeschwür oder Beinfresser.

1.

Ist übel zu curiren. Unter den Ursachen/ daß die Geschwür übel zu heilen/ und sich gegen alle *Medicamenta* hartnäckig bezeigen/ ist öffters die Caries oder Fäulung an einem Bein die vornehmste: und können solche Wunden oder Geschwür/ wo eine Caries, entweder gar nicht/ oder doch nicht beständig zugeheilet werden/ es seye dann/ daß man dieselbe vorhero curire.

Was eine Caries seye. 2. Man nennet *Caries*, wenn ein Bein/ (oder mehrere) von seinem *Periostio* entblöset/ seine natürliche blauweiße *couleur* in eine gelbe/ braune oder schwartze verändert; zernagt/ zerfressen und ungleich wird; ein stinckendes Gewässer auslauffen/ und daselbst das Fleisch nicht wieder anwachsen läst: weßhalben es mit recht ein Beingeschwür kan genennet werden. Ja wann auch die Oeffnung der Wunde zuwächset/ und man offt meinet/ als wäre dieselbe sehr wohl geheilet/ so hat es doch

doch keinen Bestand; sondern es sammlet sich nach und nach zwischen diesem Bein und dem Fleisch abermahl ein scharffes Wasser, welches das Fleisch von neuem durchfrißt, und dadurch nach einiger Zeit die Wunde oder Schaden wiederum eröffnet: derohalben ist hier keine beständige Heilung zu hoffen, wo nicht die Caries curiret werde.

3. Es sind aber noch mehrere Gattungen und Benennungen der Caries: als *Spina ventosa*, oder *Spinæ ventositas*, der Winddorn, (von den Griechen *Pædarthrocace*, *gangræna* oder *sphacelus ossium*, genant) der Brand in den Beinen, oder *cancer ossium*, der Bein-Krebs oder Beinfresser: aus welchen zwar einige verschiedene *species* machen, die aber gar wenig oder nichts voneinander unterschieden, auch fast einerley Curation haben, und ist genug, wenn man alle diese Beingeschwür in zwo Sorten eintheilet, und diejenige, welche auswendig an einem Bein entstehet, Caries; die aber, welche inwendig in den Beinen ihren Ursprung hat, *Spina Ventosa* nennet: von welcher hernach ein mehrers *in specie* soll gesagt werden.

Verschiedene Nahmen.

4. Der Ursprung oder Ursach der Caries ist 1) wenn ein Bein durch eine Wunde, schlagen, stossen, fallen, oder andere Ursach, von seinem *periostio* entblösset wird, und hernach die kalte Lufft darzu kommt, oder sonsten nicht bald wieder bedecket wird: Ingleichem wo man gemeine schlechte Oel auf blose Beine applicirt, so werden sie bald *cariens*. 2) Wenn eine Stockung oder Entzündung in dem *Periostio* oder in dem Bein selbst entstehet, es seye durch äusserliche Gewalt, oder durch innerliche Ursachen, als stockende Feuchtigkeiten, welche zur Suppuration gegangen: wodurch die Adern, welche das Bein ernehreten, verdorben werden, dasselbe zernagen und zerfressen; welche Zerfressung in dem Bein nach und nach fortgehet, gleichwie in einem andern Geschwür, wenn man solche nicht verhindert.

Die Ursach der Caries.

5. Es hat aber die Caries seine *Gradus*, wovon der erste und gelindeste ist, wenn ein bloses Bein fettlich oder gelblich wird, so sagt man, das Bein ist angelauffen; und dieses ist eine anfangende Caries: wenn aber diese *Couleur* schwartz wird, so ist es eine vollkommene Caries; und wenn das Bein sehr ungleich und löcherig wird, so ist der *Gradus* noch grösser: frißt es aber die Beine gantz durch, so ist sie noch viel schlimmer und gefährlicher; kommt sie aber gar in die Gelencke, oder wo man sonsten nicht kan zukommen, so ist sie am allerschlimmsten.

Hat verschiedene Grad.

6. Daß

Erkennung.

6. Daß eine *Caries* da sey, erkennet man auf zweyerley Manier, nachdem man das Bein entweder sehen oder nicht sehen kan. Was das erste anbelangt, wann man nemlich auf das Bein selben kan, so hat dasselbige seine natürliche *Couleur* nicht, sondern ist entweder gelb, braun oder schwartz, ist bloß, hat kein *Periostium*, und wo man es anfühlt, ist es ungleich und rauh. 2) Wo man aber das Bein wegen Dickigkeit des Fleisches oder anderer Ursachen nicht sehen kan, erforschet man die *Caries* durch folgende Zeichen: 1. Die Materie, welche ausfliesset, ist entweder gantz ölicht, offt braunlicht oder schwartzlicht, und riechet gemeiniglich wie stinckender Speck. 2. Wenn man Wiecken, Carpie oder Pflaster von solchen Geschwüren abziehet, sehen sie von der daranhangenden Materie schwartz aus; dennoch ist zuweilen die Materie auch dünn, wässerig und blutig. 3. Wenn man mit einem Sucher das Bein genau exploriret, ist selbiges bloß, rauh und ungleich anzufühlen, und zeiget solches unfehlbar an, daß eine *Caries* da seye. 4. Ist das Fleisch um das Geschwür schlapp, weich, gleichsam schwammicht, und riechet fast wie stinckender Speck. 5. Wenn ein Geschwür zuwächst, aber nach kurtzem von selbsten wieder aufbricht, und vorhergehende Zeichen zugleich da sind, ist man desto gewisser, daß eine *Caries* da sey.

Prognosis.

7. Die *Prognosis* erhellet schon theils aus vorherbesagten, daß nemlich sich kein Geschwür beständig heilen lasse, wo eine *Caries*, und daß solches immer weiter um sich fresse: über das, wo eine *Caries* allzu groß wird, oder an die Gelencke kommt, läßt sie sich offters nicht anderst curiren, als durch Wegnehmung des gantzen Gliedes, wenn man solches anderst abnehmen kan. Wo solches aber nicht kan abgenommen werden, verursacht sie zuweilen den Tod.

Die erste Manier selbige durch *Medicamenta* zu curiren.

8. Man hat vielerley Manieren, die *Caries* wegzubringen, und zwar erstlich, sonderlich wenn sie nicht gar tief ist, kan man selbige offt durch *Medicamenta* wegbringen: unter welchen vor andern *pulvis Euphorbii* vortrefflich ist, welchen man täglich auf das verdorbene Bein appliciret, biß daß alles schwartze oder verdorbene weggeätzet ist. Bey jedem Verband aber soll man allzeit das Bein mit Carpie wohl abfegen, damit man sehen könne, wenn alles verdorbene weg seye. An statt des Pulvers ist auch die *Ess. Euphorbii*, mit gutem Brandewein bereitet, und mit einem Pinsel aufgestrichen, auch hernach mit Carpie auf den cariesen Ort appliciret, sehr dienlich: welche gleichfalls nach und nach alles verdorbene wegfrißt. Deßgleichen thut auch das *Ol. caryophyllorum*

Das VIII. Cap. Von der Caries oder Beingeschwür.

lorum, welches auch ein sehr köstliches Mittel die *Caries* wegzubringen. Manche brauchen die *Aqua phagedænica*, ingleichem den *Spiritus Vitrioli* und *Sulphuris*, welche auf eben bemeldte Manier gebraucht werden, bis daß alles verdorbene weg ist; und wenn das Bein auf eine von solchen Manieren von der *Caries* gereiniget, soll man hernach mit balsamischen Medicamenten, als mit *Ess. Mastichis, Myrrhæ* und *Aloës*, oder *Balsam. Peruvian.* das Geschwür *tractiren*, bis solches nach und nach zugehet, und endlich, wie bey andern Geschwüren, die übrige *Curation* bewerckstelligen. Es gibt zwar noch mehr Medicamenten, als oben bemeldete, welche die *Cariem* wegzunehmen gelobt werden; wir haben aber aus vielen nur die besten zu *recommendiren* vor dienlich erachtet.

9. Die zweyte Manier die *Caries* wegzubringen, ist, daß man das cariöse Bein, nachdem es von dem Fleisch wohl entdecket, mit vielen Löchlein, mit dem Instrument *Tab. V. fig. 2.* oder dergleichen, anbohre, bis in das gesunde, eben auf die Manier, wie wir pag. 111 in den Wunden des Haupts, wo die Hirnschaale entblöset, gelehret haben: hernach *appliciret* man jetztbemeldte balsamische Medicamenten, so wird sich die *Caries* absondern, neue Aederlein und Fleisch aus den Löchlein herauswachsen, welche hernach das Bein bedecken, und mit dem übrigen Fleisch wieder zusammenwachsen. *Die zweyte Manier ist das Bohren.*

10. Oder drittens, man schabt die *Caries*, wenn man kan zukommen, mit Kratz-Eysen, *Tab. V. fig. 3. 4. 5.* oder mit einer subtilen Feyle ab, bis daß alles widernatürliche und verdorbene weggenommen, und man auf die röthliche, frische und gesunde Substanz des Beins kommt. Einige nehmen auch einen scharffen Meisel und Hammer, wie gleichfalls *Tab. V. fig.* 10. und 11. andeuten, und schlagen damit alles verdorbene vorsichtig und behutsam, bis auf das rothe und gesunde, weg. *Die dritte Manier ist das Abschaben.*

11. Die vierte und die gewisseste Manier die *Caries* wegzubringen, ist, wenn man den cariösen Theil mit einem bequemen Brenn-Eysen oder *Cauterium* wohl anbrennet: wobey aber in acht zu nehmen, daß man die weiche Theile wohl voneinander halten lasse, damit man solche nicht brenne. Oder wo nicht Oeffnung genug wäre, um mit dem *Cauterium* auf das Bein sicher zu kommen, muß man selbe vorhero durch eine Incision, so viel als nöthig ist, erweitern, und vor Applicirung des Brenn-Eisens die Feuchtigkeit von dem Bein mit Carpie wohl ab- *Die vierte Manier ist das Brennen.*

U u truck-

trucknen, damit das Brenn-Eysen hiedurch nicht ausgelöschet, oder wenigstens dessen Krafft geschwächet werde, und hernach nicht genugsam operire; denn die *Caries* muß bis auf das gesunde weggebrannt werden. Auf diese Manier wird also auf einmal das faule und verdorbene von dem gesunden weggenommen, und kan hernach das Fleisch mit dem gereinigten Bein wieder fest zusammen wachsen, und das Geschwür beständig geheilet werden. Es ist aber hierbey noch zu wissen, daß offt nicht genug ist, die *Caries* einmal zu brennen, sondern wo dieselbe tief ist, und das erstemal nicht gantz weggebrannt wäre, muß man selbige zweymal, ja zuweilen dreymal, anbrennen, bis daß alles verdorbene weg ist. Derohalben soll man bey solcher Operation entweder zwey *Cauteria* von bequemer Figur bey der Hand haben, damit, wann eines nicht genug eingedrungen, das andere alsobald darauf könne applicirt werden; oder wo man auch noch eine Weile hernach siehet, daß nicht alles weg, kan die Operation auch alsdann noch wiederhohlet werden. Man hat sich aber hier im Beinbrennen keiner so sonderbahren Schmertzen zu befürchten, wie in anderm Brennen, dieweil die Bein kein Gefühl haben, wenn man nur die dabeyliegende weiche Theile wohl auseinander ziehen lässet, und acht gibt, daß man solche nicht berühre. Es gehet aber das Brennen nicht an in weichen und spongiösen Beinen, als dem Brustbein, *Carpo*, *Tarso* &c. sondern nur in harten: weilen sonsten diese weiche Beine leicht gantz verbrannt oder durchgebrannt würden.

Was nach dem Brennen zu thun.
12. Nachdem aber eine *Caries* weggebrannt, appliciret man obenbelobte balsamische Medicamenten, mit Carpie auf das Bein und übrige Geschwür, bis daß endlich die gebrannte Crust abfällt, frisches, röthliches und hartliches Fleisch aus dem Bein hervor wachset, und sich endlich die gantze Hohligkeit wiederum vollfüllet: wo dieses geschiehet, hat man sich einer beständigen guten Heilung zu versichern. Wenn aber das neue anwachsende Fleisch weich und schwammicht, und nicht fest, oder gar nicht, an dem Bein anhanget, das Bein bloß bleibt, und widernatürliche Couleuren bekommt, ist die *Caries* noch nicht gantz ausgerottet, sondern muß noch einmal weggenommen werden, nachdem man vorher dieses weiche Fleisch wieder aufgeschnitten: sonsten ist keine beständige Heilung zu hoffen.

Worinn eigentlich die Cur der *Caries* bestehe.
13. Hieraus erhellet, daß die Cur eines cariesen Geschwürs hauptsächlich in Wegnehmung des verdorbenen Theils des Beins bestehe; das übrige hernach, daß man das Fleisch mit dem gereinigten Bein

Bein wiederum zusammen heile / geschiehet / wie bey andern gemeinen Geschwüren / und hat sonsten wenig besonders.

14. Wenn aber ein Bein von der *Caries* meistens zerfressen / oder dieselbe in oder bey den Gelencken / wo man nicht kan beykommen / oder sonsten unmöglich ist selbige wegzunehmen / gleichwie offt im Knie / unten am Fuß / und anderen Gelencken vorkommt / muß man selbiges Glied beyzeiten abnehmen / sonsten müssen die Patienten öffters deßwegen ihr Leben lassen / oder wenigstens gar lang elendig liegen und leben / und können dennoch nicht anderst curirt werden. *Wenn ein Bein meistens zerfressen / was zu thun.*

Das IX. Capitel /
Von der Spina Ventosa oder Winddorn.

1.

Die *Spina Ventosa* oder der Winddorn ist eigentlich eine Zerfressung oder *Caries* eines Beins / welche inwendig in denselben anfängt / und nach aussen um sich frisset / (siehe *pag* 335) da die *Caries* von aussen anfängt / endlich aber das gantze Bein nach und nach / mit Aufschwellung als eine Windgeschwulst / grossen Schmertzen und andern Zufällen / gäntzlich zerfrißt / und gleichsam / als ein Krebs die weiche Theile / verzehret: dahero nothwendig derselbe Theil gäntzlich verdorben wird / dabey aber dennoch anfangs die Haut noch lange Zeit gantz ist / endlich aber als ein Geschwür aufbricht. Es hat also dieses Ubel mit dem Krebs oder dem Brand an den weichen Theilen viele Gleichheit / und kan deßwegen nicht unbillig der Bein-Krebs oder Bein-Brand genannt werden. Der Nahme Winddorn aber scheinet daher seinen Ursprung zu haben / weil eine Geschwulst / fast wie eine Windgeschwulst anzugreiffen / sich zeiget / und ein Stechen / als ob Dorne darinnen / von den Patienten verspühret wird. Es fängt selbiger gemeiniglich bey den Enden der Beinen an / allwo selbige am schwammigsten und weichsten sind: dennoch ist er auch zuweilen im Mittel derselben: entstehet auch öffters bey Kindern / als bey erwachsenen Leuten / weil bey selben die Beine weicher und zärter sind. Man *observi*rt die *Spina ventosa* manchmal an den Beinen der Hirnschale und des Gesichts / am meisten aber an Armen und Füssen. *Was der Winddorn sey.*

Uu 2 2. Es

Die Ursachen.

2. Es pfleget selbiger mehr von innerlichem scharffen/ scorbutischen/ wie auch frantzösischem oder venerischem Geblüt zu entstehen/ als von äusserlicher Ursach: dennoch ist es nicht unmöglich/ daß selbiger auch von Contusionen/ Schlitz- oder Spaltbrüchen/ wie auch anderer äusserlicher Gewalt entstehen könne. Die nächste Ursach aber dieses Ubels ist entweder eine Stockung eines scharffen corrosivischen Gebluts; oder eine Entzündung in dem Marck und Substantz der Beine/ welche sich in eine Verschwürung verändert. Dieweilen aber bey dergleichen Ver-Verschwürung die Materie oder andere stockende Schärffe aus den Beinen nicht kan heraus lauffen/ sondern in den Hohligkeiten derselben stocken muß/ so wird selbige nothwendig schärffer/ zerfrißt das Marck/ und endlich auch das Bein von innen nach aussen: wobey dann ein beständiger stechender Schmertzen/ mit Brennen und Klopffen vergesellschafftet/ in den innersten Theilen/ oder/ wie man sagt/ in dem Marck der Beinen empfunden wird/ welche Schmertzen aber von dem äusserlichen Angreiffen nicht hefftiger werden/ weil das Ubel anfangs nur noch inwendig im Bein ist: dann wenn der Schmertzen durch das Anfühlen vergrössert wird/ zeigt solches an/ daß dasselbe auswendig seye. Wenn aber nach und nach das Bein biß nach aussen durchfressen/ so pflegt das *Periostium* und das dabey gelegene Fleisch aufzuschwellen/ und gantz schwämmicht oder als eine Wind-Geschwulst zu werden/ auch selbsten das Bein thut sich aus einander/ schwillet auf/ und wachsen Ungleichheiten hervor. Wenn man daselbst die Geschwulst biß auf das Bein eröffnet/ oder dieselbe von selbsten aufbricht/ und man hernach das Bein genau betrachtet/ so observiret man/ daß selbiges wie ein Schwamm oder Bimsenstein zerfressen und durchlöchert/ als wie sonst bey einer starcken *Caries*: und ist also die *Spina ventosa* an den Beinen innerlich/ was *Caries* auswendig ist. Aus welchen Zufällen und beschriebenen Zeichen man auch die *Spina ventosa* wohl erkennen kan.

Unterschiedene Grad.

3. Es kan der Winddorn füglich in zwey Grad getheilet werden; wovon der erste ist/ wenn man äusserlich noch keine Geschwulst noch Schmertzen verspühret/ sondern nur ein stetiger stechender und brennender Schmertzen inwendig oder im Marck der Beine von den Patienten verspühret wird/ vor welchem sie offt nicht ruhen noch rasten können. Der andere Grad aber kan seyn/ wenn nach solchen vorher gegangenen und noch währenden Schmertzen eine schwammige oder gleichsam windige Geschwulst an einem Bein entstehet; oder dergleichen Geschwulst gar schon aufgebrochen ist/ und nebst den grossen Schmertzen

ein

Das IX. Cap. Von der Spina ventosa oder Winddorn.

ein sehr stinckendes Gewässer/ als wie stinckender Speck oder stinckende Butter/ heraus fliesset.

4. Aus dieser Beschreibung wird sich auch leicht lassen abnehmen/ was vor ein *Prognosticum* bey dergleichen Zufällen zu stellen: dann weil das corrosivische Geblüt/ oder die verdorbene scharffe Materie inwendig im Bein ist/ wo sie nicht abfliessen/ noch ausgenommen/ noch ausgereiniget werden kan/ so muß sie nothwendig allzeit weiter um sich fressen/ und schlimmer werden/ biß das gantze Bein zerfressen und verdorben ist/ und also offt das gantze Glied muß weggeschnitten werden. Ja was noch das schlimmste ist/ wenn das Ubel von einer innerlichen bösen scharffen Constitution des Geblüts entsprungen/ so pflegt offt dasselbe/ nachdem man einen Theil/ zum Exempel einen Arm oder Fuß/ hat weggenommen/ bald wieder an einen andern zu kommen/ gleichwie bey krebsigen Schäden auch zu geschehen pfleget; welches aber doch nicht allezeit geschiehet/ insonderheit wo das Geblüt durch gute Diät und dienliche *Medicamenta* verbessert wird/ oder das Ubel von einer äusserlichen Ursach entstanden. Im ersten Grad oder im Anfang ist manchmal das Ubel mit Medicamenten noch zu curiren; wie weiter aber dasselbe um sich gefressen/ je gefährlicher ist es/ sonderlich bey Kindern.

Prognosis.

5. Die Curation ist zweyerley/ nachdem die *Spina ventosa* entweder noch im ersten Grad/oder schon die Zerfressung des Beins biß nach aussen vorhanden. Wenn dieselbige also noch im Anfang ist/und ein beständiger stechender und nagender Schmertzen mit schocken und brennen/ in einem Bein gespühret wird/welcher von dem Anfühlen nicht hefftiger wird/ auch noch keine Geschwulst vorhanden/ so ist am besten/ um weiterem Fortgang dieses Ubels vorzukommen/ 1) daß man dem Patienten fleißig *Decocta lignorum* oder Holtz-Tränck/insonderheit von *China, Sassafras, Quajacum*, oder Wachholderbeer-Holtz/ und zwar des Tags viermal/ 4 biß 6 Untzen/ ja noch mehr/ wo der Patient starck ist/ auf jedesmal warm zu trincken gebe/ worauf er morgens und abends entweder in einem Bett/ oder/welches noch besser/in einem Schwitz-Kästlein/ eine gute Weil/ nach Befindung der Kräfften/ schwitzen soll/ welcher Schweiß die Zertheilung des Ubels sehr wohl befördert. Diese Zertheilung der stockenden Feuchtigkeiten wird noch verbessert/wenn man unter den Patienten warm Wasser setzet/worinnen kräfftige aromatische/ das ist wohlriechende Kräuter gekochet sind/ und hiervon den Dampff an den leidenden Theil wohl zulässet. 2) Soll man dem Patienten mit dem

Cur des ersten Grads.

Uu 3 Holtz-

Holtz-Tranck, vor dem Schwitzen, von der Bezoar-Tinctur oder *Essent. lignor.* 40 biß 60 Tropffen eingeben, so wird derselbe desto durchdringender. 3) Indem der Patient schwitzt, muß man den leidenden Theil auch öffters mit warmen Bähungen bähen: worzu entweder die *Decocta lignor.* selbst, oder abgekochte zertheilende Kräuter dienen können, welche mit zusammen gefaltenen Tüchern öffters warm überzuschlagen. Wenn man auf solche Manier acht Tag, oder nach Befinden länger, fleißig continuiret, so kan offt dieses Ubel wiederum zertheilet werden, wo es noch nicht gar zu weit gekommen ist: insonderheit wenn sich der Patient in der Diät bey dieser Cur wohl verhält, nichts als Suppen oder Brühen geniesset, und zum Ordinär-Tranck entweder eben das *Decoctum*, oder doch das zweyte *Decoctum* von obigen Höltzern trincket.

Des zweyten Grads. 6. Wenn aber das Ubel schon zu arg worden, und diesen Mitteln nicht weichen will, sondern die Schmertzen und andere Zufälle zunehmen, oder schon die Geschwulst da ist, muß man das Bein entdecken, und an dem schmertzhafften Ort am untersten Theil, entweder mit dem Bohrer *Tab. V. fig. 2.* oder mit dem *Perforativ-Trepan Tab. X. fig. 8.* etliche Löcher biß in die Hohligkeit oder biß in das Marck einbohren, auf daß die stockende Materie dadurch einen Ausgang bekomme; hernach aber wieder auf vorige Manier mit den Holtz-Träncken noch eine weil verfahren, reinigende und balsamische *Medicamenta*, z. Ex. das *Decoctum Agrimoniæ* mit Rosen-Honig und *Ess. Myrrhæ* und *Aloes* vermischt, in die Oeffnung des Beins spritzen, auch auf die Wunde die *Ess. Mastich.* oder *Myrrhæ* appliciren, gleichwie sonsten, wo die Beine entdecket oder verletzet, gewöhnlich. Wenn aber auch dieses nicht helffen will, und der Theil schon allzu viel zerfressen, so, daß man kein Mittel mehr siehet, den verdorbenen Theil zu salviren, muß man solchen wegnehmen: welches aber auf zweyerley Manier geschiehet: 1) wenn das Ubel an kleinen Beinen, als an dem *Carpo, Metacarpo, Tarso* oder *Metatarso*, oder auch wohl an grössern Beinen, doch so, daß nur ein Theil derselben, aber nicht alles zerfressen, z. E. ein Theil des Kinnbackens, oder nur der vorderste Theil des Schienbeins, u. d. gl. so nimmt man nur das verdorbene stückweiß aus, tractirt das übrige mit balsamischen Medicamenten, gleichwie bey der *Caries* gesagt worden, und heilet hernach die Oeffnung mit Wund-Balsam. Wenn aber ein gantzes grosses Bein oder ein gantzes Gewerb im Arm oder Fuß verdorben, muß man das gantze Glied abnehmen. Käme ein *Caries* oder *Spina ventosa* von der Venus-Kranckheit her, gleichwie zuweilen geschiehet, muß man die Cur mit *Mercurialibus* sonderlich auf diese richten, wenn man anders was gutes will ausrichten.

Ende des ersten Theils der Chirurgie.

Der Andere Theil der CHIRURGIE von den Chirurgischen Operationen.

Vorrede.

Nachdem wir nunmehr im ersten Theil unserer Chirurgie die **Wunden/ Beinbrüche/ Verrenckungen/ Geschwülste und Geschwüre** nicht nur überhaupt / sondern auch ins besonder deutlich beschrieben und abgehandelt haben / schreiten wir nunmehr in diesem andern Theil zu denen so genandten **Chirurgischen Operationen:** und wollen in selbigen alle noch übrige Chirurgische Kranckheiten und Zufälle vom Kopff biß auf die Fußsohlen / welche nicht füglich in die vorhergehende fünff Classen haben können gebracht werden / oder sonsten besondere Handgrieff erfordern / beschreiben und lehren. Damit aber solches auch in guter Ordnung geschehen möge / wollen wir zu erst von denjenigen Operationen handeln / welche **an vielen/ wenigstens verschiedenen / Theilen des menschlichen Leibes zu geschehen pflegen;** als da sind das Aderlassen / das Fontanellen setzen / Cauteria zu appliciren / allerley Gewächse

Xx wegzu-

wegzunehmen/ die Hefftung der Wunden/ die Abnehmung der Glieder/ und andere dergleichen. Zweytens wollen wir diejenige Operationes tractiren/ welche **am Kopff** und allen desselben Theilen vorkommen: als z. Ex. was oben an der Hirnschal verrichtet wird/ wie auch an den Augenliedern und Augen selbst; ingleichem die an den Ohren/ der Nase/ den Lippen/ den Zähnen/ dem Zahnfleisch/ der Zunge/ dem Gaumen/ dem Zäpfflein/ Mandeln rc. vorkommen. Drittens werden wir diejenige beschreiben/ welche **am Hals**/ und viertens/ welche **an der Brust** geschehen. Fünfftens sollen die folgen/ welche **am Bauch** oder Unterleib verrichtet werden: als wohin auch alle gehören/ welche an den Geburts-Gliedern/ so wohl des männlichen als weiblichen Geschlechts/ ingleichen am Hintern/ in grosser Menge practicirt werden. Sechstens und letztens wollen wir mit denen beschliessen/ welche an den Armen und Beinen zu verrichten nöthig sind. Und ob zwar dieser Operationen zusammen eine sehr grosse Menge ist/ und vielerley Manieren sind selbige zu verrichten/ so wollen wir doch trachten/ selbige nach den neusten und besten Methoden/ zugleich mit den hierzu bequemsten und dienlichsten Instrumenten aufs deutlichste und klärste zu beschreiben; damit so wohl die Anfänger in der Chirurgie daraus guten und sichern Grund legen können/ als auch diejenige/ welche schon weiter gekommen/ sich besser daraus zu perfectioniren Gelegenheit haben mögen.

Des

Des andern Theils erste Eintheilung/
Von denen Operationen/
welche man an vielen Theilen des Leibs verrichtet.

Das I. Capitel.
Vom Aderlassen.

1.

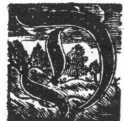

Jeweil das Aderlassen unter allen Chirurgischen Operationen am öfftesten vorkommt, und an verschiedenen Theilen des Leibs verrichtet wird, wollen wir von demselben in diesem andern Theil der Chirurgie am ersten handeln. Das Aderlassen ist eine kleine Oeffnung oder Wunde, welche man in einer Blut-Ader mit einem besondern Instrument machet, um durch diese Oeffnung, zur Gesundheit des Menschen, Geblüt aus den Adern zu lassen.

Was das Aderlassen.

2. Es ist das Aderlassen eine von den ältesten und nützlichsten Operationen der Chirurgie, und ist dieselbe schon über 3000. Jahr im Gebrauch, wie aus dem *Hippocrate* und andern Alten zu ersehen ist: welche, ob sie schon vielerley *Fata* und Feinde gehabt, so, daß viele auch selbsten unter den *Medicis* diejenige vor Hencker ausgeschrieen, welche das Aderlassen gerathen; als *Erasistratus, Paracelsus, Helmontius, Portius, Bontekoë, Gehema*, und andere: dennoch werden solche Lästerungen wegen des sonderbaren Nutzens, welche diese Operation in so vielen Kranckheiten, laut der täglichen Erfahrung, zuwegen bringet, zu Schanden,

Ist eine sehr alte und nützliche Operation.

und

und wird deßwegen heutigs Tags/ so wohl in Præservation als Curation gar vieler und fast unzähliger Zufällen und Kranckheiten/ vor eines von den besten Mitteln befunden/ welche man in der gantzen Medicin hat.

Aber nicht allemahl leicht zuverrichten. 3. Dieweilen also diese Operation so nöthig und nützlich ist, aber bey allen Menschen nicht gar leicht zu verrichten/ als wie der gemeine Mann insgemein glaubet/ theils wegen der Kleinigkeit der Ader bey manchen Leuten/ theils wegen der tiefen Lag derselben/ theils auch weil leicht ein Nerve/ Flechse (*Tendo*) oder Arterie kan verletzet werden/ wordurch manchmal grosse Schmertzen/ Entzündung/ *Convulsiones*, der Brand/ gefährliches Bluten/ ein Puls-Ader-Geschwulst/ oder auch gar der Tod/ entstehen können/ (als welches schon manchmal den allerbesten und geschicktsten Meistern begegnet) derohalben ist nöthig/ daß ein *Chirurgus* das Aderlassen nicht ohne sonderbahre Vorsichtigkeit/ vielweniger unbesonnener Weiß vornehme/ sondern dasselbige mit guter und behöriger Attention zu verrichten sich gewöhne. Es ist zwar wahr/ daß in vielen Leuten diese Operation sehr leicht ist/ und fast von einem jeden Lehr-Jungen kan verrichtet werden; es ist aber auch nicht zu läugnen/ daß in manchen Personen die Adern so schlimm zu treffen oder zu öffnen/ daß auch die beste *Chirurgi* manchmal entweder kein Blut bekommen und keine Ader treffen können/ oder sonsten eine Verletzung verursachen/ als wordurch ein junger *Chirurgus*, wo ihm solches begegnet/ auch ohne sein Verschulden in übelen Credit und *Renomeé* kommen kan/ weil insgemein das Aderlassen vor gar eine leichte und geringe Operation gehalten wird.

Was zu einem guten Aderlässer erfordert wird. 4. Derohalben wer das Aderlassen wohl und sicher will verrichten lernen/ soll keine grobe/ plumbe oder zitterende Hände haben/ soll nicht furchtsam seyn/ und muß ein gutes Gesicht haben: dann sonsten kan er leicht die Ader verfehlen/ oder sonsten was anders verletzen/ und dadurch ein grosses Unglück/ wie schon vorher gesagt worden/ anrichten. Deßwegen sind alte *Chirurgi*, theils wegen des Zitterns/ theils wegen der natürlichen Schwachheit des Gesichts/ nicht leicht mehr so gute und sichere Aderlässer/ als sie in der Jugend gewesen.

Was vor Instrumenta dabey gebraucht werden. 5. Das Instrument/ womit man insgemein heut zu Tag die Adern öffnet/ wird eine Lancett genannt/ (dergleichen *Tab. I. Lit. A.* ingleichen *tab. VII. fig.* 5. abgebildet) deren ein *Chirurgus* allzeit soll trachten von den besten zu haben/ damit selbige leicht und ohne Schmertzen ein-

Das 1. Capitel vom Aderlassen überhaupt.

eingehen. Er soll auch immer mit mehrern oder vielen versehen seyn, weilen er offt viele Aderlassen zugleich in einem Haus, oder doch in einem Tag, verrichten muß, damit er, wann eine was abgestumpfft, oder die Spitz was verletzet, alsobald eine andere frische und gute bey der Hand habe, dieweil man mit stumpffen Lancetten nicht gut zur Ader lassen kan: und so bald seine Lancetten ein wenig stumpff, soll er solche beyzeit wiederum wohl repariren lassen, und Sorge tragen, daß es ihm nie an guten Lancetten fehlen möge. Viele *Chirurgi* in Teutschland, sonderlich in Schwaben, Francken und Bayern, brauchen noch offt das alte teutsche Laß-Eisen, welches sie auch eine Fliete nennen, *Tab. VII. fig. 3.* dasselbige setzen sie mit dem scharffen Theil *A*, auf die Ader, schlagen hernach drauf, und eröffnen also hiermit die Ader, fast wie die Schmid, wenn sie den Pferden zur Ader lassen. Andere haben die Flieten künstlicher zubereitet, und mit einer Schnellfeder versehen, womit sie fast auf gleiche Art zur Ader lassen, und dasselbe einen Schnäpper oder Schnäpperlein a) zu nennen pflegen: *fig. 4.* und obschon viele *Chirurgi* und Bader mit diesen Instrumenten sehr wohl umzugehen, und gar geschwind die Ader zu öffnen wissen, so hält man doch heut zu Tag fast durchgehends die Lancett vor besser, und ist dahero das gebräuchlichste Instrument zum Aderlassen. Es giebt auch ein Instrument, welches fast wie ein Bogen und Pfeil formirt, an welchem aber an statt des Pfeils eine Lancett ist, welche man spannet, an die Ader ansetzet, und gleichsam in dieselbe einschiesset: und obgleich dieses Instrument dienlich seyn kan, so läßt es sich doch, weil die Adern nun hoch nun tief liegen, nicht so wohl bey allen Leuten gebrauchen, als die Lancette. Es sollen sich jetzo auch einige *Chirurgi* in Franckreich einer Lancette mit einer krummen Spitze bey dem Aderlassen bedienen, mit welcher sie die Ader nicht sowohl auffstechen, als auffschneiden, um dadurch die Verletzung der Nerven, Flechsen und Pulß-Adern zu verhüten; welches aber, ob es so wohl angehe, als mit den ordentlichen Lancetten, die Erfahrung lehren muß.

6. Man pfleget am menschlichen Leib an vielen Orten zur Ader zu lassen: als am Arm, auf der Hand, auf dem Fuß, auf der Stirn, am Halß, unter der Zungen, und am männlichen Glied, ꝛc. Dieweilen aber unter diesen die Ader auf dem Arm in der Bug des Elenbogens am öfftesten pfleget geöffnet zu werden, wollen wir von dieser zu erst und am weitläufftigsten handeln.

Es wird an vielen Theilen zur Ader gelassen.

a) An einigen Orten nennet man es auch ein Springstöcklein.

Das 2. Capitel/
Vom Aderlassen auf dem Arm.

1.

Was der Chirurgus vor der Aderlaß zu thun.

Das Aderlassen auf dem Arm wird genannt/ wenn man eine Ader in der Bug des Elenbogens öffnet. Ehe und bevor aber ein *Chirurgus* zum Aderlassen schreitet/ soll er auf 3. Stück sonderlich acht haben: 1) was er vor dem Aderlassen/ 2) was er in dem Aderlassen/ und 3) was er nach dem Aderlassen zu observiren oder in acht zu nehmen habe. Vor der Aderlaß muß er bedacht seyn zu haben 1) eine Aderlaß-Binde ungefähr 2. Elen lang und 2. Finger breit/ an deren Ende entweder Bändlein seyn können oder nicht. 2) zwo kleine viereckichte Compressen. 3) etliche Aderlaß-Köpflein/ um das Geblüt hinein zu lassen. 4) ein wenig Eßig/ Wein oder Ungarisch-Wasser/ um die Person anzustreichen/ wenn ihr etwa bey oder nach dem Aderlassen solte übel werden. 5) zwey helffende Personen/ deren eine zum Becken unterzuhalten/ die andere zu andern Nothwendigkeiten zu verschaffen und beyzubringen dienen soll: welche aber nicht furchtsam seyn sollen/ damit sie nicht eher in Ohnmacht fallen/ als der Aderlässer selbst. 6) wenn man bey Nacht oder sonsten auf einem Bett muß zur Ader lassen/ wo es nicht hell ist/ soll man sich mit einem Wachs-Lichtlein leuchten lassen/ damit man wohl sehen möge. 7) soll man den Patienten bequemlich setzen: welches am besten entweder auf einem Lehn-Sessel/ oder noch besser auf einem Bett liegend geschehen kan/ als auf welche Manier man am wenigsten Incommodität zu befürchten hat/ wenn der Patient sollte eine Ohnmacht bekommen. 8) der *Chirurgus* selbst soll sich so präpariren/ daß ihn weder allzulange Paruck/ noch Manschetten/ noch Halßbinden in der Operation verhindern mögen: soll sich auch nicht schrecken lassen/ wenn der Aderlässer etwa sich beklaget/ daß ihm übel zur Ader lassen sey/ und ihm sonsten schon übel gegangen; soll sich auch gewöhnen rechts und lincks zu seyn/ damit er sowohl mit der rechten als lincken Hand zur Ader lassen könne/ dieweil es auf dem rechten Arm mit der rechten Hand/ auf dem lincken aber mit der lincken besser zu lassen ist: dann weil manche Leute sich nur auf dem lincken Arm wollen zur Ader gelassen haben/ so ist es nothig/ daß der *Chirurgus* auch mit der lincken Hand zur Ader lassen könne.

2. In

Das 7. Cap. Vom Aderlassen auf dem Arm.

2. In der Aderlaß oder Operation selbst, ob dieselbe schon nur in einem Stich bestehet, hat ein vorsichtiger *Chirurgus* doch vieles zu beobachten, daß selbiger recht und wohl möge verrichtet werden. Derohalben ist hier das erste, daß der *Chirurgus* den Arm, worauf die Aderlaß geschehen soll, anfasse, das Hembd bis etwa eine Handbreit über den Elenbogen zurück streiffe, und alsdann den Aderlässer seine Faust an des *Chirurgi* Brust ansetzen heisse. Hernach soll der *Chirurgus* drey quer Finger über dem Elenbogen, siehe *Tab. VII. fig. I. D*, ein Aderlaß-Band appliciren, welches eines Daumen breit, und etwa einer Elen lang seyn soll, auf daß man damit den Arm zweymal umwickeln, und fest binden könne, damit die Adern zugezogen, das zurückfliessen des Gebluts verhindert werde, und die Ader um den Elenbogen wohl aufschwellen möge, damit man sie desto gewisser und besser treffen könne. Es pflegen die *Chirurgi* dieses Band gemeiniglich von roth Tuch zu haben, es kan aber auch nach Belieben aus was anders bestehen. Wenn also dieses Band wohl angeleget, läßt er den Arm wiederum ein wenig hangen, nimmt alsdann eine gute Lancett aus seinem Büchslein, öffnet selbige in Form fast eines Triangels, gleichwie *fig. 5. Tab. VII.* anzeiget, und stecket selbige bey dem Gewerb *A* zwischen die Zähn, so füllen sich inzwischen die Adern desto besser: Nachdem faßt der *Chirurgus* den Arm des Aderlässers wiederum an, setzt selbigen an seine Brust, und stellet diejenige Person, welche das Becken halten soll, mit dem Becken und Laß-Köpflein an einen bequemen Ort, damit sie das springende Geblüt wohl auffangen könne.

Was in der Aderlaß selbsten.

3. Wo dieses geschehen, examinirt er die Adern, welche am besten zu sehen, oder am sichersten zu lassen. Es kommen aber dreyerley Adern auf dem Arm vor: als 1) die *Cephalica* oder Haupt-Ader, welche am äussersten Theil des Arms herab laufft, *vid. Tab. VII. fig. 1. A.* 2) die *Basilica*, welche am rechten Arm die Leber-Ader, am lincken aber die Miltz-Ader genennt wird, und am innersten Theil des Arms herablaufft. *B.* 3) Die Median-Ader, welche zwischen diesen zweyen herlaufft, *C*, von welchen aus der *Basilica* und Median-Ader das Geblüt besser springet, weil sie gemeiniglich grösser sind, als aus der *Cephalica*. Zu wissen aber ist hier, daß die *Basilica* unter sich eine grosse Arterie und Nerven hat; die Median aber einen Flechsen: und sind deßwegen gefährlicher zu lassen, als die *Cephalica*, sonderlich wenn sie sehr tief liegen: weil sie aber meistentheils grösser, und also ordentlich besser zu sehen und zu treffen, als die *Cephalica*, pfleget man sie doch am öfftesten

Was wegen der Adern zu observiren.

zu laſſen. Es können alſo die Anfänger und Lehrling an der *Cephalica*, weil ſelbige am ſicherſten iſt, zu lernen trachten, oder doch an der *Mediana*, weil bey dieſer weit weniger Gefahr, als bey der *Baſilica*; dieweil aber manche Aerme ſo beſchaffen, daß man nicht wählen kan, welche Ader man will, ſondern zufrieden ſeyn muß, wenn man nur eine findet, muß man bey den gefährlichen ſehr behutſam ſtechen.

Was wegen des Orts der Oeffnung.
4. Wenn der *Chirurgus* endlich eine Ader, welche er öffnen will, aus dieſen dreyen erwählet, ſoll der Ort der Oeffnung ſeyn, wo man die Ader am beſten ſehen oder ſpühren kan: und wenn derſelbe Menſch ſchon ſonſten zur Ader gelaſſen, ſoll man nicht über, ſondern unter der vorigen Maſe, die Oeffnung machen, dann ſonſten wird das Geblüt wegen der Maſen, als durch welche die Adern offt enger werden, nicht ſo wohl flieſſen. Wenn man aber an einem Arm zur Ader läſſet, wo noch niemals iſt gelaſſen worden, iſt am beſten, wenn man das erſtemal an der beſt-zulaſſenden Ader am öberſten Theil die Oeffnung macht, ſo kan man hernach, wenn einem ſolchen Patienten künfftig mehr zur Ader zu laſſen, unter der vorigen Maſen täglich abſteigen, und die neue Oeffnung allzeit dicht bey der vorigen machen. Dann wenn man das erſtemal die Ader am unterſten Theil öffnet, wird das Geblüt bey dem folgenden Aderlaſſen, allwo man über der vorigen Maſen müßte einſtechen, nicht ſo wohl flieſſen.

Was kurtz vor dem Stich zu thun.
5. Wenn man alſo den Ort der Oeffnung ſich erwählet, pfleget man den Unter-Arm des Aderläſſers mit der Hand was zu reiben, und das Geblüt von deſſelben gegen den Elenbogen zu drucken, damit die Adern deſto beſſer aufſchwellen, inſonderheit wo ſelbige vorhero nicht gar wohl zu ſehen ſind. Indem man dieſes thut, und auf dem rechten Arm ſoll zur Ader gelaſſen werden, umfaſſet der *Chirurgus* mit ſeiner lincken Hand den rechten Arm des Patienten, ſo, daß er ſeinen Daumen auf die Ader ſetze, welche er laſſen will, damit das Geblüt nicht leicht möge zurück lauffen, noch die Ader von ihrem Platz weichen. Mit dem Zeigfinger der rechten Hand erkundiget er ſich, ob die Ader noch wohl auf ihrem Platz liege, und nicht gewichen ſeye. Wenn er ſolche wieder gefunden, ſoll er ſeine Augen alsdann nicht mehr vom Ort wo er hinſtechen will, wenden, ſondern zur Oeffnung ſelbſt ſchreiten. Derohalben muß er mit der rechten Hand die Lancett aus dem Mund nehmen, ſelbige mit dem Daumen und Zeigfinger in der Mitte des Eiſens faſſen, mit den übrigen Fingern ſich auf den Arm des Patienten

Das 2. Cap. Vom Aderlassen auf dem Arm.

tienten aufsteuren, damit er so leicht in dem Stechen nicht wancken möge.

6. Alsdann sticht er die Lancett, durch Bewegung oder Druckung des Daumens und Zeigfingers, an dem behörlichen Ort vorsichtig in die Ader, biß daß er in die Hohligkeit derselben gekommen: und in eben dem Moment beweget er die Lancett ein wenig aufwerts, und macht, daß durch diese Bewegung die Oeffnung was groß werde, daß das Blut durch dieselbe wohl ausfliessen könne, und soll die Oeffnung ungefehr zwey Messerrücken breit lang seyn. Im Einstechen soll man sich hüten nicht zu tief oder neben die Ader zu stechen, damit man nicht eine Schlag-Ader, Nerv oder *Tendo* verletze; auch nicht zu wenig stechen, weil sonsten nur die Haut aufgeritzet würde, und kein Blut folgete. Endlich ist allhier noch zu erinnern, daß dreyerley Arten sind die Wunde oder Oeffnung in der Ader zu machen: einige machen selbige nach der Läng, gleichwie in *Tab. VII. fig. 2. lit. A.* zu sehen; einige gantz zwerch, wie *lit. B*; die meisten aber halten vor die beste Manier, wenn man die Oeffnung schief oder schlems macht, wie C oder D. Wenn auf dem lincken Arm zur Ader zu lassen, muß der *Chirurgus* mit seiner rechten Hand des Patienten lincken Arm umfassen, und mit der lincken Hand dasjenige verrichten, was er auf dem rechten Arm mit seiner rechten gethan hat.

Was in dem Stich selbst zu thun.

7. Wenn man aber die Ader behöhrlich getroffen, und die Lancett wiederum herausgezogen, folget alsobald das Blut, nun springend nun sachter lauffend: da dann der *Chirurgus* alsobald seine Lancett wiederum zusammen leget, und wirfft sie auf einen Teller oder Schüssel, nicht aber aufs Bett oder sonsten einen Ort, wo selbige leicht verdorben werden, oder jemand verletzen könne, lässet das Blut lauffen, biß man genug heraus gekommen zu seyn vermeinet: worvon aber bald mehr soll gesagt werden. Solte aber das Blut, nachdem es schon einen Sprung gethan, wiederum aufhören zu lauffen, gleichwie öffters geschieht, pfleget solches gemeiniglich daher zu entstehen, daß das Band über dem Elenbogen zu hart zugezogen, und die Arterie comprimirt ist: derohalben soll man selbiges alsobald ein wenig nachlassen, so wird das Geblüt in dem Moment wieder anfangen zu lauffen oder zu springen. Solte die Haut oder das Fett die Oeffnung zudecken, wie zuweilen auch geschiehet, muß der *Chirurgus* solches suchen auf die Seit zu ziehen, und den Arm ein wenig bügen, auf daß die Spannung der Haut

Was nach dem Stich zu thun.

nach=

nachlasse, als wodurch die Wunde offt geschlossen wird. Wenn zusammengelauffenes Geblüt die Oeffnung verstopffet, soll man solches mit einem Schwamm, in warm Wasser eingetaucht, geschwind abwischen, so wird dardurch der Fluß des Geblüts wiederum folgen.

Was der Aderlässer und Helffer zu thun.   8. Dem Aderlässer soll man nicht nur den Arm was halten, damit er nicht zu müd werde, sondern auch ein Stöcklein oder sonsten was rundes in die Hand geben, welches er stätig umdrehen soll, auf daß durch diese Bewegung der Finger das Geblüt desto besser nach der Oeffnung fliesse, welches auch durch das Husten des Aderlassers befördert wird. Die eine Person von den Helffenden soll die Laß-Köpflein oder Geschirr, um das Geblüt zu empfangen, unterhalten; die andere aber muß die angefüllte Laß-Köpflein wegnehmen, und frische herbey bringen, und endlich auch, wann man genug Blut heraus hat, die Compressen, Binden, Anstreich-Wasser, oder was man sonsten möge nöthig haben, darreichen.

Wie viel Blut auszulassen.   9. Was die Quantität des auszulassenden Gebluts anbelangt, soll sich der *Chirurgus*, wenn ein *Medicus* darbey ist, nach der Verordnung desselben richten, und so lang lauffen lassen, als es dem *Medico* gut zu seyn düncket; wenn aber der *Chirurgus* ohne *Medico*, gleichwie offt in Aderlassen bey Nothfällen, oder welche zur Präservation angestellet werden, geschiehet, muß derselbe die Quantität nach Beschaffenheit der Kranckheit, Kräfften der Person, Vollblütigkeit, Alter, und andern Umständen, selbsten determiniren: und in welchen Personen er siehet, daß sie nicht bald blaß, schwach oder ohnmächtig werden, sondern frisch bleiben, kan er vieles Geblüt auslassen; welche er aber wahrnimmet bald blaß, übel oder ohnmächtig zu werden, soll er eher einhalten.

Wie das Geblüt zu halten, und die Wunde zu verbinden.   10. Um das Geblüt aber einzuhalten, nachdem man genug heraus gelassen, soll der *Chirurgus* die Schnur über dem Elenbogen auflösen und wegnehmen: hernach mit dem Zeig- und Mittelfinger der lincken Hand auf der Oeffnung der Ader eine linde Zirckel-weise Bewegung machen, als wodurch die Wunde geschlossen wird. Indem er dieses thut, läßt er sich die Compressen und Aderlaß-Binden bringen, nimmt die kleinste Compreß mit der rechten Hand, und bevor er selbige auf die Oeffnung applicirt, thut er die Finger der lincken Hand ein wenig zurück, und lässet das Geblüt, welches öffters zwischen der Haut und

Ader

Ader noch stecket, ausfliessen: alsobald aber drückt er die Oeffnung wieder zu, und leget erstlich die kleinere Compreß darauf, und alsobald die andere etwas grössere, so wird sich dadurch die Oeffnung desto besser zuhalten lassen; und daß diese nicht mögen herabfallen, muß er solche, bis die Binde applicirt wird, mit dem lincken Daumen halten. a) Ehe man aber die Binde darum bindet, soll der *Chirurgus* entweder mit einem Schwamm, oder mit einer feuchten Serviett oder Hand-Quell das Blut vom Arm abwischen, damit der Aderlässer nicht möge das Hembd mit Blut heßlich machen, welches sonderlich bey vornehmen Frauenzimmer nicht aus der Acht zu lassen, weil selbige gemeiniglich selbigen Tag Visiten bekommen, und alsdann nicht gern ein blutiges Hembd anhaben: wo dieses geschehen, verbindet man den Arm mit der Aderlaß-Binden, gleichwie solches bey den *Bandagen* beschrieben.

11. Wenn also der Arm wohl verbunden, ziehet der *Chirurgus* das Hembd und den Ermel, um den Arm zu bedecken, wiederum herunter, läßt den Aderlässer den Arm so biegen, daß die Hand gegen das Hertz-Grüblein anliegt, und befiehlt demselben den Arm fein ruhig zu halten, damit durch die allzu frühe Bewegung kein neues Bluten, oder Entzündung, oder Verschwürung verursacht werde. Solte nach der Aderlaß dem Aderlässer ohnmächtig werden, ist dienlich, daß man ihm Ungrisch Wasser, Schlag-Wasser, Eßig oder Wein vor die Nasen halte, auch das Gesicht mit bestreiche, ein wenig frisch Wasser ins Angesicht sprenge, wenns Sommer ist, die Fenster öffne, damit derselbe durch die frische Lufft wieder ermuntert werde, biß er zu sich selbsten gekommen. Hat man etwa ein Krafft-Wasser oder Wein bey der Hand, kan man ihm einige Schlüng darvon geben. Nachdem aber der Patient wieder zu sich selbsten kommen, reiniget und waschet der *Chirurgus* seine Hand und Lancette ab, und verwahret sie wieder in seinem Futral.

Was nach dem Verbinden zu thun, sonderlich wenn dem Aderlässer übel wird.

12. Hierauf ist die Gewohnheit, daß der *Chirurgus*, oder wo ein *Medicus* dabey ist, der *Medicus* das Blut ansehen, und seine Meinung darüber sagen muß. Da er sich aber so verhalten soll, daß er dem Patienten nie was böses, sondern lauter gutes davon sage

Wie von dem Blut zu judiciren.

Yy 2   oder

---

a) Viele brauchen bey dem Verband nur eine Compreß, zwo aber halten besser; Einige legen die Compressen trucken über, andere feuchten selbige mit Wein, Brandewein oder Eßig an; es ist aber fast eben dasselbe, ob man sie naß oder trucken aufleget.

oder prognosticire, es sehe das Geblüt gut oder übel aus, es befinde sich der Patient frisch darauf, oder seye was ohnmächtig worden, auf daß man demselben keinen Schrecken einjage, als wodurch zuweilen leichtlich üble Gefolg könnten verursachet werden; da im Gegentheil ein gutes *Prognosticum* den Aderlässer erfreuet, und zu besserer Gesundheit vieles contribuiret. Siehet das Geblüt schön aus, kan er sagen, daß solches ein Zeichen sey von guter darauf folgenden Gesundheit; siehet es aber übel aus, sagt er: es wäre gut, daß das böse Geblüt aus dem Leib gekommen, welches sonsten vieles Ubel hätte verursachen können, und wäre also zu guter Gesundheit desto mehrere Hoffnung. Ist dem Aderlässer übel worden, tröstet man ihn, daß diese Aderlässe wohl angegriffen und guten Effect zuwegen bringen werde, u. d. gl. Zuletzt lasset man das Geblüt an einem temperirten Ort wohl verdeckt bewahren, bis zu der andern Visite oder Verband, und nimmt damit seinen Abschied.

Ob man nach der Aderlaß bald trincken oder schlaffen dörffe?

13. Wenn die Aderlässer nach dem Aderlassen bald trincken wolten, soll man ihnen solches nicht versagen, insonderheit wenn solches ein wässeriger Tranck ist: und haben die Franzosen in der Gewohnheit, bald nach den Aderlässen, welche zur Präservation angestellet werden, einen Trunck frisch Wasser zu thun, welches auch bey hitzigen Temperamenten vor gar dienlich halte; bey kalten oder schwachen Personen aber ist besser, wenn solche entweder eine warme Suppe, oder einige Schälgens *Thée* oder *Caffée* zu sich nehmen. Weiter fragt sichs, obs erlaubt sey, am Tage der Aderlässe sich nieder zu legen und zu schlaffen, wenn es den Patienten sehr schläffere? Hierauf wird geantwortet, daß, weil zu befürchten, es möge die Aderlaß-Binde im Schlaff loßgehen, und also ein gefährliches Bluten verursachen, man das Schlaffen nicht gern zulasse, sondern lieber sehe, sonderlich wenn es eine Präservir-Aderlaß, daß sich der Patient durch Gespräch, Spielen oder Spatzieren-gehen den Schlaff suche zu vertreiben. Solte aber der Aderlässer schwach und matt seyn, sonderlich in einer Kranckheit, und sich des Schlaffs nicht wohl enthalten können, soll man ihm solches nicht verwehren; dennoch aber allzeit jemand bey demselben lassen, der acht gebe, daß kein Bluten entstehen möge; oder wo solches entstünde, soll derselbe mit den Fingern die Ader zuhalten, und alsobald den *Chirurgum* holen lassen, daß er das Verband wiederum wohl anlege: denn es wird offters ein sonst sehr abgematteter Leib, nach der Aderlaß durch einen guten Schlaff sehr wohl wieder erquicket, sonderlich wenn er vorher nicht wohl geschlaffen hätte.

14. Wenn

14. Wenn bey der andern Visite der *Medicus* oder *Chirurgus* abermal sein *Judicium* von dem Geblüt geben muß/ soll er gleichfalls/ wie vorhero gesagt/ es mag gut oder übel aussehen/ nichts anders sagen/ als was den Aderläsſer möge erfreuen und trösten; der *Chirurgus* aber siehet sich zugleich nach dem Verband um/ und weil solches inzwischen meistentheils was lotter wird/ pfleget man solches vollends aufzulösen/ die Compressen/ wenn selbige los/ umgewandt wieder aufzulegen/ und gleichwie vorhero von neuem zu verbinden: da man dann solches noch einen oder ein paar Tag am Arm läſſet/ bis es entweder von selbsten losgehet/ oder die Aderlässer die Binde selbst abnehmen: da dann inzwischen die Oeffnung wieder zuheilet. Manche Aderlässer/ welche von hitziger Natur sind/ lassen ihr Geblüt in kaltes Wasser giessen/ und halten darvor/ daß hierdurch/ gleichsam durch eine Sympathie/ ihr Geblüt wohl abgekühlet werde; welches weil es keinen Schaden bringen kan/ und das Vertrauen oder Glauben offt gar viel hilfft/ man gar wohl kan geschehen lassen/ ob schon in der That wenig Effect daran zu hoffen.

Was bey der andern Visite zu thun.

Das 3. Capitel/
Vom Aderlassen auf der Hand.

1.

Man pfleget auf der Hand zwo Adern zu lassen/ deren eine die Salvatell, die andere die Haupt-Ader genennet wird: die Salvatell nennet man diejenige Ader/ welche auswendig auf der Hand gegen den kleinern Finger zulaufft/ welche die Alte vor nützlich gehalten haben zu lassen in Miltz-Kranckheiten und Melancholie: daher sie selbige auch die Miltz-Ader genennet haben. Die Haupt-Ader aber wird diejenige genannt/ welche zwischen dem Daumen und Zeigfinger herläuft/ welche die Alte in Zuständen des Haupts zu öffnen recommendirt; und ob zwar solches ohne Grund ist/ und diese Adern nichts besonders vor andern auf der Hand oder Arm haben/ so können sie doch denselbigen Effect verrichten als andere Adern/ und muß ein *Chirurgus* solche öffters lassen/ entweder weil manche Leut auf diese sonderlich ihr Vertrauen haben; (wiewohl das Blut auf der Hand nicht so starck auslaufft als wie auf dem Arm/ sonderlich wo die Adern sehr klein

Was vor Adern auf der Hand zu öffnen.

klein sind) oder weil bey manchen Leuten die Adern auf der Hand besser zu sehen und zu treffen, als die auf dem Arm. Es pflegen sich auch viele schwangere Weiber im Ende der Schwangerschafft lieber auf der Hand als auf dem Arm zur Ader zu lassen.

Wie solche zu öfnen.

2. Wenn man also auf der Hand eine Ader lassen soll, damit selbige desto besser möge auffschwellen, kan man den Aderlässer die Hand eineweil in ein Becken mit warm Wasser stecken lassen, dieselbe reiben, damit das Geblüt hauffiger einschiesse, und die Adern, welche meistens zimmlich klein, sich besser zeigen mögen: alsdann soll man alsobald an dem *Carpo* das rothe Aderlaß-Band fest umbinden, damit das Geblüt nicht könne zurück lauffen. Nachdem dieses geschehen, trucknet man die Hand mit einer Serviett oder Handquell ab, und öffnet dann die bestimmte Ader an dem Ort, wo sie am besten zu treffen ist, auf eben die Manier, wie bey dem Aderlassen auf dem Arm ist gesagt worden: und wenn die Ader geöffnet, läßt man den Aderlässer die Hand wiederum ins warme Wasser stecken, dann ausser dem Wasser hören diese Adern leicht auf zu bluten, und wenn genug Blut ausgelassen, nimmt man die Hand aus dem Wasser, trucknet selbige ab, applicirt auf die Oeffnung Compressen und Aderlaß-Binden, gleichwie bey der Aderlaß auf dem Arm ist gesagt worden.

Das 4. Capitel,
Vom Aderlassen auf dem Fuß.

1.

Welche Adern man auf dem Fuß öffnet.

Man lässet auch öffters auf den Füssen zur Ader in allerley Mängeln des Haupts und der Brust, welche das Aderlassen nöthig haben: ingleichen in allerley Kranckheiten der Weiber, welche von Verstopffung der monatlichen Reinigung herrühren, wie auch in Verstopffung der güldnen Ader, und sonsten wo die Leut sich lieber auf dem Fuß, als auf dem Arm, wollen zur Ader gelassen haben: und weilen man die Aderlaß auf dem Fuß in Kranckheiten des Haupts und verstopffter Monat-Zeit so dienlich befunden, hat man denen Adern auf den Füssen den Nahmen der Haupt- und Rosen-Ader, lateinisch *Saphæna*, gegeben, von welchen manche diejenige, welche nach der grossen

Das 4. Cap. Vom Aderlaſſen am Fuß.

ſen Zehe laufft, die Haupt-Ader; diejenige aber, welche nach den kleinen Zehen gehen, die Roſen-Ader nennen: welche Diſtinction aber nicht nöthig, weil von allen einerley Effect folget, und man derohalben nur ſelbige Ader allzeit ſoll trachten zu öffnen, welche am beſten zu ſehen und zu treffen iſt: auch wenn keine unten am Fuß wohl zu ſehen wäre, kan man eine über den Knöcheln, oder wohl gar bey dem Knie öffnen. Es ſoll aber ein *Chirurgus* dieſe Adern in ledigen Weibsbildern niemals ohne Ordination eines *Medici* laſſen, weil öffters ſchwangere Jungfern unter dem Schein oder Prätext der verſtopfften Monats-Zeit ſich dadurch ſuchen die Kinder abzutreiben, wodurch dem *Chirurgo* eine übele Nachrede, ja wohl gar Schimpf und Schaden entſtehen kan.

2. Damit aber dieſe Aderlaß wohl möge verrichtet werden, ſoll der *Chirurgus* die beyde Füſſe des Aderläſſers eine Weil in warm Waſſer ſtellen laſſen, damit dieſe Adern mögen aufſchwellen, und dabey dem Aderläſſer die Füß zu eben dem Ende wohl reiben: Wo dieſes geſchehen, betrachtet der *Chirurgus* beyde Füß, und erwehlet alsdann von beyden denjenigen, in welchem die Adern am beſten zu ſehen ſind: denn es gilt gleich, ob auf dem rechten oder lincken zur Ader gelaſſen wird. Wenn er nun einen Fuß erwehlet, applicirt er das Aderlaß-Band ein paar quer Finger über den Knöcheln, und läßt den Fuß wiederum eine Weil in das warme Waſſer ſincken: ſuchet ſich alsdann eine Lancett, nimmt ſolche ins Maul, gleichwie oben iſt gelehret worden, damit inzwiſchen die Adern deſto beſſer aufſchwellen. Wenn er nun alſo präparirt, kniet er mit einem Knie auf die Erd, nimmt des Aderläſſers gebundenen Fuß aus dem Waſſer, trucknet ihn mit einem Tuch ab, und leget ihn auf ſein anderes Knie. Alsdann umfaſſet er den Fuß mit der lincken Hand, ſiehet ſich nochmals wohl um nach der Ader, welche er öffnen will, comprimirt ſelbige mit dem Daumen der lincken Hand, und öffnet mit der rechten die erwehlte Ader, gleichwie bey dem Aderlaſſen auf dem Arm insgemein iſt gelehret worden: und wenn er unter den Knöcheln keine gute Ader zum laſſen finden könnte, und eine beſſere über den Knöcheln ſehe, darf er auch ſicher, wie ſchon vorher geſagt, dieſelbe öffnen: denn es folget einerley Effect, aus welcher Ader auf dem Fuß man das Geblüt ausläſſet.

Wie auf dem Fuß zur Ader zu laſſen.

3. Wenn die Ader geöffnet, und das Blut flieſſet, ſetzet man den Fuß wiederum ins warme Waſſer, und läßt das Geblüt, gleichwie bey

Was nach dieſem Aderlaſſen zu thun.

bey der Aderlaß auf der Hand/ ins Wasser fliessen/ dieweilen sich ausser dem Wasser das Geblüt leicht coaguliret und stocket. Wenn man Blut genug ausgelassen/ welches man theils aus der Zeit/ theils aus dem starcken oder langsamen Fliessen/ theils aus der dünnen oder dicken *Couleur* des Wassers/ insonderheit aber aus den Krässten des Patienten/ judiciren und abnehmen muß/ nimmt der *Chirurgus* den Fuß wieder aus dem Wasser/ comprimirt die Oeffnung mit den Fingern/ trucknet den Fuß wohl ab/ und applicirt hernach die Compressen und Binden.

Das 5. Capitel.
Vom Aderlassen auf der Stirn.

1.

Wenn und wie solches zu verrichten.

IN hefftigen Kopff-Schmertzen/ Melancholie/ Raserey/ und andern hartnäckigen Haupt-Kranckheiten/ halten viele das Aderlassen auf der Stirn vor sehr nutzlich/ und glauben/ daß man daselbst die Ursachen der Haupt-Kranckheiten besser herausziehen könnte/ als an andern weit entlegenen Theilen: ob schon dieser Ort wenig Vortheil vor andern zu haben scheinet. Wenn man also auf Verordnung eines *Medici*, oder auf Begehren der Leute/ die Stirn-Ader lassen soll/ muß man den Hals mit einem Hals-Tuch oder Schnupff-Tuch etwas fest zuziehen/ damit die Adern auf der Stirn wohl aufschwellen mögen: wo dieses geschehen/ langt der *Chirurgus* seine Lancett heraus/ und öffnet/ wie bey andern Aderlassen/ diejenige Ader auf der Stirn/ welche er am besten zu lassen zu seyn erachtet. Wenn die Ader geöffnet/ pfleget das Blut hier selten zu springen/ sondern nur bey der Stirn herunter zu lauffen/ welches man mit behörigen Geschirren soll auffangen: und wenn genug Blut herausgelassen/ comprimiret man die Oeffnung mit den Fingern der lincken Hand/ wischet das Blut von der Stirn/ applickt ein oder zwey kleine Compressen auf die Oeffnung/ und befestiget solche mit einer Binde.

Das 6. Capitel/
Vom Aderlassen am Hals.

1.

Die Hals-Ader/ *Vena jugularis externa* genannt/ haben die Alten gelassen in allerley Haupt-Kranckheiten/ und sonderlich in hefftiger Entzündung des Halses oder der Bräune (*Angina*), in Entzündung des Hirns (*Phrenitis*), in der Melancholie ꝛc. ꝛc. auf daß sie dadurch den hefftigen Einschuß des Geblütes von dem leidenden Theil abwenden mögten: und pflegen selbige auch heut zu Tag noch von einigen *Practicis* gelassen zu werden. Es lauffen diese Adern auf der Seite des Halses von dem Kopff herunter gegen die Schlüsselbeine/ gleich unter der Haut/ und ist keine Gefahr dabey selbige zu öffnen/ wie einige vermeint haben. Wenn man also diese Hals-Ader lassen will/ muß man dem Aderlässer den Hals gantz entblösen/ und denselben mit einem Hals-Tuch oder andern Tuch/ am untersten Theil/ ein wenig fester *constringiren*/ als man sonsten eine Hals-Binde anzulegen pfleget/ und solches von jemand halten lassen/ bis diese Ader wohl auffschwillet/ und zu sehen ist.

Wenn und welche Adern hier gelassen werden.

2. Wenn man also selbige wohl siehet/ es seye auf der rechten oder lincken Seiten/ so öffnet solche der *Chirurgus* als wie eine andere Ader: und wenn genug Blut herausgelassen/ nimmt man das *constringirende* Tuch weg/ so pfleget alsdann das Geblüt gemeiniglich von selbsten nicht mehr zu fliessen/ sondern nimmt wiederum seinen ordentlichen Weg. Solte es aber von selbsten nicht aufhören/ *appliciret* man die Finger auf die Oeffnung/ wäschet das Geblüt vom Hals und Brust ab/ *applicirt* hernach ein paar kleine *Compressen*/ wie bey andern Aderlässen/ und befestiget selbige mit einer *Circular*-Binde und Hals-Tuch/ so wird das Geblüt leicht halten. Bey dieser Aderlaß haben wir noch dieses zu erinnern/ daß die Aderlässer vor allen andern Aderlassen hier am leichtsten ohnmächtig werden/ welches aber nichts mehres als sonsten zu bedeuten hat.

Wie selbige zu lassen.

Das 7. Capitel/
Vom Aderlassen unter der Zunge.

I.

Die Adern unter der Zunge werden Frosch-Adern (Raninæ) genannt/ und pfleget man solche in der Bräune/ Entzündung des Halses und der Zunge zu öffnen/ auf daß man dem stockenden Geblüt daselbst einen Ausgang mache/ als wodurch solche Entzündungen offt sehr wohl gemindert werden/ sonderlich wenn vorhero schon eine Ader auf dem Arm oder Fuß geöffnet gewesen. Damit man aber diese Adern wol und behöriger Weise öffnen möge/ soll man mit einem Hals-Tuch den Hals vorher etwas fest zusammenziehen/ gleichwie vorher gesagt worden/ so werden hiedurch die Adern desto besser zu sehen seyn. Wenn dieses geschehen/ fasset man mit der lincken Hand die Spitze der Zungen/ hebet solche ein wenig in die Höhe/ und mit der rechten Hand öffnet man vermittelst einer Lancett die beyde Frosch-Adern/ eine nach der andern/ an demjenigen Ort/ wo sie am dicksten aufgeschwellen: dann wann man nur eine öffnet/ kan man nicht wohl so viel Geblüt herauslassen/ als es nöthig ist/ weil selbige gar klein sind. Das Geblüt läßt der Patient mit vor sich gebucktem Haupt in ein vorgehaltenes Becken lauffen/ und wenn genug heraus gelassen/ stillet sich solches gemeiniglich bald wieder von selbsten/ wenn man nur das Hals-Tuch auflöset; solte sich aber hierdurch das Bluten nicht stillen/ gibt man dem Patienten etlichmal einen Löffel voll Eßig in den Mund/ bis daß dasselbe aufhöre. Wenn aber auch dieses nicht genug/ kan man die Oeffnung etlichmal mit Alaun bestreichen/ oder mit einer kleinen Compreß in was adstringirendes eingedaucht/ oder mit einem Stücklein Bovist eine weil zuhalten. Es ist aber in diesen Zuständen meistentheils nöthig/ daß man nicht wenig/ sondern eine gute Quantität Blut herauslauffen lasse/ sonsten es dem Patienten wenig nutzen würde: derohalben darf man so sehr nicht bekümmert seyn/ wenn sich das Geblüt nicht so gleich will anhalten lassen/ dieweilen offt das mehrere Bluten zu des Patienten Gesundheit dienlich ist.

Das 8. Capitel/
Vom Aderlassen auf dem männlichen Glied.

I.

JN hefftiger Entzündung des männlichen Glieds/ kan man offt mit einer Aderlaß an demselben mehr ausrichten/ als sonsten mit allen Medicamenten: derohalben wo dasselbe so entzündet/ daß zu befürchten/ es möge ein Brand daraus entstehen/ gleichwie manchmal geschiehet/ soll man ungefähr in der Mitte der Ruthe die größte Ader/ welche obenherlaufft/ und in solchen Entzündungen allzeit sehr aufgeschwollen/ mit einer Lancett eröffnen/ gleichwie bey einer andern Aderlaß/ und alsdann das Geblüt so lang lauffen lassen/ bis das Glied/ welches anfangs sehr ausgespannt und hart zu seyn pfleget/ wieder schlapp und weich wird: oder bis man sonst aus andern Umständen urtheilet/ daß genug Geblüt herausgekommen. Alsdann leget man 2 Compreßlein auf die Oeffnung/ und bindet dieselbe mit einer Binde/ dergleichen sonsten in den Zufällen des männlichen Gliedes gebräuchlich/ zu: welche aber nicht gar zu hart soll zugezogen werden/ dieweil sonsten der Lauff des Geblüts dadurch würde verhindert/ und zu neuerer Entzündung Gelegenheit gegeben werden. Man muß sich auch in dieser Aderlaß wohl in acht nehmen/ daß man die Ader recht treffe/ und nicht darneben steche/ weilen nah dabey Nerven und Arterien liegen/ von welcher Verletzung übele Zufäll könten erreget werden.

Das 9. Capitel/
Von den Zufällen der Aderlaß/
I. Von dem unterloffenen Geblüt Ecchymosis genandt.

I.

UNter den vielerley Zufällen/ welche bey oder nach dem Aderlassen manchmal zu entstehen pflegen/ wollen wir zu erst setzen das unterloffene Geblüt/ welches sich zwischen die Ader/ Haut

Was Ecchymosis sey.

und Fleisch manchmal zu ergiessen, und gar leicht Entzündung, Schwürung und andere Zufäll zu verursachen, pfleget. Es ist dasselbige manchmal wenig, manchmal viel, so, daß zuweilen ein grosser Theil des Arms von demselben gantz blau und schwartz wird, auffschwillet, grosse Schmertzen und Entzündung erreget, und wo man solches nicht vertheilet, entweder verschwüret, oder gar zum Brand wird.

Ursachen.

2. Es entstehet solches Ubel zuweilen daher, wann der *Chirurgus* die Ader durch und durch gestochen, und hernach das Geblüt aus der untersten Oeffnung sich zwischen Haut und Fleisch ergiesset: meistentheils aber ist der Aderlässer selbsten Schuld daran, wenn er allzubald den Arm oder Fuß mehr beweget, als er billig hätte thun sollen: als durch welche Bewegung das Geblüt genöthiget wird, aus der Oeffnung der Ader, welche so bald noch nicht geschlossen, auszulauffen, und sich zwischen Fell und Fleisch zu ergiessen, manchmal wenig, manchmal viel, nachdem die Bewegung des Aderlässers gering oder hefftig gewesen.

Prognoß und Cur der geringern.

3. Wenn nur wenig Geblüt ausgeloffen, hat es eben nicht gar viel zu bedeuten, sondern wo man beyzeiten eine Compreß mit Eßig und Saltz oder mit Brandewein angefeuchtet, darüber leget, läßt sich dasselbige öffters zertheilen. Wenn sich aber selbiges nicht will zertheilen, so verschwüret es, und wird zu Materie, welche Verschwürung man wohl befördern kan, wenn man das *Diachylum*-Pflaster täglich überleget; und wann die Verschwürung zeitig, wird die Materie bey der Oeffnung der Haut sich ordentlich selbsten einen Ausgang machen, welche man hilfft lind ausdrucken. Nachdem selbige wohl ausgedruckt, heilet sich dieses Geschwür gar leichtlich durch Continuation des bemeldeten Pflasters.

Der grössern.

4. Wenn aber des unterloffenen Geblüts sehr viel, hat man nicht leicht eine Zertheilung zu hoffen, sondern man hat entweder eine schmertzhaffte Suppuration, oder gar einen Brand zu befürchten. Derohalben soll man an dem unterloffenen Ort *Incisiones* machen, eine oder mehrere, nachdem es die Umstände erfordern, auf daß dadurch das stockende Geblüt könne ausslauffen. Hernach soll man entweder das *Diachylum*-Pflaster, oder eine zertheilende Fomentation überlegen, gleichwie bey den äusserlichen Entzündungen *pag.* 235 ist gelehrt worden. Sollte schon eine grosse Entzündung den gantzen Arm eingenom-

nommen haben / gleichwie manchmal geschiehet / und man sich eines Brands zu befürchten hätte / oder derselbe schon würcklich da wäre / soll man den Arm mit Scarificationen und kräfftig zertheilenden Bähungen oder Umschlägen eben so tractiren / wie wir vom Brand *pag. 278* gelehret haben: auch dabey das Aderlassen an einem andern Glied / nebst innerlichen dienlichen Medicamenten / nicht vergessen / und damit continuiren / bis sich die grosse Entzündung oder Brand wiederum vertheilet.

Das 10. Capitel /
II. Von Verletzung eines Nerven oder Flechsens im Aderlassen.

1.

Was ein in Verwundung verletzter Nerv oder Flechse vor schwere Zufäll verursachen könne / solches ist schon bey den Wunden *pag. 36* gesagt worden. Man erkennet aber / daß bey dem Aderlassen ein Nerv oder *Tendo* verletzet sey / wenn der Aderlässer / indem der *Chirurgus* den Stich thut / einen sehr hefftigen ungewöhnlichen Schmertzen empfindet / so / daß er sich mit lauter Stimme zu schreyen nicht enthalten kan; welcher Schmertzen nicht gleich wieder vergehet / sondern mit Hefftigkeit anhält / worauf auch meistens bald Aufschwellen und Entzündung / Krampff und Unbeweglichkeit des Glieds sich einfinden: und wo man nicht bald auf behörliche Manier zu Hülffe kommt / können tödtliche *Convulsiones* oder der Brand gar leicht darzu kommen / wodurch schon mancher das Leben eingebüsset.

Wie diese Verletzung zu erkennen.

2.

In der *Curation* scheinet wohl eine von den besten Manieren zu seyn diejenige / mit welcher *Paræus* zu seiner Zeit den König in Franckreich / Carl den IX. curirt zu haben schreibet: dann indem bemeldter König im Aderlassen einen so sensiblen Schmertzen empfände / daß er überlaut zu schreyen genöthiget wurde / hat *Paræus* / als sein Leib-Chirurgus / alsobald judicirt / daß ein Nerv verletzet sey / als worinnen er sich auch nicht geirret: denn kurtz darauf fieng der Arm an zu schwellen / über und über sehr wehe zu thun / und krampffmäßig zusammen gezogen

Cur.

zu werden, daß ihn der König weder biegen noch ausstrecken kunte. Derohalben ist alsobald von den Königlichen Leib-*Medicis* und *Parœo* vor gut gehalten worden, Terbenthin-Oel mit ein wenig rectificirtem Brandwein warm in und auf die Wunde zu legen: hernach hat man das *Emplastrum Diachalciteos* in Eßig und Rosen-Oel solvirt, über den gantzen Arm gelegt, und darüber eine Expulsiv-Ligatur appliciret, (welche man bey der Hand anfängt, und von da auffsteiget bis nach der Achsel) als wodurch der Einschuß des Gebluts und Entzündung verhindert worden, auch die Schmertzen bald nachgelassen. Nachdem solches geschehen, hat man zur Vertheilung und Benehmung der noch übrigen Schmertzen, folgendes *Cataplasma* um den den Arm applicirt:

℞. Farin. Hord. Orob. ââ. ℥ij.
Flor. Chamomill. Melilot. ââ. Mij.
Butyr. recent. ℥iß.

Diese Sachen hat man zusammen mit Seifen-Wasser zu einem *Cataplasma* gekocht, und gebrauchet, bis aller Schmertzen vorüber ware. Es kunte zwar hierauf der König den Arm ein gantzes Viertel-Jahr nicht gar wohl bewegen; dennoch aber ist die Bewegung endlich nach und nach völlig wieder kommen.

Eine andere Cur. 3. An statt des Terbenthin-Oels und Brandeweins ist auch sehr gut, den Peruvianischen Balsam oder das Ungrische Wasser warmlicht des Tags etlichmal in die Wunde zu appliciren, bis der Schmertz zimlich nachläßt, und hierüber kan an statt des *Emplastr. Diachalciteos*, welches nicht überall zu haben, das *Diapompholygos, Saturninum* oder *de Minio* übergeleget werden. Bevor man aber bemeldte Medicamenten hat holen und wärmen lassen, soll man inzwischen ein Pflaster (welches man etwa bey sich hat) über die Oeffnung legen, und Tücher mit Eßig und Wasser angefeuchtet um den gantzen Arm schlagen: so wohl um die Entzündung zu verhüten, als auch damit weder Lufft noch sonsten Unreinigkeit in die Wunde kommen mögen, als wodurch alle Zufäll könten verschlimmert werden. Bey blutreichen Leuten ist sehr dienlich, wenn man bald hernach an einem andern Glied eine Ader lässet.

Das 11. Capitel/
Von Verletzung einer Puls-Ader oder Arterie im Aderlassen.

1.

ES geschiehet zuweilen im Aderlassen/ daß ein *Chirurgus* an statt einer *Vena*, oder zugleich mit der *Vena*, eine Arterie öffnet/ welches insonderheit leicht geschiehet/ wenn man an der *Basilica* lassen will: als bey welcher eine grosse Arterie lieget/ von deren Verletzung leichtlich eine sehr gefährliche Verblutung/ oder eine Puls-Ader-Geschwulst (*Aneurysma*) entstehen kan. Daß eine Arterie eröffnet sey/ erkennet man/ wenn das Geblüt nicht in einem beständigen Lauff/ wie bey den andern Adern/ sondern durch offt wiederholtes Bogen-weises Springen/ und mit grösserer Gewalt heraus springet: da zugleich das Geblüt viel heller und röther ist/ als es sonsten bey dem Aderlassen zu seyn pfleget. *Wie solches zu erkennen.*

2. Wenn einem *Chirurgo* ein solches Unglück begegnet/ soll er sich darüber nicht allzuviel alteriren oder erschrecken/ sondern den begangenen Fehler klüglich suchen zu verbergen/ daß es weder der Patient noch die dabeystehende mercken mögen: und derohalben soll er/ um weiterem Ubel vorzukommen/ auf folgende Manier sich verhalten. 1) Soll er das Geblüt nur wacker lauffen lassen/ und die Nothwendigkeit desselben so wohl dem Patienten als den Umstehenden *persuadiren*, vorgebend/ daß des Aderlässers Geblüt gar zu hitzig und wallend/ und ohne Schaden nicht könne im Leib bleiben: und also das Geblüt so lang lauffen lassen/ bis der Aderlässer fast anfängt ohnmächtig zu werden; als wodurch man zuwegen bringet/ daß hernach das Geblüt nicht mehr so hefftig wallen oder lauffen/ und also die Wunde desto leichter und besser zuwachsen kan/ ohne daß eine neues Verbluten noch *Aneurysma* folgen möge. Inzwischen wenn das Geblüt noch fliesset/ soll der *Chirurgus* heimlich in die erste Compreß einen Groschen oder Batzen einbringen/ daß es niemand gewahr werde: und indem der Aderlässer anfängt ohnmächtig zu werden/ in dem Moment soll er diese Compreß auf die Wunde wohl *appliciren*/ hernach die andere Compreß darüber legen/ und nachdem *Was alsdann zu thun.*

nachdem er das Blut vom Arm abgewaschen/ mit einer langen Aderlaß-Binde wohl verbinden/ auf daß die Arterie desto besser hierdurch comprimiret/ fein fest wieder zusammen wachsen möge.   Ja um dieser Ursach willen soll man hierüber noch eine andere lange Binde fest appliciren/ und den Beystehenden weißmachen/ daß solches wegen der hefftigen Wallung des Gebluts bey diesem Menschen vonnöthen seye/ damit die Ader nicht wieder möge aufgehen/ als welches hier gar gefährlich wäre.

Was wegen des Patienten zu observiren.   3. Hierauf wenn das Verband applicirt/ und der Aderläßer von der Ohnmacht noch nicht von sich selbsten wiederum zu recht kommen/ soll man ihm Eßig oder Ungarisch Wasser vor die Nase halten/ frisch Wasser ins Angesicht sprengen/ die Fenster öffnen/ und sonsten alles thun/ was schon oben pag. 355 zur Ermunterung von dergleichen Ohnmachten zu thun ist gesagt worden/ biß er wiederum zu sich selbst kommt: und wenn dieses geschehen/ muß man dem Patienten ernstlich befehlen/ daß er sich fein ruhig halte/ weilen sonsten/ wenn ihm durch die Bewegung die Aderlaß-Binde loß gienge/ er sich wegen seines hitzigen und wallenden Gebluts müßte zu todt bluten/ ehe man ihm könnte zu Hülff kommen.   Derohalben kan man ihm auch zu mehrerer Versicherung den Arm in eine Schärpffe binden/ und sonsten noch mit Nadeln so an seinen Kleidern fest machen/ daß er den Arm nicht bewegen könne.

Soll öffters besucht werden.   4. Nach einigen Stunden soll der *Chirurgus* wiederum nach dem Krancken sehen/ aber nur thun/ als ob er von ungefehr vorbey gienge/ und examiniren/ ob die Binde noch fest hält/ und kein Blut weiter durchdringet: wo selbige also noch gut befunden wird/ läßt er das Verband unaufgelöst/ biß daß er bey andern Visiten befindet/ daß selbiges nachgelassen habe.   Wenn also die Binde nachgelassen/ soll er selbige behutsam aufbinden/ aber mit dem Daumen der lincken Hand die Oeffnung immer wohl zuhalten/ damit kein neues Verbluten kommen möge; und hernach wiederum/ entweder mit voriger Binde/ oder mit einer frischen langen Binde/ wohl verbinden: und dieses Besuchen muß er in diesem Zufall in den ersten Tagen öffters thun/ damit er/ sobald die Aderlaß-Binde nachlässet/ selbige wieder frisch applicire.

Die Binde muß lang getragen/ und Diät gehalten werden.   5. Endlich wo auf solche Manier das bluten ist zurück gehalten worden/ muß er den Aderläßer persuadiren/ daß er die Binde noch acht biß 14. Tage am Arm trage/ damit eine recht feste Masen werde: vorschützend/ daß sein hitziges Geblüt solches erfordere.   Inzwischen muß
man

Das 12. Cap. Von der Puls-Ader-Geschwulst. 369

man diesen Personen ordonniren, daß sie nebst der Ruhe diese Zeit über sehr wenig essen und trincken, auch Wein und andere hitzige Sachen meiden, damit die Vollblütigkeit und Wallung des Geblüts dadurch verhüttet werde: und wenn man auf solche Manier verfähret, kan man einer Pulß-Ader-Geschwulst und allen daraus zu befürchtenden Zufällen vorkommen, indem alsdann die Arterie so wohl und fest wiederum zusammen wachsen kan, als ob nur eine *Vena* wäre geöffnet gewesen, ohne daß der Patient einen Schaden davon bekomme.

6. Auf diese Art kan man verfahren, wenn niemand des *Chirurgi* Fehler wahrgenommen; wenn aber der Aderlässer oder die Umstehende den Fehler erkennet, so muß der *Chirurgus* sein Versehen, als ein Unglück, welches manchmal auch den allerbesten *Chirurgis* begegnet ist, bekennen, und nur den Patienten bitten, daß er ihm möge Gehorsam leisten, so wolle er ihn so wohl wiederum curiren, daß er kein weiteres Unglück oder Schaden davon bekommen solle, und alsdann mit ihm so verfahren, gleichwie jetzo ist gelehret worden.

Wenn des Chirurgi Fehler wäre wahrgenommen worden.

Das 12. Capitel,
Von der Puls-Ader-Geschwulst,
Anevrysma genannt.

1.

Ein *Anevrysma* wird genannt eine Geschwulst, welche nach Verletzung einer Arterie oder Puls-Ader entstehet. Es gibt zweyerley Sorten von Puls-Ader-Geschwülsten, davon die eine die wahre, *Anevrysma verum*, die andere die falsche, *Anevrysma spurium* genannt wird. *Anevrysma verum* oder ein wahrhafftiges *Anevrysma* wird genennet, wenn der Geschwulst entstehet von Erweiterung der Häutlein der Arterie; *Anevrysma spurium* aber, oder das falsche *Anevrysma* nennet man, wenn die Arterie entweder durch eine äusserliche Ursach, es sey Aderlassen oder sonsten eine Verwundung, geöffnet wird, und das ausgeloffene Geblüt zwischen Fell und Fleisch eine Geschwulst macht; oder wenn in einem wahren *Anevrysma* die Geschwulst der Arterie allzugroß wird, die Häutlein derselben immer dünner werden, und endlich gar zerreissen, und das Geblüt aus der Oeffnung der Arterie heraus

Was ein Anevrysma.

A a a

heraus lauffet / sich zwischen Fell und Fleisch ergiesset / und dadurch eine grosse und gefährliche Geschwulst verursachet.

Wie es zunimmt und zu erkennen. 2. Ein wahres *Anevrysma* ist anfänglich eine kleine Geschwulst wie eine Haselnuß / ist weich / klopfft gleichwie sonsten die Puls-Adern; wenn man mit den Fingern an die Geschwulst drucket / so verschwindet sie / wenn man aber die Finger weg thut / kommt sie alsobald wieder. Dieweil das *Anevrysma* klein ist / macht es wenig Beschwerlichkeit / nach und nach aber wird dasselbige immer grösser / so / daß es endlich manchmal wie eine Faust / oder gar noch grösser fast wie ein Kopff wird / gleichwie aus Purmanns *Chirurg. Curios.* p. 612 zu sehen / und dadurch nicht nur Schmertzen und Verhinderung der Bewegung an dem leidenden Theil verursachet / sondern endlich / wo man nicht zu Hülff kommt / die Häutlein der Arterie durchbricht / als wodurch nicht nur allerley schwere Zufäll sondern auch manchmal der Tod selbst entstehen können: indem entweder zugleich die Haut mit zerreisset / und dadurch eine höchstgefährliche Blutstürtzung erfolget; oder wenn die Haut nicht bricht / einen Brand zuwegen bringet.

Wo und wie sie entstehen. 3. Es pflegen die Puls-Ader-Geschwülst am öfftesten am Arm nach einer unglücklichen Aderlaß zu entstehen: wenn der *Chirurgus* entweder die Arterie geöffnet / oder nur derselben äusserliches Häutlein verletzet: als wodurch hernach die Arterie an diesem Ort geschwächet / der Pressung des Gebluts weichet / und sich in eine solche gefährliche Geschwulst zu verändern pfleget. Besiehe *Tab. VII. fig.* 6. Es kommen aber nicht alle diese Geschwülste vom Aderlassen her / sondern es können solche auch von Verwundung an allen Theilen des Leibs entstehen / wenn eine Arterie ist verletzt gewesen. Ja man hat auch Puls-Ader-Geschwülst observirt / welche nur von innerlichen Ursachen entstanden sind / und in innerlichen Arterien / z. Ex. in der Brust und im Unterleib / observirt worden / welche von einer Erosion / Verschwürung oder Zerfressung der Häutlein der Arterie entstehen können / dergleichen D. Ruysch in seiner 37 und 38 Observation beschrieben hat. Es sind aber solche innerliche Puls-Ader-Geschwülst weder zu erkennen noch zu curiren / derohalben handeln wir hier nur von denen / welche an äusserlichen Theilen sich befinden.

Wie die Verletzung der Arterien zu erkennen. 4. Wie ein *Chirurgus* erkennen soll / daß im Aderlassen eine Arterie sey geöffnet worden / und wie er alsdann ein *Anevrysma* soll suchen zu præcaviren oder zu verhüten/ ist im vorhergehenden Capitel gelehret worden. Daß er aber wisse/ wenn der Arterie äusserstes Häutlein nur verletzet sey/ ist nicht anderst zu muthmasen/ als wenn er im Einstossen der Lancett gleichsam einen Stoß oder Schlag gegen die Spitze der Lancett empfindet: und wenn er dergleichen empfunden/ soll er/ um das *Anevrysma* zu verhüten/ dem Patienten viel Geblüt ablassen/ hernach die Oeffnung auf eben solche Manier tractiren/ gleichwie im vorhergehenden Capitel bey völliger Oeffnung der Arterie ist gelehret worden/ auch den Patienten dahin zu disponiren trachten/ daß er ein festes Verband wenigstens 14. Tag oder länger trage/ wenig esse und trincke/ auf daß dadurch eine gute feste Masen/ und also das *Anevrysma* verhütet werde.

5. Wenn aber ein solcher unglücklicher Aderlässer nicht folget/ und die Binde bald weg thut/ so entstehet leicht ein *Anevrysma*, welches endlich vorher-besagte Zufäll verursachen kan/ als woraus die *Prognosis* dieses Übels genugsam erhellet. Ingleichem/ wenn ein *Anevrysma* in einer sehr grossen Ader/ oder an einem Ort/ wo man nicht behöriger Weiß kan zukommen/ ist solches meistentheils incurabel/ als z. Ex. in der *Arteria carotis, subclavia*, oder in der *Axillaris* nahe bey der Achsel/ oder in der *Cruralis* nahe bey dem Leib/ dieweil man allda das bluten nicht stillen könnte; unten aber im Arm/ wie auch unten im Fuß sind solche noch zu curiren. Wenn ein grosses *Anevrysma* aufbricht/ pflegt das Geblüt hefftig heraus zu schiessen/ daß sich der Patient bald müßte zu todt bluten/ wo man nicht durch Hülffe des *Tourniquets*, oder sonsten auf eine andere Manier/ beyzeiten solches stillete/ und hernach die behörige Operation verrichtete.

Prognosis.

6. In der Curation wollen wir von dem *Anevrysma* auf dem Arm/ oder in der Bug des Elenbogens/ weil selbiges am meisten vorkommt/ handelen: dann wenn an einem andern Ort sich eins befinden solte/ müste es auf eben solche Art tractirt werden/ wo es anderst curabel ist. Wenn also ein wahres *Anevrysma* in der Bug des Elenbogens vorkommt/ und dasselbe noch nicht gar groß ist/ hat man einige besondere Instrumenten/ welche nicht nur dienen/ diese Geschwulst wieder nieder zu drucken/ und weiteres Zunehmen zu verhindern/ sondern auch/ wenn sie viele Monath getragen werden/ das *Anevrysma* offt völlig wieder curiren: dergleichen bequeme *Instrumenta* von der neusten Invention habe *Tab. VII. fig.* 8. und 9 zwey abmahlen lassen/ deren Gebrauch zwar schwer zu beschreiben/ aber gar leicht zu zeigen ist.

Cur. 1. wenn sie noch klein sind.

7. Wenn

372 Von denen Chirurgischen Operationen.

2. Wenn sie groß.

7. Wenn aber ein *Aneurysma* grösser ist, als daß es durch Instrumenta kan curiret werden, Unbeweglichkeit des Arms, und grossen Schmertzen verursachet, oder gar zu befürchten stehet, daß es aufbersten und ein tödtliches Verbluten verursachen möge, so muß man zu der Operation schreiten, und diese Geschwulst wegnehmen. Da aber diese eine von den schwersten und gefährlichsten Operationen ist, muß ein *Chirurgus* nicht nur wohl wissen und verstehen, wie er solche anstellen solle, sondern auch dieselbe nicht leicht verrichten, er habe dann vorher andere gescheide *Medicos* und *Chirurgos* mit zu Raht gezogen, weilen allerley gefährliche Zufäll dabey oder hernach entstehen können.

Was zur Operation nöthig.

8. Es bestehet diese Operation in Wegbringung der Geschwulst und Zuheilung der verletzten Arterie: welches aber ins Werck zu richten, soll der *Chirurgus* erstlich alle dazu erforderte *Instrumenta* und Geräthschafft vor der Operation bereiten, und ordentlich in eine grosse Schüssel legen, damit er selbige in der Operation leichtlich bekommen könne, und nicht aufgehalten werde. Er hat aber hier nöthig den *Tourniquet*, gleichwie er bey den Wunden *pag.* 58 ist beschrieben worden; eine grosse Lancett, eine gute Scheer, ein Incisions-Messerlein, ein paar Häcklein, eine krumme Nadel mit einen starcken Faden, einen Schwamm, ein Stück Vitriol, Bovist, viel Carpie, ein astringirend Pulver, drey kleine viereckichte Comptesslein, eine etwas grösser als die andere; eine lange schmale Compreß einer Spanne lang, zwey grosse zusammengefaltene Tücher, in welche man den gantzen Arm einwickeln kan, und endlich zwey oder gar drey Binden, jede dreymal so lang, als bey einer Aderlaß, und ungefähr zwey Finger breit.

Wie der Patient und die Helffer zu stellen.

9. Wenn er nun alles dieses zubereitet, muß er zweytens bedacht seyn, daß er den Patienten in der Operation in einen Lehn-Stuhl setze: welcher alsdann seinen leidenden Arm, wie bey dem Aderlassen, ausstrecken soll, daß der *Chirurgus* und seine Helffer wohl zukommen können. Drittens muß er wenigstens vier Helffer haben, welchen er in der Operation jedem seinen behörigen Platz und Verrichtung anordnen muß. Dann wenn ein *Aneurysma* auf dem rechten Arm, muß der *Chirurgus* selbst, der die Operation verrichten will, auf des Patienten rechter Seite stehen; den besten von seinen Helffern oder Gesellen muß er bey die rechte Schultern stellen, welcher über der Geschwulst den Arm und zugleich den *Tourniquet* halten, auch denselben, nachdem es die Nothwendigkeit erfordert, entweder zusammen ziehen oder nachlassen soll. Der andere

Das 12. Cap. Von der Puls-Ader-Geschwulst. 373

dere Helffer soll vor dem Patienten stehen, und die Hand und Vorder-Arm des Patienten halten, damit derselbe sie in der Operation nicht könne zurück ziehen. Der dritte muß auf des Patienten lincker Seite die Schüssel halten, worinnen der *Chirurgus* seine Instrumenten und Geräthschafft hat. Der vierte aber soll da seyn, um dem *Chirurgo* sonsten zu hohlen und auszurichten, was er ihm in der Operation zu thun befehlen wird. Solte das *Aneuryſma* auf dem lincken Arm seyn, kan man alsdann aus diesem leicht abnehmen, wie man sich, und die Helffer alsdann am füglichsten stellen müsse.

10. Wenn dieses so angeordnet, muß man, ehe die Operation angefangen wird, den *Tourniquet* vor allen Dingen oben am Arm, wo die *Arteria brachialis* ablaufft, behörlich appliciren, (siehe *Tab. III. fig. 1. K*) und so *constringiren*, bis man weder in dem *Aneuryſma* noch bey dem *Carpo* den Puls mehr spüret, so wird alsdann in der Operation nicht mehr Blut können auslauffen, als was der *Chirurgus* will. Hierauf läßt er das Stücklein des *Tourniquets* von dem Helffer, der bey der rechten Schulter stehet, halten. *Wie der Tourniquet zu appliciren.*

11. Wenn dieses geschehen, hat man dreyerley Manieren, die Operation zu verrichten: wovon die erste ist, daß man das gantze *Aneuryſma* von unten bis oben hinaus nach der Läng mit einer grossen *Lancett* eröffne, das darinnen enthaltene Geblüt ausfliessen lasse, und so noch was dickes darinnen, solches mit den Fingern ausnehme. Wenn alles widernatürliche heraus genommen, (wozu auch ein Schwamm kan gebraucht werden) befiehlt der *Chirurgus* demjenigen, der den *Tourniquet* hält, solchen ein wenig nachzulassen, damit er die oberste Oeffnung der Arterie wohl möge erkennen, welches alsdann aus dem lauffen des Geblüts leicht abzunehmen. Wenn der *Chirurgus* die Oeffnung *obſervirt*, läßt er entweder alsobald den *Tourniquet* wieder zuziehen; oder wenn der Patient blutreich, läßt er einige Untzen Geblüt vorher mit Fleiß auslauffen, und hernach den *Tourniquet* wieder zuziehen. Nach diesem drucket er ein Stücklein *Vitriol*, in Carpie oder Baumwoll eingewickelt, in die Oeffnung der Arterie, und darüber die drey kleine Compressen, von welchen die kleinsten *Tab. II. fig. 21* unten, die gröste aber zu oberst geleget, und alle zusammen mit dem Daumen der lincken Hand fest gegen die Ader angedruckt werden, damit sie desto besser die Oeffnung der Arterie zuhalten mögen. Uber diese Compreßlein und Vitriol, oder gleich auf das Vitriol, appliciret man hernach einige Stücker *Die erste Manier zu operiren.*

A a a 3

cker fest zusammen=gekauetes Papier/ und hernach entweder viel Carpie/ oder Bovist/ welches alles man hart auf einander drucken muß: endlich wird dieses mit einem Pflaster und einer dicken grossen vierecktichten Compreß bedecket/ auch hernach mit einer dreymal so langen Binde/ als man bey dem Aderlassen gebraucht/ fest verbunden.

Was nach dem Verband zu thun.

12. Wenn das Verband wohl angelegt/ läßt man den *Tourniquet* ein wenig nach/ und siehet ob das Blut durchdringe oder nicht; geschiehet solches nicht/ so ist die Operation verricht. Dennoch/ damit das Bluten desto besser möge verhütet werden/ appliciret man noch eine frische Binde: und nachdem solche ein paarmahl um die vorige herum gewickelt/ leget man die schmale lange Compresse nach der Länge des Arms auf die *Arteria brachialis*, steiget mit der Binde den Arm hinauf nach der Achsel/ und umwickelt diese Compresse fest/ damit die Arterie dadurch wohlcomprimirt werde. Auf daß aber diese Binde nicht leicht rutsche/ machet man eine *tour* um den Leib/ endiget selbe hernach am Arm/ und bringet hierauf den Patienten ins Bett.

Wann das Blut nicht halten wolte.

13. Dringet aber das Blut durch/ und will sich auf solche Manier nicht halten lassen/ muß man den *Tourniquet* wiederum zuziehen/ das gantze *Bandage* aufmachen/ alle Geräthschafft wegnehmen/ die Oeffnung der Arterie mit einer krummen Nadel unterstechen/ und mit einem starcken Faden zubinden: wobey aber in acht zu nehmen/ daß man 1) die Haut über der Arterie genugsam eröffne, 2) die Arterie mit einem Häcklein anfasse/ und in die Höhe hebe/ 3) von dem dabey liegenden Nerven so weit behutsam separire/ daß man mit der Nadel allein die Arterie/ ohne den Nerven/ unterstechen und binden könne/ damit keine *Convulsiones* oder Lähmigkeit entstehen mögen: und nachdem die Arterie wohl zugebunden/ lässet man den Faden ungefähr vier Finger breit aus der Wunde hangen/ bis daß selbiger hernach in der Cur von selbsten abfallt. Manche pflegen auch die unterste Oeffnung der Arterie zu binden/ welches aber andere vor unnöthig/ einige gar vor schädlich halten/ weilen eine grössere Wunde und Narbe müste gemacht werden/ welche zu Steiffigkeit des Arms Ursach geben könnte. Nachdem die Arterie gebunden/ kan man selbe unter der obersten Ligatur überzwerch vorsichtig abschneiden/ so ziehen sich die Ende besser zurück/ wodurch man das Bluten desto sicherer verhindert. Hernach füllet man die Wunde entweder mit Carpie oder mit kleinen Compreßlein/ welche man fest auf einander drucket/ damit die

Das 12. Cap. Von der Puls-Ader-Geschwulst. 375

die Ader desto besser halten möge/ und verbindet hernach den Schaden wohl fest/ gleichwie vorhero ist beschrieben worden.

14. Einige pflegen nachdiesem/ um die **Entzündung** zu verhüten/ den gantzen Arm/ unter und über dem Elenbogen/ mit Tüchern mit *Oxycratum* angefeuchtet zu umwickeln/ welche man mit einer besondern Binde zu befestigen pfleget/ welches sonderlich bey hitzigen Personen sehr dienlich ist. Wenn dieses geschehen/ leget man den Patienten in sein Bett/ beuget den krancken Arm/ und leget ihn auf ein besonderes Küssen/ damit er was hoch liege/ um dadurch den allzu starcken Einschuß des Geblüts zu verhüten. *Um die Entzündung zu verhüten.*

15. Wegen des zu befürchtenden Blutens/ sonderlich wenn die Arterie nicht gebunden/ muß man die erste Woch über/ Tag und Nacht/ einen Diener oder Barbirer-Gesellen bey solchen Patienten wachen lassen/ welcher allzeit den *Tourniquet* soll bey sich haben/ auf daß/ wann etwa ein neues Verbluten entstehen sollte/ derselbige solches beyzeiten mit dem *Tourniquet* anhalte/ damit jemand indessen den *Chirurgum* wiederum holen könne/ um ein frisches und festeres Verband anzulegen/ oder dem Geblüt durch eine starcke Ligatur den Ausfluß zu verwehren. *Præcaution wegen des Blutens.*

16. Das Verband/ wenn es anderst wohl hält/ und kein Bluten oder oder anderer Unfall entstehet/ soll man vor dem dritten oder vierten Tag nicht aufbinden/ damit inzwischen die Arterie sich desto besser schliessen möge: und wenn man endlich das Verband auflöset/ soll man diejenige Compreßlein/ welche der ersten Manier nach auf der Oeffnung der Arterie liegen/nicht abziehen/damit dadurch kein neues Verbluten erreget werde/ sondern man kan sonsten die übrige Wunde behutsam reinigen/ wieder frisches Carpie mit Digestiv hinein legen/ hernach verbinden und warten/ bis selbige von selbsten bey einem andern Verband loßgehen: auch ist es genug/ wenn man hierauf die Wunde nur den zweyten oder dritten Tag wieder verbindet. Bey dem zweyten und folgenden Verbänden kan man/ ehe die unterste Binde aufgelöset wird/ den *Tourniquet* anlegen/ oder doch wenigstens den Arm von einem verständigen Gesellen wohl umfassen/ und die Arterie mit den Fingern fest zudrücken lassen/ damit das Geblüt nicht so hefftig gegen die Oeffnung losschiesse/ und dadurch ein neues Bluten verursache. *Wegen des Verbands.*

17. Solte

Wegen der Hitz und des Fiebers.

17. Solte man bey dem Patienten in den ersten Tagen nach der Operation eine starcke Hitz und Wallung des Geblüts befinden, muß man demselben zur Ader lassen, ja wohl manchmal solches, wo es die Noth erfordert, wiederholen, damit weder Fieber, noch Verbluten, noch Brand entstehen mögen: und eben um dieser Ursach willen muß man den Patienten nichts anders als dünne Suppen essen, und einen wasserigen Tranck die erste Zeit über trincken lassen, gleichwie bey schweren Entzündungen oder Verwundungen, damit weder Hitz noch Wallung des Geblüts erreget werde.

Wegen der Heilung.

18. Endlich wenn die Arterie sich wiederum wohl geschlossen, welches innerhalb 10 bis 12 Tagen, wenn sonsten kein Zufall dazu kommt, zu geschehen pfleget, heilet man die übrige Wunde mit Wund-Balsam zu, gleichwie eine andere Wunde: dabey man doch dieses in acht nehmen soll, daß wenn dieselbe fast geheilet, man öffters den Arm behutsam hin und her biegen solle: dann wenn man denselben unbeweglich lässet, bis die Wunde völlig zugeheilet, kan der Patient hernach denselbigen, wegen Steifigkeit der Narbe und des Gelencks, offt nicht mehr ausdehnen, als wordurch der Arm lahm wird, obschon das *Anevrysma* geheilet wäre.

Die zweyte Manier zu operiren.

19. Die andere Manier wird folgender massen verrichtet: Man applicirt vor allen den *Tourniquet*, und laßt den Arm des Patienten halten, gleichwie bey der ersten gesagt worden. Hernach schneidet der *Chirurgus* die Haut vom obern bis zum untern Theil der Geschwulst auf, ohne diese zu verletzen, suchet den Stamm der Arterie so wohl ober als unter der Geschwulst, separirt denselben von dem dabey liegenden Nerven, hebt ihn auf mit Häcklein, und untersticht ihn ober und unter der Geschwulst mit einer krummen Nadel und starcken gewächsten Faden, wohl acht gebend, daß der dabey liegende Nerv nicht verletzet werde, und knüpffet alsdann die Fäden wohl zusammen. Wenn dieses geschehen, schneidet oder separiret er das *Anevrysma* zwischen den zweyen Ligaturen völlig heraus, tractiret hernach die Wunde erstlich mit *Digestiv*, bis die Fäden wieder abgefallen, (welches manchmal bis drey Wochen Zeit erfordert) und heilet nach diesem dieselbe mit Wund-Balsam: auf welche Manier, schreibt Purmann a), habe er ein *Anevrysma* eines Kopffs groß innerhalb vier Wochen vollkommen und glücklich curiret; von welchem er auch daselbst eine Figur gegeben, welche ich

---

a) In seiner *Chirurgia Curiosa* pag 612.

ich *Tab. VII. fig. 6.* habe nachstechen lassen/ um sich diesen Zufall desto besser einzubilden/ weil sonsten noch dergleichen/ so viel mir wissend/ bey andern Scribenten nirgends befindlich ist.

20. Die dritte Manier ist/ daß der *Chirurgus* (nachdem der *Tourniquet* wohl applicirt) nur bey dem obersten Stamm der Arterie/ ohne das *Anevrysma* zu verletzen/ die Haut durch eine längliche Incision eröffne/ die Arterie entdecke/ den Nerven davon separire/ gleichwie im vorhergehenden gemeldet; selbige alsdann mit einer krummen Nadel und starckem gewächsten Faden nah bey dem *Anevrysma* umsteche/ und mit dem Faden hernach wohl zubinde. Wann dieses geschehen/ läßt man den *Tourniquet* was losdrehen/ um zu sehen/ ob das Blut wohl halte/ oder nicht: und wenn man siehet/ daß selbiges nicht hält/ muß man den *Tourniquet* wieder zudrehen lassen/ und über der ersten Ligatur noch eine frische und stärckere machen/ so/ daß das Blut stehen möge. Wenn aber nach der Ligatur und Relaxirung des *Tourniquets* kein Bluten sich äussert/ so ist die Operation wohl verricht/ da man alsdann mit Carpie die Wunde ausfüllt/ und im übrigen mit Compressen und Binden verbindet/ auch die Wunde ferner so tractiret/ wie schon in dem vorhergehenden gesagt worden/ bis der Faden sich separirt/ da dann die Wunde mit Wund-Balsam wieder zur Heilung gebracht wird. Vor dem Verbinden drucket man das Geblüt aus der Geschwulst abwerts nach der Hand/ so verliert sich dieselbe/ ohne daß man nöthig hätte/ selbige zu öffnen/ und eine so grosse Wunde oder Mase zu machen: und hat auf solche Manier *Mr. Anel* zu Rom in einem Monat ein sehr gefährliches *Anevrysma* curirt. a) Andere haben zwar sonsten eben so verfahren/ ausser daß sie nach der Ligatur der Arterie das *Anevrysma* geöffnet/ das Geblüt heraus genommen/ gereiniget/ und hernach die Wunde mit *Digestiv* und Wund-Balsam wieder geheilet; welches aber nicht nur schmertzhaffter/ sondern auch eine grössere Narbe oder Mase zurück lässet. Er hat auch nach der Operation dem Patienten auf dem andern Arm zur Ader gelassen/ und solches nachdem noch dreymal wiederholet/ um dadurch so wohl die starcke Wallung dem Geblüt zu benehmen/ als auch um die Hitz und Fieber zu verhüten; welches öfftere Aderlassen aber hier zu Land nicht leicht nöthig seyn wird.

21. Solte ein falsches *Anevrysma* vorkommen/ kan solches nicht anderst/ als durch die Operation/ curirt werden: dabey man dann vor allen

Die dritte Manier.

Wie bey einem falschen Anevrysma zu verfahren.

---

a) *Suite de la nouvelle Methode de guerir les fistules lacrimales pag.* 257.

allen gleichfalls den *Tourniquet* müste anlegen/ hernach die Haut öffnen/ das Geblüt ausreinigen/ und die verletzte Arterie entweder nach der ersten *Methode* durch adstringende Mittel/ oder durch das Binden/ gleichwie bey einem wahren *Anevrysma*, zu schliessen trachten: dann viele *Chirurgi* trauen hier den Medicamenten nicht/ sondern/ damit sie nicht doppelte Arbeit haben mögen/ binden sie so wohl in denen falschen als wahren alsobald die Arterie/ um dadurch gegen das Bluten desto sicherer zu seyn. Wie es aber nach der Operation dieser Zufäll mit der Circulation des Geblüts im Arm zugehe/ indem an dem Ort/ in der Buge des Elenbogens/ wo die Adern pflegen gelassen zu werden/ nur ein einiger Stamm der Arterie ist; Ingleichem wie es komme/ daß das Geblüt nicht zuruck in die Geschwulst trette/ wenn die Arterie nur oben und nicht unten zugebunden/ solches meritirt in dergleichen Leuten/ welche diese Operation ausgestanden/ nach ihrem Tod wohl untersucht zu werden. Wie die *Chirurgi* die Arterie ober und unter dem *Anevrysma* zu binden pflegen/ zeiget einiger massen *Tab. VII. fig. 7.* wo A den obersten Theil der Arterie/ B den untersten, C das *Anevrysma*, D die oberste/ E die unterste Ligatur anzeiget: welche unterste aber von den meisten neueren unterlassen wird.

Das 13. Capitel/
Von der Chirurgia Infusoria und Transfusoria, oder vom Einlassen in die Adern.

Was dieses vor Operationen.

Nach dem Aderlassen/ und seinen Zufällen/ wollen wir jetzo von der *Chirurgia Infusoria* und *Transfusoria* handeln/ weilen in beyden diesen Operationen auch die Adern geöffnet werden/ und also einige Gleichheit mit dem Aderlassen haben. Die *Chirurgia Infusoria* wird genannt/ wenn man Medicamenten durch eine eröffnete Ader ins Geblüt einspritzet; die *Chirurgia Transfusoria* aber/ wenn man Geblüt von einem Menschen in den andern/ oder von einem Thier in den Menschen lässet. Obschon diese Operationen fast nicht mehr im Gebrauch/ dennoch weil vor ungefehr 50 bis 60 Jahren/ nemlich von

Anno

Das 13. Cap. Von der Chirurgia Infuſ. und Transfuſ.

Anno 1660 ungefehr bis 1680/ ſo groſſer Rumor und Weſen davon iſt gemacht worden/ und man auch ſehr viel guts davon gehoffet hat/ halten wir nicht undienlich zu ſeyn/ daß ein Chirurgus von ſelbigen einige Nachricht möge haben/ und zugleich wiſſen/ aus was Urſach/ und zu was End ſelbige ſind erfunden worden/ wie auch was von ſelbigen zu halten ſey.

2. Man hielte davor/ daß/ weil die meiſte Kranckheiten in einem verdorbenen Geblüt beſtünden/ man nicht beſſer ſelbigem könnte zu Hülff kommen/ als wenn man entweder dienliche Medicamenten in das Geblüt einſpritzete/ oder von einem geſunden Menſchen oder Thier Geblüt in einen Krancken lieſſe: indem die Medicamenta, welche durch den Mund genommen würden/ groſſe Veränderung und Schwächung ihrer Kräfften im Magen und ſonſten im Leib leiden müſten/ und alſo nicht ſo geſchwind noch kräfftig im Geblüt würcken könten/ als wann ſie gleich in das Geblüt ſelbſten gelaſſen würden. Derohalben hat man in den allerſchwerſten Kranckheiten/ als im Ausſatz, Podagra, ſchweren Noth/ Schlag-Flüſſen/ Schwindſucht/ Frantzoſen/ Scharbock/ Fiebern/ nach groſſen Verblutungen ꝛc. gehoffet hierdurch gewiſſe Hülff zu erlangen/ ja gar alte Leut wieder jung zu machen/ die böſe Temperamenten zu ändern ꝛc. Es wäre zu wünſchen/ daß der Effect und die Proben mit der Hoffnung wären überein gekommen; aber ſo haben leider wenig Patienten die gehoffte Hülff erfahren/ ſondern es ſind die meiſte ſchlimmer worden/ theils einfältig/ närriſch/ raſend/ oder melancholiſch; theils ſind ſie bald darauf geſtorben/ ſo daß man ſolche anſehnliche Curen bald wieder hat müſſen einſtellen/ ja es ſind ſelbige gar in Franckreich auf Befehl des Parlaments verbotten worden/ und ſo groſſes Geſchrey im Anfang davon geweſen/ ſo ſtill iſt es heut zu Tags davon.

Was ihr Nutzen und Gebrauch ſeyn ſolte.

3. Um die Chirurgia Infuſoria aber zu verrichten/ wenn man nemlich Medicamenten wollte einlaſſen/ öffnete man dem Patienten eine Ader/ gleichwie im Aderlaſſen/ welches gemeiniglich auf dem Arm geſchahe/ und ſpritzte alsdann entweder mit einer ſubtilen Spritz/ oder mit einer Blaſe mit einem ſubtilen Röhrlein/ gleichwie eine Clyſtier-Blaſe/ (ſiehe fig. 10. Tab. VII.) ein von den Medicis hierzu verordnetes Medicament ein/ und zwar auswerts/ damit ſelbiges nach dem Hertz lieffe/ und band hernach die Ader wieder zu/ als wie nach einer Aderlaß: und auf dieſe Weiſe hatte man gehofft die meiſte ſchwere Kranckheiten zu curiren/ auch ſonderlich diejenige/ in welchen die Pa-

Wie die Chirurgia Infuſoria zu verrichten.

tienten nicht schlingen kunten, oder welche wegen beständigem Brechen nicht einnehmen kunten. Dennoch ist diese Operation, ob sie schon nicht gar schwer zu verrichten, heut zu Tag nicht mehr im Gebrauch, ob schon einige *Autores* glücklichen Succeß davon beschreiben, und insonderheit meldet Purmann in dem dritten Theil seiner Wund-Artzney Cap. 31. daß er selbige so wohl in andern, als auch an sich selbst zweymal glücklich gebrauchet habe, erstlich um sich von einer hefftigen Krätz, das andermahl von einem Fieber zu curiren. Ob man aber diese Operation in Schlag-Flüssen, um flüchtige und flüßigmachende Medicamenten; oder nach grossem Verbluten, um Geblüt, warme Milch oder Brühen rc. in den grösten Schwachheiten einzuspritzen, um solche Patienten dadurch bey Leben zu erhalten, verwerflich sey; ist meines Erachtens durch weitere Erfahrung zu exploriren.

Wie die Transfusion verrichtet worden.

4. Um die *Transfusion* aber zu verrichten, wenn solche mit einem Menschen sollte vorgenommen werden, öffnete man dem Patienten eine Ader, entweder auf dem Arm, siehe *Tab. VII. fig. 11.* oder auf der Hand, *fig. 12.* gleichwie sonsten gewöhnlich, steckte darauf in die Oeffnung ein Röhrlein von Silber, Meßing oder Bein, welches auswerts mußte gerichtet seyn: hernach öffnete man eine Ader eines gesunden Menschens gleichfalls auf dem Arm, oder auf der Hand, und steckte auch ein Röhrlein in dessen Ader, aber abwerts gerichtet. Diese beyde Röhrlein muste man hernach ineinander schieben, und kunte also das Geblüt, so viel man wollte, vom gesunden Menschen in den krancken lauffen. Nachdem dieses geschehen, verbande man die Ader wieder, und wenn hierauf der Patient nicht bald gesund wurde, wollten die Erfinder dieser Operation, daß man nach einiger Zeit dieselbe so offt wiederholen sollte, bis der Krancke sich besser befinde: man liesse aber vorher dem Patienten einen Theil des bösen Geblüts herauslauffen, damit hernach das gute in den Adern desto besser Platz finden mögte. Wenn aber aus einem Thier in einen Menschen die *Transfusion* geschehen sollte, nahme man gleichfalls ein Röhrlein, bande ein Kalb oder Schaaf so, daß es sich nicht rühren kunnte, gleichwie *fig. 13.* oder in Purmanns Wund-Artzney 3. Theil Cap. 31. abgezeichnet zu sehen, öffnet dem Thier eine Ader oder Arterie am Hals oder an einem Fuß, steckte die eine Spitz des Röhrleins in die geöffnete Ader des Thiers, hernach die andere Spitze in eine geöffnete Ader des Menschen, nachdem man vorher einige Untzen Blut hat herausgelassen, und auf solche Manier liesse man so viel Blut hinein lauffen, als man vor dienlich gehalten. Oder indem das Geblüt in einen Arm einlieffe, öffnete man auch dem Patienten

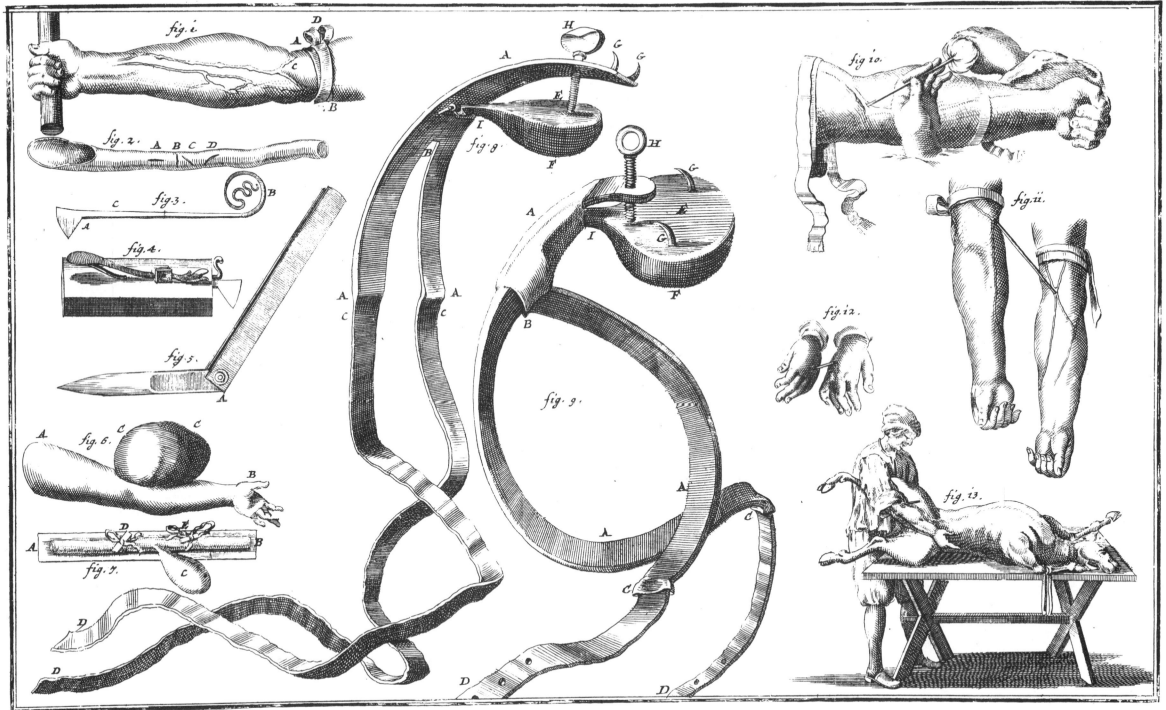

Tab. VII

Fig. 10. Zeigt die *Methode*, wie man allerley Medicamenten hat pflegen in die Adern zu spritzen, entweder mit einer Blase und Röhrlein, wie hier, oder mit einer Spritze.

Fig. 11. Weiset, wie das Blut von eines Menschen Arm in des andern seinen hat pflegen gelassen zu werden.

Fig. 12. Zeigt eben solches auf der Hand.

Fig. 13 Wie solches aus einem Kalb, Schaaf, oder anderem Thier in einen Menschen durch ein Röhrlein A hat sollen gelassen werden.

Das 14. Capitel,
Von den Fontanellen.

I.

Ein Fontanell wird genannt ein kleines Geschwürlein, welches durch die Chirurgie, zur Gesundheit des Menschen, an verschiedenen Theilen des Leibs pflegt gemacht zu werden: Dann weilen die Natur offt von selbsten dergleichen Geschwürlein macht, und dadurch die Patienten von vielerley Kranckheiten befreyet, so haben die *Medici* der Natur in diesem Stück wollen nachahmen, und scheinen hiervon die Fontanellen ihren Anfang oder Ursprung genommen zu haben, gleichwie schon oben bey den Geschwüren gesagt worden. Die Ort oder Plätze, wo man selbige machet, sind 1) an der *Sutura coronalis* oben auf dem Kopff, von welcher aber unten ins besonder wird gehandelt werden. 2) Hinten in der Ancke, welche aber heutigs Tags nicht gar viel mehr im Gebrauch ist. 3) Auf den Aermen am Ende des *Musculi Deltoidis*, oder zwischen dem *Deltoides* und *Biceps*, als an welchen Plätzen die Fontanellen heut zu Tag am gebräuchlichsten. 4) An dem Fuß, entweder gleich über dem Knie, an der innern Seite des Schenckels, allwo man mit den Fingern ein Hohligkeit empfindet; Oder 5) gleich unter dem Knie, bey dem innern Theil des Schienbeins, allwo sich gleichfalls eine Hohligkeit spüren lässet.

Wohin man die Fontanellen setzt.

2. Es sind vielerley Manieren die Fontanellen zu machen: unter welchen die geschwindeste ist, wenn man, (nachdem der Ort, wo das Fontanell hin soll, mit Dinten gezeichnet) hernach daselbst durch einen Helffer die Haut auf einer Seite wohl aufheben lässet,

Erste Manier selbige zu setzen.

auf der andern Seiten aber die Haut selbsten aufhebet, und schneidet alsdann mit einem Incisions-Messer oder Lancett dieselbe an dem gezeichneten Ort so tieff durch, daß man in die Wunde füglich eine Erbs legen kan. Nachdem diese Incision geschehen, leget man eine Erbs hinein, appliciret darüber ein Pflaster, damit dieselbe nicht wieder heraus falle, und darüber eine Compreß: welches alles mit einer Binde zugebunden wird, und damit ist das Fontanell gemacht. Wenn man hernach entweder alle 24 Stund oder alle Morgen und Abend den Ort aufbindet, die alte Erbs heraus drucket, eine frische wieder hinein leget, und auf vorige Manier immer wieder verbindet, so hat man innerhalb etlich Tagen ein Geschwürlein, woraus täglich Gewässer und Materie fliesset, welche bey dem Verbinden mit einem saubern Tüchlein allzeit abgeseget werden.

Die zweyte Manier. 3. Die zweyte Manier die Fontanellen zu machen ist das *Cauterium*: als worzu man ein besonderes Brenn-Eisen hat, *Tab. VIII. fig. 1. A.* welches in einem sonderbaren Büchslein *BB* verborgen lieget, damit derjenige, dem die Fontanell soll gemacht werden, sich nicht davor entsetze. Dieses Büchslein, nachdem das glüende Eisen hinein geschoben, appliciret man auf den Ort, wo man die Fontanell machen will, und drucket hernach das glüend Eisen durch den Drucker *C* starck in die Haut: wo dieses geschehen, bestreichet man die angebrannte Crust mit dem *Ungu. Basilico* oder frischer Butter, leget ein Pflaster darüber, und verfährt damit auf solche Manier täglich so lang, bis die gebrannte Crust sich separiret, und der Ort zu einem Geschwürlein worden: in welches man hernach eine Erbs leget, und weiter verfähret, wie bey der vorhergehenden Manier beschrieben worden. Diese *Methode* die Fontanellen zu machen, halten viele vor die nutzlichste und kräfftigste; weil sie durch das Brennen mehrere Schmertzen, und also eine stärckere Revulsion verursachet. Es lassen sich aber die Patienten, aus Furcht der Schmertzen, nicht leicht die Fontanellen auf solche Manier setzen.

Die dritte Manier. 4. Die dritte Manier ist, daß man die Fontanellen durch Corrosiv machet: nemlich man appliciret auf den mit Dinten gezeichneten Ort ein durchlöchertes Pflaster *fig. 2. AAAA*, dessen Loch rund seyn soll, in der Grösse ungefähr eines Kirschen-Kerns *B*: dieses Loch füllet man aus mit dem *Lapis causticus*, *pag. 242.* beschrieben, oder einem andern dienlichen Corrosiv, legt ein wenig Carpie darauf, und daß solches nicht abfalle, bedecket man es mit einem andern gantzen Pflaster, leget darüber eine Compreß, und bindet alles mit einer Binde zu. Dieses

Verband

Das 14. Cap. Von den Fontanellen.

Verband lässet man so 6 bis 8 Stunden, nachdem das Corrosiv stärcker oder schwächer ist, und befiehlet dem Patienten sich inzwischen ruhig zu halten, damit das Corrosiv nicht rutschen, und seinen behörigen Effect nicht verrichten möge. Wenn man alsdann das Verband los macht, und die Pflaster wegnimmt, findet man ein Löchlein in der Haut mit einer Crust, welche Crust man auf eben solche Manier abfallen machet, gleichwie bey dem Brennen §. 3. gesagt worden: da man hernach eine Erbsen in das Geschwürlein leget, so ist die Fontanell gemacht.

5. In allen diesen Methoden, soll man die Fontanell täglich, wie oben gedacht, ein- oder zweymal mit einem Tüchlein ausreinigen, die alte Erbsen allemal heraus nehmen, und eine frische wiederum hinein legen, hernach ein frisches viereckichtes Pflaster einer Handbreit, oder ein solches Papier dick mit Wachs überzogen, oder ein frisches Epheu-Blat darüber legen, über dieses eine viereckichte Compreß, und endlich mit einer Binde zu binden. An statt der Binde hat man mehrerer Bequemlichkeit halber besondere Machinen oder *Bandages* von Blech oder Meßing, Riemen und Häcklein erfunden, damit sich die Patienten desto bequemer selbst verbinden können, dergleichen verschiedene bey den *Autoribus* abgezeichnet, unter welchen aber das *fig. 3 Tab. VIII.* mir am bequemsten vorkommt. *A A* Ist ein lederner Riemen, *B* ein blecherner Hacken, *C* ein blechernes Plättlein mit verschiedenen Löchern, in welche der Hacken *B* eingehackt wird. An statt der Erbsen legen manche ein silbernes, andere ein hölzernes Kügelein hinein, welches gleich viel ist: und hiemit hält man diese Geschwürlein so lang offen, bis diejenige Kranckheit, warum man die Fontanell gemacht, curiret ist. Ja in manchen eingewurtzelten Zuständen, müssen dieselbe Lebenslang getragen werden; oder doch, wo selbige wären zugeheilet worden, und der alte Zustand wieder käme, muß man solche wieder von neuem machen: dann öffters geschiehet es, daß, nachdem man selbige hat lassen zugehen, die vorige Kranckheit wieder kommt.

Wie dieselbe zu tractiren.

6. Es dienen aber die Fontanellen hauptsächlich in allerley Flüssen des Haupts, der Augen, der Ohren, der Zähne, der Brust ꝛc. gleichwie hiervon viele *Autores* weitläufftig geschrieben: es lehret aber die Erfahrung, daß dieselbe bey vielen Personen entweder gar keinen, oder doch den gewünschten Effect nicht thun, und werden dahero von dem *Helmontius* und vielen andern nur vor unnütze Martern und Plagen der Patienten ausgeschrieen; dennoch sind selbige nicht überhaupt

Ihr Nutzen und Gebrauch.

und bey allen zu verwerffen, weil doch offt guter Effect erfolget. Wenn man aber sähe, daß selbige bey einem Patienten nichts effectuirten, kan man sie, um denselben nicht länger damit zu plagen, lassen zugehen. Man pfleget auch bey manchen Zuständen mehr als eine Fontanell zu machen, als z. E. auf beyden Armen, oder beyden Füssen, oder an einem Arm und einem Bein, auf daß die böse Feuchtigkeiten desto kräfftiger mögen abgeleitet werden: dieweil man siehet, daß die Natur offt von selbsten dergleichen Geschwürlein macht, welche die Leut, wie schon vorher gesagt, von allerley Kranckheiten zu befreyen und zu präserviren pflegen.

Wie selbige wieder zu heilen, 2c.

7. Wenn solche aber guten Effect verrichtet haben, und die Kranckheit vergangen ist, oder solche sonsten wieder zuzuheilen vor dienlich gehalten wird, darf man nur die Erbs oder Kügelein heraus lassen, so wird sich das Löchlein in etlichen Tagen von selbsten zuheilen. Oeffters wächset wildes Fleisch aus der Fontanell, welches sich aber leicht wieder wegnehmen lässet, wenn man nur ein wenig gebrannten Alaun drauf streuet. Wenn Fontanellen bey alten Leuten nicht mehr, wie gewöhnlich, fliessen, sondern trucken, und an dem Rand blau oder schwarz werden, pflegt solches den Tod anzuzeigen.

Das 15. Capitel,
Vom Blasenziehen.

I.

Was Blasenziehen sey.

Blasenziehen wird genannt, wenn man durch Applicirung gewisser Medicamenten, auf der Haut Blasen erreget, um dadurch böse Feuchtigkeiten aus dem Geblüt zu ziehen. Das gebräuchlichste von diesen Medicamenten sind die sogenannte spanische Fliegen oder *Cantharides*, deren Pulver entweder mit einem Pflaster, oder mit Sauerteig vermischt, auf ein Leder gestrichen, und in Form eines Pflasters aufgeleget wird. Oder man nimmt nur das gebräuchliche Blasen-Pflaster, welches man in allen Apothecken findet, leget selbiges auf, wie vorher gesagt, bedecket es mit einer Compreß, und bindet solches mit einer Binde fest, damit es nicht weichen könne, so werden sich an den Orten, wo das Blasen-Pflaster lieget innerhalb 6 bis

Das 15. Cap. Vom Blasenziehen.

bis 8 Stunden Blasen aufziehen, welche mit einem dünnen scharffen Gewässer pflegen angefüllt zu seyn: nach welcher Zeit man das Verband auflöset, das Pflaster abziehet, die Blase mit einer Scheer ausschneidet, und das auslauffende Gewässer mit einem Tüchlein abtrucknet. Nachdem leget man über die geöffnete Blase das Froschlaich=Pflaster, oder ein anders dergleichen kühlendes Pflaster, welches man morgens und abends renovirt, bis der Ort nicht mehr nasset, da es dann wieder geheilet heisset; wobey aber allemahl das Häutlein von der Haut abgeht, gleichwie nach dem Brennen, welches aber bald wieder wachset. Die gemeine Leut pflegen an manchen Orten nach der Oeffnung der Blasen an statt eines Pflasters ein Köhl=Blat mit ein wenig frischer Butter bestrichen überzulegen, welches sie mit einer Binden fest machen, und dergleichen auch täglich zweymal frisch auflegen, bis der Ort wiederum geheilet ist.

2. Die Grösse der Blasen=Pflaster ist nach Unterschied der Theile, wo sie aufgelegt werden, unterschiedlich: man applicirt selbige auf die Schläf und hinter den Ohren, in der Gröss ungefehr eines Viertel=Guldens; in die Ancke, auf die Seiten des Halses und auf die Aerm in der Gröss eines Guldens; auf die Waden und Schenckel in der Grösse eines Thalers, auch zuweilen auf den abgeschornen Kopff in der Grösse eines Gulden oder Thalers, nachdem der Patient klein oder groß ist. *Grösse derselben.*

3. Es dienen die Blasen in allen Flüssen und Zufällen, worinnen die Fontanelle dienlich zu seyn gesagt worden, um überflüßige und böse Feuchtigkeiten aus dem Geblüt zu ziehen, auch wo man sonsten von dem flüßigen Ort will eine Revulsion machen oder zurück ziehen: insonderheit in Flüssen und Entzündungen der Augen, als worinnen man solche auf den Kopff, hinter die Ohren, an die Schläffe, auf die Seiten des Halses, in die Ancken und auf die Aerm applicirt: es dienen selbige gleichfalls in Schlaff=Kranckheiten und Lähmigkeiten der Glieder, da sie durch ihre Prückelung die Lebens=Geister wiederum in ihre Bewegung bringen; ingleichem dienen selbige in hitzigen Fiebern, wo die Leut deliriren, oder vom Verstand kommen, da man, um den hefftigen Einfluß des Geblüts von dem Kopff abzuziehen, dieselbige gern auf die Füß und Schenckel leget. *Ihr Gebrauch.*

4. Wenn man will, daß die Würckung des Blasen=Pflasters noch etliche Tage länger währen soll, gleichwie solches offt in vie- *Wie ihre Würckung zu verlängern.*

in vielen Kranckheiten nöthig ist/ muß man bey dem Verbinden auf das Froschlaich-Pflaster nur allzeit ein klein wenig von dem Pulver der spanischen Fliegen auffstreuen/ so kan man selbige viele Tag im Fluß erhalten/ und also in schlimmern Zufällen desto bessere Würckung von ihnen hoffen.

Erwecken zuweilen Schneiden im Urin. 5. Bey manchen Leuten pflegen die Blasen-Pflaster/ sonderlich wo derselben etliche sind applicirt worden/ oder man lang mit ihnen continuiret hat/ ein hefftiges Schneiden und Brennen im Urin zu erwecken: welches ein gewisses Zeichen ist/ daß von den spanischen Fliegen was muß ins Geblüt gekommen seyn/ als welche dergleichen sonsten auch verursachen/ wenn sie innerlich genommen werden. Dieses aber läßt sich bald wiederum vertreiben/ wenn man dem Patienten entweder offt warme Milch/ oder eine Mandel-Milch ꝛc. zu trincken gibt.

Das 16. Capitel.
Von den Blut-Egeln

1.

Welche die beste Blut-Egel. Die Blut-Egel oder Blutsäuger sind eine Art von Würmen oder Ungeziefer/ welche sich im Wasser aufhalten: und wo selbige an menschlichen Leib angehalten werden/ beissen sie sich ein/ und dienen zur Gesundheit des Menschen Blut auszuziehen. Weilen dieselbige aber verschiedener Art/ pfleget man zu diesem Gebrauch lieber diejenige zu nehmen/ welche in reinen Bächen oder fliessenden Wassern gefunden werden/ vor denjenigen/ welche sich in Weyern oder stehenden Wassern befinden; dieweilen diese manchmal gleichsam was gifftiges oder unreines an sich haben/ wodurch offt Geschwulst/ Entzündung und Schmertzen erreget werden. Ingleichem haben die *Practici* observiret/ daß diejenige am besten/ welche einen spitzigen und dünnen Kopff haben/ auf dem Rücken grünlichte und gelblichte Striemen und einen gelbrothen Bauch; im Gegentheil werden die dickköpfichte und welche blaue Striemen haben/ vor undienlich und gleichsam gifftig gehalten.

Wie selbige anzuhängen. 2. Auch ist zu mercken/ daß man die frisch gefangene nicht alsobald bräuchen soll/ weil sie alsdann noch offt viele Unreinigkeit bey sich haben:

haben: sondern man soll solche einige Tag in ein Glas mit sauberem Wasser thun, worinnen sie viele Unreinigkeit ausspeyen: und wenn dieses geschehen, kan man sie wieder in ein anderes frisches Wasser thun, und selbige darinnen viele Monat zum Gebrauch bewahren. Wenn man sie brauchen will, nimmt man dieselbe aus dem Wasser, und setzet sie vorhero etliche Stund in eine truckene Schachtel oder Glas, damit sie durstig werden, so hängen sie hernach desto geschwinder an, und saugen desto besser. Man appliciret sie an die Schläf und hinter die Ohren in allerley Augen- und Haupt-Beschwerungen, welche von Vollblütigkeit herrühren; ingleichem an die Adern des Mastdarms, zu Linderung der Schmertzen der blinden Güldnen-Ader, wie auch um die verstopffte Güldne-Ader zu öffnen und in Gang zu bringen. Wenn man also die Blut-Egel anlegen will, soll man erst den Ort, wo sie sollen angesetzt werden, wohl reiben, daß er warm werde: alsdann fasset man einen Blut-Egel an dem Hintertheil mit einem leinen Tüchlein, damit er wegen seiner Schlüpfferigkeit nicht entwischen möge; oder man stecket ihn in ein Gläslein mit einem engen Hals, so, daß nur der Kopff heraus gehe, und nicht weichen könne, hält ihn an den Ort, wo er ziehen soll, so wird er sich gemeiniglich bald anhängen, und Blut saugen, welches man aus seinem Auffschwellen erkennet: und wo mehrere anzusetzen sind, verfähret man auf eben diese *Methode*. Wenn sich einer nicht wolte anhängen und ziehen, streichet man ein Tröpfflein warm Wasser, oder, welches besser ist, einen Tropffen Tauben- oder Hüner-Blut an den Ort, und hält alsdann den Blutsauger daran, so pflegt selbiger sich ordentlich bald anzuhängen. Wenn er aber dennoch nicht ziehen wolte, muß man einen andern appliciren; und deßwegen soll ein *Chirurgus*, wenn Blut-Egel anzuhängen, allzeit verschiedene bey sich haben, damit er, wann einer nicht anfallen wolte, gleich andere bey der Hand habe.

3. Nachdem sie sich gantz dick und vollgesoffen haben, fallen sie gemeiniglich ab: wo es aber der Zustand erforderte, oder der *Medicus* es vor dienlich hielte, mehr Geblüt herauszuziehen, setzet man entweder frische an, oder wo der vorige noch hängt, schneidet man ihm mit einer Scheer den Schwantz ab, so wird derselbe mehr saugen, und wird das Geblüt bey dem Schwantz heraus rinnen; da man dann eine genugsame Menge des Geblüts kan ausziehen lassen, es sterben aber hernach diese Blut-Egel. Nachdem selbe genug gezogen haben, und von selbst nicht abfallen wollten, soll man sie mit Gewalt nicht abreissen, *Wie hernach zu verfahren.*

weil sonst darauf Geschwulst und Entzündung folgen; wenn man sie aber will abfallen machen, darf man nur ein wenig Aschen oder Saltz auf sie sprengen, so fallen sie bald von selbsten und ohne Schaden ab, da man dann selbige wieder in frischem Wasser zu weiterem Gebrauch aufhalten und bewahren kan. Man wischet darnach die Wunden mit warmen Wein oder Wasser aus, und leget ein Wund-Pflaster darüber, so heilen solche gar leichtlich.

Das 17. Capitel,
Von den Schröpff-Köpffen und Schröpffen.

I.

Gebrauch der truckenen Schröffköpffe.

OBschon die Schröpff-Köpff zu setzen, und das Schröpffen, heut zu Tag meistens nur von den Badern verrichtet wird, so wollen wir doch allhier von demselben handeln, weil es Chirurgische *Operationes* sind, und zur Chirurgie billig gehören. Es werden die Schröpff-Köpff (dergleichen *fig. 4. Tab. VIII* zu sehen) allerley Theilen des Leibs applicirt, und werden entweder ohne Schröpffen, das ist, ohne Wunden, oder mit Schröpffen gebraucht: diese nennet man blutige, jene aber truckene Schröpff-Köpff. Wann man einen Schröpff-Kopff appliciren will, hält man erstlich ein Licht hinein, auf daß durch das Feuer die Lufft daraus getrieben werde, und alsdann applicirt man selbigen geschwind auf den Ort, wo man ihn will hin haben, so wird er sich alsobald anhängen, und die Haut in die Höhe ziehen: und dieses geschiehet entweder um eine Revulsion zu machen, oder um einen stärckern Einfluß des Geblüts an den Ort, wo man die Schröpff-Köpff hinsetzet, zu bewerckstelligen. Zu dem End lehret *Hippocrates*, daß man bey starcken Blutflüssen der Weiber einen grossen Schröpff-Kopff solle unter die Brust appliciren; ingleichem pfleget man in Haupt-Flüssen selbige auf das Haupt, an den Hals, und auf die Schultern; in Lähmigkeit der Glieder, auf Hände und Füß; in Schmertzen der Hüfften und andern Theilen, auf den schmertzhafften Ort zu setzen, und solches offt zu wiederholen.

Gebrauch der blutigen.

2. Die blutige Schröpff-Köpff aber werden heutiges Tags öffters gebrauchet, und bestehen dieselbige darinn, daß man, ehe der Schröpff-

Das 17. Cap. Vom Schröpffen.

Schröpff-Kopff aufgesetzt wird, vorhero die Haut mit einem besondern kleinen Messerlein, welches man ein Schröpff-Eisen oder Schröpff-Fliete nennet, (siehe fig. 5.) an dem bestimmten Ort 16 bis 20mal durchhauet, auf daß hernach aus diesen kleinen Wunden der Schröpff-Kopff Geblüt herausziehen könne: und müssen diese Löchlein auf einem rundlichen Plätzlein seyn, damit sie all in einen Schröpff-Kopff können gefaßt werden, gleichwie fig. 6. anzeiget, und diese kleine Hautwunden zu machen, nennet man schröpffen. Wenn aber ein *Chirurgus* oder Bader schröpffen will, soll er am untersten Theil anfangen, und hernach auffsteigen, damit das ausfliessende Geblüt an weiterer Operation nicht möge verhinderlich seyn, welches geschehen würde, wo man oben anfienge. Wenn das hauen verrichtet, appliciret man alsobald auf den geschröpfften Ort, nach vorher beschriebener Manier, einen warmen Schröpff-Kopff, so wird sich derselbe anhängen, und Geblüt in sich ziehen. Wenn selbiger halb voll ist, ziehet man ihn ab, leeret ihn aus in ein Becken, spület ihn mit warm Wasser aus, wischet den geschröpfften Ort mit einem warmen Schwamm ab, und applicirt den Schröpff-Kopff alsobald wiederum, gleichwie vorher, welcher dann mehreres Geblüt wird ausziehen, mit welchem man verfähret wie vorher: und dieses wird so offt wiederholet, bis man genug Blut hat herausgezogen, oder bis die kleine Wunden kein Blut mehr geben wollen. Dieweil man aber gemeiniglich mehr als einen Schröpff-Kopff an einem Patienten auf einmahl zu setzen, und mehr als an einem Ort zugleich zu schröpffen pfleget, soll man, nachdem ein Ort geschröpfft, und der Schröpff-Kopff angehangen ist, an dem andern, dritten und vierten Ort, und so weiter verfahren, gleichwie von dem ersten gesagt worden: und indem man die folgende ansetzet, laufft der erste voll, dieweil man aber diesen ausleeret, reiniget und wieder ansetzet, füllen sich wiederum andere, mit welchen man gleichfalls so verfähret. Solten etwa die erste Löchlein nicht mehr bluten wollen, hauet man an eben solchem Ort einige frische, und setzet wiederum die Schröpff-Köpff auf, gleichwie vorhero: und auf diese Manier continuiret man bis die Wunden kein Blut mehr geben wollen, oder bis man sonsten vermeinet genug Geblüt herausgezogen zu haben, da man alsdann den Ort mit einem Schwamm wiederum sauber abwischet, und die Wunden mit ein wenig Unschlicht bestreichet, so heilen sich hierauf die Löchlein leicht wieder von selbsten. Solte aber das Bluten hierauf nicht einhalten, kan man den Ort mit Brandewein abwischen, Bäuschlein darüber legen, und mit einer Binde umwickeln.

z. Man

Beschreibung eines neuen Instruments.

3. Man hat jetzo auch ein neues curiöses Instrument im Gebrauch, *fig.* 7. das 16 kleine Messerlein in sich hält, welche man wie ein Flinten-Schloß auf einmahl durch den Hacken *A* stellet oder spannet, und mit welchen man hernach auf einmal, wenn man an dem Knöpflein *B* drucket, 16 Löchlein zugleich und mit wenigern Schmertzen, als nach der gemeinen Art, machen kan, auf welche man einen Schröpff-Kopff anhänget, und hernach eben so verfähret, wie in der gemeinen Manier. Es hat zwar *Parœus* auch schon ein fast dergleichen Instrument in seinem 9 Buch 5 Cap. und aus diesem *Lamzweerde* in seinen Noten über den *Scultetum,* beschrieben; Er hat aber solches nur um den Brand zu scarificiren recommendirt, und ist auch sonsten von diesem noch in vielen different.

Gebrauch und Nutzen des Schröpffens.

4. Man pfleget an verschiedenen Theilen des Leibs zu schröpffen, insonderheit aber hinten auf dem Hals, auf und zwischen den Schulter-Blättern, auf dem Rucken, Lenden, Armen und Beinen, sonderlich auch bey den Knöcheln, in vielerley Kranckheiten, wo man entweder überflüßiges Geblüt abzapffen, oder sonsten eine starcke Revulsion machen will: gleichwie in allerley Flüssen, sonderlich der Augen, der Ohren, des Halses, der Mandeln und Zäpffleins, in Schwerigkeit und Schmertzen des Haupts, im schwartzen Staar &c. Ingleichem ist das Schröpffen sehr nützlich, wenn man bey manchen Leuten, wo die Adern sehr klein, keine Adern lassen könnte, und dennoch Blut abzulassen nöthig hätte. Wer aber zum Schröpffen einmal gewöhnt, muß selbiges zu gewissen Zeiten wiederholen, gleichwie diejenige, welche zum Aderlassen gewöhnt sind: dann wenn sie hernach solches unterlassen, und die gewöhnliche Zeit übergehen, bekommen sie leicht allerley Zufälle und Kranckheiten.

Das Chirurgische Schröpffen.

5. Es haben auch die *Chirurgi* noch eine andere Art vom Schröpffen im Gebrauch, wenn sie nemlich in dem heissen und kalten Brand, ingleichem in den Pest-Carbunculn, und andern Zufällen, mit einer grossen Lancett oder Incisions-Messer viele kleine längliche Schnitt oder Wunden durch die Haut machen, wovon schon oben ist gehandelt worden: worauf sie aber keine Schröpffköpff setzen, sondern nur so viel Blut, als von selbsten ausläufft, heraus lassen. Und dieses pfleget man zum Unterschied vom Schröpffen der Bader, Chirurgische *scarificationes* zu nennen; welche man auch manchmal in geschwollenen Füssen und Wasserkopff zu curiren mit Nutzen gebrauchet.

Verschiedene recommendiren solche auch in der Wassersucht, um dadurch dem Gewässer einen Ausfluß zu machen: welches mit Nutzen geschehen kan, wo ein Theil des Leibs, insonderheit die Füsse, von dem Wasser so ausgedehnt, daß sie bald bersten müßten, als bey welchen Umständen uns die Natur selbsten solches zu verrichten offt mit Nutzen gelehret hat; sonsten aber, wo solche Anzeigen nicht da sind, können leicht Entzündungen und Brand bey den Wassersüchtigen darauf erfolgen.

6. Es pflegen auch die Aegyptier auf solche Manier in vielen Kranckheiten die innere Nasen, die Ohren, die Lippen und das Zahnfleisch zu scarificiren: womit sie in hitzigen Kranckheiten, sonderlich durch das Nasen-Schröpffen, viel gutes ausrichten. Desselbigen gleichen pflegen sie auch zur Revulsion in allerley grossen Schmertzen, Entzündung des Gehirns, Raserey, in Fiebern und langwierigem Wachen, die Waden mit einem Rohr oder Stecklein lang zu schlagen, biß sie wohl roth werden, und hernach zu schröpffen: als wodurch nicht nur eine gute Revulsion, sondern auch ein nützliches Abzapffen des überflüßigen Gebluts gemacht wird; welche Arten aber zu schröpffen bey den Europäern bishero nicht im Gebrauch sind.

Das Schröpffen der Aegyptier.

Das 18. Capitel,
Vom Nadelstechen der Chinenser und Japonenser.

I.

Mit dem Schröpffen hat einige Gleichheit das Nadelstechen der Chinenser und Japonenser, welches bey denselben eine sehr gebräuchliche Chirurgische Operation in den meisten Kranckheiten ist, da sie mit besondern güldenen oder silbernen Nadeln *Tab. VIII. fig. 8.* allerley Theile des Leibs entweder zu stechen, oder mit einem besondern Hämmerlein *fig. 9.* solche einzuschlagen pflegen, und dadurch allerley Kranckheiten zu curiren trachten: a) insonderheit da sie sowohl das Aderlassen als Schröpffen nicht im Gebrauch haben, sondern selbige vielmehr verachten; hergegen aber auf dieses Nadelstechen und das Brennen

---

a) in *Kämpffers Amœnitatibus Exoticis* pag 582. ist eine andere Art eines Hämmerleins zu sehen.

Brennen mit der *Moxa* mehr halten, als auf alle andere *Operationes* und Medicamenten, auch solche als die vornehmste und nützlichste *Operationes* der Chirurgie ästimiren, womit man fast alle Kranckheiten bezwingen könne. Sie stechen selbige in den Kopff, Brust, Bauch und andere Theile des Leibes: und ist zu wundern, wie solche gescheide Nationen so viel auf diese *Remedia* halten können. Dieweilen aber diese Operation bey den Europäern gar nicht gebräuchlich, halten wir nicht nöthig selbige weitläufftiger zu beschreiben, sondern wer mehr davon wissen will, kan solches bey dem *ten Rhyne de Arthritide*. pag. 145 und bey dem Kämpffer in seinen *Amoenitatibus Exoticis*. pag. 582. mit Lust nachlesen.

Das 19. Capitel.
Vom Einspritzen.

1.

Vom Einspritzen überhaupt.

Es müssen die *Chirurgi* in vielerley Kranckheiten, in verschiedene Theile des Leibs, mit Spritzen verschiedene Flüßigkeiten einspritzen; es wird aber nicht leicht jemand seyn, der nicht wisse, wie man mit einer Spritz die Feuchtigkeit anziehen und wiederum ausspritzen solle, derowegen ist nicht nöthig, solches weitläufftig zu beschreiben: doch ist dabey nur dieses zu erinnern, daß man in Applicirung der Spritze behutsam müsse umgehen, damit man dem Patienten keine Schmertzen mache, und daß die einzuspritzende Feuchtigkeit nicht zu heiß seye. Wie man, und was man in die Fistulöse Geschwür einspritzen soll, ist schon bey den Fisteln pag. 319 gesagt worden.

Bey entzündten Mandeln.

2. Wann man in Entzündung der Mandeln und des Zäpfleins, oder Exulceration des Halses, *Injectiones* machen muß, drucket man die Zung mit einem Spatel oder blatten Löffelstiel vorsichtig nieder, appliciret die Spritze zwey biß drey Finger tief über den Spatel in den Mund, ohne den Patienten an die entzündete und schmertzhafte Theile zu stossen, und spritzt alsdann in den Grund des Munds die eingezogene Feuchtigkeit. Es hat auch *Dekker Exercit. Pract.* pag. 242 eine Spritze beschrieben, welche ein krummes und an dem End verschiedene Löchlein habendes Röhrlein hat, siehe *Tab. IV. fig. 9*, die in Entzündungen des Halses füglich ohne Spatel kan gebraucht werden: und
insonder-

Das 20. Cap. Von den Bähungen und Säcklein.

insonderheit deßwegen sehr dienlich, weil solche Patienten ohne grosse Schmertzen den Mund nicht weit können aufmachen.

3. In dem Tripper pfleget man offt *Injectiones* in die Ruthe zu spritzen, entweder um das Brennen und Schmertzen zu lindern, oder das Geschwür zu reinigen: man muß aber hier ein dünnes Röhrlein an der Spritze haben, damit man füglich und ohne Schmertzen in die Harnröhr kommen könne. Hierzu kan folgendes dienlich seyn:

In die Geburts-Glieder der Männer

℞. ℞ Plantag. ℥iv.
    Mell. rosat. ℥i.
    Sacch. Saturni ℈j. M.

Wenn ein Stein in der Harnröhre steckt, pfleget man offt mit Einspritzung Baum-Oels oder süß Mandel-Oels, dessen Fortgang zu befördern. *Mauriceau* beschreibet auch eine Spritze, welche ein krummes Röhrlein hat, und an dem Ende einen durchlöcherten Knopff, gleichwie an einer Giesskanne, (siehe *Tab. IV. fig. 10.*) welche nützlich kan gebraucht werden, wann die Nachgeburt oder ein Theil desselben zu fest anhänget, um damit ein erweichendes *Decoctum* in die Mutter zu spritzen: oder auch wo ein Geschwür in der Mutter, um damit reinigende lindernde und heilende Feuchtigkeiten beyzubringen. Im Gebrauch derselben, muß man das Röhrlein behutsam und tief in die Mutter-Scheide stecken, und alsdann die Feuchtigkeit einspritzen.

und der Weiber.

4. Wie man in die Hohligkeit der Brust in Brust-Geschwüren und Brust-Wunden einspritzen soll, ist bey den Brust-Wunden gesagt worden. Die Einspritzung in die Gedärm durch den Hintern, welche man Clystier nennet, soll unten, wo von den Operationen des Hinterns gehandelt wird, beschrieben werden.

Der Brust und Hintern.

Das 20. Capitel,
Vom Gebrauch der Bähungen und Säcklein.

I.

Eine Bähung wird genannt, wann man mit zusammen gefaltenen Tüchern gewisse Feuchtigkeiten, sonderlich zum kühlen oder zertheilen, über gewisse Theile des Leibes aufleget. Diese

Was Bähungen sind.

Ddd 2   Bähun-

Bähungen/ welche auch *Fomentationes* und Umschläg genennt werden/ bestehen entweder aus Wasser/ oder Eßig/ oder aus Wasser und Eßig zusammen gemischt/ welches man *Oxycratum* nennt/ oder aus Milch/ oder aus Wein/ oder aus Brandewein/ oder aus abgekochten Kräutern/ in welchen Feuchtigkeiten man nach Beschaffenheit der Sache allerley Kräuter und andere Medicamenten kochet/ und selbige entweder mit zusammengefaltnen Tüchern/ oder mit Säcklein/ welche mit Kräuter angefüllet/ auf die leidende Theile aufleget; gleichwie schon von dergleichen/ bey den Wunden/ Fracturen/ und andern Chirurgischen Kranckheiten/ im ersten Theil zum öfftern gesagt worden.

Ihr Gebrauch. 2. Man gebrauchet solche *Fomentationes* sonderlich/ wo man vertheilen will: als in allerley Geschwülsten/ Entzündungen/ Contusionen/ ꝛc. mit Wunden/ Beinbrüchen/ Verrenckungen vergesellschafftet/ oder ohne dieselbe; und alsdann kochet man vertheilende Medicamenten: als die *Radix bryon. angelicæ*, *Herb. menth. scord. absinth. abrotan. rosmarin. chamomill. salv.* und andere dergleichen/ in bemeldten *liquoribus*, und leget selbige über. Oder man nehet bemeldte Kräuter in Säcklein und gebraucht selbige gekocht/ wie bey den Haupt-Wunden gesagt worden. Man bedienet sich auch der Bähungen zum erweichen und zum suppuriren/ da alsdann erweichende *Medicamenta* gekocht werden/ als *Radix malvæ, lilior. albor. Herb. malv. alth. verbasc. parietar. mercurialis, branca ursina, semen lini, foenu græci*, Feigen/ gebratne Zwiefel/ gleichwie schon von solchen Auffschlägen bey den Entzündungen/ Contusionen und Verbrennungen/ ist gesagt worden. Man appliciret auch zuweilen/ an statt dieser Umschläg/ warme Netz aus frisch-geschlachten Thieren/ dieweil solche wohl erweichen und erwärmen. Es ist aber zu wissen/ daß alle solche Bähungen/ welche warm umgeschlagen werden/ so offt zu wärmen sind/ als sie wollen anfangen die Wärme zu verlieren/ weil sie sonsten mehr Schaden als Nutzen bringen.

Von den truckenen Säcklein. 3. Man pfleget aber auch manchmal truckene Säcklein überzulegen/ welche man von Leinwad macht/ und darinnen allerley truckene Medicamenten/ insonderheit zerschnittene Kräuter und Wurtzeln/ füllet: solche hernach unternehet/ und auf den leidenden Theil warm applicirt. Es werden selbige von manchen Dürr-Bände genannt. Man gebraucht solche meistentheils zum stärcken und zum vertheilen: derohalben werden sie von allerley aromatischen wohlriechenden Kräutern/ Wurtzeln und Saamen zubereitet/ und hernach warm über die geschwächte und verkälte Theile gelegt.

Das 21. Capitel/
Vom Gebrauch der Brey-Aufschläge (Cataplasma).

I.

Ein Brey-Auffchlag/ oder *Cataplasma*, wird genannt/ wenn man gewiſſe Medicamenten zu einem Brey kochet/ und hernach mit Tüchern warm auf die leidende Theile applicirt. Es werden dieſe Brey meiſtens zum erweichen und eine Schwürung zu befördern gebrauchet: derohalben ſollen ſie alsdann aus erweichenden Kräutern zubereitet werden/ welche im vorhergehenden Capitel beſchrieben worden/ die man/ nachdem ſie klein ſind zerſchnitten und zerſtoſſen worden/ in Waſſer oder in Milch ſo lang kochet/ biß ſie die Dickung eines Breyes bekommen: zu welchen man noch hernach gebratene Zwiefeln/ zerſchnittene Seifen/ allerley *Gummata*, Oel/ Butter/ Mehl/ und andere erweichende Sachen/ beymiſchet/ und zwiſchen leinenen Tüchern überſchlägt/ gleichwie wir dergleichen viel im Capitel von den Verſchwürungen *pag.* 238 beſchrieben haben. Man muß ſolche aber offt friſch wärmen/ und nie laſſen kalt werden/ weilen ſie ſonſt Schaden bringen. Zuweilen brauchet man ſie auch zum ſtärcken: als z. Ex. bey verkältem ſchwachen Magen/ im Brechen/ in allerley Durchfall/ wo man aber entweder gute gewürtzte Lebkuchen nimmt/ ſelbige zu Pulver reibt/ oder an ſtatt dieſer Brod-Krummen/ worunter man Würtz-Nägelein/ Muſcat-Nuß/ Cardamömlein und andere Gewürtz zerſtoſſen vermiſchet/ guten Spaniſchen Wein oder ſonſten einen guten alten Wein/ oder auch guten Brandewein warm darunter gieſet/ daß es eben ſo dick/ als wie ein dicker Brey werde: und auf ſolche Manier applicirt man es zwiſchen leinenen Tüchern warm auf den Unterleib/ und wiederhohlt ſolches nach Befinden der Zufälle des Tags etlichmahl.

Von den Brey-Umſchlägen.

Das 22. Capitel/
Von den Brenn-Instrumenten/
Brenn-Eisen oder Cauteriis.

1.

Was Brenn-Medicamenta.

Die Canteria oder Brenn-Instrumenten pfleget man im lateinischen in *Actualia* und *Potentialia* zu unterscheiden/ und wird ein *Cauterium actuale* ein glüendes Eisen genannt/ womit man in vielerley Zufällen den menschlichen Leib zu brennen pfleget; *potentiale* aber ist nichts anders/ als ein corrosivisches Medicament/ welches fast gleichen Effect mit dem brennen hat. Brenn-Eisen aber werden in der Chirurgie vielerley erfordert/ von allerley Gröss und Figur/ nachdem es der Zustand erfordert; und dahero findet man eine grosse Menge Brenn-Eisen bey den *Autoribus* abgemahlt/ und haben wir *Tab. III.* verschiedene Sorten abgebildet: dem doch ungeachtet/ muss ein *Chirurgus* offt noch neue erfinden und machen lassen/ damit er seinen Endzweck nach Unterschied des Zufalls desto besser erreichen könne.

Ihr Gebrauch.

2. Man gebraucht selbige in sehr vielerley Zuständen: als in der Caries der Beine/ um Krebs/ *Scirrhos,* Wartzen/ Auswachsungen/ Carbunculen/ und durch den kalten Brand verdorbene Theile wegzubringen: ingleichem/ um Fontanellen und Haarschnür zu machen/ um bluten der Wunden/ wie auch der abgenommenen Glieder/ zu stillen; und dann endlich/ um Zahnschmertzen/ grausames Hüfftwehe/ welches man die Ischiatic nennet/ auch andere hefftige Schmertzen zu curiren: und obschon viele *Medici* gewesen/ welche die *Cauteria* gäntzlich verworffen/ als *Septalius, Helmont, Bontekoe, Querkamp, Craan, &c.* so hat doch die Erfahrung ein bessers gelehrt.

Wie selbige zu appliciren.

3. Wenn man also ein Brenn-Eisen appliciren will/ muss man zuförderst ein solches haben/ welches eine behörige Grösse und Figur hat zu dem Ubel/ wogegen man es gebrauchen will: dieses leget man ins Feuer/ läst es wohl glüend werden/ und macht indessen mit dem Patienten die behörige Anstalt und Placirung zu der Operation. Wo dieses geschehen/ hat man wohl zu zusehen/ dass man die nahe dabey gelegene Theile/ wo es nöthig ist/ oder seyn kan/ gegen das Brennen wohl

Das 23. Cap. Von dem Brennen und der Moxa.

wohl verwahre, damit man dem Patienten keinen Schmertzen ohne Noth, noch Schaden verursachen möge: als z. Ex. im *Caries* der Beine lässet man das Fleisch wohl auseinanderziehen, damit man füglich könne auf das Bein kommen, ohne das Fleisch zu brennen: und alsdann nimmt man das *Canterium* aus dem Feuer, und appliciert solches vorsichtig auf den Ort, wo man brennen will, drucket solches starck und so lang auf selbigen Ort, als man solches nach Beschaffenheit des Ubels und der Theile, welche man brennet, nöthig zu seyn erachtet: insonderheit aber muß man bey dem *Caries* und Krebs wohl starck einbrennen, damit solche aus dem Grund mögen weggebrannt werden. Dieser Ursach wegen aber ist offt ein Brenn-Eisen nicht genug, sondern man muß derselben ordentlich etliche im Feuer parat haben, damit, wenn eines nicht tief genug hätte können eindringen, oder seine Operation nicht genugsam verrichtet, man alsobald ein anderes appliciren könne. Von dem vortrefflichen Nutzen des Brennens kan *M. A. Severinus* gelesen werden.

Das 23. Capitel,
Von dem Brennen mit der Moxa.

I.

Jn den Brenn-Medicamenten setzen wir gleich das Brennen, welches *Hippocrates* a) und andere Alte, mit angezündetem Flachs, und die Indianer mit der sogenannten *Moxa* (welche nichts anders ist, als eine Art einer Woll von einer *species* des Beyfusses) zu verrichten pflegen, von welcher vor kurtzen Jahren so viel Wesens ist gemacht worden, und gegen so vielerley Schmertzen, insonderheit aber gegen die Schmertzen des Podagras zu curiren oder zu vertreiben so sehr ist recommendiret worden. Um dieses Brennen aber ins Werck zu richten, nimmt man Flachs, oder die *Moxa*, und macht davon Zapflein in der Figur eines kleinen Kegels oder Rauch-Zäpfleins, gleichwie *Tab. VIII. fig. 10. lit. A* zu sehen, in der Höhe eines Daumen breit, klebet mit Speichel oder *Gummi* den breiten Theil dieser Zäpflein auf die schmertzhaffte Glieder, zündet solche hernach mit einem Licht oder brennenden Höltzlein an der Spitze an, so werden dieselbe fortglimmen wie ein Zunder, Schwamm oder Lunden, und endlich zuletzt die Haut brennen: durch welches brennen die Schmertzen des Podagras

Gebrauch der Moxa.

offt

---
a) *Lib. de Affect. Cap. 30.*

offt vergehen. Wenn aber hierauf die Schmertzen nicht wollten nachlassen, oder zum wenigsten sich um ein merckliches verminderten, soll man mehr solche frische Zäpflein appliciren und anstecken, und damit verfahren wie erst gesagt worden, bis die Schmertzen nachgelassen. Und diese Manier zu brennen soll auch bey den Arabern noch heut zu Tag sehr gebräuchlich seyn. Es ist vor einiger Zeit grosses Rühmen von diesem Brennen gemacht worden, als ob es das *Podagra* gar curirte: dieweilen aber selbiges den gewünschten Effect bey uns nicht gar offt prästiret, auch zimliche Schmertzen verursachet, welche die Patienten sehr scheuen, hört man solches jetzo in Europa nicht sonderlich mehr brauchen; dennoch wird es bey den Chinensern und Japonensern, nebst dem Nadelstechen, vor eines der vornehmsten Medicamenten gehalten, welches sie in den meisten Kranckheiten zu gebrauchen pflegen. Siehe hiervon weitläufftiger Purmanns Wund-Artzney *pag. 292 pars III.* oder wer Latein verstehet, *ten Rhyne de Arthritide pag. 145 & seq. Kæmpferi Amœnitates Exotic. pag. 589. Pechlini Observat. p. 263.*

Das 24. Capitel,
Von dem Gebrauch der Corrosiven.

I.

Gebrauch der Corrosiven.

Corrosiv nennet man gewisse ätzende scharffe Medicamenten, welche die Krafft haben, fast wie die Brenn-Eisen oder das Feuer, die Theile des Leibs zu verzehren: doch mit dem Unterschied, daß sie nicht in einem Moment wie jene, sondern erst innerhalb etlichen Stunden ihre Würckung, und zwar ohne sonderbahre Empfindung, verrichten. Man hat derselben vielerley *Compositiones*, worvon doch fast die beste ist, der sogenannte *Lapis causticus*, welcher aus der Pottasch und lebendigem Kalck präparirt wird, gleichwie wir dessen Präparation oben bey den Abscessen *pag. 242* beschrieben haben, auch sonsten in andern Büchern noch andere zu finden. Ingleichem kan der *Lapis infernalis* und das *Butyrum Antimonii* jedes appart an statt eines Corrosivs gebraucht werden. Viele nehmen nur lebendigen Kalck und Seiffe untereinander gemischt; Einige gebrauchen das *Arsenicum* oder *Mercurius sublimatus* mit Honig zu einem Sälblein gemacht; welche letztere aber offt üble Zufäll verursachen, und deßwegen nicht

nicht leicht zu appliciren. Die Manier aber bey Abscessen und Fontanellen die Corrosiv zu gebrauchen, ist schon *pag. 241* bey den Abscessen, und *pag. 384* bey den Fontanellen beschrieben worden, als worinnen dieselbige offt pflegen gebraucht zu werden. Uber das sind sie auch dienlich, Wartzen, Auswachsungen oder Gewächs, Bälgleins- oder Bläsleins-Geschwülst und *Scirrhos* wegzuätzen, wenn man selbige entweder oben, oder nach Beschaffenheit des Gewächses, unten bey der Wurtzel mit bestreichet, und damit continuiret, bis das Ubel weggeätzet, und hat sich durch solches Gewächs-Abnehmen mit dem Corrosiv *Sutorius* ein Nürnbergischer *Chirurgus* vor einiger Zeit sehr berühmt gemacht. Man muß aber vor dem Gebrauch dieser Medicamenten wohl überlegen, ob die Beschaffenheit des Ubels und des Orts solche Medicamenten sicher vertragen könne oder nicht, damit man kein grösseres Ubel errege: indem bey den *Scirrhis* leichtlich ein Krebs, bey den Augen eine Blindheit, bey grossen Adern ein tödtliches Verbluten, bey andern Theilen aber andere Ubel dadurch können verursacht werden.

Das 25. Capitel/
Von den Abscessen zu öffnen.

Die Manier die Absceß zu öffnen, ist von uns in dem Capitel von der Suppuration *pag. 240* beschrieben worden, derohalben, um nicht eben dasselbe hier zu wiederhohlen, kan man sich daselbst Raths erhohlen.

Das 26. Capitel/
Von den Wartzen.

I.

Es entstehen die Wartzen fast an allen Theilen des Leibs, am meisten aber an den Händen und im Gesicht, als wo dieselbe auch am heßlichsten stehen. Sie sind unterschiedlich an Größ und Gestalt: manche sind breit und platt, manche dünn, manche wie eine Birn, welche an einem Stiel hangt, und werden meistentheils nicht

Sind von verschiedener Art.

so wohl wegen der Gefahr oder Schmertzen/ welche sie verursachen/ als wegen der Heßlichkeit/ vornemlich wenn sie im Gesicht sind/ von den Leuten wegzunehmen begehret. Es werden/ um selbige zu vertreiben/ viele *Specifica* recommendiret/ worunter auch viele sympathetische oder vielmehr abergläubische Mittel vorkommen/ welche aber gar offt vergebens gebraucht werden: und ist nichts gewissers selbe weg zu bringen/ als wann man sie durch Chirurgische Mittel wegnimmet.

Erste Cur. 2. Es sind verschiedene Manieren selbige wegzunehmen: Erstlich durch das Binden/ wenn man eine Wartze/ welche an ihrer Wurtzel dünn ist/ und gleichsam an einem Stiel abhangt/ entweder mit einem Pferds-Haar oder starcken Faden von Seiden oder Leinen/ bey der Wurtzel fest umbindet und zuknüpfft/ so wird derselben die Nahrung benommen/ und muß in kurtzem abfallen.

Zweyte Manier. 3. Zweytens kan man solche Wartzen auch leichtlich abschneiden: wenn man nemlich dieselbe mit einer guten Scheer auf einmal bey der Wurtzel wegschneidet/ und den Ort hernach mit blauem Vitriol oder gebrannten Alaun/ oder mit *Ol. tartari per deliquium*, oder wo die Wartze härter zu seyn scheinet/ mit *Lapis infernalis* bestreichet: so wird hierdurch die Wurtzel so verzehret und verdorben/ daß die Wartze nicht leicht wiederum hervorwächset.

Dritte Manier. 4. Drittens/ wo die Wartzen aber breit/ und auf vorige Manieren nicht wohl können weggenommen werden/ pfleget man selbige mit corrosivischen Medicamenten wegzuätzen. Damit man aber bey dieser *Methode* die Wartzen desto glücklicher wegbringe/ schneidet man erstlich/ entweder mit einem Scheermesser oder guten Scheer/ den obersten und härtsten Theil davon weg: und nach diesem bestreichet man das übrige der Wartzen öffters mit dem *Ol. Tartari per deliquium*, oder mit dem *Lapis infernalis*, oder mit dem geschmoltzenen *Lapis causticus*, oder mit einem sauren *Spiritus*, von welchen der *Spiritus salis* der lindeste ist. Wenn es aber diesen nicht weichen will/ kan man stärckere/ als den *Spiritus Vitrioli* oder das Scheidwasser selbsten gebrauchen. Zarte und weiche Wartzen lassen sich offt durch das öfftere Bedupffen mit dem gelben Safft des grossen Scheelkrauts/ oder mit der Milch von dem Kraut *Esula*, Wolffs- oder Hunds-Milch genandt/ wegbringen. Dieweilen aber alle diese *Medicamenta* scharff und beissend sind/ muß man gar behutsam mit denselbigen in dem Gesicht verfahren/ damit nichts

Das 27. Cap. Von Wegnehmung der Gewächs. 403

nichts davon in die Augen falle; weilen sonsten dadurch leicht eine Blindigkeit kan verursachet werden. Uberdas/ damit auch diese corrosivische *Medicamenta* nicht die darum liegende Theile annagen/ kan man entweder ein Ringlein von Wachs/ oder ein durchlöchertes Pflaster darum legen/ damit nichts anders als die Wartz von dem Corrosiv möge angegriffen werden: und wo man solches Bestreichen täglich ein- oder zweymal continuirt/ so wird sich selbige nach und nach verzehren.

5. Die vierte Manier/ die Wartzen wegzubringen/ wird verrichtet durch die Brenn-Eisen: man nimmt ein kleines Brenn-Eisen/ welches die Grösse haben soll/ daß man die Wartzen damit gantz könne wegbringen: dieses macht man gluend/ und drucket es bis auf die Wurtzel der Wartze/ so wird dieselbe hiedurch gewisser/ als durch alle andere Manieren mit samt der Wurtzel ausgerottet/ so/ daß selbige nimmermehr wiederkommet. Es thut solches zwar weh/ aber der Schmertzen dauret nur ein Augenblick. Man leget hernach einige Tage ein wenig Digestiv mit einem kühlenden Pflaster/ z. E. das Froschlaich-Pflaster/ darüber/ so wird sich das Löchlein bald so schön schliessen/ daß man fast keine Narbe gewahr wird: und kan man auf diese Manier überall/ die Augenlieder ausgenommen/ alle Wartzen gantz sicher vertreiben und wegnehmen.

Vierte Manier.

Das 27. Capitel/
Von Wegnehmung der Gewächs.

Gewächs oder Excrescentien nennet man/ wenn was wider die Natur am Leibe herauswächst. Es entstehen selbige an allerley Theilen des Leibs/ als am Kopff/ (siehe *Tab. VIII. fig. 11. A*) am Hals/ Brust/ Bauch/ Armen und Füssen/ und sind von allerley Grösse und Gestalt/ gleichwie die Wartzen/ nur daß solche meistens viel grösser sind/ und offt viele Pfund wiegen/ gleichwie dergleichen viele bey den *Autoribus* abgebildet. a) Manchmal haben selbige einerley Farb mit der Haut/ zuweilen aber sind sie schwartz oder roth ꝛc. Einige sind

Eee 2 formirt

---

a) Purmanns *Chirurg. Curiosa* pag. 50. pag. 134. pag. 370. Ingleichem in desselben Wund-Artzney pag. 262. und 280.

formirt wie Erdbeern, Maulbeern, Weintrauben-Körner, und dergleichen. Einige haben eine breite, andere aber eine dünne Wurtzel: und dahero nimmt man sie fast auf eben solche Manier weg, gleichwie jetzo von den Wartzen ist gesagt worden, entweder durch das Binden, oder Schneiden, oder durch Corrosiv, oder durch *Cauteria*. Welche man aber von diesen Manieren soll erwehlen, muß die Figur oder Gestalt des Gewächses, der Ort wo dasselbe liegt, die Resolution des Patienten und andere Umstände lehren. Insonderheit aber muß man in denjenigen, welche eine breite Wurtzel haben, sonderlich wenn sie nahbey grossen Adern liegen, vorsichtig zu Werck gehen, oder selbige gar mit Fried lassen, damit man nicht den Patienten ums Leben bringe.

Das 28. Capitel,
Von den Bälglein-Geschwülsten, Atheroma, Steatoma, Meliceris, Talpa, Testudo &c.

§. 1.

Unterschied derselben. Die Bälgleins-Geschwulst werden genennet unschmertzhaffte Geschwülste, welche ordentlich nicht so hart sind als *Scirrhi*, und mit der Haut meistens einerley *Couleur* haben, in sich haltende eine schleimige nun dickere, nun dünnere zähe Materie, in einem Bälglein, und pflegen an allerley Theilen des Leibs zu entstehen. Im Anfang sind selbige klein, und meistentheils beweglich, daß man sie hin und her schieben kan, mit der Zeit aber werden sie groß, und nehmen allerley Figuren an: zum Theil sind sie von der Gestalt wie eine Birn, als wie *Tab. VIII. fig. 11. A*, und hangen gleichsam an einem Stiel; andere aber sind breit: manche bekommen eine ungeheure Größ von vielen Pfunden; manche wachsen mit denen benachbarten Theilen so fest zusammen, daß sie endlich gantz unbeweglich, und manchmal auch so hart wie ein *Callus* oder Knorbel werden. Es gibt derselben verschiedene Arten, nach Unterschied der in sich enthaltenen Materie: welche, wenn sie einer dicken Brüh oder Brey gleich ist, nennet man die Geschwulst *Atheroma* (Brey-Geschwulst); wenn selbige wie Honig,

Meli-

Das 28. Cap. Von den Bälglein-Geschwülsten.

Meliceris Honig-Geschwulst; wenn sie aber wie Unschlicht oder Speck, nennet man sie *Steatoma* oder Speck-Beulen. Wenn dergleichen Gewächs auf dem Kopff hervorkommen, werden sie *Talpa*, *Testudo* oder *Lupia* genennt; und an Händen und Füssen bey den Flechsen oder *Tendinibus*, *Ganglium* oder Oberbein.

2. Es sind aber diese Geschwülst von aussen oder durch äusserliche Kennzeichen offters nicht wohl von einander zu unterscheiden, dieweil die Haut in allen fast natürlich, und in einem aussiehet wie in dem andern: ausser daß man durch das Anfühlen einiger massen judiciren kan, ob die darinnen enthaltene Materie weicher oder härter sey. Es ist auch eben nicht gar nöthig zu wissen, was für eine Materie darinnen enthalten, dieweilen selbige doch auf eben dieselbe Manier müssen curiret werden, es seye die Materie gleichwie Brüh, Brey, Honig oder Fett: die Speck-Beulen aber sind von diesen die härteste, als zu welchen ich auch halte, daß die Kröpff am Hals zu rechnen seyen, welche man gemeiniglich in einer verhärteten *Glandula* zu bestehen vermeinet; dieweilen aber es nicht wohl möglich zu seyn scheinet, daß die kleine Hals-Drüsen sollen so abscheulich groß werden können, gleichwie offters die Kröpff am Hals, so glaube vielmehr, daß selbige meistentheils solche Speck-Beulen seyen, welche in dem Fett entstehen: wenn aber ein solche Geschwulst am Hals hart und klein, so kan es wohl manchmal eine verhärtete Drüse seyn.

Wie sie zu erkennen.

3. Diese Geschwülst weil sie nicht schmertzhafft, so sind die Leut, die mit selbigen behafftet, sonderlich wo es nur arme und gemeine Leut sind, wegen der Cur nicht sehr bekümmert, und tragen solche bis in ihr Grab, ehe sie sich einer Operation unterwerffen, es seye dann, daß sie allzu groß werden, oder sonsten eine sonderbare Beschwerlichkeit verursachen. Zuweilen aber werden selbige so groß, daß sie nicht nur Heßlichkeit und Beschwerlichkeit, sondern auch Auszehren und Schwachheit des Leibs, und endlich gar den Tod verursachen, gleichwie ich vor kurtzem ein dergleichen Exempel gesehen. Wenn aber Leut diese Geschwülst wollen curirt haben, so ist zu wissen, daß selbige sich nicht leicht zertheilen lassen, sondern daß man sie meistentheils müsse wegnehmen: welches leicht geschiehet, wenn dieselbe noch klein und beweglich, und an keinen grossen Adern anhangen: wenn selbige aber sehr groß, hart, und fest angewachsen, insonderheit wo grosse Adern liegen, so können selbige ohne Gefahr offt nicht weggenommen werden: und ist die Gefahr desto grösser, wenn die Patienten schon alt, oder sonsten sehr schwach

Prognosis.

schwach sind. Derohalben muß ein *Chirurgus* nach diesen Umständen überlegen, ob es rathsam seye solche wegzunehmen oder nicht.

Cur 1. durch die Vertheilung.

4. Wenn man aber befindet, daß man den Schaden sicher und ohne Lebens-Gefahr kan wegnehmen, hat man verschiedene Manieren solches zu bewerckstelligen. Viele *Chirurgi* rahten gleich zum Ausschneiden, weil die Curation auf diese Manier am geschwindesten verrichtet. Dieweilen aber die Patienten das Schneiden allzusehr fürchten, so kan man erst versuchen, ob man selbige nicht vertheilen könne, welches aber doch gar selten angehet; oder wo aus dieser nichts werden will, ob man die Geschwulst könne zur Suppuration bringen, welche doch auch gar offt vergebens tentirt wird; ja es ist offt besser solche Medicamenten gar zu unterlassen, und bleiben solche *Tumores* offt lange Zeit klein und erträglich, wo man keine äusserliche Medicamenten gebraucht: wenn man aber selbige zertheilen oder erweichen will, so wachsen sie offt in 14. Tagen mehr, als vorhero in einem gantzen Jahr; und derohalben ist das baldige Wegnehmen freylich das beste Mittel. Wo aber die Patienten solches nicht wollen zulassen, kan man denselben zertheilende Pflaster, als *de ammoniaco, de galbano, de ranis c. Mercurio, de meliloto, oxycroceum*, oder andere gute zertheilende Pflaster auflegen, vorhero aber allzeit die Geschwulst mit Peruvianischem Balsam bestreichen, und damit einige Zeit continuiren, so pflegen selbige sich manchmal, wenn sie noch klein sind, wiederum zu zertheilen, wobey auch manche den Ort täglich mit einem Mercurial-Sälblein wohl reiben.

2. Durch die Schwürung.

5. Wenn aber die Geschwulst sich nicht will verringern, kan man trachten selbige zur Suppuration zu bringen: welche am besten zuwegen gebracht wird, wenn man öffters ein erweichendes *Cataplasma* auf die Geschwulst appliciret, und darzwischen des Tags ein paar mal mit starckem *Spiritus salis ammoniaci* bedupffet, so pfleget offt bald eine Entzündung an der Geschwulst zu entstehen, welche man hernach wie eine andere Entzündung suchet zur Schwürung zu bringen. Wenn man die Materie spüret, kan man den Absceß mit einer Lancett öffnen, und die Materie, welche selten in diesen Geschwülsten ein wahres Eyter ist, herauslassen: was hernach noch übrig, soll man samt dem Bälglein mit Applicirung eines starcken Digestivs, oder mit Zumischung des *Unguenti fusci*, oder *Aegyptiaci*, oder des rothen Präcipitats, oder gebrannten Alauns, suchen wegzubringen; denn wo das Bälglein oder Häutlein nicht separiret wird, und der Absceß wieder zuheilet, wird sich bald

Das 28. Cap. Von den Bälglein-Geschwülsten. 407.

bald eine neue Geschwulst formiren. Inzwischen soll man währender Reinigung das *Emplastrum Diachylum* beständig überlegen, damit sich alles desto besser erweichen möge, und wenn sich endlich alles wohl ausgereiniget, heilet man die Oeffnung zu gleichwie einen andern Absceß oder Wunde.

6. Wenn sich aber eine solche Geschwulst nicht bald weder zertheilen, noch zur Suppuration will bringen lassen, sondern immer grösser wird, soll man selbige bald wegnehmen, damit sie nicht allzugroß werde, sich fest anhänge, und hernach die Operation desto schwerer und gefährlicher, ja offt gar ohnmöglich, mache. Es sind aber nach Beschaffenheit der Geschwulst verschiedene Manieren selbige wegzunehmen: denn 1) wenn dieselbige eine dünne Wurtzel hat, und gleichsam an einem Stiel hanget, wie *Tab. VIII. fig. 11. A*, so ist die allergewißte und beste Manier, selbige durch die Ligatur, gleichwie bey den Wartzen und andern Auswachsungen gesagt worden, wegzunehmen, so wird sie innerhalb etlichen Tagen abfallen. Noch geschwinder aber kan man solche mit einem Messer oder Scheer abschneiden, und den Ort hernach entweder mit einem Brenn-Eisen anbrennen, oder mit sonsten einem *Styptico* verbinden, so wird sich die übrige Wunde hernach leicht heilen lassen. Man kan auch ein schmales Leder oder Pflaster mit einem Corrosiv bestreichen, und täglich frisch um die Wurtzel binden, biß die Geschwulst oder Gewächs abfällt.

3. Wie die mit dünnen Wurtzeln wegzunehmen.

7. Wenn aber eine solche Geschwulst eine breite Wurtzel hat, daß man selbige auf vorige Manier nicht kan wegnehmen, muß man sie entweder wegschneiden, oder mit einem Corrosiv wegnehmen. Das Schneiden präferiren die meiste geschickte *Chirurgi*, in welchem man sich folgender Gestalt verhalten soll. Der *Chirurgus* soll entweder eine länglichte Incision über die gantze Geschwulst durch die Haut machen: oder wo eine solche Geschwulst so beschaffen, daß man judiciret, es lasse sich dieselbe durch eine solche Oeffnung nicht ausnehmen, soll man ins Creutz noch eine Incision machen (sihe *Fig. 11. B.*) welche beyde *Incisiones* so groß seyn sollen, daß die gantze Geschwulst mit ihrem Bälglein möge können herausgenommen werden; hernach soll man die Lippen der Haut vorsichtig mit einem Messerlein, Lancett, subtilen Spatel, Messerstiel, blatten Sucher, oder sonsten bequemen Instrument von dem Bälglein separiren, und solche gleichsam ausschelen, biß sie endlich allenthalben von den anhangenden Theilen separiret

4. Wenn sie breite Wurtzeln haben.

pariret

pariret und mit ihrem Bälglein völlig kan ausgenommen werden: wobey man wohl acht muß geben, daß man das Bälglein nicht verletze, sondern völlig heraus bekomme. Indem der *Chirurgus* die Separation verrichtet, sollen einige Diener die Lippen der Oeffnung mit Häcklein wohl voneinander ziehen, damit der *Chirurgus* desto besser operiren könne, und zugleich mit einem Schwämmlein das Geblüt öffters abwischen; der *Chirurgus* aber soll, so bald nur die Haut so viel separiret, daß man die Geschwulst fassen kan, selbige entweder mit den Fingern der lincken Hand, oder mit einem bequemen Zänglein fassen, lind anziehen, und mit der andern Hand immer mehr und mehr separiren, biß sie endlich gantz ausgeschelet: welches leichter geschiehet in denen welche beweglich seyn, als in den unbeweglichen, und muß man diese vorsichtig suchen von den anhangenden Theilen abzuschneiden, ohne was sonderbares zu verletzen, damit man dem Patienten keinen Schaden zuwegen bringe: da man dann nicht nur von weichen Theilen, sondern auch offt von den Beinen, als z. Ex. einem Kinnbacken, solche Geschwülste von vielen Pfunden glücklich weggeschnitten hat. a)

Was nach dem Wegnehmen derselben zu thun.

8. Wenn die Geschwulst ist weggenommen, füllet man die Wunde wohl mit Carpie aus, und verbindet solche wie sonsten eine frische Wunde, biß zur völligen Heilung; solte aber starckes Bluten vorhanden seyn, muß man solches eben auch auf solche Manier zu stillen trachten, gleichwie bey dem Bluten der Wunden pag. 55. ist gelehret worden.

Wenn das Bälglein in der Operation bricht.

9. Wenn das Bälglein unter der Operation verletzet wird, es geschehe von ungefehr oder mit Fleiß, (dieweil man an manchen Orten nicht wohl kan beykommen, oder die Augen, oder grosse Adern zu verletzen zu befürchten hat) muß man doch allen Fleiß anwenden, um noch hernach das Bälglein völlig heraus zu bringen, dieweil sonst solche Geschwülste wiederkommen: derohalben wo in das Bälglein geschnitten worden, und die darinnen enthaltene Materi wegen ihrer Flüßigkeit ausgelauffen, (dann in den Speck-Gewächsen laufft selbige wegen ihrer Härtigkeit ohnedem nicht aus) soll man trachten, so viel als möglich ist, von dem Bälglein mit einer Scheer oder Messerlein wegzuschneiden, und daß noch übrige, ehe man die Wunde wieder zuheilet, mit dienlichen Corrosiven, als da ist der rothe Præcipitat mit gebrantem Alaun, oder das *Ægyptiac* mit dem *Digestiv* vermischt, oder andere dergleichen,

völlig

---

a) *Roonhuysens* Anmerckungen pag. 4. *Scultetus* mit den Noten des T. *Mingü Auctuar. II. Pechlini Observat.* pag. 542.

Das 29. Cap. Von Dingen aus den Wunden zu ziehen. 409

völlig wegzubringen: und wenn endlich das Bälglein gantz weggebracht/ heilet man die Oeffnung hernach zu/ wie sonsten eine Wunde/ und wird die Geschwulst alsdann nicht wieder kommen. Wenn man mit Corrosiven solche Geschwulst will wegnehmen/ muß man mit einem dienlichen/ als worzu einige den *Lapis Causticus*, andere das *Butyrum Antimonii*, andere/ andere gebrauchen/ denselbigen nach und nach wegätzen/ gleichwie oben bey den Corrosiven pag. 401 gesagt worden: welches aber offt/ sonderlich in sehr grossen und harten Gewächsen/ gar langsam zugehet/ grosse Schmertzen/ Bluten/ Abkrafften/ und andere übele Zufälle erreget/ wodurch offt gar der Tod folget/ wo man nicht gar wohl weiß mit umzugehen; derohalben wird das Schneiden von den meisten vor sicherer gehalten. Dem ungeacht aber hat der obenbelobte Herr *Sutorius*, *Chirurgus* von Nürnberg/ ein sonderbares sicheres Corrosiv gebraucht/ womit er nebst besondern Handgriffen sehr viele dergleichen Gewächs oder Geschwülste hat weggenommen/ und sich damit durch gantz Teutschland berühmt gemacht.

Das 29. Capitel/
Die Manier allerley frembde oder widernatürliche Dinge aus den Wunden zu ziehen.

I.

Bey den alten *Chirurgis* findet man wenig von Ausziehung der Kugeln aus den Wunden/ weil solche bey ihnen nicht gar viel im Gebrauch gewesen. Dennoch aber hat man auch bey den Alten/ ehe man von Pulver und Flinten oder Pistolen was gewußt/ schon um und vor Christi Geburt mit Bley-Kugeln geschossen/ wie aus dem *Celso Lib. VII. Cap. 5.* zu ersehen/ welche aber nicht durchs Pulver/ sondern durch die Bogen mögen geschossen worden seyn. Vielweniger findet man was bey den Alten von Ausnehmung zersprungener Granaden/ oder andern Schieß-Gewehr/ weil solche erst von ohngefehr 200 Jahren in Gebrauch kommen. Im Gegentheil aber sind sie weitläufftiger im Beschreiben und Lehren/ wie man Pfeile/ Lantzen/ und dergleichen Gewehr/ solle ausnehmen/ welche heut zu Tag bey uns fast

Fff nicht

nicht mehr/ sondern nur noch bey einigen barbarischen Völckern im Gebrauch sind. Wenn es dennoch vorkäme/ daß man einen Pfeil müßte ausziehen/ so ist solches wegen der Hacken der Pfeile/ welche der Ausziehung widerstehen/ nicht leicht zu verrichten/ weil man grosse Zerreissung der Theile/ und Schmertzen verursachen würde. Dennoch aber kan solches auf zweyerley Manier geschehen: 1) durch das zurück-ziehen durch eben dieselben Oeffnung/ durch welche der Pfeil eingegangen/ wenn selbiger nicht gar tief steckt/ da man aber doch die Wunde vorher erweitern muß/ aber ohne Verletzung grosser Adern; Oder 2) daß man den Pfeil durch eine frische Wunde heraus ziehe/ welche man durch eine Incision macht/ gerad gegen über derselbigen Wunde/ wo der Pfeil ist hineingegangen/ oder an dem Ort/ wo desselben Spitz sich befindet: welches sonderlich in solchen Fällen angehet/ und geschehen soll/ wo der Pfeil sehr tief eingegangen/ und dessen Spitze auf der andern Seite der Wunde mit den Fingern kan gespüret werden/ oder wo im zurückziehen Gefahr wäre/ grosse Adern oder Nerven zu zerreissen. Wenn man also in solchem Fall eine genugsame neue Incision gemacht hat/ drucket man am hindern Theil des Pfeils denselben durch die Incision durch. Wie eine Spitz oder Stück eines Degens/ Bajonets/ Lanze/ oder ein Stück von einem Kleid/ Papier/ Glas/ und dergleichen/ auszunehmen/ ist schon im ersten Theil *pag.* 45 gelehrt worden. Wie man aber in Ausziehung der Kugeln verfahren soll/ ist eben daselbst *pag.* 64 beschrieben und zu finden.

Das 30. Capitel/
Von Hefftung der Wunden.

I.

Wo die Hefftung geschehen muß.

Die Hefftung der Wunden geschieht auf zweyerley Manier/ entweder mit der Nadel/ oder mit den Hefft-Pflastern; dieses nennet man eine truckene/ jenes aber eine blutige Hefftung. Man pfleget nicht alle Wunden zu hefften/ sondern nur 1. und hauptsächlich diejenige/ welche in die Quer oder schief gehen/ oder eckigt sind/ dabey aber noch frisch/ und vom Geblüt und anderer Unreinigkeit wohl gesäubert. 2. Wo nichts von der Substantz des Fleisches verlohren gangen/ da man dann die Lippen der Wunden durch das Hefften so trachtet wieder zusammen zu bringen/ als wie sie vorhero gewe-

sen/

Das 30. Cap. Von Hefftung der Wunden.

sen/ um dadurch eine geringere Narben und bessere Zusammenwachsung zu wegen zu bringen. Der Hefftung mit Pflastern bedienet man sich in Wunden/ welche nicht gar groß oder tief sind/ sonderlich aber im Gesicht/ und sonsten auch allenthalben/ wo man judiciret/ daß selbige genugsam halten können: denn weil sie keine Schmertzen noch neue Maasen verursachen/ soll man sie allenthalben lieber gebrauchen/ als die Nadel. Wo man aber aus der Grösse der Wunden/ oder aus den allzu viel abhangenden Stücken/ z. E. der Nase/ der Ohren/ der Finger ꝛc. judicirt/ daß weder *Bandage* noch die Hefft-Pflaster genug halten können/ muß man endlich die Nadel gebrauchen.

2. Man bereitet die Hefft-Pflaster aus langen/ schmalen und starckklebenden Pflastern/ welche man zu erst auf einer Seite der Wunde fest anklebet/ und hernach die Lippen derselben wohl zusammen drücket/ daß sie fein gleich aneinander stossen: alsdann ziehet man das Pflaster mit dem andern Ende über die Wunde/ und klebt solches auf der andern Seite fest an/ damit sich dieselbe nicht wieder könne von einander begeben/ gleichwie *Tab. VIII.* fig. 12 zu sehen: und wo die Wunde groß/ oder starckere Zusammenhaltung vonnöthen hat/ appliciret man auf jetzt besagte Manier mehr dergleichen Pflaster/ theils neben einander/ wie bey fig. 13. ingleichen *Tab. XI. fig.* 12 zu sehen; theils Creutzweiß über einander/ wie fig. 14 *Tab. VIII.* andeutet/ nachdeme es die Grösse oder Figur der Wunde erfordert/ auf daß dieselbe wohl zusammen gehalten werde. Es pflegen auch einige Hefft-Pflaster zu appliciren/ an welche starcke Fäden angemacht/ gleichwie aus fig. 15 zu ersehen/ mit welchen sie die Wunde zusammen binden. Zu solchen Hefft-Pflastern ist das *Empl. diapalmæ* mit was Terbenthin vermischt/ oder das Bruch-Pflaster/sehr dienlich/ welche auf starck Leinwand oder Leder aufgestrichen/ und auf vorher gesagte Manier appliciret werden. Ehe man aber die Hefft-Pflaster applicirt/ streichet man in die Wunde einen Wund-Balsam/ oder ein Hefft-Pulver/ gleichwie bey den Angesichts-Wunden *pag.* 103 beschrieben worden/ so werden sich dieselbe desto geschwinder zusammen heilen: welches man anfänglich täglich nur einmal/ oder gar nur alle zwey- oder drey Tag wiederholen soll/ biß sich die Lippen der Wunden wiederum zusammen verwachsen haben: dann das öfftere Verbinden ist in dergleichen Fällen mehr schädlich als nützlich. Es haben auch die Alten zu den truckenen Hefftungen gewisser Pflaster mit Hacken oder Schlingen sich bedienet/ welche aber nicht mehr im Gebrauch sind.

Wie die truckne Hefftung zu verrichten.

Fff 2   3. Wenn

Wie man die blutige Naht macht.

3. Wenn man aber frische Wunden bekommt, welche sich weder durch die Pflaster noch Binden lassen zusammenhalten, und sonderlich auch, wenn ein Theil so vom übrigen Leib abgehauen, daß er nur noch an einem kleinen Stück hanget, so muß man sich alsdann der blutigen Naht bedienen, welche man bey tieffen Wunden am besten mit einer krummen, starcken, scharffen Nadel verrichtet, worinnen ein starcker einfacher oder doppelter gewächster leinener oder seidener Faden seyn soll; in kleinern Wunden aber kan man die Sach offt mit einer geraden Nadel verrichten. Diese sticht man ungefehr eines Finger breits von den Lippen der Wunde, näher oder weiter, nachdem es die Beschaffenheit des Orts leidet, erstlich durch die eine Lipp von aussen nach dem Grund, und hernach durch die andere Lipp von dem Grund nach aussen zu, gerad gegen dem ersten Stich über, faßt hernach die zwey Ende des Fadens, lässet die Lippen von jemand mit den Händen wohl zusammen drucken, und knöpfft hernach den Faden an der Seite der Wunde fest zusammen, nachdem man vorher ein kleines zusammen gerolltes Tüchlein zwischen den Knopff gelegt, wie fig. 16 zu sehen, damit der Knopff nicht ins Fleisch komme, und die Wunde nicht von einander weichen könne. Wo die Wunde groß ist, muß man dieselbe auf jetzt besagte Manier zweymal, oder so offt durchstechen, und durch Knöpffen zusammenziehen, als man es vor nöthig achtet, gleichwie schon bey der Bauch-Naht *pag.* 77 gesagt worden. Einige machen diese Naht auf folgende Manier: man nimmt eine dienliche Nadel mit einem doppelten Faden, welches Ende zusammen geknüpfft werden, gleichwie *Tab. XXII. fig.* 5 zu sehen; sticht die Nadel durch die beyde Lippen, und zwar zu erst durch die unterste, wie bey voriger Manier, steckt hernach die Nadel durch die Schlinge C, ziehet die Wunde damit wohl zusammen, befestiget es mit einem doppelten Knopff, und schneidet hernach den Faden ab. Wenn dieses geschehen, soll man einen Wund-Balsam oder Hefft-Pulver mit Carpie auf die Wunde appliciren, hernach noch über das, besserer Haltung wegen, auch Hefft-Pflaster darüber ziehen, so viel als man nöthig achtet, eine Compreß darüber legen, und mit einer Binde alles verbinden, und mit solchem Verbinden täglich einmal oder nur über den andern Tag so verfahren, bis man siehet, daß die Lippen der Wunde wohl zusammen gewachsen sind: da man alsdann die Fäden mit einer Scheer zerschneidet und heraus ziehet, die Wunde mit Wund-Balsam und Hefft-Pflaster noch einweil verbindet, und endlich dieselbe, wie sonst eine gemeine Wunde, zur Heilung bringet. Wie Kreutz- oder eckichte Wunden durch

Hülff

Das 30 Cap. Von Hefftung der Wunden.

Hülff dieser Naht zu hefften/ ist aus *fig.* 17 und 18 zu sehen. Bey denen eckichten aber soll die erste Naht allemal bey dem Eck gemacht werden/ als *fig.* 18 bey *lit. A.*

4. Diese beschriebene Naht pfleget man wegen des öfftern Knöpffens die Knopff-Naht zu nennen/ lateinisch *Nodosa* oder *Interscissa*/ welche heut zu Tag von all den vielen Nahten/ welche die Alten beschrieben haben/ die gebräuchlichste ist. Dennoch sind noch drey andere Sorten im Gebrauch/ als erstlich die so genannte Kürschners-Naht/ welche gemeiniglich in den Verwundungen der Därm gebräuchlich ist/ und *fig.* 19 zu sehen/ aber schon *pag.* 81 beschrieben. Zweytens/ diejenige/ da man die Nadel in den Lippen der Wunde stecken läßt/ und dieselbe mit einem Faden wohl umwickelt/ damit die Lippen nicht können voneinander gehen/ gleichwie *fig.* 20, ingleichem *Tab. XI. fig.* 16 zu sehen/ und wird meistens nur bey den Haasen-Scharten gebraucht/ allwo sie auch weitläufftiger wird beschrieben werden. Drittens/ die Naht der Flechsen/ (*Sutura Tendinum*) wodurch man zerschnittene *Tendines* oder Flechsen wiederum aneinander nähet: von welcher aber unten an seinem Ort ins besonder wird gehandelt werden. Es haben die Alten sonsten anstatt der Knopff-Naht andere Nahten im Gebrauch gehabt/ als die Schuster-Naht/ die Schneider-Naht/ des *Celsi* Naht/ die Naht mit Federkielen/ oder mit hölzernen Stöcklein/ eisernen Ringen oder Klammern/ und verschiedene andere mehr/ wie man selbige bey einigen Autoren abgezeichnet befindet; welche aber/ weil sie nicht vor so dienlich befunden werden/ als die vorher beschriebene Knopff-Naht/ hat man selbige heut zu Tag nicht mehr im Gebrauch. Bey Hefftung der Wunden kan man sich manchmahl auch eines besondern Röhrgens zum gegenhalten bedienen/ welches aber offt/ wo man mit den Fingern genug gegenhalten kan/ nicht nöthig ist.

Verschiedene Arten dieser Hefftungen.

5. Man soll aber keine alte/ faule/ stinckende oder zerquetschte Wunden hefften: ingleichem auch nicht diejenige/ wo viel von der Substantz des Fleisches ist verlohren gangen/ oder wo die Wunde allzu tief/ oder die Lippen zu sehr entzündet/ oder grosse Adern verletzt; auch nicht in den Brust-Wunden/ oder wo die Wunde vergifftt/ und dergleichen; weilen sonst dadurch kein Nutzen/ sondern nur Schaden würde verursachet werden. In den länglichen Wunden der Stirn/ der Brust/ des Bauches/ der Arm und Beine/ ist die Nath auch nicht leicht nöthig/ weil man selbige genugsam durch

In welche Wunden die Naht nicht dienlich.

eine

eine gute vereinigende Binde *Tab. II. fig. f.* kan zusammen halten. Bey den sehr tieffen Wunden aber, soll man in dem untersten Theil eine Wiecke halten, bis man siehet, daß der Grund zusammen gewachsen, und nichts von Materie oder anderer Unreinigkeit mehr drinnen ist.

Erklärung der achten Kupffer-Tafel.

Fig. 1. Ist ein *Cauterium* oder Brenn-Eisen *A* in einem hölzernen Büchslein *B B* verborgen, (um den Leuten die Furcht zu benehmen) zum Fontanellen-setzen sonderlich dienlich. *C* ist der Drucker, wodurch das Brenn-Eisen *A* in die Haut eingedruckt wird.

Fig. 2. Zeiget, wie ein Pflaster zu schneiden, wenn man eine Fontanell durch ein *Corrosiv* setzen will. *A A* ist das Pflaster, *B* ein rundes Loch in selbem.

Fig. 3. Zeigt eine bequeme *Machine*, um die Fontanellen zu verbinden. *A A* ist ein lederner Riemen zwey Finger breit, *B* ein blecherner Hacken, *C* ein blechernes Plättlein mit vielen Löchern, in welche der Hacken eingehackt wird.

Fig. 4. Ist ein heut zu tag gebräuchlicher gläserner Schröpffkopff.

Fig. 5. Ein Schröpff-Eisen oder Schröpff-Fliete.

Fig. 6. Zeigt, wie bey dem Schröpffen die Löchlein oder Wunden gemacht werden.

Fig. 7. Ist eine neue Art eines Schröpff-Instruments, mit welchem auf einmal 16 Wunden mit geringem Schmertzen gemacht werden, an welchem auf der Seite *C C* 16 kleine Messerlein hervorragen, welche durch das Eisen *A* gestellt, und durch das Knöpfflein *B* wie ein Flinten-Schloß losgedruckt werden.

Fig. 8. Ist die Japonische Nadel, mit welcher sich die Indianische Völcker in vielerley Zufällen und Kranckheiten zu stechen pflegen.

Fig. 9. Ist ihr dabey gebräuchliches Hämmerlein; *A* der Kopff, *B* die Handhebe desselben.

Fig. 10. Zeiget einen Fuß an, auf welchem die Indianische *Moxa A* unangezündet applicirt ist. *B* zeigt selbige angezündet.

Fig. 11. Zeigt bey *A* ein Gewächs; bey *B* aber, wie eine Bälgleins-Geschwulst ausgenommen wird.

Fig. 12. A A zeiget eine Wunde, welche mit einem Hefft-Pflaster *B B* zusammen geheftet.

Fig. 13.

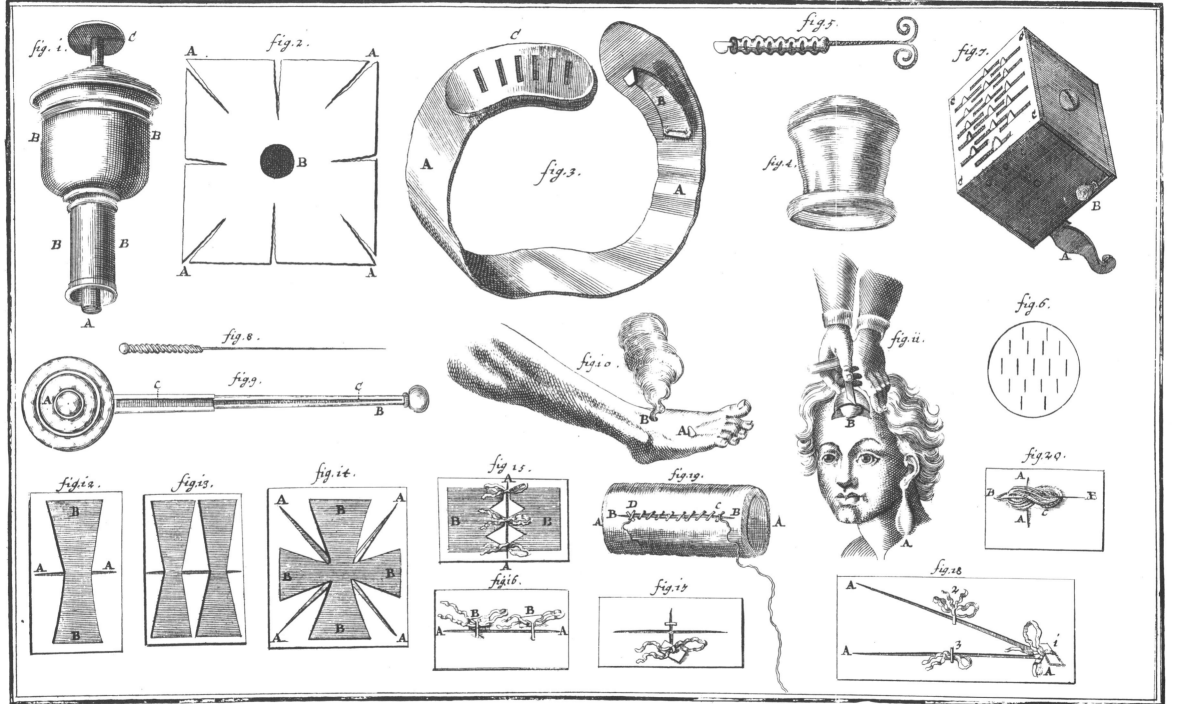

Tab.VIII

Das 31. Cap. Von zusamengewachsenen Fingern ɾc. 415

Fig. 13. Zeiget eine Wunde mit zwey Hefft-Pflastern neben einander.
Fig. 14. *AAAA* eine Creutz-Wunde mit den Hefft-Pflastern Creutzweis über einander gelegt *BBBB*.
Fig. 15. Eine Wunde/ welche mit Hefft-Pflastern *BB* und Bändlein zusammen gebunden bey *AA*.
Fig. 16. Eine Zwerch-Wunde *AA*/ welche durch die Knopff-Nath zweymal zusammen geknöpfft ist *BB*.
Fig. 17. Zeiget/ wie eine Creutz-Wunde durch den Faden kan zusammen genäht und geknöpfft werden.
Fig. 18. Wie solches bey einer eckigten Wunde geschehen soll.
Fig. 19. Zeiget die Darm- oder Kürschners-Nath: *AA* präsentirt einen Darm/ *BB* eine Wunde; *C* den Anfang der Nath/ allwo ein lang Stück Faden daran gelassen wird. *D* das Ende desselben/ welches durch einen Knopff verwahrt wird.
Fig. 20. Zeiget die Nath an/ welche man bey den Haasen-Scharten gebrauchet. *AA* ist die Wunde/ *BB* die durch die Lippen der Wunde gesteckte Nadel/ *C* der um die Nadel gewickelte Faden.

Das 31. Capitel/
Von Vertheilung der zusammengewachsenen Finger und Zähen.

Zuweilen werden Kinder gebohren/ welche zusammengewachsene Finger an den Händen/ oder zusammengewachsene Zähen an den Füssen mit auf die Welt bringen/ welche entweder durch Häutlein aneinander hangen/ gleichwie die Gäns-Füß; oder sind fester und näher zusammengewachsen/ ohne daß ein solches Häutlein darzwischen ist. Bisweilen wachsen auch diese Theile zusammen nach Verbrennung der Glieder/ wenn man dieselbe nicht behörlich tractiret/ sondern einen Finger an den andern bindet. Dieweilen nun diese Zusammenhängung den Gebrauch der Finger hindert/ und zugleich sehr häßlich stehet/ pfleget man solche durch die Chirurgie voneinander zu separiren. Dieses geschiehet auf zweyerley Manier: 1) Wo dieselbe wie Gäns-Füß aneinander hangen/ durch Wegschneidung der dazwischen sich befindfindlichen Haut, entweder mit einer Scheer oder Messer; welche Operation gar leicht zu verrichten. Wo aber 2) die Finger gantz nahe und fest ohne eine solche Haut zusammengewachsen, so ist die Vertheilung viel schwerer: dennoch aber muß man mit einem subtilen Messer selbige vorsichtig voneinander theilen, damit man nicht mehr von dem einen als von dem andern abschneide, sondern wohl in dem Mittel bleibe. Wenn die Theilung geschehen, ist die frische Zusammenwachsung zu verhindern, und die Heilung zu befördern: welches geschiehet, wenn man Fingers-breite Binden nimmt, selbige mit Kalck-Wasser, Brandenwein, oder mit einem Wund-Wasser anfeuchtet, und einen jeden Finger ins besonder von oben bis unten aus umwickelt, und damit so continuirt, bis alles geheilet.

Das 32. Capitel,
Von Wegnehmung widernatürlicher und überflüßiger Finger.

Bisweilen kommen Kinder auf die Welt, welche mehr als zehen Finger oder Zähen haben, welche meistentheils unformlich zu seyn pflegen. Es sind dieselbe zuweilen ohne Bein, und sind nur wie fleischichte Gewächs; zuweilen aber sind Beine darinnen, gleichwie in andern Fingern: manchmal haben sie Nägel, manchmal aber keine. Wenn nun dieselbe entweder Heßlichkeit oder sonsten Verhinderung zuwegen bringen, kan und soll man sie wegnehmen. Haben dieselbige keine Beine in sich, so sind sie mit einer Scheer oder Messer gar leicht wegzunehmen: wenn sie aber durch Bein mit den andern Fingern zusammen gewachsen, muß man selbige entweder mit einer grossen scharffen Scheer, oder mit einer scharffen Beißzang *Tab. VI. fig. 1.* abzwicken. Wo bey Kindern mehr als ein solcher widernatürlicher Finger, soll man selbige nicht zu einer Zeit wegnehmen, weil zarte Kinder nicht leicht so viel Schmertzen auf einmal vertragen können; sondern man soll vorher die erste Wunde wiederum heilen, und wo dieses geschehen, zu Wegschneidung des andern schreiten, und so weiter. In Heilung der Wunde verfähret man nicht anderst, als wie sonsten bey andern Wunden, und das Bluten stillet sich mit aufgelegten Compressen, Bo-

vist,

Das 33 Cap. Von verdorbenen Fingern und Zähen. 417

vist, und ein gutes Verband. Im Monat *Julius* dieses 1718ten Jahrs habe einem Kind allhier, welches ein Viertel-Jahr alt war, einen solchen überflüßigen unformlichen Finger, neben dem Daumen, wie *Tab. IX. fig. 1. A* anweiset, in welchem ein starckes Bein gewesen, abgenommen; dabey ich zu erst die Haut rings herum mit einem Messer, hernach aber mit einer guten starcken Scheer auch das Bein durchschnitten. Das Blut, welches sehr starck gesprungen, habe mit dem stärcksten Brandewein, Compressen und Bovist gestillet, und die Wunde mit einem Wund-Balsam in kurtzem wiederum geheilet. Der Nagel war nicht wie ein Menschen-Nagel, sondern wie ein Hahnen-Sporn.

Das 33. Capitel.
Von Wegnehmung verdorbener oder erstorbener Finger und Zähen.

1.

Die Gelegenheit, daß man verdorbene Finger oder Zähen muß wegnehmen, ist vielerley: 1) wenn dieselbe so zerquetscht, zerschossen oder zerhauen sind, daß gar keine Hoffnung ist selbige zu erhalten; 2) wenn dieselbe durch den kalten Brand verdorben, es seye derselbige entweder durch Erfrieren, oder durch andere Ursach herkommen; 3) wenn selbige scirrhös oder krebsig, gleichwie bey *Roonhuysen Obs. XXV* ein Exempel zu lesen. Die grosse Zerquetschungen dieser Theile pflegen öffters zu geschehen bey Maurern, Zimmerleuten, oder auch sonsten, wo jemanden ein schwerer Stein, Balcken oder andere schwere Last auf die Finger oder Zähen fällt. *Weñ dergleichen wegzunehmen.*

2. Wenn in solchem Zufall ein *Chirurgus* geruffen wird, soll derselbige die verletzte Theil nicht gleich wegschneiden, sondern zusehen, wo möglich, dieselbe zu erhalten, und solche nicht eher abnehmen, als wenn gar keine Hoffnung mehr ist selbige wieder zurecht zu bringen. Derohalben wo die Zerquetschung nicht allzu hefftig, soll er zertheilende Bähungen überschlagen, um dadurch die weitere Verderbung suchen abzuwenden, die Beinlein, so gut möglich, zusammen richten, und alsdann, wie Beinbrüch der Finger, verbinden und heilen. *Was dabey zu beobachten.*

Wenn aber ein Finger so zerquetscht, und von dem übrigen so weit abgesondert, daß er nur noch an einem Häutlein hänget, so ist keine Hoffnung, daß selbiger wiederum könne anwachsen, und erhalten werden; und kan man ihn derohalben mit einer Scheer oder Messerlein vollends abschneiden. Wo aber ein Finger so durch einen Hieb abgehauen wird, daß er nur noch mit der Haut anhangt, soll man solchen nicht gleich wegnehmen, sondern wo man ihn mit dem übrigen wiederum geschwind zusammen bindet, pflegen dieselbe offt wieder zusammen zu wachsen, und ist sonsten noch Zeit genug selbigen wegzuschneiden, wenn er nicht mehr will anwachsen, und faul wird. Also auch, wenn sich in Quetschungen diese Theile nicht wollen erhalten lassen, und anfangen zu faulen, können solche allzeit noch weggenommen werden. Wenn aber ein Finger oder Zähe nach einem heissen Brand, oder nach Verfrierung, abstirbt und faulet, muß man selbigen gleichfalls wegnehmen, damit diese Fäulung oder kalte Brand nicht die übrige Hand oder Fuß ergreiffe.

Wie die Abnehmung zu verrichten.   3. Es sind dreyerley Manieren solche verdorbene Glieder wegzunehmen: 1) Man zwicket mit einer starcken Beißzange das Böse von dem noch Gesunden ab, und heilet hernach den Schaden wie eine Bein-Wunde. 2) Oder man schlägt mit einem guten scharffen Meisel und Hammer das verdorbene ab, gleichwie *Tab. IX. fig. 2.* zu sehen, nach welcher Manier Roonhuysen eine scirrhöse grosse Zähe abgenommen. Oder 3) man schneidet das verdorbene Glied in dem Gelenck mit einem Messerlein ab, welches heut zu tag von vielen vor die beste und gelindeste Manier gehalten wird: dieweilen durch die Meisel und Beißzangen die Beinlein manchmal zerbrochen, und dadurch neue Entzündung, *Caries*, oder andere Ubel verursachet würden. Dennoch sind andere, welche die erste Manieren vor besser halten; dieweil man observirt hat, daß die Haut an dem Knorbel nicht hat wollen anwachsen, und hernach dennoch noch der Meisel oder Zang hat müssen gebrauchet werden. Wenn aber dennoch jemand der dritten Manier sich bedienen wolte, soll er vorhero die Haut, so viel möglich, lassen zurück ziehen, und hernach bey dem ersten gesunden Glied das verdorbene mit einem guten Messerlein abschneiden. Wenn die Abnehmung geschehen, leget man Carpie mit einem blutstillenden Medicament auf den verletzten Theil, oder Compressen und Bovist, und befestiget solches mit einer Binde. Wenn der Patient blutreich ist, kan man nach dem Abnehmen einige Untzen Blut lassen herauslauffen, ehe man dasselbe stillet, damit nicht leicht eine Entzündung

zündung dazu komme. Wenn eine Verderbung an den Fingern von dem äussersten und andern Bein bis zu dem Anfang des dritten und grössten Beins gienge, und also nach der letzten *Methode* das Bein bey dem *Metacarpo* müßte abgeschnitten werden, so wolte lieber rathen, daß man in dergleichen Fällen allzeit gleich über dem Verdorbenen den Finger nach der ersten oder andern Manier abnehme, so würde sich die Wunde eher heilen, als wo er in dem untersten Gelencke abgeschnitten würde. Wenn aber die Verderbung sich über den gantzen Finger erstreckte, so kan man dennoch in dem Gelenck denselbigen heraus schneiden.

Das 34. Capitel,
Von Wegnehmung oder Amputation einer Hand, Unter- und Ober-Arms.

I.

Die Wegnehmung grosser Glieder, als der Aermen und Beinen, sind unter allen die grausamste und erschrecklichste *Operationen* der Chirurgie: dennoch aber sind dieselbe offt nöthig, um das Leben eines Menschen zu erhalten, wo es auf andere Manier nicht kan erhalten werden. Man pfleget aber solche Glieder wegzunehmen 1) wegen des kalten Brands, 2) wegen einer gäntzlichen Zerquetschung, 3) wegen einer unheilsamen *Caries* oder *spina ventosa*, 4) wenn eine grosse Ader im Ober-Arm oder im Schenckel, *Arteria brachialis* oder *Cruralis*, so verletzt ist, daß man das Bluten nicht stillen kan, und dadurch der Patient sich müßte zu todt bluten. Es soll aber ein *Chirurgus* niemal eine Hand oder Fuß abnehmen, er habe dann zuvor andere Kunst-erfahrne, sowohl *Medicos* als *Chirurgos*, mit zu Rath gezogen, und derselben Einstimmung erhalten: damit man ihm hernach nicht möge vorwerffen, als hätte er ohne Noth einen Menschen eines so nothwendigen Glieds beraubet.

Wenn diese Operationes nöthig.

2. Damit wir aber nun *in specie* zur Abnehmung einer verdorbenen Hand schreiten, so ist zu wissen, daß man solche mit einem grossen

Wie eine Hand abzunehmen.

grossen breiten Meissel und Hammer bey dem *Carpo* auf einmal könne wegschlagen; und haben die Alten solche Manier practicirt, gleichwie bey dem *Sculteto Tab. LIII* abgezeichnet zu sehen, und bey andern Alten zu lesen ist: dieweilen aber durch diese *Methode* die Beine sich leicht zersplittern, und dadurch neue Ubel verursachen können, pflegen die neuere *Chirurgi* die Hand abzusegen, aber nicht in dem *Carpo* oder *Metacarpo*, weil sich daselbst die viele kleine Beine und *Ligamenta* nicht leichtlich segen lassen, sondern im Anfang der Elenbogen-Bein oder des Unter-Arms, gleichwie wir jetzo beschreiben wollen, woraus zugleich wird zu ersehen seyn, wie man sich in Abnehmung des Unter-und Ober-Arms verhalten müsse.

Wie ein Arm abzunehmen. 3. Wenn also ein kalter Brand, oder andere Verderbung, welche die *Amputation* erfordert, an der Hand ist, oder am Unter-oder Ober-Arm, so soll dieselbe niemals in dem verdorbenen, sondern allzeit ein paar Finger breit über dem verdorbenen in dem gesunden geschehen; doch so, daß die *Amputation* bey diesen grossen Gliedmassen niemals in dem Gelencke geschehe, dieweilen daselbsten so wenig Fleisch ist, daß die Beine davon nicht wieder könnten bedecket werden, und also *Caries* in denselben, und andere Ubel, entstehen müssen. Wenn also der *Chirurgus* den Ort, wo die *Amputation* geschehen soll, erwehlet, muß er vor der Operation seine *Instrumenta* und übrige Nothwendigkeiten præpariren, und auf eine grosse Schüssel oder Bret in Ordnung legen; welches aber nicht in dem Zimmer geschehen soll, wo der Patient ist, damit er nicht zu sehr dadurch geschrecket werde.

Was vor Geräthschafft erfordert wird. 4. Es bestehet aber die Geräthschafft des *Chirurgi* in folgenden: 1) soll er einen *Tourniquet* haben, gleichwie bey den Wunden *pag. 58* beschrieben worden. 2) eine leinene Schnur eines Fingers breit und ungefehr einer halben Elen lang. 3) ein grosses Krumm-Messer, um das Fleisch durchzuschneiden *Tab. IX. fig. 3.* 4) ein spitziges zweyschneidiges Messer, um das Fleisch zwischen der *Ulna* und dem *Radius* durchzuschneiden *fig. 4.* 5) ein Stück leinen Tuch drey Spannen lang, und sechs Finger breit, welches an einem End biß an die Helfft soll gespalten seyn *Tab. II. fig. 17.* 6) eine gute Bein-Säg *Tab. IX. fig. 5.* 7) etliche Knöpfflein von *Vitriol* in Baumwoll oder Carpie eingebunden, wenn die *Amputation* im Unter-Arm geschiehet. 8) viel Carpie wie auch Bäuschlein von Werck. 9) ein blutstillendes Pulver, oder vom besten rectificirten Brandewein, oder stärcksten Terbenthin-Oel in einem Schüsselgen.

Das 34 Cap. Von Wegnehm. einer Hand oder Arms.

gen gegen das Bluten. 10) einen grossen runden Bausch von Werck/ um all die ubrige Bäuschlein zu bedecken. 11) eine Kälber= oder Schweinen=Blase/ oder an statt dieser/ (welches heut zu tag bey den Frantzosen und Engelländern gebräuchlicher) ein grosses starckes wohl=klebendes Pflaster wie ein Maltheser=Kreutz geschnitten. *Tab. II. fig.* 15. 12) eine Compreß in eben dieser Figur/ und noch was grösser. 13) drey Compressen/ jede zwo Spannen lang/ und zwey Finger breit. 14) eine Binde fünff Stab oder fünff Pariser Elen lang/ und fast drey Finger breit. Wenn aber die Amputation im Ober=Arm geschehen soll/ allwo die *Arteria brachialis* sehr groß/ und sich daselbst das Bluten nicht leicht durch blutstillende Medicamenten allein will stillen lassen/ hat man noch nöthig 15) eine Arterie=Zang/ um die Arterie zu fassen/ *Tab. IX. fig.* 6. oder 16) eine Nadel mit einem starcken gewächsten leinenen Faden/ um dieselbe zu binden.

5. Wenn also die *Præparatoria* fertig/ schreitet man zur Operation: da man dann zuföderst muß sorgen 1) wie man den Patienten wohl setze/ 2) wie der *Chirurgus* sich selbsten/ und 3) wie er die Helffer wohl stelle. Den Patienten setzet man auf einen niedrigen Stuhl/ mitten in das Zimmer/ damit man von allen Seiten wohl könne zukommen: Der *Chirurgus* selbst soll sich zwischen des Patienten Füsse stellen; die Helffer oder Diener aber/ deren wenigstens fünff seyn müssen/ soll einer hinter dem Patienten stehen/ und denselben fest um den Leib fassen; der ander auf der äussern Seiten des Arms/ welcher den Arm über dem Ort wo die Amputation geschehen soll/ halten muß; der dritte soll bey der Hand des Patienten stehen/ und dieselbe oder den Arm von unten fassen; den vierten stellet man auf die gesunde Seite des Patienten/ und läßt ihn auf einem Bret oder grossen Schüssel die *Instrumenta* und das Verband=Zeug halten; der fünffte soll da seyn/ um dem *Chirurgo* sonsten zu dienen/ und zu verrichten/ was er ihm bey der Operation befehlen wird.

Wie der Patient und Chirurgi zu stellen.

6. Wo also auf solche Manier alles ordinirt/ appliciret man dem Patienten den *Tourniquet* am Arm/ gleichwie oben *pag.* 28 gelehret/ und *Tab. III. fig.* I. K. angezeiget worden/ um dadurch die grosse Arterie zu comprimiren/ daß in der Operation nicht viel Geblüt vergossen werde: (wodurch auch zugleich die Nerven zusammen gedruckt werden/ daß der Patient nicht gar hefftige Schmertzen empfinde) und wenn der *Tourniquet* wohl zusammen gezogen/ muß derjenige/ der hinter dem

Was gleich vor der Operation zu thun.

Patienten stehet, das Stöcklein halten, daß es nicht nachlasse. Der andere Helffer, welcher den Arm des Patienten umfasset, soll die Haut so viel über sich ziehen, als es möglich ist, und alsdann wickelt der Chirurgus ein wenig über dem Ort, wo die Amputation geschehen soll, die leinene Schnur §. 4. No. 2. fest um den Arm, gleichwie man ein Strumpff-Band um den Fuß wickelt, und befestiget das End mit einer Steck-Nadel: wordurch das Fleisch zusammen gehalten wird, daß es im Durchschneiden nicht wanke, und ungleich abgeschnitten werde; welches auch andere mit einem Riemen zu verrichten pflegen. Alsdann gibt man dem Patienten zur Stärckung einen guten Trunck Wein, oder Krafft-Wasser, spricht demselben *courage* zu, und fängt alsdann die Operation selbst an.

Was in der Operation zu thun.

7. Nemlich die zwey Helffer, welche, um den Arm zu halten, bestellt sind, halten denselben in der Höhe gerad aus: alsdann appliciert der Chirurgus das Krumm-Messer auf den Ort wo das Abschneiden geschehen soll, und schneidet mit einem Zirckel-Schnitt so geschwind als möglich ist, das Fleisch durch, biß daß alles biß auf die Bein rings herum zerschnitten ist. Wo dieses geschehen, und die Operation am Unter-Arm geschiehet, legt er das Krumm-Messer weg, nimmt das spitzige zweyschneidige Messer *fig.* 4. sticht es zwischen dem *Radius* und *Ulna* durch, und zerschneidet dadurch alles Fleisch was noch darzwischen liegt, und schabt hernach, so geschwind als möglich ist, das *Periostium* von den Beinen abwerts ab, welches letzte auch geschehen muß, wenn in dem Ober-Arm die Operation geschiehet. Wenn dieses verrichtet, ziehen die beyde Personen, welche den Arm halten, das Fleisch wohl voneinander, der eine aufwerts, der andere abwerts, damit man die Beine wohl sehen könne: und insonderheit, daß am obersten Theil das Fleisch desto höher könne aufgezogen werden, appliciret man das gespaltene Stück Leinwad §. 4. No. 5. mit seiner Spaltung in die Oeffnung, so, daß die zwey Köpff von der Spaltung einen Theil des Arms, das gantze End aber den andern bedecke, und mit diesem muß die Person, welche am obern Theil des Arms stehet, das Fleisch wohl zurück oder hinauf ziehen, damit der Chirurgus mit der Säg das Bein so hoch möglich bey dem obersten Fleisch könne absägen: welches geschiehet, wenn derselbe auf jetztbemeldtem Theil die Säge appliciret, und anfänglich gantz sacht und langsam säget, biß dieselbe wohl gefasset hat: nachdem säget er was geschwinder, und wenn am Unter-Arm die Operation geschiehet, muß er die Säg so richten, daß beyde Beine zugleich durchgesägt werden,

den/ weil selbige sonst ungleich werden / oder eines allein leicht springet/ und also Zufall verursachen kan. Indem der *Chirurgus* saget/ sollen die zwey Personen/ welche den Arm halten/ denselben so biegen/ damit die Säg von den Beinen nicht geklemmet/ und dadurch in ihrer Bewegung verhindert werde: welches geschiehet/ wenn der oberste Theil in die Höhe gehalten/ der unterste aber abwerts gezogen wird/ so läßt sich die Säg desto leichter bewegen/ und damit fähret der *Chirurgus* mit dem Sagen fort/ biß die Beine völlig glatt abgeseget sind/ welches in einem Vatter Unser lang/ wenn die Operation wohl verrichtet wird/ geschehen kan.

8. Wenn die Absägung geschehen/ muß alsdann das Bluten der Arterien gestillet/ und der Stumpf wohl verbunden werden. Wegen des Blutens/ damit der *Chirurgus* wohl sehen möge/ wo die Arterien liegen/ befiehlet er demjenigen/ der das Stöcklein des *Tourniquets* hält/ dasselbige ein wenig nachzulassen/ da dann alsbald durch Ausspringung des Gebluts die Oeffnungen der Arterien zu erkennen sind: hierauf läßt man den *Tourniquet* wieder zudrehen/ (es seye dann/ daß man wegen Vollblütigkeit des Patienten vorhero einiges Geblüt mit Fleiß wolte lassen auslauffen/) und wenn an dem Unter=Arm die Operation geschehen/ hat man nicht nöthig die Arterien zu binden/ weil sie nicht gar groß sind; sondern man appliciret auf jede Oeffnung der größten Arterien/ deren gemeiniglich zwey oder drey sind/ ein Knöpflein von Vitriol/ und darauf alsobald einige kleine viereckichte Compressen/ entweder mit dem besten rectificirten Brandewein/ oder mit gutem Terbenthin=Oel angefeuchtet/ welche man mit der Hand gegen die Arterien wohl andrücket; auf die beyde Beine aber leget man entweder ein trucken Bäuschlein von Carpie/ oder mit Mastix=*Spiritus* angefeuchtet/ um damit zu verhindern/ daß nicht leicht eine *Caries* ins Bein komme: über diese Sachen appliciret man hernach viele Carpie=Bäuschlein übereinander/ hernach auch viel Bovist/ und druckt solches alles wohl gegen den Stumpf an. Nachdiesem leget man über alles dieses den grossen runden Bausch von Flachs oder Werck/ und über diesen entweder eine feuchte Blase/ oder das grosse Pflaster/ welches man fein fest und nett um dem Arm umklebet. Wenn dieses geschehen/ leget man über das Pflaster die grosse Compreß in Form des Maltheser=Creutzes/von welchem gleichfalls ein End nach dem andern um den Arm wohl muß appliciret seyn/ welche diejenige Person/ die am obern Theil des Arms stehet/ mit beyden Händen wohl umfas-

Wie nach der Operation das Blut zu stillen und zu verbinden.

sen und anhalten soll: zuletzt leget man die drey lange schmale Compressen so über den Stumpf her, daß dieselbe mit dem Mittel auf denselben kommen, und die zwey Ende am Arm hinaufsteigen, und diese drey zusamen unten auf dem Stumpf gleichsam einen Stern präsentiren, (daher sie Stern-Compressen heissen) welches alles mit der langen Binde wohl verbunden und befestiget wird, gleichwie bey den *Bandagen* wird gelehret werden.

Das Bluten wird auch durch Brenn-Eisen gestillt.

9. Die alte *Chirurgi*, und noch einige heut zu Tag, pflegen, um das Blut zu stillen, die Oeffnung der Arterien mit Brenn-Eisen zu cauterisiren; welches aber theils wegen der Furcht, den die Patienten davor haben, theils wegen der Unsicherheit, indem solche angebrannte Adern, sonderlich im Ober-Arm und Schenckel, nach einigen Tagen (wenn die Crust abfällt) gern wieder anfangen zu bluten, bey den neuesten *Chirurgis* nicht gar sehr mehr im Gebrauch ist. Dennoch lässet sich das Bluten im Unter-Arm, wie auch im Schienbein, gar wohl und sicher damit stillen, und kan insonderheit gebraucht werden, wenn die blutstillende Mittel nicht halten wolten.

Am Ober-Arm durch binden der Arterie.

10. Wenn die Amputation am Ober-Arm geschiehet, verfähret man in allen, wie jetzo gesagt worden; ausser, weilen hier die *Arteria brachialis* sehr groß und allein ist, und dieselbe sich nicht sicher, weder mit Brenn-Eisen noch mit blutstillenden *Medicamenten*, adstringiren läßt, hält man vor die sicherste *Methode*, daß man die grosse Arterie mit der Arterie-Zang *fig.* 6 oder *Tab. III. fig.* 4 fasse, ein wenig herausziehe, und mit einem starcken Faden fest zubinde, gleichwie einiger massen aus *Tab IX. fig.* 7 zu sehen. Einige nehmen gar zu grösserer Sicherheit eine Nadel mit einem starcken gewächsten Faden, durchstechen die Arterie, und binden alsdann erst zu, so kan der Faden so leicht nicht rutschen oder losgehen: und wo dieses knüpffen geschehen, verfähret man mit dem Verband eben so, als wie vorhero im Unter-Arm gelehret worden. Einige brauchen bey Bindung der Arterie keine Zang, sondern nehmen eine krumme Nadel *Tab. I.* O mit einem starcken gewächsten Faden, und umstechen mit zwey Stichen die Arterie im Fleisch, so daß sie erst mit dem einen Stich die eine Seit von der Arterie umstechen, als z. E. von oben nach unten durch, und hernach wieder auf der andern Seit von unten nach oben zu, so daß die Arterie zwischen den Faden wohl eingeschlossen seye, und alsdann binden sie die Arterie fest zusammen. Man kan aber bey dieser *Methode* die Arterie leicht verfehlen, oder es schliefft dieselbe leicht wieder aus der Schlinge; daher ist die erste Manier mit der Zange besser.

11. Wenn

Das 34 Cap. Von Wegnehm. einer Hand oder Arms. 425

11. Wenn der Patient verbunden/ gibt man demselben aber= **Was nach dem** mal einen Trunck Wein oder andern Krafft=Tranck/ bringet ihn hier= **Verbinden zu** auf in sein Bett/ lässet von einem Gesellen/ oder sonst jemand bequemes/ **thun.** die hohle Hand einige Stund gegen den Stumpff wohl andrucken/ um die Adern desto besser zu comprimiren/ auch das Bluten dadurch zu verhindern/ und macht dabey den *Tourniquet* allmählig los. Wenn hierauf das Blut hält/ und nicht durch das Verband dringet/ so ist die Operation wohl verrichtet/ und läßt man alsdann den Patienten sein ruhig liegen/ verordnet ihm eine stärckende Ruhe=Milch/ den Tag über davon zu trincken/ damit er auf die Operation einen guten Schlaff bekomme/ und also der Schmertzen vergessen möge/ als welches diese Patienten sehr erquicket und stärcket. Den folgenden Tag verordnet man ihm eine gute mäßige Diät/ gleichwie den schwer Verwundeten *pag.* 50, damit keine Hitz/ Bluten/ oder Fieber entstehen mögen/ als welche hier gar gefährliche Zufäll sind. Solte aber ein Bluten sich einfinden/ muß man den *Tourniquet* wieder anlegen/ das Verband abnehmen/ die Arterie binden oder brennen/ und den Stumpff hernach wohl wieder verbinden.

12. Das erste Verband macht man vor dem dritten oder **Wenn das Ver=** vierten Tag nicht auf/ es seye dann/ daß ein besonderer Zufall/ son= **band zu ändern.** derlich ein grosser Schmertzen/ oder Verbluten entstünde: da man dann dasselbe/ wie jetzo gesagt/ müßte auflösen/ und hernach der Verblutung durch das Brennen oder Binden abhelffen. Dieses Zufalls willen soll die erste Woche immer ein Gesell bey dem Patienten bleiben/ und mit dem *Tourniquet* versehen seyn/ damit er solchen alsobald könne anlegen/ wenn ein Verbluten entstehen solte. Sonsten aber/ wo kein Verbluten dazu kommt/ ist besser/ daß man das erste Verband vor drey Tagen nicht eröffne/ damit sich inzwischen die Adern desto fester schliessen mögen. Wann man aber endlich das Verband auflöset/ muß man sehr sacht und behutsam zu Werck gehen/ und alles nach der Ordnung gelind abnehmen/ ausser die unterste Sachen/ welche am nächsten auf der Arterie liegen/ und von selbsten nicht abfallen wollen/ damit man nicht durch Abreissung derselben eine Ader eröffnen/ und ein neues Bluten verursachen möge; sondern man soll selbige hängen lassen/ bis sie bey dem zweyten oder dritten Verband von selbsten losgehen: und ist nachdem genug/ wo sonsten keine Zufäll darzu kommen/ wenn man die Wunde in der ersten Woche nur allemal über den andern Tag/ und letzlich nur täglich einmahl verbindet.

H h h   13. Bey

Was in dem Verbinden zu observiren.

13. Bey dem Verbinden reiniget man allzeit die Wunde von den Unreinigkeiten, applicirt frische Bäuschlein von Carpie, deren die unterste, welche auf das Fleisch komen, mit Digestiv sollen bestrichen seyn, die übrige aber nur trucken: und applicirt darüber entweder 8 lange schmale Pflaster, eines Schuchs lang, und eines Daumens breit, in Form eines Sterns; oder an dieser statt ein grosses Pflaster, in Form eines Maltheser-Creutzes, von *Diapalma* oder andern wohlklebenden Pflastern, alsdann alle Compressen und Binde, wie bey dem ersten Verband, womit man bis gegen vierzehen Tag so verfähret. Endlich aber braucht man nicht mehr so viel Carpie und Compressen, weil alsdann wegen des Verblutens keine Gefahr mehr; sondern man lässet die Stern-Compressen weg, und heilet die Wunde, wie eine andere Fleisch-Wunde, welches innerhalb zwey Monat ordentlich zu geschehen pfleget. Bey den ersten zwey oder dreyen Verbänden kan man, um dem Bluten desto besser vorzukommen, allemal den *Tourniquet* anlegen, auf daß dadurch der hefftige Einschuß des Geblüts verhindert werde.

Wie der Hitz zu begegnen.

14. Solte sich nach der Amputation starcke Wallung des Geblüts und Hitz einfinden, welches öffters bey starcken blutreichen Leuten zu geschehen pfleget, muß man dem Patienten zur Ader lassen, Hitz temperirende *Medicamenta* und eine accurate Diät von einem *Medico* verordnen lassen, dann sonsten kan leicht ein gefährliches Wund-Fieber, der Brand, oder andere üble Zufäll darzukommen, welche den Patienten ums Leben bringen.

Das 35 Capitel,
Von Wegnehmung eines Fusses und Schienbeins.

I.

Der Ort, wo das Schienbein abzunehmen.

Wenn man einen im *Tarso* oder *Metatarso* verdorbenen Fuß vor diesem hat müssen abnehmen, hat man solches entweder mit einem grossen Meisel und Hammer verrichtet, oder mit grossen Beißzangen den verdorbenen Theil an dem gesunden abgezwickt, gleichwie aus dem *Sculteto Tab. LIV* zu ersehen ist; aber wegen vieler Beschwerlichkeit

Das 35 Cap. Von Wegnehm. eines Fusses u. Schienb. 427

lichkeit und zu befürchtenden Zufällen dieser Operationen, pflegen die heutige *Chirurgi* einen verdorbenen Fuß allemal in der *Tibia* oder Schienbein abzunehmen: und zwar, so wohl um die Häßlichkeit zu verbergen, als auch, daß solche Leut hernach desto bequemer und besser auf einem hölzern oder silbern Fuß gehen können, pflegt man das Schienbein nicht unten, sondern 5 bis 6 Finger breit unter der Kniescheib abzunehmen, ob auch schon nur der *Tarsus* oder *Metatarsus* verdorben wäre: dañ weiln man doch nicht auf dem Stumpff des Schienbeins gehen kan, sondern einen künstlichen Fuß an dem Knie fest machen, und das Schienbein zurückbiegen muß, so machet ein solches langes zurückgebogenes Schienbein grosse Unanständigkeit und Beschwerlichkeit im gehen; wenn aber das Schienbein nicht über sechs Finger breit gelassen wird, so kan dieser kurtze Stumpff gar füglich verborgen werden, daß man es fast nicht gewahr wird.

2. Die *Instrumenta*, die Manier das Schienbein abzuschneiden, und das Verbinden, kommet in allem mit der Amputation des Unter-Arms überein; derohalben wird es unnöthig seyn, selbiges hier zu wiederholen. Nur dieses aber ist zu wissen, daß, um die *Arteria cruralis* mit dem *Tourniquet* zu comprimiren, die zusammengewickelte Binde auf den hintersten Theil des Knies oder in die Kniekeel müsse gelegt werden, allwo die *Arteria cruralis* am hintersten Theil des Schenckelbeins, zwischen den zweyen Köpfflein desselben hinab nach dem Schienbein steiget, und sich daselbst durch den *Tourniquet*, als welcher vorn über dem Knie zusammen gedreht wird, (siehe *Tab. IX. fig. 7. D*) sehr wohl comprimiren läßt: oder man kan auch die *Arteria cruralis* oben am Schenckel comprimiren, gleichwie *Tab. III. fig. 1. L* angezeigt worden. *Was besonders bey dieser Operation in acht zu nehmen.*

3. Eine neue Manier das Schienbein abzuschneiden hat vor einigen Jahren Peter Adrianson Verduyn, ein sehr berühmter *Chirurgus* in Amsterdam, beschrieben, welche darinn bestanden, daß man bey Abschneidung des Schienbeins das Fleisch nicht solle rings herum abschneiden, sondern nur mit einem Messer die Wade von unten an nach oben zu bis an den Ort, wo die Bein sollen abgesägt werden, von den Beinen des Schienbeins accurat absepariren, dieses Stück Fleisch zurück nach der Kniekehl biegen, und daselbst von jemand halten lassen. Weñ dieses geschehen, solle man das Fleisch zwischen den beyden Beinen des Schienbeins durchschneiden, auch hernach die Beine eben so absägen, wie sonsten gewöhnlich; und wann selbige abgesäget, die Wade um *Verduyns neue Manier.*

H h 2 den

den Stumpff herumschlagen/ als wie ein Bäuschlein/ selbigen wohl andrücken/ mit Hefft-Pflastern anhefften/ hernach Compressen darüber legen/ und mit einer Binde/ wie sonsten die *Amputationes* verbunden werden/ wohl verbinden/ so würde man hiedurch folgende Vortheil haben: 1) würde die Wade die abgeschnittene Arterien wohl zudrücken/ und also das Bluten verhindern/ ohne andere blutstillende Mittel/ Brennen oder binden der Adern zu gebrauchen; 2) würde dieses Fleisch die Beine bedecken/ damit nicht leicht eine *Caries* an selben entstehen könne/ gleichwie sonsten bey den andern Manieren manchmal geschiehet; 3) würde die Wade mit dem Stumpff bald zusammenwachsen/ und die Heilung viel geschwinder verrichtet werden/ als sonsten; 4) würde dieses Fleisch/ wenn es an den Stumpff angewachsen/ demselben gleichsam vor ein Küssen dienen/ worauf ein solcher Mensch hernach bequemer gehen könte/ und würde nicht nöthig haben/ bey Applicirung eines künstlichen Fusses den Stumpff zurück zu biegen/ sondern man würde den künstlichen Fuß gerad unter den Stumpff können fest machen/ und also viel natürlicher gehen/ als bey den sonst gewöhnlichen Manieren/ wie dieser *Autor* solches in einem besondern Tractätlein nicht nur umständiger beschrieben/ sondern auch mit Figuren deutlich angewiesen hat. Es hat auch derselbe/ und andere *Chirurgi* mehr/ diese *Methode* probirt/ und ist in verschiedenen sehr wohl gelungen/ bey manchen aber hat es nicht wollen gut thun: dann die abgeschnittene Beine werden gemeiniglich einige Zeit nach der Curation unter dem Fleisch spitzig/ welche Spitzen hernach im gehen das Fleisch stechen/ und gern Entzündungen mit unleidlichen Schmertzen verursachen/ daß dahero diese *Methode* wenig Nachfolger bekommen/ sonderlich auch/ weil selbige mühsamer ist/ als die gewöhnliche.

Das 36 Capitel/
Von der Amputation des Schenckels.

I.

Wo das Schenckelbein abzunehmen.

WEnn eine Corruption des Schienbeins bis an das Knie gehet/ oder gar bis in den untersten Theil des Schenckels/ oder sonsten eine Ursach den Schenckel abzunehmen da ist/ als *Caries*, Zerquetschung/ Verletzung der *Arteriæ cruralis*, so muß man das Schenckelbein

Das 36 Cap. Von der Amputation des Schenckels.

ckelbein selbst abnehmen: welche Abnehmung aber am gefährlichsten unter allen ist, weil allhier die größte Arterie, und das dickste Fleisch, wodurch eine sehr grosse Wunde gemacht wird, woraus nach der Amputation sehr viel Materie täglich ausläufft, wodurch die Patienten offt so von Kräfften kommen, daß sie die Cur nicht können ausstehen, sondern deßwegen sterben müssen: und derohalben gehet diese Operation selten glücklich ab, wenn das *Femur* oder der Schenckel hoch oben muß abgenommen werden. Dieser Ursachen wegen aber, wenn ein Schenckelbein abzunehmen ist, soll man es allzeit so nah an dem Knie, oder so weit unten verrichten, als es möglich ist, weil der Schenckel daselbst am dünnsten.

2. Die Binde aber, welche durch Hülff des *Tourniquets* die grosse Schenckel-Arterie (*Arteria cruralis*) comprimiren soll, muß am obersten und innersten Theil des Schenckels, zwischen dem obersten Theil vom *Musculus vastus internus* und *triceps*, (welcher Ort aus der Anatomie accurat muß bekandt seyn) wohl fest angelegt werden, gleichwie aus *Tab. III. fig. 1. lit. L* zu sehen, weil sonsten, wenn er nicht wohl hielte, ein allzugrosses Verbluten aus einer solchen grossen Ader erfolgen würde, daß sich der Patient unter der Operation könnte zu todt bluten. *Wo der Tourniquet anzulegen.*

3. Die Manier den Schenckel abzuschneiden ist eben so, als wie bey Abnehmung des Arms beschrieben worden, und muß man, nachdem das Bein abgesägt, hier sonderlich die Arterie gegen das Bluten wohl zu verwahren suchen; welches aber, weil die Arterie hier am grössten, nicht wohl sicher mit *cauteriis* oder blutstillenden Medicamenten geschehen kan, sondern man hat hier das binden am nöthigsten, gleichwie wir bey Abnehmung des Ober-Arms gesagt haben. Bey dem Verband ist auch nichts weiters zu erinnern, als nur, daß man mehr Carpie oder Bovist, grössere Pflaster, Compressen, auch breitere und längere Binden vonnöthen habe, damit man den Theil gegen das Bluten wohl verwahren könne. Nachdem der Patient verbunden, und ins Bett gebracht, muß man unter den Schenckel ein Küssen legen, auf daß derselbe hoch liege, und dadurch der allzuhefftige Einschuß des Gebluts gegen das Ende der Arterie einigermassen gemindert werde: sonsten aber verfähret man nach der Operation und bey dem künfftigen Verbinden, gleichwie bey der Abnehmung des Arms ist gesagt worden. *Wie die Abnehmung und Verbindung zu verrichten.*

4. Wann ein Arm oder Fuß von einer Stück-Kugel weggeschossen, oder durch ein Rad oder Mühl abgerissen worden, gleichwie *Was bey Abschiessung eines Arms oder Fusses zu thun.*

gleichwie manchmal geschiehet, so hat bey solchen Zufällen der *Chirurgus* zweyerley zu observiren: 1) Wenn noch Splitter oder Spitzen des Beins vor dem Fleisch heraus stechen, soll er selbige mit einer Säge absägen, weil es sich sonst nicht wohl würde heilen lassen, oder auch nach Beschaffenheit der Sach mit einer scharffen grossen Beißzang abzwicken, damit das Bein überall gleich werde; Wenn aber das Bein am Stumpff gleich ist, und nicht über das Fleisch herausgehet, hat man nicht nöthig selbiges abzuschneiden. 2) Muß der *Chirurgus* gegen das Bluten behörige Mittel anwenden, und derohalben alsobald den *Tourniquet* appliciren, und hernach, wo die Verletzung am Unter-Arm oder Schienbein, mit Knöpfflein von Vitriol, und andern blutstillenden Mitteln, oder mit Brennen, das Blut stillen, und hernach die Wunde eben so verbinden, gleichwie oben bey Abnehmung der Hand und Unter-Arms gesagt worden. Wenn aber die Verletzung im Ober-Arm oder im Schenckel, so soll man die Arterie binden, gleichwie vorhero ist gelehret worden, und hernach in dem Verbinden und Heilung eben so verfahren, als ob man das Glied mit Fleiß hätte abgenommen.

Botalli Manier die Glieder abzunehmen. 5. *Botallus* beschreibet eine Manier Arm und Fuß abzunehmen, welche am allergeschwindesten zu verrichten ist; indem er eine *Machine* machet, worinnen ein grosses schweres scharffes Eisen mit grosser Gewalt von oben herabfällt, auf das Glied, welches man will weggenommen haben, da dann ohne Schneiden und Sägen auf einen Fall das gantze Glied sich abstösset. Dieweilen aber dadurch die Bein leicht springen, und zerschmettert werden, so hat diese Manier wenig Approbation gefunden.

Von den höltzernen Füssen. 6. Nachdem ein abgeschnittenes Glied wiederum geheilet, pfleget man solchen gestümpffelten Leuten höltzerne oder silberne Glieder zu machen, welche mit dem übrigen gantzen eine Gleichheit haben sollen, damit man sowohl die Heßlichkeit dadurch verberge, als auch, daß selbige einiger massen an statt des natürlichen Arms oder Fusses, so verloren gegangen, dienen mögen, gleichwie dergleichen *Machinen* bey dem *Paræus*, *Hildanus*, *Solingen*, und andern, zu sehen. Armen Leuten aber machet man nur Stützel-Füsse.

Wenn eine Caries an die Bein kömmt. 7. Solte eine *Caries* an die Beine eines abgesetzten Gliedes kommen, gleichwie manchmal zu geschehen pfleget, wie sehr man auch dasselbe zu verhüten trachte, soll man solche entweder mit dem *Pulvis Euphorbii*, oder mit einem Brenn-Eisen, gleichwie sonsten eine *Caries*, wegnehmen.

Erklä-

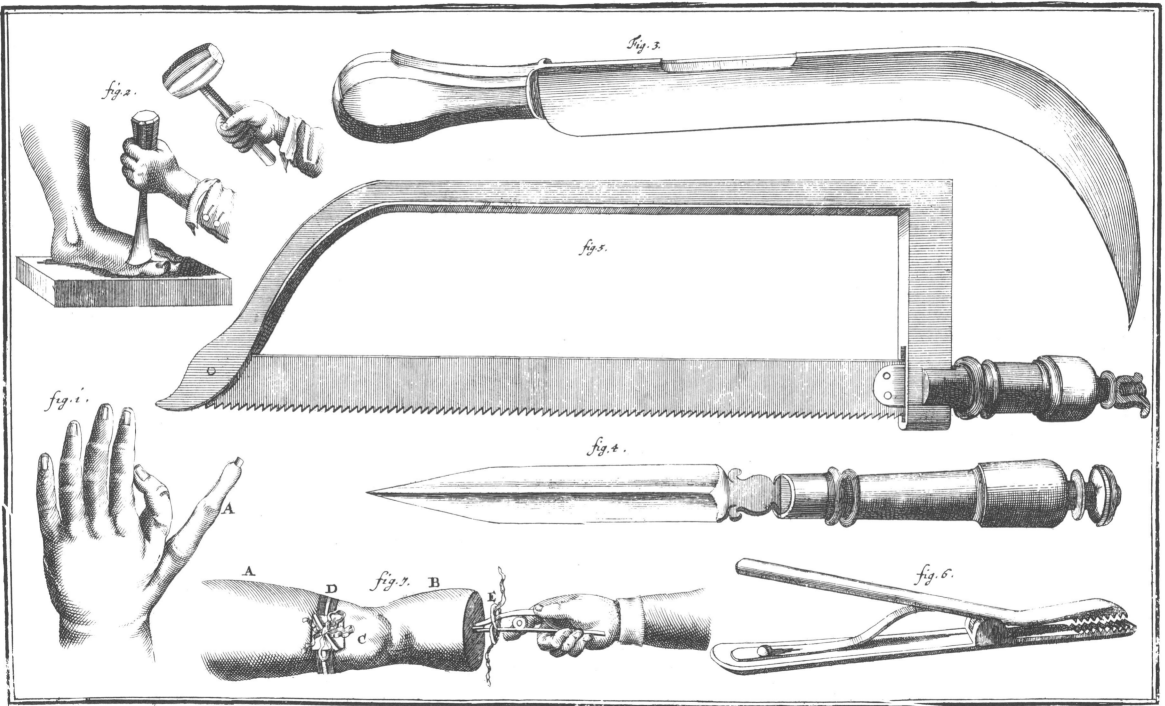

Erklärung der neunten Kupffer-Tafel.

Fig. 1. Zeiget eine Hand mit sechs Fingern, von welchen der mit *A* bezeichnet überflüßig und unförmlich war, fast als ein Hahnen-Sporn, und deßwegen von mir abgenommen worden.

Fig. 2. Zeiget, wie eine verdorbene grosse Zähe mit einem Meisel und Hammer abgeschlagen worden, aus dem Roonhuysen.

Fig. 3. Ist das Krumm-Messer zum Arm- und Bein-abnehmen.

Fig. 4. Ist ein zweyschneidiges spitziges Messer, um das Fleisch zwischen den zweyen Beinen am Unter-Arm und Schienbein durchzuschneiden.

Fig. 5. Ist die Säg zum Glieder-abnehmen, welche manche fast noch so groß gebrauchen, aber mit einer kleinen eben so wohl kan verrichtet werden.

Fig. 6. Ist ein Arterie-Zang, um nach einer Amputation, sonderlich am Ober-Arm, und Schenckel, wie auch am Schienbein, die Arterien mit zu fassen, und hernach zu umbinden.

Fig. 7. Ist ein Schenckel *A*, mit einem abgeschnittenen Schienbein *B*, an welchem gezeiget wird, wo und wie man über dem Knie *C*, bey Abnehmung des Schienbeins, den *Tourniquet* *D* applicirt; ingleichem wie man nach der Abnehmung mit der Arterie-Zang die Arterie fasset, und selbige hernach mit einem starcken gewächsten Faden zubindet.

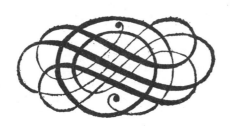

Des

Des andern Theils zweyte Eintheilung,
Von denen Chirurgischen Operationen/ welche am Haupt verrichtet werden.

Das 37 Capitel/
Von der Fontanell auf dem Kopff/ oder auf der Sutura Coronalis.

I.

Worzu diese Fontanell dienlich.

Man pfleget zuweilen oben auf dem Kopff/ wo die *Sutura coronalis* und *sagittalis* zusammen kommen/ eine Fontanell zu machen/ um dadurch in allerley Haupt-Beschwernüssen böse Feuchtigkeiten auszuführen. Es ist diese Fontanell in Teutschland wenig gebräuchlich; in Italien aber und in Holland pflegt man dieselbe noch öffters anzustellen/ und haben verschiedene *Autores* davon sehr grosse Würckungen observiret: als in allerley Flüssen des Haupts/ hartnäckigen Kopff-Schmertzen/ Schwindel/ Schlag-Flüssen/ schwerer Noth/ Flüssen der Augen/ schwartzen Staar/ verlohrnen Gedächtnüß/ und andern Haupt-Zuständen; und ob schon viele *Autores* diese Operation vor unnützlich halten/ und verwerffen/ weil dadurch nichts aus dem Kopff könne herausgezogen werden/ so soll man selbige doch deßwegen nicht gantz verachten/ weilen dieselbe dennoch vieles Böse abführen/ und grosse Alteration verursachen kan/ auch die *Experientz* derselben grosse Nutzbarkeit durch viele glaubwürdige *Autores* offtmals bestättiget hat.

2. Um

Das 27 Cap. Von der Fontanell auf dem Kopff. 433

2. Um den rechten Ort zu finden, wo man diese Fontanell **Welches der** setzen soll, lehren die Alten, daß man zuförderst die Haar oben auf dem **rechte Ort.** Haupt solle wegscheeren, und hernach einen Bindfaden erstlich von der Nase über den Kopff, bis mitten in die Ancke, und hernach einen andern Faden von einem Ohr über den Kopff bis zum andern Ohr ziehen, und wo diese zwey Fäden übereinander gehen, da würde die Zusammenkunfft der *Sutura coronalis* und *sagittalis*, und also der rechte Ort zu dieser Fontanell seyn, gleichwie solches durch Figuren bey dem *Sculteto Tab. XXVI, von Meekren pag. 49,* und *Dekkers Exercit. pag* 110 gezeiget wird. Es trifft aber diese Maas nicht allezeit accurat ein, dieweilen die Suturen in einem Menschen mehr vorwerts, in andern mehr hinterwerts zusammen lauffen; indem aber dasjenige, welches durch diese Fontanellen herauslauffet, nicht aus dem Gehirn, sondern nur aus den äußerlichen Theilen kommt, so ist nicht nöthig, daß man eben so accurat auf der Zusammenkunfft bemeldter zwo Suturen die Fontanell setze, sondern ist schon gut, wenn es nur ohngefähr auf selbige Gegend kömt. Derohalben ist genug, wenn ein *Chirurgus* aus Todten-Köpffen sich die Gegend dieser Zusammenkunfft bekandt machet, und läßt sich auch der Ort öffters mit den Fingern fühlen, weilen in den meisten Personen an demselben entweder eine kleine Erhöhung, oder eine kleine Eindruckung sich spüren lässet: und derohalben kan der *Chirurgus* auf selbiger Gegend diese Operation anstellen. Ja es kan auch diese Fontanell auf die *Sutura sagittalis* mit eben dem Effect gesetzet werden, und darff man deßwegen nicht allzu scrupulös um den Ort der Zusammenkunfft beyder Suturen bekümmert seyn. Es haben aber die Alte die Zusammenkunfft bemeldter beyder Suturen deßwegen erwehlet, weil sie davor gehalten, als wäre das *Cranium*, weil es in Kindern daselbst offen, an diesem Ort dünner als an andern, und könnten also daselbst die böse Feuchtigkeiten besser ausdünsten, als anderst wo; weilen aber das *Cranium* in Erwachsenen hier eben so fest zugewachsen, als an andern Orten, so kan der Unterschied nicht von gar grosser *Importance* seyn, ob diese Fontanell accurat auf diesem Ort, oder ein wenig weiter vorn oder hinten gesetzet wird.

3. Es wird aber diese Fontanell, um kräfftigerer Wirckung halber, **Womit und wie** durch ein Brenn-Eisen gemacht, und zwar auf folgende Manier: **selbe zu setzen.** Nachdem die Haar oben auf dem Kopff weggeschoren, und man entweder durch das Creutz mit den Fäden, oder nur nach dem Gesicht und Fühlen, den Ort gezeichnet hat, nimmt man ein glüendes Eisen, von behöriger

Jii

höriger Größ, entweder ohne ein Röhrlein, gleichwie *Meekren* und *Dekker* beschreiben, oder mit einem Röhrlein, gleichwie wir *Tab X fig. 1 und 2* aus dem *Aquapendente* haben abzeichnen lassen, und drucket das glüende Eisen an dem gezeichneten Ort starck ein, so, daß es bis auf die Hirnschal eingehe: wenn dieses geschehen, leget man in das gemachte Loch eine Erbsen mit Digestiv, appliciret darüber ein Pflaster, gleichwie sonsten, wenn man eine Fontanell macht, hernach eine viereckigte Compreß, und befestiget alles mit einer Binde mit vier Köpffen, von welcher bey den *Bandagen* wird gehandelt werden. Und so verfährt man täglich entweder ein- oder zweymal, wie bey andern Fontanellen, bis die Crust abgefallen, hernach tractiret man solches, wie andere Fontanellen, bis die Kranckheit wohl curiret ist; und scheinet, daß diese Operation mehr wegen der grossen Alteration und Revulsion so krafftige Veränderung im Kopff verursache, als daß die böse Feuchtigkeiten dadurch solten aus dem Gehirn gezogen werden. Dieweilen aber das Brenn-Eisen leicht in der Haut seine Krafft verlieret, ehe es bis an die Hirnschale kommt, so halten einige davor, daß, um besserer Wirckung halber, man vor dem Brennen die Haut an dem bezeichneten Ort durch einen Creutz-Schnitt solle eröffnen, bis auf die Hirnschal, die Lippen voneinander separiren, das Röhrlein *fig. 2* in die Oeffnung stecken, und hernach durch dieses Röhrlein mit dem Brenn-Eisen *fig. 1* die Hirnschal wohl anbrennen, so würde dieselbe dadurch dünner, und könnten also die böse Feuchtigkeiten desto besser ausdämpffen.

Das 38 Capitel,
Von der Arteriotomia, oder Oeffnung der Puls-Ader an den Schläffen.

1.

Was die Arteriotomia sey. Eine Arteriotomie wird genennt, wenn man eine Arterie oder Puls-Ader, fast auf eben solche Manier, öffnet, als eine *Vena*, um Geblüt zur Gesundheit des Menschens aus derselben zu lassen. Es ist aber diese Operation heutigs Tags nicht mehr so gebräuchlich, wie vor Alters, weilen leichtlich ein allzu starckes Verbluten oder

Das 38 Cap. Von der Arteriotomia.

oder ein gefährliches *Aneurysma* dadurch kan verursachet werden, gleichwie bey dem Aderlassen ist gesagt worden: dennoch ist dieselbe eine sehr nützliche Operation, wo sie nur behörig verrichtet wird. Es haben die Alte vielerley Arterien pflegen zu öffnen, als auf der Stirn, bey den Schläffen, hinter den Ohren, hinten am Kopff, zwischen dem Daumen und Zeigfinger, und andern Orten; heut zu Tag aber ist fast nur eine noch zu öffnen gebräuchlich, nemlich diejenige, welche man an den Schläffen klopffen fühlet, weil man diese am leichtsten finden, am bequemsten öffnen, und auch ohne Furcht eines allzu hefftigen Verblutens oder *Aneurysma* wieder heilen kan. Es ist aber überhaupt schwerer, eine Arterie zu öffnen, als eine *Vena*, weil man die Arterie nicht sehen kan, sondern nur bloß nach dem Gefühl öffnen muß. Es haben die Alte wunderliche Manieren, diese Operation zu verrichten, beschrieben; Die Frantzosen aber und Engelländer, als bey welchen diese Operation jetzo in Europa noch am gebräuchlichsten, verrichten solche auf folgende Manier.

2. Man setzt den Patienten auf einen Stuhl, oder auf ein niedriges Bett, bieget desselben Kopff ein wenig auf eine Seite, auf welche man will, um bequemlich beyzukommen. Alsdann soll der *Chirurgus* auf dem Schlaff, welcher oben ist, mit der lincken Hand die Arterie suchen, bis er solche durch das Klopffen spühret. Hierauf soll er die zwey förderste Finger auf der Arterie halten, solche ein wenig von einander thun, dabey accurat die Lag der Arterie zwischen diesen Fingern, mit den Augen *observiren*, und alsdann mit einer Lancett auf die Arterie loßstechen, fast wie im Aderlassen, doch so, daß er tieffer steche, und im aufheben mit der Lancett die Arterie überzwerg entzwey schneiden. Wenn alsdann das Blut gantz hell-roth und Sprung-weiß, nach dem Puls der Arterien, herausspringet, ist solches ein Zeichen, daß die Operation wohl verrichtet; wo solches aber nicht geschiehet, so ist die Arterie nicht getroffen, sondern muß tieffer gestochen werden. Wenn aber die Arterie wohl geöffnet, läßt man nicht wenig Blut herauslauffen, weil sonsten diese Operation nichts helffen würde; sondern man muß bis auf ein Pfund, oder in stärckern und Blutreichern bis auf anderthalb Pfund, oder wie es die Alten haben pflegen zu thun, bis der Patient in Ohnmacht fällt, lauffen lassen, wenn man will, daß guter Effect darauf erfolgen soll.

Wie selbige zu verrichten.

3. Wenn also Blut genug herausgelassen, muß der *Chirurgus* Sorge

Vom Verbinden.

Sorge tragen/ die Wunde wohl zu verbinden: als worzu er drey kleine viereckigte Compressen/ fast wie bey dem Aderlassen/ haben soll/ doch so/ daß allzeit eine was grösser sey/ als die andere/ von welchen er die kleinste auf die Oeffnung leget/ auf diese die mittlere/ und dann endlich die grösste: ja man kan auch in die erste oder andere Compreß ein Stuck Geld stecken/ damit die Arterie desto stärcker zusammen gedruckt werde. Endlich appliciret man hierüber eine gute feste *Bandage*, worzu diejenige am dienlichsten ist/ welche man die Knopff= oder Stern= *Bandage* nennet/ und unten unter den *Bandagen* des Haupts wird beschrieben werden. Es muß der Patient selbe wenigstens 8 Tag tragen/ damit die Wunde desto fester zuheile/ und wenn dieselbe inzwischen sollte loß werden/ muß man sie von neuem wieder fest anlegen.

Nutzen dieser Operation. 4. Es wird diese Operation vor sehr nützlich gehalten/ in vielerley Kranckheiten/ welche von Überfluß des Gebluts oder Vollblütigkeit und Wallen desselben herrühren/ und hauptsächlich in hefftigen langwierigen Kopff=Schmertzen/ wo man mit andern Mitteln selbige nicht hat können vertreiben: ingleichem in hefftigen Entzündungen der Augen/ in Blindheit/ welche von Vollblütigkeit herkommt/ in der schweren Noth/ Schwindel/ auch in andern beschwerlichen langwierigen Haupt=Kranckheiten; und erzehlen die *Autores* sonderbare Nutzen von der Arteriotomie/ wo alle andere Mittel lang vergebens waren gebraucht worden. In Schlag=Flüssen wird selbige auch von einem neuen Engeländer a) vor das allergewisseste *Remedium* gerühmet. Es sollen aber die Patienten hierauf gute Diät halten/ und sonsten dienliche Mittel dabey gebrauchen/ so ist desto besserer Effect und Nutzen davon zu hoffen. Es sind viele/ welche diese Operation verwerffen/ und halten davor/ es könne die Arteriotomie keinen bessern Effect/ thun als das Aderlassen/ und wäre doch viel gefährlicher/ auch schwerer zu verrichten: dieweilen aber viele *Practici*, so wohl alte als neue/ versichern/ daß auf selbige/ sonderlich in bemeldten Zufällen/ offt viel grösserer Nutzen gefolget sey/ als auf anderes Aderlassen/ und alle übele Gefolg oder Gefahr leicht können verhütet werden/ so soll man solche nicht verwerffen; dennoch aber nicht eher anstellen/ als wo andere Mittel den gesuchten Effect nicht verrichten wollen. An statt der Lancett kan man auch diese Operation mit einem guten spitzigen und scharffen Incisions=Messer verrichten/ mit welchem man die Arterie von oben nach unten/ oder von unten nach oben zu/ durchschneiden kan.

Das

a) *Catherwood New Method of curing the Apoplexy.*

Das 39 Capitel/
Vom Waſſer-Kopff.

1.

EInen Waſſer-Kopff (*Hydrocephalum*) nennet man/ wenn der Kopff von ſchleimigen Gewäſſer wider die Natur ſehr ausgedehnet und aufgeſchwollen iſt: bey welchem/ wenn das Gewäſſer in der Hirnſchal/ nennet man es einen innerlichen Waſſer-Kopff/ wenn ſelbiges aber nur zwiſchen der Haut und Hirnſchal/ wird es ein äuſſerlicher Waſſer-Kopff genannt. Der innerliche kan faſt nur bey neugebohrnen kleinen Kindern ſeyn/ und bringen ſie ſelbigen meiſtens mit auf die Welt/ gleichwie dergleichen in *Ruyſchii Theſaur. anatom. ſecundo Tab. III* abgemahlet zu ſehen/ und dieſe ſind meiſtentheils incurabel: inſonderheit je gröſſer ſie ſind/ je weniger kan ein ſolches Kind beym Leben bleiben/ ſondern es muß das Hirn davon verderben/ und der Tod bald erfolgen. Wenn man auch/ bey dergleichen Kindern an ſolchem Kopff eine Oeffnung machte/ um das Waſſer heraus zu laſſen/ ſo wird zugleich mit dem Waſſer die Seele davon lauffen/ gleichwie offt obſerviret worden: derohalben ſoll man dergleichen Oeffnung nie unternehmen. Solte aber ein innerlicher Waſſerkopff nicht gar groß ſeyn/ ſo kan man ihn manchmal curiren/ wenn man ein ſolches Kind 1) öffters purgirt/ um dadurch das Gewäſſer vom Kopff abzuleiten/ und darzwiſchen 2) gute ſtärckende Artzneyen eingibt. Aeuſſerlich aber könte man eine groſſe Compreß in *ſpiritus vini matricalis*, oder *ſpiritus lavendulæ*, oder Ungariſch-Waſſer eingetaucht/ über den Kopff legen/ und hernach den Kopff mit einer Binde feſt zuſammen binden/ gleichwie eine ſonderlich hierzu dienende Binde bey den *Bandagen* wird beſchrieben werden/ womit man/ bis es beſſer wird/ continuiren muß.

Vom innerlichen Waſſerkopff.

2. Ein äuſſerlicher Waſſerkopff aber entſtehet ſo wohl in Kindern/ als in Erwachſenen: und wird von dem innerlichen unterſchieden/ daß der Kopff weich iſt anzufühlen/ weil die wäſſerige Feuchtigkeiten hier zwiſchen der Haut und dem *Cranio* ſtecken; in dem innerlichen aber iſt der Kopff härter/ weil die Beine gleich unter der Haut ſich befinden. Es läſſet ſich ein äuſſerlicher Waſſerkopff noch öffters und leichter curiren/ als ein innerlicher: dennoch wie gröſſer und älter

Vom äuſſerlichen.

derselbe ist/ desto schwerer und ungewisser ist die Cur. Man pfleget bey diesem erstlich die Cur mit Medicamenten/ so wohl innerlichen als äusserlichen/ anzufangen: innerlich soll der *Medicus* purgirende/ stärckende und zertheilende ordiniren; äusserlich aber dienen diejenige *Spiritus*, welche bey dem innerlichen Wasserkopff sind gelobet worden/ welche entweder mit Tüchern/ oder mit zertheilenden Kräuter-Säcklein von Majoran/ Salbey/ Rosmarin/ Lavendel/ und dergleichen/ gemacht/ offt warm um den Kopff gebunden werden. *Hildanus* meldet/ daß er einen Wasserkopff durch fleißiges appliciren des Kalck-Wassers vermittelst eines Schwamms curiret habe. Hierzwischen dienen auch Schnupff-Pulver von Majoran/ Mayen-Blümlein/ *Marum verum*, Cubeben/ und dergleichen: Nebst diesen hält man auch vor dienlich Toback zu kauen/ um dadurch das Gewässer vom Kopff wegzuziehen. Uberdas ist auch sehr rathsam/ wenn man den Kopff mit angestecktem rectificirten Brandewein offt vorsichtig dämpffet/ um dadurch das Gewässer auszutreiben. Wenn diese Sachen einweil continuiret worden/ und nicht helffen wollten/ muß man zu stärckern Chirurgischen Mitteln schreiten/ da dann erstlich die Blasen-Pflaster sehr dienlich sind/ wenn man solche öffters unten am Kopff/ als bey den Ohren und in dem Nacken appliciret/ oder gar an bemeldten Orten mit Schröpff-Köpffen schröpffen lässet. *Piso* schreibet/ daß er durch eine Fontanell hinten in der Ancke einen Mann von einem Wasserkopff curiret habe: derohalben wird auch ein *Setaceum* oder Haarschnur allhier in der Ancke nicht undienlich seyn. Wann dieses aber alles nicht helffen wolte/ so haben die Alten gelehret/ daß man am untersten Theil des Haupts eine tieffe Zwerch-Incision in den Kopff machen solle/ auf daß hierdurch das Gewässer einen Ausgang bekommen könne. An dessen statt aber halten die neuere *Chirurgi* vor dienlicher/ wenn man an dem untersten Theil des Kopffs/ wo die Geschwulst am dicksten ist/ viele *Incisiones* oder *Scarificationes* nach der Länge mache/ und dadurch das Wasser auslauffen lasse: nachdem aber ein guter Theil deß Gewässers ausgelauffen/ kan man die *Incisiones* mit Digestiv und Carpie ausfüllen/ damit dieselbe einweil offen bleiben/ und das Gewässer sich nach und nach verlauffe/ da man dann hernach die Wunden mit Wund-Balsam wieder zuheilet. Inzwischen aber soll beständig mit innerlichen Medicamenten continuiret/ und gute Diät gehalten werden/ bis der Patient wieder gesund wird.

Das

Das 40 Capitel/
Von der Trepanation oder Durchbohrung der Hirnschal.

I.

Die Trepanation wird genannt eine Durchbohrung der Hirnschal mit einem besondern Bohrer/ welchen man einen Trepan nennet/ um nach einer schweren Kopff-Verletzung/ ausgeloffenes Geblüt oder Materie unter der Hirnschal herauszulassen/ oder Stücker Bein/ welche das Hirn drucken/ in die Höhe zu heben/ gleichwie schon hiervon bey den Haupt-Wunden gesagt worden. Es haben die Alten sich auch zuweilen der Trepanation bedienet in allerley schweren Haupt-Kranckheiten/ welche durch die Fontanell auf dem Kopff/ oder andere Mittel/ nicht haben weichen wollen/ in der Meinung/ daß durch ein solches Loch in der Hirnschal die böse Feuchtigkeiten und Dünste aus dem Gehirn noch besser könnten ausdämpffen/ dadurch solche Ubel curiret werden. Heut zu tag aber trepanirt man nicht mehr wegen innerlicher Kranckheiten/ sondern nur in schweren Verletzungen des Haupts/ von äusserlichen hefftigen Contusionen und Erschütterungen des Haupts/ durch schlagen/ stossen/ werffen/ fallen/ oder schiessen rc. verursachet/ als wodurch entweder das *Cranium* zerbrochen und eingeschlagen worden/ oder einen Sprung bekommen/ und Geblüt sich unter die Hirnschal ergossen; oder auch/ wenn durch solche äusserliche Verletzung an dem Kopff das *Cranium* zwar gantz bleibet/ dennoch aber durch die hefftige Gewalt oder Erschütterung innwendig eine Ader zerbrochen worden/ und Geblüt über das Gehirn ausgeronnen/ als wodurch dasselbe gedruckt wird/ und seine Function nicht mehr verrichten kan: dahero bey den Patienten Schwindel/ Schläfferigkeit/ Raserey/ Krampff/ oder gar die Benehmung aller Sinnen/ Empfindung und Bewegung/ ja der Tod selbst entstehen/ gleichwie schon in den Haupt-Wunden ist gesagt worden. Oder wo des Gebluts nur wenig ausgeronnen/ daß es jetztbemelde Zufäll nicht alsobald verursachen kan/ so wird selbiges doch endlich faul/ naget/ entzündet und verfrißt das Gehirn/ und bringet endlich erst nach langer Zeit bemeldte Zufälle und den Tod/ gleichwie solches sehr offt ist observiret worden/ zuwegen. Derohalben muß

Wenn diese Operation nöthig.

muß in solchen Zufällen/ um bemeldter Ursachen willen/ die Operation offt nothwendig vorgenommen werden/ wenn man die Patienten will vom Tod erretten.

Ist ohne Noth nicht vorzunehmen. 2. Dieweilen aber diese Operation/ darinnen man ein stück Bein aus dem *Cranio* bohret/ und von der *dura Mater* ablöset/ gar schwer ohne Verletzung der *dura Mater*, und also nicht ohne alle Gefahr/ kan angestellet werden/ wie behutsam und vorsichtig man auch umgehet/ soll man in Verletzungen des Haupts/ welche noch auf andere Manier können curirt werden/ nicht so jähling zur Trepanation schreiten/ gleichwie manche zu thun pflegen/ damit man nicht den Verletzten ohne äusserste Noth einer solchen Gefahr unterwerffen möge: sondern alsdann erst/ wenn man durch innerliche und äusserliche Mittel/ (als durchs Aderlassen/ Purgiren/ Clystiren/ und zertheilende Kräuter-Säcklein/ wie hiervon bey den Haupt-Wunden *pag.* 120, und folgenden/ weitläufftig ist gehandelt worden) die bey dem Verletzten sich befindliche schwere Zufälle nicht vermindern kan. Doch dieses wollen wir hier erinnern/ daß/ ob wir schon erst gelehret haben/ es seye nicht allzugeschwind oder jähling zur Trepanation zu schreiten/ man auch in Zufällen/ wo derselben Nothwendigkeit vor Augen/ dieselbe nicht allzulang auffschiebe/ damit nicht das stockende Geblüt/ oder die druckende Stücker der Hirnschal/ das Gehirn so verletzen mögen/ daß der Patient wegen allzulang-aufgeschobener Operation das Leben einbüssen müsse. Derohalben wenn in Verletzung des Kopffs die schwere Zufäll durch bemeldte Medicamenten sich nicht wollen vertreiben/ oder zum wenigsten sehr vermindern lassen/ sondern entweder bleiben/ oder gar zunehmen und ärger werden/ so soll man bey solchem höchst-gefährlichen Zustand beyzeiten zur Trepanation schreiten/ um dadurch dem ausgelauffenen Geblüt einen Ausgang zu machen/ das Gehirn zu reinigen/ und die druckende Beinlein/ wo es nöthig/ in die Höhe zu heben.

Ist sehr mißlich. 3. Es ist aber zu wissen/ daß man von dieser Operation keinen gewissen oder glücklichen Ausgang versprechen kan/ weilen man nicht weiß/ wie die Verletzung innwendig beschaffen/ welche offt viel grösser/ als man muthmassen kan; und sterben derohalben fast die meisten/ welche trepaniret werden: zwar nicht sowohl wegen der Operation/ als wegen der hefftigen Verletzung des Hirns. Ja es befinden sich die Trepanirte offt nach der Operation viele Tage gantz wohl/ sterben aber dennoch wider alles Vermuthen/ dieweilen offt ein wenig Geblüt oder Materie

Materie noch an einem Ort verborgen lieget, welches man weder muthmassen noch heraus bringen kan, das nach und nach das Gehirn entzündet, zerfrisset, oder eine Schwürung, und dadurch den Tod verursachet; ja es kan auch der Patient durch üble Lebens-Art, durch schädliches Essen und Trincken, durch undienliche Lufft, durch Zorn, Schrecken, und andere dergleichen Sachen, sich leicht den Tod zuwegen bringen.

4. Wenn man also erkennet, daß die hefftige Zufäll sich nicht durch vorbemeldte Mittel wollen heben lassen, muß man alsdann zur Operation schreiten, da man dann vor allen Dingen wohl überlegen muß, an welchem Ort man den Trepan setzen soll, dieweil man denselben nicht allenthalben, wo man will, appliciren darf. Am besten ist, wenn man ihn, wo ein Sprung in dem *Cranio* ist, auf dem Sprung selbsten; wo aber kein Sprung da ist, auf dem Ort wo der Schlag ist hingangen, oder wo man sonst muthmasset, daß die Verletzung sey, appliciret, wo es anderst derselbe Ort leidet. Die Ort aber, wo man den Trepan nicht sicher appliciren kan, sind 1) die Suturen in der Hirnschal, insonderheit die *Sutura sagittalis*; (dennoch kan man auch, wo es die Noth erfordert, auf den Suturen, sonderlich der *coronali*, trepaniren) 2) die Mitte des Stirnbeins, weil der *Sinus sagittalis* von der *dura Mater* gerad darunter liegt; 3) die *Sinus* des Stirnbeins; 4) wo eine grosse Ader ins Bein gehet; 5) darf man auch nicht trepaniren auf einem Bein, das wackelt, oder *cariens* ist; 6) auch nicht an den untersten Theilen der Hirnschal, wo viele Musculn liegen. In all diesen Zufällen oder Gelegenheiten, wo man auf dem verletzten Ort selbst nicht trepaniren kan, soll man einen Ort erwehlen, der doch so nahe bey der Verletzung, als möglich ist; ja wo die Zufäll sehr hefftig sind, und noch immer sich vermehren, insonderheit wo die Sinne und Verstand weg sind, die Patienten Brechen, Krampff und Fieber haben, Geblüt zum Mund, Nasen und Ohren heraus laufft, so soll man, ob man auch schon keinen Ort finden könnte, wo ein Bruch oder Verletzung wäre, zu erst auf einer Seit der Hirnschal, und wenn man daselbst kein extravasirt Geblüt findet, oder um dasselbe alles heraus zu bringen, und die Zufäll zu heben, nicht genug wäre, auch auf der andern Seite trepaniren: und wo auch diese nicht genug, oder man das extravasirte Geblüt noch nicht fände, soll man nun auf dem vördersten, nun auf dem hindersten Theil des Kopffs trepaniren, und so fortfahren, biß man dasselbe finde: dann es ist besser, wie *Celsus* lehret, in so gefährlichen Zufällen ein ungewisses Mittel zu versu-

442 *Von denen Chirurgischen Operationen.*

versuchen/als gar keins/damit man nichts unterlasse/was dem Patienten hätte nutzen können. Es ist auch sonsten offt nöthig/daß man an verschiedenen Orten des *Cranii* trepaniret: wenn man nehmlich erkennet/ oder auch nur muthmasset/ daß ausgeloffenes Geblüt oder ein Splitter an einem Ort stecke/ welche man durch das erste Loch nicht könnte herausbringen: dann es bezeugen *Autores,* daß manche Patienten zwey= drey= fünff= sieben= ja gar zwölffmal seyen trepanirt worden/ als *Scultetus Obs. 7. Glandorp. Specul. Chir. obs. 3. pag. 46.* und *Dionis* in seiner Chirurgie ꝛc. Stalpart von der Wiel aber in seiner *Centur. I. Obs. 8* meldet gar/ daß ein Graf von Nassau sieben und zwantzigmal seye trepanirt worden/ und davonkommen.

Was nach Erwehlung des Orts zu thun.

5. Wenn also der Ort erwehlet/ wo man den Trepan stellen will/ muß man an demselben/wenn die Haar noch nicht abgeschoren sind/ dieselbe wegscheeren/ und wo die Haut noch nicht durch die Verletzung vom *Cranio* separirt ist/ solche mit einem Messer durchschneiden bis auf das *Cranium,* so viel als genug ist/ um die Cron vom Trepan auf das blosse *Cranium* füglich zu appliciren: welche Incision meistentheils ins Creutz geschiehet/ manchmal nur in einer geraden Linie/ zuweilen wie ein lateinisches T/ oder V/ oder wie es sonsten dem *Chirurgo* am bequemsten zu seyn düncket. Hernach separiret man die Lippen der Incision ein wenig von der Hirnschal/ füllet Carpie darunter/ damit selbige wohl in die Höhe und von einander stehen mögen/ trucknet das Bein überall wohl ab/ und füllet die gantze Hohligkeit mit Carpie aus/ als wodurch zugleich das Bluten der Lippen gestillet wird. Nachdiesem leget man ein Pflaster und Compreß darüber/ welche Compreß man/ um die Entzündung zu verhüten/ vorher in warmen Brandewein eintauchen soll/ und hernach dieses alles mit einem dienlichen Verband/ welches die Frantzosen *Couvre-chef* nennen/ verbinden. Wenn die Zufäll alsdann nicht allzu hefftig/ verschiebet man die Operation/ wo dieses des Abends geschehen/ auf den andern Morgen; wo es aber Vormittag geschehen wäre/ bis auf den Nachmittag. Wenn aber die schwere Zufäll immer hefftiger werden/ kan man auch nach ein paar Stund/ so bald man nur meinet/ daß sich das Bluten der Lippen gestillet/ die Operation anfangen/ dieweil sonsten dasselbe die Operation verhindern würde. Derohalben soll man auch/ wo das Bluten nach der Incision so starck/ daß es sich mit dem Carpie nicht wolte stillen lassen/ gleichwie zuweilen geschiehet/ andere Blutstillungen mit zu Hülff nehmen/ als entweder den Bovist/ oder das *Alcohol vini,* oder

sonst

Das 40 Cap. Von der Trepanation der Hirnschal.

sonst ein blutstillendes Medicament/ oder die Arterie brennen/ oder mit einer krummen Nadel umstechen und binden: ja es hilfft auch offt/ wenn man nur eine solche Arterie mit dem Finger eineweil fest zudrücken lässet.

6. Inzwischen/ wenn der Patient dißmahl verbunden/ muß der Chirurgus seine *Instrumenta* und Geräthschäfft/ welche er zur Operation nöthig hat/ zusammen bringen und präpariren: unter welchen der Trepan mit seiner darzu gehörenden Crone das vornehmste ist. (siehe *Tab.* X *fig.* 3.) Wenn die Kron in der Mitt eine Spitz in sich hat/ gleichwie hier diese *lit.* A, nennet man sie das Männlein; wenn man aber die Spitze *Fig.* 4 mit dem Schlüssel *Fig.* 5 herausgeschraubt/ heisset man es das Weiblein. Weiter muß man bey dem Trepan haben ein besonders Messer/ das an der Spitze ein plattes Knöpfflein haben soll/ wie *fig.* 6 anweiset; ein Instrument/ um die *Dura mater* abzudrucken/ *fig.* 7; den Perforativ-Trepan *fig.* 8, welcher sich in *fig.* 3 bey B einschrauben läßt/ um den Anfang zum bohren zu machen; weiter ein Börstlein *fig.* 9, eine in Carpie eingewickelte Lancette *fig.* 10, ein *Elevatorium Tab.* V *fig.* 7, 8 und 14. und in einem Schüsselein guten rectificirten Brandewein. Zu dem Verband wird erfordert ein kleines rundes Tüchlein in der Grösse eines Halbbatzens/ woran in der Mitt ein Faden Spannenlang soll angeknüpfft seyn/ *Tab.* X *fig.* 11; ein rundes Bäuschlein von Carpie in eben der Grösse *fig.* 12, an welchem gleichfalls in der Mitt ein Faden seyn soll; überdas noch etliche runde Bäuschlein von Carpie/ um das Loch in der Hirnschal auszufüllen/ gleichwie *fig.* 13; ein wenig Mastix-*Essentz* oder Mastix-*Spiritus*; und dann endlich Carpie/ ein Pflaster/ eine viereckichte Compreß/ und eine grosse Serviett oder Schnupff-Tuch/ oder sonsten ein grosses viereckichtes Leinwad/ um die Haupt-Binde/ der *Couvre-chef* genannt/ davon zu machen.

Was zur Operation nöthig.

7. Wenn dieses alles parat ist/ kan man die Operation anfangen/ in welcher der Patient in einem warmen Zimmer entweder auf einen Stuhl soll gesetzt werden/ wenn er anderst sitzen kan; oder man muß denselben in einem niedrigen Bett so legen/ daß der *Chirurgus* und seine Helffer wohl beykommen können. Alsdann macht der *Chirurgus* das Verband los/ nimmt alles/ was auf der Wunde liegt/ behutsam weg/ trucknet das Bein wohl ab/ wendet den Kopff des Patienten in eine bequeme Lag/ und läßt solchen von einem Diener fest halten. Hierauf appliciret er erstlich den Perforativ-Trepan *fig.* 8, um nur einen Anfang eines Lochs in die Hirnschal zu machen; hernach den Trepan mit der

Wie die Operation anzufangen.

Cron *fig. 3*, in das jetzt gemachte Loch, auf den Ort, wo er die Oeffnung am besten zu machen judicirt hat: obenaber auf den Trepan leget er die lincke Hand und seine Stirn, mit der rechten Hand aber fasset er den Bogen des Trepans *D*, und drehet denselben langsam und vorsichtig herum, so lang, bis er siehet, daß nicht nur die Spitze wohl gefasset, sondern auch die Cron einen guten Circkel ins *Cranium* eingeschnitten hat. Wo dieses geschehen, nimmt man die Spitze mit dem Schlüssel *fig. 5* aus der Cron, und appliciert dieselbe wieder in vorigen Circkel, fährt hernach fort, wie vorhero, behutsam umzudrehen, feget die Sägspäne vom *Cranio* und Cron mit dem Börstlein öffters weg, bis dieselbe roth werden, oder was Blut aus der marckichten Substantz des *Cranii* auslaufft, welches lehret, daß man bis in die Mitte (lateinisch *Diploë*) gekommen sey; auf welche man aber nicht allzeit warten muß, weil sich diese marckichte Substantz an manchen Theilen der Hirnschal nicht, oder doch gar wenig, befindet. Wo aber solche blutige Materie herauskommt, hebt man den Trepan in die Höhe, wischet das Geblüt mit gutem rectificirten Brandewein weg, applicirt denselben hernach wiederum, drehet ein= oder zweymal um, kehret die Sägspäne abermal aus, visitirt mit einem subtilen Sucher oder Zahnstührer, ob das *Cranium* bald durch sey, und gibt sonderlich acht, wenn der Circkel auf dem Grund, der vorher weiß gewesen, bläulicht werde, welches anzeiget, daß das *Cranium* fast durch sey, und die *Dura mater* durchscheine. Wenn man diesen blauen Circkel gewahr wird, muß man mit dem Trepan aufs allerbehutsamste gehen, damit nicht die *Dura mater* von den Zähnen der Cron verletzet werde, als wodurch derselben Entzündung und andere viele Ubel erfolgen könnten. Wo man in diesem Circkel nur an einem Ort die Blauigkeit gewahr wird, zeiget solches an, daß das *Cranium* an selbigem Ort fast durchbohrt sey: alsdann muß man im drehen den Trepan mehr auf die Gegend wenden, wo das *Cranium* noch weiß ist, weil daselbsten das Bein noch am dicksten: und so muß man vorsichtig fortfahren, bis man spüret, daß das runde Stück anfängt zu wackeln, und niemal so lang drehen oder bohren, bis das *Cranium* gantz durchgebohrt ist, damit man die *Dura mater* nicht verletze; sondern wo das Stück wackelt, und also nicht gar fest mehr anhänget, bohrt man in das Loch, wo die Spitze des Trepans eingewesen, einen Bohrer *Tab. V fig. 7. B*, wackelt mit dem Bohrer und zugleich mit einem *Elevatorium* an diesem Stück, bis es losgehet.

Was nach der Operation zu thun.   8. Nachdem das Stück herausgenommen, weil am Grund des Lochs gemeiniglich Spitzen vom *Cranium* herausstechen, nimmt man

das

Das 40 Cap. Von der Trepanation der Hirnschal.

das Messerlein mit dem platten Knöpfflein *fig. 6*, mit welchem man rings herum die Schärffe des Lochs wegschneidet, damit die *Dura mater* dadurch nicht geprickelt und verletzet werde. Indem dieses geschiehet, pfleget das Geblüt, wenn einiges da ist, auszulauffen: welchen Ausfluß man befördert mit Biegung des Patienten Haupts, und mit Niederdrückung der *Dura mater*, entweder mit vorbemeldtem Messerlein, oder dem Drucker *fig. 7*: und indem das Geblüt herausfliesset, so kommen offt die Patienten, welche vorher ohne Sinne und Empfindung da lagen, in einem Augenblick zu sich selbst, als ob sie aus einem schweren Schlaff erwacheten. Wenn der Patient bey Verstand, heißt man ihn, um das Auslauffen des Geblüts zu befördern, den Athem anhalten, und drucken, als ob er seine Nothdurfft wolte verrichten: ist er aber nicht bey Verstand, und das Geblüt wolte nicht recht herauslauffen, ist offt dienlich, dem Patienten ein Nies-Pulver in die Nase zu geben, damit durch das Niesen das Geblüt besser ausgetrieben werde.

9. Wenn also auf solche Manier die Operation verrichtet, und das Unreine und Widernatürliche aus der Oeffnung mit Carpie wohl ausgereiniget, schreitet man zum Verbinden, da man unten in das Loch auf die *Dura mater* zuförderst das runde Tüchlein, *fig. 11*, vorhero in warmen *Mastix-Spiritus* oder Essentz eingetauchet, einbringet, und läßt den Faden aus der Wunde heraushangen: deßgleichen thut man hernach mit dem runden Carpie-Bäuschlein und seinem Faden *fig. 12*, und nach diesem füllet man das gantze Loch mit den übrigen runden Carpie-Bäuschlein *fig. 13* aus. Auf das *Cranium* und übrige Wunde leget man Carpie mit einem linden *Digestiv* oder Rosen-Honig bestrichen, und über dieses ein Wund-Pflaster, hernach die viereckichte Compreß, und verbindet alles mit dem *Couvre-chef*. *Wie der Patient zu verbinden.*

10. Wenn man nach durchbohrtem *Cranio* befindet, daß sich die *Dura mater* in die Höhe hebet, und gleichsam zum Loch ausdringen will, so ist solches ein Zeichen, daß Geblüt darunter stecke. In diesem Fall soll man, ob schon viele nicht trauen, keck und sicher die *Dura mater* mit einer Lancett vorsichtig auffstechen, damit durch diese Oeffnung das darunter verborgene Geblüt auslauffen könne, (als ohne welches der Patient sterben müßte) dabey man doch muß acht geben, daß man keine grosse Ader darinnen verletze: dann es sind schon viele, in welchen man bey dergleichen Fällen die *Dura mater* durchstochen hatte, wieder curiret worden, gleichwie bey Roonhusen, Mecken, und *Wenn Blut unter der Dura mater, oder eingedruckte Bein da sind.*

andern,

andern/ dergleichen Exempel zu lesen. Solten eingedruckte Beine das Hirn drucken/ muß man solche/ wenn sie los sind/ suchen auszuziehen; oder wo sie nur eingedruckt/ entweder mit den Fingern/ oder mit einem dienlichen *Elevatorium,* in die Höhe heben/ und/ so gut möglich/ in ihren natürlichen Ort bringen.

Wie die Wunde zu tractiren. 11. Nach diesem verbindet man die Wunde täglich einmal/ gleichwie vorher beschrieben worden/ mit balsamischen Medicamenten/ und hütet sich vor ölichten und fetten Dingen/ welche die Bein und Häutlein verderben/ so wird sich innerhalb 40 bis 50 Tagen der Rand des Lochs in der Hirnschal separiren/ (worauf doch nicht allzeit zu warten/ weil es nicht allzeit geschiehet) und wird nach und nach aus der *Dura mater* eine fleischichte Substantz herauswachsen/ welche endlich das Loch ausfüllet: und wenn die Helffte von dem Loch mit Fleisch vollgefüllet/ soll man dasselbe im Verbinden mit Carpie wohl comprimiren/ damit es nicht zu schwammicht werde: hernach/ wenn es bald voll/ die Lippen der Haut mit Hefft-Pflaster wohl zusammenziehen/ und mit dem Fleisch/ das aus der *Dura mater* auswächset/ anheilen: endlich die Wunde austrucknen/ wie sonsten in andern Wunden gewöhnlich/ und damit ist die Curation verrichtet. Dieses Fleisch im Loch/ welches mit der Haut zusammenwächset/ wird täglich härter/ und endlich wie ein Knorbel/ niemals aber ein warhafftes Bein: und dahero spüren solche Leut meistens einige Schwachheit und Veränderung des Wetters an diesem Ort; welche Empfindung einiger massen vermindert wird/ wo solche Leut beständig ein silbernes oder bleyernes Blättlein darüber tragen.

Wie den Zufällen zu begegnen. 12. Solte nach der Operation eine Entzündung der *dura Mater* oder des Gehirns darzu kommen/ muß man solcher durch Aderlassen/ gute Diät und innerliche Medicamenten von einem *Medico* begegnen lassen. Hätte sich einige Verschwürung angesetzt/ muß man die Materie allzeit mit Carpie wohl austrucknen/ und hernach *Mel rosarum* mit *Spiritus vini* oder mit *elixir proprietatis,* oder ein Pulver von *Myrrha,* Mastir und Weyrauch darauf appliciren. Wenn ein schwammichtes wildes Fleisch durch die Oeffnung der Hirnschal aus dem Hirn herauswachsen will/ kan man selbiges anfänglich verhindern/ wenn man die Carpie-Bäuschlein mit dem *Spiritus mastichis* bey dem Verbinden allzeit fest eindrucket/ oder ein besonderes durchlöchertes bleyernes Blättlein *fig.* 14 von *Belloste* erfunden/ welches gebogen/ wie *fig.* 15 anweiset/ in das Loch behörig appliciret/ und darüber die runde

Carpie-

Carpie-Bäuschlein gelegt werden, so drucket sich das schwammichte Fleisch zusammen, und wird hart; wenn aber schon das schwammichte über die Oeffnung herausgewachsen wär, und man solches mit einem Faden fassen könnte, so bindet man es entweder ab wie ein Gewächs, oder schneidet selbiges mit einer Scheer ab, bestreichet das übrige mit blauen Vitriol, oder streuet ein wenig *pulvis sabinæ* oder gebrannten Alaun darein, appliciret darüber wohl zusammen gedruckte Carpie-Bäuschlein, so wird sich das übrige härten, und hernach die Wunde können geheilet werden, gleichwie vorhero ist gesagt worden.

13. Vor einiger Zeit hat man meistens den Hand-Trepan im Gebrauch gehabt, welchen *Aquapendens* beschrieben und abgezeichnet hat, welcher auch dahero ordentlich des *Aquapendentis* Trepan genannt wird: Heutiges Tags aber bedienet man sich meistens des vorerwehnten Trepans *fig. 3*, welchen man des *Hildani* Trepan zu nennen pfleget, weil selbiger am dienlichsten und bequemsten ist.

OPERATIONES, die an den Augenliedern vorkommen.

Das 41 Capitel,
Wie man ins Aug gefallene Dinge soll ausnehmen.

I.

Es fallen offt allerley Sachen in die Augen: als Splitter, Sand, Steinlein, ein Stück von den Nägeln der Hände oder Füsse im Nägel-abschneiden, ein Stück von einem Federkiel im Federschneiden, Thierlein oder andere Sachen, welche hefftige Schmertzen erwecken, und wenn dieselbe nicht bald wieder heraus gebracht werden, können hefftige Entzündungen und noch andere schwere Übel im Aug verursacht werden. Derohalben soll man beyzeiten selbige suchen heraus zubringen, damit kein Schaden im Aug entstehe: Um dieses zu verrichten, kan man erstlich die Augenlieder mit den Fingern lind reiben/ damit wird durch das zufliessende Wasser das darunter liegende Ding offt herausgetrieben oder herausgeschwemmet. Manche thun/ wenn es auf diese Weis nicht heraus geht/ zu dem End eine Perle oder ein kleines Krebs-Aug/ zwischen das Augenlied/ um dadurch einen stärckern Zufluß des Gewässers zu befördern/ und das widernatürliche entweder dadurch auszutreiben/ oder zu machen/ daß solches daran anhängen/ und hernach zugleich mit dem Krebs-Aug oder Perle könne ausgedruckt werden. Wenn man laulicht Wasser in die Augen eingiesset/ läßt sich das widernatürliche manchmal auch damit ausschwemmen. Will es sich aber auf solche Manieren nicht lassen herausbringen/ soll der *Chirurgus* ein Augenlied nach dem andern in die Höhe heben/ um das wiedernatürliche zu suchen: und wenn er es siehet/ soll er mit einem subtilen Sucher oder Steck-Nadelknopff/ oder mit einem Zahnstürer/ kleinem Zänglein/ oder andern dienlichen Instrumenten/ selbiges vorsichtig herausholen/ damit er das Aug nicht möge verletzen. Wenn ein scharffes Saltz/ scharffer *Spiritus*, oder sonsten eine scharffe Feuchtigkeit ins Aug gefallen/ muß man öffters laulich Wasser oder Milch ins Aug giessen/ bis alle Schärfigkeit und Beissen aufgehört. Nachdem aber ein widernatürliches Ding aus dem Aug ausgenommen/ und dasselbe von der langen Irritation sehr roth und entzündet aussiehet/ soll man ein kühlendes und lindrendes Augen-Wässerlein offt auf das leidende Aug *appliciren*: welches aus Rosen-Wasser mit Eyerweis abgeschlagen/ und ein wenig *Saccharum Saturni* oder *Tutia* bestehen kan.

Das 42 Capitel/
Von allerley Geschwülsten an den Augenliedern.

I.

Unterschied dieser Geschwülsten.

Es gibt der Geschwülste vielerley/ und von verschiedener Grösse an den Augenliedern: als erstlich *Hordeolum* oder das Gersten-Korn/ welches so genannt wird/ wenn am Rand der Augenlieder eine rothe/ harte und unbewegliche kleine Geschwulst/ fast wie ein Gersten-Korn/ entstehet/ welche offt ein dickes eyterichtes Wesen in sich hat/ Schmertzen verursacht/ und dadurch das Sehen incommodiret. Man siehet dieselbe offt nicht viel von aussen/ sondern es ist

Das 42 Cap. Von Geschwülsten an den Augenliedern.

ist selbige meistens im inwendigen Theil des Augenlieds verborgen. Wenn eine solche Geschwulst sich schieben läßt, pfleget man es *Chalazium* zu nennen. Wenn eine dergleichen Geschwulst wie ein Hagel-Korn aussiehet, nennet man es *Grando*; wo aber selbige wie ein Wasser-Bläslein ist, nennet man sie *Hydatis*. Es kommen auch an den Augen *Atheroma*, *Steatoma* und *Meliceris* vor; was aber diese vor Geschwülste, ist schon oben bey den Bälgleins-Geschwülsten *pag.* 404 beschrieben worden, und scheinen alle diese Augenlieder-Geschwülste von der Art der Bälgleins-Geschwülste zu seyn. Solche kleine Geschwülste werden an andern Theilen des Leibs nicht leicht geacht, weil sie daselbsten nicht viel Beschwerlichkeit machen; im Aug aber, weil dasselbe sehr empfindlich, auch grosse Heßlichkeit, und zugleich einige Verhinderung des Sehens dadurch verursachet wird, sonderlich wenn sie groß werden, sind die Leut offt genöhtiget selbige wegnehmen zu lassen: und ist dergleichen Geschwulst *Tab. X fig. 19. lit. A* angedeutet. Sonsten aber haben sie nicht viel Gefahr bey sich, es seye dann, daß sie sehr groß würden, und das Aufthun der Augen oder Sehen verhinderten.

2. Die Curation dieser Geschwülste ist fast einerley: und bestehet hauptsächlich in Oeffnung der Haut, ohne daß man das Bälglein verletze, und hernach die Geschwulst sampt dem Bälglein herausnehme, gleichwie bey den Bälgleins-Geschwülsten *pag.* 407 ist gesagt worden, wenn es anderst möglich ist. Solte aber dasselbe ohne Verletzung des Bälgleins nicht können ausgenommen, oder auch von ungefehr zerrissen werden, muß man selbiges nach eröffneter Haut mit einer feinen Scheer so viel wegschneiden, als möglich ist, und hernach das übrige mit dem *Digestiv*, worzu ein wenig *Præcipitatum rubrum* oder *Ægyptiacum* soll gemischt werden, wegätzen; oder mit dem *Lapis infernalis* bedupffen, und endlich mit einem Wund-Balsam die Wunde wieder zu heilen, gleichwie sonsten bey den Bälgleins-Geschwülsten ist gelehret worden: doch muß man hier wohl acht geben, damit nichts von diesen scharffen *Medicamenten* ins Aug komme, um selbiges dadurch nicht zu verletzen. Es lassen sich diese Geschwülste nicht leicht zertheilen, gleichwie bey den Bälgleins-Geschwülsten überhaupt ist erinnert worden: ist auch nicht wohl sicher, aus Furcht der Verletzung der Augen, selbige zur *Suppuration* zu bringen; derowegen ist das Schneiden fast das sicherste. Der *Grando* und *Hydatis* hängen offt wie an einem Stiel, in welchem Fall man selbige durch binden mit einem Seidenfaden, oder mit einer Scheer, wegnehmen kan. Allein das *Hordeolum*

Cur.

oder Gersten-Korn hat was besonders vor den übrigen/ weil in solchem eine Entzündung vorhanden/ wodurch offt grosse Schmertzen verursachet werden/ welches die übrige nicht thun: und läßt sich solches/ gleichwie andere Entzündungen/ entweder vertheilen/ oder zur Schwürung bringen. Derohalben/ um die Zertheilung zu befördern/ und zugleich die Schmertzen zu lindern/ ist dienlich/ selbiges mit nüchterem Speichel offt zu bestreichen/ und wenn man nicht mehr nüchtern/ mit Quittenkern-Schleim: ingleichem ist auch das gebratne Aepffel-Marck mit einem Tüchlein offt warm übergeleget/ oder der Honig und Mehl/ oder sonsten ein erweichender Auffschlag/ sehr dienlich. Wenn sich aber selbiges nicht will vertheilen lassen/ sondern gantz gelb wird/ kan man es/ gleichwie die andere Bälgleins-Geschwulst/ ausnehmen: und wo es möglich ist/ solches in der innerlichen Seite der Augenlieder herausnehmen. Um dieses zu verrichten/ soll man das Auglied ein wenig umwenden/ mit einem subtilen Messerlein das darübergehende Häutlein nach der Läng eröffnen/ die Geschwulst theils mit den Nägeln ausdrucken/ theils mit einem Messerlein oder Lancett helffen aussepariren/ so heilet sich hernach diese kleine Wunde von selbst/ und wird hiedurch die Mase am Augenlied nicht gesehen.

Das 43 Capitel/
Von den Wartzen der Augenlieder.

IN den Augenliedern kommen Wartzen hervor/ welche dem Aug öffters Beschwerlichkeit machen/ auch zugleich sehr häßlich stehen/ und dahero von den Leuten wegzunehmen verlanget werden. Es können selbige auf eben die Manier weggenommen werden/ wie bey den Wartzen insgemein pag. 402 ist gelehret worden: als entweder durch Binden/ Schneiden oder ätzende Mittel; wobey nur dieses zu erinnern/ daß man mit den ätzenden Medicamenten hier sehr behutsam müsse zu Werck gehen/ und wohl acht geben/ daß nichts ins Aug falle/ weil sonst hiedurch der Patient könte blind werden/ gleichwie verschiedene mahl observirt worden: ingleichem kan das Wegbrennen/ welches sonsten sehr dienlich ist die Wartzen zu vertreiben/ an diesem Ort/ wegen der Augen/ nicht wohl angehen.

Das 44 Capitel/
Von Abhängung und heßlicher Geschwulst der obern Augenlieder/ Phalangosis und Ptosis genannt.

1.

Es schwellen manchmal die obern Augenlieder so dick auf/ und hängen so herab/ daß solche Leut das Aug nicht können aufmachen/ welches nicht allein sehr heßlich aussiehet/ sondern auch das Sehen verhindert. Siehe *Tab. X fig.* 16 *A,* oder Bartisch Augendienst in *fol. pag.* 179. Es entstehet dieses Ubel offt von einer Lähmigkeit des *Musculi Elevatoris palpebræ* oder von allzugrosser Schlappigkeit der Haut an den Augenliedern. Manchmal entstehet auch an den Augenliedern eine wässerichte Geschwulst/ welche die Augen fast gantz zudrückt/ aber von diesem Ubel zu unterscheiden/ und theils durch purgierende und andere innerliche Mittel/ theils durch zertheilende Bähungen entweder mit warmen Brandewein/ Campher-Brandewein/ oder Kalck-Wasser mit zusammen gefaltenen Tüchlein offt übergelegt/ kan vertheilt werden. Wenn aber dieses widernatürliche Abhängen von Schlappigkeit der Haut herkommt/ und stärckende Mittel/ sonderlich das *Ol. tartari nigrum* mit ein wenig Wachs zu einem Pflaster gemacht/ oder der *Bals. Peruvian.* nicht helffen wollten/ so ist kein ander Mittel/ als daß man das Uberflüßige auf behörige Manier wegnehme/ und dadurch die verlängte Haut kürtzer mache.

Worinnen dieses Ubel bestehe.

2. Die alte *Chirurgi* haben diese widernatürliche abhängende Haut mit einer Scheer oder Messer abgeschnitten/ und hernach die Lippen der Wunde wiederum zusammen genähet: Es kan aber dieses nicht leicht practiciret werden/ weil man wegen starcken Blutens die Lippen der Wunde nicht wohl sehen/ und also auch nicht wohl zusammen nähen kan/ woraus nothwendig eine heßliche Mase und andere Ubel folgen müssten. Um dieses zu verhindern/ hat der alte berühmte teutsche Oculist Bartisch zu erst ein hölzern Instrument mit einer Schrauben erdacht/ welches man in seinem Augendienst *pag.* 181 oder hier *Tab. X fig.* 17

Cur der Alten.

fig. 17 kan abgemahlet sehen/ mit welchem er diese überflüßige Haut C fig. 16 mit dem Instrument BB gefasset/ selbige durch die Schraube DD fest zusammen geschraubt/ damit die Geschwulst endlich aus Mangel der Nahrung hat müssen abfaulen/ und nicht mehr übergeblieben/ als was zur natürlichen Grösse des Augenlieds nöthig gewesen.

Cur der Neuern. 3. Dieweilen aber dieses sehr langsam hergehet/ und schlimme Zufälle verursachen kan/ so hat oben bemeldeter Amsterdamische *Chirurgus* Peter Adrianson fast gantz nach dieser Form ein meßinges Instrument erdacht/ welches obersten und untersten Theil er durchlöchert/ mit welchem man/ gleichwie mit dem vorigen die Geschwulst fasset/ und zusammen schraubet/ hernach durch die Löcher des Instruments Nadeln mit Fäden durchsticht/ so viel als die Grösse der Geschwulst erfordert. Diese Fäden lässet man auf jeder Seite des Instruments ein paar Handbreit abhangen/ und schneidet mit einem scharffen Messerlein oder Scheer die Geschwulst vor dem Instrument ab/ schraubet dasselbige auf/ und nimmt es behutsam weg/ ohne die Fäden mit heraus zu ziehen; hernach knüpfft man die Fäden/ einen nach dem andern/ so zusammen/ gleichwie sonst bey anderer Wunden-Hefftung/ damit dadurch die Lippen dieser Wunde fein gleich wieder zusammen wachsen. Wenn die Fäden zusammen geknüpfft/ bestreichet man die Wunde mit einem Wund-Balsam/ legt ein Pflasterlein darüber/ und verbindet solche wie sonsten eine Wunde. Nach etlichen Tagen/ wenn man siehet/ daß die Lippen der Wunde einander gefaßt/ kan man erstlich den mittlern Faden losschneiden und herausziehen/ und so folglich alle Tag fortfahren/ bis alle Fäden wieder herausgezogen/ das übrige hernach heilet man mit einem Wund-Balsam und Pflaster. Zu wissen aber ist noch/ daß/ wo dieses Ubel sehr lang gewähret/ oder die Geschwulst allzu groß ist/ das Aug durch die Schwerigkeit der Geschwulst manchmal so zusammen gedruckt werde/ daß es seine natürliche Gestalt verlieret: in solchem Fall ist nicht rahtsam die Operation vorzunehmen/ weil die verdorbene Figur dieses Augs das Augenlied dennoch wiederum nach verrichteter Operation und Curation/ würde absincken lassen/ und also das vorige Ubel bald wieder kommen; derohalben ist ein solcher Zustand vor incurabel zu halten. Es hat auch Herr Rau/ *Professor* in Leyden/ ein hierzu dienliches Instrument mit einiger Aenderung des vorigen machen lassen/ welches *fig.* 18 mit seinen Löchern *a a a* abgezeichnet ist/ und sind dieser Instrumenten wegen zwischen diesem und Herrn Ruysch grosse Strittigkeiten entstanden.

Das 45 Capitel/
Von den stechenden Haaren der Augenlieder.

1.

Es wenden sich manchmal die Haar in den Augenliedern inwerts gegen das Aug, so, daß sie dasselbe beständig prickeln, und dadurch Schmertzen, Entzündung, Verhinderung des Sehens, und endlich gar eine Blindheit zuwegen bringen, wenn man solches nicht verhindert. Es entstehet dieser Zustand gemeiniglich von einer übeln Narbe, welche durch eine Wunde, Geschwür, oder Brennen des Auglieds ist verursacht worden, wodurch die Haut der Augenlieder sich so verkehret, daß sich die Haar derselben gegen das Aug wenden, und beschriebenen Zustand verursachen. *Wie solches entstehet.*

2. Dieses Ubel zu curiren, ist nothwendig, daß man diese stechende Haar wegnehme: welches aber nicht gar leicht hergehet, und schon auf vielerley Manieren ist versucht worden. Einige haben gemeinet durch Abschneidung dieser Haar zu helffen, welches aber wenig nutzet, weilen die Stümpff, welche stehen bleiben, oder doch gar geschwind wieder hernach wachsen, viel hefftiger stechen als die vorige Haar. Andere haben diese verkehrte Haar an ein Pflaster fest gemacht, und die vom obersten Augenlied an die Stirn, die vom untern an die Backen angeklebet, und haben gemeinet diese Haar wiederum auswerts zu gewöhnen: aber diese *Methode* geht wegen Bewegung der Augenlieder und anderer Ursach halber nicht an. Derowegen hat man sich gemühsiget befunden, diese übelstehende Haar eines nach dem andern mit Zänglein auszureissen, und damit selbige hernach nicht wieder wachsen mögen, brennet man den Ort, wo das Haar ausgerissen worden, mit einer glüenden Nadel: welches, wie leicht zu erachten, ohne grossen Schmertzen nicht kan abgehen, und doch, um das Gesicht zu erhalten, geschehen muß. Solten dergleichen Haare viele seyn, soll man solche nicht auf einmal ausreissen, damit nicht allzu grosse Schmertzen und Entzündung verursachet werden. *Wie es zu curirt.*

3. Wenn

Eine andere Art. 3. Wenn aber das gantze Augenlied voll solcher verkehrten Haar, und der Patient das viele Ausreissen und Brennen nicht ausstehen könte, und dennoch die Verliehrung des Gesichts zu befürchten wäre, so ist das äusserste Mittel, daß man den gantzen Rand der Augenbraun wegschneide, so kommen die Haar auf einmal weg, und wachsen nicht wieder; es wird zwar hiedurch ein heßliches und unformliches Aug gemacht, welches aber, wo es nicht anderst seyn kan, besser ist, als blind zu seyn. Nach der Operation kan man das Aug mit einem Bäuschlein mit Eyerweiß, Rosenwasser und ein wenig *Saccharum Saturni* verbinden, und nach diesem bey den folgenden Verbänden die Wunde mit einem Wund-Oel oder Wund-Balsam täglich bestreichen, bis es wieder geheilet ist. Es wird diese Kranckheit lateinisch *Trichiasis* und *Distichiasis* genennt.

Das 46 Capitel.
Von zusammen gewachsenen Augenliedern, Ankyloblepharon.

I.

Wie es entstehet. Die Augenlieder wachsen manchmal so zusammen, daß ein solcher Patient die Augen nicht kan aufthun, (siehe *Tab.* X *fig.* 20) und ist dieses Ubel manchmal an einem, manchmal an beyden Augen. Zuweilen sind die Augenlieder auch zugleich mit dem Augapffel angewachsen, welches manchmal sehr fest ist, manchmal aber nur durch einige Zäserlein oder Fibren. Es entstehet dieses Ubel zuweilen nach den Blattern, nach einer hefftigen Entzündung, nach Verbrennung der Augen durch Schieß-Pulver oder anderes Feuer; manchmal durch eine Exulceration der Augenlieder; zuweilen werden Kinder so gebohren; manchmal kommt es von corrosivischen Medicamenten unvorsichtig in den Augen gebraucht; ingleichen wächset manchmal eine fleischiche Substantz aus einem oder dem andern Augen-Winckel, welches die beyde Augenlieder zusammen wachsen macht.

Prognosis. 2. Es ist dieses ein sehr gefährlicher Zustand, insonderheit wo die Augenlieder zugleich mit der *Cornea* des Augs zusammen gewachsen: und wird ein solcher Patient entweder blind, gleichwie meistentheils

Das 46 Cap. Von zusamen gewachsenen Augenliedern

theils geschlehet/ oder er wird doch wenigstens nicht recht wieder sehend. Wenn dieses Ubel von Verbrennung herkommt/ ist gemeiniglich die Separation schwerer/ als wann es von sonsten einer Entzündung entstanden. Derohalben soll man bey Verbrennungen des Gesichts denen Augen mit anfeuchtenden und erweichenden Auffschlägen fleißig warten/ um dadurch die Zusammenwachsung zu verhüten. Kommt es von Blattern her/ so sind die Augenlieder meistentheils mit dem Augapffel fest zusammen gewachsen/ daß man selbige ohne Verletzung des Augs nicht wohl voneinander scheiden kan: und wenn man selbige auch voneinander brächte/ so ist es doch meistens um das Gesicht geschehen/ weil in der *Cornea* Masen zurück bleiben/ welche das Sehen benehmen.

3. Die Curation dieses Ubels erfordert/ daß durch eine subtile und geschickte Hand die zusammen gewachsene Theile voneinander getheilt werden/ und soll der Patient entweder auf einen Stuhl oder Bett gegen den Tag so gesetzt werden/ daß der Operator wohl könne beykommen; und alsdann muß man examiniren/ ob die Augenlieder entweder gantz und gar zusammen gewachsen/ oder ob noch einige Oeffnung vohanden/ welche meistentheils bey dem grossen Augenwinckel gefunden wird. Wenn keine Offnung da ist/ muß man mit der Lancett an einem Augenwinckel/ entweder an dem grossen oder am kleinen/ wo es sich am besten schicken will/ eine machen/ aber wohl acht haben/ daß das Aug nicht verletzt werde. Bey dieser Oeffnung muß man hernach entweder eine subtile gute Scheer/ oder ein subtiles krummes Messerlein/ welches an der Spitzen ein kleines Knöpflein haben soll/ hineinbringen/ und alsdann beyde Augenlieder/ von einem Winckel zu dem andern/ vorsichtig und nach und nach voneinander schneiden/ so/ daß solche fein gleich mögen getheilt werden/ ohne den Augapffel zu verletzen. Wenn aber noch eine Oeffnung da ist/ ist nicht nöthig eine frische zu machen/ sondern man bringet nur in diese Oeffnung die Scheer oder das Messergen/ gleichwie erst ist gesagt worden/ und theilet die zusammen gewachsene Augenlieder damit voneinander. Auf daß aber im Einstecken der Scheer oder des Messers das Aug nicht verletzet werde/ kan man vorhero durch die Oeffnung einen subtilen dünnen Sucher mit einer Furchen/ (siehe *Tab. X fig. 21*) hineinbringen/ und hernach entweder mit vorher bemeldten Instrumenten/ oder mit einer Lancett die Augenlieder voneinander scheiden.

Cur um die Augenlieder zu separiren.

4. Wenn

Wenn die Augenlieder auch ans Aug angewachsen.

4. Wenn die Augenlieder voneinandergeschnitten, muß man durch Aufhebung und Umwendung der Augenlieder, ingleichen durch einen Sucher, examiniren, ob dieselbe auch mit dem Augapffel angewachsen: welches wo es befunden wird, muß man selbige entweder auch voneinander scheiden; oder wenn dieselbige nur hier und da durch einige Zäserlein aneinander hangen, mit einem Zahnstürer von einem Federkiel gemacht, oder mit einer was stumpfen Lancett voneinander scheiden. Wenn aber der gantze Augapffel, oder doch der größte Theil desselben, mit den Augenliedern verwachsen, so ist der Zustand wegen des Gesichts viel gefährlicher, und die Operation weit schwerer, insonderheit wie mehr dieselbe an die *Cornea* angewachsen, je gefährlicher ist es: weil die Augenlieder von dieser ohne Verletzung nicht wohl können abgesondert werden, und also ihre Klarheit durch die Masen verdorben wird. Ist aber die Zusammenwachsung nur mit dem weissen vom Aug geschehen, so ist es so gefährlich nicht, dieweilen hier eine kleine Masen das Gesicht nicht verderben kan: ja ich halte darvor, gegen die Meinung der meisten *Autorum*, daß in solchem Stand es besser seye, bey der Separation ein wenig das Weisse am Aug zu verletzen, als das innere Häutlein des Augenlieds, sonderlich des obersten, weil hiedurch die *Ductus* von der *Glandula lachrymali* gehen, welche dadurch verdorben würden. Es erfordert aber diese Operation eine sehr stete und geschickte Hand, damit man das Aug nicht verletze.

Wie nach der Operation zu verfahren.

5. Wenn die Augenlieder von dem Augapffel abgelöset, muß man verhüten, daß selbige nicht wieder zusammen wachsen, welches sonsten gar leicht geschehen kan. Dieses verhütet man durch Darzwischenlegung eines subtilen Leders, welches wie ein halber Mond soll geschnitten, mit Mandel-Oel, oder dergleichen, angefeuchtet seyn, und zwischen das Aug und das Augenlied vorsichtig appliciret werden. Oder man kan an statt des Leders ein subtiles leinenes Tüchlein von eben der Figur gebrauchen. Einige machen ein solches Blättlein von Wachs, und bringen es darzwischen. Was man aber hievon nimmt, muß einige Tag darzwischen gelassen werden, biß man sicher ist, daß selbige nicht mehr können zusammen wachsen. Wenn aber ein Patient dieses nicht leiden könnte, müßte man, um die Zusammenwachsung zu verhüten, offt ein Augen-Wasser von ▽ *plantaginis, tutia*, und *saccharo saturni* zwischen die aufgehobene Augenlieder lassen einlauffen, oder ein Pulver von Zucker, präparirten Perlen und Krebsaugen offt zwischen die Augenlieder einstreuen, oder mit einem Federkiel einblasen, auch dem Patienten

Das 47 Cap. Von den widernatürlichen Augenliedern. 457

tienten die Augenlieder offt reiben und umwenden lassen/ und also vom Augapffel abziehen/ auf daß dadurch die Zusammenwachsung verhindert werde: zu dem Ende kan auch der *Chirurgus* offt mit einem Sucher darin hin und her fahren. Einige legen nur Carpie darzwischen.

Das 47 Capitel/
Von denen widernatürlich-verkehrten Augenliedern.

1.

ES werden manchmal die Augenlieder so verkehrt/ daß das innere und rothe Häutlein auswendig zu stehen kommt/ welches grosse Heßlichkeit verursachet/ und kan das Aug nicht recht zugemacht werden. Wenn solches am obersten Augenlied/ nennet man es ein Hasen-Aug/ (*Lagophthalmos* und *Oculus Leporinus*) wenn solches aber am untersten/ wird es *Ectropium* genannt. Es entstehen beyde diese Ubel meistens durch eine üble Narbe/ welche nach einer Wunde/ Verschwürung oder Verbrennung der Augenlieder entstanden/ wordurch die Augenlieder ungleich gezogen/ und hernach solche heßliche Zufälle verursachet werden. *Wie solche entstehen.*

2. Die Curation dieser Zufäll bestehet hauptsächlich darinn/ daß die Haut der Augenlieder/ welche bey diesen Zufällen verkürtzt/ länger gemacht werde. Dieses kan man erstlich/ wo das Ubel noch frisch ist/ mit erweichenden Medicamenten suchen zu verrichten/ auf daß hiedurch die Narben erweicht werden/ und das Augenlied sich länger ausziehen lasse. Derohalben soll man beyzeiten/ wo solche Ubel entstehen wollen/ das leidende Augenlied mit einem Oel/ als Mandel-Oel/ Baum-Oel/ Quittenschleim/ oder einem erweichendem Sälblein/ fleißig bestreichen/ und hernach/ wo es das oberste Augenlied/ selbiges offt abwerts/ wo es aber das unterste/ öffters aufwerts ziehen/ und dieselbe hierdurch wieder in ihre natürliche Gestalt zu bringen trachten; wo sich aber hierdurch das Ubel nicht will geben/ muß man zur Operation schreiten/ und darinnen folgender Gestalt verfahren. *Cur 1 durch Medicamenten.*

3. Man muß in die Haut eines solchen Augenlieds eine *Incision* machen/ so/ daß selbige um obersten Augenlied wie ein Bogen/ an dem untersten aber *2. Durch die Operation.*

aber wie ein umgekehrter Bogen werde / (siehe *Tab. X fig. 22 A A*) welches zu dem End geschiehet / daß durch die Wunde das Augenlied könne verlängert werden: man muß aber dasselbe nicht durch und durch schneiden / sondern nur die Haut. Wenn das Augenlied nicht gar viel abgekürtzt oder zurück gezogen / so ist offt eine Incision genug; wenn aber dasselbe sehr abgekürtzt / muß man zwey / ja wohl drey / dergleichen Bogenschnitt etwa einen kleinen Messerrücken voneinander thun / und hernach diese Wunden mit Carpie ausfüllen / auf daß sie dadurch auseinander gezogen und verlängert werde / und mit neuem Fleisch sich füllen mögen. Wo dieses geschehen / muß der Patient die Augen zuhalten / und der *Chirurgus,* wo das Ubel an dem obersten / dieselbe mit einem Pflaster abwerts nach dem Backen; wo es aber an dem untersten / dieselbe nach der Stirn ziehen / und daselbst ankleben. Hierüber soll man hernach eine Compreß legen / und die Augen verbinden / damit der Patient selbige nicht öffne: und also alle Tag / wenigstens 8. Tag / lang solche Augen so verbinden / biß das neue Fleisch die *Incisiones* ausgefüllt / und das Augenlied länger gemacht habe.

Wenn selbige nicht zu curiren. 4. Wenn diese Ubel von der Geburt her sind / oder die Augenlieder allzuviel verdrehet / sind selbige meistentheils *incurable*. Zuweilen entstehet dieser Zufall am untersten Auglied von einer Lähmigkeit des *Musculi orbicularis,* ohne eine Narbe: in welchem Zufall aber man mit der Operation nichts kan ausrichten / sondern wo noch etwas hier dienlich / so müßte mit stärckenden *Spiritus* oder Balsam der Ort fleißig bestrichen werden. Wie älter solche Zustånd / je weniger ist guter Succeß von der Operation zu hoffen / weil alsdann alle Theile des Augenlieds zu solcher wiedernatürlichen Verdrehung gewohnt / und also gleichsam verwachsen sind.

Das 48 Capitel /
Von dem Gewächs in dem grossen Augenwinckel / Encanthis genannt.

I.

Was es seye. ES wåchst zuweilen ein sehr beschwerliches Gewächs aus dem grossen Augenwinckel / welches meistentheils aus der *Caruncula lacrymalis* hervorkommt / und wird manchmal so groß / daß dasselbe

Das 48 Cap. Von den Gewächsen im Augenwinckel.

selbe nicht nur die *Puncta lacrymalia*, wie auch einen grossen Theil des Augapffels bedecket, sondern auch zu ungeheurer Grösse wird: a) wordurch nicht nur ein beständiges Thränen der Augen, und grosse Heßlichkeit, sondern auch manchmal eine Verhinderung des Sehens verursachet wird. (Siehe *Tab. X fig. 23 A*) Es gibt derselben zweyerley Art, gut-artige und bös-artige; davon die erste nicht schmertzhafft ist, und weichlich: die andere aber, oder die bös-artige, ist schmertzhafft, hart, und hat was krebshafftes an sich.

2. Die gut-artige kan man zuweilen im Anfang mit öffterem Scarificiren, und zugleich mit linden Corrosiven, wenn man selbige vorsichtig gebrauchet, wegbringen. Die lindeste Corrosive aber, welche hier dienlich zu gebrauchen, ist der *Pulvis Sabinæ*, oder ein Pulver aus vier Theil Canarien-Zucker, und einem Theil weissen Vitriol oder gebrannten Alaun, welche man vorsichtig auf das Gewächs appliciren kan, bis solches nach und nach weggezehret ist: dabey aber allzeit eineweil hernach das Aug mit warm Wasser wieder auswaschen. Es können hierbey, um die bose Feuchtigkeiten vom Aug wegzuleiten, oder auch die Recidiv zu verhindern, die Fontanellen, Haarschnür, die purgirende und blutreinigende Mittel mit gutem Nutzen gebraucht werden. Wenn aber das Gewächs sich mit Medicamenten nicht wolte lassen wegnehmen, oder man sonsten um anderer Ursachen wegen die Corrosive nicht gern brauchen wolte, fasset man dasselbe, wenn es klein, mit einem Zänglein oder Häcklein; oder wo es groß ist, kan man solches erst mit einer Nadel und Faden durchstechen, macht mit dem Faden eine Handheb, und hält das Gewächs mit der lincken Hand lind angezogen, mit der rechten aber schneidet man solches mit einer Scheer oder Messerlein an der Wurtzel weg: dabey man aber acht geben soll, daß man das Aug nicht verletze, und daß die *Caruncula lacrymalis* nicht gantz möge weggeschnitten werden, weilen sonsten ein Thränen-Aug hierauf entstehen würde, dieweilen diese Caruncul dienet, daß die Thränen nicht bey dem grossen Augenwinckel können herauslauffen. Derohalben soll man lieber etwas zu viel lassen, als zu viel abschneiden, dieweil man noch hernach, was zu viel ist, mit einem linden Corrosiv oder Scheer vorsichtig kan wegnehmen, bis so viel übrig bleibt, wie die *Caruncula lacrymalis* natürlich seyn soll. Sonsten aber, wenn das Gewächs abgenommen, kan man auf die Wunde trucknende und heilende Medicamenten appliciren, als z. Ex. ein Augenwasser mit *Tutia*, *Myrrha* und *Aloës*, bis dieselbe wieder geheilet.

Cur der gut-artigen.

3. Ju

a) Ein solches Exempel ist in Purmanns *Chirurg. Curios.* pag. 134.

Der bös-artigen. 3. In den bös-artigen Gewächsen, welche so wohl durch die Corrosiv, als Operation ordentlich ärger gemacht werden, ist am besten, daß man sie nur mit trucknenden, kühlenden und lindernden Augenwässerlein oder Sälblein tractire; dieweil selbige sonsten nicht leicht völlig können weggenommen werden, und also durch diese Irritirung das Ubel nur verschlimmert würde, gleichwie in allen Krebs-Schäden zu geschehen pfleget. Dennoch hat Purmann ein dergleichen abscheuliches Gewächs erstlich durch binden, und hernach durch die Wurtzel zu brennen, glücklich curirt, wie aus vorangezogenem Ort mit mehrerm zu ersehen.

Erklärung der zehenden Kupffer-Tafel.

Fig. 1. Ist ein Brenn-Eisen zur Fontanell auf dem Kopff.

Fig. 2. Die *Cannula* oder Röhre zu diesem Brenn-Eisen.

Fig. 3. Ein Trepan nach der heutigen Art. *A* Ist die Crone, *B* der Ort, wo die Cron eingeschraubt ist, *CC* der oberste Theil, wo man in der Operation die Hand aufleget, *D* der Bogen, womit man den Trepan drehet.

Fig. 4. Die Spitze, welche aus der Cron geschraubet.

Fig. 5. Der Schlüssel, womit man die Spitze ein- und ausschraubet.

Fig. 6. Das Messer, womit man nach der Trepanation das Loch in der Hirnschal gleich schneidet, *Culter lenticularis* genannt.

Fig. 7. Das *Depressorium*, mit welchem die *Dura mater* abgedruckt wird, damit das Blut auslauffen könne.

Fig. 8. Das *Perforativ*, welches nach abgeschraubter Crone an den Trepan bey *B* kan eingeschraubt werden, um den Anfang zum setzen des Trepans zu machen, auch in der *Spina ventosa* die Beine zu durchbohren.

Fig. 9. Ein Börstgen, die Crone des Trepans mit auszureinigen.

Fig. 10. Eine Lancett in Carpie eingewickelt, um die *Dura mater* mit zu öffnen, wann Blut darunter verborgen.

Fig. 11. Ein rundes leinenes Tüchlein, mit einem langen Faden, zum verbinden nach der Trepanation.

Fig. 12. Ein rundes Carpie-Bäuschlein mit einem Faden.

Fig. 13. Ein dergleichen ohne Faden.

Fig. 14. Ein Bley-Plättlein, bey dem verbinden nach der Trepanation zu gebrauchen.

Fig. 15. Zeiget, wie alsdann solches Plättlein zu biegen.

Fig. 16.

Fig. 16. Lit. A zeiget eine Geschwulst des obern Augenlieds/ welche man *Phalangosis* auch *Ptosis* nennet. B B Ein Instrument am andern Aug/ welches zu Wegnehmung dergleichen Geschwülste C erdacht worden. D D Die Schraube/ mit welcher es zusammen geschraubt wird.

Fig. 17. Das Instrument ins besondere: A A B B die Flügel C C die Schraube.

Fig. 18. Ein anderes hierzu dienliches Instrument/ welches durchlöchert ist, *a a a a a a*, um die Hefftung damit zu verrichten.

Fig. 19. A Ist ein Gewächs oder Geschwulst an dem obern Augenlied.

Fig. 20. Ein Aug/ woran die Augenlieder zusammen gewachsen.

Fig. 21. Ein subtiler *Conductor* mit einer Rinne/ bey der Zertheilung der zusammen gewachsenen Augenlieder zu gebrauchen.

Fig. 22. A A weiset/ wie bey dem untersten umgekehrten Augenlied die Incision zu machen.

Fig. 23. A Ein Gewächs *Encanthis* genannt.

Fig. 24. Ein Instrument/ um damit in Augen-Kranckheiten dienliche Augenwasser auf dem Aug zu halten/ vom *Aquapendens Cucurbita ocularis* genannt/ mit einem Röhrlein A auf der Seite.

Fig. 25. Eine andere Art/ bey welchem das Röhrlein oben ist.

Das 49 Capitel/
Vom Thränen-Aug / Epiphora oder Oculus lacrymans genannt.

I.

Ein Thränen-Aug wird genannt/ wenn die Thränen durch die *Puncta lacrymalia* nicht in die Nase/ sondern wider Willen über die Backen mit grosser Beschwerlichkeit solcher Patienten herunter lauffen. Es wird dieser Zustand von vielen mit der Thränen-Fistel confundirt; dieweilen aber in der Thränen-Fistel ein Geschwür seyn/ und also zugleich Materie oder Eyter mit ausfliessen muß/ so erachten wir nöthig/ diese Zufäll von einander zu unterscheiden: und um selbe desto besser zu verstehen/ haben wir Tab. XI die Anatomie oder Beschaffenheit der Thränen-Gäng abgezeichnet. Fig. 1. *a a* zeigt an die *Puncta lacrymalia* oder Thränen-Punct; *b* die *Caruncula lacrymalis*.

Was ein Thränen-Aug.

Fig. 2 und 3 sind die Thränen-Gäng/ wie solche von den Augenliedern bis in die Nase sich erstrecken: *a a* ist der Thränen-Sack/ *b b* die *Puncta lacrymalia* mit ihren Gängen *c c*; *d d* der *Ductus nasalis*, *e e* die Oeffnung in die Nase. *Fig.* 4 weiset/ wie das Aug mit diesen Gängen an einander hängt: *a a* sind die Thränen-Puncte/ *b* die *Caruncula*, *c c* die Gäng von den Thränen-Puncten zu dem Thränen-Sack *d*; *e* der Nasen-Gang oder *Ductus nasalis*, *f* das Ende/ wo er sich in die Nas endet.

Die Ursachen. 2. Die Ursachen dieses Zufalls sind vielerley: denn alles/ was den Thränen-Fluß aus dem Aug durch die *Puncta lacrymalia* in den *Ductum nasalem* in die Nase zu fliessen verhindert/ erwecket eine Thränen-Fistel; weil bey gesunden Augen/ wo solche Verhinderung nicht da ist/ die Feuchtigkeit/ welche aus der Thränen-Drüse separirt wird/ um die Augen zu befeuchten und klar zu halten/ durch die Thränen-Puncten/ Thränen-Sack und Nasen-Canal in die Nase fliessen. Derohalben kan ein Thränen-Aug verursachen 1) ein Gewächs im grossen Augenwinckel/ wenn es die *Puncta lacrymalia* zudrückt; 2) die Zusammenwachsung der Thränen-Puncten nach vorhergegangener Exulceration/ Verbrennung/ oder anderer Ursach; 3) eine Verstopffung oder Zusammenwachsung des Nasen-Canals: dann wo der Thränen-Sack voll/ und nichts mehr hinein kan/ so muß nothwendig das übrige/ das weiter zufliesset/ über die Backen herunter rinnen. Es kan solche Verstopffung herrühren von einer dicken zähen Materie/ oder von einer Entzündung/ wodurch der *Canalis nasalis* offt zusammen wächst; 4) von einem *Polypo* oder Gewächs in der Nasen/ welches den Thränen-Gang zudrücket und verstopfft; 5) eine Thränen-Fistel; 6) eine Verwendung der Augenlieder; 7) der Mangel der *Caruncula lacrymalis*; 8) eine Verwundung der Thränen-Gäng.

Die Erkänntniß. 3. Diese Kranckheit ist leicht zu erkennen/ aber die Ursach derselben ist offt schwer zu erforschen. Wenn selbige vom Mangel der *Caruncula lacrymalis*, von verdrehten Augenliedern/ von einen Gewächs der Augenwinckel oder in der Nase herkommt/ so läßt sich solches leicht erkennen/ dieweil diese Ursachen ins Gesicht fallen: wenn aber selbige von Zusammenwachsung der Thränen-Puncten herrühret/ muß man solches/ theils aus den vorhergehenden Ursachen/ als Verbrennen oder Exulceration der Augenlieder/ theils aus accurater Besichtigung derselben erkennen/ wenn man nehmlich die *Puncta lacrymalia* zugewachsen findet.

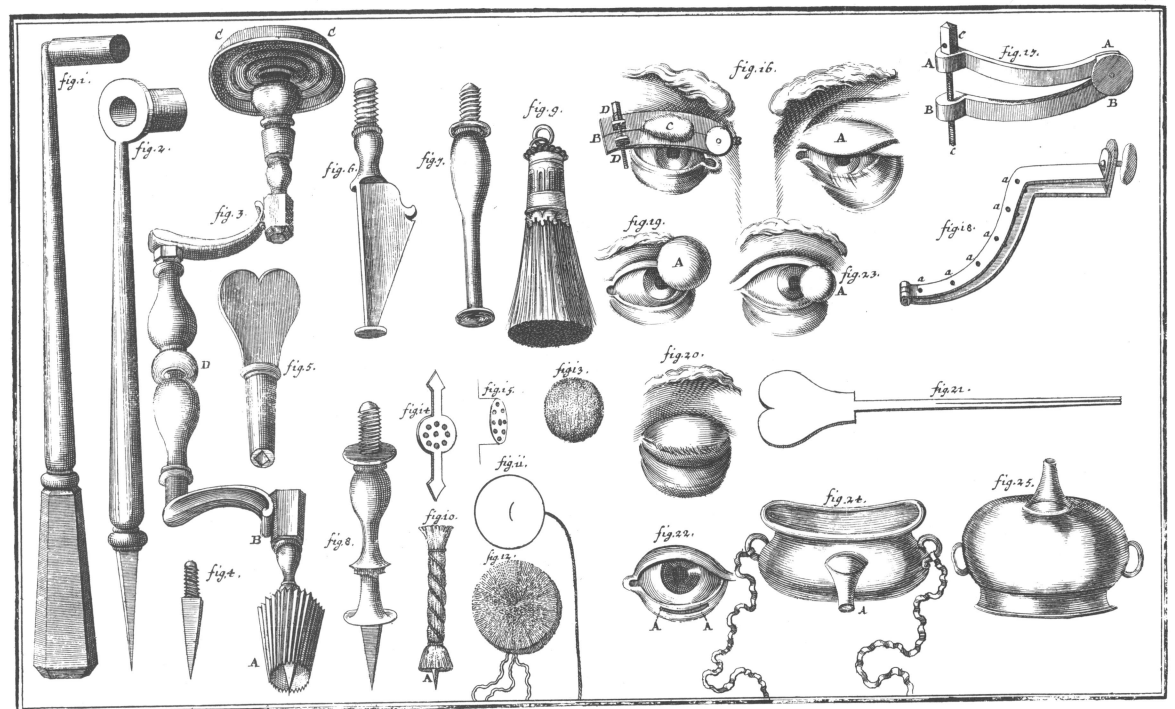
Tab. X.

Das 49 Cap. Vom Thränen-Aug. 463

findet. Wenn solche aber von Zusammenwachsung oder Verstopffung des Nasen-Gangs entspringet, so sind die Puncta lacrymalia offen, und wo man die Gegend des Thränen-Sacks, das ist, den Ort zwischen der Caruncula lacrymalis und der Nasen druckt, so lauffen die Thränen nicht durch die Nase, sondern nur durch die Puncta lacrymalia heraus. Es schwellt auch offt der Thränen-Sack auf, daß an jetzt bemeldtem Ort, wenn die Patienten selbigen eineweil nicht ausgedruckt, eine Geschwulst sich zeiget, gleichwie an fig. 7, A zu sehen, welche aber nach dem drücken alsobald wieder verschwindet, oder doch wenigstens vermindert wird. Ist eine Thränen-Fistel dabey, so wird solches aus dem Ausfluß der Materie erkannt.

4. Die Prognosis und die Curation ist nach Unterschied der Ursachen unterschiedlich: wenn dieselbe von einem Gewächs am Augenwinckel, oder in der Nase, oder von einer Verdrehung der Augenlieder, oder von einer Thränen-Fistel entstehet, muß man selbige Kranckheiten curiren, so wird das Thränen-Aug auch curirt werden. Wenn selbige von Zusammenwachsung der Thränen-Puncten entstehet, muß man wohl examiniren, ob dieselbe gantz und gar verwachsen, oder ob sie nur mit einem Häutlein bedeckt sind. Denn wo dieselbe gantz und gar verwachsen, daß man nichts mehr davon siehet, so ist der Zustand fast incurabel: welches gleichfalls wahr ist, wenn dieselbige durch eine Wunde von dem Thränen-Sack abgeschnitten, und also durch eine Narbe verwachsen sind. Wenn man aber siehet, daß nur ein Häutlein darüber gehet, kan man solches trachten mit einer subtilen Nadel durchzustechen, und hernach selbigen Tag öffters, entweder eine Schweinsbürsten, oder einen subtilen silbernen Drath, wie fig. 5 anzeiget, mit Eyer-Oel bestrichen, hinein thun, um dadurch die neue Zusammenwachsung zu verhindern, bis endlich der Rand dieser Löchlein sich verhärtet, und nicht mehr zusammen wachsen kan.

Prognosis und Cur.

5. Wenn aber die Thränen-Puncta offen sind, und natürlich sich befinden, so ist die Ursach des Thränen-Augs eine Verstopffung des Thränen-Canals: welche Verstopffung wenn sie von einer dicken oder zähen Materie herkommt, und nicht gar alt ist, sich manchmal wieder öffnet, wenn man resolvirende Medicamenten des Tags öffters in den grossen Augenwinckel eintropfft, und den Thränen-Sack fleißig ausdrücket, damit die darinn stockende Feuchtigkeit nicht scharff werde, und eine Thränen-Fistel verursache. Dergleichen resolvirende Medicamenten

Bey Verstopfung des Thränen-Canals.

menten können seyn die *Essentia Aloes* mit einem Augenwasser zubereitet, oder eine Essentz von Alruppen-Gall auf gleiche Weis zubereitet: ingleichem können die mineralische Wasser, als das Wißbader, Emser, Schlangenbad-Carls-Bad-Wasser, und dergleichen, oder sonsten ein Augenwasser, worinnen ein wenig von solchen mineralischen Saltzen zerlassen, eingetröpfft werden; hierbey kan auch ein lindes Nies-Pulver, von Majoran, Mayen-Blümlein, *Marum verum*, und dergleichen, mäßig gebrauchet, nicht undienlich seyn. Wenn diese nicht helffen wolten, halte vor dienlich, wenn man nach der neuen *Methode Monsieur Anels* die Thränen-Fisteln zu curiren, einen subtilen silbernen Drath durch das oberste *Punctum lacrymale* würde einbringen, und selbigen vorsichtig durch den Thränen-Canal, bis in die Nasen drucken, dabey man aber die Anatomie von diesen Theilen wohl wissen muß: und dieses soll, gleichwie in der Thränen-Fistel wird gesagt werden, einige Tage morgens und abends geschehen, hernach aber muß man allemal mit einem subtilen Spritzlein *fig. 6*, von vorbemeldten *Liquoribus* durch den untersten Thränen-Punct was einspritzen, damit solches Loch offen erhalten werde, und die Thränen ihren Gang nach der Nasen wieder bekommen mögen. Wenn das Ubel aus Mangel der Thränen-Caruncul, ist solches nicht zu curiren.

Das 50 Capitel,
Von der Thränen-Fistel und andern anverwandten Zufällen.

I.

Was eine Thränen-Fistel.

Eine Thränen-Fistel wird überhaupt genannt, wenn in oder bey dem grossen Augenwinckel Eyter und Thränen entweder von selbsten, oder wenn man auf dem Thränen-Sack drucket, auslauffen. Es ist diese beschwerliche und heßliche Kranckheit bishero noch sehr *confus* beschrieben worden: 1) wegen der vielerley Zufäll, welche bey diesem Augenwinckel vorkommen, und der dahero entstandenen vielerley Benennungen und Nahmen, welche die Scribenten hernach öffters confundirt haben, und entweder einen Nahmen unterschiedenen Kranckheiten, oder einer Kranckheit vielerley Nahmen gegeben haben; 2) weil diese Kranckheit bishero nicht recht erkannt worden: indem man gemeint, es bestünde dieselbe entweder in einer Exulceration der Thränen-Caruncul, oder daß ein Absceß unter

Das 50 Cap. Von der Thränen-Fistel.

ter derselben bey der Thränen-Caruncul durchgefressen, und die Materie, welche man im grossen Augenwinckel bey diesem Zufall auslauffen sähe, durch die zerfressene und exulcerirte Thränen-Caruncul ausslieffe. Dieses aber ist durch accuratére Observation einiger guten *Practicorum* falsch zu seyn befunden worden: indem die auslauffende Materie nicht aus, durch, oder bey der Caruncul, sondern eigentlich durch die Thränen-Puncte aus dem Thränen-Sack kommt, gleichwie man bey genauer Untersuchung dieses Ubels kan in acht nehmen. Es hatte jene alte Meynung zu vielerley schädlichen Curen und Tractamenten dieses Ubels Gelegenheit gegeben; welche aber durch die neue Erfindung abgeschafft, und durch dienlichere *Methoden* verbessert worden.

2. Es wird das Wort Thränen-Fistel von den Scribenten vielerley Zufällen bey dem grossen Augenwinckel gegeben, als 1.) dem Thränen-Aug, wovon im vorhergehenden Capitel gehandelt worden; 2.) einigen Zufällen, welche im lateinischen durch *Anchilops, Ægilops*, und *Fistula lacrymalis* unterschieden werden. Uber welcher Bedeutung und Unterschied aber die *Autores* so unterschiedene Meinungen haben, daß man selbige nicht vereinigen kan, sondern alles dadurch confundirt würde, wenn man nicht eine deutliche Explication darüber machte, gleichwie wir in unserer *Disputation* von der Thränen-Fistel mit mehrerem gezeiget haben. Derohalben wollen wir der Deutlichkeit wegen diese Nahmen und Zufäll unterscheiden, und *Anchilops* mit den meisten Autoren nennen, eine Geschwulst zwischen dem grossen Augenwinckel und der Nase, es seye dieselbe entweder in oder neben dem Thränen-Sack, mit oder ohne Entzündung. Dann 1) entstehen zuweilen hier Bälgleins-Geschwülst, gleichwie an andern Orten; 2) Entzündungen und Absceß; 3) eine Ausdehnung und Schlappheit des Thränen-Sacks welche am meisten vorkommt, und eine Thränen-Geschwulst oder Tränen-Bruch (*Hernia lacrymalis*) genennet wird, wie Tab. XI. fig. 7 A, ingleichem *fig. 9* und *10* dergleichen anzeigen: welche wenn man sie mit den Fingern druckt, vergehet, und die enthaltene Flüßigkeit theils durch die Nase, theils durch die Thränen-Puncten auslaufft. Unter dem Wort *Ægilops* aber verstehen wir ein Geschwür, welches neben dem Thränen-Sack nach einer vorhergegangenen Entzündung und Absceß entstanden, welches Materie entweder nur die Haut, oder auch zugleich die Thränen-Gäng durchfrißt, gegen die Augenhöhle in das Fett, oder gegen die Nase zu fressen pfleget, und dadurch zuweilen eine *Caries* erreget: oder es erodirt dasselbe auch die Thränen-Weg entwe-

Verschiedene Nahmen und Bedeutungen.

der oben oder unten, wie *Fig. 8* andeutet *lit. a* und *b*, und verursacht alsdann diejenige Kranckheit, welche eigentlich die Thränen-Fistel genannt wird, wenn nehmlich eine eyterige Materie durch die Thränen-*Puncta* in den grossen Augenwinckel auslaufft. Dieweilen aber diese Zufäll so nahe Verwandschafft mit einander haben, und fast an einem Ort entstehen, auch offt einer aus dem andern herkommt oder entspringet, so ist kein Wunder, daß selbige so offt mit einander sind confundirt, und eins vor das andere gewonnen worden, und eben wegen dieser Verwandtschafft pfleget man auch solche ordentlich in einem Capitel zu tractiren. Dennoch sind selbige nach jetziger Beschreibung leicht voneinander zu unterscheiden, und kan dannenhero *Anchilops* füglich eine Thränen-Geschwulst, (weil sie in, oder bey den Thränengängen entstehet), *Ægilops* ein Thränen-Geschwür, *Fistula lacrymalis* aber eine Thränen-Fistel genannt werden: wenn aber nur die Thränen bey dem grossen Augenwinckel auslauffen, ist solches nur vor ein Thränen-Aug, und keine Fistel, zu halten, als welche eine eyterige Materie erfordert.

Die Ursachen. 3. Die Ursach des Thränen-Geschwulstes (*Anchilops*) ist, wenn es eine Bälgleins-Geschwulst oder Entzündung, eben dieselbe, wie bey andern dergleichen Zufällen: Sonsten aber ist die Schlappheit oder Erweiterung des Thränen-Sacks gemeiniglich die Ursach dieses Geschwulstes. Oeffters ist dieses Übel mit der Thränen-Fistel verknüpfft: dann wenn die Thränen oder Materie aus dem Thränen-Sack nicht wohl in die Nase durchkommen, so schwächen und erweitern sie denselben, und hat derowegen fast eine jede Thränen-Fistel auch eine Thränen-Geschwulst bey sich. Die Ursach des Thränen-Geschwürs aber (*Ægilops*) ist eine vorhergegangene Entzündung und Absceß, welcher entweder die Haut oder Thränen-Gäng durchfrißt, und durch dieses letztere öffters eine Thränen-Fistel verursachet. Ohne die Entzündung aber kan die Ursach der Thränen-Fistel vielerley seyn; die Haupt-Ursach aber ist eine Exulceration oder Verschwürung, entweder in dem Thränen-Sack selbsten, oder doch in den nah dabeygelegenen Theilen, durch welche die Thränen-Gäng durchfressen werden, und die Materie in selbige einlaufft, wie bey *fig. 8*. Oder es kan auch die erste Ursach eine Verstopffung des untersten Thränen-Gangs seyn, welcher die Thränen nicht durchlässet, daher selbige stocken müssen, scharf werden, den Thränen-Sack ausdehnen und exulceriren, und also bemeldtes Übel zuwegen bringen. Man observirt auch *in specie*, daß die

die Blattern oder Urschlichten (*Variolæ*) dergleichen Fisteln sehr offt nach sich lassen.

4. Es giebt vielerley Arten der Thränen-Fisteln, als 1) vollkommene und unvollkommene; jene wird genannt, wann die Materie aus dem Thränen-Sack bey dem Augenwinckel die Haut durchgefressen, wie *fig.* 12. *a b* zu sehen; diese aber, wo die Materie nur durch die Thränen-Puncta ausläufft, und keine äusserliche Oeffnung da ist: und pflegt diese meistens auch eine Thränen-Geschwulst bey sich zu haben, zuweilen aber nicht; 2) sind simpele oder einfache, und verknüpffte oder vermischte, z. Ex. mit einem *Callus* oder *Caries*; 3) alte und neue; 4) gut-artige und böß-artige; 5) mit oder ohne Verstopffung des Nasengangs. 6) sind einige, welche nur zu gewissen Zeiten sich einfinden, andere aber dauren immer, wie solche Unterschied weitläufftiger in unserer Disputation *p.* 8 erkläret zu lesen. Es sind einige, welche meinen, daß bey einer Thränen-Fistel entweder ein *Callus* oder *Caries* nothwendig seyn müste, und daß ohne diese keine Thränen-Fistel seyn könne. Dieweilen aber an andern Orten Fisteln sind, wo weder *Callus* noch *Caries* bey ist, als z. Ex. am Hintern, so wird solches auch hier seyn können.

Unterschied der Thränen-Fisteln.

5. Aus bißher erzehlten Zeichen und Umständen wird man ohne Zweiffel diese Zufäll mit ihren Unterschieden erkennen. *In specie* aber wird eine Thränen-Fistel daraus erkannt, wenn man mit einem Finger den Thränen-Sack druckt, und alsdann eine eyterige Materie im grossen Augenwinckel durch die Thränen-Puncta ausläufft: und pflegen solchen Leuten meistens beständig die Thränen aus den Augen zu rinnen. Daß eine *Caries* mit zugegen, wird daraus abgenommen, wenn die Materie sehr stinckend oder unnatürliche Farbe hat; vornehmlich aber, wenn man das Bein bloß und zerfressen zu seyn, entweder siehet, (als bey einer offnen Fistel) oder mit einem Instrument fühlen kan: dann allein aus der Farbe des Eyters habe hier nichts gewisses abnehmen können, und ist die *Caries* zuweilen im Thränen-Bein, zuweilen aber im nah dabeygelegenen Oberkieffer-Bein. Daß der Nasen-Canal verstopfft, erkennet man, wenn sich keine Materie oder eingespritzte Feuchtigkeit will in die Nase drucken lassen, sondern alles durch die Thränen-Puncta ausläufft. Ein *Callus* aber muß durch die daselbst befindliche Härtigkeit erkannt werden. Daß eine Bälgleins-Geschwulst da sey, nimmt man daraus ab, wenn die Geschwulst härtlich, aber nicht entzündet, und durch das drucken nicht vergeht. Wenn

Die Erkänntnuß und Zeichen.

die Geschwulst aber hierdurch verschwindet/ ist solches eine Erweiterung des Thränen-Sacks/ oder ein Thränen-Bruch. Das Thränen-Geschwür oder *Aegilops* wird erkannt/ wenn ein Geschwür bey dem grossen Augenwinckel keine Communication mit den Thränen-Gängen hat.

Prognosis.

6. Es ist überhaupt von diesen Zufällen kein gar gutes *Prognosticum* zu stellen/ indem selbige dem Aug und den subtilen schwammigen Beinlein so nah/ daß deßwegen leichtlich schlimme Zufäll davon entstehen können. Insonderheit aber können die Thränen-Geschwülst und Thränen-Geschwür leicht zu einer Fistel/ eine jede gute Fistel aber zu einem sehr boß-artigen und gefährlichen/ ja gar krebsichen Zufall/ werden/ welche die Beine so zerfressen/ daß entweder selbige nicht/ oder doch gar beschwerlich/ wieder zu curiren/ auch endlich das Aug und Gesicht deßwegen Noth leiden/ insonderheit/ wo die Patienten eine üble Constitution/ und also sehr scharffe Materie in der Fistel haben: gleichwie dergleichen Exempel in unsrer Disputation *pag. 23* zu lesen. Weniger Gefahr aber ist dabey/ wo die Leute sonsten gesund sind/ die Kranckheit noch nicht alt/ und ohne üble Zufäll/ sonderlich wo kein *Callus*, *Caries* noch starcke Verwachsung des Nasengangs dabey sind/ als welche sich offt wieder in einigen Tagen/ sonderlich durch die neue *Methode* des *Anels*/ curiren lassen. Eine äusserliche aufgebrochene Fistel ist selten ohne *Caries*, und dahero ohne Wegnehmung desselben/ welches meistens durch bohren oder brennen geschehen muß/ nicht zu curiren: wenn aber keine *Caries* dabey/ ist die Cur nicht gar schwer. Ingleichem wo ein *Callus*, kan die Fistel ohne Wegnehmung dieses nicht curirt werden. Alle sehr alte Fisteln sind schwer zu curiren/ und wenn sie auch curirt/ kommen sie doch gern wegen vielerley Ursachen wiederum. Dennoch sind *Autores*, welche melden/ daß zuweilen Fisteln/ wo eine *Caries* und *Callus* beygewesen/ von selbsten wieder vergangen wären/ a) welches aber doch gar selten geschehen wird. Wenn bey Verstopffung des Thränen-Gangs keine Oeffnung wieder nach der Nase gemacht wird/ ist keine beständige Cur zu hoffen/ ob man schon die *Caries* geschnitten und gebrannt/ den *Callum* weggenommen/ und die Comprimir-Instrumenten Jahr und Tag getragen hätte/ als welches alles offt nur unnützliche Plagen der Patienten gewesen/ indem dadurch den Thränen kein Gang gemacht worden/ und also auch keine beständige Cur hat erfolgen können. Vor kurtzem hat man noch wenig dergleichen Fisteln ohne

---

a) Wie *Maitre-Jan* dergleichen erzehlet in seinem Tractat von den Augen-Kranckheiten/ im Capitel von der Thränen-Fistel.

Das 50. Cap Von der Thränen-Fistel.

ohne schneiden curiren können; jetzo aber, seither bemeldter Mr. Anel Ao. 1713 eine neue *Methode* erfunden, kan man alle neue, auch sonsten noch diejenigen, wo keine *Caries* noch *Callus* dabey, ohne schneiden oder brennen wieder zu recht bringen.

7. Wenn also eine entzündete Geschwulst bey dem grossen Augenwinckel entstehet, soll man solche trachten zu resolviren, damit sie nicht eine Fistel zuwegenbringe. Derohalben ist dienlich, solche anfänglich, gleichwie bey den Blutschwären gesagt worden, mit einem Tröpflein *Spiritus vitrioli* vermittelst eines subtilen Mahlers-Pensels des Tags etlichmahl vorsichtig zu bedupffen, wohl acht gebend, daß nichts davon ins Aug komme: oder man kan ein wenig Rosen-Honig nehmen, und so viel *Spiritus Vitrioli* hinein tropffen, biß daß er wohl scharff oder sauer schmeckt, und hernach damit die Entzündung offt bedupffen; darzwischen aber das *Empl. Diachylum* überlegen. Ist es eine Bälgleins-Geschwulst, muß man solche, wie *pag.* 449 gelehrt worden, tractiren. Wenn es aber eine Schlappheit des Thränen-Sacks, wird er nach der im §. 10 beschriebenen Manier curirt. *(Wie Anchilops zu curiren.)*

8. Wenn aber hierauf die Resolution nicht erfolgen will, oder man sonsten schon siehet, daß die Entzündung will zur Verschwürung kommen, soll man selbige suchen zu befördern, damit dieselbe nicht allzuweit um sich greiffen, und eine Fistel verursachen möge. Dieses geschiehet, wenn man das *Emplastrum Diachylum cum gummis*, oder ein Honig-Pflaster, oder einen erweichenden Auffschlag überlegt, und damit fortfähret, biß die Entzündung zeitig ist. Nachdem aber dieselbe zeitig, damit die Materie den Thränen-Sack nicht durchfresse, oder die dabeygelegene Beine angreiffe und cariös mache, soll man solche beyzeiten mit einer Lancetten am untersten Theil vorsichtig eröffnen, die Materie heraus drucken, den Absceß mit einem Digestiv oder Rosen-Honig mit Myrrhen und ein wenig Aegyptiac oder rothen Präcipitat vermischet, reinigen, und endlich wie einen andern Absceß wiederum zu heilen. Solte man nicht recht auf den Grund kommen können, muß man die Oeffnung mit präparirtem Schwamm oder Gentian-Wurtzel erweitern. Wenn schon am Bein eine *Caries* wäre, soll man, einige Tage etliche Tropffen *Spiritus Sulphuris* oder *Vitrioli* mit Carpie darauf appliciren, oder an statt dieser das *Euphorbium*; darüber kühlende Wasser mit Compressen überlegen, und hernach, wenn die *Caries* weg, heilen, wie vorhero gesagt. Viele *Practici* aber halten vor besser, die Ca- *(Wie Ægilops zu tractiren.)*

Nnn 3 *ries*

ries mit einem hierzu dienlichen Brenneisen zu cauterisiren, hernach mit balsamischen Medicamenten wieder zu heilen, gleichwie bald weitläufftiger soll gelehret werden.

Cur der geringen Thränen-Fistel. 9. Die Curation aber einer wahren Thränen-Fistel ist unterschieden, nach Unterschied der Beschaffenheit, Grad und Zufällen derselben: Dann wenn dieselbe noch neu ist, der Patient sonsten gesund, keine Oeffnung in der Haut, die Materie, welche durch die Thränen-Puncten im Augenwinckel auslaufft, nicht gar viel, von guter Farb und Consistentz, oder gar nur wie ein Schleim, so kan selbige manchmal gantz ohne Operation curiret werden: wenn man nemlich nur mit dem Finger die Materie öffters ausdrücket, damit selbige durch die Stockung nicht schärffer werde, und weiter um sich fresse. Dabey soll man zugleich die zertheilende und reinigende Medicamenten, welche wir in Thränen-Augen *pag. 464* gelobt haben, nebst den linden Nies-Pulvern fleißig gebrauchen lassen, auch das Purgiren, Aderlassen, Schröpffen, oder Blasen-ziehen, nach Beschaffenheit des Patienten, nebst einer guten Diät nicht vergessen.

Cur durch die Compreßion. 10. *Dionis* berichtet in seiner Chirurgie, daß er viele solche frische Fisteln, sonderlich in Kindern, durch eine gute Compreßion curiret habe, und solches habe er auf folgende Manier verrichtet: 1) habe er ein kleines Pflaster von der gebrannten *Cerussa* auf die Geschwulst der Fistel gelegt; hierauf 2) eine kleine dreyeckichte Compreß eines halben Daumens dick, um den Winckel wohl auszufüllen; 3) habe er über diese noch eine andere dergleichen Compreß von gleicher Dicke und Figur, aber etwas grösser, als die vorige, übergelegt, und diese beyde Compressen vorhero in ein trucknendes *Liquidum* eingetaucht: (dergleichen das Kalckwasser oder der *Spiritus vini* seyn kan) dieses alles habe er 4) mit einem Circular-Band wohl fest verbunden, damit sich keine Feuchtigkeit in der Fistel habe sammlen, und der erweiterte Thränen-Sack wieder seine vorige Gestalt bekommen können. Mit dieser *Methode* aber, sagt er, müsse man etliche Monat *continuiren*, wenn guter Succeß erfolgen solle. An statt dieser Binde hat man gewisse *Instrumenta*, welche zur Compreßion dieser Fisteln erfunden sind, gleichwie solche bey dem *Aquapendens, Scultetus, Palfyn*, ingleichem *Tab. XI fig. 11* abgezeichnet zu sehen, welche behörig auf die Stirn und Fistel müssen gebunden und etlich Monat getragen werden. Diese *Methode* aber wird nicht helffen können, wo der *Ductus lacrymalis* verstopfft oder zugewachsen;

sen; sondern alsdann/ wo entweder nur ein Absceß neben dem *Saccus lacrymalis*, als bey *fig. 8.* oder doch wenigstens der Thränen-Canal noch offen ist.

11. Wenn aber auf vorherbesagte Manier nach langer Quaal der Patienten die Fistel nicht vergehen wolte/ so wußten die *Chirurgi* bishero keine bessere Manier zu helffen/ als daß sie das Geschwür oder den *Saccus lacrymalis*, zwischen dem Augenwinckel und der Nase/ sonderlich wenn derselbe vollgefüllet war/ um den Ort der Oeffnung desto besser zu sehen/ entweder mit einem *Corrosiv*, oder mit einem Messerlein vorsichtig öffneten/ dabey sie aber insonderheit verhüten mußten/ daß nichts an den Gängen/ welche von den Thränen-Puncten nach den *Saccus lacrymalis* lauffen/ noch das Ligament/ welches die beyde Augenlieder zusammen hängt/ möge zerschnitten werden/ als wodurch sonsten ein unförmliches Aug verursachet würde. Nach der Oeffnung haben sie das Geschwür mit reinigenden Medicamenten/ gleichwie vorhero bey dem Augenwinckel-Geschwür oder *Ægilops* ist gesagt worden/ gereiniget; und nachdem es wohl gereiniget war/ haben sie es mit Wund-Balsam und trucknenden Pflastern/ dicken dreyeckichten Compressen/ und vorher bemeldetem Verband wohl comprimiret und verbunden/ bis es sich endlich wieder zugeheilet. Oder an statt dieses Verbands haben sie ein Pflaster und kleine Compreß aufgeleget/ und mit dem *Compressiv*-Instrument *fig. 11.* wohl comprimiret/ welches aber/ wie vorher gesagt/ lang muß getragen werden/ bis daß die Oeffnung wieder zugeheilet/ und die Fistel völlig curiret war.

Durch die Oeffnung.

12. Wenn sich ein *Callus* oder Härtigkeit darinn befunden/ haben sie solche mit den *Trochiscis de Minio*, mit dem *Præcipitat*, oder mit dem *Aegyptiac* consumiret/ und hernach die Fistel auf jetztbesagte Manier curiret. Hatte sich aber eine *Caries* finden lassen/ so haben einige das Pulver vom *Euphorbium*, andere den *Spiritus Vitrioli* oder *Sulphuris* mit Carpie darauf gelegt/ um selbige dadurch zu verzehren: oder wenn diese Medicamenten nicht gutgethan/ haben sie die *Caries* mit besondern hierzu erdachten Brenn-Eisen (deren aber fast jeder *Chirurgus* ein besonders hat) bald mit einem Röhrlein/ siehe *fig. 13, 14* und *15*; bald ohne das Röhrlein/ *vid. Tab III. fig. 13* und *14*, ein- zweymal oder öffters/ nach Erforderung des Ubels/ angebrannt/ die *Eschara*, wie sonsten nach dem Brennen mit *Digestiv* separiret/ und nachdem/ wie vorher gelehret/ zugeheilet. Man muß aber bey dem Brennen dem Patienten beyde

Wo ein Callus oder Caries da war.

beyde Augen zubinden/ damit er nicht vor dem Feuer erschrecken und zucken möge. Uberdas läßt man das leidende Aug mit einem dienlichen Instrument/ fast wie ein Löffel formirt/ (Tab. XI. fig. 17) von jemand zuhalten/ um solches mit dem Brenn=Eisen nicht zu verletzen. Ingleichem soll man vor Applicirung des Brenn=Eisens das Bein/ welches man brennen will/ mit Carpie wohl austrucknen/ damit die Feuchtigkeit nicht die Krafft des Brenn=Eisens auslösche. Einige haben die Caries mit Kratz=Eisen weggekratzt. Alle aber diese Manieren können diese Kranckheit nicht curiren/ wenn der Thränen=Canal bey der Nase verstopfft oder zusammen gewachsen ist; dieweilen durch alle dieselbe/ ob schon das Geschwür gereiniget/ dennoch denen Thränen kein Weg gemacht wird/ um nach der Nase lauffen zu können/ (es seye dann/ daß das Bein von ohngefehr oder mit Fleiß bis in die Nase durchgebrannt würde) sondern muß nothwendig bald eine neue Fistel entstehen/ oder doch wenigstens ein Thränen=Aug bleiben/ gleichwie auch sonsten meistentheils geschehen ist: und können besagte Methoden nicht anderst dienen/ als wo der Thränen=Canal noch offen/ oder die Fistel nur neben dem Saccus lacrymalis ist/ wie bey fig. 8/ welche aber billig von derjenigen Thränen=Fistel/ die eine Verstopffung des Nasen=Canals bey sich hat/ zu unterscheiden.

Cur mit Durchbohrung des Thränen=Beins. 13. Andere Chirurgi, da sie gesehen/ daß nach solcher Curation meistens ein Thränen=Aug zurück bleibt/oder die Fistel bald wiederkommt/ haben nach Eröffnung des Thränen=Sacks das Os unguis oder Thränen=Bein mit einem Pfriemen/ oder sonsten besondern spitzigen Instrument/ (gleichwie fig. 16. Tab. XI, oder Tab. V fig. 2 zu sehen) bis in die Hohligkeit der Nase durchstochen/ das Geschwür nach vorher besagter Manier gereiniget/ die neue Oeffnung durch tägliches sondiren suchen offen zu halten/ bis sich endlich ein neuer Gang vor die Thränen formiret hatte. Nachdem dieses geschehen/ und das Geschwür wohl gereiniget ware/ haben sie hernach die äusserliche Oeffnung nach vorher beschriebener Manier zugeheilet. Einige curiren die Caries ohne Brennen/ indem sie dieselbe mit dem Instrument fig. 16, oder einem andern dergleichen/ durch und in die Nase stossen; und also dadurch nicht nur die Caries wegbringen/ sondern auch zugleich einen neuen Thränengang machen/durch welchen die Thränen nach geschehener Reinigung der Fistel können in die Nase lauffen/ und die Fistel völlig curirt werden. Einige sind/ welche das Bein brennen und zugleich durchbohren; da sie dann

Das 50 Cap. Von der Thränen-Fistel.

dann das Röhrlein *fig.* 13 auf das Bein setzen, und mit dem Brenn-Eisen *fig.* 15, welches spitzlich ist, das Bein durchstossen. Und dieses sind bishero die beste, obwohl zimlich schmertzhaffte, Manieren gewesen, diese Fisteln ohne nachzulassendes Trähnen-Aug zu curiren.

14. Dieweilen aber die Patienten zu diesen Operationen, da man schneiden, bohren und brennen, oder so lange Zeit das *Bandage* tragen muß, sich nicht leicht bequemen, auch die Heßlichkeit der Masen und den ungewissen Succeß der Curation befürchten, insonderheit wo ein *Chirurgus* darüber kommt, welcher die Anatomie oder Structur dieser Theile nicht recht wohl versteht: so hat *Monsieur Anel*, ein Frantzose, eine bessere und lindere Manier die Thränen-Fisteln zu curiren erfunden, welche auch schon an vielen Personen glücklich practiciret worden, womit man ohne schneiden und brennen, wie auch ohne Tragung eines beschwerlichen *Bandages*, nicht nur alle neue Thränen-Fisteln, sondern auch schon zimlich alte curiren kan, wenn nur keine *Caries* oder gar harter *Callus* da sind: und bestehet solche neue Manier in folgenden. *Anels neue Methode.*

15. Man macht einen silbernen Drath in der Figur und Dicke wie *Fig.* 5 ausweiset, bieget denselbigen ein wenig krumm, dieweil der Thränen-Canal krumm gehet, lässet alsdann den Patienten auf einen Stuhl sitzen, hebet das oberste Augenlied mit einer Hand in die Höhe, so, daß man den obersten Thränen-Punct wohl sehen kan. Alsdann stecket man bemeldten Drath behutsam und vorsichtig durch diesen ThränenPunct in den Thränen-Sack, welches von einer geschickten Hand zimlich leicht, und ohne besondere schmertzliche Empfindung des Patienten, geschehen kan. Wo dieses verrichtet, muß man diesen Drath weiter gegen den Nasen-Canal dirigiren, worzu hauptsächlich nöthig ist, eine accurate Erkänntnuß dieser Theile zu haben, und wo dieser Canal etwa nur von einer dicken Feuchtigkeit verstopfet, lässet sich der Drath zimlich leicht durch denselben bis in die Nase drucken, und eröffnet hiermit wieder den Thränen-Gang. Wenn selbiger aber zugewachsen, gleichwie offt bey diesen Fisteln, sonderlich welche schon alt sind, zu geschehen pfleget, muß man was stärcker drucken, um diese Zusammenwachsung durchzustossen, und den Drath bis in die Nase zu bringen, wobey die Patienten einigen Schmertzen, dennoch erträglich, befinden, und meistentheils hierauf ein wenig Blut durch die Nase gehet. Damit aber dieser Weg nicht gleich wieder zuwachse, muß man diese Operation einige Zeit, entweder einmahl täglich, oder morgens und abends wiederholen, bis der Weg beständig offen bleibet. *Gebrauch seines Sondes oder Dräthleins.*

Ooo 16. H. c=

Gebrauch seiner subtilen Spritz.

16. Hiemit aber ist die Cur noch nicht absolvirt, sondern um das Geschwür wohl auszureinigen und zu heilen, auch den neuen Gang desto leichter offen zu halten, hat eben dieser *Anel* auch vorbemeldte Spritz *fig.* 6 erdacht, welche ein subtiles silbernes Röhrlein A haben muß, daß man es in den Thränen-Punct kan einbringen. Dieses kan man zwar in eins von den Thränen-Puncten bringen, in welches man will, dennoch aber stecket man es Bequemlichkeit halber lieber in den untersten, weil das unterste Augenlied nicht so beweglich wie das oberste, und also mit der Spritze besser hinein zu kommen. Mit dieser Spritz spritzet man ein reinigendes und heilendes Wasser in den Thränen-Sack, dergleichen bey dem Thränen Aug erwehnt worden §. 5, welches dann die Materie und Unreinigkeit theils durch den obersten Thränen-Punct, theils durch den Nasen-Canal austreibet, und hiedurch zur Erhaltung der Oeffnung in die Nase zugleich sehr dienlich ist: wie man dann das eingespritzte zum theil aus der Nase siehet herauslauffen, und der Patient auch solches theils in der Nase spüret, theils da es durch das Nasenloch in den Mund lauffet, gar accurat schmecket und empfindet: und solches einspritzen geschiehet allemahl gleich etlichmahl nach einander.

Wie weiter zu verfahren.

17. Auf solche Manier muß man täglich mit diesen beyden Operationen continuiren, bis man spüret, 1) daß das eingespritzte beständig, ohne den Drath mehr einzubringen, durch die Nase durchlaufft, und man also von der Oeffnung versichert ist; 2) bis man keine Materie bey dem grossen Augenwinckel, weder von selbsten, noch durch Druckung des Thränen-Sacks mehr kan gewahr werden: welches anzeiget, daß die Curation zu glücklichem Ende gebracht. Dieses geschiehet, nach Beschaffenheit des Zustands, manchmal gar bald, nehmlich in 4, 8, 14 bis 20 Tagen; manchmal aber wird auch längere Zeit erfordert. Und nach dieser *Methode* sind allerley solche Fisteln, wo kein *Callus* oder *Caries* da gewesen, curirt worden, gleichwie ich dergleichen auch in drey bis vier Tagen selbst mit meinen Händen curiret habe.

Wie die offene Fisteln zu curiren.

18. Wenn bey einer Fistel eine Oeffnung in der Haut, und der Nasen-Canal verstopfft ist, hat man nicht nöthig, um denselben zu öffnen, daß man das Dräthlein durch den Thränen-Punct einstecke, sondern man fähret gleich durch die Oeffnung hinein, und durchbohrt entweder mit dem Dräthlein, oder andern dienlichen Instrument, den Nasengang, und trachtet solchen durch offteres sondiren, oder durch ein subtiles Röhrlein oder Bleyzäpflein, an statt einer Wiecke einewed hinein

hinein gesteckt, bis die Seiten wieder verhartet, und nicht mehr zusammen wachsen, offen zu halten.

19. Wenn bey einer blinden Thränen-Fistel der Nasen-Canal noch offen, ist das Dräthlein nicht nöthig, um denselben zu eröffnen, sondern man muß alsdann nur die Exulceration durch reinigende und heilende Einspritzungen säubern und heilen: dabey aber, wenn eine sonderbare Erweiterung des Thränen-Sacks da wäre, solchen mit dem Comprimir-Instrument *fig. 11*, oder einem andern dergleichen Effect habenden, curiren. *Wenn der Nasen-Gang noch offen.*

20. Es ist aber zu wissen, daß weder der Erfinder dieser neuen *Methode* noch ich selbige darvor ausgeben, als ob man alle Thränen-Fisteln damit curiren könne: denn wo ein harter *Callus*, so läßt er sich durch die Injection nicht wohl erweichen und vertreiben; ingleichen wenn eine *Caries* da wäre, kan man selbige hiermit auch nicht wegbringen, (es seye denn, daß man noch bessere Medicamenten dargegen erfände) sondern man muß alsdann nach der bisher gewöhnlichen *Methode* den Thränen-Sack, wo er nicht schon von selbsten offen, öffnen, und wenn ein *Callus* da, denselben mit oben belobten Medicamenten §. 12 wegnehmen; oder wo eine *Caries* vorhanden, dieselbe entweder mit denen gegen die *Caries* benandten Hilffs-Mitteln §. 12, oder mit dem Abkratzen §. 13, oder mit einem Brenn-Eisen trachten auszurotten, und zugleich, wenn der Thränen-Gang verwachsen, entweder denselben oder das Thränen-Bein durchstechen, um dadurch der Materie und Thränen wiederum einen freyen Durchgang in die Nase zu machen. Dieweilen aber, wie schon vorher gedacht, die *Caries* zuweilen bis in die schwammichte Beine der Nase eindringet, so kan selbige in solchem Fall manchmal weder durch *Medicamenta* noch durch Brennen curiret werden, und sind also zuweilen dergleichen Fisteln incurabel. *Anels Methode dienet nicht, wo Callus oder Caries.*

21. Sonsten aber habe hier noch erinnern wollen, daß die *Autores* fast bey keiner Kranckheit in der Cur und Operation derselben so different und verschieden, als in dieser, und wird man so viel Unterschied bey andern Chirurgischen Operationen nicht leicht finden, gleichwie aus meiner Disputation von der *Fistula lacrymali*, wer Lust hat solche Unterschied zu wissen und zu untersuchen, mit mehrerem kan nachgesehen werden. *Verschiedenheit der Autoren bey diesen Kranckheiten.*

Erklärung der eilfften Kupffer-Tafel.

Fig. 1. Ist ein Aug, an welchem *a a* die beyde Thränen-Puncten, *b* die *Caruncula lacrymalis* angedeutet werden.

Fig. 2. und *3.* zeigen die Thränen-Gäng oder Thränen-Wege von beyden Augen zu der Nase. *a a* der Thränen-Sack, *b b* die Thränen-*Puncta*, *c c* die Gäng von den Thränen-Puncten nach dem Thränen-Sack. *d d* der Nasen-Canal, *e e* die Oeffnung desselben in die Nase.

Fig. 4. Zeigt, wie diese Theile mit dem Aug aneinander hangen, *a a* die Thränen-*Puncta*, *b* die Thränen-Caruncul. *c c* die Thränen-Gäng von den Thränen-Puncten zu dem Thränen-Sack, *d* der Thränen-Sack, *e* der Nasen-Canal, *f* das Ende desselben in der Nas.

Fig. 5. Das silberne Dräthlein, um den verstopfften Nasen-Gang im Thränen-Aug und Thränen-Fistel zu eröffnen, an welchem bey dem Ende *a* ein rundliches Knöpflein.

Fig. 6. Ist ein kleine silberne Spritz, um in die Thränen-Gäng mit einzuspritzen. *A* Derselben subtiles Röhrlein, welches in den Thränen-Punct applicirt wird.

Fig. 7. A Zeigt eine Geschwulst oder Erweiterung des Thränen-Sacks, welche man Thränen-Bruch oder Thränen-Geschwulst nennet, lateinisch *Anchilops*.

Fig. 8. Sind die Thränen-Gäng, an welchen bey *a* und *b* Geschwür, welche ausser den Thränen-Wegen entstanden, aber in dieselbe eingefressen.

Fig. 9. und *10.* zeigen, wie sich der Thränen-Sack ober und unter sich erweitern könne.

Fig. 11. Ein Instrument mit vielerley Schraubwerck von Meßing, die Thränen-Fisteln zu comprimiren: *A* derjenige Theil, welcher auf den Thränen-Sack applicirt wird. *B* d'r Theil, woran dieser fest ist, und über das Aug zu liegen kommt. *CC* zwey Bänder oder Riemen, mit welchen das Instrument um den Kopff gebunden wird. *D* der Ort wo man das Plättlein *A* auf- und zuschrauben kan. *EE* eine Schraube, um *A D* höher oder niederer zu schrauben. *FF* zwo kleine Schrauben, um die grössere damit zu befestigen.

Fig. 12. Zeigt einen Kopff, an welchem erstlich zwo offene Augen-Fistulen *a b*. *c c* Eine Wunde am Backen, welche, wie sie mit

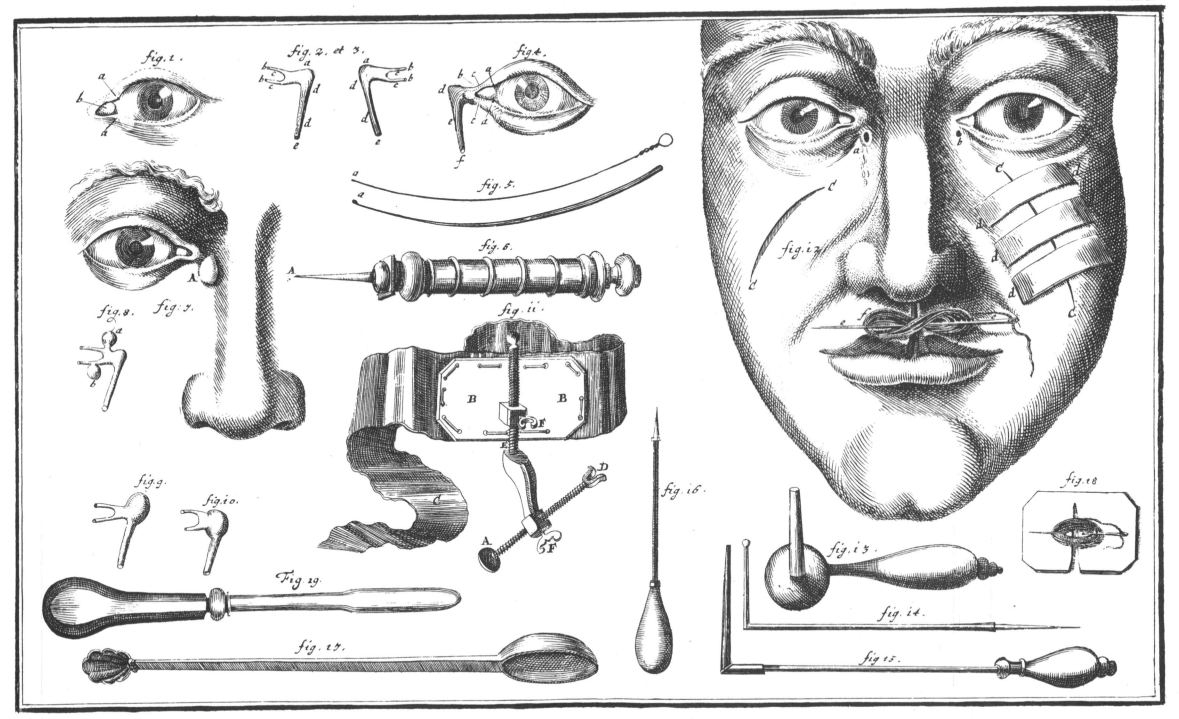

Tab. XI

mit Hefft-Pflastern *ddd* zu hefften/ auf der andern Seite angezeiget wird. Bey der obern Lippe wird eine Haasenschart abgebildet/ und zugleich/ wie selbige durch eine Nadel und Faden *e* und *f* zusammen geheftet wird.

Fig. 13. Ist ein eisernes Röhrlein/ welches in die Thränen-Fisteln applicirt wird/ wenn man eine Caries brennen will.

Fig. 14. Ein hierzu dienliches Brenn-Eisen mit einem Knöpflein.

Fig. 15. Ein was spitziges Brenn-Eisen/ um das Bein durchzubrennen/ aus dem *Palfyn*.

Fig. 16. Ein spitziges Instrument/ das Thränen-Bein zu durchbohren/ oder die Caries mit durchzustossen in der Thränen-Fistel.

Fig. 17. Ein besonderer Löffel/ um das Aug mit zu bedecken/ wenn man eine Thränen-Fistel brennen will.

Fig. 18. Zeigt eine andere Manier/ den Faden bey den Haasenscharten um die Nadel zu wicklen/ als in der 12 Figur präsentirt worden/ welche Manier einige vor dienlicher halten.

OPERATIONES, die am Aug selbst vorkommen.

Das 51 Capitel/

Vom Staar/ lateinisch Cataracta.

I.

Anjetzo wollen wir handeln von einer andern wichtigern Augen-Kranckheit/ welche bishero gleichfalls nicht genugsam ist erkannt worden/ die man den Staar/ und sonderlich den weissen oder grauen Staar/ lateinisch Cataracta oder Suffusio, zu nennen pfleget/ als unter welchem Nahmen wir mit den meisten Autoren eine Augen-Kranckheit verstehen/ in welcher die Pupilla des Augs/ welche natürlich schwartz seyn soll/ trüb wird/ und entweder in derselben/ oder doch gantz nah darhinder/ eine andere Couleur sich zeiget/ welche meistens weiß oder Perlenfarb/ manchmal auch graulicht/ gelblicht/ blaulicht/ eisenfarbig ꝛc. wobey das Sehen anfänglich sehr vermindert/ und endlich gar verloren wird.

Was ein Staar genannt wird.

2. Man

Was es seye 1.
nach der Alten

2. Man hatte bißhero insgemein und durchgehends davor gehalten, als ob bey dieser Kranckheit, wo vorbemeldte Kennzeichen sind, allemahl in dem *Humore aqueo* ein widernatürliches Häutlein wäre, welches diesen Flecken oder Staar verursachte, und desselben einige Ursach wäre; man hat aber seit etlichen Jahren bey Oeffnung vieler dergleichen Augen, welche der verständigsten *Medicorum* und *Chirurgorum* Zeugnuß nach, wahre Staaren gehabt, kein widernatürliches Häutlein, sondern an statt selbiges den *Humor crystallinus* trüb gefunden, als welcher wie ein weisses Häutlein durchgeschienen. Hieraus hat man gelernet, daß dergleichen widernatürliches Häutlein die ordentliche Ursach dieser Kranckheit nicht seye, gleichwie die gemeine Meinung wäre, sondern daß es meistens der trübgewordene *Humor crystallinus* seye, welchen man also in der Operation an statt eines Häutleins unterdrucke, und durch Unterdruckung dieser Trübheit die Patienten wieder sehend mache: gleichwie wir solches mit vielen *Observationen* oder Exempeln in einem besonderen *Tractat* vom Staar weitläufftig erwiesen haben, und noch mit viel mehreren beweisen können.

2. nach der Neuern Meinung.

Die *Autores* der neuen Meinung.

3. Es haben vornehmlich zween Frantzosen diese Meinung vor ungefehr 12 Jahren an den Tag gebracht, und gelehret, als ob in allen Staaren kein Häutlein zu finden wäre, Nahmens *Brisseau*, und *Maitre Jan*, in der *Persuasion*, als ob solches gantz was neues und vorher unerhörtes wäre; welches sie deßwegen geurtheilet, weil man weder in Chirurgischen Büchern was davon fande, noch in Chirurgischen *Collegiis* das geringste zu der Zeit reden oder sagen hörete. Es ist aber diese Meinung schon vor 70 Jahren von einigen Autoren, als *Quareus, Rolfinck, Gassendus, Rauhault, Borellus*, und andern, behauptet, auch in ihren Schrifften aufgezeichnet gefunden worden; doch weil selbige nicht gar viele Exempel von dergleichen geöffneten Augen gehabt hatten, und diese wenige von andern Gelehrten vor was rahres und ausserordentliches sind gehalten worden, auch sich sonsten wenig von selbiger Zeit an die Mühe genommen, Staar-Augen zu öffnen, so ist man bey der alten Meinung, als ob der Staar allzeit ein Häutlein wäre, und die Trübigkeit des *Humoris crystallini* gar selten vorkomme, geblieben, und endlich die neue wiederum ins Vergessen gerathen: biß vorbemeldte Frantzosen, und hernach die Königliche Frantzösische *Academie*, nebst vielen anderen vornehmen *Medicis* und *Chirurgis*, dieselbe wieder vor den Tag gebracht, und durch viele Oeffnungen wahr zu seyn befunden worden, daß der trübe *Humor crystallinus*, wo nicht allzeit, doch meistens, die Ursach des Staars seye.

4. Und

Das 51 Cap. Vom Staar.

4. Und obschon jene *Autores* vorgegeben und vermeint, als könte niemahls kein widernatürliches Häutlein im Aug entstehen, und einen Staar verursachen: dieweil sie niemahls kein Häutlein gefunden hatten, so habe doch allzeit Bedencken getragen, selbiges so absolut mit ihnen zu statuiren, ob ich schon in fünff dergleichen Augen allzeit den Fehler gleichfalls im *Humore Crystallino* gefunden; sondern habe eine besondere Meinung angenommen, und zwar die Trübigkeit des *Humoris crystallini* vor die ordentliche und frequenteste Ursach angegeben: aber wenn man in Staar-Augen, durch gewisse Exempel oder *Observationes*, (weil selbigmal noch keine gewisse bekandt waren) in frisch geöffneten Cörpern Häutlein finden würde, so wolte ich nebst dem *Humor crystallinus* auch das Häutlein, als die andere Ursach des Stars, annehmen und passiren lassen. Es hat lang gewähret, biß man in einem Menschen ein solches Exempel hat finden können, ob schon viel Mühe und Sorge an vielen Orten darauf gewandt worden, sondern man hat immer an statt des Häutleins den *Humor crystallinus* trüb gefunden. Biß endlich vor kurtzem Herr D. Widmann aus Nürnberg mich berichtet, daß er in Beyseyn Herrn D. Lochners, *Thomasii* und Göckels, dergleichen Häutlein in beyden Augen einer Frau gefunden hätte, wobey aber dennoch der eine *Humor crystallinus* gantz trüb, der andere aber nicht gar hell gewesen: und hätte die Frau nach der Operation, welche ohngefehr vor drey Jahren geschehen ware, an dem Aug, wo der *Humor crystallinus* am trübsten ware, nichts, mit dem andern aber doch so viel gesehen, daß sie die *Objecta* distinguiren, und ihre Weg gehen können. Ingleichen hat der berühmte Pabstliche Leib-Medicus, Herr *Lancisius*, durch den Kaiserl. Leib-Medicum, Herrn *Garelli*, mir ohnlängst zwey Exempel übersandt und beschrieben, daß er in zweyen Menschen-Augen (an welchem aber keine Operation ware verricht worden) dergleichen Häutlein gefunden habe, dabey aber dennoch der *Humor crystallinus* abermahl nicht recht hell, sondern gelblich gewesen.

Meine eigene Meinung.

5. Es hat zwar diese Meinung vielen Streit verursacht, indem einige gemeint, daß es ohnmöglich seye, daß man sich in einer so offt vorkommenden Kranckheit so lang solte geirret haben; Andere haben geurtheilet, daß dergleichen Leute, denen der *Humor crystallinus* abgedruckt würde, ohnmöglich hernach würden sehen können, weil selbiger zum Sehen absolut nothig wäre; da doch, ohne die *Observationes*, welche in Franckreich gemacht worden, Herr D. Wenker zu Nördlingen dergleichen

Es ist grosser Streit deßwegen entstanden.

chen Augen eines Manns, welcher an beyden Augen vor einigen Jahren am Staar ware operirt worden, auch an beyden, sonderlich an dem einen, biß in Tod deutlich gesehen, vor kurtzem geöffnet; bey der Oeffnung aber kein Häutlein, sondern dem *Humorem crystallinum* in beyden Augen abgedruckt gefunden. Andere haben gemeint, es müste die Verletzung im Aug allzugroß seyn, wenn man den *Humor crystallinus* müste abdrucken, und dadurch nothwendig das Sehen verdorben werden. Andere machen einen Wortstreit, und wollen, daß, was man bishero einen Staar genennet, ein *Glaucoma* und kein Staar zu nennen sey; da doch die Trübheit des *Humoris crystallini* eben die Kennzeichen, *Prognosis* und Cur hat, welche alle *Autores* dem Staar zugeschrieben; hingegen das *Glaucoma* von allen Scribenten vor eine sehr rare und *incurable* Kranckheit gehalten worden. Andere haben einige ungewisse und undeutliche Exempel aus *Autoribus* beygebracht, welche von Häutlein im Staar was gemeldet rc. Aber ich habe in meinem Tractat und Apologie alle diese Ein- und Gegen-Würffe weitläufftig, auch hoffentlich sattsam widerlegt, und bewiesen, daß selbige gegen meine Meinung nicht können aufkommen; und daß, wenn auch manchmahl ein Häutlein gefunden würde, solches nicht anders als vor einen rahren und ausserordentlichen Staar passiren könne, die Trübheit aber des *Humoris crystallini* viel öffters vorkomme, und also vor die ordentliche oder Haupt-Ursach des Staars zu halten seye, weil allzeit funffzehen und mehr von dieser Sorte gegen einen von jener aufzuweisen wären.

Wie der Staar von andern Zufällen unterschieden.

6. Aus dieser Beschreibung wird man diese Kranckheit leicht erkennen und von andern unterscheiden können: als 1) Vom schwartzen Staar, *Amaurosis* oder *Gutta serena* genannt, welches eine Kranckheit ist, da das Aug nicht siehet, und doch die *Pupilla* schwartz und klar, auch das gantze Aug gesund und gut scheinet; 2) Von den weissen Flecken der Augen, welche nicht hinter der *Cornea* und *Uvea*, sondern in der *Cornea* sind; 3) Vom Fell der Augen, allwo ein widernatürliches Häutlein ausser der *Cornea* ist; 4) Vom Eyter-Aug oder *Hypopium*, in welchem eine eyterige Materi zwar hinter der *Cornea* ist, in dem *Humore aqueo*, welche aber flüßig, da der Staar was festes oder *solides* ist; 5) Vom *Glaucoma*, welches zwar die gröste Gleichheit mit dem Staar hat, weil sie beyde in einer Trübheit hinter der *Pupilla* bestehen; im *Glaucoma* aber erscheinet die Trübheit tief in dem Aug, kommt nach allen Autoren sehr selten vor, ist *incurable*, und bestehet in der Trübheit des *Humoris vitrei*, da in dem Staar hergegen die Trübheit

Das 51 Cap. Vom Staar.

heit gleich in- oder hinter der *Pupilla* und *Uvea* zu observiren, das *Glaucoma* auch meistens Meer-grün seyn soll, als woher es den Namen *Glaucoma* von den Alten bekommen hat; da im Gegentheil der Staar meistens Perlen-farb ist.

7. Was die Unterschied des Staars anlangt, so haben wir indem wir fest setzen, daß der Staar gemeiniglich oder meistens in Verdunckelung des *Humoris crystallini* bestehe, hauptsächlich folgende Unterschied zu machen: 1) Ist der Staar neu oder alt; 2) anfangend, oder schon vollkommen; 3) zeitig, das ist, daß die *Pupilla* vollkommen trüb, und der Staar zur Operation tüchtig; oder unzeitig, wenn sie noch nicht vollkommen verdunckelt ist, er seye nun neu oder alt: dann manche Staaren, ob sie schon alt, werden doch nimmer recht dunckel. 4) Ist der Staar entweder ohne andere Mängel des Augs, oder sind noch andere Mängel dabey: jenen nennet man einen einfachen, diesen aber einen complicirten oder verknüpfften Staar; z. Ex. wo zugleich ein Mangel in der *Cornea*, im *Humore vitreo*, eine Zusammenwachsung mit der *Pupilla*, eine Schwindung des Augapffels, ein Mangel im *Nervo optico* oder *Retina*, &c. 5) Mancher Staar ist fest und unbeweglich; mancher aber steigt auf und ab, wenn man das Aug mit den Fingern reibet. 6) Ist der Staar von vielerley *Couleuren*, meistentheils aber Perlenfarb, daher er auch hauptsächlich der graue oder weisse Staar genennet wird; manchmal aber gibt es auch gelbliche, grünliche, bläuliche, schwärtzliche, manchmal auch wie gemarmort von verschiedenen Farben durcheinander. 7) Einige nennet man Milch-Staaren, welche in einer Veränderung des *Humoris crystallini* in eine Milch-gleiche Substantz bestehen, und dahero, wo das Häutlein desselben in der Operation durchstochen wird, laufft eine milchhaffte Feuchtigkeit heraus, gleichwie wir dergleichen Exempel anderwerts beschrieben haben. 8) machen auch die *Autores* einen Unterschied zwischen einem wahren und falschen Staar: einen wahren Staar nennen wir, wo die Farb desselben wie eine Perle, oder doch nicht viel davon unterschieden, bey welchem der Patient keine Farben, dennoch aber Licht und Finsternuß von einander unterscheiden kan, die *Pupilla* auf und zugehet, und nicht fest mit dem Staar ist angewachsen; Einen falschen Staar aber nennen wir alle solche Dunckelheiten nah hinter der *Pupilla*, wo ausserordentliche Zufälle dabey sind, als diejenige, welche hin und her wancken, auf und absteigen, wo die Patienten keinen Unterschied zwischen Licht und Dunckel haben, wo die *Pupilla* unbeweglich, oder der

Die verschiedene Arte des Staars.

Staar fest mit der *Uvea* angewachsen, wo ungewöhnliche *Couleuren* da sind, oder auch wo ein Staar durch die *Pupilla* durchgedrungen. 9) theilen wir auch die Staaren in ordentliche und rahre. Die ordentliche nennen wir, welche am meisten vorkommen: solche sind nun die, welche in der Trübheit des *Humoris crystallini* bestehen; die rahre aber, welche von einem Häutlein verursachet werden: zu welchen man auch die falsche Staaren referiren kan.

Die Ursachen des Staars.

8. Deroshalben statuiren wir die ordentliche Ursach des Staars eine Verdunckelung des *Humoris crystallini* zu seyn; die ausserordentliche aber ein Häutlein oder widernatürliche Substantz, welche bey der *Pupilla* entsteht, selbe verstopfft, und also den Eingang des Lichts in das Aug verhindert, als wodurch den Leuten das Gesicht benommen wird. Die Ursache aber der Verdunckelung des *Humoris crystallini* ist eine Stockung widernatürlicher dicker Feuchtigkeiten in demselben, oder eine Austrucknung und Zusammenwachsung seiner Aederlein, als wodurch selbiger seine Durchsichtigkeit verlieret. Es kan aber solches durch vielerley Gelegenheiten verursachet werden, als durch allerley Entzündungen und Stockungen in dem Aug, welche entweder von selbsten entstehen, oder durch einen Schlag, Stoß, Verbrennung der Augen, und andere Ursachen, erreget werden, als von welchen Ursachen auch die Häutlein entstehen können.

Die Erkennung des Staars.

9. Man erkennet also einen Staar überhaupt aus einer Verdunckelung, welche in oder gleich hinter der *Pupilla* zu observiren ist. Es ist aber wegen der Operation wohl zu wissen, ob ein Staar zeitig oder unzeitig sey, dieweil die unzeitigen sich nicht wohl operiren lassen. Einen zeitigen Staar erkennet man, wann die *Pupilla* ihre natürliche Schwärtze gantz verlohren, und der Patient nur noch Licht und Dunckel, aber keine Farben noch Gestalt mehr erkennen kan. Ein unzeitiger aber wird erkannt, wenn die *Pupilla* noch nicht recht verdunckelt, und der Patient noch etwas siehet. Wenn ein Staar andere *Couleur* hat, oder sonsten noch ein Mangel im Aug, läßt sich solches durch die genaue Untersuchung erkennen. Wenn ein Patient Licht und Finsterniß gar nicht unterscheiden kan, lehret solches, daß im *Nervo optico* oder in der *Retina* ein Mangel sey, und ist die Cur und Operation bey solchen Zeichen vergebens. Ob die *Pupilla* mit dem Staar zusammen gewachsen, und unbeweglich, läßt sich daraus abnehmen, wenn dieselbe bey hellem Licht, und an einem dunckeln Ort von einerley Grösse bleibt, sich weder

im

Das 51 Cap. Vom Staar. 483

im Hellen zusammenziehet, noch im Dunckeln erweitert: Ingleichem wenn sich die *Pupilla*, nachdem man das Aug mit denen Fingern eineweil gerieben, und hernach angesehen wird, nicht beweget. Wenn man hinter der *Pupilla* nur weisse Flecken siehet, bedeuten solche entweder Flecken im *Humore crystallino*, oder kleine Auswachsungen aus der *Uvea*, welche manchmal in ein Häutlein zusammenwachsen. Manchmal wird nur der *Humor crystallinus* in der Mitte verdunckelt, (da den Leuten alles vorkommt, als ob es durchlöchert wäre) manchmal am Rand, manchmal auch nur die Helfft wie ein halber Mond.

10. Die *Prognosis* des Staars ist gar ungewiß, und lassen sich manche curiren, manche aber nicht. Dieses aber ist gewiß, daß man einen Staar selten mit Medicamenten curiren kan, ob schon einige sind, welche solche *Arcana* zu haben vorgeben, und daß man meistens zur Operation seine Zuflucht nehmen muß: dennoch hat man Exempel, daß manche von selbsten vergangen sind. Es hat aber auch diese Operation viele Schwerigkeit, und kan man von derselben nicht leicht zum voraus einen guten Ausgang versprechen: dann es bezeuget die Erfahrung, daß manche Staaren, welche sehr schlimm zu curiren geschienen haben, dennoch wohl curiret worden; im Gegentheil aber andere, welche man vor sehr gut angesehen, nicht wohl abgelauffen, ob schon die Operation auf behörige Weis ware verrichtet worden. Doch dienet dieses solchen Patienten sonderlich zum Trost, daß der Staar keine tödtliche noch schmertzhaffte Kranckheit, auch bey der Operation desselben keine Lebens-Gefahr. Uberhaupt aber geben diejenige Staaren, welche simpel und wohl zeitig, bessere Hoffnung zu einer glücklichen Cur, als diejenige, welche nicht wohl zeitig, oder sonsten von der Natur des wahren Saars abgehen; ingleichem sind diejenige übel zu curiren, welche mit der *Uvea* angewachsen, wo dieselbe unbeweglich, nicht mehr rund, sondern zerrissen und eckicht; wo grosses Kopffwehe vorhanden, oder vorhergegangen; wo die Patienten alt oder ungesund, auch sonsten andere Mängel am Aug dabey haben. Je mehr die Farb von der Perlen-Farb abgehet, je ungewisser ist der Succeß, weil solche ungewöhnliche Farben meistens von einer hefftigen Verletzung des Augs herkommen: dennoch bezeuget die Erfahrung, daß auch gelbe, braunlichte, eisenfarbige, und andere Staaren von extraordinärer Farbe, sind curirt worden. Ein Milch-Staar, weil er in der Operation den *Humor aqueus* trüb macht, so ist die Curation desselben ungewiß: dennoch sind sie nicht von den schlimmsten, wie solches viele *Practici* bezeugen. Die vielfärbige oder ge-

Die Prognosis.

Ppp 2 sprengte

sprengte Staaren, weil sie nicht recht hart sind, lassen sich auch nicht wohl niederdrücken: derohalben (wo selbige mit Medicamenten nicht zu curiren) muß man warten, bis sie recht zeitig werden. Je älter die Staaren, desto gefährlicher sind selbige sonsten zu curiren gehalten worden: dennoch hat man Staaren von 12, 18 bis 30 Jahr alt curiret, wenn nur sonsten kein Fehler dabey ist. Wenn die Patienten Licht und Finsternuß nicht unterscheiden können, kan die Operation nichts helffen, als nur *palliative*, um die Heßlichkeit unterzudrucken. Bey Kindern läßt sich die Operation nicht verrichten, weil selbige nicht still halten. Wenn ein Schwinden am Aug, oder wo dasselbe ungewöhnlich groß, ist nichts guts zu hoffen, weil beydes eine Verderbung des Augs anzeiget. Wo ein Mensch den Husten, Strauchen oder Brechen hat, muß man die Operation nicht vornehmen, bis solche Zufäll vorbey sind, weil solches sonsten in der Operation grossen Schaden verursachen könnte. Wenn der *Cataracta* auf und ab sich beweget, wird er selten curirt.

Was in zweiffelhafften Fällen zu thun.

11. Dennoch aber, wie schlimm der Staar auch seyn mag, insonderheit wenn beyde Augen blind, und nur noch einige geringe Hoffnung zu gutem Effect ist, soll man den Patienten in solchem Jammer nicht stecken lassen, und derohalben nichts unterlassen, welches in solchem desperaten Ubel manchmal noch gut thut. Derowegen halte davor, daß man auch bey zweiffelhafften Zufällen, wo nichts anders helffen will, die Operation lieber solle vornehmen, als unterlassen: 1) weil dieselbe nicht gar schmertzhafft, und manchmal gar keinen Schmertzen verursachet; 2) weil keine Lebens-Gefahr dabey, wie bey dem Stein-schneiden, oder andern schweren Operationen; 3) weil es mit dem Patienten durch die Operation nicht kan schlimmer werden: dann wenn einer einen schlimmen Staar hat, so ist er blind, und kan nicht blinder werden; richtet man mit der Operation nichts aus, so wird auch dadurch nichts verdorben: wenn aber ein solcher blinder Mensch auch gegen Verhoffen durch die Operation sein Gesicht wieder bekommt, gleichwie schon öffters geschehen, so wird der *Chirurgus* desto mehr Freude bey dem Patienten, und bey andern Leuten desto grössern Ruhm und Ehr sich erwerben. Derohalben soll man die Operation nie unterlassen, wo auch nur noch die geringste Hoffnung einiger Hülffe da ist.

Vom schwartzen Staar und *Glaucoma*.

12. Ein schwartzer Staar (*Gutta serena* oder *Amaurosis*) aber kan durch das Staar-stechen nicht curirt werden, dieweil der Fehler oder Ursach desselben nicht im Augapffel, sondern entweder in der *Retina*, oder

Das 51 Cap. Vom Staar.

oder im Sehe-Nerven, oder im Gehirn selbsten ist: derohalben muß selbiger mehr durch innerliche Medicamenten, insonderheit durch die Salivation, oder nach Beschaffenheit der Ursach, durch Purgieren, Aderlassen, Schröpffen, *Setacea*, Fontanellen, sonderlich durch diejenige, welche auf dem Kopff gebrannt wird, curirt werden. Ein *Glaucoma*, welches man einen grünen Staar nennen kan, und in Verdunckelung oder Trübheit des *Humoris vitrei* bestehet, kan gleichfalls weder durch die Nadel noch auf andere Manier weggenommen werden, sondern ist deßwegen, wie alle Alten gelehrt haben, incurabel. Ein Exempel, wo der *Humor vitreus* gantz hart wie ein Knorbel gefunden worden, hat oben gerühmter Herr *Lancifius* mir vor kurtzem überschrieben.

13. Die Cur des Staars ist zweyerley: eine, welche durch Medicamenten; die andere, welche mit der Staar-Nadel verrichtet wird. Oben ist schon gesagt worden, daß die Cur durch Medicamenten selten angehe, und wird daher die Medicamenten-Cur von vielen gäntzlich verworffen: dennoch, dieweil schon *Autores* fast von 2000 Jahren her, ingleichen einige neue, bezeugen, daß nicht nur zuweilen Staare von selbsten wieder vergangen, sondern auch anfangende durch *Medicamenta* manchmal seyen curirt worden, kan man im Anfang dieselbige versuchen. Dieweilen aber diese Curation hauptsächlich den *Medicis* zukommt, und nach Beschaffenheit des Temperaments und Alters des Patienten muß eingerichtet werden, so wollen wir hier von dieser nichts sagen, sondern vornemlich von der Operation, als welche dem *Chirurgo* zukommt, handeln: wer aber doch von den nöthigen Medicamenten Nachricht haben will, kan sich in unserm Tractat vom Staar *pag.* 261 bis 284 deßwegen Rahts erhohlen, allwo weitlaufftig von selbigen gehandelt worden. Wenn aber die Medicamenten nicht helffen wolten, oder der Staar sonsten schon alt wäre, so muß man, wenn man solchen blinden Leuten wieder will zu ihrem Gesicht helffen, zur Operation schreiten.

Die Cur geschieht durch Medicamenten oder Operation.

14. Bevor wir aber die Operation selbst beschreiben, so wollen wir die *Chirurgos* hier erinnern, daß sie sich auf diese Operation fleißiger hinfüro mögen appliciren, als sonsten geschehen, und selbige nicht allein den Marckschreyern und Quacksalbern überlassen, dieweil selbige eine von den vortrefflichsten und nützlichsten Operationen ist, wodurch man offt in einer Minute die Blinden kan sehend machen: dann denjenigen, welche die Structur des Augs, und was in dieser Operation zu verrichten, wohl verstehen, kan diese Operation nicht gar schwer

Die Operation ist nicht gar schwer.

schwer seyn, und ist so grosses Geheimnuß nicht darhinter, wie die Marckschreyer und meiste Oculisten vorgeben: Ja ich glaube, daß weniger Gefahr bey dieser Operation zu befürchten, als bey der allergemeinsten, nemlich dem Aderlassen, welches doch ein jeder Barbirer-Gesell verrichtet, als bey welchem, wenn ein Nerve, Flechsen oder Arterie verletzt wird, allerley gefährliche, ja tödliche Zufäll, können verursacht werden, gleichwie bey dem Aderlassen gesagt worden, welche bey dem Staaren-stechen nicht leicht observirt worden. Zudem kan man bey dem Aderlassen offt keine Ader finden; im Gegentheil der Ort im Aug, wo man das Staar-stechen verrichten muß, ist allzeit gantz sichtbar. Dennoch aber ist meine Meinung auch nicht, als ob selbige gar zu leicht, und daß ein jeder Jung oder Idiot solche zu verrichten *capable* seye; sondern ich erfordere, daß derjenige, welcher diese Operation wohl verrichten will, folgende Qualitäten haben solle:
1) Daß er die Structur des Augs aus der Anatomie wohl kenne, damit er nichts verletzen möge. 2) Daß er wohl wisse, was in dieser Operation zu verrichten, und vorher andere habe sehen operiren. 3) Daß er unerschrocken seye, nicht zittere, sondern eine feste Hand und gutes Gesicht habe. 4) Daß er rechts und lincks sey, weil man am lincken Aug mit der rechten, am rechten Aug aber mit der lincken operiren muß.

Was vor derselben zu consideriren.

15. Ein solcher *Chirurgus*, ehe er die Operation anfängt, soll den Patienten und Staar wohl consideriren, ob er von solcher Art sey, daß man mit der Operation noch was könne ausrichten oder nicht: dann wo derselbe unzeitig, ein Schwinden des Augs oder widernatürliche Grösse vorhanden, ein Mangel an der *Cornea*, der *Humor aqueus* trüb, oder daß der Patient das Licht von der Finsternuß nicht mehr kan unterscheiden, sondern recht stockblind ist, oder schon sehr alt und abkräfftig, oder noch ein Kind, so ist rathsamer die Operation nicht vorzunehmen, weilen alsdann nicht wohl guter Effect darauf folgen kan. Im Gegentheil aber, wo der Staar wohl zeitig, die *Pupilla* beweglich, und sonsten kein anderer Fehler vorhanden, oder wo auch schon ein Fehler da, doch so, daß noch einige Hoffnung übrig, dem Patienten wieder zum Gesicht zu verhelffen, so soll man wegen oben §. 10. bemeldeter Ursachen dennoch die Operation vornehmen, und, wo möglich, den Patienten von der Blindheit trachten zu befreyen.

16. Wenn

Das 51 Cap. Vom Staar. 487

16. Wenn man also vor gut ansiehet die Operation zu verrich- **Von der Zeit der**
ten, soll der *Chirurgus* eine bequeme Zeit zu der Operation erwehlen. **Operation und**
Da dann das temperirte Wetter, wo es nicht zu heiß noch zu kalt, am **Präparation des**
besten, gleichwie im Frühling und Herbst. Weiters soll er den Patien- **Patienten.**
ten zur Operation präpariren, und demselben, wo er vollblütig, ein
paar Tag vor der Operation zur Ader lassen, und ein dienliches Purgier verordnen, damit der Leib von den überflüßigen Feuchtigkeiten er-
lediget werde, und nicht leicht eine Entzündung oder Fluß nach der O-
peration darzu komme: ja es ist auch dienlich, am Tage der Operation
dem Patienten früh ein Clystier geben zu lassen, und demselben befehlen, daß er einige Zeit vorher sein mäßig lebe. Alsdann kan der *Chirurgus* einen heitern Tag zur Operation erwehlen, und dieselbe in
einem hellen Zimmer verrichten, doch so, daß die Sonne nicht allzu starck
hinein scheine, weil sich die *Pupilla* dadurch sehr zusammenziehet, und
alsdann der *Chirurgus* die Nadel im Aug, und was darinnen paßiret,
nicht wohl *observiren* kan. Unter den Stunden des Tages werden
die Vormittags-Stunden insgemein vor die bequemsten gehalten; dennoch aber kan man die Operation auch gar wohl nachmittag verrichten, weilen die Patienten, wenn sie ein wenig vorher zu Mittag geges-
sen, nicht so leicht ohnmächtig werden, als wenn sie nüchtern sind, welches in der Operation Schaden könnte verursachen: derohalben wenn
man die Operation früh will anstellen, soll man den Patienten doch vorhero was essen lassen, zum wenigsten eine kräfftige Suppen; wenn aber
die Operation nachmittag verricht wird, und also der Patient eher nach
der Operation zum Schlaff kommt, so bringet derselbe dem Leib und
der Seele eine baldere Ruhe, welche zu Abwendung vieler Zufälle sehr
dienlich ist.

17. Weiter muß der *Chirurgus* ein paar Helffer haben, deren **Von den Helf-**
der eine (siehe *Tab. XII fig.* 1 *A*) dem Patienten *B* in der Operation den **fern und Nadeln.**
Kopff fest halte; und einen andern, welcher ihm die Nadel und an-
dere Nothwendigkeiten herbey bringe. Endlich muß er auch mit einer
guten Nadel versehen seyn, und sind derselben vielerley bey den Autoren beschrieben, gleichwie *Tab. XII fig.* 2, 3, 4, 5, 6, 7, 8, 9, die vornehmste habe abzeichnen lassen, unter welchen meines Erachtens *fig.* 5
wohl die beste ist, weil sie an der Spitze was breit, fast wie ein Gersten-Korn, und dennoch schneidend, daß sie in das Aug durchdringen
kan, auch bey der Spitze ein Furch oder Rinne hat, damit selbige in der
Operation den Staar desto besser fassen könne, und nicht glitsche, gleichwie

wie unten mehr davon soll gesagt werden: denn die dünnspitzige Nadeln sind, um vieler Ursachen halber, den Staar unterzudrucken nicht so dienlich; mit den breiten aber kan man nicht wohl ins Aug kommen. Manche haben zwey Nadeln zugleich gebraucht, davon sie mit der spitzigen, als *fig.* 6 oder 8, erst das Aug durchstochen, hernach durch die Rinne eine breite stumpffe Nadel ins Aug gebracht, wie *fig.* 7 oder 9, die spitzige alsdann wieder herausgezogen, und mit der stumpffen den Staar untergedruckt. Die Nadel muß vor der Operation mit einem Tuch oder Leder wohl abgerieben werden, damit kein Rost daran bleibe, welcher sonsten durch seine Ungleichheit den Eingang ins Aug verhindern, oder was zerreissen kan.

Was zum Verband nöthig. 18. Letztlich muß der *Chirurgus* auch alles, was zum Verband nöthig ist, vor der Operation herbey schaffen: als 1) ein kühlendes Augen-Wasser, welches von Korn-Blumen- oder Wegerich-Wasser mit Eyerweiß gekleppert kan gemacht werden, worzu auch einige ein wenig präparirte *Tutia*, Saffran oder Kampfer thun; andere bedienen sich, an statt des Augen-Wassers, gemeinen Brandewein; 2) eine weiche Compreß, so groß, daß sie das gantze Aug wohl bedecken kan; 3) eine Binde 3 Elen lang und 2 Finger breit, oder ein Schnupfftuch dreyeckigt zusammengefalten, um damit nach der Operation das Aug zu verbinden; 4) soll man auch nicht vergessen ein wenig Ungarisch-Wasser, oder Schlag-Wasser, oder Eßig, bey der Hand zu haben, um den Patienten zu stärcken, wenn ihm etwa in der Operation wolte eine Ohnmacht zustossen.

Wie der Patient zu setzen. 19. Wenn also der *Chirurgus* mit allen diesen Nothwendigkeiten versehen, kan er zu der Operation selbst schreiten: da er vor allen so wohl den Patienten als sich selbst bequem setzen soll, welches am besten geschiehet, wenn man zween Stühle nimmt, deren einer von gewöhnlicher Höhe, wie *fig.* 1 D, der andere aber was niedriger seyn soll, wie *fig.* E. Auf den niedrigsten setzet man den Patienten was schlems gegen das Licht; der *Chirurgus* aber C setzet sich auf den höhern Stuhl, gleich vor den Patienten, wie *fig.* 1 anzeiget. Alsdann, wenn der Patient noch am andern Aug siehet, bindet man ihm das gute mit einem dreyeckigten Schnupfftuch, oder mit sonsten einer breiten Binden, zu, damit derselbe nicht sehen könne, dieweilen sonsten, wo sich das gesunde Aug beweget, das blinde zugleich mit beweget, als wodurch in der Operation eine Verletzung im Aug geschehen könnte. Hierauf muß man den

Das 51 Cap. Vom Staar. 489

den Patienten erinnern, daß er in der Operation, wenn er etwa sehen solte, gleichwie offters geschiehet, für Freude sich nicht bewege oder ruffe, um dadurch den *Operateur* nicht zu verhindern, sondern daß er das Aug und gantzen Leib so unbeweglich und still halte, als es ihme immer möglich ist; und damit der *Chirurgus* fein nahe an den Patienten könne anrucken, muß er des Patienten Füß zwischen seine Füsse nehnehmen, der Patient aber muß sein Hände auf die Knie des *Chirurgi* auffsetzen. Alsdann soll ein Diener hinter dem Patienten stehen *A*, und desselben Kopf von beyden Seiten mit seinen Händen fest halten, und zugleich gegen seine Brust andrucken, damit er den Kopf desto fester halten könne: dann durch eine geringe Bewegung kan die Nadel eine Verletzung verursachen, wodurch der Patient müßte ewig blind seyn.

20. Wenn also der Patient so sitzet, und der Kopf wohl gehalten ist, muß man demselben befehlen, daß er das Aug wohl aufmache, und selbiges gegen die Nase wende, damit man das Weisse im Aug bey dem kleinen Augenwinckel wohl sehen könne: alsdann, wo die Operation am lincken Aug zu verrichten, soll der *Chirurgus* mit seiner lincken Hand mit dem Daumen und Zeig-Finger die Augenlieder wohl auseinander halten, wie aus *fig.* 1 und 14 zu sehen, und zugleich dadurch das Aug trachten still zu halten: (welches einige mit dem *Speculum oculi fig.* 13 zu thun pflegen) Alsdann nimmt er mit der rechten Hand die Staar-Nadel, welche ihm von einem beystehenden präsentiret wird, bey dem fördersten Theil der Handhebe, gleichwie wir solches *fig.* 14 angezeiget haben, und zwar mit dem Daumen, Zeig-und Mittel-Finger, fast eben so, wie man im Schreiben eine Feder zu halten pfleget. Hernach setzt er die zween andere Finger an den Backen des Patienten an, auf daß die Hand des *Chirurgi* in der Operation hier gleichsam ruhe, und nicht wancke, und alsdann appliciret er die Spitz der Nadel auf das Weisse vom Aug, wie *fig.* 14 *lit. A* andeutet, ungefehr einen Messerrücken breit von der *Cornea*, gegen den kleinen Augenwinckel zu, wenn er selbige vorher, um schlipfferiger zu machen, durch den Mund gezogen, und druckt selbige gerad durch die Häutlein des Augs, bis in den *Humorem vitreum.* Zuweilen empfinden die Patienten in Einstechung der Nadel hefftige Schmertzen, welches herkommt, wenn man die *Nervos ciliares Ruyschii*, welche zwischen der *Sclerotica* und *Choroidea* herlauffen, trifft; wo dieses geschiehet, soll man die Nadel gleich wieder zurück ziehen, und an einem andern Ort nahe dabey einstechen. Wann

Wie die Operation zu verrichten.

Q q q der

der *Chirurgus* empfindet, daß die Nadel durch die Häute des Augs in die Hohligkeit desselben gekommen, (welches er daraus abnimmt, wenn er nicht mehr starck drucken darf) muß er dieselbe behutsam gegen die *Pupilla* zuwenden, wie *fig. 14 B* anweiset; alsdann den Staar oben anfassen, und, wenn es ein Häutlein ist, dasselbe lind unter die *Pupilla* abdrucken, welches offt fast in einem Drucker, manchmal aber langsamer angehet: und in diesem abdrucken pflegen die Patienten offt schon zu sehen. Wenn es aber kein Häutlein, sondern der *Humor crystallinus* ist, (dieweil bis dato kein gewisses Zeichen bekannt selbe zu unterscheiden) muß er solchen, sonderlich mit der Rinne der Nadel, fassen, und in Grund des Augs niederdrucken. Nachdem also die Abdruckung des Staars geschehen, muß er denselben eineweil mit der Nadel suchen untergedruckt zu halten: hernach aber die Nadel ein wenig in die Höhe heben, und acht geben, ob der Staar wiederum auffsteigt, welches wann es nicht geschiehet, soll er die Nadel lind wieder aus dem Aug ziehen, und damit ist die Operation verrichtet. Wenn er aber wieder auffsteiget, muß man ihn von neuem, wie vorhero, trachten von oben zu fassen, abdrucken, und was länger, als vorhero, abgedruckt halten, und damit so offt verfahren, als der Staar wieder auffsteiget, bis er endlich nicht mehr in die Höhe kommt.

Umstände, welche zu beobachten.

21. Solte man aber dieses nicht erhalten können, wie manchmal geschiehet, muß man den Staar mit der Nadel trachten in Stücker zu zertheilen, und hernach ein Stück nach dem andern abzudrucken, so werden die Patienten offt wieder sehend, gleichwie *Celsus*, *Guillemeau*, *Parœus*, *Barbette*, *Brisseau*, und andere, bezeugen. Also auch, wenn ein Staar von ungefähr in Stücker gehet, muß man eines nach dem andern unterdrucken. Wenn ein Staar, indem man selbigen abdrucken will, noch gar weich befunden wird, so rähtet *Brisseau*, daß man die Nadel wiederum solle aus dem Aug ziehen, und diese Operation auf eine andere Zeit aussetzen, bis der Staar härter und zeitiger werde, damit man ihn nicht unzeitig möge zerreissen, als wodurch die Operation leicht fruchtloß seyn würde, und der Patient immer blind bleiben. Solte der Staar am rechten Aug seyn, muß der *Chirurgus* die Augenlieder auch mit der rechten Hand voneinander halten, mit der lincken aber die Nadel appliciren; und dahero muß ein *Chirurgus* lincks und rechts seyn, weil man die Nadel am grossen Augenwinckel wegen der Nase nicht appliciren kan. Wenn ein Patient auf beyden Augen einen zeitigen Staar, kan man, wann auf einem Aug die Opera-

Das 51 Cap. Vom Staar.

Operation verrichtet/ und daſſelbe verbunden/ die Operation auf dem andern Aug auch vornehmen/ ſonderlich/ wo die erſte bald und wohl iſt abgelauffen; oder ſelbe nach Belieben auf eine andere Zeit verſchieben.

22. Nachdem die Operation verrichtet/ iſt auch zu wiſſen nöthig/ was man nach derſelben zu thun habe. Es iſt der gemeine Gebrauch/ daß die Oculiſten/ ſo bald die Operation verricht/ und die Nadel wiederum aus dem Aug gezogen/ zween Finger aufſtrecken/ oder zwey Gläſer/ das eine mit Waſſer/ das andere mit rothem Wein oder Bier angefüllet/ dem Patienten vor die Augen halten/ und fragen/ ob er ſolche ſehen und unterſcheiden könne? welches wenn ers thun kan/ halten ſie es vor ein gutes Zeichen/ daß auf die Operation glücklicher Succeß erfolgen werde. Es ſind aber viele/ welche dieſes vor ſchädlich halten/ dieweil/ wenn ſich der Patient nöthiget/ mit ſeinem ſchwachen oder krancken Aug gleich nach der Operation zu ſehen/ ſo würde hiedurch leicht der Staar wiederum in die Höhe gedruckt/ und alſo die Operation vergebens ſeyn. Derohalben iſt beſſer/ daß man gleich nach der Operation eine Compreß in obenbeſchriebenes Augen-Waſſer/ oder in Brandewein/ eingetaucht/ auf das Aug lege/ und mit einer Binde oder Schnupfftuch feſt binde/ um dadurch zu verhüten/ daß nicht leicht eine Entzündung möge dazukommen: Man ſoll aber beyde Augen zugleich zubinden/ ob ſchon nur in einem Aug die Operation iſt verrichtet worden/ damit der Patient dieſelbe nicht bewege/ als wodurch der Staar leicht wieder in die Höhe ſteigen/ oder ein anderes Ubel verurſachen könnte.

Was nach der Operation zu thun.

23. Wenn das Verbinden geſchehen/ ſoll man den Patienten in ſein Bett bringen/ denſelben mit dem Kopf hoch/ und auf dem Rucken legen: und ſo ſoll er acht Tag/ ſoviel möglich/ ruhig liegen/ wenig und nur ſacht reden/ auch nichts eſſen was hart iſt oder gekäut werden muß; ingleichen ſoll er ſich hüten vor lachen/ huſten und nieſen/ weil durch ſolche Bewegungen der Staar leicht wieder könnte in die Höhe getrieben werden/ bis er ſich endlich feſt geſetzet/ und nicht leicht wieder in die Höhe gehen möge. Dennoch iſt zu wiſſen/ daß kein *Operateur* gewiß verſichern kan/ daß ein abgedruckter Staar werde liegen bleiben/ dieweil dieſelbe offt durch eine geringe Urſach wieder in die Höhe ſteigen; dennoch/ wenn ſolches geſchiehet/ kan man die Operation von neuem wiederholen/ da ſie dann hernach offt abgedruckt bleiben/ gleichwie *Maitre-Jan* ſolches von einem Staar/ welcher im Herbſt iſt operiret wor-

Was gegen das aufſteigen zu beobachten.

worden/ observirt hat/ der aber bald hernach wieder in die Höhe gestiegen/ und folgenden Frühling von neuem mit gutem Succeß ist abgedruckt worden. Eben derselbe meldet auch/ daß dergleichen auffsteigende Staaren/ auch zuweilen wieder von selbsten hinunter fallen.

Was sonsten noch zu thun. 24. Etliche Stunden nach der Operation/ sonderlich wenn der Patient blutreich/ soll man demselben eine Ader lassen/ um dadurch die Entzündung in dem Aug zu verhüten/ und so viel Blut herauslassen/ als man nach Vollblütigkeit und Kräfften des Patienten nöthig zu seyn erachtet: ja wenn eine Inflammation wolte darzukommen/ oder schon würcklich da wäre/ muß man die Aderlaß folgenden Tag/ wie bey andern Entzündungen/ wiederholen/ und dabey/ nebst fleißiger Renovirung des Augen-Wassers/ innerliche dienliche Medicamenten von einem Medico verordnen lassen. Gegen den Abend/ damit der Patient eine ruhige Nacht bekommen möge/ ist ihm eine Ruhe-Milch zu verordnen: denn wenn sie nicht schlaffen können/ werden sie unruhig/ werffen sie sich im Bett herum/ als wodurch der Staar leicht wieder in die Höhe gestossen wird. In der Diät muß man den Patienten halten/ gleichwie die schwer Verwundete/ oder wie bey den Entzündungen ist gesagt worden/ damit die Entzündung/ welche hier gar schädlich/ verhütet werde. Wenn sie ihre Nothdurfft verrichten wollen/ soll man sie in den ersten Tagen nicht lassen auffstehen/ sondern eine Schüssel oder sonsten hierzu dienliches Geschirr unter den Hintern schieben: und wo sie allzulang verstopft/ ihnen ein erweichendes Clystier appliciren/ damit sie nicht gar zu hart drücken dörfen/ wenn sie ihren Stuhl verrichten wollen/ als wodurch der Staar wieder könnte in die Höhe getrieben werden. Was das fernere Verbinden anbelangt/ so soll man selbiges gegen Abend zum erstenmahl lind aufmachen/ alsobald wiederum eine Compreß mit oben-beschriebenem Augen-Wasser überlegen/ und dann eben wieder so verbinden/ wie das erstemahl. Folgenden Tags kan man solches morgens und abends/ oder wo es heiß Wetter wäre/ und die Compreß eher trucken würde/ drey-bis viermahl erfrischen: darbey aber täglich behutsam nach dem Aug sehen/ ob keine sonderbare Entzündung da sey. Dieses aber soll so geschehen/ daß man kein gar helles Licht lasse ins Aug fallen/ weilen hierdurch Schmertzen und Entzündung würden verursacht werden/ indem in den ersten Tagen nach der Operation/ die Augen das helle Licht/ ohne sonderbare Empfindung/ nicht vertragen können/ und derohalben soll auch das Licht

abends/

Das 51 Cap. Vom Staar.   493

abends/ wo möglich/ hinter den Patienten gesetzet werden/ damit ihm die Strahlen nicht ins Aug kommen. Wenn man in Visitation des Augs befindet/ daß alles wohl stehet/ fähret man nach vorherbeschriebener Manier acht Tag fort/ und wo solche vorbey/ so pfleget auch die Furcht wegen der Entzündung vorüber zu seyn/ da man ihnen alsdann ein wenig Licht zulassen kan/ doch so/ daß die Vorhänge um das Bett noch geschlossen bleiben/ und ein grünes oder schwartzes Seiden-Läpplein vor das Gesicht gemacht werde. Wenn also zehen Tag vorbey/ kan man ihm erlauben aufzustehen/ und im Zimmer lind herum zu gehen/ und wo dabey alles gut bleibet/ so ist die Cur vollendet/ und lässet man sie endlich nach und nach wieder zu ihrer vorher gewöhnlichen Lebens-Art schreiten: wenn aber Zufälle darzu kommen/ müssen sie sich ruhig halten/ bis dieselbige vorbey sind.

25. Derohalben soll ein guter *Chirurgus* auch allerley in dieser Operation sich ereignenden Zufällen zu begegnen wissen: als 1) was zu thun/ wenn in der Operation sich was Blut ins Aug ergiesset/ und der *Humor aqueus* trüb wird? In diesem Fall wenn des Gebluts wenig/ vergehet es durch den Gebrauch des ordinären Augen-Wassers von selbsten/ wie viele *Practici* solches observiret haben; wenn aber des ausgeloffenen Gebluts viel wäre/ so ist es gefährlich/ und entstehet entweder ein *Hypopium* oder Eyter-Aug daraus/ oder es wird sonsten im Aug alles so verdorben/ daß eine Blindheit darauf erfolget. Dennoch kan man hier Salbey/ Roßmarin und Fenchel in Säcklein nähen/ in Wein kochen/ und solche offt warm auf das Aug legen/ so pflegt sich solches Geblüt manchmal zu vertheilen. 2) Wenn der *Humor aqueus* in der Operation ausfliesst/ und die *Cornea* deßwegen zusammen fällt/ hat man davor nicht zu erschrecken/ sondern es kommt derselbe innerhalb ein paar Tagen von selbsten wieder. 3) Wenn nach der Operation eine Entzündung im Aug entstünde/ und selbige gering ist/ erfordert sie nichts besonders: wenn selbige aber hefftig/ muß man mit wiederholtem Aderlassen auf dem Arm/ Fuß/ oder auch am Hals/ suchen zu Hülff zu kommen/ auch Clystier und verkühlende Medicamenten öffters gebrauchen.

Wie verschiedenen Zufällen zu begegnen.

26. Letzlich ist zu erinnern/ daß diese neue Meinung vom Staar vielerley Nutzen in der Erkenntnüß/ *Prognosi* und Cur dieser Kranckheit habe zuwegen gebracht/ und dadurch sonderlich bekandt worden/ daß die Häutlein selten/ die Trübheiten des *Humoris crystallini* aber viel öffters

Von Beschaffenheit der neuen Nadel.

ters vorkommen, und also die gemeine Meinung vom Staar, als ob die Häutlein öffters vorkämen, falsch sey: insonderheit aber hat selbe auch dem *Brisseau* Gelegenheit gegeben, eine neue und zur Operation viel dienlichere Nadel zu erdencken, gleichwie wir selbige Tab. XII fig. 5 haben lassen abmahlen, welche vorn bey C breit, und eine subtile Rinne in sich hat, auf daß man damit den Staar desto besser fassen und abdrucken könne, ohne selbigen zu zerreissen, welches sonsten mit den spitzigen Nadeln der Alten, sie seyen gleich von Gold, Silber oder Stahl gewesen, nicht so wohl geschehen können. Dennoch ist diese Nadel an der Spitze scharff, damit selbige leicht eingehe: und daß man hernach wiesse, wann die Nadel im Aug ist, ob man dieselbe mit der breiten oder mit der scharffen Seite auf den Staar applicire, so ist der Stiel oder Handhebe derselben A B achtseitig, und diejenige Seit, welche mit dem Theil der Nadel, worinn die Rinne ist, respondirt, ist kerbicht, damit man allzeit von aussen fühlen und wissen könne, daß man die Nadel im Aug recht halte, welches ohne solche Kerben, oder andere dergleichen Merckmahl unmöglich zu wissen wäre. Endlich hat diese Nadel auch ein Knöpflein D, woraus man erkennet, wie tief dieselbe im Aug ist, damit man in allem aufs vorsichtigste operiren könne.

Von andern besondern Nadeln. 27. Es melden einige *Autores*, daß, weilen die Staaren so offt wieder aufgestiegen, einige Nadeln erdacht hätten, mit welchen man den Staar, (welches die Alten allzeit ein Häutlein zu seyn vermeinet) aus dem Aug ziehen sollen, so hätte man nicht zu besorgen, daß selbiger wieder in die Höhe steigen würde. Einige solcher Instrumenten sind wie Röhrlein gewesen, mit welchen sie das Häutlein haben wollen aus dem Auge saugen; andere wie subtile Zänglein, gleichwie fig. 10 dergleichen ist, mit welchen man den Staar hat sollen herausziehen; andere haben solches mit einem subtilen Häcklein oder Dräthlein wollen verrichten: es haben aber alle solche Instrumenten, wie künstlich auch selbige zu seyn geschienen, in der *Praxi*, so viel bishero wissend, keine glückliche Proben verrichtet, sondern werden fast von allen Autoren vor unbrauchbar und undienlich gehalten; es seye dann, daß ein Staar, gleichwie zuweilen geschiehet, durch die *Pupilla* heraus gedrungen, da man eine Oeffnung unten in die *Cornea* machen, und denselben mit einem Häcklein heraus ziehen kan: gleichwie in unserm Tractat §. XXIX. dergleichen Operation beschrieben.

Das

Das 52 Capitel/
Vom Fell auf dem Aug/ lateinisch
Ungvis, Pannus, Pterygium.

1.

EIn Fell auf dem Aug wird genannt/ wenn ein widernatürliches Häutlein äusserlich über das Aug wächst/ welches die Cornea bedeckt/ und das Sehen verhindert. Es siehet solches Häutlein zuweilen einem Nagel an den Fingern gleich/ und wird alsdann Ungvis genannt; wenn selbiges aber weich/ wie ein Tuch/ nennet man es Pannus; siehet es einem Flügel der Sommer-Vögelein (papilio) gleich/ hat man es Pterygium genannt. Es wachsen selbige meistens aus den grossen Augenwinckeln hervor/ und breiten sich hernach bis über die Cornea hinaus. (Siehe Tab. XII fig. 15 und fig. 16 a a.) Ingleichem wachsen dieselbe offt sehr fest mit der Cornea an/ und ist der Zustand alsdann übel zucuriren: zuweilen aber hängen sie nur durch wenig Fibren an derselben/ da dann die Curation leichter.

Was ein Fell

2. Wann ein solches Häutlein weich ist und dünn/ ist selbiges öffters mit linden ätzenden Medicamenten wegzubringen/ wenn man solche offt auf das Fell vorsichtig appliciret: da dann sehr dienlich ist/ wenn man ein subtiles Pulver von Canarien-Zucker macht/ und darunter ein wenig weissen Vitriol oder gebrannten Alaun oder Grünspan mischet/ z. Ex. zu einem Quintlein Zucker 4 bis 6. Gran weissen Vitriol ꝛc. Ingleichem ist auch das Pulver von Schiefersteinen/ präparirten Perlen/ oder präparirten Krebs-Augen/ subtil gepulvert/ sehr dienlich/ um weiche Fell vom Aug wegzunehmen. Bey Kindern aber sind die Pulver sehr übel zu gebrauchen/ weil sich dieselbe solche nicht appliciren lassen. Derowegen kan man solchen füglicher einige Tropffen von dem blauen Augen-Wasser offt in die Augen tröpfflen/ oder ein wenig Vipern- oder Aschen-Schmaltz oder Aals-Gall auf das Fell schmieren/ oder frische Butter/ worunter ein wenig weisser Vitriol vermischt ist.

Wie solches mit Medicamenten wegzubringen.

3. Wenn sich aber die Fell durch Medicamenten nicht wollen vertreiben lassen/ muß man selbige durch die Operation wegnehmen. Um diese wohl zu verrichten/ soll der Chirurgus des Patienten Kopff in seine

Durch die Operation.

seine Schos legen/ das Aug von jemand offen halten lassen/ und das Fell oder Häutlein mit einem subtilen Häckgen *fig.* 17 anfassen/ wo es am wenigsten mit dem Aug angewachsen: oder/ wo es sich thun läßt/ dasselbe mit einer krummen Nadel unterstechen/ (*fig.* 15) einen Faden durchziehen/ und eine Schlingen oder Handheb machen/ wie bey *fig.* 16. damit man das Fell lind könne anziehen/ und dadurch desto bequemer vom Aug ablösen. Wenn alsdann das Fell durch dünne Fibren mit dem Aug anhänget/ kan man solche mit einem Federkiel/ wie ein Zahn-stührer geschnitten/ trachten abzulösen; wenn selbige aber starck sind/ muß man sie mit einer nicht gar spitzigen Lancett vorsichtig absepariren/ aber wohl acht haben/ daß man das Aug/ sonderlich die *Cornea* nicht verletze/ noch was von dem Fell zurück lasse/ weilen sonst leicht wieder ein anderes nachwachset. Dennoch ist besser/ wenn das Fell sehr hart mit der *Cornea* anhängt/ ein wenig vom Fell an der *Cornea* zu lassen/ als daß man durch allzu genaue Separation die *Cornea* verletze/ wodurch unvertreibliche Narben darinnen entstehen; sondern lieber hernach/ was noch übrig geblieben/ mit einem von obigen §. 2. bemeldeten *Medicamenten* suchen wegzumachen. Wenn also das Fell bey der *Cornea* abgelöset/soll man von da fortfahren selbiges bis an den Augen-winckel/ wo es anhänget/ zu separiren/ und endlich von demselben mit einer Scheer abschneiden; doch acht geben/ daß man bey dem grossen Augenwinckel nichts von der *Caruncula* wegschneide/ damit nicht ein Thränen-Aug verursacht werde. Wenn nun das Fell abgeschnitten/ soll man/ um die Wurtzel zu *adstringiren* und auszutrucknen/ ingleichem die auf dem Aug übergebliebene Zäserlein wegzunehmen/ oben bemeldete lind-ätzende *Medicamenta* appliciren/und damit einige Tage zwey-bis drey-mal continuiren/ bis man siehet/ daß alles weg ist. Einige pflegen/ an statt dieser/ nach der Operation lieber ein Augenwasser offt einzutröpfflen: z. E.

℞. ▽ Rosar. oder plantag. ʒj.
Matr. perlar. ppt. Ɔj.
Sacchari Saturni gr. xij.
☿li albi gr. iij. M.

Andere Manieren.

4. Zuweilen/ sonderlich wo die Fell roth/ und mit grossen Adern aus dem Winckel kommen/ gleichwie bey *fig* 16. kan man dieselbe durch Abschneidung dieser Adern bey der *Caruncul*/ als von welchen sie ihre Nahrung bekommen/ wegbringen/ indem selbige theils dadurch verderben/ theils hernach mit *Medicamenten* sich wegbringen lassen. Manchmal

mal hat sich an statt eines Fells nur eine dicke zähe Materie auf die *Cornea* gelegt/ welche aber mit Aals-Gall oder anderen Gallen sich wegnehmen lässet. Zuweilen aber sind Fell/ welche so starck mit der *Cornea* angewachsen/ daß solche ohnmöglich ohne Verletzung derselben können abgelöset werden: in diesem Fall/ wenn man selbige mit Medicamenten nicht kan wegbringen/ sind sie nicht zu curiren/ dieweilen die *Cornea* müßte verletzt werden/ und also das Gesicht nicht könte wieder kommen: dennoch aber/ wo noch einige Hoffnung da ist/ soll man doch die Operation nicht unterlassen/ dieweil der Patient ohnedem schon blind ist/ und ist in solchen Fällen besser/ was ungewisses zu tentiren/ als gar nichts. Gleichfalls sind auch einige Fell/ die sehr schmertzhafft und Krebs-artig sind/ welche aber vor incurabel zu halten.

Das 53 Capitel/
Vom Leucoma, Staphyloma, oder Geschwulst auf der Cornea.

1.

LEvcoma nennet man eine Geschwulst auf der *Cornea*, welche von einer Stockung trüber Feuchtigkeiten in denen Häutlein der *Cornea* herrühret/ davon dieselbe aufschwillet/ trüb wird/ und offt wie eine Perle hervorraget/ wodurch nicht nur das Gesicht verdorben/ sondern auch eine grosse Heßlichkeit verursachet wird. Man nennet es auch *Albugo*. Es geschiehet auch zuweilen/ daß durch eine Wunde in der *Cornea* die *Uvea* herausdringet/ und in die Wunde einwächst: welcher herausgefallene Theil manchmal aufschwillt/ und von der Lufft corrumpirt wird/ wodurch entweder ein Brand oder Krebs im Aug entstehet/ daß man zuweilen das gantze Aug deßwegen muß wegnehmen: und nennet man diesen Ausfall *Staphyloma*. Bey diesen Umständen ist es gemeiniglich um das Gesicht gethan/ und stellet man die Curation meistens nur deßwegen an/ daß man die Heßlichkeit des Augs hiedurch vertreibe/ und dem zu befürchtenden Krebs damit vorkomme.

Was diese Zufäll sind.

2. Im *Levcoma* aber/ wo eine Geschwulst oder Absceß an der *Cornea* in Form einer Perle von selbsten kommt/ und nicht gar groß ist/ kan man selbigen offt curiren/ wenn man mit einer subtilen

Ihre Cur.

Staar= oder andern Nadel diese Geschwulst am untersten Theil eröffnet, oder mit etlichen kleinen Löchlein durchsticht, damit das stockende könne auslauffen: wenn man hernach im vorigen Capitel gelobtes Augenwasser oder Vipern=Schmaltz appliciret, so kommt auch zuweilen das Gesicht wieder, und schaden solche kleine Stichlein der *Cornea* nichts. Eine solche Geschwulst oder Perle auf der *Cornea* habe auch einsmal in Holland mit einem hierzu dienlichen kleinen Brenn=Eisen ohne sonderbaren Schmertzen sehen wegnehmen. Wenn aber dieses Übel ein *Staphyloma*, und von einer Wunde herkommt, auch dabey sehr groß ist, soll man eine Nadel mit einem doppelten Faden bey der Wurtzel dieser Auswachsung durchstechen, (siehe *Tab. XII fig. 18*) hernach mit diesem Faden die Wurtzel umwinden, und fest zubinden. Hierauf kan man die Auswachsung entweder gleich mit einer Scheer abschneiden, oder nach Befinden so lang daran lassen, bis es mit dem Faden von selbst abfällt.

Das 54 Capitel,
Vom Hypopium, oder Eyter=Aug.

I.

Wie mit Medicamenten zu helffen.

Man nennet ein Eyter=Aug, wenn hinter der *Cornea*, wo der *Humor aqueus* natürlich seyn soll, Eyter enthalten ist. Es entstehet solches Eyter entweder von einer Ergiessung des Gebluts, oder von einer innerlichen Verschwürung in den Augen, nach allerley hefftigen äusserlichen Verletzungen derselben, durch schlagen, stossen, Verbrennen, und dergleichen, als wodurch offt grausame Schmertzen im Aug entstehen, wenn man es nicht bald heraus lässet, auch das Gesicht verdorben, oder gar verlohren gehet, nachdem zum Sehen nothwendige Theile im Aug zugleich verletzet sind oder nicht. Derohalben, wenn in einem Aug ausgeronnenes Geblüt oder Materie enthalten, und des ausgeronnenen nicht gar viel ist, lässet sich solches offt durch resolvirende Medicamenten vertheilen, und hab ich solche Augen, wo durch Stossen und Brennen Blut im *Humore aqueo* ware, mit fleißiger Aufschlagung warmen Weins mit Compressen, worinnen

worinnen Augentrost, Salbey und Fenchel-Saamen gekocht waren, curiret; oder habe diese Kräuter in Säcklein nähen, hernach in Wein kochen, und offt warm überschlagen lassen. Wenn man also observirt, daß sich das Blut oder die Materie im Aug hierauf vermindert, soll man damit fortfahren, bis alles verschwunden und vertheilet: wenn es sich aber innerhalb etlichen Tagen nicht vermindern noch vertheilen will, und grosse Schmertzen verursachet, soll man solches beyzeiten, damit es nicht andere Theile des Augs angreiffe und zerfresse, und also das Gesicht verderbe, durch eine Chirurgische Operation herauslassen.

2. In der Operation kan man den Patienten auf einen Stuhl setzen, desselben Kopff was vor sich biegen, und von einem Diener fest halten lassen, damit die Materie all in den vördersten Theil des Augs falle: alsdann macht man mit einer Lancett am untersten Theil der Cornea eine kleine Oeffnung, doch so groß, daß die Materie mit dem *Humore aqueo* könne herausfliessen; und wenn selbige etwa von selbsten nicht gern heraus wolte, kan man das Aug mit den Fingern ein wenig drucken, um dadurch den Auslauff der Materie zu befördern. Nachdem selbige ausgelauffen, soll man ein Augenwässerlein von *Aqua Plantaginis* mit Eyerweiß geklöppert, nebst ein wenig beygemischtem *Bolus Armena* oder *Sanguis draconis*, mit Compressen öffters überlegen, so wird sich nicht nur die Wunde in der *Cornea* bald schliessen, sondern auch der *Humor aqueus* wieder einfinden, und, wo sonsten kein nothwendiger Theil im Aug verletzet, auch das Gesicht wieder kommen. Es entstehet zwar hierauf eine kleine Masen in der *Cornea*, welche aber das Sehen nicht hindern kan, weil selbige unter der *Pupilla* ist. Man pfleget bey dieser Operation gern die Lancett entweder mit einem leinenen Tüchlein, oder mit einem Stück Pflaster so zu umwickeln, daß nur die Spitze derselben ein paar Messerrucken breit hervorrage, damit sie nicht zu tief möge ins Aug gehen: und haben, dieser Ursache wegen, Meekren, und andere, besondere Lancetten hierzu machen lassen, wie aus desselben Anmerckungen *Cap. X* zu ersehen ist.

Wie die Operation zu verrichten.

Das 55 Capitel/
Von allzu grossen widernatürlichen Augen.

I.

Was dieser Zufall sey.

Wenn ein Aug so groß wird/ daß es aus der Augenhöhle hervorraget/ und von den Augenliedern nicht mehr kan bedecket werden/ gleichwie Bartisch in seinem Augendienst p. 218 durch Figuren erläutert/ bringet solches nicht nur grosse Heßlichkeit zuwegen/ sondern auch offt grosse Schmertzen/ und gehet gemeiniglich das Gesicht dabey verlohren. *Parœus* erzehlet ein Exempel von einem solchen grossen Aug/ welches von den Feuchtigkeiten so aus einander getrieben worden/ daß es von selbsten von einander geborsten. Man nennet solche Augen Elephanten-Augen/ die Wassersucht der Augen/ *Hydrophthalmia, Proptosis oculi &c.* Es entstehet solche Kranckheit offt von einer hefftigen Entzündung der Augen/ oder sonsten von einem häuffigen Zufluß übeler Feuchtigkeiten/ oder von äusserlicher Verletzung; zuweilen auch von einem *Scirrhus* und Krebs des Augs/ gleichwie das Exempel *Hildani Cent. I. Observ. I.*

Verschiedene Manieren solchen zu curiren.

2. Wenn solches Ubel noch nicht gar lang gewähret/ und die Gestalt des Augs noch gantz ist/ kan man mit zertheilenden Bähungen die stockende Feuchtigkeiten trachten zu vertheilen/ und das Aug dardurch wieder zu recht zu bringen: wenn aber die Resolution nicht mehr will angehen/ kan man das Gewässer durch einen subtilen Trocar/ *Fig. 19 Tab. XII*, welchen man in den untersten Theil des Augs einstößt/ wie sonst bey einer Wassersucht/ auslassen. Oder wenn schon die Gestalt des Augs und das Sehen gar verdorben/und immer grössere Schmertzen entstehen/ auch anderes Ungemach zu befürchten/ ist kein besseres Mittel/ als daß man ein solches Aug durch eine weite Incision in die Quer aufschneide/ die Materie oder sonsten verdorbene Feuchtigkeiten ausdrucke/ auf daß dadurch weiteres Ubel verhütet werde. Wenn dieses geschehen/ so reiniget man das Aug ferner/ als sonsten ein Geschwür/ comprimirt aber selbiges mit Compressen und festem Verband sehr wohl/ damit die Häute des Augs wohl zusammen fallen/ und alles unter die Augenlieder möge

Das 55 Cap. Von all zu grossen widernatürl. Augen.

möge verborgen werden. Solte aber nach Ausdruckung der Feuchtigkeiten ein solches Aug noch zu groß seyn / daß es von den Augenliedern nicht könte bedeckt werden / so soll man von demselben mit einer Scheer oder Messer so viel wegschneiden / als man vor nöthig erachtet / damit nachdem ein gläsernes oder anderes künstliches Aug / um die Heßlichkeit zu verbergen / könne eingesetzet / und von den Augenliedern bedecket werden.

3. Bartisch und *Hildanus* wollen / daß man solche Augen mit einem besondern Messer / fast in Form eines Löffels von ihnen beschrieben und abgezeichnet / gantz aus der Augenhöhle solle ausschneiden: es ist aber dieses nicht leicht zu practiciren / theils weil es wegen der dünnen Beine in der Augenhöhle sehr gefährlich ist / ein Aug gantz auszuschneiden / theils weil es selten nöthig / das gantze Aug wegzunehmen; sondern ist genug / wenn man nur den fördersten Theil so weit wegschneidet / daß die Augenlieder sich schliessen können / es sehe dann / daß ein Krebs tiefer in die *Orbita* hinein gienge. Uberdas ist auch ein solches Instrument zu dieser Operation nicht gar dienlich / weil es wegen seiner krummen Figur nicht wohl scharff genug zu schleiffen ist / und kan derohalben / wo es nöthig ist ein solches Aug auszunehmen / wohl mit einem geraden Messer ausgeschnitten werden. Einige andere haben gelehret / daß man solche Augen solte bis hinter den Augapffel mit einem Messer von der *Orbita* separiren / und hernach mit einem starcken Faden umbinden / daß es wie ein Gewächs möge abfaulen: es ist aber diese *Methode* gleichfalls nicht zu billigen / weil daraus Entzündungen / *Convulsiones*, hefftige Schmertzen / und dergleichen Zufäll zu befürchten sind / und nicht nöthig ist mehr wegzunehmen / als daß eben die Augenlieder wieder können zugemacht werden. Solte aber ein Krebs im Aug entstehen / als wobey sehr hefftige Schmertzen sind / so soll man nach dem Exempel des *Hildani Obs. I*, das gantze Aug von der *Orbita* separiren und ausschneiden / und hernach mit Wund-Balsam die Wunde heilen. Zuweilen geschiehet / daß nach dieser Operation viel wildes Fleisch aus der Augenhöhle wächst / um welches aber zu verhüten / man nicht nur / wie oben gemeldet / das Aug im Verbinden hart constringiren soll / sondern auch / wo es nöthig ist / ein Bley-Plättlein mit einbinden / um dasselbe dadurch desto fester zu comprimiren.

Noch andere.

Das 56 Capitel/
Von künstlichen Augen.

WO einem Menschen ein Aug hat müssen ausgeschnitten werden/ oder solches sonsten durch eine Wunde oder Verschwürung/ als in den Blattern ꝛc. verlohren gangen/ pfleget man/ um die grosse Heßlichkeit zu verbergen/ künstliche Augen/ welche dem andern guten Aug gantz gleich seyn sollen/ einzusetzen. Es werden dergleichen Augen heut zu Tag entweder aus geschmoltzenem und gemahltem Glas/ oder aus einem Gold- oder Silber-Plättlein von den Goldschmiden/ in der Gröſſ und Gestalt des fördersten Theils des gesunden Augs/ nachgemacht/ und von einem Mahler/ als wie das gute/ gemahlet/ siehe Tab. V. fig. 1: welche Plättlein wenn man sie zwischen die Augenlieder so einschiebet/ daß sie von selbigen gehalten werden/ siehet man/ wo selbige wohl gemacht sind/ fast keinen Unterschied von dem natürlichen Aug: es soll selbiges aber nicht zu klein seyn/ damit es nicht ausfalle; aber auch nicht zu groß/ damit es unter die Augenlieder könne gebracht werden. Man muß solche Augen offt abwischen/ dann sonsten verlieren sie ihren Glantz/ und sehen dem guten Aug nicht mehr gleich: als um welcher Ursach willen diejenige/ welche von Glas gemacht/ die besten sind/ weil sie nicht so leicht ihren Glantz verlieren/ als die andere. Es sollen sich auch solche Leute/ wenn sie eins haben/ das ihnen anstehet/ etliche solcher Augen machen lassen/ damit wann etwa eins verdorben oder gebrochen würde/ sie gleich andere bey der Hand haben mögen. Bey schlaffen gehen nimmt man solche Augen aus/ und morgens setzt man sie wieder ein. Solte das verdorbene Aug noch was zu groß seyn/ daß man das künstliche nicht könte einbringen/ muß von demselben noch so viel weggenommen werden/ als nöthig ist.

Das 57 Capitel.
Vom Schielen und Schieckeln.

DAs Schielen ist ein Fehler im Aug/ wenn sich dasselbe allzeit gegen einen andern Ort wendet/ als wo solche Leut wollen hinsehen/ und ist solches Ubel manchmahl in einem/ manchmahl in beyden Augen. Es entstehet dasselbe meistens nur bey Kindern/ wenn selbige

Das 57 Cap. Vom Schielen und Schiecteln.

selbige nur auf einer Brust gesäuget werden, oder ihr Bett seitwerts gegen die Fenster stehet, als wodurch dieselbe sich gewöhnen immer nach einer Seite die Augen zu wenden, so, daß endlich aus dergleichen Gewohnheit ein solches heßliches Ubel entspringet. Am meisten und öfftesten aber entstehet selbiges durch die schwere Noth bey den Kindern, wodurch, gleichwie andere Theile des Leibes, also auch die Augen, wunderbahren Krampff erdulten. Es kan auch von einer Lähmigkeit oder Krampff eines oder des andern Augen-Musculs herkommen: ingleichem von einem Fehler in der *Retina* wenn der Theil derselben, welcher der *Pupilla* gerad gegen über stehet, einen Schaden genommen, und nicht so wohl, wie andere Theile, zum sehen dienlich ist, so müssen solche Leute die Augen so wenden, daß sie sehen können. Dieses Ubel komme her wo es will, so ist es schwer zu curiren, und bey erwachsenen Leuten, oder wo der Fehler in der *Retina*, oder in den Musculn, ist es gar incurabel. Allein bey Kindern, wo das Ubel nur durch eine übele Gewohnheit des säugen oder liegens entstanden, kan man zuweilen durch dienliche Larven was ausrichten, wie dergleichen bey dem Bartisch *pag.* 15, 16. 17, und andern, abgezeichnet sind, durch welche man die Augen so muß trachten zu gewöhnen, daß die *Pupillæ* gerad vor sich zu sehen genöthiget werden. Eine andere Art habe *fig.* 20 aus dem Solingen abzeichnen lassen, in welchem *A A* zwey silberne ausgehöhlte Plättlein sind, welche in der Mitte bey *B* jedes ein Loch haben, und mit den Bändern *C C* um den Kopff gebunden werden.

Erklärung der zwölfften Kupffer Tafel.

Fig. 1. Zeigt, wie bey dem Staarnstechen der Patient, *Chirurgus* und Diener müssen gestellet werden, mit mehrerem beschrieben *pag.* 488.

Fig. 2. Ist eine Staar-Nadel mit einer runden Spitz, *fig.* 3 eine andere mit einer dreyeckigten, *fig.* 4 eine andere Art mit sehr subtilen Spitzen.

Fig. 5. Ist des *Monf. Briſſeau* seine Nadel, welche *pag.* 494 beschrieben.

Fig. 6 und 7 sind Nadeln aus dem *Nuck* und *Solingen* abgezeichnet, welche in einer Operation zugleich gebraucht werden. Mit *fig.* 6, als welche eine spitzige Nadel mit einer Rinne andeutet, geschiehet die Durchstechung des Augs; mit der stumpfen Nadel aber *fig.* 7, welche durch die Rinne der andern ins Aug gebracht wird, die Abdruckung des Staars: und hat es mit

mit *fig. 8* und *9* gleiche Bewandtnuß, welche aus Herrn D. *Albini* ehmahls zu Franckfurt an der Oder gehaltenen Disputation vom Staar, genommen.

Fig. 10, 11 und *12* sind aus eben derselben Disputation, und soll *fig. 10* eine Nadel seyn, welche, nachdem sie mit der Spitze *A* ins Aug gestossen, durch Druckung bey *B* als ein Zänglein soll können aufgethan werden, um das Häutlein im Staar damit auszuziehen.

Fig. 11 und *12* zeigen das Instrument *fig. 10* zerlegt, und ist *fig. 11* die Spitze davon, welche aber gleichfalls bey *A* eine Rinne oder Furche hat, daß es das Ende von *fig. 12 C* in sich fassen und verbergen kan, beyde aber zusammen oder in einander gesetzt, gleichsam eine runde Nadel ausmachen, welche so sauber sollen polirt und ineinander gefügt seyn, daß man fast nicht sehen könne, daß es zwey Stücker seyen, und also auch gern ins Aug gehen mögen. *B* an *fig. 11* ist ein Loch, in welches *D fig. 12* sich einschliesset, welches hernach mit einem Stefftlein zu befestigen, daß es wie eine *Charniere* könne beweget werden, welches Stefftlein man an *fig. 10* bey *C* siehet. *E* aber an *fig. 12* ist eine Feder, welche verhindert, daß diese zwey Stücker an der 10 Figur fest zusammen schliessen, und von selbsten nicht von einander gehen können. Wenn man aber bey *B fig. 10* drucket, so thun sich die zwey Stücker bey *A* als ein Zänglein von einander, mit welchem das Häutlein soll gefaßt und aus dem Aug gezogen werden.

Fig. 13. Ist ein Instrument, *Speculum Oculi* genannt, um das Aug im Staar und andern Operationen zu befestigen.

Fig. 14. Weiset, wie das Aug mit der einen Hand aufgehalten, mit der andern aber die Nadel bey *A* ins Aug gestochen wird: und wie selbige im Staarstechen bey *B* hinter der *Pupilla* sich zeigen soll, wenn man den Staar will abdrucken.

Fig. 15. Zeigt ein Aug mit einem Fell *a*, und wie solches mit einer Nadel *b b* unterstochen wird.

Fig. 16. Ein andere Art eines Fells *a a*, wie solches mit dem Faden *b b* gefaßt ist, welcher bey *c* zugeknüpfft wird, um eine Handhebe zu machen, und dasselbe hernach besser zu separiren.

Fig. 17. Ist ein Höcklein, bey den Fellen, Gewächsen und andern Mängeln der Augen zu gebrauchen.

Fig. 18. Ist ein *Staphyloma a a*, welches mit einer Nadel durchstochen und gebunden wird, aus dem Solingen.

Fig. 19.

Fig. 19. Ist ein subtiler *Trocar*, um die *Paracentesis* im Aug anzustellen.
Fig. 20. Ist ein Instrument vor schielende Augen der Kinder zu gebrauchen, aus dem *Solingen*, welches aus silbernen Schaalen oder ausgeholten erhabenen Plättlein *A A* bestehet, welche in der Mitte ein Löchlein haben *B B*, und mit den Bändlein *CC* um den Kopff auf die Augen gebunden werden, damit sich dergleichen Kinder nöthen müssen gerad durch diese Löchlein zu sehen, und also die Augen gerad zu gewöhnen.

OPERATIONES an den Ohren.

Das 58 Capitel,
Einen zugeschlossenen Ohrgang zu eröffnen.

Der Ohrgang ist zuweilen von der Geburt an mit einer widernatürlichen Haut zugewachsen, welche manchmahl dünn, manchmahl dick ist, und zuweilen bald nach der Geburt, öffters aber erst, wann die Kinder schon erwachsen, und stumm bleiben, observirt wird: dann wer taub gebohren ist, kan auch nicht reden, sondern muß stumm seyn. Wenn also ein Kind von etlichen Jahren nicht reden kan, soll man nebst der Zunge das Ohr visitiren, ob nicht was widernatürliches den Ohrgang zuschliesse. Es befindet sich aber dergleichen manchmahl gleich im Anfang in dem Ohrgang, manchmahl aber tief darinnen, und nahe bey dem *Tympano*, oder Trommel-Häutlein: und in diesem letztern Fall, ist die Cur viel schwerer und gefährlicher, weil man leicht in Wegnehmung solcher Haut das Trommel-Häutlein verletzen kan. Wenn solche widernatürliche Haut im fördersten Theil des Ohrgangs, kan man selbige mit einem Kreutzschnitt durchschneiden, hernach einige Tage eine Wiecke in den Ohrgang stecken, um zu verhindern, daß dieselbe nicht wieder zusammenwachse: und wo sonsten kein Mangel, wird hierauf der Patient hören und reden lernen. Wenn aber dergleichen Haut tief im Ohrgang, und also nahe bey dem Trommelhäutlein, ist die Operation zwar gefährlicher und unsicherer: dennoch ist auch kein anderer Raht, weil die Patienten ohnedem taub sind, als daß man selbiges vorsichtig zerschneide, entweder nach der läng oder zwerch, wie es sich am besten schicken will; dabey aber wohl acht geben, daß man nicht zu tief schneide, um das Trommel-Häutlein nicht zu verletzen, welches sonderlich bey jungen Kindern leicht geschehen kan, weil der Ohrgang sehr kurtz ist.

Das 59 Capitel,
Ins Ohr gefallene Sachen heraus zu nehmen.

Es kommen verschiedene Sachen vor aus dem Ohr zu nehmen, entweder wegen des Schmertzens, oder wegen der Taubheit, welche sie darinn verursachen: als da sind hartes Ohr-Schmaltz, Erbsen, Bohnen, Kirschen-Kern, Thierlein, und dergleichen, wie man dann solche entweder aus Relation des Patienten, oder aus dem Sehen und Visitiren erkennet. Wenn man siehet, daß das Ohr-Schmaltz den Ohrgang vollfüllet und sehr hart ist, machet es offt die Leute taub: derohalben um solches herauszunehmen, wo es etwa zu hart, daß man es mit einem Ohr-Löffel nicht wohl könnte heraus bringen, giesset man vorher ein wenig warmes Mandel-Oel oder Baum-Oel, oder warme Milch, ins Ohr, läßt den Patienten eine halbe oder kleine Viertel-Stund den Kopff auf die andere Seit wenden, damit das eingegossene nicht herauslauffe. Wem hiedurch das Ohren-Schmaltz erweichet, hohlt man solches behutsam mit einem Ohr-Löffel heraus, und indem das geschiehet, bekommen offt die Patienten mit grosser Verwunderung in dem Augenblick ihr Gehör wieder. Zuweilen aber ist das Ohren-Schmaltz so verhärtet, daß man nur den obersten Theil desselben zum erstenmal kan herausbekomen: derowegen wo nichts mehr heraus will, muß man von neuem was warmes Oel oder Milch eingiessen, wiederum einweil warten, bis sich abermal ein Theil erweichet hat, und also nach und nach alles herausnehmen. Wenn aber ein Stein oder Kirschen-Kern im Ohr steckt, soll man gleichfalls, um den Ohr-Gang schlüpfferig zu machen, ein wenig warmes Oel hinein tropffen, hernach entweder mit einem Ohr-Löffel, oder Zänglein *Tab. I, E*. den Stein oder Kern herausziehen. Wenn eine Erbsen oder anderes dergleichen aufschwellendes *Corpus* im Ohr steckt, muß man solches auf gleiche

gleiche Weis suchen herauszunehem. Wem solche aber sehr verschwollen, so stecken sie offt so fest, daß man nicht wohl kan beykommen selbige zu fassen: Derohalben muß man sie mit einem subtilen Messer in Stücker zu zertheilen trachten, und hernach Stück-weiß herausziehen. Zuweilen kommen kleine Thierlein in die Ohren, welche sich manchmal in das Ohr-Schmaltz so verwickeln, daß sie nicht wieder heraus können: indem sie aber krappeln und sich loß machen wollen, erwecken sie kützeln, grübeln, jucken, und endlich fast unleidlichen Schmertzen. Wenn man solche sehen kan, soll man sie mit einem Zänglein oder Ohr-Löffel ausziehen; wenn man sie aber nicht sehen kan, und also recht tief im Ohr sind, ist nichts bessers, als wenn man ein laulichtes Mandel- oder Baum-Oel ins Ohr giesset, und selbiges einweil darinnen läßt, so werden sie dadurch getödtet und erstickt: hernach läßt man es wieder auslauffen, reiniget den Ohr-Gang mit Carpie, oder mit einem Ohr-Löffel wohl aus. Einige recommendiren bittere Sachen, als das *Decoctum Absinthii* oder *Colocynthidis* ins Ohr zu giessen, um dadurch solche Thiergens zu tödten. es gibt aber Thiergens, welche von bittern Sachen nicht sterben, von Oel aber sterben alle.

Das 60 Capitel/
Von den Gewächsen im Ohr-Gang.

ES kommen manchmal so grosse Gewächs im Ohr-Gang hervor, daß sie denselben verstopffen, und nicht nur Beschwerlichkeit, sondern auch Verhinderung des Gehörs verursachen. Wenn solche Gewächs weich und frisch, kan man sie offt mit Corrosiven wegbringen; dabey aber zu verhüten, daß nichts davon auf das Trommel-Häutlein falle: welches geschiehet, wenn man vorhero den Ohr-Gang, wo es seyn kan, mit Carpie oder Baumwoll vollfüllet. Besser aber ists, wann man kan beykommen, selbige wegzuschneiden, entweder mit einer Scheer oder Messerlein: welches nicht gar schwer zu verrichten, wenn das Gewächs im Anfang des Ohr-Gangs. Wenn selbiges aber tief inwendig herauskommt, muß man es mit einer Hand oder Zänglein wohl anziehen, damit solches, so weit möglich, könne weggeschnitten werden: hernach soll man den Ort mit blauem Vitriol oder *Lapis infernalis* etlichmal bestreichen, um dadurch die Wurtzel zu verzehren, daß das Gewächs nicht wieder komme. Wo aber die Medicamenten hierzu nicht kräfftig genug, und mit einem subtilen Brenn-Eisen beyzukommen, muß man die Wurtzel manchmal anbrennen. Zuweilen lassen sich auch solche Gewächs abbinden, gleichwie dergleichen bey dem *Hildano, Cent. 3 Obs I.* und dem Purmann in seiner Wund-Artzney *pag. 280* mit Figuren abgebildet zu sehen.

Das 61 Capitel,
Von Brennung des Ohrs gegen die Zahn-Schmertzen.

IN hefftigen Zahn-Schmertzen, wo andere Medicamenten nicht helffen wollen, haben verschiedene *Practici*, als *Nuck*, *Solingen*, *Dekkers*, *Valsalva*, und andere, sehr nutzlich zu seyn observiret, wenn man hinten am Ohr den Theil, welchen man *Antitragus* nennet, mit einem Brenn-Eisen anbrennet. Sie haben dazu ein besonderes in einem Röhrlein steckendes Brenn-Eisen beschrieben, welches *Tab. XIII fig. 1* abgemahlt ist: ich sehe aber nicht, warum ein anderes nicht eben den Effect haben soll. Derohalben kan man auch sonsten ein plattes Brenn-Eisen auf besagten Ort appliciren, so hört offt der Zahn-Schmertzen in selbigem Augenblick auf. Es wollen diesen Effect viele einem Nerven zuschreiben, welcher zwischen dem Ohr und den Zähnen eine Communication hat: ich halte aber vielmehr davor, daß solcher Effect vom Schrecken und Alteration herkomme, und ein Schmertz den andern vertreibe, gleichwie manchmal den Leuten die Zahn-Schmertzen vergehen, wann sie nur die Instrumenten zum Zahn ausziehen sehen. *Valsalva* schreibet, a) daß man an statt des Brennens auch nur eine Incision an eben dem Ort machen dörffte, so würde es eben den Effect haben, weil alsdann selber Nerv zerschnitten würde.

Das

---

a) In seinem Tractat vom Ohr und Gehöhr.

Das 62 Capitel/
Von den Instrumenten zum schwachen Gehör dienlich.

Gleichwie das schwache Gesicht durch dienliche Brillen oder andere Gläser so kan verbessert werden/ daß die Leut hernach durch Hülff derselben eben so wohl sehen/ als andere welche ein gutes Gesicht haben: also hat man sich auch beflissen/ dem verlohrnen und schwachen Gehör durch besondere Instrumenten zu Hülff zu kommen; von welchen zwar vielerley Sorten/ wie Hörner/ Posthörner/ und andere Figuren/ sind erdacht worden/ deren aber doch wenig den erwünschten Effect thun. Vor die besten wird doch noch gehalten/ erstlich dasjenige/ welches wir aus dem *Nuck* und *Dekker* haben lassen abmahlen/ *Tab. XIII fig. 2* welches Ende *A* in den Ohr-Gang applicirt/ und bey der Handhebe *B* gehalten wird. Zweytens lobet *Dekker* auch gar sehr dasjenige/ welches *fig. 3* präsentirt wird/ das unter den Haaren oder Paruque kan getragen werden: und das Gehör sehr vermehren soll. *A* wird in Ohr-Gang gesteckt/ *BB* sind Bändlein/ womit es am Ohr kan angemacht werden. Es will aber dennoch auch dieses/ meiner und anderer Erfahrung nach/ gar wenig Effect prästiren. Vor kurtzem hat man aus Franckreich berichtet/ daß daselbst ein *Pater* ein sehr curieuses Instrument zu dem Endzweck erfunden habe: welches so klein seyn soll/ daß man es ins Ohr kan legen/ und wodurch die übelhörende sollen wohl hören können. Ob es aber besser seye/ als die bisher bekandte/ wird die Zeit und Erfahrung bald lehren. In der *Centur. V. Ephemerid. Acad. Natur. Curios. Observ VI.* beschreibet D *Reusnerus* ein Instrument/ welches im üblen Gehör/ Ohrenklingen und Ohren-Schmertzen sehr dienlich seyn soll. Es soll ein silbernes verguldtes Röhrlein seyn/ einer Spannen lang/ welches des Tags zwey- bis dreymahl ins Ohr zu appliciren/ um die Lufft oder Wind/ welche in selbem enthalten/ und das klingen verursachen/ herauszusaugen: es müsse aber mit selbigem eineweil continuiret werden. Wie es soll formirt seyn/ und was es vor eine Dicke haben muß/ ingleichem ob es nicht auch von einer andern Materie/ als Silber und verguldt/ bestehen kan/ wird nicht gemeldet.

Das 63 Capitel/
Löchlein in die Ohren zu stechen.

Wenn man Löchlein in die Ohren stechen will/ soll man vor allen Dingen mitten im Ohr=Läpplein den Ort mit Dinten zeichnen/ und solchen lieber ein wenig zu hoch als zu nieder nehmen/ damit die Ringlein nicht leicht ausreissen; und hernach kan man das Ohr=Läpplein mit einer starcken dicken Nadel/ Ahl oder Pfriemen gerad durchstechen. Wenn das Ohr=Läpplein durchstochen/ muß man alsobald durch das Loch ein bleyernes Ringlein stecken/ selbiges täglich ein paarmal mit Eyer=Oel oder Johannis=Oel bestreichen/ und öffters des Tags ein wenig hin und her drehen/ bis der Rand des Löchleins verhärtet und geheilet. Man hat auch zu diesem Ende ein besonders Instrument erdacht/ *Fig. 4 Tab. XIII*, woran ein Ringlein *A*, um dasselbe auf und zu zuschliessen/ womit das Ohr=Läpplein fest zusammen gedrucket wird/ um dadurch das Gefühl zu benehmen/ und zu machen/ daß das Loch fein gerad werde. Dieses appliciret man so an das Ohr=Läpplein/ daß der gezeichnete Ort mit dem Löchlein *B* im Instrument gleichkomme/ und hernach zieht man es mit seinem Ringlein zu. Hierauf sticht man eine besondere hohle güldene oder silberne Nadel *fig. 5*, durch das Ohr=Läpplein/ und wenn selbige bald durch/ stecket man das bleyerne Ringlein in die Hohligkeit der Nadel *A*, ziehet die Nadel durch/ und lässet das Ringlein im Ohr=Läpplein zurück/ so hat man auf einmahl das Loch gemacht/ und auch das Ringlein darinn stecken/ welches man hernach ausheilet/ wie vorher gesagt. Obschon diese Operation mehr der Galanterie als Gesundheit wegen heutiges Tages geschiehet/ so rühmet dennoch dieselbe über die Massen *Riverins Observat. Medic. 100.* in hefftiger Entzündung und Schmertzen der Augen/ wo sonsten alles nichts helffen wollen/ wenn man sie mit einer dreyeckichten glüenden Nadel verrichte/ ein Schnürlein durchzöge/ wie bey einem *Setaceo*, solches täglich zwey= bis dreymal bewege/ so wäre unglaublich/ was vor eine Menge wässeriger Feuchtigkeit dadurch auslieffe: und diente solches nicht nur in Flüssen der Augen/ sondern wäre auch vortrefflich in Zähn= und Brust=Flüssen/ ingleichem in allerley langwierigen Haupt=Schmertzen; und wären dadurch viele von einer bevorstehenden Schwindsucht/ welche die scharffe Brust=Flüsse gedrohet hätten/ curirt worden.

OPERATIONES an der Nase.

Das 64 Capitel/
Vom Nasen-Gewächs/ Polypus Narium genannt.

1.

Ein Nasen-Gewächs wird genannt/ wenn in einem Nasen- *Was Nasen-Ge-*
Loch ein widernatürliches fleischiges Gewächs entstehet. Es *wächs.*
sind solche Gewächs manchmal weich/ manchmal hart;
manchmal weißlich/ manchmal röthlich; meistentheils ohne Schmertzen/
zuweilen aber auch mit Schmertzen und krebsartig; einige hangen zur
Nase heraus/ andere aber sind nur innerhalb der Nase; manchmal
erstrecket sich solches Gewächs rückwerts durch die Nas-Löcher nach
dem Hals/ und hänget hinter dem Zäpflein hervor/ manchmal aber
gehen sie durch Nas und Hals zugleich durch; zuweilen sind selbige
nur in einem Nasen-Loch/ manchmal in beyden zugleich. Manche haben nur eine Wurtzel/ andere aber haben viele/ und kommen einige gar
aus den Hohligkeiten der Hirnschals-Beinen/ *Sinus cranii* genannt/ her-
vor/ und pflegen solche Gewächs sowohl das Athemholen/ als auch das
Reden/ und zuweilen gar das Schlingen zu verhindern. Es haben
dieselbe ihren Ursprung in der innern Nasen-Haut/ (*membrana pituitaria*)
und scheinen nichts anders zu seyn/ als widernatürliche Ausdehnungen und
Verlängerungen desselben schwammichten Häutleins. Es wächset
manchmal auch in der Nase ein hartes und fast knorblichtes Gewächs
aus/ welches viele *Autores* billig von den vorhergehenden unterscheiden/ und
Sarcoma nasi oder Fleisch-Gewächs nennen: indem solche nicht wie die
ordentliche *Polypi* an einer Wurtzel oder Stiel herabhangen/ sondern
einen gantz breiten und harten Grund haben/ und deßwegen entweder
gar nicht können curirt werden/ oder doch eine besondere und verschiedene Art zu curiren erfordern.

2. Die Erkennung dieser Zufälle ist leicht aus jetztbeschriebe- *Die Erkennung*
nen Zeichen abzunehmen: und wenn ein *Polypus* unschmertzhafft/ weich *und Ursachen.*
licht/ weiß oder röthlich/ wird derselbe gutartig; wenn er aber schmertzhafft

hafft ist/ hart/ schwartzlicht/ exulceriret/ oder scharffe stinckende Materie ausfliesset/ wird derselbe bösartig oder krebshafftig genannt. Die Ursach des Nasen-Gewächses ist nicht allemal bekandt/ sondern es entstehen selbige offt von selbsten/ und scheinen von einer Stockung eines dicken schleimigen Gebluts in dem Nasen-Hautlein ihren Ursprung zu nehmen/ welches sich/ weil es weich ist/ von dem Anlauff des Gebluts leichtlich ausdehnen läßt/ bis es endlich zu einem solchen Gewächs wird. Es entstehet der *Polypus* auch gern bey solchen Leuten/ welche offt Strauchen oder Schnupffen bekommen/ oder mit Flüssen der Nase behafftet sind; ingleichem auch nach Nasen-bluten/ nach einem Geschwür derselben/ nach einem Fall oder Schlagen auf die Nase/ von öffterem Grüblen in derselben/ und vom Schnupffen scharffen Schnupff-Tabacks oder anderer Dinge. Die Ursach des *Sarcomatis* kan eben dieselbe seyn: dennoch ist auch zuweilen eine *Caries* oder *Spina ventosa* dahinter.

Prognosis.   3. Wenn ein *Polypus* gutartig ist/ an einer dünnen Wurtzel hangt/ und der Patient sonsten gesund/ ist gute Hoffnung von der Curation zu machen; insonderheit/ wie länger derselbe herunter hanget/ desto dünner pfleget die Wurtzel zu werden/ und also desto besser ist selbiger zu curiren. Wie tieffer aber ein *Polypus* in der Nase stecket/ und wie dicker er ist/ je beschwerlicher ist die Curation/ sonderlich in scorbutischen/ venerischen oder sonst ungesunden Leuten. Ist der *Polypus* krebs-artig/ so ist sicherer/ solchen nur/ gleichwie andere Krebs/ mit lindernden Mitteln zu besänfftigen und in Ruhe zu erhalten/ wo man ihn nicht gantz kan wegbringen. Es pflegen auch die *Polypi* nachdem sie weggenommen/ gern wieder zu wachsen/ weil manchmal unmöglich ist/ ihre Wurtzeln/ wenn sie sehr hoch oder tief in der Nas entspringen/ gründlich auszutilgen oder wegzunehmen. Wenn ein *Polypus* sehr weit in Hals hinein hanget/ so kan er einen Menschen ersticken/ und wird zugleich das Schlingen und Reden sehr beschwerlich fallen. Das *Sarcoma* ist schwer zu curiren/ sonderlich wo eine *Spina ventosa* in den Beinen.

Cur mit Medicamenten.   4. Die Curation des *Polypi* erfordert/ daß man denselben wegnehme: welches entweder durch Medicamenten oder durch Instrumenten geschiehet/ und wird durch diese entweder auf einmal/ oder nach und nach weggenommen. Hat ein *Polypus* eine weiche Substantz/ kan man selbigen manchmal mit ätzenden Medicamenten wegbringen/ wenn man selbigen offt damit bestreichet. Man muß aber vorsichtig damit umgehen/ und nicht gleich die schärffste oder stärckste nehmen/ sondern

es erst

Das 64. Cap. Vom Nasen-Gewächs.

es erst mit den lindern probiren, als da sind das Pulver von der *Sabina*, gebrannt Alaun, rother Præcipitat, weisser Vitriol, *Radix Hermodactyli &c.* welche alle entweder mit Honig oder mit Digestiv-Sälblein auf den *Polypus*, mit oder ohne Wiecken, können appliciret werden. Der *Pulvis Heliotropii* wird von dem *Poterio* sehr gelobt, daß er ohne Schmertzen solche *Polypos* wegnehme. Hieher gehöret auch das *Ungu. Ægyptiacum*, und *fuscum Würzii*, das *Ol. tartari per deliquium*, die *Essentia Sabinæ*, item die Essentz vom *Mercurius sublimatus* mit Brandewein präparirt, mit welcher D. Wedel einen *Polypum* curirt zu haben schreibet; Item das Kalckwasser, von welchem Nuck meldet, daß er einen *Polypum* mit curiret habe, welches noch besser seyn wird, wenn man mit einigen Gran *Mercurii sublimati* die *Aqua phagedænica* daraus macht. Ingleichem wird der *Mercurius præcipitatus*, wenn man erst Brandewein darüber lässet abbrennen, wie auch Wasser, darinnen so viel *Sal ammoniacum* als sich darinnen solviren läßt, solvirt wird, item der sauere *Spiritus Salis ammoniaci* vom *Musitano* vor die kräfftigste Mittel gelobet, den *Polypum* wegzuätzen. Solten diese Sachen nicht helffen, und die Patienten sich auch zur Operation nicht bequemen wollen, hat man noch stärckere Corrosiv, welche man alsdann gebrauchen kan: als da sind der *Lapis causticus*, der *Lapis infernalis*, der *Mercurius sublimatus*, das *Arsenicum*, *Arcanum corallinum &c.* welche mit Honig oder sonsten einem Sälblein zu vermischen, und vorsichtig auf den *Polypum* zu streichen, ohne die gute Theile zu berühren; welches aber nicht wohl anderst geschehen kan, wenn der *Polypus* in der Nase ist, als daß man, um die innere Theile der Nase zu beschützen, ein silbernes Röhrlein oder dicken Federkiel in dieselbe stecke, und durch solches das Corrosiv auf den *Polypum* applicire. Hieher gehöret auch der *Spiritus* und *Oleum Vitrioli*, nebst dem Scheidwasser und *Butyrum Antimonii*, welche mit einem Pensel, oder auf vorherbemeldte Weise auf den *Polypus* zu appliciren: was dann täglich von den Corrosiven getödtet ist, muß man mit einer Scheer oder Zänglein wegnehmen, hernach wieder frisches Corrosiv appliciren, und so fortfahren, bis der gantze *Polypus* weg ist.

5. Wenn aber der *Polypus* durch die Operation soll weggenommen werden, hat man verschiedene Manieren: und zwar erstlich die Methode des *Fabricii ab Aquapendente*, welche mit einer besondern schneidenden Zange *Tab. XIII fig. 7* verrichtet wird, welche man so tief in die Nase einsteckt, als man kan, und damit vom *Polypus* so viel abschneidet oder abzwicket, als möglich ist; hierauf aber alsobald, um dem

Verschiedene Operationes.

Bluten zu wehren, ein blutstillendes Medicament behörig appliciret. Auf diese Weise verfähret man so täglich, bis nichts mehr vom *Polypus* übrig: mit welcher *Methode Fabricius*, *Sennertus* und *Glandorp* bezeugen viele *Polypos* curirt zu haben. *Severinus* meldet, daß er frische *Polypos* durch öffteres Hineinstechen oder Scarificiren mit der Lancette curiret habe, wodurch dieselbe nach und nach verwelcket und vergangen wären. Einige wollen die *Polypos* wegbrennen, welches aber theils allzu grausam scheinet, theils auch in der Nase nicht wohl geschehen kan. Manche pflegen den *Polypus* auf einmal auszuschneiden, wo es geschehen kan, entweder mit vorbemeldter Zange des *Fabricii*, oder mit einem krummen Messerlein, dergleichen vom *Glandorp* in seinem Tractat vom *Polypus*, und vom *Andrea a Cruce* in seiner Chirurgie abgezeichnet sind, dabey man zuvor den *Polypus* mit einem Häcklein oder Faden wohl soll anziehen, so kan man selbigen desto höher fassen. Zuweilen gehet es auch an, daß man einen *Polypus* durch binden, gleichwie andere Gewächse, mit einem gewächsten Seiden-Faden abnimmt, sonderlich wenn derselbe dünne Wurtzeln hat, und man nur kan zukommen, um den Faden wohl anzulegen: besiehe hievon *Glandorp. cap.* 15 *de Polypo narium*. Dieweilen aber durch alle solche Manieren öffters die tief in der Nase oder gar in den *Sinubus cranii* entsprungene Wurtzeln nicht können weggebracht werden, und daraus leicht wieder neue *Polypi* hervor kommen, so halte vor das beste, daß man solche, deren Ursprung man nicht sehen kan, mit einer nicht schneidenden Zange, dergleichen aus dem *Palfyn Tab.* XIII *fig.* 9 eine abgemahlet, so hoch als man kan, fasse, und damit ohne starckes Ziehen immer umdrehe, bis die Wurtzeln desselben abbrechen, und also der *Polypus* gantz und auf einmal heraus gezogen werde. Wenn ein *Polypus* hinten im Mund hervor hanget, kan man solchen nicht anderst als mit einer krummen Zange *fig.* 8 fassen, und durch Umdrehen, gleichwie jetzo gemeldet, ausziehen: dabey man aber wohl acht geben muß, daß man nicht zugleich das Zäpflein oder das Gaumen-Häutlein fasse, als wodurch grosses Unheil könte erreget werden. Wenn nach dem Ausziehen eines *Polypus*, auf was Manier es auch geschehe, ein Bluten erfolget, muß man solches entweder durch Einschnupffen eines wohl rectificirten Brandeweins, blutstillenden Wassers, Eßigs, *Liquoris styptici*, eines blutstillenden Pulvers, oder sauern Granaten-Saffts, trachten zu stillen; oder ein *Cauterium* mit einem Röhrlein, nur heis ohne zu brennen, appliciren. *Celsus* und andere haben gelehret, man solle, wenn man nicht wohl zur Wurtzel des *Polypi* könne kommen,

die

die Nase auffschneiden/ um denselben alsdann desto besser wegzunehmen. Es ist aber diese Manier theils wegen der Grausamkeit und Schmertzen/ theils wegen der heßlichen Narben/ welche dadurch verursacht wird/ von den meisten *Chirurgis* schon vor längsten verworffen worden; insonderheit weil man dieser Auffschneidung ungeacht/ dennoch offt denselben nicht kan vollkommen wegnehmen/ und also dem Patienten umsonst solche Schmertzen und heßliche Masen verursacht würden.

6. Nach diesem zum Heilen/ und zu verhüten/ daß nicht leicht ein neuer *Polypus* hernach wachse/ ist dienlich/ daß der Patient des Tags etlichmahl gemeinen Brandewein mit Rosen-Honig vermischt einschnupffe/ oder mit einer Spritz einspritzen lasse: und wenn man muthmasset/ daß noch was von der Wurtzel übrig/ kan man vom *Ung. Ægyptiacum* was darunter mischen/ um solche dadurch zu verzehren. Inzwischen soll vor- und in währender Cur der Patient gute Diät halten/ öffters mit Mercurial-Pillen/ oder dergleichen/ purgirt werden/ und darzwischen einen dienlichen Holtz-Tranck und andere blutreinigende Medicamenten fleißig gebrauchen: auch/ wenn er blutreich/ zur Ader lassen. *Die Heilung.*

7. Wenn ein *Polypus* krebshafftig/ ist fast am besten/ daß man solchen weder mit ätzenden Medicamenten noch mit der Operation irritire/ sondern denselben nur durch lindernde Medicamenten/ gleichwie bey dem Krebs und *Scirrho pag.* 295 und 300 gesagt worden/ suche ruhig zu halten/ um zu verwehren/ daß selbiger nicht weiter um sich fresse. Wenn ein *Sarcoma* in der Nase/ so kan solches nicht wohl anderst als mit Corrosiven weggebracht werden/ und wenn diese nicht helffen/ so ist das Ubel incurabel. *Der krebshaffte Polypus oder Sarcoma.*

Das 65 Capitel/
Vom Nasen-Geschwür oder Ozæna.

I.

Ein Nasen-Geschwür oder *Ozæna* nennet man ein stinckendes Geschwür in der Nase/ wenn stinckende Materie/ Grind-Crusten/ und zuweilen auch Stücker verdorbener Bein mit einem *Was Ozæna.*

fast

faſt unerträglichen Geſtanck aus der Naſen gehen/ und wird dahero ein böß-artiges ſtinckendes Naſen-Geſchwür genennet/ um ſelbiges zu unterſcheiden von einer geringen Exulceration oder Geſchwür/ welches offt durch Flüß in der Naſen entſtehet/ davon aber kein Geſtanck kommet/ und leichlich mit dem Bleyweiß-Sälblein oder andern dergleichen curiret wird. Es iſt die *Ozæna* manchmahl ohne *Caries*, öffters aber mit einer *Caries*: in der erſten iſt nur die innere Naſen-Haut hefftig exulcerirt/ und erſtrecket ſich offt biß in die *Sinus Cranii*, oder in die *Oſſa maxillaria*; wenn aber dieſelbe lang dauret/ ſo werden endlich die ſubtile ſchwammichte Naſen-Bein auch angefreſſen/ und wird eine *Caries* daraus.

Urſachen. 2. Die Urſachen dieſes Geſchwürs ſind offt langwierige Strauchen/ Schnupffen oder Flüſſe der Naſen/ ſonderlich bey Leuten/ welche ſcharffes Geblüt haben/ gleichwie ſcharböckige Leut/ und diejenige/ welche was von Frantzoſen-Kranckheiten gehabt/ oder noch haben: ingleichem können allerley ſcharffe eingeſchnupffte Sachen die Naſe exulceriren/ und endlich ſolches Ubel verurſachen. Manchmahl entſtehet es auch nach einem *Polypus*.

Erkennung und Prognoſis. 3. Man erkennet alſo eine *Ozæna* aus oben-gegebener Beſchreibung. Die *Prognoſis* aber iſt/ daß ſich ein ſolches Geſchwür nicht leicht heilen laſſe/ weil man in das innere der Naſen nicht wohl kan beykommen/ um ſelbiges zu reinigen und zu truckenen: und weil ſolche zarte Beinlein in der Naſe ſind/ werden ſie von der ſcharffen Materie leicht angefreſſen: wo aber ſelbige angefreſſen/ frißt das Ubel täglich weiter um ſich/ weil man es nicht reinigen kan/ durchbohret endlich das *Septum naſi*, und zerfrißt zuletzt auch die ſchwammichte Beinlein im andern Naſenloch/ ſo/ biß offt die innere gantze Naſe ausgefreſſen/ und die äuſſere mit groſſer Heßlichkeit und Verſtältnuß ſolcher Leute zuſammen fällt/ wordurch auch die Rede oder Sprach gantz verdorben wird.

Innerliche Cur. 4. Weil alſo dieſes Ubel ſo ſchlimm und gefährlich/ muß man beyzeiten/ ſowohl durch innerliche als äuſſerliche gute Medicamenten/ demſelben zu ſteuren trachten. Innerlich ſind Medicamenten zu ordiniren/ welche die Schärffe des Gebluts theils temperiren/ theils ausführen: als da ſind die Holtz-Tranck/ blutreinigende Eſſentzen und Tincturen/ auch allerley linde purgirende Mittel/ worzu allzeit was *Mercurius dulcis* ſoll beygemiſcht werden. Ubrigens ſoll der Patient gute Diät halten/ von

ſcharffer

Das 65. Cap. Vom Nasen-Geschwür.

scharffer Speiß und Tranck sich enthalten, sondern lauter temperirte Sachen geniessen. Solte aber derselbe was von Frantzosen an sich haben, muß man solche nach ihrer Art zu curiren trachten.

5. Aeusserlich aber sind dienlich die Geschwär-reinigende Medicamenten, und wird hier sonderlich gelobt die *Aqua viridis Hartmanni*, von welcher der Patient täglich etlichmahl was soll in die Hand giessen, und einschnupffen, oder mit einer Spritze in die Nase spritzen lassen: ja damit solches desto länger möge in der Nase bleiben, kan man Wiecken damit anfeuchten, und selbige, so hoch möglich, in die Nase schieben. An statt dieses Wassers ist auch sehr dienlich, wenn man von der *Sabina* und *Scordium* ein *Decoctum* macht, und in 8. Untzen eine Untz *Unguenti fusci Würtzii* solvirt, und solches wie voriges gebrauchet. Ingleichem ist gar gut, wenn man entweder itztbemeldtes Sälblein, oder das Aegyptiac mit was Rosen-Honig in gemeinem Brandewein zergehen läßt, und offt warm gebrauchet. Gleichsfalls kan man aus dem *Unguento fusco Würtzii* mit was weissem Vitriol dienliche Wiecken machen, und solche in die Nase appliciren: mit solchen oder dergleichen Medicamenten aber ist zu continuiren, biß man keine Materie noch Gestanck mehr spüret.

Aeusserliche Cur wo keine Caries.

6. Wenn aber schon eine *Caries* da ist, so kan man dieses Ubel fast nicht eher curiren, als bis die verdorbene Beinlein abgefallen; und derohalben muß man die Sach meistens der Natur überlassen: dann die *Caries* ist aus den schwammichten Nas-Beinlein nicht wohl wegzubringen, weil weder mit *Cauteriis* noch mit andern dienlichen Mitteln recht beyzukommen; derowegen gehet es gar langsam mit der Cur her, und kan man hier nichts weiters thun, als mit vorherbemeldten reinigenden Medicamenten, oder auch mit erweichenden, beständig continuiren, biß solche Beinlein sich separiren und von selbsten abfallen, welches offt etliche Monat Zeit erfordert. Wenn aber ein Stück Bein in der Nase loß lieget, soll man es, damit es nicht andere Theile anstecke, mit einem Korn-Zänglein herausnehmen; wenn es aber so groß, daß es nicht gantz kan ausgezogen werden, muß man es mit einer Scheer vorsichtig zerschneiden, stuckweise ausnehmen, und hernach wieder mit den reinigenden Medicamenten continuiren, bis sich aller Gestanck und Materie verloren, und also das Ubel geheilet ist.

Wo eine Caries.

7. Ein Engelländer, Nahmens *Drake*, hat in seiner Anatomie eine

Drakens neue Maulet.

eine bißher unbekandte Art der *Ozæna* beschrieben, und neue Cur gegen dieselbe erfunden. Nemlich, er hat observirt, daß stinckende Nasen-Geschwür gebe, die nur allein in einem *Sinu maxillari* ihren Sitz haben: welche man hauptsächlich daraus erkenne, daß die Materie alsdann sonderlich aus der Nase lauffe, wenn der Patient den Kopff auf die gute Seite leget, als in welcher Positur die Materie am leichtesten aus dieser Hohligkeit durch seine natürliche Oeffnung lauffen kan. Dieweilen aber die gantze Hohligkeit sich nicht ausleeren, noch die behörige Reinigung geschehen kan, indem nicht wohl beyzukommen, so hat man diese Art von Nasen-Geschwür nach der gewöhnlichen Manier nicht können curiren, sondern es sind Leute zuweilen daran gestorben: und hat bemeldter *Drake* deßwegen eine neue Manier erfunden, welche darinnen bestehet. Man muß dem Patienten auf der Seite, wo das Nasen-Geschwür ist, den zweyten Backen-Zahn ausreissen, hernach mit einem spitzigen Instrument, in Form ohngefehr desjenigen *Tab. V fig. 2,* oder eines Pfriemens, den *Alveolum* oder das Zahn-Kästlein durchbohren, biß in den *Sinum maxillarem*, welches, wie er sagt, offt gar leicht geschehe, weil von der Materie in dem *Sinu* das Bein schon einiger Massen zerfressen und mürb gemacht seye. Wo dieses Loch gemacht, würde die Materie dadurch nicht nur leicht ausfliessen, sondern man könne auch das Geschwür, durch Einspritzung eines reinigenden Medicaments, wohl reinigen, und ausspühlen. Wenn man aber mit der Reinigung eine weil continuiret, ist das Geschwür hernach, durch Einspritzung balsamischer und heilender Medicamenten, vollends zu curiren: als da sind das *Elixir proprietatis*, die *Tinctura Myrrhæ* und *Aloes*, welche entweder allein, oder zugleich mit was Rosen-Honig und *Decoct. um Scordii* oder *Sabinæ* vermischt, des Tags etlichmahl können eingespritzet werden. Wenn das Einspritzen geschehen, soll man allemahl das Loch mit einer kleinen Wiecken eineweil zustopffen, damit die Medicamenten nicht zu geschwind wieder ausfliessen: und daß dieses Loch nicht zuwachse, ehe das Geschwür geheilet, muß gleichfalls allemahl nach dem Einspritzen eine Wiecken hinein gesteckt werden: und auf solche Manier, meldet der Erfinder, habe er etliche solche Nasen-Geschwür glücklich curiret. Zu mercken ist auch, daß in dieser Art der Nasen-Geschwür das *Os maxillare* von der Materie offt schon so durchfressen, daß, wenn man den Zahn ausziehet, die Materie gleich darauf durch den *Alveolum* herauslauffe. Derohalben ist in solchem Fall nicht nöthig, das *Os maxillare* zu durchstechen, oder zu durchbohren, sondern man kan nur durch dieses Loch erstlich reinigende, hernach heilende Medicamenten einspritzen, bis das Geschwür sich wieder heilet.

Das

Das 66 Capitel/
Vom Nasen-Ansetzen.

WIe eine Nase/ welche durch einen Hieb halb abgehauen/ oder gar nur noch ein wenig anhänget/ wieder anzuhefften/ ist schon bey den Angesichts-Wunden *pag.* 105 beschrieben worden. Wie eine gantz abgehauene oder abgeschossene Nase mit anderm Fleisch wieder könne ersetzet werden/ hat zwar *Taliacotius* in einem besondern Tractat weitläufftig beschrieben/ und mit vielen Figuren glaublich zu machen getrachtet; es wird aber solches bißhero vor unmöglich oder *inpracticable* gehalten: dennoch kan man/ wo eine Nase gantz verloren/ um die grosse Heßlichkeit zu verbessern/ eine künstliche Nase ansetzen/ welche sonderlich von Silber mit einer Schrauben und Feder so kan zugericht werden/ daß man solche an dem übergebliebenen Theil der Nasen fest anhängen kan: man pfleget aber vorhero die silberne Nase so zu mahlen/ daß sie mit der *Couleur* des Gesichts desjenigen/ der sie tragen soll/ übereinkomme.

OPERATIONES an den Lippen.

Das 67 Capitel.
Von den Haasen-Scharten.

I.

WAnn eine Lippe/ sonderlich die oberste/ von Natur gespalten/ (siehe *Tab. XI fig.* 12) nennet man es eine Haasen-Schart/ weil bey den Haasen die oberste Lippe auch gleichsam zertheilet ist. Es ist diese Spaltung nun enger nun weiter/ als ob ein Stück daraus geschnitten oder gerissen/ und verursachet nicht nur grosse Heßlichkeit des Gesichts/ sondern hindert auch/ daß neugebohrne Kinder nicht recht saugen/ und nachdiesem auch nicht deutlich reden können. Es ist diese Kranckheit gemeiniglich ein angebohrnes Ubel; dennoch kan solches auch von einer übel tractirten Lippen-Wunde herkommen: jenes ist fast allzeit in der obersten Lippe/ das ander aber kan auch in der untersten seyn. Wo die Haasen-Scharte von der Geburt her ist/ so pfleget

Was eine Haasen-Schart.

Von denen Chirurgischen Operationen.

get manchmal auch der Gaumen voneinander gespalten zu seyn, und wenn diese Spaltung groß, können solche Leut, wenn auch schon die Haasen-Scharte geheilet, Lebenslang nicht anderst als sehr übel und unannehmlich durch die Nase reden. Wie kleiner die Spaltung bey den Haasen-Scharten, desto leichter ist die Curation; wie grösser aber dieselbe, desto schwerer.

Die Operation. 2. In der Curation ist unsere Intention die zertheilte Lippen zusammen zu heilen: welches aber nicht anderst als durch die Operation geschehen kan, und zwar ist die beste Manier, folgende. Wenn der Patient schon erwachsen, setzet man ihn gegen das Licht auf einen Stuhl, und lasset ihm den Kopff halten, gleichwie bey dem Staar-stechen *Tab. XII.* Ist es aber noch ein Kind, läßt man es von einer starcken Person, welche auf einem Stuhl sitzen soll, auf den Schoß nehmen, und die Hände fassen; von einer andern aber den Kopff halten: alsdann, weil der Rand der Spaltung mit Haut verwachsen, muß solcher entweder mit einem scharffen Messerlein, oder mit einer guten Scheer wohl gleich abgeschnitten werden, so subtil als möglich, damit man nicht mehr wegnehme als nöthig ist, weilen hierdurch die Vereinigung schwerer gemacht würde. Wenn dieses auf beyden Seiten geschehen, soll ein Beystehender die beyde Theile der Spaltung gegen einander drucken, der *Chirurgus* aber in kleinen Kindern zwey, in grössern aber und in erwachsenen Personen drey starcke Nadeln, (siehe *Tab. XIII fig.* 10 und 11) durch beyde Lippen der Spaltung durchstechen, so, daß die Nadeln wenigstens zwey gute Messerrucken breit von dem Rand durchgestochen werden, gleichwie *Tab. XI fig.* 12 andeutet, eine nach der andern, damit dieselbe, wo man die Lippen näher beym Rand fassen wolte, nicht durchreissen, und also die Operation fruchtloß machen mögten. Es werden aber die Nadeln erstlich durch den lincken Theil der Spaltung von aussen nach innen zu gestochen, und hernach bey dem rechten von innen nach aussen, und zwar die erste am obersten Theil der Haasen-Scharten, die andere am mittelsten, und die dritte, wo selbige nöthig, am untersten Theil, so, daß allzeit eine von der andern einen guten Messerrucken breit entfernet sey; und bleiben diese Nadeln in dem Fleisch stecken, um dadurch die zusammen zu heilende Theile desto besser zu vereinigen. Es pflegen dieselbe gemeiniglich von Silber zu seyn, welche doch eine stählerne Spitze haben sollen, damit sie desto besser durchgehen: dennoch können selbige auch gantz von Stahl seyn. Dieweilen aber die Nadeln bey erwachsenen Leuten, oder wo son-

Das 67 Cap. Von den Haasen-Scharten. 521

sonsten die Lippen starck sind/ offt mit den Fingern allein nicht wohl können durchgestochen werden/ so kan man selbige durch Hülff des Nadelhalters *Tab. IV fig.* 5 bequemlicher durchstechen.

3. Wenn die Nadeln durchgestochen/ lässet man die gespaltene Lippen von jemand fein gleich zusammendrücken/ nimmt einen starcken gewächsten Seiden-Faden/ welcher am dicksten Ende der Nadel soll fest seyn/ und wickelt solchen entweder in Form einer umliegenden Ziffer (∞) wie gleichfalls aus bemeldter 12 Figur zu sehen/ erstlich um die oberste Nadel etlichmal herum/ und hernach auf eben solche Manier um die andere und dritte Nadel/ und ziehet dadurch die Lippen der Haasen-Scharten so fest und gleich zusammen/ als immer möglich ist/ welches durch so viel Umwickelungen geschehen kan/ als man nöthig hält/ die Spaltung wohl zusammen zu halten; oder man wickelt den Faden Circulsweis herum/ wie *fig. 18 Tab. XI* andeutet/ welches einige noch vor dienlicher halten. Wenn dieses geschehen/ zwicket man die Ende der Nadeln auf beyden Seiten bis auf ein paar Messerrücken breit von dem Faden mit einer Zange ab/ damit dieselbe die Lippen nicht stechen/ und hernach das Verband desto füglicher könne applicirt werden.

Was nach dem Durchstechen zu thun.

4. Nachdem also das Abzwicken der Nadeln geschehen/ bestreichet man die Wunde mit Peruvianischem Balsam oder mit einem andern Wund-Balsam/ leget Carpey darüber/ appliciret ein langes Finger-breites Hefft-Pflaster mit vier Enden darauf/ so/ daß zwey Ende auf den lincken/ und zwey Ende auf den rechten Backen fest angeklebt werden/ um dadurch die Wunde besser zusammen zu halten. Wenn die Spaltung wäre sehr groß gewesen/ ist dienlich/ daß man/ besserer Haltung wegen/ auch eine vereinigende Binde Daumensbreit/ wie *Tab. II fig. f* anweiset/ gleichwie in den länglichten Wunden der Stirn und andern Theilen pflegt applicirt zu werden/ über das Pflaster binde/ und hernach den Patienten zu Ruhe bringe.

Wie zu verbinden.

5. Man hat vor diesem gemeinet/ als ob diese Operation in Kindern vor dem zweyten Jahr nicht sicher könnte vorgenommen werden/ in der Meinung/ als ob selbige zu schwach wären/ die Operation auszustehen; es hat aber die öfftere Erfahrung gelehret/ daß man selbige nicht nur sicher bey Kindern von sechs oder sieben Monaten verrichten könne/ sondern auch/ daß die Masen sauberer werde bey jungen/ als bey älteren Kindern. Weiter ist zu erinnern/ daß/ wenn man

Erinnerungen wegen kleiner Kinder.

Uuu bey

bey Kindern die Operation verrichten will, man selbe die vorhergehende Nacht nicht soll schlaffen lassen, auf daß sie nach der Operation desto eher einschlaffen mögen: dann wenn sie nicht schläfferig sind, schreyen sie nach der Operation gern beständig, wodurch die Lippen der Spaltung leicht voneinander gerissen werden. Ingleichem soll man in der Operation ihnen den Kopff mehr vor- als rückwerts halten, weil sonsten das Geblüt in der Operation, welches zimlich starck heraussspringet, ihnen in Hals fliesset, und dadurch Husten und sonsten Verhinderung in der Operation verursachen würde. Es soll auch das starcke Ausspringen des Gebluts in Wegschneidung des Rands den *Chirurgum* und die Beystehende nicht erschrecken, weil solches keine Gefahr bringet, sondern sich von selbsten stillet, wenn die Lippen der Wunde durch den Faden wohl zusammen gezogen werden.

Wegen anderer Umständen.

6. Man hat auch zu Verhütung dieses Verblutens besondere Instrumenten erdacht, (siehe *Tab. XIII fig.* 12 und 13,) von welchen, wenn man will, vor Abschneidung des Rands, auf jede Seite eins behörig appliciret, wodurch so wohl das Bluten verhindert, als auch der Schmertzen vermindert wird: es helffen auch dieselbe zu gleicherer Abschneidung der Ränder, und folglich zu sauberer Heilung. Bey Erwachsenen stehet manchmal zwischen der Spaltung oder Haasen-Schart ein unformlicher hervorragender Zahn, welcher die Vereinigung würde verhindern: derohalben, wo ein solcher vorhanden, muß man ihn vor der Operation ausreissen. Wenn die Haasen-Schart sehr breit, ist offt nöthig, daß man, um besserer Vereinigung willen, vor der Operation die oberste Lippe mit einem Messerlein bey dem Zahn-Fleisch was separire, damit selbige besser nachgebe, und man sie hernach desto leicher könne zusammen ziehen.

Wann das Verband das erste mahl zu ändern.

7. Nach der Operation eröffnet man erst den dritten oder vierten Tag das Verband, siehet zu, ob die Wunde wohl beschaffen, und separiret die Unreinigkeit davon. In Wegnehmung aber der Binde und Pflasters muß man sehr behutsam umgehen, damit nicht die Lippen von einander gerissen werden: und wenn man findet, daß etwa der Faden habe nachgelassen, soll man mit einem frischen die Wunde wieder wohl zusammen ziehen; verhält sich aber alles wohl, bestreichet man die Wunde wieder mit einem Wund-Balsam, und verbindet selbige, wie vorher. Wenn sechs oder sieben Tage vorbey, und die Lippen der Wunde schon einander gefaßt, kan man, wo drey Nadeln sind, erstlich die

die mittlere mit einer Zang fassen / und lind heraus ziehen; zwey oder drey Tag hernach die oberste / und wieder nach ein paar Tagen endlich auch die unterste / so wird sich der Faden hernach gern lassen wegnehmen / oder wohl von selbsten mit abfallen: wo aber nur zwey Nadeln / ziehet man zu erst die obere / hernach in zwey Tagen auch die untere heraus. Das übrige der Wunde bestreichet man nachdiesem täglich mit einem Wundbalsam / legt ein Wund-Pflaster darüber / bis alles geheilet / und die Curation völlig absolvirt ist. Bey jedem Verband verfähret man / gleichwie bey dem ersten ist gesagt worden. In währender Cur soll man dem Patienten nichts als flüßige Speisen / welche keines Käuens bedürffen / zu essen erlauben.

Das 68 Capitel /
Vom Krebs an den Lippen.

1.

Der Krebs an den Lippen ist zweyerley: entweder noch geschlossen; oder exulcerirt / gleichwie andere Krebs. Einen geschlossenen nennet man / wo eine harte schmertzhaffte brennende Geschwulst an den Lippen ist; einen offenen aber / wenn diese Geschwulst aufgebrochen oder exulcerirt ist / und daraus ein scharffes stinckendes Wasser / wie bey andern Krebsen / ausfliesset / welches nach und nach die Lippe mit grossen Schmertzen wegfrißt / (siehe Fig. 14 Tab. XIII. a a a) auch manchmal das gantze Gesicht angreifft. Es entstehet solcher meistentheils in der untern Lippe / und hat manchmal eine kleine Geschwulst zum Anfang / manchmal aber nur einen schmertzhafften Sprung oder Spalt in der Lippe / welcher nach und nach grösser wird / und in einen fressenden Krebs sich verändert. *Was dieses Ubel sey.*

2. Die Ursach scheinet hauptsächlich zu seyn eine besondere Schärfe des Gebluts / gleichwie bey andern Krebsen / welche in dieser schwammichten und drüsichten Substantz der Lippen stocket / und entweder erstlich eine schmertzhaffte Geschwulst / und nachdem einen offenen Krebs verursachet; oder es fänget gleich mit einem schmertzhafften Sprung in dem äusserlichen Theil der Lippen an: zu welchem Ubel aber kan *Die Ursach.*

Von denen Chirurgischen Operationen.

Gelegenheit geben ein Biß / Stoß / Stich / Fall oder Zwicken in die Lippe; zuweilen auch ein spitziger oder ungleicher Zahn.

Prognosis.

3. Es sind alle solche Zufäll gefährlich / und lassen sich selten durch Medicamenten curiren / sondern man muß selbige meistentheils wegschneiden / sonsten fressen sie nach und nach mit grausamen Schmertzen um sich / erwecken Geschwülste im Hals / und müssen endlich die Patienten elendiglich sterben. Wenn aber selbige noch beyzeiten weggenommen werden / so ist Hoffnung zu einer glücklichen Cur: insonderheit wo zu Verbesserung des Gebluts dienliche Medicamenten darauf gebraucht werden / sonsten kommen selbige leicht wieder. Bey jungen Leuten ist bessere Hoffnung zu glücklicher Curation / als bey alten: ingleichem wo das Ubel mehr von einer äusserlichen als innerlichen Ursach herkommt; weilen bey innerlichen Ursachen das gantze Geblüt mit einer krebshafftigen Schärfe inficirt ist / welche nicht wohl kan vertrieben werden.

Cur / wenn selbiger von einem Spalt.

4. Die Curation ist nach verschiedener Beschaffenheit dieses Ubels unterschiedlich: Dann 1) wo nur noch ein geringer Sprung in den Lippen / ist offt sehr dienlich befunden worden / wenn man selbige mit einem guten Bley=Sälblein / als mit dem *Unguent. Saturnin.* oder *Diapompholygos* fleißig bestreichet / und hernach den Sprung mit einem Bley=Pflaster / oder mit einem dünn geschlagenen Bley=Plättlein / welches vorher mit Quecksilber wohl zu reiben / bedecket / und beständig darauf träget / bis dieses Ubel wiederum vergangen: dabey man aber gegen den Krebs dienliche innerliche Medicamenten und behörige Diät nicht aus der Acht lassen soll. Wolte aber hierauf das Ubel nicht heilen / sondern immer grösser / schmertzhaffter und stinckender werden / soll man selbiges beyzeiten / so weit es sich erstrecket / mit einem guten Messerlein sauber ausschneiden / so / daß nichts weder vom Geschwür noch von der Härtigkeit zurück gelassen werde / und hernach die Wunde wieder vereinigen / gleichwie bey der Haasenschart ist gelehret worden; oder auch nur mit starcken gewächsten Fäden durch die Knopff=Nath zusammen hefften: wie ich dann einen solchen Krebs / wie *Fig.* 14 andeutet / auf diese letztere Manier wieder curirt habe.

Wenn er von einer Geschwulst.

5. 2) Wenn der Krebs aber in einer harten schmertzhafften Geschwulst bestehet / und noch nicht gar groß / mehr äusserlich in der Lippe bey der Haut / als innerlich / so wollen einige / daß man ihn mit einem Corrosiv solle wegnehmen / und hernach das Geschwür wieder

der ausheilen: welches auch manchmal/ sonderlich wo das Übel nur von äusserlicher Ursach entstanden/ glücklich von statten gehet. Öffters aber machen die Corrosiv bey den Krebsen übel ärger/ und wollen dahero wenig zu denenselben rathen/ sondern halten das Ausschneiden vor besser: welches/ nachdem die Geschwulst beweglich oder unbeweglich/ auf zweyerley Manier verrichtet wird. Wenn die Geschwulst noch beweglich/ soll man die Haut derselben in einer genugsamen Grösse öffnen/ bis man an die Geschwulst selbst kommt/ selbige hernach von den anhangenden Theilen mit einem Messer oder Scheer ausschneiden/ und endlich die Oeffnung als eine Wunde wieder curiren. Wenn aber die krebshaffte Geschwulst unbeweglich/ muß man sie gantz samt einem Theil der Lippe ausschneiden/ und hernach die Wunde/ wie vorher gemeldet/ wieder zusammen hefften. Nach der Cur/ auf was Art selbige auch geschehen/ muß der Patient allzeit gute Diät halten/ und auch sonsten/ um das scharffe Geblüt zu temperiren/ dienliche Medicamenten gebrauchen/ sonsten haben sie leichtlich sich einer Recidiv zu besorgen.

OPERATIONES an den Zähnen.

Das 69 Capitel/
Denen Patienten die Zähn oder den Mund zu öffnen.

1.

Daß Patienten zuweilen die Zähn nicht können aufmachen/ kömt her von einem Krampff in den Musculn des untern Kienbackens/ und wird von vielen die Mundklemme genannt. Es entstehet solcher Krampff offt von Verletzung eines Nervens oder Flechsens in verschiedenen Verwundungen des Leibs/ ingleichem nach Abnehmung eines Arms oder Fusses. Es kan auch solches manchmal von Entzündung/ entweder bemeldter Musculn/ oder der Mandeln im Hals/ herkommen/ und können solche Leut nicht recht käuen/ essen noch reden. *Warum offt der Mund nicht zu öffnen.*

2. Wenn solcher Zustand bey einer Wunde entstehet/ soll man vor allen Dingen fleißig nachforschen/ ob nichts widernatürliches *Wie es zu curiren.*

ches in der Wunde stecke, welches solchen Krampff verursache: und wenn man dergleichen was findet, soll man es ausnehmen, so wird sich hierdurch der Krampff eher geben, als auf alle die beste Nervenstärckende Medicamenten. Sölte aber in der Wunde nichts gefunden werden, so muß dieses Übel von einem verletzten Nerven oder Flechsen herrühren, gleichwie bey den Wunden der Nerven und Flechsen gesagt worden. In diesem Fall soll man eben solche Medicamenten auf die Wunde appliciren, gleichwie wir *pag.* 60 beschrieben haben. Wenn diese aber nicht helffen wollen, und ärgere Zufäll, sonderlich vollkommene *Convulsiones* des gantzen Leibs, darzukommen, soll man trachten den verletzten Nerv gar entzwey zu schneiden, wenn solches ohne Verletzung einer grossen Ader geschehen kan, oder sonsten möglich ist, so werden die verursachte *Convulsiones* auch ordentlich bald nachlassen. Wenn man aber den verletzten Nerv nicht sehen könnte, und die *Convulsiones* continuirten, so ist, wenn der Patient noch gute Krässten hat, rathsam, den verletzten Arm oder Bein abzunehmen. Sonsten aber, wo solcher Krampff nach Amputationen entstanden, vergehet er zuweilen wieder, wenn der Faden oder das Vitriol von der zerschnittenen Ader abgefallen, manchmahl aber müssen sie sterben, ohne daß ihnen zu helffen. Wenn eine Entzündung an den Musculn des Kienbackens, oder an den Mandeln, welche die Oeffnung der Zähne verhindert, so muß man selbige, gleichwie solche Entzündungen erfordern, curiren, so wird hernach die Klemme auch aufhören. Inzwischen aber, daß die Patienten, dieweil sie die Zähn nicht aufmachen können, nicht hunger sterben mögen, soll man ihnen gute nahrhaffte Suppen, warmes Bier mit Eyerdotter, Krafft- und Mandel-Milchen, Hirschhorn-Sultzen (*Gelatina*) und andere dergleichen Sachen geben, welche sie durch die Zähne einschlurffen können.

Vom Gebrauch der Mundschrauben.

3. Es lehren viele *Autores*, daß man in solchen Fällen den Patienten die Zähn mit besondern Instrumenten voneinander zwingen solle, damit man ihnen Essen und Trincken alsdann eingiessen oder Medicamenten einspritzen könne, und solche Instrumenten pflegen Mundschrauben genennt zu werden, deren vielerley Arten bey den *Autoribus* beschrieben und abgezeichnet sind; auch eine, *fig.* 15 *Tab. XIII,* angezeigt wird. Ich halte aber dafür, daß durch die grosse Gewalt dieser Schrauben, bey Entzündung oder Krampff der Musculn nothwendig grosse Schmertzen, und folglich hefftigerer Krampff oder Entzündung müsse verursacht werden: und da man leicht durch die Zähne nahrhaffte Sachen schlurffen,

sen, der Patient auch sich gurgeln kan, so ist ja nicht nöthig solche gewaltsame Oeffnung vorzunehmen, und sind also die Mundschrauben in diesen Zufällen unnützliche *Instrumenta*. *Dionis* schreibet in seiner Chirurgie, daß man in solchen Fällen, wo man die Zähn mit bemeldten Instrumenten nicht eröffnen könnte, einen Zahn dem Patienten einschlagen oder ausbrechen solle, und hernach durch dieses Loch dem Patienten Brühen eingiessen: aber auch dieses schmertzhaffte Zahn-einschlagen scheint unnöthig, überflüßig und schädlich, dieweilen Brühen schon zwischen die Zähne können durchgesauget werden. Wenn aber, um eine Kranckheit in dem Mund oder Gaumen recht zu erkennen, oder sonsten eine Operation in dem Mund, an den Mandeln, Zäpfflein, Gaumen, oder Zähnen zu verrichten, wobey der *Chirurgus* nöthig hat, daß der Mund wohl aufgehalten werde, so kan man solchen entweder mit der Mundschraube oder durch das *Speculum Oris fig.* 16 aufhalten: und alsdann verrichten, was nöthig ist.

Das 70 Capitel,

Unreine Zähne zu säubern.

I.

Wenn eine gelbe oder schwartzliche Crust die Zähn überziehet, so verursacht solche nicht nur besondere Heßlichkeit, sondern auch übeln Geruch des Munds, ja auch offt das Ausfallen derselben. Derohalben soll man selbige solchen Leuten beyzeit von den Zähnen behutsam abseparieren, und wohl acht haben, daß man ihnen nicht durch unachtsames Verfahren das Zahnfleisch verletze, oder gar die Zähn ausreisse. Zu diesem End hat man besondere Instrumenten, deren einige breit, andere spitzig, gleichwie *Tab.* XIII *fig.* 17, 18, 19 zu sehen, welche alle auf den Stiel *fig.* 20 B können geschraubt werden, mit welchen man die Crust nah bey dem Zahnfleisch fassen muß, nun mit einem breitern, nun mit einem schmälern, nun mit einem spitzigern Eisen, und damit nach und nach solche Crust abreissen. Wo dieses geschehen, ist dienlich, das Zahnfleisch etliche Tage mit der *Tinctura laccæ Mynsichti*, oder mit Rosen-Honig, worinnen etliche Tropffen *Spiritus salis*

Wie die Zähn zu reinigen.

salis getropfft, zu reiben, so werden die Zähne darauf schön weiß, und das Zahnfleisch fest.

Wie diese Unreinigkeit zu präserviren.

2. Zur Präservation, damit nicht leicht eine neue Crust sich ansetze, ist dienlich, ein gutes Zahnpulver wochentlich einmal zu gebrauchen: denn das allzu offte Reiben der Zähne schleifft selbige ab, und verderbt sie. Derohalben soll man sich auch sonderlich vor allzu rauhen wie auch allzu scharffen Zahnpulvern hüten: als da sind der Bimsenstein, Corallen, Tabacks-Aschen, die sauere *Spiritus*, insonderheit der *Spiritus Vitrioli*, und dergleichen, welche die Zähne wohl schön weiß, aber auch bald verderben und ausfallen machen; sondern sich linderer Sachen bedienen: als da sind präparirte Krebs-Augen, Perlemutter oder Muscheln, Hirschhorn oder Kreiden, in welche man etliche Tropffen *Spiritus Salis* einträpffeln kan, wenn das Zahnfleisch locker ist, so wird das Pulver dadurch was adstringend und stärckend: z. Ex.

℞. Cretæ præparatæ
C. C. præparat. áá. ʒj.
⚘ ⊖ gt. vj. M. f. Pulvis. Oder

℞. Conchar. præparatar.
Matr. perlar. præparat. áá. ʒj.
Sangu. dracon. ʒß. vel
▽ Japponic. Əj. M. f. Pulvis.

Diesen Pulvern kan man mit einem paar Tropffen Zimmet-Negelein- oder Rosenholtz-Oel nach Belieben einen angenehmen Geruch machen. Wenn jemand sehr schwartze Zähn hat, ist folgendes gar dienlich:

℞. ▽ plantag. ʒj.
Mell. rosat. ʒij.
⚘ ⊖ gt. x. M.

In diese Mixtur kan man ein Eck von einem Schnupfftuch, oder sonst von einer subtilen Leinwad, eintauchen, und täglich die Zähn lind damit reiben, bis sie weiß werden, hernach aber nur wochentlich einmal ein Zahnpulver gebrauchen. Viele *Empyrici* brauchen sehr, um den Zähnen die Schwärtze zu benehmen, den *Spiritus Vitrioli*, welcher aber, wegen seiner allzu grossen Schärfe, die Zähne zerfrißt, und bald ausfallen macht, sonderlich wenn man ihn offt gebrauchet; deßgleichen thun auch alle andere scharffe Sachen. Derohalben, wo ja jemand dergleichen

gleichen scharffe Sachen gebrauchen will/ soll er nach dem Gebrauch den Mund wohl mit Wasser ausspühlen/ um die Schärffe wiederum von den Zähnen wegzunehmen. Sonsten aber befinde vor die beste Manier/ die Zähn gut und sauber zu erhalten/ selbige Morgens= frühe/ nachmittags/ und Nachts nach dem Essen/ allemahl mit frischem Wasser und den Fingern wohl auszureinigen/ und darbey etwa alle 14 Tag einmahl ein lindes Zahn=Pulver zu gebrauchen/ so kan sich der Schleim von den Speisen/ als wovon die Crust und Schwartzheit der Zähne scheinen herzukommen/ nicht anhängen/ und werden hierdurch die Zähne nicht nur sauber gehalten/ sondern auch vor der Fäulung und den Zahnschmertzen präserviret.

Das 71 Capitel/
Von hohlen Zähnen.

Dieweil in hohle Zähne leicht Theile von den Speisen fallen/ die darinnen faul und scharff werden/ und dadurch nicht nur immer weiter ausgefressen/ sondern auch Zahn=Schmertzen und Heßlichkeit der Zähne verursachet werden/ pfleget man diesem Ubel durch die Chirurgie zu steuren/ um weiterem Verderben dadurch vor= zukommen. Wenn also ein Zahn hat angefangen zu faulen/ soll man zuföderst die Hohligkeit von dem darinn steckenden Unrath mit einem Nadelkopff/ Federkiel/ Zahnstührer/ oder anderem dienlichen Instru= ment/ ausreinigen/ und hernach die Hohligkeit mit weissem Wachs ausfüllen/ so kan sich kein Unrath weiter darinnen sammlen/ und der Zahn wird vor weiterer Faulung verwahrt: man muß aber acht geben/ daß/ so offt solches Wachs herausfällt/ man wieder frisches hinein klebe. Wann die Faulung in den Backen=Zähnen/ ist noch besser/ wenn man die Hohligkeit mit klein geschnittenen Gold= oder Bley=Blätlein wohl ausfüllet: mit welchem manche *Chirurgi* sehr wohl wissen umzugehen. Wo die Hohligkeit in den Backen=Zähnen sehr tief/ daß man solche nicht wohl kan ausreinigen/ und davon Schmertzen entstehen/ ist offt sehr dienlich/ um die Fäuligkeit zu benehmen/ einen Tropffen Nege= lein=Oel oder Vitriol=*Spiritus* hinein zu lassen/ wordurch das Faule verzehret/ und der Schmertzen offt in einem Augenblick vertrieben wird. Wenn aber diese nicht helffen/ so hilfft offt/ wenn man ein subtiles hier= zu dienliches Brenn=Eisen/ *Tab. III fig.* 13 oder 14/ glüend in die Hoh=

X x x ligkeit

ligkeit des Zahns appliciret, als wodurch die Fäuligkeit weggebrannt wird, und die Schmertzen in selbigem Moment nachlassen. Es verursachet dieses Brennen im Zahn keinen sonderlichen Schmertzen, wenn man nur acht gibt, daß man keine andere Theile brennt. Nach dem Brennen aber soll man den Zahn auf vorher bemeldte Weis ausfüllen, so verhütet selbiges die Zahn-Schmertzen. Wolte aber auch das Brennen den Schmertzen nicht stillen, oder die Zähn nicht könten ausgefüllt werden, so kan man einen solchen faulen Zahn, wie bald soll beschrieben werden, ausziehen.

Das 72 Capitel,
Spitzige und ungleiche Zähne gleich zu machen.

Zuweilen wachsen Zähne zu weit nach aussen, oder zu weit nach innen; oder es ragen Spitzen von abgebrochenen Zähnen ungleich hervor, welche im Reden und Käuen die Zung oder die Lippen stechen, wund machen, entzünden, und dadurch Geschwulst, oder wohl gar einen Krebs an der Zung, oder an den Lippen, verursachen, nachdem solche Zähn aus- oder innwerts stehen. Um diesem Ubel vorzukommen, soll man dergleichen böse stechende Zähne mit einer subtilen Feile, so viel als nöthig ist, wegfeilen, gleichwie dergleichen Tab. XIII fig. 20 abgezeichnet ist; oder wo solches mit der Feile nicht geschehen könnte, muß man die Ungleichheit entweder mit einer Zang wegzwicken, oder den Zahn völlig ausziehen.

Das 73 Capitel,
Vom Zahn-ausziehen.

Manche Leut wollen sich im Zahnschmertzen aus Ungedult gleich die Zähn ausreissen lassen; man soll aber solches nicht leicht in guten Zähnen thun oder rathen, es erfordere solches dann eine besondere Ursach oder Noth: dieweil dadurch ohne die Schmertzen

Das 73 Cap. Vom Zahn ausziehen.

und Gefahr, welche durch das Zahnausziehen erreget werden, (indem manchmal Leut darüber gestorben sind, a) hernach auch das Kauen, und offt das Reden, verdorben wird, und die ausgezogene Zähne in Erwachsenen nicht wieder wachsen. Es kommen dennoch vielerley Gelegenheiten vor, worinn man das Zahnausziehen nöthig hat: als 1) bey Kindern, ums siebende oder achte Jahr herum, wenn die so genannte Milch-Zähn ihnen ausfallen. Bey diesen muß man nicht warten, biß sie von selbsten ausfallen, sondern wenn sie anfangen zu wackeln, soll man sie offt mit den Fingern drehen und bewegen lassen, bis sie endlich so loß werden, daß man dieselbe entweder mit den Fingern oder mit einem umgebundenen Faden ausziehen kan: und dieses soll darum geschehen, damit die nachfolgende neue Zähne nicht zu weit forn oder hinten heraus wachsen, als welches grosse Heßlichkeit zu verursachen pfleget. 2) Zuweilen werden Kinder gebohren, welche Zähn im Gaumen mit auf die Welt bringen: welche, wenn sie das Saugen verhindern, sollen ausgerissen werden; wenn sie aber nicht incommodiren, kan man sie lassen. 3) In hefftigen Zahnschmertzen fauler Zähne, wenn andere Mittel nicht helffen wollen. 4) Wenn ein Zahn eine widernatürliche Figur oder Gestalt hat, und dadurch die Zung oder die Lippen lädirt, oder sonsten eine sonderbahre Heßlichkeit verursachet, oder in Haasen-Scharten die Vereinigung der Lippen verhindert. 5) Wenn ein fauler Zahn an einer Backen- oder sogenannten Zahn-Fistel Ursach ist, als welche sich offt nicht curiren lassen, bis solcher Zahn ausgerissen. Wenn also ein Zahn soll ausgezogen werden, soll der *Chirurgus* den Menschen entweder auf einen niedrigen Stuhl oder gar auf die Erd sitzen lassen, wenn der auszureissende Zahn im untersten Kien-Backen; wenn derselbe aber im obersten Kien-Backen, kan er ihn auf einen hohen Stuhl oder Bett setzen. Nach diesem muß der *Chirurgus* mit einem hierzu dienlichen Instrument erstlich den Zahn wohl fassen, und hernach mit vorsichtiger Behändigkeit denselben gerad abwerts ziehen, wenn solcher im obersten Kien-Backen; oder gerad aufwerts, wenn selbiger im untersten, bis daß er heraus gangen, wozu aber sonderbare Handgriff erfodert werden. Man hat hierzu vielerley Instrumenten erdacht, und hat fast ein jeder *Chirurgus* ein besonderes, von welchen sonderlich berühmt der Pelican, der Uberwurff und die Zahn-Zange, die fast allen *Chirurgis* bekandt, und sonsten schon in vielen Büchern

---

a) *Bohnius* erzehlet hiervon ein Exempel in seinem Tractat *de Vulnerum Renunciatione.*

532 Von denen Chirurgischen Operationen.

Büchern abgemahlet sind: Derohalben habe hier einige andere, *fig. 21, 22* und *23 Tab. XIII,* abzeichnen lassen, welche zu dieser Operation auch gar dienlich sind, deren Würckung und Gebrauch aber sich nicht so wohl beschreiben, als zeigen lassen. Auch hat man besondere *Instrumenta,* welche die Stümpff auszuziehen oder auszuheben gemacht sind, deren das bekandste der Geis-Fuß ist, dessen Stell aber auch das Instrument *fig.* 21 bey *lit. A* vertretten kan, das andere Ende aber *B* dienet andere Zähn auszunehmen.

Das 74 Capitel,
Vom Zähn-einsetzen.

Bisweilen, wenn die förderste Zähne im Mund verlohren gangen, solches nicht nur Heßlichkeit, sondern auch Verhinderung der Sprach verursachet, so sind die *Chirurgi* bedacht gewesen, diesen Mangel durch die Kunst zu ersetzen: und dieses bewerckstelligen sie durch künstliche Zähne, welche entweder aus Helffenbein oder Meer-Pferd-Zähnen gemacht werden, und in eben der Grösse seyn sollen, daß sie die Lucke des verlohrnen accurat ausfüllen. Wenn aber verschiedene an einer Reyhe fehlen, hat man auch verschiedene aneinander hangende Zähne aus einem Stück gemacht, welche auf einmal in die Lucke können eingesetzt werden: und diese bleiben hernach entweder wegen ihrer Figur von selbsten stecken, oder man pfleget selbige mit Seiden-Fäden oder subtilen Gold-Dräthlein an die nechst dabeystehende auf beyden Seiten anzuhängen oder zu bevestigen. Damit solche aber nicht gar zu bald verderben oder schwartz werden, kan man sie bey Schlaffen-gehen allemal ausnehmen, reinigen, und Morgens wieder einsetzen. Wenn etwa noch ein Stück eines Zahns im Weg stünde, welches die künstliche Zähne verhinderte eingesetzt zu werden, muß man solches entweder wegfeilen oder ausziehen.

Erklärung der dreyzehenden Kupffer-Tafel.

Fig. 1. Ist ein Brenn-Eisen in seinem Röhrlein, um das Ohr gegen den Zahnschmertzen mit zu brennen.

Fig. 2. Ein Instrument zum Gehör dienlich, welches Theil *A* in den Ohrgang gesteckt, und mit der Handhebe *B* gehalten wird.

Fig. 3.

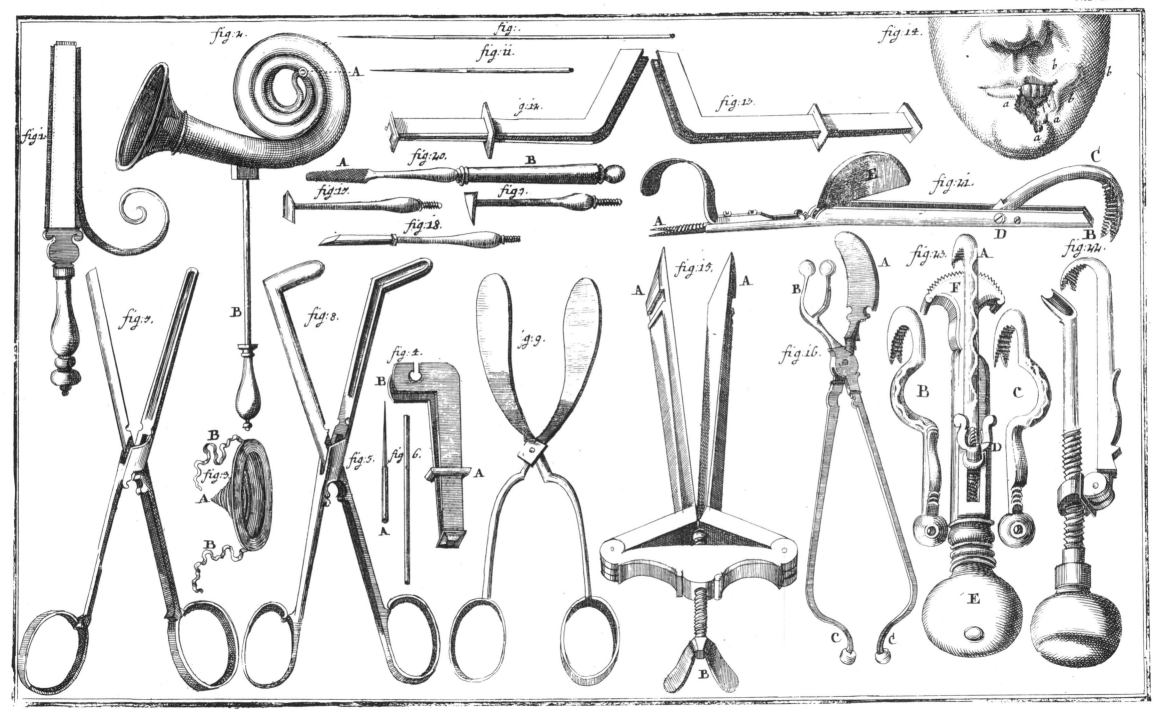

Fig. 3. Ein anderes Instrument zu diesem Gebrauch, welches gewundener Theil *A* ins Ohr zu appliciren, und mit den Bändlein *BB* anzubinden, so kan solches unter dicken Haaren oder einer Paruque verborgen werden, daß man es nicht siehet.

Fig. 4. Ein Instrument das Ohrläpplein mit zu fassen, wenn man will ein Loch durchstechen.

Fig. 5. Eine hole Nadel von Gold oder Silber *A*, welche eine dreyeckichte Spitz von Stahl hat, um damit die Löcher gar bequem durch die Ohrläpplein zu stechen, und das Bley zugleich *Fig. 6.* mit in das Loch zu ziehen.

Fig. 7. Eine gerade Zang, das Nasen-Gewächs wegzunehmen, welche aber fast noch so lang seyn kan.

Fig. 8. Eine krumme Zang, um ein Nasen-Gewächs hinten aus dem Mund mit heraus zu nehmen, welche gleichfalls grösser seyn muß.

Fig. 9. Noch eine Zang, um damit ein Nasen-Gewächs abzudrehen.

Fig. 10 und *11.* Besondere Nadeln zu den Haasenscharten, deren Spitzen von Stahl, das andere aber von Silber ist. Die längste, *Fig. 10*, kan zweymal gebraucht werden.

Fig. 12 und *13* sind zwey besondere eiserne Instrumenten, um in der Operation die Haut der Haasenscharten auf beyden Seiten zu fassen, und gerad abzuschneiden.

Fig. 14 zeigt an der untersten Lippe einen exulcerirten Krebs, *aaa*, zwischen welchem die Zähn und Zahnfleisch heraus sehen, der noch einen verdeckten *bb* am lincken Ecke der Lippen hatte.

Fig. 15. Ist eine Mundschraube, dessen Theile *AA* sich zusammen thun lassen, welche man zwischen die Zähn steckt, und solche hernach mit der Schraube *B* auseinander schraubet, um damit den Mund aufzuhalten.

Fig. 16. Wird ein *Speculum oris* oder Mund-Spiegel genannt, um damit bey dem Brennen oder andern Operationen im Mund denselben wohl offen zu halten. *A* wird auf die Zung gelegt, *B* unter die oberste Zähn, und bey *CC* wird solches gehalten, daß der Mund sich nicht schliessen kan.

Fig. 17. 18. 19 sind Instrumenten zum Zähn-butzen von verschiedener Figur: *Fig. 20* aber *A* ist eine Zahnfeil, in dessen Stiel *B* sich die andere Instrumenten auch einschrauben lassen.

Fig. 21. Ist ein Instrument zum Zahn-ausziehen, welches bey *A* dienet die Stümpffe mit auszuheben, bey *B* aber die andere Zähn:

Es läßt sich der Hacken C bey D länger schrauben, nachdem ein grosser oder kleiner Zahn zu fassen, und kan man auch den Hacken unter den Deckel E zurück legen, um solches bequemlicher bey sich zu tragen.

Fig. 22. Ist ein anderes sehr bequemes Zahn-Instrument.

Fig. 23. Ist noch eine andere gute Art eines Zahn-Instruments, welches verschiedene Hacken hat *A B C*, die, nachdem man vorn oder hinten, auf der rechten oder lincken Seite, einen Zahn ausnehmen soll, bey der Schraube *D* können angeschraubet werden; bey *E* aber kan man den Pelican *F* höher oder niedriger schrauben, nachdem es vor nöthig geurtheilet wird.

OPERATIONES, welche am Zahnfleisch vorkommen.

Das 75 Capitel/
Die Eröffnung des Zahnfleisches bey hartem Zahnen der Kinder.

Das harte Zahnen der Kinder ist offt Ursach, daß dieselbe das Unkraut oder schwere Noth bekommen, und deßwegen gar sterben müssen. Es rühren aber diese Zufäll her von hefftiger Ausspannung des Zahnfleisches von denen herauswollenden Zähnen, welche aber offt wegen Dicke oder Härtigkeit des Zahnfleisches nicht können durchkommen, und also Entzündung desselben, Hitz, Schmertzen, Wachen, Schreyen, und vorbemeldte Ubel zuwegen bringen. Wenn also Kinder in dem Alter, daß Zähn heraus kommen sollen, und selbige sehr unruhig sind, starcke Hitz haben, und man *Convulsiones* oder das Unkraut beförchtete, oder solches schon würcklich da wäre, soll man zusehen, ob nicht das Zahnfleisch des Kinds, wo etwa Zähn erwartet werden, sehr aufgeschwollen, und unter solchen Geschwülsten die Zähnlein zu observiren: wo dieses ist, ist solches ein Zeichen, daß die Zähn nicht durchkönnen, und an diesen Zufällen Ursach sind. Wo also andere Mittel, welche sonsten hier dienlich, nichts helffen wolten, soll man, um weitere

Ubel

Übel und den Tod zu verhüten/ an dem Ort/ wo der Zahn heraus will/ mit einer Lancett oder subtilen Incisions-Messer eine zwerche Incision in das Zahnfleisch machen/ bis auf den darunter steckenden Zahn/ so werden hierauf/ weil alsdann die Spannung muß nachlassen/ vorbemeldte Zufälle auch vergehen/ und hernach die Zähn heraus wachsen/ als wodurch viele Kinder bey dem Leben erhalten worden. a) Sydenham meldet/ daß in schwerem Zahnen der Kinder/ weil allemal eine Entzündung dabey/ kein gewisseres und besseres Mittel seye/ als daß man selbigen eine Ader lasse.

Das 76 Capitel/
Von Auswachsungen oder Gewächsen am Zahnfleisch/ Epulis genañt.

Epulis wird genannt eine fleischige Auswachsung am Zahnfleisch/ welche gemeiniglich nicht schmertzhafft ist: dennoch werden auch zuweilen schmertzhaffte observiret/ welche bösartige oder krebshaffte genannt werden. Es sind solche Gewächs nun kleiner/ nun grösser: z. E. wie eine kleine oder grosse Nuß; nun härter/ nun weicher/ und haben zuweilen eine dünne/ zuweilen aber eine dicke oder breite Wurtzel. Dieweil dieselbe aber eine Dickigkeit und Heßlichkeit am Backen verursachen/ und zugleich das Käuen und Reden verhindern/ pflegen solche weggenommen zu werden. Die Curation dieser Gewächs bestehet darinn/ daß man selbige gleichwie andere Gewächs wegnehme/ und solches entweder durch Abbinden/ wenn selbige eine dünne Wurtzel haben; oder/ wo die Wurtzel breit ist/ mit inden Corrosiven/ als da sind das *Oleum tartari per deliquium*, die *Solution* vom *Sale ammoniaco* und dergleichen; vor hefftigen und gifftigen aber muß man sich hier hüten/ weilen dieselbe leicht gefährliche Entzündungen im Hals; oder/ wo sie gar abgeschlungen würden/ den Tod verursachen könnten. Oder man kan selbige auch wegschneiden: da man dann das Gewächs entweder mit einem Zänglein oder mit einem dienlichen Hacken anfasset/ und mit einem guten Messer oder Scheer bey dem Zahnfleisch abschneidet; dabey doch wohl acht zu geben/ daß man nicht allzu tief schneide/ und

die

---

a) Hiervon haben *Paræus Lib. XXIII, cap.* 67; *Drake Anatom. p.* 673, und andere/ Exempel beschrieben.

die Beine des Kienbackens nicht entblöse, als wodurch leicht eine *Caries* entstehen könnte. Wenn das Gewächs weggeschnitten, kan man, um das Bluten zu stillen, und das Blut auszuspülen, den Patienten offt warmen Wein, oder *Oxycratum* mit ein wenig Alaun vermischt, ins Maul nehmen und wieder ausspeyen lassen, bis daß das Bluten aufgehöret: hernach kan man mit *Ol. Myrrhæ p. d.* oder mit der *Eſſ. Myrrhæ* mit Rosen-Honig vermischt, den Ort täglich bestreichen, bis daß selbiger wieder geheilet. Solte etwa noch was von dem Gewächse übrig seyn, kan man solches mit dem blauen Vitriol oder sonst mit einem linden *Corrosiv* bestreichen, bis daß solches weg ist. Manche wollen, daß man ein Brenn-Eisen darauf appliciren solle; welches aber, weil offt nicht wohl damit beyzukommen, auch grosse Schmertzen verursachet, nicht gar gern gebrauchet wird. Meekren hat in seiner *XXVIII Observation* ein besonderes Exempel von Abnehmung dergleichen Gewächs nebst einem besondern Messer beschrieben.

Das 77 Capitel.
Von entzündeten Geschwülsten des Zahnfleisches, Parulis genannt.

Es entstehen offt auf hefftiges Zahnweh grosse entzündete Geschwülste am Zahnfleisch, so, daß der Backen auch dadurch sehr auffschwillt, und die Patienten grossen Schmertzen leiden müssen. Es werden dieselbe, gleichwie andere Entzündungen, entweder wieder zertheilet, oder suppuriren, und verursachen wohl gar eine Fistel am Kienbacken. In diesen Geschwülsten, weil die Schmertzen so hefftig, daß die Patienten deßwegen manchmal viele Tag und Nacht nicht schlaffen können, soll man trachten anfänglich dieselbe zu vertheilen, und die Schmertzen zugleich zu lindern: dieses geschiehet, wenn man zertheilende Kräuter in Wasser oder Milch kocht, insonderheit die Chamillen, Salbey und Holunder-Blüt, und solches warme *Decoctum* offt warm im Mund halten lässet. Aeusserlich ist dienlich, entweder nur ein warmes Tuch um den Backen zu binden, und sich vor Kält zu hüten; oder das *Emplastrum de Meliloto* oder *Diachylum simplex*, darüber zu legen. Wann sich aber die Geschwulst hierauf nicht zertheilen läßt, kan man

ein

Das 77 Cap. Von Geschwülsten des Zahnfleisches.

ein mehr erweichendes *Decoctum* offt lassen in Mund nehmen, worzu *Althæa, Malva, Verbascum,* Feigen, und dergleichen, mit Milch gekocht können genommen werden. Dabey ist auch zur Beförderung der Suppuration sehr dienlich, wenn man eine Feige in der Mitte voneinander schneidet, solche ein wenig röstet, und die eine Helfft davon beständig zwischen das Zahnfleisch und den Backen auf die Geschwulst leget, bis daß dieselbe zeitig ist. Dieses erkennet man, wenn die Geschwulst weich wird: da man dann selbige inwendig im Mund, gleichwie sonsten einen Absceß, beyzeiten mit einer Lancett öffnen soll, damit nicht eine *Caries* am Kienbacken durch die Materie möge verursacht werden. Wenn der Absceß geöffnet, soll man selbigen mit den Fingern wohl helffen ausdrucken, und die Materie, entweder mit warmen Wein, oder mit dem *Decocto Agrimoniæ* und *Hyperici,* mit was Rosen-Honig vermischt, besser ausreinigen, auch damit, weil die Materie offt etliche Tag fliesset, *continuiren,* bis man nichts widernatürliches mehr spühret: so wird sich hernach das Geschwür von selbsten heilen. Manchmal ist auch nöthig, sonderlich wo der Absceß sehr tief, daß man solchen mit vorbemeldtem *Decocto* ausspritze, alles wieder wohl ausdrucke, und auf den Grund des Abscesses eine Compreß mit einer Binden aufbinde, damit der Grund desselben zu erst möge zuheilen. Solte aber eine Fistel daraus werden, (welche sehr offt eine *Caries* bey sich hat), ist über vorige Einspritzung sehr dienlich, daß man nach dem Einspritzen allemal was *Ol. Myrrhæ p. d.* oder *Elixir propr.* hinein lasse, um dadurch dieselbe zu reinigen und zu heilen: als auf welche Art ich eine solche cariöse Fistel, welche über Jahr und Tag gewährt hatte, wieder curiret habe. Solte sich aber eine cariöse Fistel auf jetzt bemeldte, oder andere dergleichen Medicamenten nicht geben wollen, muß man die Fistel öffnen, und hernach die *Caries,* wie *pag. 336* beschrieben worden, entweder mit Medicamenten, Abschaben oder Brennen curiren. Zuweilen ist ein fauler oder böser Zahn die Ursach solcher Fistel: in welchem Fall man selbigen ausreissen muß, und hernach die Fistel durch vorbemeldte *Methode* curiren. Besondere *Observationes* von dergleichen graßirenden Geschwülsten sind in den *Miscellaneis Berolinensibus pag. 143* zu lesen, bey welchen die *Suppurantia* kein gut gethan, sondern es haben dieselbe bald anfangs müssen geöffnet werden, sonsten sind Fisteln daraus entstanden, welche nicht anderst, als durch Ausziehung des angefressenen Zahns, haben können curirt werden.

OPERATIONES an der Zunge.

Das 78 Capitel/
Von Abdruckung der Zunge.

In allerley Zufällen des hindersten Theils des Munds/ als in Entzündungen und Verschwürungen der Mandeln und des Zäpfleins/ im *Polypo* des Halses/ in Geschwüren des Munds/ ingleichem wenn Beine oder Gräth im Hals stecken/ ist offt nöthig/ sowol zu Erkennung als Curirung solcher Ubel/ die Zunge wol wissen abzudrücken. Um solches zu verrichten/ brauchen die *Chirurgi* gemeiniglich ein Instrument/ welches man einen Spatel nennet/ *Tab. I. P*, mit welchem sie/ nachdem der Patient den Mund wohl geöffnet/ die Zung lind niederdrucken. Dieweilen aber vornehme Leut vor den Spateln/ welche etwa schon vielerley Leute im Mund gehabt/ sich scheuen/ so stehet besser/ wenn man bey selbigen eines platt-stielichten saubern Löffels sich bedienet: in Gebrauchung beyder aber wohl acht gebe/ sonderlich wo Entzündung und Schmertzen im Hals/ daß man nicht grob verfahre/ noch sein Instrument allzu tief in Mund stosse/ damit nicht Schmertzen und grössere Entzündung dadurch verursachet werden. Wenn der Patient zugleich das Einspritzen vonnöthen hat/ applicirt man behutsam auf den Spatel oder Löffel-Stiel die Spritze/ und spritzet alsdann ein behöriges *Liquidum* an den leidenden Theil. In Zufällen des Munds/ wo weder Entzündung noch Convulsion ist/ als in Geschwüren des Halses/ in Mängeln der Mandeln/ im Nasen-Gewächs/ und dergleichen/ wenn die Patienten manchmal den Mund nicht genugsam öffnen/ kan man auch ein *Speculum Oris* oder Mund-Spiegel *Tab. XIII fig.* 15 oder 16 gebrauchen.

Das 79 Capitel/
Von Lösung der Zunge.

I.

Wenn das Zungen-lösen nöthig

Das Zungen-lösen ist eine Operation/ welche gemeiniglich in jungen Kindern geschiehet/ wann die Zunge entweder mit der Spitze durch das Zungen-Band zu fest am untersten Kienbacken

Das 79 Cap. Von Lösung der Zunge.

cken anhängt/ oder das Zungen-Band allzukurtz ist/ daß die Kinder die Zunge nicht können aus dem Mund heraus strecken/ und also dardurch am Saugen verhindert werden/ auch/ wann sie besser erwachsen/ nicht deutlich reden können. Es ist aber das Zungen-lösen nicht in allen Kindern nöthig/ gleichwie viele Hebammen und andere Leute davor halten/ und unter tausend offt kaum einem: Denn wenn ein Kind die Zung aus dem Mund strecken kan/ hat man keine Operation nöthig/ sondern es wird saugen können/ und endlich auch reden lernen. Solte aber einem Kind die Zung so fest anhangen/ daß es dieselbe kaum bewegen/ noch zum Mund heraus bringen könnte/ oder dieses Band sonsten die Zunge hindern/ alsdann ist es nöthig dasselbe zu lösen/ und geschiehet auf folgende Manier.

2. Man fasset die Spitze der Zungen mit der lincken Hand vermittelst eines leinenen Tüchleins/ damit selbe nicht so leicht ausschlupffe/ (siehe *Tab. XIV fig.* 1) hebet sie ein wenig in die Höhe/ und alsdann durchschneidet man das Zungen-Band zwischen den Frosch-Adern und den untersten Speichel-Gängen/ so weit als man es nöthig achtet/ der Zungen eine freye Bewegung zu machen/ ohne das Fleisch zu berühren/ entweder mit einer feinen Scheer/ oder Messer/ dabey sich aber zu hüten/ daß man weder die Frosch-Adern noch die Speichel-Gänge verletze/ als woraus allerley üble Zufäll entstehen können: und berichtet *Dionis* in seiner Chirurgie/ daß ein solches Kind/ wegen Verletzung der Frosch-Adern/ bald nach der Operation/ Verblutens halber/ gestorben sey. Solte aber von ungefehr eine solche Ader verletzt werden/ soll man/ um das Bluten zu verhindern/ ein zusammengefaltetes Tüchlein in Eßig eingetaucht/ so lang unter die Zung halten/ biß daß das Bluten aufhört. Einige *Chirurgi* bedienen sich in der Operation/ um die Zungen in die Höhe zu heben/ an statt der Finger/ eines besondern Instrumentleins/ einer kurtzen Gabel nicht ungleich *fig.* 2 und 3/ welches nach Beschaffenheit der Umständen offt gar dienlich ist. Nach der Operation muß man die Wunde mit Rosen-Honig offt bestreichen lassen/ damit das Zungen-Band nicht wieder aneinander wachse. Manche Hebammen meinen/ man müßte in allen neugebohrnen Kindern das Zünglein lösen/ und fahren ihnen deßwegen gleich nach der Geburt mit einem Finger unter der Zungen her/ um mit dem Nagel das Zungen-Band abzulösen: welches aber offt schädlich ist/ indem durch dieses Reissen leichtlich Entzündung/ *Convulsiones*, und also der Tod kan verursacht werden; derohalben soll man sie von dieser übeln Gewohnheit abmah-

Wie solches zu verrichten.

nen. *Hildanus cent. III. Obs. 28* gibt nützliche *Observationes* von diesem Ubel und Operation, und zeiget dabey, daß durch Ungeschicklichkeit schwere Zufälle hier können erreget werden.

Das 80 Capitel,
Vom Fröschlein unter der Zunge.

I.

Was das Fröschlein ist.

Das Fröschlein nennet man eine Geschwulst unter dem förderstem Theil der Zunge, bey den Frosch-Adern, nun auf der rechten nun auf der lincken Seite, zuweilen auch in der Mitte: welche bald mit einer zähen wässerigen und schleimigen, bald mit einer dickeren und härtlicheren Materie angefüllet ist, offt in kurtzem sehr groß wird, den Gebrauch der Zunge, wie auch das Schlingen, verhindert, und Schmertzen verursachet. Man observirt diese Geschwulst öffter in Kindern als erwachsenen Leuten, und läßt sich nicht leicht wieder zertheilen, weil man hier nicht füglich zertheilende Aufschläg oder Pflaster gebrauchen kan: und um eben dieser Ursach läßt sie sich auch nicht leicht zur Schwürung bringen. Derohalben muß man sie meistens durch eine Chirurgische Operation curiren.

Wie es zu curiren.

2. Dieweil aber diese Geschwulst von der Art der Bälgleins-Geschwülsten, so soll man sie auch, wo es möglich, gantz auf einmahl, mit sambt seinem Bälglein ausschneiden. Indem aber seine Haut oder Bälglein gemeiniglich sehr subtil, und man, sonderlich bey Kindern wegen des Schreyens nicht füglich kan beykommen, auch leicht befürchten müßte, die *Ductus salivales* oder die Frosch-Adern zu verletzen, so pfleget man bey Kindern selten die gantze Geschwulst auszuschneiden: sondern man soll nur dieselbe, nachdem die Zunge mit einer Hand in die Höhe gehoben worden, mit einer Lancett nach der Länge überzwerch öffnen, ohne die *Ductus salivales* oder Frosch-Adern zu verletzen: und wenn die Geschwulst geöffnet, so fliesset die enthaltene Materie von selbsten aus, wenn sie dünn ist; oder wenn sie dick, hilfft man solche mit den Fingern ausdrucken. Damit aber solche Geschwulst nicht wieder komme, (als welches leicht geschiehet, wenn man das Bälglein nicht

mit

Das 81 Cap. Vom Krebs an der Zunge.

mit wegnimmt) soll man die Hohligkeit derselben, mit einem Tüchlein in Rosen=Honig getaucht, öffters ausbutzen, welcher mit Spiritus Vitrioli zimmlich scharff soll gemacht werden, und damit täglich etlichmal so verfahren, bis hierdurch das Häutlein weggezehret: und endlich es vollends mit blosem Rosen=Honig oder Ol. Myrrhæ zuheilen. Es bricht auch manchmahl von selbsten auf, da man hernach mit der Reinigung eben so verfahren muß, als ob es wäre geöffnet worden. Zuweilen entstehen auch unter der Zunge schmertzhaffte entzündete Geschwülste, welche man mit Haltung warmer Milch im Munde, und mit fleißiger Applicirung einer halben gebratenen Feige soll trachten zu zeitigen, und zu erweichen: (weßwegen auch ein erweichendes Pflaster oder Umschlag unter das Kien kan appliciret werden) und nachdem sie erweichet, muß man sie öffnen, reinigen und heilen, gleichwie erst bey der Zahnfleisch=Geschwulst *pag.* 536 ist gesagt worden. Wenn die Geschwulst mitten unter der Zunge, wo die *Ductus salivales* in Mund gehen, gleichwie ich dergleichen etlichmahl gesehen, so ist nicht gar sicher, solche zu eröffnen; sondern man muß sie von selbsten lassen aufgehen, und hernach reinigen, wie vorher gelehret.

Das 81 Capitel/
Vom Scirrhus und Krebs an der Zunge.

1.

Ein *Scirrhus* an der Zunge ist eine harte Geschwulst, ohne sonderlichen Schmertzen: welche aber, wenn sie schmertzhafft wird, sich in einen Krebs verändert, gleichwie vom *Scirrhus* und Krebs insgemein ist gesagt worden. Es sind diese Geschwülste manchmahl klein wie ein Erbse, manchmahl grösser; zuweilen nehmen sie einen grossen Theil der Zunge ein: manchmahl lassen sie sich schieben, manchmahl aber nicht. Bey einigen Patienten ist der Krebs noch geschlossen, oder verborgen; bey andern aber exulcerirt, und lauffet ein stinckendes Gewässer heraus, wie bey andern Krebsen. Es entstehen diese Zufäll öffters von selbsten, manchmahl aber von einem Zahn, welcher die Zunge sticht und prickelt.

Was diese Übel.

Ihre Cur.

2. Wenn ein solcher übelbeschaffener Zahn die Ursach ist, soll man selbigen vor allen Dingen entweder wegfeilen oder gar ausnehmen, sonsten ist nichts auszurichten, sondern wird täglich alles schlimmer werden; und hernach den exulcerirten Ort fleißig mit dem Ol. Myrrhæ, oder mit dem Rosen-Honig bestreichen. Wenn aber diese Ubel von innerlichen Ursachen herkommen, kan man mit Medicamenten nicht leicht was ausrichten; sondern wenn observirt wird, daß selbige immer ärger werden, muß man sie beyzeiten durch die Operation wegnehmen, ehe sie allzugroß werden, und die Operation allzugefährlich machen. Dennoch aber ist zu wissen, daß manchmahl in der Zunge kleine Geschwülste grösser als Erbsen, welche bey manchen Leuten ohne weitere Anwachsung und Schmertzen lange Zeit, ja bis in den Tod, getragen werden, ohne sonderbahre Incommodität: bey welchen man auch, gleichwie sonsten bey den *Scirrhis* oder ruhigen Krebsen ist gesagt worden, nichts vornehmen soll, damit man dieselbe nicht reg mache, und offene Krebse verursache, welche die Leut elendig ums Leben bringen. Wenn aber ein solcher *Scirrhus* schmertzhafft wird, muß er beyzeiten weggenommen werden: und zwar, wenn selbiger noch beweglich, soll man in der Zunge eine Incision machen, biß auf die schmertzhaffte Geschwulst, und alsdann selbige vorsichtig von den gesunden Theilen ablösen und ausschneiden. Ist er aber unbeweglich, und nicht gar groß, muß er samt einem Stuck der Zung gantz ausgeschnitten werden. Wäre derselbe sehr groß, oder an der Wurtzel der Zunge, daß man solchen nicht gantz könnte ausschneiden, so ist besser nichts vorzunehmen: Dann wo ein Krebs nicht gantz wegzunehmen, soll man nie die Extirpation unternehmen, dieweilen dadurch das Ubel nur ärger gemacht wird. In der Operation muß man die Zung von jemand wohl halten lassen, entweder mit der Hand und mit einem Tüchlein, oder mit einer bequemen Zange. Wenn der Krebs ausgeschnitten, heilet man die Wunde entweder mit Rosen-Honig, oder mit Ol. Myrrhæ: oder bestreichet selbige offt mit Zucker und Baum-Oel. Wenn die Cur verrichtet, muß der Patient hernach lebenslang dienliche Diät halten, gleichwie sonsten schon bey andern Krebsen ist gesagt worden; sonst kommen sie gar leicht wieder.

Das

Das 82 Capitel,
Von den Geschwüren im Gaumen.

ES äusern sich öffters Geschwüre im Gaumen, welche nicht nur die Haut daselbst, sondern auch offt die Beine angreiffen, und endlich bis in die Nase durchfressen: wodurch hernach solchen Leuten die Sprach sehr verderbt wird, und, wenn selbige flüßige Sachen schlingen wollen, lauffen sie durch das Loch mit grosser Incommodität wieder zur Nase heraus. Es entstehen diese Geschwür von scharffem scorbutischen Geblüt, oder, welches am öfftesten geschiehet, in Frantzosen-Kranckheiten: derohalben muß man in der Cur vornehmlich darauf sehen, und wo was von Frantzosen dabey, oder doch vorhergangen, dienliche innerliche Mittel dargegen gebrauchen; wo aber nur scorbutisches scharffes Geblüt daran Ursach ist, muß ein *Medicus* solches zu verbessern trachten. Aeusserlich, wo bey solchen Geschwüren noch kein Loch oder *Caries* da sind, ist dienlich, daß der Patient offt reinigende Gurgel-Wasser gebrauche, oder daß der *Chirurgus* selbige auswasche, oder gar einspritze, um dadurch das Geschwür desto besser auszureinigen: und können hierzu genommen werden *Agrimonia*, *Hypericum*, *Alchimilla* oder andere Wund-Kräuter, welche erstlich abzukochen, und hierzu was Rosen-Honig, oder nach Beschaffenheit der Sach, wo stärckere Reinigung nöthig, was *Ægyptiac*, oder von *ungu. fusco* beyzumischen. Nachdem das Auswaschen oder das Einspritzen verrichtet, kan entweder Rosen-Honig, *Ol. Myrrh. per deliq.* *Elixir proprietatis*, oder Peruvianischer Balsam, mit einem Pensel oder Carpie in das Geschwür gestrichen werden. Wenn aber schon eine *Caries* an den Beinen, pflegt sich solche manchmahl zu separiren, wenn man dieselbe mit Rosen-Honig, welcher mit *Spiritus Vitrioli* scharff gemacht ist, oder mit *Ol. Caryophyllorum* offt bestreichet. Solten aber diese nicht helffen wollen, muß man die *Caries* mit einem dienlichen Brenn-Eisen lind anbrennen. Bevor aber dieses geschieht, ist kurtz vorher das Bein mit Carpie wohl abzutrucknen, die Zung mit einem nassen Tüchlein gegen das Brennen zu beschirmen, dieselbe mit einem Spatel oder Mund-Spiegel nieder zu halten, und hernach das *Canterium* auf behörigen Ort zu appliciren. Wenn das Brennen verricht, bestreichet man den

Scha-

Schaden fleißig mit vorherbemeldten balsamischen Medicamenten, bis selbiger wieder geheilet.

Das 83 Capitel,
Die Löcher, welche vom Gaumen in die Nase gehen, zu curiren.

Wenn der Gaumen gantz bis in die Nase durchfressen, und solche Leut theils undeutlich reden, theils ihnen das Trincken und Brühen, welche sie abschlingen wollen, durch das Loch im Gaumen in die Nase laufft, so ist gar nöthig solches wieder zu schliessen; welches aber nicht leicht durch eine beinige oder fleischige Substantz geschiehet, sondern muß meistens nur durch ein dienliches Instrument gestopfft werden, welches aus einem güldenen Plättlein, das so groß seyn muß, daß es das gantze Loch wohl bedecken kan, bestehen soll, siehe *Tab. XIIII fig. 4 und 5*, an welchem oben entweder ein durchlöchertes Röhrlein oder Handhebe seyn soll, an welches man ein Stücklein Schwamm fest bindet, und solches Schwämmlein durch das Loch im Gaumen in die Nase stecket, so daß das Plättlein am Gaumen wohl anliege, und das Loch accurat zuschliesse, so wird alsdann das Plättlein von dem Schwämmlein gehalten, daß es nicht herunterfallen kan, und können solche Leut hernach eben so wohl reden und schlingen, als ob sie einen gantzen Gaumen hätten. Es sollten aber diese Leut wenigstens zwey dergleichen Instrumentlein haben, damit sie täglich oder über den andern Tag wechselen können: das Schwämmlein aber sollen sie allzeit mit Wasser wieder wohl ausreinigen, sonsten wird es in der Nase stinckend, und dadurch einen übeln Geruch verursachen.

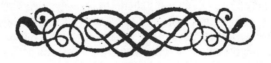

OPERA-

OPERATIONES am Zäpfflein und Mandeln.

Das 84 Capitel/
Vom allzu grossen Zäpfflein.

I.

Es wird das Zäpfflein im Hals durch verschiedene Ursachen manchmal so verlängert/ daß es in die Lufft-Röhre hinein hänget/ und das Athemholen/ das Schlingen und Reden sehr beschwerlich machet. *Cur mit Medicamenten.* Wenn solches Ubel frisch/ und von Entzündung desselben herkommt/ welches man aus der Röthe/ Hitz und grossen Schmertzen desselben erkennet/ so dienen kühlende Gurgel-Wasser/ und *Injectiones*, aus dem *Decocto hordei* oder *malvæ &c.* bereitet/ worzu man ein wenig Salpeter/ *Sal ammoniacum* oder *Saccharum Saturni* vermischen kan/ und solche dem Patienten offt einspritzen/ auch zugleich mit gurgeln lassen: wobey auch innerliche Hitz-temperirende Medicamenten können gebraucht werden/ ja in hefftiger Entzündung ist auch wohl eine Aderlaß nöthig/ damit keine Bräune oder völlige Entzündung des Halses daraus werde. Ingleichem habe auch das Schröpffen/ sowohl an mir selbsten/ als an andern/ hier überaus dienlich zum öfftern befunden: welches auch Leute/ welche zu diesem Ubel geneigt/ sehr wohl præserviret. Wenn aber die Verlängerung des Zäpffleins von kalter Schleimigkeit herrühret/ so ist das Zäpfflein weißlicht/ und der Patient empfindet keine Hitz noch Brennen: derowegen ist hier räthsam/ sich entweder mit warmen Brandewein zu gurgeln/ oder adstringirende *Decocta* zu machen/ aus Rosen/ Hartriegel-Blumen/ (*flores Ligustri*) Granaten-Schelffen/ und dergleichen/ in Wasser gekocht/ worzu man auch ein wenig Brandewein oder *Spiritus Salis ammoniaci* giessen kan. Wo dieses Ubel hiervon nicht vergehen will/ ist auch dienlich zur Vertheilung der stockenden zähen Feuchtigkeiten/ des Tags etlichmal ein wenig gestossenen Pfeffer oder Ingwer mit Granatenschelffen vermischt/ entweder in Form eines Pulvers/ oder mit ein wenig Honig eingerühret/ mit einem besondern kleinen Löffel/ *Tab. I. fig. M*, an das Zäpfflein zu appliciren/

pliciren, und dabey auch die innerliche purgirende und zertheilende Medicamenten nicht unterlassen.

Durch die Operation. 2. Zuweilen aber verlängert sich das Zäpfflein durch öfftere dergleichen Flüsse nach und nach so, daß es bis in die Lufft-Röhre abhänget, und dadurch grosse Beschwerlichkeit im Reden, Schlingen und Athemholen verursachet, auch sich durch keine Medicamenten wieder zur natürlichen Länge will bringen lassen. In solchem Fall ist kein ander Mittel, als daß man, was an selbigem zu lang ist, wegnehme. Dieses kan geschehen, 1) durch das Binden, welches man, weil mit den Händen nicht beyzukommen, durch ein besonderes Instrument, das aus dem *Hildano* und *Sculteto* hier *Tab. XIIII fig. 6* abgezeichnet ist, verrichtet, durch welches, wie hier angezeiget, ein starcker Faden A mit Hülff des Instruments *fig. 7* so durchgezogen wird, daß er eine Schlinge mache in dem Ring B: in diese läßt man das Zäpfflein, so viel überflüßig, einhangen, zieht hernach am Faden bey C, so schliesset sich die Schlinge B zu, und das Zäpfflein wird dadurch fest zugezogen: da man dann hernach das Instrument wegnimmt, den Faden daran läßt, und solches täglich wiederhohlet. Oder 2) man hält die Zunge mit einem Spatel, und schneidet es mit einer langen Scheer ab, daß so viel überbleibt, gleichwie es sonst natürlich seyn soll: dann wenn allzuviel weggeschnitten wird, so verderbt es leicht die Sprach; wenn aber zu wenig weggenommen, so beschwert dasselbe noch immer, und ist die Cur nicht vollkommen. Um dieses aber bequemer zu verrichten, dieweil man den Spatel und Scheer nicht gar wohl zugleich halten kan, hat man 3) ein besonderes Instrument, welches ein Bauer in Norwegen soll erfunden haben, (indem diese Kranckheit da gar gemein) und bey dem *Bartholino* und *Sculteto* abgezeichnet ist, welches ein Messer in sich hält, das durch drucken los schnappet, gleichwie ein Pistolen- oder Flinten-Schloß, mit welchem man nicht nur die Zunge abdrucket, um wohl sehen zu können, sondern auch das Zäpfflein in einem Augenblick abschnellen kan. Dieses Instrument ist nachgehends, wenn mir recht ist, von Herrn Rau verändert, und die Feder weggelassen worden, hingegen aber so zugerichtet, wie *fig. 8* ausweiset, daß man das Zäpfflein in die Oeffnung desselben A lässet eingehen, und drucket alsdann bey B in einem Stoß mit dem Messer C das Zäpfflein ab, so weit es nöthig ist, indem man das gantze Instrument mit der andern Hand bey DDD fest hält. Wenn man aber mit dergleichen Instrumenten nicht versehen wäre, kan man nur mit einem Spatel und feinen langen Scheer, wie vorher gesagt, die Operation verrichten. 3. Wenn

Das 85 Cap. Von Schröpffung der Mandeln. 547

3. Wenn die Amputation verrichtet, kan man, um das Bluten zu stillen, und das Zäpfflein zu stärcken, den Patienten mit warmen Wein, sonderlich rothen Wein, oder mit warmem Eßig oder Oxycrat gurgeln lassen; oder wo es hiervon nicht wolte aufhören zu bluten, kan man mit dem Löffelein *Tab. I. fig. M* ein wenig Alaun appliciren, biß daß es aufhört zu bluten. Die Alten haben zu dem End ein warmes Brenn-Eisen, aber doch nicht glüend, an das Zäpfflein gehalten, biß das Bluten nachgelassen. Zuweilen ist was Venerisches bey diesem Zufall: bey welchen Umständen man selbigem mit behörigen Mitteln muß suchen zu begegnen.

Wie das Bluten zu stillen.

Das 85 Capitel,
Von Schröpfung der entzündten Mandeln, sonderlich in der Bräune.

Weil hefftige Entzündung der Mandeln, sonderlich in der Bräune, ein sehr schmertzhaffter und gefährlicher Zufall ist, so hat man, ohne andere dienliche Mittel, gleichwie bey der Entzündung des Zäpffleins dergleichen angezeiget, sehr nützlich befunden, die entzündete Mandeln zu schröpfen, damit das stockende Geblüt einiger massen einen Ausgang bekomme, und hierdurch der Brand und andere üble Zufälle mögen verhütet werden. Vor langen Zeiten schon hat man in diesem Ubel auswendig am Hals um die Gegend der Mandeln schon geschröpft, und Schröpfköpflein darauf gesetzt, um das stockende Geblüt stärcker heraus zu ziehen. In Engeland aber habe vernommen, daß jetzo einige *Chirurgi*, welche die entzündete Mandeln selbst inwendig im Munde mit einem langen Schröpf-Eisen oder Lancett *scarificiren*; dabey sie, um wohl zuzukommen, die Zunge mit einem Spatel niederdrucken: und bin ich daselbst durch einen erfahrnen *Practicum* versichert worden, daß solche Patienten hierdurch grosse Linderung bekämen, und viele aus des Todes Rachen gerissen würden; darbey aber dennoch dieselbe anderer dienlichen Mittel innerlich und äusserlich, gleichwie sonsten, sich bedienen müssen.

Das 86 Capitel/
Verschworene Mandeln zu öffnen.

1.

Warum und wenn solche zu öffnen.

Wenn die Entzündung der Mandeln sich nicht vertheilet/ so verschwüret sie/und wird ein Abſceß daraus/ oder gar ein *Scirrhus*. Wenn man also spüret/daß sich dieselbe nicht zertheilen will/ soll man mit erweichendem Gurgelwasser/ und sonderlich mit erweichenden Aufschlägen um den Hals/ solche suchen zu befördern/ damit die Patienten nicht so lang dörffen Schmertzen leiden: ja es ist manchmal die Verſchwürung so groß/ daß sie fast die Kehl zuschließet/ und die Patienten weder mehr reden noch schlingen können/ auch manchmal gar das Erſticken zu befürchten haben. Derohalben/ wann man in solchem Fall durch das Gesicht und Fühlen mit einem Sucher oder Finger spüret/ daß der Abſceß weich und zeitig/ muß man nicht warten/ bis er von ſelbſt aufbricht/ weil solches offt sich noch etliche Tage verzögern kan/ und dem Patienten noch viele Quaal und Gefahr verursachen; sondern selbigen an einem bequemen Ort eröffnen: welches aber auf folgende Manier geschehen soll.

Wie die Oeffnung zu verrichten.

2. Nemlich man umwickelt eine lange Lancett mit einem leinenen Tüchlein oder Pflaſter/ so/ daß nur die Spitze einen halben Finger breit hervorrage: alsdann drucket man die Zung mit einem Spatel nieder/ und öffnet mit bemeldter Lancett den Abſceß an dem Ort/ wo man es am dienlichsten achtet/ so wird die Materie hernach heraus lauffen/ und der Schmertzen nebst denen übrigen Zufällen bald nachlassen. Man muß aber acht geben/ daß man die Geschwulſt nicht vor der Verſchwürung eröffne/weil sonſten dardurch leicht eine hefftigere Entzündung oder gar ein *Scirrhus* kan verursachet werden. An ſtatt dieser *Methode* hat man auch ein besonderes Inſtrument erdacht/ welches eine Lancett iſt/ die in einem Büchslein/ faſt wie in einem Spatel/ verborgen liegt: siehe *Tab. XIIII fig. 9*: welches man sich bey dieser Operation an ſtatt des Spatels bedienet/ und erſtlich die Zung damit niederdruckt/ hernach aber die darinn verborgene Lancett *A*/ bey dem Knöpflein *B*/ mit dem Daumen in den Abſceß eindrucket/ so/ daß es der Patient nicht gewahr werde/ und iſt solches sehr dienlich zu gebrauchen in Kindern und sonsten

sten furchtsamen Leuten/ welche sich vor der Lancett fürchten/ und die Oeffnung nicht wollen zulassen.

3. Nachdem der Absceß geöffnet/ lässet man den Patienten sich warm gurgeln/ entweder mit abgekochten Wund-Kräutern mit Rosen-Honig vermischt/ oder mit halb Wein und Wasser/ worunter gleichfalls Rosen-Honig zu mischen: und hiermit kan man des Tags über öffters continuiren, bis der Abſceß wieder geheilet. Inzwischen aber müssen sich die Patienten hüten vor allen scharffen/gewürtzten oder gesaltzenen Speisen/ wie auch vor beissenden Medicamenten einzunehmen: weilen sonsten dergleichen Dinge sich leicht im Geschwür anhängen/ neue Schmertzen/ ja wohl gar neue Entzündung verursachen.

Was nach der Oeffnung zu thun.

Das 87 Capitel.
Von scirrhösen Mandeln.

1.

Es werden die Mandeln manchmal hart oder scirrhös/ und dabey so groß/ daß solche fast die Kehl zusperren/ und verhindern/ daß man nicht schlingen kan: und solches geschiehet zuweilen nur auf einer Seite/ zuweilen aber auf beyden. Es lassen sich dieselbe nicht leicht zertheilen/ sondern man muß sie wegnehmen/ wenn sie dem Patienten grosse Beschwerlichkeit oder Gefahr des Erstickens verursachen: welches entweder durch Corrosive, oder durch schneiden/ oder auch manchmal durch binden geschehen kan.

Wie diese zu tractiren.

2. Was die Corrosiv anlangt/ welche hier können gebraucht werden/ müssen sichere erwehlet werden/ damit man nicht grössern Schaden zuwegen bringe: dergleichen können seyn das *Oleum tartari per deliquium*, oder ein stärckeres Corrosiv-Wasser/ welches aus Scheidwasser bestehet/ darinnen so viel Quecksilber solvirt/ als darinn über der Wärme vergehen will. Diese oder dergleichen Medicamenten appliciret man täglich einmal vorsichtig mit einem Pensel auf die allzu grosse scirrhöse Mandel/ wo sie am dicksten ist; oder, nach Befinden der Würckung/ zweymal des Tags: dabey aber wohl acht zu geben/ daß man nicht andere Theile bedupffe/ und der Patient nicht bald darauf esse/

Die erste Manier selbige wegzunehmen.

trincke/

trincke, oder sonsten abschlinge; sondern es soll derselbe nach der Application eine halbe Stund mit vor sich gebeugtem Kopf sitzen, daß der Speichel und das Corrosiv dadurch wieder mögen ausfliessen; und bevor der Patient was essen oder trincken will, soll er vorher den Mund mit laulichtem Wasser wohl ausgurgeln. Auf solche Weis verfähret man so lang, bis so viel von den Mandeln weggeätzet, daß der Patient wieder frey schlingen kan: dann es ist nicht nöthig, daß die gantze Mandel weggeätzet werde; sondern es würde solches vielmehr schädlich seyn.

Die andere Manier. 3. Die andere Manier solche Mandeln wegzunehmen, ist das Ausschneiden derselben, welches bey den Alten sehr gebräuchlich gewesen: nemlich sie haben die scirrhösen Mandel mit Hacken gefasset, und hernach stückweise mit einem Messer weggeschnitten; welche Methode aber, weil sie sehr schmertzhafft und grausam, und man auch solches nicht füglich verrichten kan, heut zu Tag fast nicht mehr gebräuchlich, es sey denn, daß die Mandel wie an einem Stiel abhange.

Die dritte Manier. 4. Die dritte Manier ist das binden, welche aber nicht anderst angehet, als wo die Mandel gleichsam an einem Stiel hanget: weil man aber so tief im Hals nicht wohl kan beykommen, den Faden anzulegen, so muß man selbigen durch Hülff des Instruments *Tab. XIIII fig. 6* anlegen, gleichwie bey dem Zäpflein-abbinden ist gesagt worden, wodurch man den Faden wohl fest muß zuziehen, und solches einige Tage durch Anlegung frischer Fäden continuiren, so wird nach etlichen Tagen die Mandel abfallen: den Faden, welcher zum Mund herausgehet, soll man inzwischen mit einem Pflaster an den Backen ankleben.

Das 88 Capitel,
Von Gewächsen, welche bey den Mandeln auswachsen.

Wenn Gewächse aus den Mandeln oder sonsten in der Kehl heraus wachsen, kan man solche auf eben vorher beschriebene Manier wegnehmen, entweder mit Corrosiv, oder mit binden, oder durch schneiden, nachdem es nach Beschaffenheit des Gewächses am dienlichsten scheinet.

Des

Des andern Theils dritte Eintheilung/
Von denen Chirurgischen Operationen/ welche am Hals vorkommen.

Das 89 Capitel/
Beine / Gräth / Stecknadeln / Zwetschkenkern/ und dergleichen/ aus dem Hals zu nehmen.

Wenn dergleichen widernatürliche Dinge im Hals oder in der Kehl stecken/ machen sie nicht nur grossen Schmertzen/ sondern auch Entzündungen/ offt Gefahr zu ersticken/ sonderlich/ wenn sie groß sind/ und andere gefährliche Zufälle: derowegen ist nöthig, selbige daselbst wegzunehmen. Diese Wegbringung kan man erstlich versuchen / durch Abschlingung eines Stücklein Brods/ Fleisches/ einer rund-gemachten Brunell oder geschehlten Zwetschken / oder sonsten eines grossen Bissens: wenn es aber auf solche Manier nicht fort will/ und der Schmertz und andere Zufäll zunehmen / so muß solches durch die Chirurgie geschehen. In solchen Fällen aber soll der *Chirurgus* vor allen mit einem Spatel die Zunge niederdrucken/ und nachsehen / ob er solche widernatürliche Dinge sehen kan: und wenn er selbiges siehet / soll er es mit einer dienlichen Zange/ wie *Tab. III fig. 3*, oder *Tab. XIII fig. 8*, heraus langen. Wenn solches aber so tief im Schlund/ daß es nicht zu sehen / kan man ein rundes Stücklein Schwamm an einen starcken Bindfaden fest anbinden/ und in Oel eintauchen/ damit es schlüpfferig werde/ solches mit Gewalt abschlingen/ aber hernach durch den Bindfaden wiederum heraus ziehen/ so wird sich offt dadurch das Widernatürliche/ entweder im Abschlingen hinunter drucken/ oder im Zurückziehen heraus bringen lassen. Oder man bindet ein Stücklein Schwamm A an ein dünnes rundes Stück Fischbein BB fest an (siehe Tab. XIV fig. 10) tauchet das Schwämmlein in Oel/ drucket selbiges mit Hülff des Fischbeins lind in den Schlund hinab/ und ziehet es hernach wieder zurück/ so drucket sich das Widernatürliche entweder ab in den Magen/ oder wird im Zurückziehen herausgezogen. Und auf solche Manier habe vor kurtzem einem Baur ein Bein/ von der Grösse und Dicke eines Daumens/ welches schon 24 Stunden im Halß gestocken/ glücklich hinunter gestossen. Man kan auch im Nothfall ein Stück Wachs-Stock Fingersdick/ und etwa zwey oder drey Spannenlang gebrauchen/ wenn vorherbemeldte Sachen nicht bey der Hand wären.

Das 90 Capitel/
Vom Gebrauch der Magen-Bürste.

Bey Gelegenheit des im vorigen Capitels beschriebenen Fischbein-Stöckleins mit dem Schwamm/ um Bein und dergleichen aus dem Hals zu bringen/ wollen wir/ wegen einiger Gleichheit oder Anverwandschafft/ hier auch mit wenigem von der so berühmten und bekandten Magen-Bürste handeln/ siehe fig. 11 Tab. XIV. Es bestehet dieselbe aus einem subtilen weichen Bürstlein AA/ welches an einem fast drey Spannen-langen bügsamen Drath BBB/ (den man ausdehnen/ und mit Garn oder Seiden umwickeln kan) fest gemacht ist. Dieses Instrument wird von vielen gelobet/ daß man damit nicht nur eben das verrichten könne/ was im vorigen Capitel gesagt worden; sondern daß es hauptsächlich zur Ausreinigung des Magens diene. Wer es also zu diesem Endzweck gebrauchen wolle/ müsse vorher/ damit der Schleim und Unreinigkeit im Magen desto besser aufgelöset werde/ entweder einen Trunck warm Wasser thun/ oder/ wie andere wollen/ einen Trunck Brandwein: hernach das Bürstlein/ in was feuchtes eingetaucht/

getaucht/ in den Hals stecken/ und nach und nach mit dem Drath durch den Schlund bis in den Magen abdrucken: solches hernach etlichmahl auf= und abziehen/ zuweilen gantz wieder heraus nehmen/ und damit/ fast wie mit einer Pumpe/ den Schleim aus dem Magen pumpen. Dieses Trincken und Application der Börste aber müsse etlichmahl nacheinander wiederhohlt werden/ bis man keinen Schleim mehr sehe aus dem Magen kommen; und glauben einige/ daß man damit den Magen am besten könne ausreinigen/ auch dadurch/ wenn es alle 8 oder 14 Tag/ oder nach Befinden alle Monath/ wiederhohlt würde/ zu einem hohen Alter kommen. Dieweilen aber noch gar wenig gute Proben bekandt/ auch nicht leicht Leute sind/ welche solches zu brauchen getrauen/ indem sie Schmertzen oder Verletzungen dadurch befürchten/ so ist solches noch gar wenig bisher in Gebrauch kommen/ ob solches schon von vielen Jahren her ist bekandt gewesen. Besiehe hiervon weitläufftiger *Wedeli* Disputation *de Excutia Ventriculi*, ingleichem *Teichmeyeri* Disputation von eben dieser Materie.

Das 91 Capitel/
Krumme Häls wiederum gerad zu machen.

I.

Wenn Leuten der Hals entweder auf die rechte oder lincke Seit zu viel krumm stehet/ und sie solchen nicht gerad halten können/ wird solches Ubel ein krummer Hals genennet. Siehe *Tab. XIIII fig. 12.* Es ist dieses Ubel entweder von der Geburt/ oder kommt von einer andern Ursach. Wann dasselbe von Geburt an/ so ist der Mangel fast nicht zu curiren/ weil die Theile/ und sonderlich die Beine des Halses/ eine übele Gestalt von Anbeginn haben/ oder doch hernach krumm haben wachsen müssen: dennoch meldet *Roonhuysen*, daß er einen Jüngling curirt/ der 23 Jahr alt gewesen/ und von Mutterleib an dergleichen Hals gehabt hatte. Wenn aber dieses Ubel erst nach der Geburt/ oder gar in Erwachsenen/ entstanden/ welche vorher einen geraden Hals gehabt/ so entstehet solches entweder durch Verbrennen des Halses/ wodurch offt die Haut auf einer Seite des Halses mehr zusammen geschrumpfft wird/ als auf der andern/ und dadurch

Woher die krumme Häls entstehen.

der Kopff auf eine Seite gezogen; oder es kommt solches von einem *Musculo mastoideo A A*, (welche das Haupt vor sich und seitwerts bü=gen) der krampffmäsig zusammen gezogen, gleichsam vertrucknet oder verhartet ist; oder wenn einer von selben lahm worden, da dann noth=wendig der Hals und Kopff von dem starcksten krumm gezogen wer=den; oder es ist, wie *Roonhuysen* meinet, ein widernatürliches Band, welches den Kopff so krumm ziehet. Wo also von diesen Ursachen der krumme Hals entstanden, so läßt sich dieses Ubel noch manch=mahl curiren, sonderlich aber wo es noch nicht lang gewähret hat.

Erste Manier sel-bs zu curiren. 2. In der Curation kan man anfänglich versuchen, ob man die zu=sammengeschrumpffte Haut oder den zusammengezogenen Muscul nicht mit erweichenden Bähungen, Salben, Oel und Pflastern wieder erweichen könne, und derohalben dergleichen öffter appliciren: nach diesem aber allemal mit einer Binde den Kopff nach der andern Seite binden, und damit eine gute Weil continuiren. *Nuck* und *Solingen* recommendiren hierzu auch sonderlich das Instrument *Fig. 13,* welches Theil *A* den Patienten um den Hals gemacht wird, worauf dieselbe täglich etlichmahl eine Viertel=Stund mit einem Strick, bey *C* angemacht, aufgehangen werden sollen, bis der Hals wieder gerad worden. Solte es aber hierauf sich nicht ändern, oder sonsten schon ein altes Ubel seyn, so muß man durch die Operation helffen.

Die zweyte Ma-nier. 3. Wenn solches also von zusammengeschrumpffter Haut nach einem Verbrennen herkommt, soll man selbige an dem Ort, wo sie am meisten zusammengeschrumpfft, überzwerch durchschneiden, entweder nur mit einem Schnitt, wenn der Hals nicht gar krumm; oder mit zweyen, und mehrern, wenn selbiger sehr krumm, achtgebende, daß man nicht die *Vena jugularis* verletze, wann es möglich ist. Zwischen diese *Incisiones* füllet man Carpie ein, um dieselbe wohl auszudehnen, und die Haut dadurch zu erlängern, verbindet selbige hernach mit Di=gestiv, wie sonsten eine Wunde, ziehet und bindet aber den Kopff al=lemahl zugleich gegen die andere Seit, so viel als nöthig ist, den Hals wieder gerad zu machen, und heilet hernach die gemachte Wunde, so, daß die *Incisiones* sich voll Fleisch füllen, so wird der Hals dadurch ge=rad werden.

Die dritte Ma-nier. 4. Wenn aber dieses Ubel von einem *Musculo mastoideo,* oder von einem widernatürlichen Band herkommt, so muß man den
auf

auf der zusammengezogenen Seite am untersten Theil des Halses/ nahe bey dem *Sternum A A* mit einem krummen Messerlein oder guter Scheer überzwerch gantz abschneiden; aber wohl acht geben/ daß die darunter liegende grosse Adern nicht verletzt werden: hernach die Wunde mit Carpie wohl ausfüllen/ um das Bluten zu stillen/ und endlich mit einer grossen Narbe wieder zuheilen. Es meldet *Meekren* und *Roonhuysen,* daß alsobald nach Abschneidung dieses Flechsens der Kopff mit einem Schnapp wäre in die Höhe gefahren/ und gerad worden. Dennoch aber soll man in währender Cur allzeit eine Binde appliciren/ welche den Kopff immer gerad halte/ bis die Wunde meistens verheilet. *Tulpius* im 4 Buch Cap. 58/ *Roonhuysen Obs. 22,* und *Meekren Cap. 33,* haben *Observationes* von dergleichen curirten Hälsen beschrieben.

Das 92 Capitel/
Von Oeffnung der Lufft-Röhr/
Bronchotomia, Laryngotomia und Tracheotomia genannt.

I.

Man öffnet die Lufft-Röhr/ 1) wenn wegen grosser Entzündung im Hals/ in der so genannten Bräune/ der Patient fast keinen Athem mehr hohlen kan/ und zu befürchten/ daß er ersticken müßte: 2) wenn eine Bohn/ Kirschen- oder Zwetschkenkern/ und dergleichen/ in die Lufft-Röhr gefallen/ und solches den Patienten ersticken wolte. 3) In frisch ertrunckenen Leuten/ um dadurch Lufft in die Lunge zu blasen. Es haben die Alten gemeint/ es wären die Wunden der Lufft-Röhr tödtlich/ und haben dahero keine Oeffnung trauen zu machen; Es lassen sich aber solche kleine Wunden der Lufft-Röhr/ wie bey der Operation gemacht werden/ gar leicht heilen/ und thun diejenige als unerfahrne/ furchtsame und unchristliche Leute/ wie *Casserius* schreibet/ a) welche in vorbemeldten Zufällen diese Operation versaumen/ und den Patienten sterben lassen/ indem viele dardurch beym Leben wären erhalten worden.

Wenn diese Operation nöthig.

---

a) *in Tractat. de Vocis Auditusque Organis.*

Wenn was Hineingefallenes heraus zu holen.

2. Der Ort, wo die Oeffnung geschehen soll, wird gemeiniglich gesetzet zwischen dem zweyten und dritten Ring der Lufft-Röhr: Es ist aber nichts daran gelegen, wenn auch schon was tieffer solches geschehe, und insonderheit, wenn man diese Operation verrichten will, um einen hineingefallenen Kern, oder dergleichen, herauszunehmen, soll man den Patienten auf den Rucken legen, ungefehr ein paar Fingerbreit unter dem Adams-Apffel, wo die Lufft-Röhre liegt, nach der Läng eine Oeffnung machen, ohngefehr zwey Finger breit, bis auf die Lufft-Röhr, die Lippen der Wunde mit Häcklein von einem Beystehenden voneinander halten lassen, das Blut mit einem Schwamm wegwischen, und alsdann drey bis vier Ring derselben nach der Länge durchschneiden, und das hineingefallene mit einem Zänglein oder Häcklein herausholen. Wenn solches ausgenommen, kan man die Wunde mit Hefft-Pflastern wieder zusammen hängen, und hernach mit Wund-Balsam, wie eine Wunde, curiren. Manche rathen durch die Lippen der Wunde eine Nadel zu stechen, und solche mit einem Faden zu umwickeln, wie in der Haasen-Scharte, so würde eine schönere Masen erfolgen: nach etlichen Tagen muß man alsdann die Nadel wiederum herausziehen, und hernach die Wunde vollends curiren.

Wie selbige bey der Bräune zu verrichten.

3. Wenn aber diese Operation in der Bräune soll angestellt werden, da dem Krancken der Athem ausbleiben will, kan solche auf dreyerley Manier verrichtet werden: 1) soll der Patient auf dem Rucken liegen mit zurückhangendem Haupt: hernach macht der *Chirurgus* unter dem Adams-Apffel eine länglichte *Incision* Daumens- oder zwey Finger-breit lang, bis zu der Lufft-Röhr, wie vorher beschrieben, reiniget das Blut mit einem Schwamm, welcher in warmen *rectificirten* Brandewein eingetaucht seyn soll, aus, um dadurch das Bluten zu stillen; und lässet hernach die Wunde mit Häcklein von einander ziehen, daß er die Lufft-Röhr wohl sehen könne. Hernach sticht er mit einem Messerlein entweder zwischen zweyen Ringlein der Lufft-Röhre ein Loch in dieselbe, oder schneidet gar einen Ring mit entzwey, damit desto leichter ein Röhrlein könne hinein gesteckt werden: und durch diese Oeffnung stecket er alsdann ein bleyernes oder silbernes Röhrlen in die Lufft-Röhr, gleichwie *Tab. II, T* und *V*, oder *Tab. XIIII fig. 14.* abgebildet sind. Bevor aber der *Chirurgus* das Messerlein wieder aus der Lufft-Röhr herausziehet, soll er einen Sucher darneben in die Oeffnung bringen, auf daß er hierdurch dieselbe besser könne voneinander ziehen, und das Röhrlein desto bequemer einbringen; und daß diese nicht mögen

Das 92 Cap. Von Oeffnung der Lufft-Röhr.

gen herausfallen, bindet man solche mit einem Bändlein oder Bindfaden um den Hals, und klebet sie mit einem durchlöcherten Pflaster zugleich an. Damit aber keine kalte Lufft in die Lung falle, pfleget man einen Schwamm in warmen Wein offt eingetaucht auf die Oeffnung zu legen, damit die Lufft dadurch temperirt werde: und wo dieses geschehen, muß man mit Aderlassen auf dem Arm, auf den Füssen, unter der Zung, oder am Hals, wie auch mit Clystieren, Gurgelwassern, Einspritzen, Auffschlägen und andern gegen die Bräune dienlichen Medicamenten continuiren, bis es mit dem Patienten entweder besser wird, oder derselbe stirbet: welches innerhalb vier Tagen zu geschehen pfleget. Wenn also den dritten oder vierten Tag nach der Operation, die Zufälle nachlassen, und der Patient leichter Athem holen kan, (welches insonderheit daraus erkannt wird) wenn man das Röhrlein mit dem Finger zuhält, und der Patient frey durch den ordentlichen Weg Athem bekommt, so ziehet man das Röhrlein wieder heraus, verbindet und heilet die Wunde, wie vorher beschrieben; wenn man aber spüret, daß der Athem durch den Mund noch nicht frey gehet, muß man das Röhrlein noch länger darinnen lassen, bis er entweder leichter respirirt, oder stirbt.

4. Die zweyte Manier ist, daß man mit einem zweyschneidigen Messer, an vorbemeldtem Ort, die Haut, Fett, Musculn und Lufftröhr auf einmahl durchsticht, hernach durch dieses Loch ein Röhrlein in dieselbe stecket, und weiter verfährt, wie jetzo gesagt, so ist die Operation geschwinder verrichtet, die Wunde ist kleiner, läßt sich hernach geschwinder heilen, und bleibt eine gar geringe Mase. Die dritte Manier wird verrichtet mit einem besondern hierzu erfundenen Instrument, welches ein kleiner Trocar ist, von welchem *fig.* 15 und 16 zweyerley Arten abgebildet sind, und bestehen aus einem Röhrlein, in welchem eine Nadel steckt, mit welcher man an behörigem Ort auf einmal bis in die Lufftröhre sticht, das Röhrlein darinn stecken läßt, die Nadel aber wieder heraus ziehet: als auf welche Manier das Röhrlein gar bequem sich in die Lufftröhre bringen läßt, da es bey den andern Manieren viel schwerer hergehet. Im übrigen verfähret man, wie bey der ersten Manier ist gesaget worden, so wird hierdurch die Mase am allerkleinsten werden.

Die zweyte und dritte Manier.

5. Letzlich ist noch zu mercken, daß man in diesem Zufall nicht allzu spat diese Operation anstellen solle, wenn die Patienten ihre Kräfften schon verlohren, weil alsdann kein guter Succeß mehr zu hoffen; sondern sie muß noch bey guten Kräfften geschehen. Man soll auch bey

Soll bey guter Zeit angestellt werden.

dieser Operation allzeit andere Kunst-Verständige mit zu Rath ziehen/ und selbige nicht leicht allein oder vor sich vornehmen/ damit man nicht/ wenn der Patient hernach stürbe/ in üble Nachred komme/ als hätte man denselben ums Leben gebracht/ indem die meiste Leut diese Operation für gar gefährlich halten/ (ob sie schon so gefährlich nicht ist) und sagen hernach/ man hätte dem Patienten den Hals abgeschnitten: derowegen pflegen die *Chirurgi* solche nicht gern zu verrichten. Bey Ertrunckenen ist die Lufftröhr zu öffnen nach welcher Manier man will/ und hernach in selbige mit dem Mund oder einer Röhre starck einzublasen/ so können dadurch frisch Ertrunckene wieder lebendig werden.

Das 93 Capitel/
Von den Kröpfen.

1.

Was Kröpf sind.

Kröpfe nennet man unschmertzhaffte Geschwülste/ welche auswendig am Hals hervor kommen/ und manchmal klein/ manchmal aber ungeheur groß werden. Es sind einige weicher/ einige härter/ und kommen offt her von einer scirrhösen Drüse im Hals; meistentheils aber sind sie von der Art der Bälgleins-Geschwülsten/ in welchen eine harte Materie/ fast wie hartes Unschlicht oder Speck/ enthalten ist. Diese Kranckheit ist in manchen Ländern rar; in andern hergegen sehr gemein und häuffig/ sonderlich in Tirol, Steyermarck, Schwaben, Bayern, und Francken, ingleichem auch in Spanien. Es sind diese Ubel durch *Medicamenta* schwer zu curiren/ gleichwie andere Bälgleins-Geschwülste/ und schreibet man den Königen von Franckreich und Engeland die Krafft zu/ daß sie solche durch das Anrühren curiren könten. Sonsten aber lassen alte Kröpf sich durch Medicamenten selten oder niemal curiren; wo selbige aber erst anfangen/ oder doch noch nicht lang gewähret/ sind sie manchmal wiederum zu vertheilen.

Wie neue zu curiren.

2. Derohalben bey einem frischen Kropf muß man den Patienten gute Diät und dabey dienliche innerliche zertheilende und purgirende Mittel verordnen/ welche der *Medicus* nach der Constitution des Patienten einrichten muß. Aeusserlich aber kan man erstlich eine zertheilende Salbe gebrauchen lassen/ dergleichen folgende dienlich ist.

℞. Mercur. crud. ℥j. Terebinth. Venet. ʒij

Axung. porcinæ, so viel als genug ist/ um das Quecksilber

Das 93. Cap. Von den Kröpfen.

silber in einem gläsern Mörsel einzureiben, daß man nichts mehr von selbigem sehe. Mit dieser Salbe soll man den Kropf des Tags ein paarmal reiben, und hernach das *Empl. de ranis cum Mercurio*, worunter ein wenig *Vitriolum Romanum* zu mischen, überlegen; oder an statt dieses Pflasters ist auch das *Empl. de Galbano*, oder *de Hyoscyamo*, oder *Diasaponis* sehr dienlich. Damit aber durch das Mercurial-Sälblein keine Salivation möge verursachet werden, soll man dem Patienten wochentlich ein Purgier eingeben. Es wird auch sehr gelobt, wenn diejenige Leute, welche Kröpf bekommen wollen, fein im Anfang sich gleich eines bleyern Halsbandes bedienen, oder ein Bley-Plättlein aufbinden, welches vorher wohl mit Quecksilber soll gerieben, und Tag und Nacht eine gute Weil getragen werden, bis der Kropf wiederum vergehet; welches ob es zwar nicht allemal hilfft, dienet es doch sehr wohl, daß der Kropf nicht grösser, und also nicht gar zu heßlich werde.

3. In alten Kröpfen aber, oder sonsten, wo selbige durch Medicamenten nicht zu vertreiben, und gleichwol noch beweglich sind, kan man solche gantz und gar wegnehmen; wenn selbige aber unbeweglich, und tief anhangen, sind solche für incurabel zu halten, weil man die Verletzung der grossen Adern und Nerven, welche im Hals sind, zu befürchten hat, wordurch der Tod, oder doch wenigstens sonsten ein grösses Ubel, könte verursachet werden. Bewegliche aber wegzunehmen, hat man dreyerley Manieren: 1) das Binden, wenn solche eine dünne Wurtzel haben, und sich binden lassen, welches doch selten sich so verhält. 2) Wo die Kröpf eine breite Wurtzel haben, ist die andere Manier selbige wegzunehmen, das Schneiden: in welcher man über der Geschwulst einen Creutz-Schnitt macht, so groß als dieselbe ist, hernach separirt man die vier Lippen der Wunde mit einem Messerlein. Wenn dieses geschehen, fasset man die Geschwulst mit einer Hand, oder mit einer dienlichen Zange, *Tab. XV fig. 3*, damit man dieselbe desto besser von den darunter liegenden Theilen separiren könne, und schelet hernach die Geschwulst so aus, gleichwie bey den Bälgleins-Geschwülsten ist gesagt worden. Man kan auch eine Nadel und starcken Faden durch die Geschwulst stechen, und daraus eine Handhebe machen, um dardurch dieselbe anzuziehen und zu halten. Bey der Separation sollen einige Helffer die Lippen der Haut voneinander halten, damit der *Chirurgus* in der Operation desto besser könne fortkommen. Wenn bey der Wurtzel Adern vorkommen, welche starck bluten, muß man selbiges mit einem blutstillenden Medicament, gleichwie bey anderem Verbluten stillen,

Wie alte zu vertreiben.

oder

oder ein Brenn-Eisen darauf appliciren/ und hernach die Wunde behöriger massen verbinden. Wenn die Haut der Lippen allzu groß/ soll man von solcher so viel wegschneiden/ als nöthig ist/ um eine saubere Narbe zuwegen zu bringen: hernach die Lippen der Wunde mit Hefft-Pflastern zusammen hefften/ und in der Heilung/wie sonsten bey den Wunden/ verfahren. 3) Dieweilen aber die Kröpf solche Geschwülste sind/ welche keine Schmertzen verursachen/ so sind wenig/ die sich selbige wollen lassen ausschneiden/ insonderheit da sie sich vor dem Schmertzen des Schneidens wie auch vor der Gefahr zu viel förchten. Derohalben kan man selbe auch zuweilen mit Corrosiven wegbringen/ gleichwie andere dergleichen Geschwülst und Gewächs an andern Orten: welche wir aber nur allein sicher halten in Kröpfen/ die beweglich sind/ und nicht tief anhangen/ weil sonsten leicht dadurch die grosse Adern oder Nerven im Hals könten angegriffen und zerfressen werden/ und darauf der Tod erfolgen.

Das 94 Capitel/
Vom Setaceum oder Haar-Schnur in der Ancke.

I.

Erste Manier ein Setaceum zu setzen.

Die Manier ein Sataceum oder Haar-Schnur zu setzen/ ist dreyerley: bey der ersten fasset man die Haut in der Ancke/ am untersten Theil des Halses/ und einen Daumen-breit darüber hält ein Diener oder beystehender die Haut gleichfalls in die Höhe: alsdann nimmt der Chirurgus eine besondere hierzu dienliche grosse und breite Nadel Tab. XIV fig. 17/ welche in ihrem Ohr eine seidene oder leinene Schnur/ oder auch nur ein schmales langes Tüchlein haben kan: durchsticht darmit überzwerch die in die Höhe gehobene Haut/ siehe fig. 18. ziehet die Nadel durch/ und lässet die Schnur oder Tüchlein in der Wunde. Dieses bestreichet man hernach mit Digestiv/ leget ein auf beyden Seiten gespaltenes Pflaster darüber/ daß die Schnur darzwischen durchgehe/ so ist das Setaceum gemacht/ welches darum eine Haar-Schnur genennet wird/ weil man sonsten eine Schnur von Pferds-Haaren dardurch gezogen/ welches aber wegen der allzugrossen Schmertzen heut zu Tag nicht mehr gebräuchlich. Alle Morgen und Abend

Das 94 Cap. Vom Setaceum oder Haar-Schnur.

Abend nimmt man das Pflaster ab, ziehet das Schnürlein ein wenig hin und her, wischet die Materie weg, wie bey einer Fontanell, so wird bald ein Geschwür daraus, aus welchem täglich viel Materie ausläufft: und dieses hält man so lang auf, als es die Kranckheit des Patienten erfordert. Wenn ein Schnürlein oder Tüchlein unsauber, nehet man an das alte ein frisches, ziehet solches damit in das Geschwür, und verfähret darnach darmit, gleichwie vorher.

2. Die zweyte Manier, das *Setaceum* zu machen, ist, daß man, an statt vorbemeldter besondern Nadel, eine Lancett oder zweyschneidiges Incisions-Messer nimmt, und durchsticht darmit die in die Höhe gehobene Haut in der Ancke, gleichwie vorher von der Nadel gesagt worden, stecket hernach ein Schnürlein oder Tüchlein mit Hülff eines Suchers oder Federkiels dardurch, und verfährt hernach eben so, wie vorher gesagt, so wird man eine grössere Oeffnung bekommen, mehrere Materie ausziehen, und dardurch eine viel stärckere Revulsion zu wegen bringen. *Die zweyte Manier.*

3. Andere haben ein besonderes Instrument, um diese Operation zu verrichten, welches bey dem *Bartisch*, *Andrea a Cruce*, *Hildano*, *Aquapendens*, *Scultet* und *Glandorp*, abgezeichnet, mit welchem sie die Haut in der Ancke fassen, zusammenschrauben, und hernach mit einem spitzigen Eisen entweder kalt durchstechen, oder gar glüend die Haut durchbrennen: welcher letzten Manier manche gar besondere und viel grössere Würckung zuschreiben, die wahrscheinlich von der stärckeren Revulsion oder Schmertzen, welche durchs Brennen erreget werden, herzuleiten: durch dieses Loch wird hernach gleichfalls eine Schnur gesteckt, und weiter verfahren, wie vorher gelehret. *Dritte Manier.*

4. Es wird diese Operation sehr gerühmet in vielerley hartnäckigen Zufällen des Haupts, insonderheit in beschwerlichen Flüssen, und vornehmlich in allerley Augen-Zufällen, als Entzündung derselben, im Anfang des weissen und schwartzen Staars, wie auch in der fallenden Sucht, in verlohrnem Gedächtnus und zu befürchtendem Schlagfluß: weil hierdurch eine kräfftige Revulsion der bösen Feuchtigkeiten vom Haupt nach diesem Ort zu gemacht wird, und schreiben viele einem *Setaceo* mehr Krafft zu, als zweyen Fontanellen. Dennoch weil sie gar beschwerlich sind, lassen sich die Leut selbige nicht gern setzen. *Nutzen oder Gebrauch.*

Des andern Theils vierte Eintheilung/
Von denen Chirurgischen Operationen / welche an der Brust vorkommen.

Das 95 Capitel/
Die Wärtzlein der Brüste/ wie auch die Milch aus selbigen zu ziehen.

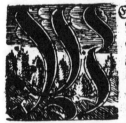Enn bey Kindbetterinen die Wartzen zu tief in den Brüsten/ daß selbige das Kind nicht fassen kan/ als welches öffters bey denen vorkommt/ welche zum erstenmahl säugen wollen/ so ist nöthig/ solche durch Kunst heraus zu ziehen. Dieses kan offt geschehen/ 1) wenn man ein älteres Kind/ welches schon zu saugen gewohnt ist/ an solche Brust anleget/ so fasset solches die Wartzen besser/ als ein neugebohrnes Kind/ und ziehet selbige heraus. 2) Oder man kan sonsten jemand das Wärtzlein mit dem Mund ausziehen lassen: wie dann dergleichen Weiber sich fast allenthalben befinden/ welche hierzu sich gebrauchen lassen. Wenn aber hierdurch die Wärtzlein nicht könnten herausgebracht werden/ oder man dergleichen Leut/ um die Wartzen mit dem Mund auszuziehen/ nicht bekommen könnte/ so trachtet man solches durch gewisse *Instrumenta* zu verrichten: hierzu hat man 1) ein besonderes Glas/ *fig.* 19 *Tab. XIV.* welches die Kindbetterin sich selbsten mit dem Theil *A* auf das Wärtzlein appliciret/ und mit dem Mund durch die Röhre *B B* die Lufft und Wärtzlein anziehen kan. Dieses aber soll sie offt und so lang wiederholen/ bis das Kind das Wärtzlein fassen

fen und faugen kan. Wann man kein folches Glas hätte, könnte man auch wohl im Nothfall 2) mit einer Tabacks-Pfeiffe folches zu verrichten trachten. 3) Andere bedienen fich eines helffenbeinern oder alabafternen Hütleins, wie *fig.* 20 anzeiget, fetzen folches auf das Wärtzlein, und laffen mit dem Mund daffelbe ftarck anziehen. Es gibt 4) noch andere Sorten von Milch-Gläfern, *fig.* 21, welche man vorher eine weil in warm Waffer leget, oder auf dem Ofen wohl warm macht, felbe hernach mit dem Loch *A* gefchwind auf die Wartzen applicirt, fo ziehen felbige die Wärtzlein von felbften ftarck heraus. Ja wenn man bey böfen entzündeten Brüften, oder fonften, die Milch gern aus denfelben will heraus haben, darf man nur folche Gläffer warm, wie jetzt gefagt worden, auf die Wärtzlein appliciren, fo wird fich die Milch in das Glas heraus ziehen. Wenn das Glas nicht mehr ziehet, leeret man die Milch aus, wärmet das Glas von neuem, und applicirt es hernach wieder, gleichwie jetzt gemeldet: und diefes wiederholet man fo offt, als es nöthig ift. Junge Hunde, welche noch keine Zähn haben, find, um die Milch auszuziehen, auch gar dienlich.

Das 96 Capitel.
Von gefprungenen Wärtzlein.

BEy faugenden Weibern, fonderlich wann felbige das erftemal faugen, bekommen die Wärtzlein gern fehr fchmertzhaffte Gluntzen, Spalten oder Gefchwürlein, daß folche Weiber deßwegen unleidliche Schmertzen erdulten müffen. Um diefe zu heilen, dienen unter andern am beften, der Quitten-Schleim, oder das Eyeröl mit ein wenig Wachsöl vermifcht, oder das *Oleum myrrhæ*, wenn man die Wärtzlein öffters damit beftreichet, oder das fubtile Pulver vom *Gummi Tragacanthæ* oder *Arabico* offt einftreuet. Dabey aber foll man das Kind nicht offt trincken laffen, weilen fonften das Wärtzlein nicht wohl heilen kan. Inzwifchen aber, damit folche gefprungene Wärtzlein nicht ans Hembd ankleben, als wodurch die Schmertzen vergröffert werden, foll man die Wärtzlein nach dem Saugen allemal mit Wegrichwaffer auswafchen, und hernach mit kleinen Hütlein von Helffenbein, *Fig. 20*, Ma. mor oder weiffem Wachs gemacht, bedecken, fo verhütet man dardurch viele Schmertzen, und die Heilung gehet gefchwinder von ftatten.

Erklärung der vierzehenden Kupffer-Tafel.

Fig. 1. Zeiget, wie mit einem Messer das Zungen-Bändlein der Kinder gelöset wird.

Fig. 2. Wie man solches mit einem Gäbelein und Scheer verrichtet.

Fig. 3. Ist das Gäbelein zum Zungen-lösen in seiner behörigen Grösse.

Fig. 4 und 5. sind Modell von solchen güldenen Plättlein, welche man im durchlöcherten Gaumen gebrauchet, an welchen bey *a a* ein sauberes Schwämmlein fest gemacht wird.

Fig. 6. Des *Hildani* Instrument von Meßing, zum Abbinden des Zäpffleins. *A A* Ist der Faden, welcher auf behörige Weis durch das Instrument gezogen ist. *B* der Ort, wo das Zäpfflein durch muß. *C* der Ort, wo man den Faden zuziehet. Es soll dieses Instrument drey bis vier Finger breit länger seyn.

Fig. 7. Ist ein Drath, woran oben ein Löchlein ist, mit welchem man den Faden durch das vorige Instrument ziehet. Es soll dieser Drath nach der Länge des vorigen Instruments proportionirt seyn.

Fig. 8. Ist ein Instrument, das Zäpfflein abzuschneiden oder abzustossen. *A* der Ort, wo das Zäpfflein durch muß. *B* der Ort, wo man das Messer *C*, um das Zäpfflein abzustossen, zudrucket; das übrige Instrument aber hält man mit der lincken Hand bey *D D D*.

Fig. 9. Ist ein Instrument, um die verschworne Mandeln im Hals zu öffnen. *A* ist eine verborgene Lancett, *B* ein Knöpfflein, um die Lancett in der Operation heraus zu drucken. *C* ein Ring, um alles fest zu halten: und soll dieses Instrument ein paar Finger breit länger seyn.

Fig. 10. Ein Instrument, um Bein, Gräth, und andere dergleichen, aus dem Hals zu schaffen. *A A* ein Schwämmlein, *B B B* ein rundes Stück Fischbein, (welches eine gute Handbreit länger seyn soll) woran der Schwamm sehr fest muß angebunden werden.

Fig. 11. Die Magen-Bürst, an welcher *A A* der haarige Theil, *B B B* der Stiel, mit welchem dieselbe durch den Schlund in den Magen gedruckt wird.

Fig. 12. Zeigt einen krummen Hals an, *A A* sind die *Musculi mastoidei*, von welchen der zusammengezogene am untersten Theil soll abgeschnitten werden. *Fig.* 13.

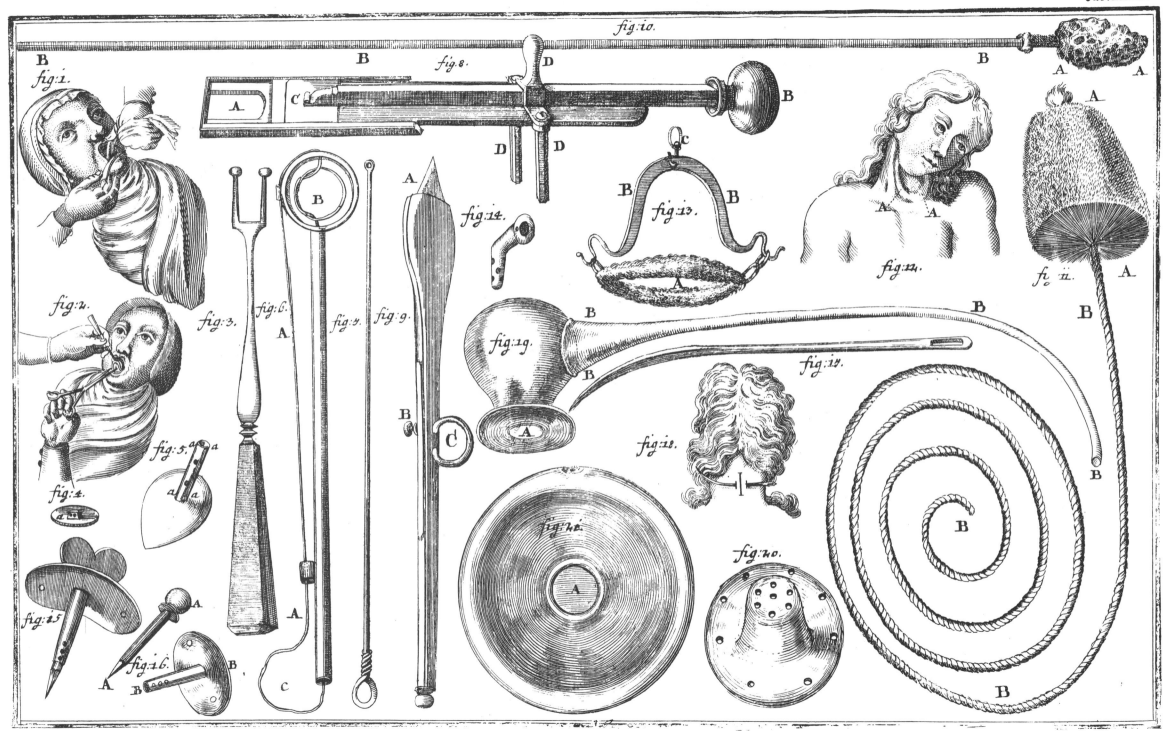

Tab: XIIII.

Fig. 13. Ein Instrument, welches solche krumme Häls zu curiren dienlich seyn soll. A ein Halsband, welches dem Patienten um den Hals zu machen, und an den eisernen Bogen BB anzuhängen; C der Ort, wo dieses Instrument mit einem starcken Strick in einem Balcken eines Zimmers angehangen wird.

Fig. 14. Ein Röhrlein, bey der Oeffnung der Lufft-Röhr zu gebrauchen, nach *Casserii* Abbildung.

Fig. 15. Ein kleiner *Trocar*, zur Oeffnung der Lufft-Röhr dienlich.

Fig. 16. Eine andere Art von *Dekkers*, bey welcher AA die Nadel, BB das Röhrlein andeutet, welches in der Lufft-Röhr zurück gelassen wird.

Fig. 17. Eine grosse Nadel, zu einem *Setaceo* oder Haarschnur, ingleichem bey Abnehmung eines Krebses, zu gebrauchen.

Fig. 18. Zeiget den Ort, und wie eine Haarschnur zu setzen.

Fig. 19. Ein Glas, um die Wärtzlein und Milch aus den Brüsten zu ziehen. A der Ort, welcher auf das Wärtzlein gesetzt wird, BB die Röhre, womit die Frau selbst das Ausziehen verrichtet.

Fig. 20 Ein helffenbeinen durchlöchertes Hütlein zu den Wartzen auszuziehen.

Fig. 21. Ein anderes Glas zu eben dem Gebrauch.

Das 97 Capitel,
Vom Krebs an der Brust.

§. 1.

Von den entzündeten und verschworenen Brüsten, und daß in solchen zuweilen ein *Scirrhus* und Krebs entstehe, ist schon oben pag. 243 gesagt worden; von der Manier aber, wie die Krebs entstehen, zunehmen und wachsen, von ihren Zufällen, Kennzeichen, und wie man selbige mit behörigen Medicamenten tractiren solle, haben wir schon pag. 207 wo von dem Krebs ist geredet worden, gehandelt: derohalben wollen wir hier nur beschreiben, wie man einen Krebs an der Brust durch die Operation recht wegnehmen solle. Wenn man also einen Krebs durch Medicamenten nicht curiren, noch sein Zunehmen verhindern kan, ist kein ander Mittel übrig, als selbigen beyzeiten wegzuschneiden, ehe er sich allzu weit ausstrecke, und der Patient allzu schwach werde.

Wie ein verborgener wegzunehmen.

2. Ehe man aber diese Operation vornimmt, soll man erst den Patienten, durch dienliche Diät und Medicamenten, zur Operation präpariren: und wenn der Krebs noch nicht verschworen oder aufgebrochen, sondern klein und beweglich ist, setzet man in der Operation den Patienten auf einen dienlichen Stuhl, und läst den Arm an der Seit, wo der Krebs ist, entweder ausstrecken, oder zurück hinter dem Stuhl binden oder halten, auf daß dadurch der *Musculus pectoralis* wohl ausgespannet werde, und der Krebs sich desto besser darvon separiren lasse. In dieser Positur läßt man den Patienten fest halten, und alsdann macht der *Chirurgus* über dem Krebs einen Kreutz-Schnitt, welcher groß genug seyn soll, um denselben herauszubringen: hernach separirt er die Lippen der Wunde voneinander, so viel als nöthig, die krebshaffte Geschwulst herauszunehmen. Nach diesem fasset er denselben entweder mit einer besondern vom *Helvetius* hierzu erdachten Zange, *Tab. XV fig. 3*, oder sticht eine grosse Nadel mit einem Faden durch, machet eine Schling, um damit den Krebs in die Höhe, und von den darunter liegenden Theilen abzuziehen; oder faßt solchen nur mit den Fingern der einen Hand, und separirt selbigen durch ein Messer mit der andern Hand, so, daß alles krebsige herauskomme: dann sonsten wächst er bald wieder. Solte aber die Haut, womit der Krebs bedecket, schon auch von selbigem inficirt seyn, und daran fest hangen, muß man solche mit dem Krebs zugleich ausschneiden, welches zimmlich geschwind und ohne gar sonderbare Schmertzen geschehen kan.

Was nach dieser Operation zu thun.

3. Wenn der Krebs ausgeschnitten, und der Patient nicht gar schwach ist, lässet man etliche Untzen Blut weglauffen, ehe man solches stillet, um dadurch die Entzündung und Wund-Fieber zu verhüten. Nachdem aber, nach Beschaffenheit des Patienten, genug Blut herausgelauffen, hat man eben, um das Bluten zu stillen, die Brenn-Eisen nicht nöthig, wie die Alten gemeinet haben, sondern man darff nur die Wunde mit Carpie und einem blutstillenden Pulver, oder bloß mit Bovist, welcher hier gar trefflich, ausfüllen, hernach ein Pflaster, Compressen und Verband darüber appliciren, so wird sich das Bluten hiedurch leicht stillen. Solte aber ein Patient schon schwach seyn, soll man alsobald nach der Operation verbinden. In den folgenden Verbänden tractiret und heilet man die Wunde mit Digestiv und Wund-Balsam, gleichwie eine andere Wunde. *Helvetius* versichert, daß, wenn man nach der Operation bey dem ersten Verband eine Compreß mit warm Bier, worinn Butter zerlassen, überlege, keine Entzündung werde darzu kommen. 4. Wenn

Das 97 Cap. Vom Krebs an der Brust.

4. Wenn aber der Krebs exulceriret und groß, muß man vorhero, ehe zur Operation geschritten wird, examiniren, ob er mit den Drüsen unter den Achseln schon anhange, oder nur mit dem *Musculo pectorali*; hängt er mit den Drüsen an, soll man die Operation nicht vornehmen, weilen der Krebs nicht gantz könte weggenommen werden, und der Patient dadurch nur schlimmer gemacht würde. Deßgleichen wollen auch viele *Autores*, daß man die Operation nicht unternehmen solle, wenn der Krebs mit dem *Musculo pectorali* anhängt. Es ist aber dieses letzte nicht von solcher Wichtigkeit, und versichert *Bidloo*, welcher diese Operation sehr offt verrichtet, daß er mit gutem Succeß solche Krebs samt einem Stück vom *Musculo pectorali* weggeschnitten habe. Ist der Krebs aber ohne feste Anhängung, so ist desto bessere Hoffnung zu glücklicher Curation. *Wenn ein exulcerirter Krebs wegzunehmen.*

5. Man muß aber in diesen Fällen die gantze Brust wegnehmen, welches auf verschiedene Manieren geschiehet: 1) setzet man den Patienten eben so, wie vorher §. 2 gemeldet, und nimmt eine besondere Nadel, *fig. 17 Tab. XIIII*, ungefehr 6 Daumenbreit lang, in welcher ein starcker Bindfaden seyn soll, und sticht solche durch den untersten Theil der krebsigen Brust, knüpfet hernach die zwey Ende des Bindfadens zusammen, um eine Handhebe zu machen, damit man den Krebs könne anziehen; und wenn derselbe groß ist, sticht man die Brust nochmal durch, aber so, daß es ins Creutz komme mit dem vorigen Stich, *Tab. XV fig. 1.* und machet mit dem Bindfaden eben wieder eine Handhebe, um dardurch desto besser die Brust anziehen zu können, wie *fig. 2* anweiset: hernach nimmt man ein Scheermesser, oder anderes gutes grosses Messer, schneidet damit die gantze krebsige Brust, so tief der Krebs gehet, weg, und verrichtet solchen Schnitt von unten nach oben zu, damit das Ausfliessen des Gebluts im Schneiden nicht möge verhinderlich seyn. 2) Die andere Manier, nach der Beschreibung des Solingen und Bidloos, ist folgende: Man nimmt eine besondere hierzu gemachte grosse Gabel, *fig. 6*, sticht solche durch den hintersten Theil der Brust von unten nach oben aus, hält mit dieser die Brust in die Höhe, schneidet dieselbe darunter, so tief als es nöthig ist, mit einem grossen scharffen Messer, *fig. 7*, weg: und verrichtet also mit der Gabel auf einmal, was mit den grossen Nadeln und Fäden mit mehrerer Mühe muß verrichtet werden. Wenn ein Krebs klein, so braucht *Bidloo* an statt der grossen Gabel, ein Instrument, fast wie ein kleiner Degen, *fig. 5*, mit welchem er, eben wie mit der Gabel, den Krebs untersticht, in die

Höhe

Höhe hebet, und hernach abschneidet. Dieweilen aber diese beyde Manieren sehr grausam scheinen, und ohne Zweifel auch zimlich schmertzhafft sind, so hat 3) *Helvetius* eine besondere Zange erdacht, *fig. 3.* mit welcher man den Krebs fassen, in die Höhe heben, und hernach mit einem guten Scheer- oder anderem Messer wegschneiden soll. Ingleichem hat er eben zu dem End noch ein anderes Instrument erfunden, *fig. 4*, mit welchem man eine gantze krebsige Brust am Grund umfasset, und unter demselben auf einmal abschneidet. Dennoch dienet dieses mehr, wenn eine gantze Brust; jenes aber, wenn nur ein krebshafftiger *Scirrhus* oder verdeckter Krebs wegzunehmen. 4) Sind heut zu tag einige *Chirurgi*, welche bey dem Brust-wegnehmen den Krebs, ohne einige Instrumenten, nur mit der einen Hand, fassen, in die Höhe ziehen, und hernach mit einem guten Messer wegschneiden.

Wie nach der Operation zu verfahren.

6. Wenn die Brust weggeschnitten, auf was Manier es auch geschehen, läßt man, wo der Patient nicht gar schwach ist, etliche Untzen Blut heraus lauffen, ehe man zu dem Verbinden schreitet, um die Entzündung zu verhüten: denn daß man dadurch das krebßige Geblüt könne heraus lassen, ist irrig. Wenn aber ein Patient ohnedem schon schwach, soll man gleich nach der Operation verbinden, damit er durch das Verbluten nicht noch mehr geschwächet werde; und dabey verfahren, wie §. 3 gelehret worden. Wenn man diese Wunden selten und behutsam verbindet, wird die Heilung dadurch sehr befördert. Solte in der Curation die Materie allzustarck fliessen, und dadurch der Patient sehr abgemattet werden, muß man, um solches zu verhüten, (weil selbiger deßwegen sterben könnte) keine *Digestiv* mehr *appliciren*, sondern entweder nur trucken *Carpie*, oder in *Essentia Myrrhæ* eingedaucht, überlegen, den Patienten durch gute kräfftige Suppen, Sultzen, weiche Eyer, und andere leicht verdauliche Speisen, bey Kräfften suchen zu erhalten, auch dabey durch einen *Medicum* starckende Artzneyen verordnen lassen. Dennoch aber soll man auch diese Wunden nicht zu geschwind oder zu starck trucknen, weilen sonsten dadurch leicht eine Crust entstehet, welche wieder einen neuen Krebs verursachen könnte; derohalben, wo die Wunde zu geschwind trucknen wolte, wird solches kräfftig verwehret, wenn man dieselbe mit Rosen-Honig verbindet. Nachdem die Wunde geheilet, muß allzeit gute Diät gehalten werden, damit kein neuer Krebs entstehe. Wenn bey der Cur ein hefftiges Fieber, Angst und Bangigkeit ums Hertz, und schweres Athmen entstehet, sind solche Zeichen gemeiniglich tödtlich: derohalben muß man solchem durch gute innerliche

liche Mittel beyzeiten suchen zu begegnen. Manche Weiber stehen diese Operation mit Standhafftigkeit aus/ ohne sonderlich zu schreyen; andere aber thun so erbärmlich/ daß sie auch den behertzten *Chirurgum* manchmahl erschrecken/ und in der Operation verhindern: derohalben muß ein *Chirurgus*, der diese Operation verrichten will/ *Courage* haben/ und sich durch des Patienten Geschrey nicht verhindern lassen.

Das 98 Capitel/
Von der Paracentesis, oder Oeffnung der Brust.

I.

Die *Paracentesis* der Brust wird genannt/ wenn man in derselben eine Oeffnung macht/ um widernatürliche Dinge/ als Blut/ Materie oder Gewässer/ heraus zu lassen. Man verrichtet also selbige 1) im Brust-Geschwür (*Empyema*), wenn nach Entzündung der Lunge/ oder der *Pleura*, eine Verschwürung entstanden/ und das Eyter in die Hohligkeit der Brust gelauffen/ wodurch das Athemholen verhindert/ die Lung/ *Diaphragma* und Rippen zerfressen/ auch Auszehren und andere tödtliche Zufäll erreget werden/ wenn man nicht diesem Eyter beyzeiten einen Ausgang machet. 2) Wird solche verrichtet in Brust-Wunden/ wenn Blut in die Hohligkeit derselben gelauffen/ welches man auf keine andere Manier könnte herausbringen/ gleichwie hiervon bey den Brust-Wunden *pag.* 92 ist gehandelt worden. 3) Kan solche auch in der Brust-Wassersucht/ um das darinn-stockende Gewässer herauszulassen/ angestellt werden. Wenn man also aus den vorhergehenden Kranckheiten des Patienten/ aus dem schweren Athem/ aus Empfindung einer ungewöhnlichen Schwerigkeit und Schwappelung in der Brust ꝛc. erkennet/ daß widernatürliche Feuchtigkeiten in derselben/ so ist nöthig diese Operation zu verrichten/ weil man selbige auf andere Manier nicht kan heraus bringen. Bevor man aber diese Operation vornimmt/ ist wohl zu überlegen/ ob solche mit Nutzen könne angestellt werden. Derohalben soll man zuförderst die Kräfften des Patienten wohl untersuchen: denn wo derselbe schon gar schwach/ ist zu befürchten/ er möge gleich in/ oder nach der Operation sterben: und ist

Wenn diese Operation anzustellen.

dero-

derohalben dieselbe bey so schwachen Patienten nicht rathsam vorzunehmen. Ingleichem wo die Kranckheit schon lang gewährt/ und also zu befürchten/ daß die innerliche Theile zu sehr zerfressen und verdorben; oder wenn der Patient ein Fieber oder Durchfall hat/ das Athemholen gar schwer hergehet/ offt ohnmächtig wird/ kalten Schweiß schwitzet/ und also schon Zeichen da sind eines bald folgenden Todes/ soll man die Operation unterlassen/ damit nicht derselben die Ursach des Tods zugeschrieben werde/ welcher doch durch die Hefftigkeit der Kranckheit verursachet worden. Im Gegentheil aber/ wo der Patient noch bey guten Krafften/ die Kranckheit nicht gar lang gewähret/ noch kein Fieber/ Durchfall und Ohnmacht sich ereignen/ soll man die Operation nicht unterlassen/ indem selbige vor sich nicht gefährlich/ dieweilen nichts als die Haut/ Fleisch und *Pleura* in dieser Operation verwundet werden/ welche keine sonderbare Gefahr verursachen können.

An welchem Ort. 2. Man muß aber vor der Operation wohl untersuchen/ 1. auf welcher Seite der Brust das Widernatürliche enthalten sey: denn wann man auf der gesunden Seite eine Oeffnung machte/ würde man nichts herausbringen/ und also die Operation vergebens seyn. 2. An welchem Ort selbige am besten anzustellen. Um aber zu wissen/ auf welcher Seite das Widernatürliche enthalten/ muß man consideriren/ 1) auf welcher Seite der Patient vorher die Entzündung und Schmertzen gehabt; 2) wo derselbe die Schwerigkeit und Schwapplung empfindet; 3) kan der Patient auf der gesunden Seite entweder gar nicht/ oder doch mit mehrerer Beschwerlichkeit liegen/ auf der bösen Seit aber gar füglich; 4) spüret man auf der bösen Seite mehrere Hitz/ ja auch offt mehrere Geschwulst/ als auf der gesunden. Wenn also die leidende Seite hieraus erkannt/ um den Ort zu wissen/ an welchem die Operation anzustellen/ so geschiehet solches am besten zwischen der dritten und vierten Rippe/ von unten an zu zehlen/ eine gute Handbreit von dem Rückgrad/ oder eine Handbreit unter der Spitze des Schulterblats: denn wenn man die Oeffnung höher machet/ kan die Materie/ welche unten in der Brust liegt/ nicht wohl heraus lauffen; macht man sie aber tieffer/ so ist zu befürchten/ daß das *Diaphragma*, welches sehr nahe bey den untersten Rippen/ sonderlich auf der rechten Seite wegen der Leber anliegt/ verletzet werde. Wolte man die Oeffnung näher an dem Rückgrad machen/ so sind daselbst sehr dicke Musculn oder Fleisch zu durchstechen/ welches ohne viele Difficultäten nicht geschehen könnte. Derohalben ist vorbemeldter Ort der allerdienlichste. 3. Diesen

Das 98 Cap. Von Oeffnung der Brust.

3. Diesen nun/ wenn man die Operation will vornehmen/ zeichnet man mit Dinten/ hebet daselbsten die Haut was in die Höhe/ gleichwie bey dem Fontanell ist gesagt worden/ und zerschneidet selbige/ biß auf die Musculen/ auf daß hernach die übrige Theile desto leichter können geöffnet werden. Wenn die Haut durchschnitten/ pfleget man das Fleisch und die *Pleura* mit einem dicken Trocar/ *Tab. IV fig.* 12 vorsichtig zu durchstechen/(damit die Lunge nicht verletzet werde) bis man spüret daß man in die Hohligkeit der Brust gekommen: alsdann ziehet man die Nadel aus dem Röhrlein/ und lässet das Röhrlein in der Wunde/ auf daß die Materie oder Wasser dadurch herauslauffen könne; welches man aber/ wenn dem Patienten übel wird/ nicht auf einmal darff auslassen/ sondern läßt nur so viel auf einmahl heraus/ als die Kräfften des Patienten ertragen. Wenn dieses geschehen/ ziehet man auch das Röhrlein heraus/ und stecket/ an statt dieses/ alsobald entweder ein kurtzes bleyernes/ *Tab. II, fig. Q, S,* oder ein biegsames silbernes Röhrlein/ *Tab. IV fig.* 11, hinein/ welche man mit einem Bindfaden um die Brust anbindet/ und mit einem Pflaster befestiget/ damit sie nicht herausfallen. Uber das Röhrlein leget man eine dicke Compreß/ und verbindet alles mit dem Verband/ welches die Frantzosen die *Serviette* mit dem *Scapulier* nennen. Einige machen keine Incision in die Haut/ sondern stechen gleich mit dem Trocar Haut/ Fleisch und *Pleura* auf einmahl durch. Vor diesem haben die *Chirurgi,* nachdem sie die Haut nach vorherbemeldeter Manier durchschnitten/ auch das Fleisch und *Pleura* mit einer Lancett oder Messerlein geöffnet/ (weil der Trocar ihnen nicht bekandt war) hernach/ wie erst kurtz gesagt worden/ ein Röhrlein hinein gesteckt/ und die Materie herausgelassen: welches auch noch angehet/ wenn man fein vorsichtig ist. Es ist zwar diese Manier mühsamer: aber/ wenn die Lung an die *Pleura* angewachsen/ sicherer; dieweilen man alsdann die Lung mit einem Finger oder dienlichen Instrument ablösen kan.

Wie die Operation zu verrichten.

4. In den folgenden Tagen verbindet man die Wunde täglich einmahl/ oder/ wo es die Noth erfordert/ zweymahl; läßt allzeit so viel herauslauffen/ als der Patient ertragen kan/ und spritzet/ bis zu vollkommener Reinigung der Brust/ bey dem Verband allemahl eine reinigende Injection ein/ als das *Decoctum* eines Wund-Krauts/ mit Rosen-Honig vermischt/ worzu man ein wenig *Essentia Myrrhæ* oder Würtzens Brust-Balsam vermischen kan. Wenn man gemeinen Brandewein mit *Sulphur Antimonii* abkocht/und an statt des vorigen einspritzet/

Wie bey dem verbinden zu verfahren.

so reiniget und heilet solches auch vortrefflich; ingleichem wird das Kalck-Wasser/ mit was Rosen-Honig vermischt/ von einigen sehr gerühmet. Bey jedem Verband kan man zwey- bis dreymahl warmlich einspritzen/ aber allemahl die Injection wieder auslauffen lassen; und wenn man endlich siehet/ daß keine Materie mehr herauslaufft/ zeiget solches an/ daß die innerliche Verschwürung gereiniget und geheilet sey: alsdann ziehet man das Röhrlein aus der Wunde/ und heilet dieselbe/ wie bey den Brust-Wunden ist gelehret worden. Damit aber die Materie und die Injection besser auslauffen können/ muß sich bey dem Verbinden der Patient so beugen/ daß alles wieder auslauffen könne/ und dabey starck Athem holen/ damit sich alles desto besser herausdrucke. Hierbey sind auch die innerliche Artzeneyen/ als Wund-Tranck und Wund-Balsam/ sambt gutem Diät/ nicht zu verabsäumen.

Das 99 Capitel/
Von der Trepanation des Brust-Beins.

Wenn unter dem Brustbein/ zwischen den Häutlein des *Mediastini*, ein Abnceß/ so kan die Materie nicht anderst heraus gebracht werden/ als mit Durchbohrung oder Trepanation des Brustbeins. Derohalben/ wann die *Medici* urtheilen/ daß ein Absceß da/ und die Trepanation nöthig seye/ so soll der *Chirurgus*, nachdem er den Patienten auf den Rucken gelegt/ die Haut gegen den untersten Theil des Brustbeins/ oder wo der Patient das Beissen und Nagen empfindet/ mit einem Creutzschnitt separiren/ die Lippen voneinander thun/ hernach den Trepan appliciren/ und damit das *Sternum* durchbohren/ gleichwie/ wann der Kopf trepanirt wird: und nachdem das Stück Bein herausgenommen/ muß der Patient so gelegt werden/ daß die Materie füglich könne auslauffen; hernach reiniget man den Absceß/ gleichwie sonsten ein Geschwür/ verbindet den Ort/ wie bey der Trepanation am Kopff/ und heilet denselben auch endlich wieder so zu. Es ist bey dieser Operation nicht so viel Gefahr/ als wie bey der Trepanation des Kopfs/ weilen hier nicht leicht ein vornehmer Theil kan verletzt werden.

Das 100 Capitel/
Vom hohen Rucken oder Buckel.

1.

Einen Buckel nennet man eine Verdrehung des Rückgrads, *Was ein Buckel.* wenn derselbe entweder zu viel rückwerts, vorwerts, oder auf eine Seite verdrehet ist. Es entstehet dieses Ubel öffter in Kindern, als in erwachsenen Leuten, meistentheils von äusserlichen Ursachen, als fallen oder stossen, wordurch die zarte und weiche Beine der Kinder eine widernatürliche Verdrehung bekommen: zuweilen aber auch von innerlichen Ursachen, wann die *Ligamenta* des Rückgrads zu schlapp und schwach werden, und dadurch der Rückgrad krumm wird. Wenn man diesem Ubel nicht beyzeiten vorkommt, verwachsen endlich die Wirbelbeine so krumm, daß hernach nimmer zu helffen: und derohalben ist unmöglich, einen alten Buckel mehr zu curiren. Wenn aber gleich anfänglich darzu gethan wird, so kan man solche offt wiederum zu recht bringen, oder doch verhindern, daß selbige nicht gar zu heßlich werden.

2. Dieses geschiehet, wenn man solchen Kindern steiffe Brüst *Wie selbiger zu* von starckem Fischbein, oder gar mit darzwischen gelegten eisernen Blech- *curiren.* lein, machen und tragen läßt, welche sonderlich so gemacht seyn sollen, daß sie da am härtsten sind, wo der Buckel heraus will: und diese Brüst sollen sie Tag und Nacht tragen, bis man nicht mehr zu besorgen hat, daß derselbe grösser werde. Zu dem End hat man auch gegen die Buckel ein besonderes eisernes Instrument in Form eines Creutzes erdacht, *Tab. XV fig. 9.* welches man auf den Rückgrad behörig appliciret, und um den Leib, Hals und Schultern fest macht, so hält solches den Rückgrad beständig gerad, und verhindert, daß sich derselbe nicht weiter biegen könne: worauf endlich bey den Kindern wiederum verwächset, was ungleich gewesen, oder man verhindert doch, daß der Schade nicht grösser und heßlicher werde. Hierbey dienet zugleich, daß der Rückgrad offt mit Ungarischem Wasser, *Spiritus matricalis,* oder sonsten mit einem kräfftigen und starckenden *Spiritus,* bestrichen, und über den geschwächten Ort ein starckendes Pflaster, als das *Oxycroceum, Opodeldoch, Nervinum Vigonis,* und dergleichen, gelegt werde, auch daß ein *Medicus* dienliche innerliche Mittel, theils zum stärcken, theils um das überflüßige Gewässer abzuführen, verordne, so wird man viele anfangende Buckel wiederum zurechtbringen.

Des andern Theils fünffte Eintheilung/
Von denen Operationen/
welche am Unterleib vorkommen.

Das 101 Capitel/
Die Nabelschnur zu binden.

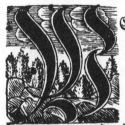Enn einem neugebohrnen Kind die Nabelschnur nicht gebunden wird/ so kan es sich durch dieselbe leichtlich zu todt bluten. Derohalben/ um selbe zu verwahren/ soll man/ wenn ein Kind samt der Nachgeburt gebohren/ einen starcken Faden/ ohngefehr in der Länge einer Ehle/ viermal zusammen falten/ selbigen an beyden Enden knüpfen/ hernach/ zwey oder drey Finger breit vom Nabel/ die Nabelschnur zweymal umwickeln/ und mit einem doppelten Knoten fest zubinden: solches hierauf mit einem frischen Faden einen Zwerchfinger breit unter vorigem Knopf/ nach der Nachgeburt zu/ noch einmal so binden/ damit man desto sicherer gegen das Verbluten sey. Wann das Binden verrichtet/ schneidet man die Nabelschnur unter dem Binden nach der Nachgeburt zu/ mit einer Scheer ab/ wickelt um das Ubergebliebene der Nabelschnur ein leinen Tüchlein/ leget auf den Bauch über den Nabel eine Compreß/ und umwickelt alsdann den Leib etlichmal mit einer Nabelbinde/ damit die Compreß und Tüchlein nicht können abfallen. Das übrige lässet man nach diesem die Hebamm oder Kinds-Frau verrichten: da dann nach etlichen Tagen die ausgedorrte Nabelschnur von selbsten abfällt. Es pflegen zwar die Hebammen dieses Binden zu verrichten:

richten: es kommen aber *Casus* vor, daß ein *Chirurgus* solches auch wissen muß, als z. Ex. wenn er bey einer gebährenden Frau wäre, wo keine Hebamme noch zugegen, gleichwie manchmal geschiehet: da es dann einem *Chirurgo* eine grosse Schand seyn würde, wenn er hiemit nicht wüßte umzugehen, und das Kind aus Mangel der Bindung sterben müßte.

Das 102 Capitel,
Paracentesis oder Oeffnung des Unter-Leibs.

1.

Diese Operation wird hauptsächlich angestellt, um das Wasser der Wassersüchtigen aus dem Bauch abzuzapffen: und wollen auch einige daß man in der Windsucht die Winde hierdurch könne herauslassen: welches aber noch auf weitere Erfahrung ankommt. Man schreibet, daß die Invention dieser Operation von ungefehr geschehen, indem einsmals ein Wassersüchtiger gewesen, der aus Desperation sich ein Messer in Leib gestochen, um sich umzubringen, bey welchem aber, wider seine Intention und Vermuthen, das Wasser durch die Wunde ausgeloffen, und derselbe wieder gesund worden. Dieses haben hernach verständige *Chirurgi* auf eine sichere Weis gesuchet nach zu thun, und ist solches öffters wohl geglücket, gleichwie viele *Autores* bezeugen. Es ist zwar wahr, daß diese Operation offt keinen guten Ausgang hat, und die meisten von solchen Patienten sterben; welches aber nicht wegen der Operation geschiehet, sondern daher kommet, weil dieselbe gemeiniglich zu spät angestellt wird, wann der Patient von Kräfften, und das faule Gewässer schon die Eingeweide angefressen und verderbt hat: dennoch aber, wenn dieselbe beyzeiten angestellt wird, so hat die Erfahrung zum öfftern gelehret, daß viele durch diese Operation wieder curiret worden. Derohalben, wenn einige Wochen dienliche Medicamenten gebraucht worden, und keine Besserung darauf erfolget, soll man beyzeiten zur Operation rathen, ehe die Patienten zu sehr von Kräfften kommen, oder die Eingeweide von den stockenden Wassern verderbt werden; dann wo dieses geschehen, ist wenig

Wenn diese Operation zu verrichten.

nig guter Succeß von derselben zu hoffen. Uberdas soll auch diese Operation nicht vorgenommen werden, wenn der Patient ein innerliches Geschwür, Lungensucht, *Scirrhus*, oder schon ein *hectisches* Fieber hat; weil bey solchen Umständen der Patient gewißlich sterben wird, und der Tod hernach von Unverständigen der Operation zugeschrieben würde, welche doch vor sich keine Gefahr zuwegen bringet. Im Gegentheil aber, wenn ein Patient noch jung und starck, die Kranckheit nicht lang gewährt, im Leib kein Geschwür noch *Scirrhus*, ꝛc. so kan die Operation ohn alle Gefahr, und ohne besondern Schmertzen, verrichtet werden, indem dieselbe nur in einer kleinen Wunde bestehet, welche durch die fleischichte Theile des Bauchs gemacht wird, und also nichts sonderlichs verletzet wird.

Die erste Manier. 2. Es sind verschiedene Manieren diese Operation zu verrichten, von welchen die erste und neuste ist, daß man mit einem dünnen Trocar, *Tab. XV fig. 8*, sechs oder acht Fingerbreit von dem Nabel, (wenn anderst derselbe vom Wasser nicht ausgedehnt ist) den Bauch behutsam durchsteche, bis man spüret in den hohlen Bauch gekommen zu seyn. Wenn dieses geschehen, ziehet man die Nadel heraus, und läßt durch das Röhrlein das Wasser auslauffen, doch so, daß man, wenn es etwa dem Patienten wolte übel werden, nicht alles auf einmal herauslasse, weil solches *Hippocrates*, und viele andere, gefährlich zu seyn observirt haben, und die Patienten gar leicht darauf sterben. Derohalben lehren die beste *Practici*, daß man sich in Auslassung des Wassers nach den Kräfften des Patienten richten solle: dann wenn selbiger starck, kan man 5, 6 Pfund und mehr auf einmal; wenn selbiger aber schwach, nur ein, zwey bis drey Pfund, nach Unterschied der Kräfften, herauslassen: und wenn genug herausgelassen, soll man das Röhrlein auch herausziehen, worauf dann diese kleine Wunde leicht zufällt, und nicht mehr, als man hat haben wollen, herauslaufft. Dennoch leget man, zu besserer Versicherung, auf die Wunde ein paar kleine viereckichte Compressen, welche man mit Pflastern und einer breiten dicken Binde, wie eine zusammengefaltene Serviette, fest zubindet. Den folgenden Tag, wenn es die Kräfften des Patienten zulassen, macht man mit vorbemeldtem Instrument, auf der andern Seite des Bauchs (damit nicht leicht eine Entzündung darzu komme) eben auf vorige Manier eine Oeffnung, und lässet abermal so viel Wasser heraus, als der Patient ohne Abkräfften ertragen kan: wiederum den folgenden Tag macht man ein paar Finger breit unter dem ersten Loch eine neue Oeffnung, läßt zum
drittenmahl

Das 102 Cap. Von der Oeffnung des Unterleibs

drittenmal so viel Wasser herauslauffen, als die Kräfften des Patienten leiden; tractiret hernach die Wunde, wie bey dem erstenmahl ist gemeldet worden, und fähret so weiter fort, wechselsweis, einmal auf der lincken, das andermal auf der rechten, eine Oeffnung zu machen, bis daß alles Wasser herausgezogen, und der Patient entweder curirt, oder stirbt. Solte derselbe einen Tag sich sehr schwach befinden, soll man die Operation aufschieben, bis er wieder kräfftiger ist. Inzwischen aber ist sich nicht allein auf die Operation zu verlassen, sondern es sollen die *Medici* hierbey kräfftige, und sonsten gegen die Wassersucht dienliche, Medicamenten nebst behöriger Diät verordnen, so wird die Cur desto glücklicher seyn können. Manche *Chirurgi* haben noch die Manier, daß sie dem Wassersüchtigen, wenn er starck ist, das Wasser all auf einmal herauslassen; haben auch Exempel, daß Patienten auf einmal durch solche Manier curirt worden: oder wenn auch schon nach einiger Zeit der Bauch von neuem voll Wasser laufft, wiederholen sie solches nach drey oder vier Wochen, zum andern, ja wieder über einige Zeit, zum drittenmal, oder so offt es nöthig ist, bis der Patient entweder curirt ist, oder stirbt: dennoch halte die vorige Manier vor die sicherste und beste.

3. Die Alten haben diese Operation mit einer Lancett oder *Incisions*-Messer verricht, mit welchem sie auf der Seite den Bauch geöffnet oder durchstochen, und hernach durch dieses Loch ein silbernes oder bleyernes Röhrlein zwey Fingerbreit lang, *Tab. II fig. Q S*, hinein gestecket, und dadurch jedesmal so viel Wasser herausgelassen, als sie aus den Kräfften des Patienten vor dienlich erachtet. Nachdem dieses geschehen, haben sie das Röhrlein nicht herausgezogen, sondern dasselbige entweder mit einer Wiecke oder Pantoffel-Holtz zugestopfft, fest klebende Pflaster und dicke Compressen darüber gelegt, und solche mit einer breiten Binde, wie vorher gesagt, und mit einem Scapulir fest gemacht, daß nichts wider Willen hat können auslauffen. Folgenden Tag, wenn sie mehr Wasser herauszulassen dienlich geurtheilet, haben sie das Verband los gemacht, das Röhrlein geöffnet, und dann eben wiederum so viel Gewässer herauslauffen lassen, als sie vor nöthig erachtet, gleichwie man heut zu tag pfleget; nachdem aber wiederum verbunden, wie vorher gemeldet, und so, nebst dem Gebrauch innerlicher Medicamenten, continuiret, bis der Patient entweder curiret oder gestorben. Dieweilen aber bey dieser *Methode* das Röhrlein gar beschwerlich durch die Wunde zu bringen, das Wasser sich nicht wohl halten läßt, sonderlich wo die Oeffnung was groß, sondern wieder Willen auslaufft, auch gern

Die zwente und dritte Manier.

wegen der beständigen Irritation, welche das Röhrlein verursachet, gern Entzündung, Brand, und andere übele Zufäll, entstehen, hält man vorige *Methode* billig vor besser. Um diese Manier zu verbessern, hat schon *Barbette* eine hohle spitzige Nadel, welche auf der Seite durchlöchert, beschrieben, a) welche wie der Trocar, ohne vorher eine Oeffnung mit einem Messer oder Lancett zu machen, in den Leib eingestochen wird: da dann mit diesem Instrument allein das Durchstechen und Abzapffen, ohne ein anderes Röhrlein, zugleich geschehen kunte. Dennoch aber, weil die Spitze dieses Instruments bey dem Abzapffen im Leib bleibt, hält man den Trocar noch vor besser. Man hat sich bey dem Durchstechen des Bauchs in der Wassersucht nicht zu befürchten, die Därm zu verletzen, dieweil selbige hinter dem Wasser liegen, und also nicht können getroffen werden; oder wenn selbige auch nahe bey dem *Peritonæum*, so weichen selbige doch wegen ihrer Schlüpfferigkeit, wenn der Trocar an selbige anstösst, sonderlich weil selbiger langsam eingebohrt wird. Solte der Nabel von dem Gewässer sehr ausgedehnt seyn, soll man die Oeffnung an diesem machen. Siehe Purmanns *Chirurg. Curios. pag.* 330.

Das 103 Capitel,
Von Ausschneidung eines Kinds aus Mutterleib, der Kaiserliche Schnitt genannt.

I.

Erste Gelegenheit solchen zu verrichten.

Er Kaiserliche Schnitt wird genannt, wann ein Kind aus Mutterleib, durch Auffschneidung des Bauchs, todt oder lebendig geschnitten wird. Obschon diese Operation von vielen, als was grausames, verworffen wird, so bezeuget doch die Vernunfft und Erfahrung, daß solche nicht allzeit vor grausam zu halten, und daß solche von verschiedenen *Practicis* bey dreyerley Gelegenheit glücklich seye verrichtet worden, auch noch künfftig könne verrichtet werden: und zwar erstlich, wann

---

a) *Barbette Chirurg.* im Cap. von der *Paracentesis, Solingens Chirurg. Tab.* 7. *fig.* 8. 9. 10. *Meekren Observ. Cap.* 50.

Das 103 Cap. Vom Kaiserlichen Schnitt.

wann die Mutter gestorben, und das Kind im Leib derselben noch lebendig gespüret wird: als in welchem Fall man, so bald möglich, mit einem Messer den Bauch mit einem Kreutzschnitt, oder wie man sonsten will, aufschneiden soll, hernach alsobald die Mutter öffnen, aber acht geben, daß man das Kind nicht verletze. Wenn eine genugsame Oeffnung gemacht, nimmt man das Kind heraus, bindet selbigem die Nabelschnur, wärmet und stärcket es, und damit ist die Operation verrichtet. Man muß sich aber wohl vorsehen, daß man bey solcher Gelegenheit nicht eine Frau vor todt halte, und aufschneide, welche etwa nur in einer Ohnmacht läge.

2. Zweytens, wenn aber die Mutter lebte, und das Kind todt, aber keine Hoffnung wäre, daß dasselbe könte gebohren, oder durch den natürlichen Weg weggenommen werden, als z. E. wenn das Kind in der *Tuba Fallopiana*, im Eyerstock, oder gar in der Hohligkeit des Leibs läge, gleichwie dergleichen observirt worden; oder wann ein *Callus*, Geschwulst oder Auswachsung in der Mutterscheid verhinderte, daß das Kind nicht könte durch den natürlichen Weg aus der Mutter kommen, und dieselbe daher auch sterben müßte, gleichwie zuweilen geschehen: kan man durch diese Operation trachten, selbige bey dem Leben zu erhalten, gleichwie solches von Dr. *Abraham Cyprianus* glücklich ist verrichtet, und in einem besondern Tractätlein beschrieben worden. Derohalben, wo sich eine solche Frau zur Operation resolvirt, soll man selbiger, entweder im Bett oder auf dem Tisch, den Bauch neben der *Linea alba* durch eine gerade lange Incision vorsichtig aufschneiden, und wohl acht geben, daß man inwendig nichts verletze. Wenn der Leib geöffnet, muß man sehen, wo das Kind liegt: findet man selbiges in der Hohligkeit des Leibs, nimmt man es heraus, und separirt behutsam die *Placenta*, um solche gleichfalls herauszunehmen; liegt das Kind aber in dem Eyerstock, oder in der *Tuba Fallopiana*, oder in der Mutter selbst, sind selbige gleichfalls aufzuschneiden, und hernach das Kind mit sambt seiner Nachgeburt herauszunehmen. Wenn dieses geschehen, nimmt man das Geblüt mit einem Schwamm aus dem Leib, bestreichet hernach die blutende Theile mit dem stärcksten rectificirten Brandewein, bis das Bluten aufhört, und alsdann, wo der *Uterus* hat müssen aufgeschnitten werden, lässet man selbigen ohne Zusammennähung, und überläßt die Heilung der Natur, dieweil der *Uterus* sich von selbsten wieder zusammenziehet und heilet. Den Bauch aber nähet man wieder zu, gleichwie bey der Bauch-Nath pag. 76 ist gesagt worden, applicirt auch in

Zweyte Gelegenheit.

den untersten Theil der Wunde, eine grosse Wiecken, um eine Oeffnung zu halten, durch welche man täglich eine heilende und reinigende Injection, gleichwie bey dem Brust-Geschwür und Brust-Wunden angezeiget werden, einspritzet: womit so lang continuiret wird, biß man siehet, daß nichts Widernatürliches mehr aus der Oeffnung herauslauffet, welches dann anzeiget, daß die innerliche Wunde geheilet sey. Inzwischen muß die Patientin zugleich dienstliche innerliche Medicamenten gebrauchen, und gute Diät halten, als weßwegen ein geschickter *Medicus* gute Vorsorg thun soll. Ehe man diese Operation vornimmt, soll die Patientin erst ihren Urin weglassen, damit nicht die Blas in der Operation möge verletzt werden. Jederman siehet, daß diese Operation, sonderlich wo der *Uterus* muß geöffnet werden, höchstgefährlich sey: dennoch weil man Exempel hat, daß einige sind davonkommen, so ist doch besser in solchen Zufällen die Operation zu tentiren, als die Frau ohne alle Hülffe sterben zu lassen.

Die dritte Gelegenheit.

3. Drittens wird diese Operation auch verrichtet, wenn Mutter und Kind noch leben, und gewisse Ursachen und Kennzeichen vorhanden, daß das Kind unmöglich könne gebohren werden: als da sind, wenn das Kind im Eyerstock, der *Tuba Fallopiana*, oder in der Hohligkeit des Bauchs läge; oder wenn ein *Callus* an der Mutterscheide; oder wo eine grosse Geschwulst die Geburt verhinderte, und also Mutter und Kind müßten verlohren gehen. In diesem Fall, ob schon viele sind, welche diese Operation bey lebendiger Mutter vor allzu grausam ausschreyen, so halte doch vor besser, daß man nach reiffer Überlegung mit andern Kunst-Erfahrnen, und wo man sonsten kein ander Mittel siehet zu helffen, lieber die Operation, und zwar aufvorher-beschriebene Manier, vornehme, so können entweder die Mutter oder das Kind, oder manchmahl gar alle beyde bey Leben erhalten werden, welche sonsten gewiß sterben müßten; und sind diejenige *Medici* und *Chirurgi* vielmehr vor unbarmhertzig und unchristlich zu halten, welche in solchen Fällen die Operation unterliessen, und die Mutter samt dem Kind zugleich, ohne behörige Hülffe, wolten sterben sehen. Von *Ruleau* ist vor kurtzem ein Tractat von dieser Operation herauskommen, welcher meritirt gelesen zu werden.

Von den Brüchen.

Das 104 Capitel/
Vom Nabel-Bruch/ Omphalocele.

1.

Wenn der Nabel widernatürlich ausgedehnet wird/ und in seine Ausdehnung Netz oder Därm/ oder beyde zugleich eindringen/ so wird solches ein Nabel-Bruch genannt. Siehe *Sculteti* Zeughauß *Tab. XXXVII.* Diese Ausdehnung und Geschwulst entstehet entweder jähling in einem Fall/ Sprung/ Stoß/ Aufhebung einer schweren Last/ oder in schwerer Geburt/ durch welche das *Peritonæum* am Nabel offt sehr ausgedehnet wird/ und die Därm und Netz sich hineindringen; öffters aber entstehet der Nabel-Bruch nach und nach/ wenn das *Peritonæum* an dem Nabel sehr schwach und schlapp wird/ und sich durch die Därm allmählich ausdehnen läßt: worzu dann vorhergemeldte Ursachen/ wie auch bey Kindern öffteres und starckes schreyen gute Gelegenheit gibt. Man erkennet einen Nabel-Bruch 1) aus dem Sehen/ wenn der Nabel sehr aufgeschwollen/ 2) aus dem Hören und Fühlen: da entweder/ wenn man die Geschwulst lind drucket/ ein Gruntzen der Därm verspühret wird/ welches anzeiget/ daß Därm darinnen; oder man fühlet nur was weiches/ wie Fett: wodurch angedeutet wird/ daß das Netz darinn enthalten. Dieses wird ein Netz-Bruch/ jenes ein Darm-Bruch genannt. Bey der Wassersucht treibet sich der Nabel durch das Wasser auch offt in die Höhe/ welches aber von den Brüchen aus der dabeyseyenden Wassersucht leicht zu unterscheiden.

Was ein Nabel-Bruch.

2. Ein Nabel-Bruch ist nicht ohne Gefahr; sonderlich aber ist selbiger gefährlich/ wenn er jähling entstehet/ und die Därm durch ein enges Loch heraus gezwungen sind/ und nicht wieder hineinzubringen: aus welchem eine Stockung und Entzündung in den Gedärmen entstehet/ woraus hefftige Schmertzen und Brechen/ oder das *Miserere* genannt/ mit Angst und Bangigkeiten/ und darauf bald der kalte Brand/ und selbsten der Tod/ offt erfolgen. Wenn ein Nabel-Bruch nach und

Prognosis.

nach entstehet, und wo der Ausgang so weit, daß die Därm leicht wiederum können in den Leib gebracht werden, ist solcher nicht so gefährlich. Dennoch wenn solche Leute sich nicht eines guten Bruch-Bands bedienen, und sich nicht vor Verkältung und groben Speisen hüten, so kan leicht unversehens eine Verschlagung der Därm an dem Nabel geschehen, und darauf vorbemeldte schwere und tödtliche Zufäll erfolgen. In Kindern lassen sich diese (wie sonsten auch alle andere) Brüch leichter und gewisser curiren, als in erwachsenen oder alten Leuten: und bekommen alte leicht eine Recidiv, wo sie nicht allzeit ein gutes Band tragen, als welches sie ohne Lebens-Gefahr nicht wohl entbehren können.

Cur, wenn die Därm einzubringen.
3. In der Curation wird erfordert, daß man die ausgefallene Därm und Netz wieder in Leib bringe, und zugleich verhüte, daß selbige nicht wieder herausfallen. Derohalben, wo der Ausgang der Därm weit genug, daß selbige wieder hinein können gebracht werden, soll man sie wieder lind hinein drucken, und damit selbige nicht wieder herausfallen, dem Patienten ein dienliches Band anlegen, welches *capable* die Därm in dem Leib zu halten, und das Wiederausfallen zu verhindern, gleichwie *Tab. XV fig.* 10 und 11 dergleichen abgezeichnet sind. Bevor aber ein Band angelegt wird, ist rathsam, ein gutes Bruch-Pflaster und Compreß über den Nabel zu legen, und hernach erst das Bruchband. Auf solche Manier, wenn gute Bruchbänder etliche Monat beständig getragen werden, können solche Brüch, bey Kindern und jungen Leuten, oder auch sonsten offt bey Erwachsenen, wo sie noch nicht lang gewähret, vollkommen wieder curiret werden. Wenn aber dieselbe bey Erwachsenen schon lang gewähret, sind sie fast niemals vollkommen zu curiren; sondern es müssen dieselbe Lebens-lang und beständig ein Bruchband tragen, sonst fallen die Därm gar leicht wieder aus, und können dardurch in Lebens-Gefahr kommen.

Wenn sie nicht einzubringen.
4. Wenn man aber die Därm wegen Engigkeit des Ausgangs nicht wieder kan in Leib bringen, und der Patient deßwegen hefftige Schmertzen und Brechen bekäme, so hilfft alsdann das Bruchband nichts; sondern man muß erst mit erweichenden Auffschlägen den Ort suchen zu erweichen, und so offt man einen Auffschlag wegnimmt, probiren, ob die Därm können eingebracht werden. Wo solches angehet, soll man sie nach Eindruckung derselben mit einem dienlichen Verband suchen innen zu halten, gleichwie vor gesagt. Wenn man aber innerhalb 12, oder höchstens 24 Stunden, nachdem die Umstände, solche nicht

Das 104 Cap. Vom Nabel-Bruch.

nicht könnte einbringen/ und die übele Zufäll immer anhielten/ oder gar zunähren/ ist nicht anderst/ als durch eine Operation/ zu helffen/ und soll man/ damit die Därm nicht den Brand bekommen/ nicht länger warten: dann wo die Därm schon verdorben sind/ der Patient sehr schwach/ die Hände kalt/ und der kalte Schweiß schon davon laufft/ so ist zu spät die Operation vorzunehmen/ weilen solche Patienten gewiß sterben. Wenn aber die Operation beyzeiten geschiehet/ und der Patient noch bey guten Krafften ist/ so kan man durch die Operation denselben noch vom Tod erretten: welche aber auf eine Erweiterung des engen Orts des Ausfalls ankömmt. Derohalben/ um diese zu verrichten/ muß man den Patienten auf einen Tisch auf den Rücken legen/ so/ daß er mit dem Bauch was hoch liege; und in solcher Lag muß man selben entweder fest an die Tafel binden/ oder von vier bis fünff starcken Personen an Händen und Füssen so halten lassen/ daß er sich nicht bewegen könne. Alsdann soll der *Chirurgus* aufs allerbehutsamste die Haut über dem Bruch oder Geschwulst durchschneiden/ damit er nicht die Därme verletze; und wohl acht geben/ daß/ wann er nur eine kleine Oeffnung hat/ er alsobald einen hohlen Sucher hinein stecke/ und hernach mit einem krummen Incisions-Messer die Oeffnung erweitere: endlich soll er gar den Sucher in den Leib bringen/ und den Ort/ wo die Därm herausgefallen/ mit dem krummen Messer vorsichtig erweitern/ so viel als genug seyn mag/ die Därm wieder einzubringen/ fast eben so/ wie von den ausgefallenen Därmen bey den Bauch-Wunden ist gesagt worden. Oder er kan sich auch/ an statt vorbemeldter Instrumenten/ zur Erweiterung der Wunde/ eines krummen Messers mit einem Knöpflein bedienen/ *Tab. IV. fig. 3.* oder *Tab. XX. fig. 12.*

§. Wenn dieses geschehen/ bringet man die Därm ein/ und läßt die Wunde von einem Helffenden wohl zuhalten/ damit dieselbe nicht wieder herausfallen: und/ wo dieses geschehen/ vereiniget man die Wunde durch eine Knopf-Nath/ und verbindet hernach dieselbe/ bis zu völliger Heilung/ auf eben die Manier/ wie bey der Bauch-Nath *pag. 76* ist gesagt worden. Nach dem ersten Verband läßt man den Patienten ruhen/ und vor dem dritten oder vierten Tag nicht aufbinden; es seye dann/ daß ein schwerer Zufall solches erfordere/ damit inzwischen die Lippen der Wunde wohl zusammenwachsen. Nachdem aber auf vorherbemeldte Manier die Wunde geheilet/ soll der Patient dennoch noch lange Zeit nach der Curation ein gutes Band tragen/ damit die Maße desto stärcker werde/ dieweil sonsten leicht ein neuer und ge-

Was nach der Einbringung zu thun.

fähr-

fährlicherer Bruch entstehen könnte: ja bey alten Leuten ist rathsam, daß sie solches Lebenslang tragen, wenn sie von der Recidiv wollen sicher seyn. Bey kleinen Kindern braucht man nur eine Nabelbinde, um einen Nabelbruch zu curiren: wenn man nur vorher ein Knöpflein vom Bruch-Pflaster in den Nabel und darüber eine Compreß leget, hernach solches mit einer Nabelbinde wohl zubindet.

Erklärung der fünffzehenden Kupffer-Tafel.

Fig. 1. Zeigt, wie ein Krebs an der Brust *a a* mit grossen Nadeln *b b* zu unterstechen.

Fig. 2. Wie derselbe zu binden und abzuschneiden.

Fig. 3. Des *Helvetii* Zang, den Krebs in der Operation mit zu fassen.

Fig. 4. Eine andere zu eben dem Gebrauch vom *Helvetio* beschrieben.

Fig. 5. Bidloos Instrument, einen kleinen Krebs zu unterstechen.

Fig. 6. Desselben Gabel, bey grössern Krebsen zu gebrauchen.

Fig. 7. Das Messer, den Krebs mit wegzuschneiden.

Fig. 8. Ist ein Trocar zur *Paracentesis* in der Wassersucht.

Fig. 9. Ein Instrument um einen Buckel zu verhüten. Das Creutz *A A A A* wird auf den Rücken, und der Ring *B B* um den Hals applicirt: die Riemen *C C* aber werden um die Aerme, und das unterste Band *D D* um den Leib gebunden.

Fig. 10. Ein Band zu dem Nabel-Bruch. *A* das Bäuschlein oder Knopf, der auf den Nabel kommt; *B B B* der Riemen, welcher um den Leib durch die Schnall *C* wohl zugeschnallt wird.

Fig. 11. Ist ein anderes Band zum Nabel-Bruch, welches von starckem Drath so gewunden wird, wie diese Figur anzeiget, wovon der Theil *A* auf den Nabel zu stehen kommt; *B B B* geht um den Leib, *C C* muß bey den Weichen anschlüssen, alles aber mit Leder, Pomesin oder Barchet überzogen, und nach der Grösse des Patienten accommodirt werden.

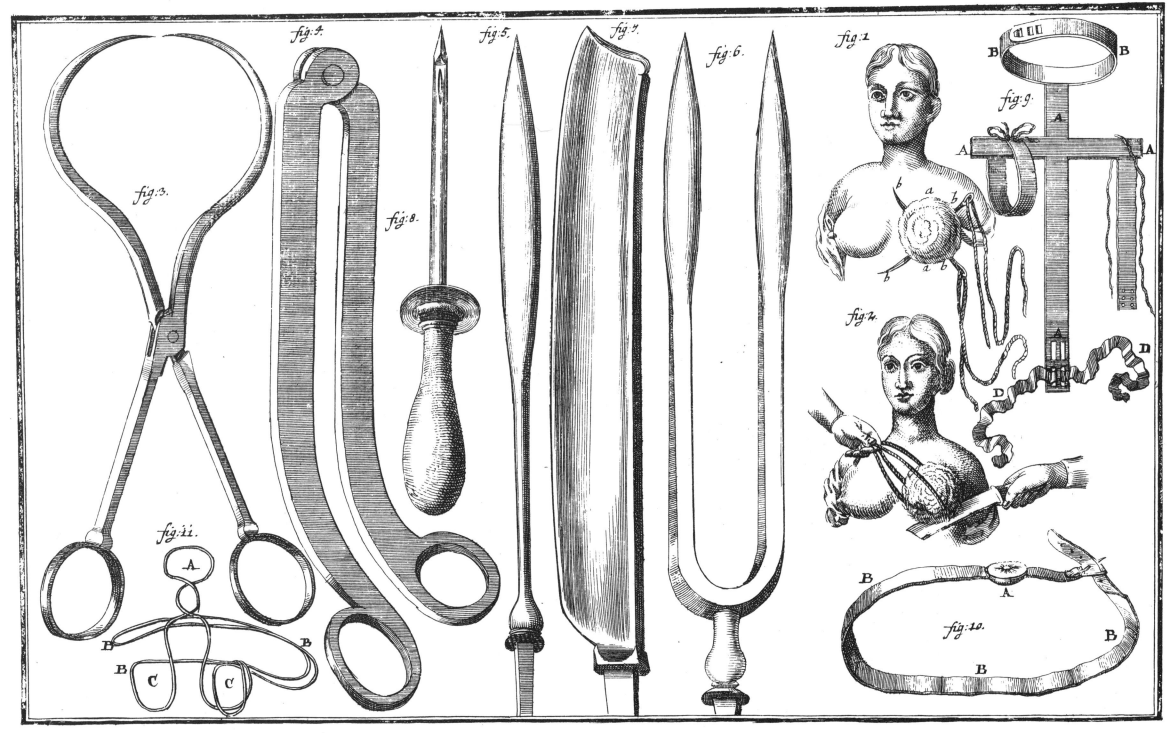

Tab: XV.

Das 105 Capitel/
Vom Leisten- oder Weichen-Bruch/ Bubonocele.

I.

Ein Leisten- oder Weichen-Bruch (*Bubonocele*) wird genannt, wenn Därm oder Netz durch die *Processus Peritonæi* in die Leisten oder Weichen fallen, allwo sie eine Geschwulst, fast wie die *Bubones*, verursachen, daher auch der Name *Bubonocele* gekommen. Man muß sich also wohl hüten, daß man solchen Bruch nicht vor *Bubones* oder Beulen halte, vielweniger selbige vor einen Beulen eröffne, weilen dardurch die Därm würden verschnitten, und der Patient leicht ums Leben gebracht werden.

Was eine Bubonocele oder Leisten Bruch.

2.
Es entstehet dieser Bruch gleichfalls, wie der Nabelbruch, entweder nach und nach, durch *Relaxation* des *Peritonæi* bey dem Ringen, in den *Musculu* des Bauchs, wo die *Processus Peritonæi* und Saamen-Gefässe aus dem Leib gehen; oder es entstehet derselbe jähling und auf einmal, durch Springen, Fallen, Stossen, Heben, und dergleichen: wordurch das *Peritonæum* an bemeldtem Ort entweder gewaltsamer weis zerrissen, oder nur ausgedehnet wird, und die Därm aus dem Leib getränget werden.

Wie selbiger entstehe.

3.
Wenn solcher Bruch nach und nach entstehet, so befinden offt die Patienten lange Zeit keine Beschwerlichkeit davon: wenn selbiger aber jähling kommt, oder diejenige, welche einen dergleichen Bruch haben, sich verkälten, allzuviel, insonderheit aber grobe und Wind machende Speisen zu sich nehmen, so werden hierdurch die Därm entweder zu sehr angefüllt und ausgespannt, oder es zwinget sich der Ort des Ausfalls so zusammen, daß die Därm dadurch so sehr geklemmt werden, daß nichts durch kan; sondern daß Entzündung der Gedärm, grausame Schmertzen und das *Miserere* daraus werden, gleichwie bey dem Nabelbruch gesagt worden: welches Ubel man alsdann *Hernia incarcerata*, oder einen eingesperrten Bruch, nennet, dem auch diejenige unterworffen sind, welche einen Darm-Bruch

Was er vor Zufäll errege.

im Beutel oder *Scrotum* haben, und kein Bruch-Band gebrauchen. Derohalben ist zu rathen, daß alle die, welche Därm-Brüche haben, es seye nun in der Leiste oder im Gemächt, niemals, ohne ein gutes Bruchband anzuhaben, seyn sollen, damit nicht ein solcher gefährlicher incarcerirter Bruch daraus werde. Dennoch können auch diejenige manchmal, welche Bruchbänder tragen, solche eingesperte Brüch bekommen, wenn ihnen im Reiten oder anderer starcken Bewegung das Bruchband rutschet, oder gar zerbricht, und also die Därm mit Gewalt aus dem Leib getrieben werden, gleichwie solches dem Marschall *de Villeroi* einsmals auf der Jagd geschehen, daß er das Leben fast hätte drüber einbüssen müssen.

Wie er zu erkennen. 4. Man erkennet den Leisten-Bruch aus der Geschwulst in der Leisten, welcher bis gegen den Ring der Bauch-Musculen sich ausdehnet, und welchen man, wo der Schaden nach und nach entstanden, durch lindes drucken in den Bauch eindrucken kan: da dann gemeiniglich ein Gruntzen der Gedärme gehöret wird; ist aber nur das Netz ausgefallen, fühlet man in der Geschwulst ein weiches *Corpus*, wie Fett. Wann ein solcher Bruch jähling entstanden, oder sonsten incarcerirt ist, so wird die Geschwulst sehr hart, roth und entzündet, und spüren die Patienten grausame Schmertzen: worauf offt hefftiges Brechen entstehet, und endlich gar der Unflat, welcher sonsten durch den Stuhl gehen soll, ausgebrochen wird; mit grosser Angst und Bangigkeit, worzu endlich Ohnmachten kommen, kalter Schweiß, Kält über den gantzen Leib, und gar offt der Tod selbst.

Prognosis. 5. Die *Prognosis* ist bey allen Därm-Brüchen, sonderlich wann selbige schon eingespert, sehr gefährlich, gleichwie aus vorhergehenden erhellet: wenn aber derselbe noch nicht incarcerirt, so ist zwar keine sonderliche Gefahr, wenn man die ausgefallene Därm wieder einbringt, und ein dienliches Bruchband gebrauchet; dennoch, wo sich solche Leut keines Bruchbands bedienen, so kan leicht, wegen oben-bemeldter Ursachen, ein incarcerirter Bruch daraus werden, und alle vorbemeldte Zufäll erregen. Wenn ein solcher Bruch innerhalb zwey oder längstens drey Tagen nicht wieder in Leib gebracht wird, und die Zufäll anhalten, so bekommen die Därm den Brand, und müssen solche Patienten sterben. Derohalben muß man ihnen beyzeiten kräfftig helffen, dann sonsten ist hernach alles vergebens: und zwar, wie hefftiger die Zufäll, desto ehender muß man zur Operation schreiten. Wo solche Patien=

Patienten schon sehr matt, überall kalt, und kalten Schweiß schwitzen, pflegen selbige innerhalb wenig Stunden des Tods zu seyn: und ist bey solchen Zufällen die Operation nicht nur vergebens; sondern es ist zu befürchten, daß der Patient unter der Operation sterbe, und hernach die Ursach des Tods der Operation zugeschrieben werde, welcher doch wegen des Brands erfolget.

6. Die Curation ist dreyerley, nach Unterschied der Umständen: dann 1) wenn die Därm noch in Leib zu bringen, soll man solche lind eindrucken, und dem Patienten hernach, nachdem man ein Bruch-Pflaster auf den Ort des Ausfalls gelegt, ein gutes Bruchband anlegen, und solches viele Monat tragen lassen, so werden alle Kinder und junge Leut, welche noch nicht viel über 20 Jahr, vollkommen wieder curiret, und bedarf man allhier keiner Bruchschneiderey: wenn aber die Leut schon älter, müssen sie offt Lebenslang solches tragen, so bleiben sie von allen sonst zu befürchtenden Zufällen befreyet, können ihren Verrichtungen abwarten, und dabey alt werden. Dennoch, wo die Brüche nicht lang gewähret, so kan man selbe auch in Leuten von 25 und mehr Jahren, durch gute Bruchbänder offtmahls wieder curiren. *Cur, wo die Därm leicht einzubringen.*

7. Wenn aber ein Bruch incarceriret ist, das ist, daß derselbe grossen Schmertzen und andere vorbemeldte Zufälle verursachet, und die Därm sich nicht wollen lassen in Leib bringen, muß man alsdann zur Operation schreiten, welche gleichfalls in Erweiterung des Ausfalls bestehet, fast wie bey dem Nabel-Bruch. Dennoch aber, weil die Curation eines incarcerirten Bruchs zuförderst darinnen bestehet, daß man vor allen Dingen, die ausgefallene Därm wieder in Leib bringe, so soll man, ehe zur Operation geschritten wird, (als welche zimmlich gefährlich ist) vorher erweichende Aufschläg offt auf die Geschwulst schlagen, und dergleichen Clystier appliciren, um dardurch die Oeffnung und Därme zu erweichen, auch, wo möglich, die Einbringung derselben suchen zu bewerckstelligen. Derohalben, wenn eine weil dergleichen gebraucht worden, soll man den Patienten mit dem Kopff nieder, mit dem Hintern aber hoch legen, und die Därm mit den Händen gelind trachten einzubringen, als welches offt hierauf angehet. Wenn man dieses zuwegen gebracht, muß man hierauf von jemand die Hand fest auf den Ausfall halten lassen, damit sie nicht wieder herausfallen, inzwischen ein Bruch-Pflaster oder anderes starck-klebendes Pflaster, eine *Wo selbige schwer einzubringen.*

drey-

drey=eckichte dicke Compreß, und eine Binde oder Bruchband präpa=
riren, hernach selbige appliciren, und darauf lang, oder Lebenslang, nach
verschiedenem Alter des Patienten, ein Bruchband tragen lassen, gleich=
wie schon vorher §. 6 gemeldet.

Wenn selbige gar nicht einzubrin= gen, ist die Ope= ration vorzuneh= men.

8. Wenn aber die Därm nicht wiederum könnten einge=
bracht werden, und die Geschwulst sehr hart, schmertzhafft, hefftig
entzündet, und entweder das Brechen schon wircklich da, oder doch An=
zeigen, daß selbiges bald kommen möge, muß man den Patienten und
Angehörigen die Gefahr, worinnen derselbe sich befindet, vorstellen, und
daß selbigem nicht mehr zu helffen sey, als durch einen Schnitt oder
Operation; auch daß man solche bald müsse vornehmen, ehe der Pati=
ent zu schwach werde, weil sonsten alle Hilff würde vergebens seyn, und
der Patient bald sterben müste. Wenn also der Patient sich resolvirt,
und man die Operation vornehmen will, soll man auf der Geschwulst
1) die Haar abschneiden, wenn es nöthig ist, und hernach sehr vorsich=
tig und behutsam eine länglichte Incision auf der Geschwulst machen,
ungefehr zwey Fingerbreit=lang, aber nicht tief, sondern nur bloß
durch die Haut, (weil selbige in diesem Zufall sehr dünn und ausgedeh=
net ist) damit man nicht in die Därm schneide. Wenn die Haut
durchschnitten, soll man dieselbe mit zwey Häcklein voneinander ziehen
lassen, und hernach nicht mehr schneiden, sondern das Fett nur mit ei=
nem Sucher, *Separatorium*, Messer=Stiel, oder gar nur mit den Fin=
gern voneinander theilen, bis man zu den Därmen kommt, um solche
durch das Schneiden nicht zu verletzen: und so bald man nur mit einem
kleinen Löchlein in den Sack, worinn die Därm liegen, gekommen, soll
man, um solches Loch zu erweitern, entweder mit einem krummen Me=
serlein, welches an der Spitz ein Knöpfflein hat, *Tab. IV fig. 3*, oder *Tab.
XX fig. 12*, oder einem hohlen Sucher und krummen Messerlein hin=
einfahren, und den Sack bis hinauf nach dem Ring oder Ausfall eröff=
nen, damit man zu dem Ort, wo die Därm wieder hineingebracht wer=
den müssen, desto besser zukommen könne. Wenn man alsdann fin=
det, daß die Därm noch nicht verdorben, muß man trachten selbige be=
hutsam durch den Ring der Bauch=Musculn wieder einzuschieben. Da=
mit aber solches desto leichter geschehe, kan man noch ein Stück Därm
aus dem Leib ziehen, damit dadurch der Wind in selben sich besser
vertheilen, und die Därm weicher und dünner werden mögen, wie bey
den Bauch=Wunden gesagt worden, so lassen sich selbige hernach offt
besser einbringen. Wolte auch dieses nicht angehen, muß der Ring

der

Das 105 Cap. Vom Leisten- oder Weichen-Bruch.

der Bauch-Musculen durch eine Incision vorsichtig erweitert werden, so viel als nöthig ist, die Därm einzubringen: welches wieder entweder mit vorbemeldten Instrumenten, oder mit einem besondern hierzu erdachten Instrument, welches ein verborgen Messer ist, Tab. XVI fig. 1 und 2, geschehen kan, mit welchen entweder eine grosse Incision, oder verschiedene kleine im Umkraiß des Rings, (als welches besser gehalten wird) gemacht werden, und hernach durch den erweiterten Ring, die Därm sind in Leib bringen.

9. Wenn die Därm eingebracht, muß man wohl acht geben, daß selbige nicht wieder herausfallen: und deßwegen die Oeffnung zuhalten lassen, hernach Carpie und eine dreyeckichte dicke Compreß darüber legen, und mit einem festen Verband, welches man die Spica nennet, wohl verbinden. Wenn die Verbindung geschehen, bringet man den Patienten ins Bett; da dann derselbe währender Cur sich still und ruhig halten muß, mit dem Kopff niedrig liegen, und in der Diät sich so verhalten, wie bey allen schweren Operationen oder Verwundungen zu geschehen pfleget. Dabey soll man täglich, wenn von selbsten keine Oeffnung sich ereignet, durch ein erweichendes Clystier den Leib offen halten; und wenn solche Patienten drey oder vier Tag sich wohl befinden, kommen selbige meistens darvon, und kan man ihnen alsdann, um die Därm desto besser auszureinigen, ein lindes Purgier geben. Wenn aber inzwischen ein Schluchzen und Wund-Fieber darzukommt, ist solches gemeiniglich tödtlich. Das erste Verband, wo es anderst wohl hält, soll vor dem dritten oder vierten Tag nicht aufgelöst werden, da man es dann bey dem andern Verband wie eine Wunde verbindet, auch folglich wie eine andere Wunde zuheilet, und ist genug, wann selbiges nur alle zwey oder drey Tag einmahl verbunden wird, bis solches geheilet. Bey dem Verbinden ist allemahl wohl acht zu geben, daß sich die Därm nicht wieder herausdrucken: welches man sehr wohl verhütet, wenn der Patient bey dem Verbinden mit dem Kopff niedrig, mit dem Hintern aber hoch lieget, und eine Hand auf den obersten Theil der Wunde hält. Wenn die Wunde endlich völlig geheilet, sollen solche Leut nach der Cur Jahr und Tag, oder bey Alten gar Lebenslang, ein bequemes Bruchband tragen, damit sie nicht eine Recidiv bekommen. Vor der Operation soll der Patient erst den Urin lassen, damit im Leib mehr Platz werde, und sich die Därm hernach desto besser einbringen lassen.

Was nach Einbringung der Därm zu thun.

10. Wenn

Wenn die Därm schon faul.

10. Wenn in der Operation der ausgefallene Darm schon verdorben und faul befunden wird, gleichwie geschiehet, wann die Operation zu spat ist angestellt worden, darf man die verdorbene Därm nicht einbringen, damit man den Patienten nicht noch mehrere Schmertzen verursache, indem dieselbe doch bald darauf sterben müssen. Das eintzige und äusserste Mittel bey solchen Zufällen wäre, daß man das verdorbene Stück Darm wegschnitte, und das oberste Ende an die Wunde anhefftete, gleichwie hiervon bey den Bauch-Wunden pag. 84 schon weitläufftiger ist gehandelt worden: so könte vielleicht manchmal ein solcher Patient, sonderlich der sonst noch starck ist, bey dem Leben erhalten werden. Wenn sich ein Därm-Bruch in dem Gemächt oder Scrotum verschlüge, oder incarcerirt würde, müßte selbiger auf eben solche Manier, wie jetzt beschrieben, curirt werden.

Das 106 Capitel/
Von den Brüchen im Gemächt oder Scrotum, in specie vom Darm-Bruch.

I.

Vielerley Arten der Brüchen.

Brüche im Gemächt nennet man, wenn dasselbe widernatürlich aufgeschwollen ist: und sind dieselbe vielerley, bekommen aber ihre Namen und Unterschied von demjenigen, was im Beutel oder Scrotum widernatürlich enthalten ist. Dann wenn die Därm durch die Processus Peritonæi hinein gefallen, nennet man es einen Darm-Bruch; wenn das Netz, einen Netz-Bruch; wenn das Scrotum mit Wasser angefüllt, einen Wasser-Bruch, wann es aber von Winden ausgedehnet, einen Wind-Bruch: wenn ein Testiculus sehr groß und hart wird, wie ein Scirrhus, wird es ein Fleisch-Bruch genannt; wenn die Saamen-Adern sehr dick aufgeschwollen, nennet man es einen Krampf-Ader-Bruch: manchmal aber ist Netz- und Darm-Bruch, Wasser- und Darm-Bruch, oder andere mit einander vermenget, dahero dann verschiedene vermengte Namen kommen. Von diesen allen wollen wir jetzo ins besondere handeln, und zwar erstlich

Vom Darm-Bruch.

Was ein Darm-Bruch.

2. Ein Darm-Bruch (*Enterocele*) wird genennt, wenn die Därm durch den Ring der Bauch-Musculn und die *Processus Peritonæi* in das *Scrotum* fallen, wodurch das Gemächt widernatürlich groß wird. Siehe *Tab. XVI fig. 3. A, B.* Dieses kan nicht anderst geschehen, als es muß dieser Ring widernatürlich erweitert, und das *Peritonæum* sehr ausgedehnet werden, dergestalt, daß es weiche, und bis ins *Scrotum*, gleichwie ein Sack, sich ausdehne; S. *Tab. XVI fig. 4 D*; oder es muß das *Peritonæum*, welches vorbemeldten Ring in Gesunden zuschliesset, brechen, und das Gedärm hernach durch das Loch, und *Processus Peritonæi*, ins *Scrotum* fallen. Es sind diese Brüche meistentheils nur auf einer Seite, manchmal aber auch auf beyden.

Ursachen und Zeichen.

3. Die Ursach dieses Bruchs ist eben, wie bey dem Leisten-Bruch im vorher gehenden Capitel beschrieben worden: und wird auch auf eben solche Manier, manchmahl jehlinger, manchmahl nach und nach generirt, nach Unterschied der Ursach. Anfangs sind selbige meistens klein, manchmiahl aber werden diese Brüch so groß, daß sie das *Scrotum* bis an die Knie extendiren, und fast alle Därm zum Leib herausfallen, wie bey *Meekren pag. mihi 362.* und andern, kan gesehen werden. Die Erkänntnüs dieses Bruchs ist eben wie beym Leisten-Bruch: nemlich man siehet eine widernatürliche Geschwulst im Gemächt, welche sich, sonderlich wenn der Patient auf dem Rücken liegt, hinauf in die Weiche und gar in Bauch eindrucken läßt; aber, wo man die Hand wieder zurückziehet, oder der Patient aufstehet, mit einem gewissen Gruntzen wiederum herunterfällt. Zuweilen aber sind die Därm im *Scrotum* angewachsen, und in solchem Fall lassen sie sich nicht wieder in Leib drücken, sondern man spüret nur in Drückung der Geschwulst einiges Gruntzen der Därme; wenn man aber von dem Patienten vernimmt, daß er sonsten diese Geschwulst habe können in Leib bringen, so ist man hernach desto gewisser, daß es ein Darm-Bruch seye. Uberdas spüret man nebst der widernatürlichen Geschwulst die *Testiculen*, als wordurch dieser Bruch von Wasser und Windbruch unterschieden ist. Wo diese Geschwulst jähling nach hefftiger Gewalt entstanden, so ist der Ring in den Bauch-Musculn offt noch so eng, daß die Därm nicht wieder können zurück gebracht werden, und daher entstehet ein incarcerirter Bruch, eben so, wie im vorhergehenden Capitel ist gesagt worden.

Von denen Chirurgischen Operationen.

Prognosis.

4. Ob schon manche lang ohne sonderbare Beschwernus Därm-Brüch haben/ auch selbige am Kinderzeugen keine sonderliche Hindernus machen/ so sind sie doch/ wenn sie groß werden/ nicht nur sehr beschwerlich/ sondern/ was das ärgste ist/ wenn solche Leut kein Bruchband tragen/ kan offt jähling von einer Verkältung/ Sprung/ Bewegung/ Husten/ windmachenden Speisen/ oder andern geringen Ursachen/ ein incarcerirter Bruch daraus entstehen/ welcher/ wie schon oben erinnert/ mit grausamen Schmertzen offt den Tod verursachet. Wenn aber solche Leut dienliche Bruchbänder tragen/ so können sie/ ohne einiges Ubel von dem Bruch zu befürchten/ so gesund und lang leben/ wie andere Leut.

Intention in der Cur.

5. In der Curation ist unser Vorhaben/ die Därm wieder in Leib zu bringen/ und darinnen zu halten/ auch/ wo es möglich ist/ den erweiterten Ring wiederum zusammen zu heilen: welches gleichfalls/ nachdem die Därm wieder eingebracht/ auf zweyerley Manier/ gleich wie in dem Leisten-Bruch gesagt worden/ entweder durch ein dienliches Bruchband/ oder durch die Operation/ welche man das Bruch-schneiden nennet/ geschehen muß: denn daß einige durch das Verpflantzen die Brüch curiren wollen/ ist unwahr und abergläubisch. Die erste Manier also/ die Brüche zu curiren/ sind die Bruchbänder/ welche man in allen Därm-Brüchen/ die sich wieder lassen in Leib bringen/ gebrauchen soll: weilen dardurch solche Brüch bey Kindern und jungen Leuten/ ja offt auch bey völlig erwachsenen/ wenn sie noch neu sind/ vollkommen und perfect können curiret werden.

Was vom Bruch-schneiden zu halten.

6. Man hat aber bey solchen Brüchen niemals das Bruch-schneiden nöthig/ wie solches die gemeine Bruchschneider und Marck-schreyer/ mit Lebens-Gefahr des Patienten/ durch Ausschneidung des *Testiculi*, und Bindung des *Processus Peritonæi* samt den Saamen-Adern/ zu verrichten pflegen; sondern es ist vielmehr solche schädliche und gefährliche Operation bey allen dergleichen Brüchen völlig zu verwerffen und zu verbannen: weil man durch sichere Manieren/ nemlich durch die Bruchbänder/ alle solche Brüch entweder vollkommen curiren/ oder doch/ wo selbige schon sehr lang gewähret hätten/ so einhalten kan/ daß die Därme nicht mehr können ausfallen/ und also den Patienten dardurch von allen sonsten zu befürchtenden Zufällen befreyen/ daß er seinen Verrichtungen füglich abwarten kan. Derohalben ist grausam und unchristlich/ bey diesen Brüchen eine so schmertz-

haffte

Das 106 Cap. Von den Brüchen im Gemächt.

haffte und gefährliche Operation vorzunehmen, da man auf eine sicherere Art helffen kan: denn es kan kein Bruchschneider versichern, daß der Patient gewiß werde davonkommen, und bereden dieselbe nur ihres Gewinns halben die Leute, daß sie sich der Operation unterwerffen. Es solte derohalben von der Obrigkeit allenthalben billig verbotten seyn, daß sie solche Operation ohne Consens der *Medicorum* nicht verrichten dörfften.

7. Es haben die *Chirurgi* verschiedene Arten von Bruchbändern erdacht, und findet man derselben vielerley bey den *Autoribus* abgezeichnet; welche aber, wo sie gut seyn sollen, dieses hauptsächlich haben müssen, daß sie den Ring oder das Loch des Ausfalls wohl zuzuhalten tüchtig und bequem seyen. Es müssen derohalben dieselbe nach eines jeden Patienten Grösse so zubereitet werden, daß sie wohl und accurat anschliessen, und von dem Ort des Ausfalls nicht weichen können. Man macht selbe bey jungen Kindern von starckem leinenen Tuch, Barchet, oder Pomesin, mit Baumwoll ausgefüttert; oder bey starckerern aus Leder, und gar von Eisen: wie man dann heut zu tag viele sehr bequeme *Façonen* hat, die so wohl vor Brüch auf einer als auf zweyen Seiten dienlich sind, gleichwie wir von den neuesten und besten vielerley Arten *Tab. XVI fig. 5, 6, 7, 8, 9, 10, 11, 12, 13, 14, 15,* abzeichnen lassen. Durch solche dienliche Bänder wird der Ort des Ausfalls, und die *Processus Peritonæi* so zusammen gedrucket, daß solche endlich wiederum eng zusammenwachsen, und hernach die Därm nicht wieder können herausfallen, wenn sie nur lang und beständig getragen werden, welches zum wenigsten ein halb Jahr geschehen soll. Inzwischen aber müssen sich auch solche Leut vor übler Diät und Überladung, ingleichem vor allen starcken Leibs-Bewegungen, als Reiten, Springen, und dergleichen, hüten, und zuweilen ein lindes Laxier gebrauchen, damit die Därme nicht so sehr den Leib ausdehnen, und also zu weiterer Ausdehnung Gelegenheit geben mögen. Wenn sich also die Leut so verhalten, so geschiehet die Curation auf solche Manier in Kindern und Leuten, welche noch nicht über 20 Jahr, meistentheils gewiß: dennoch werden auch dardurch noch öffters Leute, welche etlich und 20 ja 30 Jahr alt, curiret, wenn ihre Brüch nur noch neu sind, und beyzeiten einen erfahrnen *Medicum* oder *Chirurgum* um Hülffe ersuchen. Wenn aber bey alten Leuten die Brüche schon lang gewähret, hat man nicht leicht eine vollkommene Cur zu hoffen; sondern es müssen dieselbe Lebenslang ein Bruchband tragen, um dardurch das Ausfallen und Verschlagung der Gedärm zu verhüten: welches ja besser ist, als dem gefährlichen und sehr schmertzhafften Bruchschneiden sich zu unterwerffen.

Von den Bruchbändern.

8. Die

Wie das Bruch-schneiden verrichtet werde.

8. Die andere Manier, diese Brüche zu curiren, ist das schon offt bemeldte Bruchschneiden, welches aber 1) wegen der dabey seyenden Lebens-Gefahr, 2) der hefftigen Schmertzen, und 3) der Verlierung des *Testiculi*, von rechtschaffenen *Chirurgis* nicht soll vorgenommen oder gerathen werden, weilen, wie schon vorher gemeldet, die Curation durch die Bruchbänder viel sicherer ist: es seye dann in dem einigen *Casus*, wenn die Därm in dem *Scrotum* oder im *Processus Peritonæi* angewachsen wären, daß man selbige nicht wieder könte einbringen, und der Patient, aus Furcht daß sein Bruch sich möge verschlagen, und ihm hernach den Tod verursachen, solche Operation wolte ausstehen, gleichwie hiervon unten bald mehr soll gesagt werden. Sonsten aber in Brüchen, wo die Därm unangewachsen und eingebracht werden können, pflegen die Bruchschneider auf folgende Manier die Operation anzustellen. Sie legen den Patienten auf einen Tisch, so, daß der Kopff zurück und niedriger liege als der Bauch, und binden ihn entweder darauf an, fast wie die Figur bey dem *Scultet Tab. XXXVIII* ausweiset; oder lassen jeden Fuß und Arm von einem starcken Kerl fest halten, daß sich der Patient nicht rühren könne. Hernach druckt der *Operateur* die Därm zuruck in Leib, und läßt von einem Beystehenden die Hand auf den Ausfall halten, damit dieselbe nicht wieder mögen herausfallen. Nach diesem macht der *Operateur* auf der Seite und obersten Theil des *Scroti* eine länglichte Incision durch Haut und Fett daselbst, nachdem er dieselbe vorher, gleichwie bey dem Fontanell zu schneiden, oder bey der Haarschnur zu setzen, lässet in die Höhe heben, und schneidet damit bis auf den *Processus Peritonæi*, in der Läng von zwey bis drey Finger-breit, nachdem der Patient klein oder erwachsen. Wenn sie bis auf den *Processus Peritonæi* gekommen, separiren sie selbigen samt dem *Testiculus* mit einem Finger von den anhängenden Theilen, und reissen selbigen aus dem *Scrotum* heraus, bey welchem Ausreissen die Patienten den grausamsten Schmertzen erdulten. Wenn dieses geschehen, ziehen sie den *Processus Peritonæi* an, binden einen starcken Faden oder Schnur, welche gemeiniglich von Seiden ist, darum, gleichwie man sonsten ein Gewächs bindet, und knüpffen damit zugleich die Saamen-Adern zusammen. Nachdem das Binden geschehen, schneiden sie ohngefehr eines Fingers-breit unter dem Binden geschwind, ohne daß es die Umstehende manchmahl können gewahr werden, den *Testiculum* weg, füllen die Wunde mit Carpie aus, legen ein Pflaster und Compreß darüber, verbinden den Schaden mit einer Binde, und bringen hierauf den Patienten ins Bett. Nach diesem verbinden sie die Wunde täglich mit
Eyer-

Das 106 Cap. Von den Brüchen im Gemächt.

Eyer-Oel, oder anderem Wund-Oel, und nachdem der Faden abgefallen, welches ungefehr den fünfften oder sechsten Tag zu geschehen pfleget, lassen sie hernach die Wunde zuheilen, und damit ist die Cur verricht. Inzwischen lassen sie den Patienten beständig ruhig zwölff bis vierzehn Tag zu Bett liegen, und solche Diät halten, wie bey schwerer Verwundung oder gefährlichen Operationen gebräuchlich, bis der Patient entweder stirbt, oder wieder geheilet ist. Viele aber von solchen Geschnittenen bekommen Wund-Fieber und *Convulsiones*, sonderlich wenn der *Operateur* ungeschickt und grob mit ihnen umgangen, oder dieselbe in der Diät nicht wohl gehalten worden.

9. Es haben auch die *Chirurgi*, um den Schaden und Gefahr, welche von Wegnehmung des *Testiculi* herrühret, zu vermeiden, noch eine dritte Manier die Brüch zu curiren erdacht, welche der güldene Stich oder güldene Schnitt genannt wird, und diese haben sie folgender Weise zu verrichten beschrieben. Man leget den Patienten eben wie sonsten bey dem Bruchschneiden, bringt die Därm in Leib, und macht eben eine solche *Incision*, um den *Processum Peritonæi* zu entdecken. Wenn selbiger gefunden, ziehet man den *Testiculum* nicht heraus, wie beym Bruchschneiden, sondern bringet bey dem obersten Theil desselben, nahe bey dem Ring, einen dünnen güldenen Drath um den *Processus Peritonæi*, welchen man hernach mit einer Zange zusammen drehet, doch so, daß die *Vasa spermatica* davon nicht gedruckt, sondern der *Processus Peritonæi* nur so eng gemacht werde, daß die Därme nicht können ins *Scrotum* fallen, und dennoch der *Testiculus* erhalten werde. Dieweil aber die Därm diesen Draht leicht wegdrücken, wenn er nicht fest zugedrehet, so kan derselbe nichts helffen; ist er aber fest zugedrehet, so werden die Saamen-Adern nothwendig dardurch gepreßt, und muß der Gebrauch des *Testiculi* verlohren gehen, eben wie bey dem Binden der Bruchschneider. Ja, dieweil die Wunde wegen dieses Drahts beständiger Irritation nicht wohl kan zuheilen, so haben die gute *Chirurgi* auch diese *Methode* verworffen, und halten vor das beste und sicherste, daß man alle solche Brüche, worinnen man die Därm wieder kan einbringen, nicht anderst als durch gute Bruchbänder curiren und tractiren solle.

Vom güldenen Stich.

10. Wenn die Gedärm in einem Darm-Bruch nicht können eingebracht werden, sondern in dem *Processu Peritonæi* angewachsen wären, und die Patienten doch gern wolten geholffen haben, um dadurch

Wenn die Därm nicht einzubringen, was zu thun.

dadurch ein *Miserere* zu verhüten, so weiß fast niemand von *Autoribus*, der hierinnen einen guten Unterricht gebe. Es ist aber leicht abzunehmen, daß in solchem *Casu*, wo man die Därm nicht kan in Leib bringen, die Bruchbänder keinen Nutzen schaffen können; sondern weil dardurch die Därm gedruckt würden, müsten sie Entzündung, Schmertzen und allerley Ubel verursachen. Derohalben wann solche Leut, um sich von dem *Miserere* und frühzeitigem Tod zu *præcaviren*, Hülffe begehrten, so sehe keine andere, als daß man durch eine Operation, fast wie bey dem gemeinen Bruchschneiden §. 8, den *Processum Peritonæi* und Sack, worinnen die Därm liegen, aufs vorsichtigste öffne, und wenn die Därm entblösset, selbige, wo sie angewachsen, mit einem *Separatorium*, Federkiel, oder sonsten nicht gar scharffem Messerlein, ohne selbige zu verletzen, *separire*, hernach einbringe, und endlich die Wunde so wieder zuheile, wie bey dem Leisten-Bruch gesagt worden: wenn hierauf die Heilung geschehen, müssen die Patienten gleichfalls, um einen neuen Vorfall zu verhüten, beständig ein gutes Bruchband tragen. Wenn ein solcher Bruch *incarcerirt* würde, muß man eben so zu helffen trachten, wie bey dem Leisten-Bruch *pag.* 587 gelehrt worden.

Das 107 Capitel.
Vom Netz-Bruch (Epiplocele.)

1.

Was ein Netz-Bruch.

Ein Netz-Bruch wird genannt, wenn das Netz in die *Processus Peritonæi*, oder gar ins *Scrotum* fällt. Man erkennet denselben, wenn man eine weiche Geschwulst, wie Fett anzugreiffen, in den *Processibus Peritonæi* spüret, welche manchmal bis in das *Scrotum* sich erstrecket; wenn man aber solchen mit den Fingern drucket, so spüret man kein Gruntzen, und keine solche Härtigkeit, wie bey dem Därm-Bruch. Zuweilen lässet sich das Netz in Leib drucken, zuweilen aber ist es um *Processus Peritonæi* angewachsen, und kan nicht wieder in Leib gebracht werden, gleichwie ich beydes in einem Menschen observirt habe. Es ist der Netz-Bruch nicht so gefährlich wie der Därm-Bruch, und bleibet fast beständig in einem Stand, ohne sonderbare Beschwernuß noch Gefahr, und deßwegen pflegen solche Leut selten was zu gebrauchen. Es sind auch diese Brüche rahr, dieweilen das Netz bey den meisten Menschen so kurtz, daß es nicht bis an die *Processus Peritonæi*

ritonæi langt, vielweniger ausfallen kan: ja es ist auch manchmal nur Fett, welches sich um diesen Ort *generirt*, und sich durch das Anfühlen von dem Netz nicht unterscheiden läßt.

2. Bey der Curation des Netz-Bruchs soll man, wo das Netz wieder kan in Leib gedruckt werden, dem Patienten eben ein solches Bruchband anlegen, gleichwie bey dem Darmbruch; wenn aber das Netz nicht wieder kan eingebracht werden, halte nicht nöthig, deßwegen eine Operation vorzunehmen, weil dieses Ubel wenig Beschwerlichkeit verursachet; Dann es würde sonst die Curation schmertzhaffter und gefährlicher seyn, als die Kranckheit selbsten. Wenn bey einem Bruch Netz und Gedärm zugleich ausgefallen, nennet man es *Enteroepiplocele*, und läßt sich solches von einem simplen Darmbruch nicht leicht unterscheiden: es ist aber auch nicht gar viel daran gelegen, weil so wohl die *Prognosis* als die Cur einerley ist mit dem Darmbruch. Derohalben muß man nur in der Cur Därm und Netz zugleich einbringen, und solche auf eben die Manier, wie den Darmbruch, curiren und innen halten.

Deſſelben Cur.

Das 108 Capitel,
Vom Fleisch-Bruch.

1.

Ein Fleisch-Bruch (*Sarcocele*) wird genannt, wenn der *Testiculus* sehr geschwollen und hart ist, wie ein *Scirrhus*; oder wenn aus dem *Testiculus* eine fleischichte Substantz hervorwächset, welche manchmahl schmertzhafft, und zuweilen gar krebshafftig ist. Es ist derselbe unterschieden von der Entzündung des *Testiculi*, indem die Entzündung geschwind mit grossem Schmertzen und Brennen entstehet, gleichwie andere Entzündungen. Ein Fleisch-Bruch aber kommt nach und nach, und ist meistens lange Zeit ohne Schmertzen. Es entstehet derselbe von eben solchen Ursachen, wie andere *Scirrhi*; die Auswachsungen aber kommen entweder von einem Stoß, Quetschung oder anderer äusserlicher Verletzung her. Es wird ein Fleisch-Bruch nicht leicht grösser als ein grosses Hüner-Ey, und wird hauptsächlich durch seine Härtigkeit von andern Brüchen unterschieden. Wenn ein Fleisch-Bruch nicht bald resolvirt wird, kan leicht ein Krebs daraus werden.

Was ein Fleisch-Bruch.

2. Wann

Cur durch Medi-camenten.

2. Wann der Fleisch-Bruch noch nicht gar alt, kan man denselben zuweilen durch gute resolvirende innerliche und äusserliche Mittel zertheilen: worzu *Scultet Obs. 63* sonderlich rühmet, einem solchen Patienten täglich vom *pulvere radicis Ononidis* ʒj. aus einem Trunck Bitterwein einzugeben, und dabey folgendes Pflaster über den Fleisch-Bruch zu legen; wobey er versichert, viele damit curiret zu haben: man müsse aber das Pflaster alle vier Tag frisch auflegen, und solle solches auf leinen Tuch gestrichen seyn.

  ℞. Gumm. galban. ammoniac.
    bdell. ãã. ʒß. dissolut. in aceto: adde
  Adip. anat. liqu. & colat. ʒiß.
  Cer. citr. ʒij. ol. lilior. alb.
  Medull. crur. bov. ãã. ʒx. M. f. Empl.

Andere recommendiren auch hierzu sehr die saure Dämpffe, welche wir im Capitel vom *Scirrho pag. 293* gelobet haben.

Durch die Operation.

3. Wenn aber durch den Gebrauch dieser oder anderer dergleichen zertheilenden Medicamenten, die Geschwulst sich nicht wolte vermindern, sondern vielmehr wachsen, Schmertzen entstehen, und gar ein Krebs zu befürchten seyn, so ist keine andere Cur zu hoffen, als daß man den *Testiculus* beyzeiten ausschneide, damit das krebsige Wesen nicht in den Leib hinauf steige, und dardurch incurabel werde. Bey dieser Operation aber muß man fast verfahren, wie bey dem Bruchschneiden *pag.* 594 beschrieben worden: nur daß man in Ausnehmung des *Testiculi* behutsamer verfahre, als die gemeine Bruchschneider, und denselben nicht sowohl ausreisse, als vielmehr mit einem Messerlein behutsam abseparire, wo er anhangt, die *Vasa spermatica* binde, selben hernach abschneide, und die Wunde auf eben solche Manier curire. In diesem also, und in keinem andern Bruch, soll man die Castration zulassen, dieweil man denselben offt auf keine andere Manier curiren kan. Es lehren einige *Autores*, man solle in Bindung der Saamen-Adern vorher die Nerven von selbigen separiren, damit keine *Convulsiones* durch das Binden derselben mögen verursachet werden; es ist aber dieses separiren unmöglich, weil diese kleine Nerven zu sehr mit den Saamen-Adern verwickelt sind. Wenn eine Auswachsung am *Testiculus*, welche schmertzhafftig, der *Testiculus* aber noch gesund, kan man nach Eröffnung des *Scroti* manchmal nur die Excrescentz wegschneiden, und den *Testiculus* erhalten; wenn aber dieselbe allzufest mit dem *Testiculus* verwachsen, oder wegen hefftiger Schmertzen nicht
                könnte

Das 109 Cap. Vom Waſſer-Bruch. 599

könnte abgeſondert werden/ muß der *Testiculus* zugleich/ als wie vorher geſagt/ ausgeſchnitten werden.

Das 109 Capitel/
Vom Waſſer-Bruch.

1.

Ein Waſſer-Bruch (*Hydrocele*) wird genannt/ wenn ein widernatürliches Gewäſſer ſich im *Scrotum* verſammlet/ und daſſelbe wie eine Fauſt/ ja gar wie ein Kopf/ und gröſſer/ ausdehnet/ wodurch ſolche Patienten groſſe Beſchwerlichkeit leiden/ ob es ſchon keine ſonderbare Schmertzen verurſachet. Es entſtehet ſolches meiſtens nur auf einer Seite/ zuweilen aber auch auf beyden: und bekommen ſolche Brüche alte und junge Leut/ ja es kommen auch Kinder mit Waſſer-Brüchen auf die Welt. Dieſes Gewäſſer verſammlet ſich in der *Tunica vaginalis*, und ſcheinet/ daß ſolches aus zerbrochenen Waſſer-Aederlein (*vaſa lymphatica*) auslauffe. Es ſammlet ſich aber auch manchmal Gewäſſer unter der Haut des *Scroti*, ſonderlich bey der Waſſerſucht/ welches aber die Waſſerſucht des *Scroti* genannt wird.

Was ein Waſſer-Bruch.

2. Man erkennet und unterſcheidet den **Waſſer-Bruch** 1) von der Waſſerſucht des *Scroti*, daß bey dem Waſſer-Bruch keine Gruben bleiben/ wenn man ſolchen mit den Fingern drucket; bey der Waſſerſucht aber bleiben Gruben oder Teichen/ wie bey geſchwolkenen Füſſen; 2) vom Därm-und Netz-bruch/ daß man auf der Seite/ wo der Waſſer-Bruch iſt/ keinen *Testiculus* fühlet/ welchen man doch bey dem Därm-Bruch fühlen kan: dann in dem Waſſer-Bruch iſt der *Testiculus* gantz mit Waſſer umgeben/ daß man ſolchen nicht fühlen kan; vom Fleiſch-Bruch/ daß dieſer ſehr hart/ und nicht groß/ der Waſſer-Bruch aber ſich wie eine Blaſe/ mit Waſſer ausgedehnet/ angreiffen läßt/ und viel gröſſer wird. Manche lehren den Waſſer-Bruch daraus zu erkennen/ daß wenn man an einem dunckeln Ort ein Licht hinter das *Scrotum* halte/ ſo werde daſſelbe durchſcheinig ſeyn/ wie eine Blaſe voll Waſſer; welches aber nicht allzeit wahr iſt/ und ſich alſo nicht abſolut darauf zu verlaſſen: weil zuweilen das Gewäſſer trüb/ braun oder ſchwartz wie *Coffee*, ja manchmal gantz wie Blut ausſiehet/ gleichwie ich ſelbſten dergleichen geſehen. Es ſind die Waſſer-Brüch eben nicht gar gefährlich/

Erkennung und Prognoſis.

aber

aber doch sehr beschwerlich; dieweilen die Patienten sehr übel gehen oder reiten können: ja weilen bey grossen Wasser-Brüchen der Penis in die Geschwulst fast gantz sich verkriechet, so kan hierdurch das Kinder-Zeugen sehr, oder gar völlig verhindert werden. Es sind dieselbe nicht leicht durch Medicamenten zu curiren, auch nicht gar leicht durch die Operation, sondern kommen gar gern wieder: dennoch sind selbe in Kindern gemeiniglich leichter als bey Alten oder Erwachsenen, zu curiren.

Cur durch Medicamenten. 3. Bey jungen Kindern kan die Cur offt durch zertheilende und stärckende Medicamenten verrichtet werden, wenn man nemlich Rosmarin, Salbey, Majoran, Fenchel, Kümmel, und dergleichen, in Wein oder Brandewein kocht, und mit zusammengefalteten Tüchern des Tages etlichmahl warm überleget. In gantz neugebohrnen Kindern ist vortrefflich, wenn man von einem gesunden Menschen ein Stück von einer Muscatnuß wohl käuen, und alsdann das Scrotum offt anhauchen läßt, insonderheit wenn solches nüchtern täglich eine weil geschiehet, so verlieret sich alle Geschwulst, als wordurch allein ich Kinder habe sehen curiren. Desgleichen ist auch sehr gut, wenn man Brandwein in den Mund nehmen, und das Gemächt offt mit anhauchen läßt. Wolten diese allein nicht helffen, soll man auch das Empl. de Cumino auf ein Tuch gestrichen, warm um das Scrotum legen; oder an statt dieses kan auch der Spiritus matricalis mit zusammengefalteten Tüchern warm des Tags etlichmahl appliciret werden. Innerlich ist dienlich, solche Kinder öffter zu purgiren, und darzwischen stärckende und zertheilende Medicamenten zu gebrauchen; wolte aber hierauf das Ubel nicht vergehen, so müßte man endlich zur Operation schreiten. In erwachsenen Leuten, wo ein dergleichen Schaden noch nicht lang gewähret, könnte man vorher gemeldte Medicamenten gleichfalls gebrauchen lassen, und sehen, ob er sich dadurch curiren lasse.

Durch die Chirurgie. 4. Will die Cur aber mit Medicamenten nicht angehen, hat man in der Chirurgie noch zweyerley Weg übrig, deren der eine die vollkommene, der andere aber die unvollkommene oder Palliativ-Cur genennet wird. Die Intention bey der Cur der Wasser-Brüche ist 1) das Wasser aus dem Scrotum zu bringen, und 2) zu verhindern, daß sich nichts neues mehr sammle. Beydes kan man erlangen durch die vollkommene Cur; die Palliativ-Cur aber nimmt nur das versammelte Wasser weg, ohne den neuen Zufluß zu stopffen oder zu verhindern: dieweil sie aber nicht so schmertzhafft, auch geschwinder verrichtet, als die voll-

Das 109 Cap. Vom Waſſer-Bruch.

vollkommene, und leicht ohne ſonderbahre Beſchwernüs kan wiederholet werden (da bey der perfecten Cur mehr Schmertzen und Gefahr, und die Patienten lang müſſen zu Bett liegen) ſo wird die Palliativ-Cur der vollkommenen offt vorgezogen, und derohalben wollen wir ſie auch zu erſt beſchreiben.

5. Die Palliativ-Cur iſt vor dieſem mit einer Lancett verrichtet worden, welche man unten ins *Scrotum* eingeſtochen, hernach ein Röhrlein hineingeſteckt, und das Waſſer laſſen herauslauffen; heut zu tag aber verrichtet man ſolches bequemlicher mit einem Trocar *Tab. XV fig. 8*, und zwar auf folgende Manier. Man drucket zufoderſt dem Patienten (welcher entweder ſtehen oder auf dem vorderſten Theil eines Stuhls ſitzen ſoll) das Waſſer wohl abwerts ins Gemächt, und umbindet den oberſten Theil deſſelben gelind mit einem Band, damit das *Scrotum* unten wohl möge ausgeſpannt ſeyn. Hernach ſticht man am unterſten Theil deſſelben den Trocar ein, ungefehr eines Zwerchfingers breit, ohne den *Teſticulum* zu berühren, ziehet hierauf das Eiſen aus dem Röhrlein, wie bey der Waſſerſucht, und läſſet das Waſſer all auf einmahl in ein Becken herauslauffen. Nachdem das Waſſer ausgelauffen, ziehet man auch das Röhrlein heraus, und damit iſt die Operation verrichtet. Hierbey wird ſich das *Scrotum* alſobald wiederum zuſammenziehen, die Wunde von ſelbſten zuſchlieſſen und heilen, ohne daß man ein Pflaſter oder ſonſten was darauf zu legen nöthig hätte, und der Patient kan gleich wiederum friſch und geſund ſeiner Wege gehen. Dieweilen aber das *Scrotum* innerhalb etlicher Monaten wiederum nach und nach von Gewäſſer angefüllt wird, ſo müſſen ſich die Patienten alsdann daſſelbige auf vorige Manier wieder laſſen abzapffen; welches bey manchen zwey-drey- bis viermahl jährlich geſchehen muß, nachdem ſich das Waſſer geſchwinder oder langſamer verſammelt: und auf ſolche Manier können dergleichen Leute, wann ſie wollen, von der groſſen Geſchwulſt ſich befreyen laſſen, auch dabey ohne andere ſonderbahre Beſchwernüs alt werden. Zuweilen geſchiehet, daß auch nach dieſer Operation das Gewäſſer nicht wieder kommt, ſonderlich bey ſonſt ſtarcken und geſunden Leuten, und ſolche dadurch völlig curiret werden; dieweilen aber bey den meiſten das Waſſer wiederkommt, wird dieſe Operation nur die Palliativ-Cur genennet.

Wie die Palliativ-Cur verrichtet wird.

Ggggg 6. Wenn

Wie die vollkommene Cur anzustellen.

6. Wenn aber jemand von diesem Ubel gäntzlich will befreyet seyn/ hat man zweyerley *Methoden*, wordurch solches geschehen kan/ wovon die erste folgende ist. Man leget den Patienten auf einen Tisch oder Bett auf den Rucken/ und läßt selbigen/ wie bey dem Bruchschneiden/ von vier bis fünff starcken Leuten an Händen und Füssen fest halten/ oder gar Hand und Füsse binden: alsdann sticht man am obersten Theil des *Scroti*, auf der Seite/ wo das Gewässer enthalten/ mit einer grossen Lancett oder Incisions-Messer bis in die Hohligkeit desselben/ und schlitzet hernach das gantze *Scrotum* auf in einem Schnitt/ fast wie einen Abßceß/ von oben bis unten/ (worzu man auch/ wenn man will/ einen hohlen Sucher gebrauchen kan) und wo das *Scrotum* aufgeschnitten/ laufft das Wasser all heraus. Wenn dieses geschehen/ füllet man alsobald das gantze *Scrotum* voll Carpie/ leget eine Compreß darum und verbindet den Patienten mit der Binde T. Folgende Täge aber wird die Wund mit Digestiv verbunden/ auf daß dadurch eine Suppuration entstehe/ als durch welche die Aederlein/ aus welchen das Gewässer vorher gelauffen/ müssen verzehrt werden/ daß hernach kein neuer Zufluß mehr geschehen könne: und auf solche Weiß wenn die Schwürung 10 bis 14 Tag continuiret/ verbindet man hernach die Wunde nur mit einem Wund-Balsam/ bis sie wieder zugeheilet. Man soll aber bey der Schwürung im Verbinden die Materie nicht allzu accurat ausbutzen/ weilen durch dieselbe die gebrochene Aederlein weggezehret werden/ und dadurch der Ursprung des Ubels gehoben wird.

Eine andere Manier.

7. Die zweyte Manier/ die vollkommene Cur zu erlangen/ ist folgende: Man nimmt eine grosse Nadel/ gleichwie bey dem *Setaceo* gebrauchet wird/ *Tab. XIIII fig. 17*, machet eine Schnur oder leinen Tüchlein ins Ohr derselben/ und sticht damit auf der Seiten des *Scroti*, wo das Gewässer ist/ oben hinein und unten wiederum heraus/ ohne Verletzung des *Testiculi*, ziehet damit die Schnur oder Tüchlein bey dem untersten Loch durch/ und läßt solche darinnen/ gleichwie bey dem *Setaceo*, so laufft nicht nur das Gewässer heraus/ sondern wenn man das Schnürlein täglich ein- oder zweymahl auf- und abziehet/ so entstehet dadurch in dem Gemächt eine Verschwürung/ durch welche gleichfalls die verdorbene Aederleins abgesöndert und verzehret werden: welche/ wo sie 14 Tag/ oder nach Befinden länger gewähret/ ziehet man die Schnur heraus/ und heilet die Wunde wiederum zu. Sollte keine starcke Suppuration sich ereignen wollen/ bestreichet man die Schnur mit

mit Digestiv, worzu ein wenig roter Präcipitat vermischt, so wird bald eine starckere Suppuration folgen; es wird aber die erste Manier §. 6. dieser letztern von den meisten vorgezogen. Die vollkommene Cur ist rathsamer nur in jungen und starcken, als in alten und schwachen Leuten anzustellen, und halte davor, daß man diese lieber nur mit der Palliativ-Cur tractiren solle. Endlich ist noch zu erinnern, daß man sich wohl vorzusehen, einen Darmbruch nicht vor einen Wasser-Bruch zu halten, als durch welchen Fehler man die Därm würde verletzen, und den Patienten leichtlich ums Leben bringen.

Das 110 Capitel,
Von der Wassersucht oder Wasser-Geschwulst des Gemächts.

Die Wassersucht des Gemächts wird genannt, wenn die Teichen von Eindruckung der Finger darinnen bleiben: und hat das Gewässer alsdann hauptsächlich seinen Sitz unter der Haut, als wodurch dieser Zustand von dem Wässerbruch unterschieden wird. Es entstehet dieselbe entweder mit der Wassersucht des übrigen Leibes, oder ohne Wassersucht. Ist die Wassersucht darbey, so kan man selbigen apart nicht heben, wenn man nicht zugleich die Wassersucht curiret: wenn aber die Wasser-Geschwulst im Gemächt allein ohne Wassersucht, so läßt sich dieselbe durch vertheilende und starckende Medicamenten, gleichwie bey dem Wasserbruch §. 3. genennet worden, offt wieder curiren. Wolte sich aber derselbe hierauf nicht geben, pfleget man das *Scrotum* hier und dar zu scarificiren, damit durch diese Oeffnungen das Gewässer nach und nach sich verlauffen möge, und continuiret weiter starckende Bähungen: worzu auch sonderlich dienlich ist, warmes Kalck-Wasser, Brandewein, und andere Medicamenten, welche im Capitel von der Wasser-Geschwulst *pag.* 304 beschrieben worden, tauchet darein zusammengefaltene Tücher, und schlägt selbige öffters um das *Scrotum*, bis sich endlich alle Geschwulst wiederum vertheilet. Manchmahl ist auch dienlich am untersten Theil des Gemächts ein *Setaceum* zu setzen, wodurch nach und nach das Gewässer heraus gehet.

Das 111 Capitel/
Vom Wasser- und Fleisch-Bruch zusammen.

Daß ein Wasser- und Fleisch-Bruch zusammen (*Hydro-sarcocele*), erkennet man, wenn nach Auslassung des Wassers der *Testiculus* sehr groß und hart anzufühlen: dann vorhero, wenn das Wasser noch in dem *Scrotum*, lässet sich der *Testiculus* nicht fühlen, und also auch das doppelte Ubel nicht erkennen, es seye denn, daß sehr wenig Wasser da wäre. Wenn also jemand nur von der allzu grossen Geschwulst will curirt seyn, tractirt man selbige als einen Wasser-Bruch, oder einen noch geringen Fleisch-Bruch; wäre aber der *Testiculus* schmertzhafft, und der Patient wolte sich einer vollkommenen Cur unterwerffen, so muß dieser Zustand auf eben solche Manier curirt werden, als wie oben vom schmertzhafften Fleisch-Bruch pag. 598 ist gesagt worden, nemlich durch Ausschneidung des *Testiculi*: worauf hernach durch die Wegnehmung der geöffneten Aederlein, woraus sonsten das Gewässer gelauffen, auch der Wasser-Bruch zugleich völlig kan curirt werden.

Das 112 Capitel/
Vom Wasser- und Darm-Bruch.

Man erkennet diesen Bruch, *Hydro-Enterocele* genannt, daraus, daß, wenn man die Därm zurück in Leib gebracht hat, dennoch noch eine Geschwulst, wie eine Wasser-Blase anzufühlen, um den *Testiculus* bleibt, gleichwie sonsten, wo der Wasserbruch allein ist. Dieser Bruch erfordert eine zweyfache Cur: denn erstlich müssen wegen des Darmbruchs die Därm durch ein dienliches Bruchband im Leib gehalten werden, und hernach muß man den Wasserbruch entweder durch die Palliativ- oder durch die vollkommene Cur curiren. Man muß sich aber wohl vorsehen, daß man nicht das *Scrotum* eröffne, dieweil die Därm noch darinnen, weilen sonst dieselbe verschnitten würden, und der Patient dadurch könte ums Leben gebracht werden.

Das 113 Capitel/
Vom Wind=Bruch/ Hernia ventosa oder Pnevmatocele.

Es melden zwar viele *Autores* vom Wind=Bruch; es ist aber derselbe sehr rar/ und hat man/ so viel ich weiß/ noch keine gewisse Nachricht/ daß jemahl Wind im *Scrotum* bey einer Operation wäre gefunden worden: und kan offt seyn/ daß man einen Wasser=Bruch vor einen Wind=Bruch gehalten/ indem selbige fast einerley Gestalt/Kennzeichen und Cur haben; so/daß/wenn man durch Medicamenten einen solchen Bruch curiret/ man hernach offt nicht gewußt/ ob es wahrhafftig ein Wind= oder Wasser=Bruch gewesen sey. Man soll/ wie die *Autores* vorgeben/ einen Wind=Bruch erkennen/ und von dem Wasser=Bruch unterscheiden/ 1) wenn das *Scrotum* wie eine aufgeblasene Blase anzugreiffen ist; 2) wenn man selbiges mit dem Finger anschnalzet/ soll es einen solchen Schall von sich geben/ als ob man gegen eine aufgeblasene Blase anschnalzet/ welches aber gar selten so wird gefunden werden. Solte dennoch eine solche Geschwulst mit beschriebenen Zeichen vorkommen/ so muß man sie mit eben solchen zertheilenden äusserlichen Medicamenten tractiren/ gleichwie den Wasser=Bruch; Innerlich aber den Patienten öffters purgieren/ und darzwischen fleissig windtreibende Artzneyen brauchen: so wird sich diese Geschwulst/ sonderlich bey Kindern/ offt zertheilen lassen/ sie seye gleich von Wind oder Wasser verursachet. Solten aber die Medicamenten nichts helffen wollen/ kan man mit dem Trocar eine Oeffnung darein machen/ und/ was darinnen enthalten/ herauslassen/ alsdann wird man sehen/ ob Wasser oder Wind ist darinnen gewesen.

Das 114 Capitel/
Vom Krampf=Ader=Bruch.

1.

Wenn die Saamen=Adern in den *Processibus Peritonæi* sehr aufschwellen/ wie sonsten Krampf=Adern an andern Theilen des Leibs/ so nennet man solches einen Krampf=Ader=Bruch/ *Ramex*

Was der Krampf=Ader= Bruch.

Ramex oder *Hernia varicosa*. Die Ursach desselben scheinet zu seyn ein dickes schweres Geblüt, welches in den Saamen-Adern stocket, selbe ausdehnet, und endlich dem Patienten grosse Schmertzen verursachet. Es kan auch manchmal eine äusserliche Verletzung oder Quetschung dieser Adern darzu Gelegenheit geben, daß das Geblüt dardurch in seinem Lauff verhindert wird. Manchmal entstehet auch dieses Ubel bey sehr geilen Leuten, bey welchen durch den starcken Zufluß des Gebluts die Adern so sehr ausgedehnet werden. Es ist diese Kranckheit rar, und geschiehet selten, daß diese Adern so sehr aufschwellen, daß die Leut dardurch Schmertzen oder Beschwerung empfinden: dann wo es so gering, daß die Leut keine Incommodität davon empfinden, so ist es vor keine Kranckheit zu halten, und braucht also auch keiner Cur.

Cur. 2. Wenn aber Schmertzen dardurch erreget werden, so begehren die Leut Hülff: da denn, wenn dieser Zustand bey geilen Leuten entstehet, selbigen der Ehestand vor die beste Medicin dienet. Wenn aber das Ubel von einer Quetschung oder von dickem Geblüt herrühret, so ist dasselbe durch Medicamenten schwer zu curiren, indem die erweiterte Adern nicht leicht wieder zu ihrem natürlichen Stand können gebracht werden: dennoch kan man trachten, daß durch Blut-verdünnende Medicamenten das Geblüt möge flüßiger gemacht, und die schlapp gewordene Adern gestärcket werden. Wegen der innerlichen Medicamenten muß ein *Medicus* zu Rath gezogen werden: äusserlich aber dienen adstringirende und starckende Bähungen, gleichwie dergleichen bey der Wasser-Geschwulst des *Scroti pag.* 600 sind angezeiget worden. Wenn aber hierauf dieses Ubel nicht vergehen wolte, und die Schmertzen groß wären, so ist kein anderes Mittel, als daß man die am dicksten aufgeschwollene Ader mit einer Lancett auffsteche, gleich als ob man eine Ader öffnen wolte: doch so, daß man die Ader so weit aufschneide, als die Geschwulst groß ist, und lasse hernach etliche Untzen Blut herauslauffen. Nachdem dieses geschehen, füllet man die Wunde mit Carpie aus, leget ein Wund-Pflaster darüber, hernach eine Compreß, und applicirt alsdann eine Binde. Auf solche Weis wird das stockende Geblüt, welches vorher die Schmertzen verursachte, herausgelassen, und nach diesem heilet man die Wunde nur mit einem Wund-Pflaster zu, so wird sich hernach an diesem Ort eine starcke Masen in der Ader machen, welche verhindert, daß das Geblüt dieselbe allda nicht leicht mehr wird können ausdehnen. Man muß aber dem Patienten dabey rathen, daß er künfftig dünnen und wässerigen Tranck trincken, und in der Diät alle

grobe

grobe Speisen/ weil sie dickes Geblüt machen/ meiden möge/ auch nicht zu viel sitzen/ sondern sich öffters eine linde Bewegung machen solle.

Das 115 Capitel/
Vom Krebs und kalten Brand an den Testiculis.

I.

Wenn ein *Scirrhus* am *Testiculus* zu einem Krebs wird/ oder aus einer Entzündung desselben ein kalter Brand oder Fäulung entstehet/ so ist kein ander Mittel/ um zu verhüten/ daß selbiger nicht andere Theile anstecke/ und den Patienten gar ums Leben bringe/ als denselben beyzeiten auf eben die Weise auszuschneiden/ gleichwie bey dem Fleisch-Bruch ist gesagt worden.

OPERATIONES, welche am männlichen Glied vorkommen.

Das 116 Capitel/
Die allzu lange und zu enge Vorhaut/ Phimosis genannt/ wegzunehmen.

I.

Wenn die Vorhaut allzu lang und zu eng/ daß man die Eichel nicht entblössen kan/ so können zuweilen allerley Beschwerlichkeiten daraus entstehen/ sonderlich in *Venus* Kranckheiten/ als worinn man die Geschwür an der Eichel nicht recht reinigen/ und also auch nicht curiren kan: dahero werden dadurch die Vorhaut und Eichel offt sehr zerfressen/ und kan wohl gar dadurch ein Brand oder Krebs

Woher dieser Zufall entstehe.

Krebs daraus entstehen, daß man das gantze Glied abnehmen muß. Uberdas macht auch dieses Ubel bey Venerischen Kranckheiten das Urin-lassen offt sehr schmertzhafft. Die Ursach der Verschwellung und Engwerdung der Vorhaut ist gemeiniglich ein Beyschlaff mit einem unreinen Weibsbild, da sich dann das Venerische Gifft, sonderlich bey Leuten, welche ohnedem eine lange Vorhaut haben, zwischen die Vorhaut und die Eichel einsetzet, die Vorhaut entzündet, auffschwellen macht, und dadurch vorbemeldte Zufälle erreget. Bey manchen Leuten ist die Vorhaut von Natur sehr lang und eng, daß dieselbe die Eichel entweder gar nicht, oder doch gar beschwerlich entdecken können: welches aber weder im Urin lassen noch an der Fruchtbarkeit was hindert, und ist also nicht nöthig, daß man bey solchen Leuten, ob sie es schon mannigmal begehren, eine Operation vornehme. Es werden aber solche Leut leichter als andere durch unreinen Beyschlaff angestecket, davon wir die Ursach jetzo schon angezeiget haben.

Cur.   2. Wann eine *Phimosis* nach einem unreinen Beyschlaf entstehet, soll man theils, um die Schmertzen zu lindern, theils, um die Geschwür an der Eichel zu curiren, 1) öffters eine reinigende Injection machen, mit dem *Decocto hordei*, mit Rosen-Honig vermischt, welches man zwischen die Eichel und Vorhaut einspritzen soll, um die scharffe Materie auszuspühlen. Aussen herum kan man ein zertheilendes und erweichendes *Cataplasma* umschlagen, um dadurch die Geschwulst zu erweichen und zu vertheilen suchen, und alsdann trachten mit Zurückziehung der Vorhaut die Eichel behutsam zu entblösen, sonderlich wenn das *Membrum* schlapp ist. Wenn aber auf solche Weise man die Eichel nicht entdecken könnte, und die Zufäll sich mehreten, oder auch der Patient die Eichel, wegen Engigkeit der Vorhaut, bey gesunden Tagen nicht hätte entdecken können, soll man, um weitere gefährliche Zufälle zuverhüten, beyzeiten durch eine Chirurgische Operation selbiges bewerckstelligen. Dieses kan auf zweyerley Manier geschehen. Erstlich soll man das *Præputium* von jemand vorwerts ziehen lassen, so viel als es sich thun läßt; der *Chirurgus* aber soll mit der lincken Hand die Eichel fassen selbe mit dem Daumen zurück drucken, und hernach gleich vor der Eichel die Vorhaut mit einem scharffen Messer, oder Scheer, auf einmahl abschneiden, fast eben auf die Art, wie die Juden bey der Beschneidung zu thun pflegen. Wenn dieses geschehen, wird man die übrige Vorhaut leicht können zurückziehen, die Eichel entdecken, und die Geschwür an derselben auf behörige Weisse reinigen und heilen. Die zweyte Manier,

Manier ist, daß man am obersten Theil der Vorhaut entweder ein Scheerlein mit einem Knöpfflein, oder ein Messerlein mit einem Knöfflein unter die Vorhaut stecke, und damit dieselbe oben so weit voneinanderschneide, als eben nöthig ist die Eichel zu entdecken. Einige gebrauchen hierzu ein besonderes Messer, von welchem die Abbildung *Tab. XVI fig. 16* zu sehen. Nach dem Schneiden soll man in beyden Manieren das Blut nicht alsobald stillen, sondern eine weil lauffen lassen, damit nicht leicht eine Entzündung darauf erfolgen möge: und wenn man meinet, daß Blut genug geflossen, welches aus den Kräfften des Patienten abzunehmen, appliciret man trucken Carpie darauf, hernach eine Compreß, und befestiget solches mit einer bey diesem Glied gewöhnlicher Binde. Nach diesem wird die Wunde geheilet, wie sonsten eine andere geringe Wunde: dabey man, wenn die Operation nach der ersten Manier geschehen, acht geben muß, daß die Oeffnung nicht allzueng zuheile, sonsten hat man wieder voriges Übel. Bey einem dergleichen Zufall hat vor kurtzem ein guter Freund ein Instrument erdacht *Tab. XVI fig. 17*, welches er bey *A A* zwischen die Vorhaut gesteckt, und mit Nachlassung der Schraube *B* die Vorhaut nach und nach erweitert, bis selbige hat können zurück gezogen werden, und kein Schneiden nöthig gewesen.

Das 117 Capitel,
Von der Paraphimosis oder spanischen Kragen.

1.

PAraphimosis ist eine Kranckheit, welche der vorigen entgegen gesetzt, da die Vorhaut oder *Præputium* hinter der blosen Eichel verschwollen, und so fest zusammengezogen ist, daß man selbige nicht hervorziehen, noch die Eichel damit bedecken kan. Von dieser starcken Zusammenziehung aber, wird der Lauf des Gebluts in der Eichel gehemmet, daher muß selbige sehr auffschwellen, sich entzünden, grausame Schmertzen, ja wohl gar, wenn solches lang währet, den kalten Brand verursachen, daß man den *Penis* deßwegen manchmal gar abnehmen muß. Es entstehet dieser Zufall gern in denienigen, welche eine enge Vorhaut haben, und im Beyschlaf sich allzuhefftig angreiffen, insonderheit, wo sie mit einer Jungfer oder sonsten engen Weibsbild zu thun ha-ben:

Was dieser Zufall.

ben: und meynen daher manchmal jung geheurathete Ehe-Männer, welchen dieser Zufall begegnet, als ob ihre Frau keine Jungfer gewesen, und sie mit einer bösen Kranckheit angestecket; da doch vielmehr dasselbe wegen ihrer Jungferschafft und Engigkeit der Mutterscheid verursachet worden. Dennoch kan dieses Ubel auch entstehen, wenn einer mit einer unreinen Weibs-Person zu thun gehabt; da dann von der Scharfigkeit der Materi, welche sich an das *Præputium* setzet, Entzündung, Geschwulst, und alle vorbemeldte Zufäll können herkommen; und dieweilen das *Præputium* hinter der Eichel fast wie ein Kragen verschwollen, nennet man diesen Zufall einen spanischen Kragen.

Cur.
2. In der Cur wird erfordert, daß die Eichel von der Vorhaut nur wieder bedecket werde: dann wo dieses geschehen, wird die Zusammenspannung nebst den übrigen daraus entstandenen Zufällen bald nachlassen. Dieweilen aber hier eine Entzündung ist, so pflegen die *Chirurgi* um selbige zu vertheilen, entweder zertheilende Umschläg oder Kampffer-*Spiritus* hierum zu appliciren, und bey jeder Veränderung des Umschlags zu probiren, ob sie die Vorhaut wieder können über die Eichel ziehen. Wenn solches angehet, so werden alle Zufälle bald nachlassen, und ist das Ubel damit curirt. Dieweilen aber sowohl durch die erweichende Umschläg, als Schärffe des Kampfer-*Spiritus* an diesem sehr empfindlichen Theil offt der Zufluß und die Geschwulst grösser werden, so brauchen manche dieselbe nicht gern; sondern lassen lieber einen solchen *Penis* jähling in kalt Wasser stecken, oder dem Patienten kalt Wasser an Bauch und ans *Scrotum* sprützen, so wird meistentheils hierauf der *Penis* gleich zusammenfallen. Wenn dieses geschehen, soll man alsobald die Eichel mit Oel oder Butter bestreichen, damit sie schlüpfrig werde; hernach den *Penis* mit beyden Händen zwischen den Zeig- und Mittel-Finger fassen, die beyde Daumen gegen die Eichel ansetzen, und mit diesen dieselbe starck zurück drücken, mit den Fingern aber die Vorhaut vorwerts ziehen, bis die Eichel wieder bedeckt: wobey zwar der Patient grosse Schmertzen empfindet, welche der *Chirurgus* doch nicht achten darf; sondern er muß nur geschwind verfahren, es thue so weh es wolle, sonsten wird er nichts ausrichten: dann so bald die Eichel nur wieder bedeckt, werden alle Schmertzen und übrige Zufäll wiederum vergehen. Solte aber eine gar hefftige Aufschwellung und Entzündung da seyn, daß der Brand bald zu befürchten, so ist auch in diesem Zufall sehr dienlich, wenn man eine Ader oben auf dem *Penis* eröffne, gleichwie bey einer andern Aderlaß, und
das

das Blut so lang lauffen lasse, bis der *Penis* wiederum schlapp wird: alsdann soll man auf vorbesagte Manier die Vorhaut geschwind über die Eichel ziehen, und hernach die Ader wieder verbinden. Manchmal schwillt das Gewässer des Gebluts die Vorhaut starck auf, daß sie wie eine Wasser-Blase, welche vom Brennen oder Blasen-ziehen herkommt, aussieht, und man das Wasser oder *Serum* darinnen sehen kan: wo diese Geschwulst scheinet verhinderlich zu seyn, um die Vorhaut abzuziehen, soll man dieselbe mit einer *Lancett* hier und da ritzen oder *scarificiren*, daß das Wasser auslauffe, hernach mit warmen Wein auswaschen, und alsdann die Einrichtung auf vorbemeldte Manier bewerckstelligen. Damit aber nach der Einrichtung die geschröpfte Vorhaut mit der Eichel nicht anwachse, wie manchmal geschehen, soll der Patient das *Præputium* öffters zuhalten, voll Urin lauffen lassen, und dasselbe hin und her bewegen, bis endlich das Zusammenwachsen nicht mehr zu befürchten ist. Solte aber schon das *Præputium* sich einigermassen angehänget haben, muß man solches entweder mit einem Zahn-Stürer, oder mit einer stumpfen Lancett wiederum voneinander *separi*ren, aber dabey die Eichel nicht verletzen, und hernach den Patienten mit seinem Urin offt lassen abwaschen, oder Carpie darzwischen schieben, damit sie nicht noch einmal mögen zusammenwachsen; denn wenn solches versäumet wird, und einmal fest zusammgewachsen, sind sie hernach gar schwer wiederum voneinander zu bringen.

Das 118 Capitel,
Vom Krebs und kalten Brand am männlichen Glied.

Wenn durch einen *Scirrhus* an der Eichel ein Krebs, oder durch eine Entzündung, ein kalter-Brand am männlichen Glied verursacht wird, so ist kein ander Mittel, als daß der verdorbene Theil weggenommen werde, damit solches nicht weiter um sich fresse, und gar den Tod zuwegen bringe. Die Wegnehmung des verdorbenen geschiehet am besten, wenn man ein silbern oder beinern Röhrlein in die Harn-Röhr stecket, welches aber länger seyn soll, als der verdorbene Theil, und hernach einen starcken Bindfaden unter dem verdorbenen in dem gesunden darum bindet, gleich als ob man ein Gewächs abbinden wolte, und hernach

nach das Röhrlein gleichfalls fest anbindet, damit es nicht könne außfallen: durch welches verhindert wird, daß die Harn-Röhre nicht mit zusammen gebunden werde, sondern daß eine Oeffnung bleibe um den Urin zu lassen. Folgenden Tag kan, wo es vor nöthig erachtet wird, an eben dem Ort nochmals ein starcker Bindfaden umgeknüpfet werden, so wird hernach der verdorbene Theil innerhalb etlich Tagen abfallen. Man hat verschiedene Exempel beschrieben, daß Krebshaffte Penes von Chirurgis sind abgeschnitten, das Bluten mit blutstillenden Medicamenten gestillet, und endlich wie eine Wunde curiret worden; Es sind aber manchmal sehr schlimme Zufäll darzu kommen: und ist derohalben, wegen des starcken Blutens und anderer Ursachen wegen, erstbeschriebene Manier dieser vorzuziehen. Wenn der Penis nicht muß gantz weggenommen werden, sondern noch was übrig bleibt, können solche Leut dennoch zum Kinder-Zeugen tüchtig seyn, und das zwar desto besser, je grösser das übergebliebene Stück noch ist. Exempel von diesem Zufall können im Sculteto Obs. 60, und im Hildano Cent. 3 Obs. 88 nachgelesen werden. a)

Das 119 Capitel,
Das Frenulum Penis, oder Band am männlichen Glied, zu lösen.

Diese Operation wird erfordert, wenn das Band unter der Eichel so zusammengezogen, daß sich der Penis nicht gerad ausstrecken kan; wodurch ein solcher Mensch zum Heurathen untüchtig, oder unfruchtbar gemacht wird. l) In diesem Fall soll man dieses Band mit einer Scheer oder Messer, fast wie bey der Operation des Zungen-Bands, entweder mit einer oder mehrern Incisionibus durchschneiden, so viel als man urtheilet, daß nöthig seye, den Penis gerad zu machen; hernach muß man die Wunde mit Carpie wohl ausstopffen, und damit der Penis möge desto gerader werden, einen starcken Pappendeckel oder subtiles Bretlein unten an denselben binden, damit er gleich extendiret werde. Zuwei-

a) Jngleichen Döbels Bericht vom Geburts-Glied, welches vom fressenden Krebs inficirt, aber glücklich geschnitten worden. b) Hildan. Obs. 54. Cent. III.

weilen kommt die Krummigkeit des *Penis* nicht von dem allzuviel zusammengezogenen Band her, sondern von der gantzen Substantz des *Penis*, welche krumm gewachsen, und welche sich nicht leicht durch eine Operation curiren läßt: dennoch wenn solche Leute gern heurathen wollen, wäre zu versuchen, ob man nicht durch erweichende Medicamenten, und durch binden an was gerades, oder gar durch kleine *Scarificationes* oder *Incisiones* in die zusammengezogene Haut, einigermassen möge helffen können.

Das 120 Capitel,
Von den Wartzen oder andern Auswachsungen am Penis.

Diese Gewächs entstehen gemeiniglich in *Venus-*Kranckheiten, und kommen manchmahl aus der Eichel, manchmahl aus der Vorhaut hervor; haben meistentheils ein schwammichtes Fleisch, und wachsen sehr jähling und geschwind, erwecken auch offt grosse Schmertzen. Um diese wegzubringen, gebraucht man 1) lind-ätzende Medicamenten, und ist hier der *Pulvis Sabinæ* sehr dienlich, wenn man selbigen öffters applicirt; oder, wo dieselbe hart, ist fast das beste, daß man sie täglich mit dem *Lapis infernalis* bestreiche, bis sie weg sind. Einige gebrauchen auch hierzu das *Ungv. Ægyptiac.* oder das gebrannte Alaun mit dem rothen Præcipitat vermischt. Oder man kan solche, wo die Wurtzel dünn ist, mit binden, gleichwie andere Wartzen und Gewächs, wegbringen. Wenn die Wurtzel aber breit ist, daß man selbige nicht binden kan, soll man sie erstlich mit einer Scheer am Grund wegschneiden, das Venerische Geblüt eineweil lauffen lassen, hernach mit warmen Wein abwaschen, und um die Wurtzel vollends auszurotten, mit *Lapis infernalis* täglich bestreichen, bis sie weg sind, und nicht wiederkommen. Innerlich müssen zugleich gegen das Venerische Gifft dienliche Medicamenten gebraucht werden, sonsten ist mit den äusserlichen Sachen allein nichts auszurichten.

Das 121 Capitel.
Die zugewachsene Eichel oder Harn=Röhre zu eröffnen.

I.

Wie diese Operation bey Kindern zu verrichten.

Es wird diese Operation bey zweyerley Gelegenheiten verrichtet: 1) wann neugebohrne Knäblein gar keine Oeffnung in dem Harngang oder *Urethra* haben, durch welche sie könten den Urin lassen; 2) bey Erwachsenen, wo zwar eine Oeffnung im Harngang, aber nicht in der Eichel, sondern hinter derselben. Bey Kindern wird man solches daraus gewahr, wann sie die erste Tage nach der Geburt sich nicht naß machen; Es müßte aber ein solches Kind wegen Verhaltung des Urins bald sterben, wenn nicht beyzeit eine Oeffnung gemacht würde. In diesem Zustand siehet man entweder ein Merckmahl von dem Harngang in der Eichel, und ist derselbe nur mit einem Häutlein verwachsen; oder man siehet keines: wird ein Merckmahl gesehen, soll man das Häutlein, welches die Harn=Röhr zuschliesset, mit einer subtilen Lancett oder Nadel (worzu sonderlich auch die Staar=Nadel *Tab. XII fig.* 5 könte dienlich seyn) vorsichtig durchstechen, und den Urin auslauffen lassen: hernach eine kleine Wiecken an einen Faden gebunden, mit süß Mandel=Oel, oder mit einem andern Wund=Oel bestrichen, in die Harn=Röhr stecken, damit dieselbe dadurch offen gehalten werde, bis man sich der Zuwachsung nicht mehr zu befürchten hat. Wenn aber die *Urethra* mit einer dickern oder fleischichten Substantz zugeschlossen, muß man selbige an statt der Lancett entweder mit der Staar=Nadel, oder mit der Nadel aus dem subtilen Trocar, *Tab. XII fig.* 19, zu eröffnen trachten, und hernach verfahren, wie vorher gelehret. Wenn aber von der Harn=Röhr kein Merckmahl zu spüren, so wird der Zustand gemeiniglich vor incurabel gehalten, und lassen viele solche Kinder, ohne was zu tentiren, sterben. Damit man aber alles, was möglich, versuche, insonderheit wenn man spüret, daß die *Urethra* bey der Wurtzel des *Penis* von dem Urin sehr ausgedehnet, kan man mit vorbemeldten Instrumenten an dem Ort der Eichel, wo der Harngang seyn soll, so weit durchstechen, bis an den Ort, wo der Urin stockt; hernach den Urin herauslassen, und weiter verfah=

Das 121 Cap. Die zugewachsene Eichel zu öffnen.

verfahren, wie vorher gemeldet, um die Oeffnung aufzuhalten. Solte aber auf solche Manier kein Urin kommen, und also die *Urethra* gantz verwachsen seyn, so muß das Kind entweder sterben; oder man müßte im *Perinæo* ein Loch in die Blase stechen, gleichwie bey der Oeffnung des *Perinæi* bald wird gesagt werden, welches aber, ob es von jemand in diesem Zufall bisher probirt worden, ist mir unwissend.

2. Zweytens wird diese Operation auch bey Erwachsenen verrichtet, wenn zwar eine Oeffnung in der Harn-Röhr, daß sie den Urin lassen können; selbe aber nicht in der Eichel, sondern hinter der Eichel: und zwar entweder nahe darbey, oder weit davon, oder wohl gar im *Perinæo*. Zuweilen ist eine Oeffnung in der Eichel, und zugleich eine an einem andern Ort am Harngang, so, daß durch beyde Oeffnungen der Urin kan auslauffen. Es entstehen diese Zufäll meistentheils in Mutterleib, zuweilen aber auch von einer Exulceration am *Penis*, oder von einer Wunde, wenn man einen Stein aus der *Urethra* hat müssen ausschneiden, oder wo der Urin bey Verstopfung der Harn-Röhr durch einen Stein, selbsten die *Urethra* durchfressen hat. Wegen der *Prognosis* ist zu notiren, daß diese Ubel schwer zu curiren: und insonderheit, wie grösser die widernatürliche Oeffnung, und wie näher selbe bey der Blase, desto schwerer ist die Cur: ja es ist diese Oeffnung manchmal so groß, daß gar keine vollkommene Cur zu hoffen. Wann die Oeffnung gantz hinten im *Penis*, so sind solche Leut vor unfruchtbar und zum Heurathen untüchtig zu halten: wenn sie aber nahe bey der Eichel, oder auch noch in der Mitte des *Penis*, kan man solche nicht gewiß vor unfruchtbar halten, dieweil das flüchtige vom Saamen dennoch kan in die Mutter kommen: und muß man sich also vorsichtig aufführen, wenn man vor der Obrigkeit in solchen Fällen, wegen angegebener Schwängerung oder Ehescheidung, seine Meinung sagen soll. Wenn eine Oeffnung in der Eichel, ob sie schon nicht an dem gewöhnlichen Ort, braucht es keiner Operation: weil solches den Patienten keine Verhinderung noch Schaden, weder am Urinlassen, noch am Kinderzeugen, bringet; Im Gegentheil aber könte bey Durchschneidung der Eichel gefährliches Verbluten verursachet werden. Wenn aber die Oeffnung hinter der Eichel, oder dem *Frenulum*, muß man in der Curation zwey Stück verrichten: 1) die Eichel an behörigem Ort durchbohren, bis in die *Urethra* und einen neuen Canal formiren: 2) die widernatürliche Oeffnung, wo möglich, zuheilen.

Wann selbige bey Erwachsenen nötbig.

3. Es

Wie sie zu verrichten.

3. Es wird solches auf verschiedene Manieren verrichtet, wovon doch zwey scheinen die besten zu seyn: Die erste von selbigen ist, daß man von der widernatürlichen Oeffnung bis ans Ende der Eichel mit einem Incisions-Messer eine gerade Incision mache, um dadurch die zugewachsene Urethra bis an die Corpora cavernosa zu spalten, ohne selbige zu verletzen. Damit aber nicht leicht eine Inflammation darzu komme, läßt man eine gute Quantität Blut, nach Beschaffenheit des Patienten, heraus lauffen: und wenn Blut genug herausgelauffen, soll man die Incision mit Carpie ausfüllen, um das Bluten zu stillen, hernach Pflaster und Compressen darüber legen, und verbinden. Nach 24 Stunden bindet man die Wunde auf, nimmt das Carpie heraus, leget ein bleyernes rundes glattes Röhrlein in die Incision, (welches aber so lang seyn soll, daß es von der Eichel bis über die widernatürliche Oeffnung in den Harngang selbst reiche, damit durch selbiges in währender Cur der Urin könne auslauffen) scarificiret entweder die alte Oeffnung, oder schneidet die callöse Lippen mit einer feinen Scheer subtil weg, sonderlich so, daß in der Breite nicht viel weggeschnitten werde, damit selbe desto leichter und besser können zusammen gezogen werden. Wo dieses geschehen, muß man durch schmale starckklebende Hefft-Pflaster die Lippen der Wunde wohl zusammen ziehen, damit sie an einander wachsen und sich dadurch ein Canal formiren könne. Es müssen aber solche Pflästerlein nicht rings herum um die Ruthe gehen, damit dadurch der Rücklauff des Geblüts nicht verhindert werde; weil dadurch die Ruthe würde aufschwellen, die Lippen der Wunde voneinander treiben, und also die Cur vernichten. Über die Pflaster kan man eine Compreß legen, und selbige mit einer Binde, doch so, daß selbe nicht gar zu fest zugezogen werde, fest machen, auch das Röhrlein so versehen, daß es nicht könne ausfallen. Hierauf soll der Patient zu Ruhe gebracht werden, sich still halten, und etliche Tag nicht trincken, damit er inzwischen, bis die Lippen der Wunde einander wohl gefaßt, keinen Urin lassen dörffe: welches sonsten dem Patienten Schmertzen würde verursachen, die Pflaster ablösen, und die gantze Cur verderben. Man soll auch das erste Verband vor dem dritten oder vierten Tag nicht auflösen, wo es nicht eine sonderbare Noth erfordert: und bey dem Aufbinden sehr behutsam thun, um die Lippen nicht von einander zu reissen. Wenn man alsdann befindet, daß alles noch wohl hält, soll man es noch einige Tag liegen lassen; wo aber was losgangen, mit frischen Pflastern wieder wohl suchen zusammen zu hefften: und endlich, wenn die Lippen einander wohl gefaßt, mit Wund-Balsam und guten Pflastern vollends heilen. 4. Nach

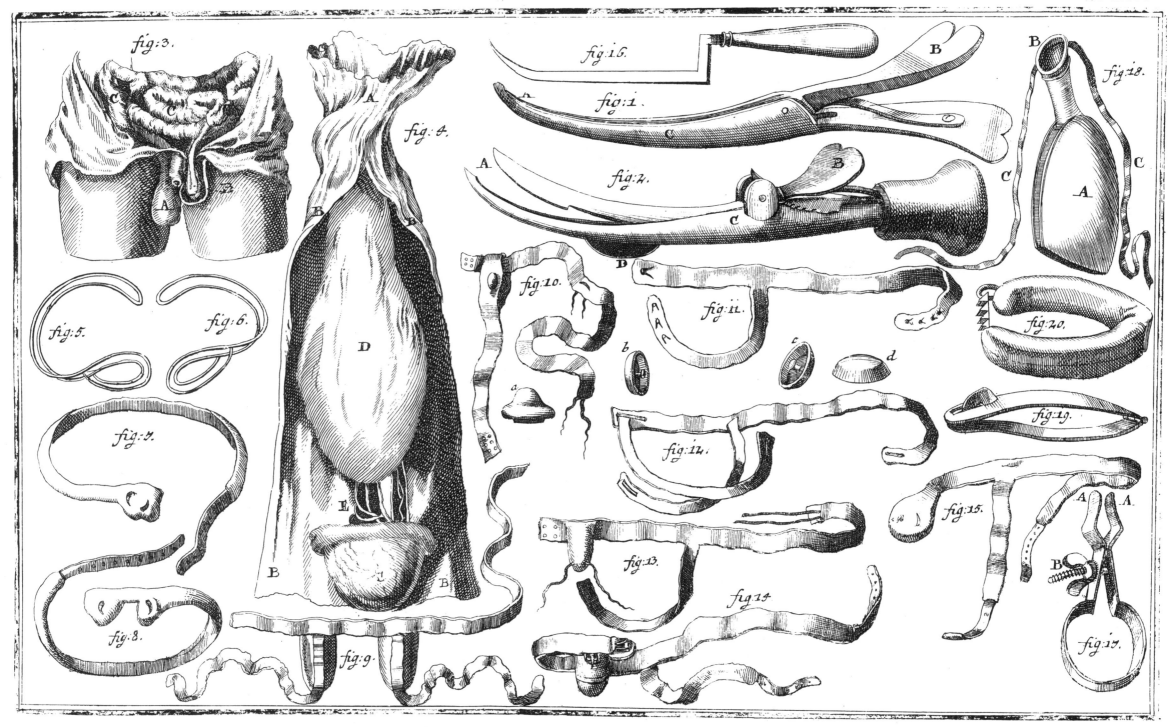

Tab: XVI.

Das 121 Cap. Die zugewachsene Eichel zu öffnen. 617

4. Nach der zweyten Manier muß man mit einem subtilen Trocar, ohne das Röhrlein, *Tab. XII fig. 19*, die Eichel an dem Ort, wo die Oeffnung ordentlich seyn soll, vorsichtig und gerad durchstechen, bis an die widernatürliche Oeffnung; aber hernach nicht gleich ein Röhrlein hineinstecken: sondern den ersten Tag nur eine lange Wiecke von Carpie, um das Bluten dadurch desto besser zu stillen. Den Tag hernach kan man die Wiecke ausnehmen, und eine frische, mit Digestiv bestrichen, hineinstecken, welche nur so lang seyn soll, bis an die widernatürliche Oeffnung, auf daß der Urin durch diese noch könne auslauffen, bis die neue Oeffnung ausgeheilet: dann wenn man den Urin gleich anfänglich durch die neue Wunde lauffen liesse, würde derselbe grossen Schmertzen verursachen; und endlich heilet man mit trucknenden Sälblein den Canal aus. Wo dieses geschehen, thut man erst an statt der Wiecken ein bleyernes glattes Röhrlein hinein, welches aber bis über die widernatürliche Oeffnung der Harn-Röhr langen muß: und alsdann nimmt man die Heilung der widernatürlichen Oeffnung vor. Zu dem End muß man die callöse Lippen der Oeffnung entweder scarificiren, oder mit einer Scheer subtil wegnehmen, die frisch verwundete Lippen mit schmalen, aber fest klebenden, Pflästerlein wohl zusammen hefften, und dabey in der Cur und Tractirung des Patienten eben so verfahren, wie bey der ersten Manier gelehret worden, bis diese Oeffnung wohl zugewachsen, da man alsdann das Röhrlein wieder heraus nimmt. Wenn eine widernatürliche Oeffnung in der Harn-Röhre so groß wäre, daß man selbige nicht wieder könte zuheilen, gleichwie öffters geschiehet, so ist dennoch die Durchbohrung der Eichel, und Machung eines neuen Canals sehr nützlich: indem dardurch die Leut zum Kinder zeugen geschickter gemacht werden, weil in dem Beyschlaff durch die neue Oeffnyng, obschon nicht alles, dennoch ein guter Theil vom Saamen kan durchspritzen, und also in die Mutter gebracht werden. Bald nach der Operation, sonderlich bey blutreichen Leuten, ist nöthig, um eine Entzündung und Auffschwellung der Ruthe zu verhindern, dem Patienten zur Ader zu lassen.

Eine andere Manier.

5. Einige nähen die Lippen dieser Wunde zusammen: es ist aber dieses nicht rathsam; weilen die Fäden die Lippen gern durchschneiden, und also ein grösseres Loch verursachen. Einige wollen, daß man den *Callum* bey der Oeffnung mit Corrosiv solle wegnehmen, welches aber gleichfalls nicht gar dienlich scheinet: weilen dardurch das Loch leicht zu groß gefressen, und zugleich grosse Schmertzen und Entzündungen können verursacht werden.

Noch andere Manieren.

Ji ij   Das

Das 122 Capitel/
Wann Manns-Leut den Urin nicht halten können.

ES kommt dieses Ubel manchmal vom Blasen-Stein her/ mestentheils aber von einer Lahmigkeit des *Sphincters* der Blasen/ so/ daß solchen Leuten wider Willen/ Tag und Nacht/ der Urin in die Hosen oder ins Bett laufft/ und dadurch grossen Gestanck und Beschwerlichkeit verursachet. Kommt dieses Ubel vom Stein her/ ist solches nicht anderst zu curiren/ als durch Wegnehmung des Steins durch den Schnitt: wordurch dennoch der Patient nicht allemal curirt wird; kommt es aber von einer Lähmung des Blasenhalses/ muß man aus der Medicin mit Nerven-stärckenden Medicamenten trachten zu helffen. Dieweilen aber durch alles dieses offt nichts ausgericht wird/ ist man auf allerley Chirurgische Mittel und *Instrumenta* bedacht gewesen/ um dieses beschwerliche Ubel/ so viel möglich/ zu mindern: und haben derohalben einige lederne Säck/ andere besondere Fläschlein (*Tab. XVI fig. 18*) erdacht/ und an die Ruthe gebunden/ damit der Urin in selbige lauffen möge: welche aber grosse Beschwerlichkeit verursachen/ und auch fast nur bey Tag können gebraucht werden. Die neuere aber haben hierzu bequemer Instrumenten erdacht/ welche leicht und subtil sind/ und um die Ruthe/ als ein Schlößlein/ so appliciret werden/ daß nichts kan ausfliessen/ bis der Patient selbiges nach Belieben aufmacht/ den Urin lauffen läßt/ hernach solches wieder zuschliesset/ und dardurch den beständigen Auslauff des Urins verhindert. Siehe *Tab. XVI fig. 1/* und *20.*

Erklärung der sechzehenden Kupffer-Tafel.

Fig. 1. Ist ein verborgenes Messer/ um so wohl Fisteln aufzuschneiden/ als auch bey der Operation der incarcerirten Brüche zu gebrauchen/ siehe pag. *589:* welches sich bey *A* in die Höhe begiebet/ wenn man bey *B* niederdrucket; *C* ist der Canal/ in welchem solches verborgen liegt.

Fig. 2.

Fig. 2. Ist fast eben ein solches Messer, *A B C*, welches aber ausser seinem Canal angedeutet wird, und noch unten bey *D* ein rundes Plättlein hat, um dadurch zu verhindern, daß die Därm in der Operation nicht mögen herausfallen.

Fig. 3. Zeiget an bey *A*, wie das Gemächt in einem mittelmäßigen Bruch groß und ausgedehnet ist; bey *B* aber, wie die Därm *C C C* in einem geringen Bruch ausfallen.

Fig. 4. *A* der *Processus Peritonæi* am obersten Theil geschlossen; *B B B B* ist derselbe geöffnet, worinnen *C* der *Testiculus* mit den Saamen-Adern *E*, wie auch der Sack *D* von der Ausdehnung des innern Häutleins des *Peritonæi*, in welchem die ausgefallene Därm und Netz ordentlich pflegen enthalten zu seyn, welcher sich offt zu ungeheurer Grösse ausdehnet, aus Palfyns Chirurgie.

Fig. 5 bis *15* sind allerley Arten von den besten und dienlichsten Bruchbändern; theils von Drath, als *5* und *6*; theils von Eisen und mit Leder überzogen, als *Fig. 7. 8, 15*; theils ohne Drath und Eisen, nur von Leder, Pomesin oder Barchet gemacht, gleichwie die übrigen. Das Knöpfflein *a* gehöret zu *Fig. 10*; *b c* und *d* aber zu *Fig. 11* und *12*. *Fig. 8* und *9* dienen zu doppelten Brüchen.

Fig. 16. Ein Messer, welches die neuere *Chirurgi* brauchen, in Durchschneidung der allzu engen Vorhaut.

Fig. 17. Ein Instrument, zu Erweiterung der allzu engen Vorhaut dienlich.

Fig. 18. *A* Eine meßinge oder blecherne Flasch, welche so groß seyn soll, daß ohngefehr ein Pfund oder Seidel hinein geht, vor diejenige zu gebrauchen, welche den Urin nicht halten können. *B* der Hals, welcher an die Ruthe *applicirt*, und mit den Bändern *C C* um den Leib gebunden wird.

Fig. 19 und *20* sind zweyerley Sorten von Instrumenten, welche in eben diesem Ubel sehr dienlich, und wie ein Schloß an die Ruthe können gelegt werden, damit wider Willen kein Urin auslauffen möge.

Das 123 Capitel/
Die Manier einen Catheter in die Blase zu bringen.

I.

Wo diese Operation dienlich und nicht dienlich.

Diese Operation scheinet manchen sehr leicht zu seyn/ erfordert aber dennoch besondere Handgriff und Vortheil: und können manchmal die allererfahrenste *Chirurgi* keinen Catheter in die Blase bringen. Dennoch ist solche so wohl bey Weibern als Männern sehr nöthig/ und das überhaupt wegen zweyerley Ursachen: 1) um in Zufällen des Blasen-Steins zu erforschen/ ob in der Blase ein Stein sey oder nicht; dieweilen alle andere Zeichen des Steins ungewiß und betrüglich. 2) bey Verstopffung des Urins: als durch welche bald grosse Schmertzen/ Entzündung/ der Brand der Blasen/ *Convulsiones*, und der Tod selbst/ können verursacht werden/ wenn man nicht beyzeiten demselben einen Ausgang macht. Es dienet aber diese Operation nicht in allen Verhaltungen des Urins: dann wann solche von Verstopffung der Nieren/ oder der *Ureterum* herrühret/ kan damit nichts ausgerichtet werden. Ingleichem wo die Entzündung des Blasen-Halses an der Verhaltung Ursach/ ist selbiger dardurch offt so zusammengezogen/ daß man keinen Catheter leicht durchbringen kan: ja wenn man wolte Gewalt anlegen/ würde man dadurch die Schmertzen und Entzündung vermehren/ und den Brand und Tod leicht verursachen. *In specie* aber ist selbige nützlich zu verrichten/ 1) wenn der Urin wegen eines Steins in der Blase/ welcher den *Sphincter* verstopfft/ nicht kan gelassen werden; oder 2) wenn wegen Schwachheit der Blase der Urin nicht fort kan: gleichwie sonderlich bey alten schwachen Leuten/ ingleichem bey Kindbetterinen/ die eine langwierige schwere Geburt gehabt/ zu geschehen pfleget; oder 3) wann jemand den Urin allzulang verhält/ und die Blase dadurch allzuviel ausgespannt/ ihre Krafft/ den Urin auszudrucken/ verloren: gleichwie der berühmte *Astronomus Tycho de Brahe* dadurch soll ums Leben kommen seyn; oder 4) wenn der Urin/ durch dicke Materie/ zusammengeronnenes Geblüt/ oder Stücklein faules Fleisch/ welche sich bey Nieren-Geschwür oder Nieren-Wunden offt in den Blasen-Hals setzen/ verstopffet wird; 5) ist diese Operation auch nöthig/ wenn eine Excrescentz in der Harn-Röhre/

oder

Das 123 Cap. Einen Catheter in die Blase zu bringen.

oder bey dem Blasen-Hals; oder eine Masen nach einem Geschwür an bemeldtem Ort entstanden, welche den Harngang so zuschliesset, daß kein Urin kan aus der Blase kommen.

2. Es ist diese Operation leichter bey Weibern zu verrichten, als bey Männern, weil selbige einen kurtzen und geraden Harngang haben; aber es muß der *Chirurgus* aus der Anatomie wohl wissen, wo selbiger lieget: denn sonsten wird es ihm schwer werden, solchen zu finden, und also die Operation nicht können verrichten. Es zeiget sich aber selbiger durch eine kleine Höhle, ungefehr eines Zwerchfingersbreit gerad unter der *Clitoris*, siehe *Tab. XIX fig. 2 D*, auf welche man wohl muß acht geben. Wenn derohalben diese Operation bey einer Frauen zu verrichten, muß man selbige entweder auf einen Tisch oder überzwerch auf ein Bett auf den Rucken legen, und die Beine wohl voneinander halten lassen: hernach soll der *Chirurgus* die Lippen der Geburt mit der einen Hand auseinander ziehen, und an vorher bemeldtem Ort durch selbige Höhle den Catheter vorsichtig in die Blasen drucken. Wo solches geschehen, um den Urin abzulassen, läßt man alsdann denselben auslauffen; ist es aber geschehen um zu erforschen, ob ein Stein da sey oder nicht, so muß solcher aus dem Anstossen, und Klang erkannt werden. Es haben die meiste besondere gerade *Catheteres* vor die Weiber, gleichwie *Tab. XVII fig.* 1, welche aber nicht nöthig sind, weil solches durch die krumme, die bey den Männern gebräuchlich, *fig.* 2, 3, 4, 5, eben so wohl zu verrichten; wolte aber jemand einen geraden gebrauchen, geht es auch an, und ist die Manier zu appliciren einerley. Diese Operation muß, wo der Urin, nachdem er einmal abgelassen, nicht von selbsten gehen will, wiederholet werden, bis endlich die Blase ihr Ampt wiederum verrichtet. Derowegen soll man, sonderlich bey Kindbetterinen, wenn der Urin bey ihnen verstopfft, beyzeiten mit dem Catheter denselben abzapffen, damit nicht durch die allzu grosse Ausdehnung der Blase eine immerwärende Lähmigkeit entstehe.

Wie selbe bey Weibern zu verrichten.

3. Bey Manns-Personen ist diese Operation wegen der Länge und Krümme der Harn-Röhre viel schwerer, und erfordert nicht nur aus der Anatomie des Urin-Gangs Figur, siehe *Tab. XIX fig.* 1 *DDD*, sondern auch einige sonderbare Hand-Griff zu wissen; welche, ob sie zwar sich viel leichter zeigen, als beschreiben lassen, wir dennoch hier, so viel möglich, lehren wollen. Vors erste muß ein *Chirurgus* bey Manns-Personen allerley hole *Catheteres* haben, von verschiedener Grösse, wegen

Wie bey Manns-Personen.

Verschie-

Verschiedenheit der Patienten, gleichwie fig. 2, 3, 4, 5, Tab. XVII, welche ordentlich und am besten von Silber sind: und wenn die Operation zu verrichten, muß der Patient auf den Rucken gelegt werden, der *Chirurgus* aber die Ruthe mit seiner lincken Hand in die Höhe halten, hernach einen Catheter von behöriger Grösse mit der Spitze in Oel tauchen, denselben von der Seiten lind in die Harn-Röhr stecken, und so weit hineindrucken, bis die Spitze des Catheters unter dem *Os pubis* ist. Alsdann muß der *Chirurgus* die Handheben des Catheters vorsichtig von der Seite des Patienten gegen den Nabel beugen, die Spitze desselben unter dem *Os pubis* durch in die Blase behutsam eindrucken, und alsdann nach Ausziehung des Draths des Catheters den Urin auslauffen lassen, und wo selbiger ausgelauffen, den Catheter wieder herausziehen. Wenn aber die Operation, um einen Blasen-Stein zu erforschen, verricht worden, muß man selbigen in der Blase hin und her bewegen: und wenn man das Anstossen an was steiniges spüret und höret, so ist man gewiß, daß ein Stein da ist: wenn man aber dergleichen nicht spüret, so ist auch kein Stein vorhanden.

Wenn der biegsame Catheter zu gebrauchen.

4. Bey Verhaltung des Urins, wegen Lahmigkeit der Blase, oder des Steins, weil man bey manchen Patienten diese Operation öfters wiederholen müßte, und dadurch allzeit was Schmertzen verursachet würde, hat man silberne *Catheteres* erfunden, welche biegsam sind, siehe *Tab. XVII fig. 6*, und mit weniger Beschwernus, als die unbiegsame, etliche Tag in der Blase können gelassen werden, wenn man selbige nur an ein Band um den Leib, oder sonsten anbindet, daß sie nicht ausfallen können, bis man sie nicht mehr nöthig zu seyn urtheilet: und alsdann kan man den Catheter auch wieder herausziehen. Es können aber die biegsame *Catheteres* nicht wohl in die Blase gebracht werden, wenn man nicht vorher einen unbiegsamen applicirt, und einige Zeit in der Blase gelassen hat, auf daß dadurch der Weg gleichsam geöffnet und gebahnet werde: hernach aber, sobald man den unbiegsamen wieder ausgezogen, soll an dessen Stell, alsobald der biegsame hinein gesteckt, und darinnen so lang man es dienlich erachtet, gelassen werden.

Das 124 Capitel/
Von der Caruncul in dem Harn-Gang.

1.

Nach dem Tripper oder Verschwürung in der Urethra, entstehet offt in derselben ein Gewächs, welches anfänglich den Harn-Gang nur in etwas, nach und nach aber gäntzlich verstopfet, so, daß die Patienten, wo der Harn-Gang guten Theil verstopft, gar beschwerlich und dünn, fast wie ein Faden, den Urin lassen können, endlich aber verstopft sich selbiger öffters gar. Der Chur-Pfältzische Leib-*Medicus*, Herr von Brunn, und *Di-ni*, verwerffen diese bishero gehabte Meynung, und sagen, daß sie bey Eröffnung solcher Leuten, nach dem Tod, an statt einer Auswachsung, nur ein starcke Maasen oder Narben gefunden hätten, welche diese Verstopfung des Urins verursachet hätte. Andere aber wollen dennoch auch das erstere gefunden haben: und bleibt einerley Manier zu curiren, es seye gleich eine Auswachsung oder Narbe da. Man erkennet dieses Ubel aus Erzehlung der Zufälle von dem Patienten: denn es schließt sich der Harn-Gang nicht auf einmahl, sondern nach und nach, bis der Urin entweder gar beschwerlich oder gar nicht mehr fort will. An welchem Ort diese Auswachsung oder Narbe sey, wird erkannt, wenn man einen Catheter oder dünnes Wachs-Lichtlein, so tief man kan, in die Harn-Röhr steckt, und wo selbige anstossen, da ist das Ubel. Weilen aber durch dasselbe Schmertzen und Verhaltung des Urins verursachet werden, ist nöthig, behörige Mittel dagegen zu gebrauchen.

Was dieses Wesen sey.

2. Wenn dieses Ubel noch im Anfang ist, läßt sich solches wegbringen, wenn man nur ein grünes Wachs-Lichtlein in die Urethram bis an den Ort der Verstopfung eindrucket, (welches am bequemsten geschiehet, wenn der Patient sitzt) und so anbindet, daß selbiges nicht herausfallen kan, welches also beständig zu tragen, bis das Ubel wieder vergangen: wodurch man auch bey frischen verhindert, daß sie nicht weiter zunehmen können; wenn aber der Patient seinen Urin lassen will, nimmt er das Wachs-Lichtlein aus, und nachdem er den Urin gelassen, applicirt er es wieder, wie vorher gemeldet. Wäre die-

Wie solches in gelinden Fällen wegzubringen.

624 Von denen Chirurgischen Operationen.

ses Übel schon stärcker, und wolte hierauf nicht vergehen, soll man an die Spitze solches Wachs-Lichtleins ein wenig weissen Vitriol, gebrannten Alaun, rothen Präcipitat, *Ungu. fuscum* oder *Ægyptiacum* streichen, und täglich ein- oder zweymahl, oder, wo es die Noth erfordert, offters appliciren, bis alles widernatürliche weg ist, und der Urin wieder frey heraus lauffen kan. Bevor diese Medicamenten eingebracht werden, soll man die Patienten allzeit ihren Urin abschlagen lassen, damit das Medicament länger auf dem leidenden Theil kleben und agiren könne; so offt aber derselbe den Urin lassen muß, ist das Lichtlein auszuziehen, nachdem wieder frisch zu bestreichen, und einzubringen: auch damit so lang zu continuiren, bis der Patient seinen Urin wider ungehindert lassen kan. Wäre der Patient sehr empfindlich, kan man solche Medicamenten durch ein silbern oder beinernes Röhrlein appliciren. Wenn ein solches Übel schon lang gewähret hat, müssen solche Leut, nachdem es schon curiret, noch zwey bis drey Monat ein solches Wachs-Lichtlein beständig in der Röhre tragen, sonsten kommt es leicht wieder. Wegen der ätzenden Medicamenten ist auch zu erinnern, daß durch die allzustarcke, als da ist das *Butyrum Antimonii*, und andere dergleichen, grosse Schmertzen, auch gar leicht Entzündungen verursacht werden, und ist dahero sicherer, die lindere zu gebrauchen: es gehet zwar mit diesen die Cur langsamer von statten, aber mit wenigern Schmertzen.

Wie in schwereren. 3. Wann bey diesem Zufall die Harn-Röhre gantz verstopft wäre, und der Patient gar keinen Urin lassen könte, muß man beyzeiten, entweder mit scharffen Corrosiven, welche nach Befinden alle drey oder vier Stund zu appliciren, oder mit Hülff eines Catheters zu helffen suchen: welchen man, wenn er bis an den Ort der Verstopfung gekommen, mit einiger Gewalt soll durchzwängen, bis er entweder die Caruncul durchstossen und zerreissen, oder die durch eine Maasen so eng zusammengeschrumpfte Harn-Röhre erweitert, damit der Urin hernach wieder lauffen könne; welches aber ohne Schmertzen nicht zugehet. Nachdem der Weg wieder offen, und der Urin ausgelauffen, soll man hernach durch das Wachs-Lichtlein, mit was Eyer-Oel bestrichen, selbige trachten offen zuerhalten, gleichwie vorher gelehret worden. Wenn man aber weder mit dem Catheter noch Corrosiven durchkommen könnte, und der Urin den Patienten sehr ängstigte, soll man, ehe schwerere Zufälle entstehen, in dem *Perinæo*, oder über dem *Os Pubis*, mit einem Trocar eine Oeffnung in die Blase machen, gleichwie solches unten weitläufftiger wird gelehret werden; und wo dieses geschehen, muß man

man das Ubel in der Harn-Röhr nach vorherbeschriebener Manier trachten wegzuätzen; nachdem aber solches so weit weg, daß der Patient seinen Urin durch den Harn-Gang wieder lassen kan, heilet man das gestochene Loch zu.

Das 125 Capitel/
Von Ausnehmung eines Steins aus der Harn-Röhr.

I.

Zuweilen geschiehet, daß Leuten, welche mit dem Stein geplaget, ein Stein in der Harn-Röhre stecken bleibet, daselbst Schmertzen und Verhaltung des Urins verursachet, und daher weggebracht werden muß. Es stecken aber solche Stein nun im *Sphincter* der Blase, oder bey dem *Perinæo*, nun in der Mitte der Ruthe, oder im fördersten Theil derselben: welches man theils aus dem Ort wo der Schmertzen ist, theils durch das Visitiren und Fühlen erkennen muß. In der Cur muß man auf verschiedene Art verfahren: und zwar erstlich, wenn er durch Urin-treibende Medicamenten nicht fort will, so hilfft offt, wenn man in die Harn-Röhr süß Mandel-Oel oder Baum-Oel hineinspritzet, und den Patienten in ein warmes und erweichendes Bad sitzen lässet. Wenn er aber auch auf solche Manier nicht gehet, und der Patient keinen Urin lassen könnte, soll man, wenn der Stein noch im *Sphincter*, selbigen mit einem Catheter zurück in die Blase drucken; oder wenn er so fest steckt, daß man ihn nicht wolte noch könnte zurück drücken, und gefährliche Zufäll vorhanden, muß man ihn nach der alten *Methode* des Steinschneidens, die kleinere Geräthschafft genannt, (von welcher bald soll gehandelt werden) ausschneiden, weil sonsten kein ander Mittel ist selbigen wegzubringen. Wenn aber der Stein nahe bey der Eichel stecket, soll man, nebst dem Gebrauch dienlicher innerlicher Medicamenten, den Patienten lassen in ein Bad sitzen, öffters was von Oel einspritzen, wie schon vorher gesagt, und darbey mit den Fingern den Stein nach und nach ausdrücken, oder von jemand, sonderlich bey Kindern, mit dem Mund lassen ausziehen. Wäre der Stein so weit forn in der Harn-Röhre, daß man ihn mit einem Zänglein oder Häcklein, fast wie ein Ohr-Löffel gemacht, *Tab. XVII fig. 7.*

Wie solches ohne schneiden geschieht.

anfassen könte/ soll man ihn mit selbigem ausziehen. Einige trachten auch die Harn-Röhre durch starckes Einblasen zu erweitern, nachdem sie dieselbe vorhero mit einem Schnürlein hinter dem Stein was zugebunden, damit hernach durch die erweiterte Harn-Röhr derselbe desto leichter könne durchkommen; und soll diese Manier bey den Aegyptiern sehr gebräuchlich seyn.

2. Wie solches durchs schneiden zu verrichten.

2. Solte man aber den Stein durch vorbemeldte Manieren nicht können herausbringen, insonderheit wenn selbiger tieffer in der Harn-Röhr steckt, und dadurch Verstopffung des Urins, oder allzuhefftige Schmertzen, verursachet werden, muß man die Harn-Röhr an dem Ort, wo der Stein liegt, auffschneiden, und alsdann denselben herausnehmen. Um dieses Ausschneiden wohl zu verrichten, soll man zuförderst die Haut der Ruthe starck vorwerts ziehen, und hernach hinter dem Stein die Ruthe binden, damit derselbe in Machung der Oeffnung nicht weichen könne. Nachdiesem soll der *Chirurgus* den Daumen seiner lincken Hand vor den Stein setzen, damit derselbe weder hinter sich noch vor sich weichen könne: und alsdann auf der Seite der Harn-Röhr, wo man den Stein am meisten spüret, eine länglichte Incision machen, bis auf den Stein, so groß, als er nöthig achtet, den Stein herauszubringen, und hernach selbigen entweder mit den Fingern herausdrucken, oder mit einem Zänglein oder Häcklein herausziehen. Wenn der Stein herausgenommen, macht man das Band los, ziehet die Haut wiederum zurück, damit dieselbe die Oeffnung der Harn-Röhre bedecken, und zu geschwinderer Heilung dadurch behülfflich seyn möge. Wenn die Incision sehr groß wäre, ist rathsam, einige Tag ein bleyernes langes Röhrlein in den Harngang zu stecken, welches bis über die Wunde gehen soll, damit der Urin nicht durch die Incision, sondern durch das Röhrlein möge auslauffen, als durch welches sonsten Schmertzen, Entzündung und Verhinderung der Heilung würde verursachet werden. Man macht die Incision nicht gern im untersten Theil der Harn-Röhre, weil der Urin leichter würde durch die Wunde lauffen, und die Heilung verhindern: im obersten Theil aber kan selbe darum nicht gemacht werden, weilen der gantze *Penis* müßte durchschnitten werden, als wordurch gefährliches Bluten und andere schwere Zufälle könten verursachet werden; derohalben ist am besten die Incision auf der Seite zu machen.

Das

Das 126 Capitel/
Vom Steinschneiden bey Manns-Personen überhaupt/ und in specie von der alten Manier mit der kleinen Geräthschafft.

I.

Das Steinschneiden nennet man diejenige Operation/ wodurch man einem Menschen einen Stein aus der Blase ausschneidet. Es ist dieselbe deßwegen nöthig/ weil Steine in der Blas/ welche grösser sind/ als daß sie durch die Harn-Röhr könten durchkommen/ nicht anderst wegzubringen sind: und selbe bey den Patienten Entzündung und Verschwürung der Blase/ ja so grausame Schmertzen und *Convulsiones* manchmal verursachen/ daß sie entweder dadurch sterben müssen/ oder doch solche grausame Qual nicht länger ausstehen wollen. Denn daß man den Stein durch Medicamenten curiren und zermalmen könne/ ist bis *dato* noch nicht erwiesen; sondern es müssen sich noch auch die vornehmste Leut schneiden lassen/ welche die Medicamenten gern theuer genug bezahlen würden/ wenn sie solchen Effect thäten. Es ist diese Operation eine von den allerschwersten und gefährlichsten in der gantzen Chirurgie/ und sind dahero von undencklichen Zeiten Leute gewesen/ welche sich einig und allein auf diese Operation beflissen haben, indem sonsten viele daran sterben/ wenn man nicht die Manier und Handgriff wohl verstehet/ und zugleich die Beschaffenheit der Theile aus der Anatomie wohl innen hat. Man verrichtet aber diese Operation nicht in allen Steinen/ sondern 1) nur in denjenigen/ welche grösser sind/ als daß sie durch die Harn-Röhr könten ausgetrieben werden/ und den Patienten unleidliche Schmertzen verursachen; 2) können auch die gar grosse nicht ausgeschnitten werden.

Was diese Operation sey.

2. Die Blasen-Stein werden öffters bey Kindern/ als bey Erwachsenen observirt/ wie auch mehr bey armer als reicher Leut Kindern; weil selbige meistens gern viele und unverdauliche Speisen geniessen, wovon grober *Chylus*, und von diesem hernach der Stein zu entstehen scheint; öffters ist auch eine Entzündung der Nieren Ursach. Viele andere Ursachen/ welche sonsten die *Autores* anführen/ sind ungewiß,

Die Ursach des Steins.

628 Von denen Chirurgischen Operationen.

gewiß, auch dem *Chirurgo* zu wissen nicht viel daran gelegen. Es haben dieselbe ihren Ursprung meistens in den Nieren, von welchen sie hernach in die Blase fallen, und daselbsten manchmal zu ungeheurer Grösse, von 1 bis 2 Pfund, anwachsen, und der Blasen-Stein genannt werden; bleiben selbige aber in den Nieren stecken, nennet man sie den Nieren-Stein: diesen kan man, wo er groß worden ist, durch keine Manier wegbringen, (es seye dann, daß er eine Schwürung in den Lenden verursachet) aber der Blasen-Stein läßt sich immer ausschneiden, wenn er nicht gar von ungewöhnlicher Grösse ist. Es ist zuweilen nur einer, zuweilen aber sind 10, 20 und mehrere bey einem Menschen vorhanden: Einige sind glatt, andere sind sehr ungleich und rauh.

Wie der Stein zu erkennen. 3. Ehe aber diese Operation vorgenommen wird, muß man vorher gewiß seyn, daß ein Stein in der Blase sey: dann sonsten, wo man die Operation verrichtete, und hernach kein Stein da wäre, würde man nicht nur in Schanden bestehen, sondern auch vergebens dem Patienten Schmertzen verursachet, ja gar in Lebens-Gefahr gestürtzet haben: dann es kan selbige ohne Lebens-Gefahr nicht geschehen. Die Zeichen aber, daß ein Stein in der Blase, sind Schmertzen und Brennen in der Gegend der Blase, schmertzhafftes Harnen, und öfftere Verhaltung des Urins; der Urin solcher Patienten ist bleich, und hat auf dem Grund einen Satz wie ein zäher Rotz, wobey zuweilen auch Blut vermenget ist. Knaben, welche den Stein haben, ziehen fast den gantzen Tag an ihrer Vorhaut, wodurch sie einige Linderung spüren: dennoch aber sind alle diese Zeichen noch ungewiß, und können von einer Entzündung oder Schwürung der Blase, von Schärffigkeit des Urins, und andern Ursachen herrühren. Ein gewisseres Zeichen ist, wenn man einen Finger in Oel getaucht dem Patienten in Hintern schiebet, und damit nach der Blase fühlet, ob man was hartes darinnen empfindet: und dieser Manier bedienen sich meistentheils die Marckschreyer und gemeine Steinschneider; es kan aber selbige auch betrügen, dieweil man einen *Scirrhus* oder *Callus* in der Blase oder im Mastdarm leicht für einen Stein halten kan, welches doch keiner ist. Kein gewisseres Zeichen aber ist, als daß man einen Catheter in die Blase bringe, gleichwie oben *pag.* 621 beschrieben, so wird sich der Stein, durch seine Härtigkeit und Getön, welches man vom Anstossen des Catheters an den Stein empfindet, am gewissesten anzeigen.

Prognosis. 4. Wenn man also durch diese Zeichen gewiß ist, daß ein Stein in

Das 126 Cap. Vom Steinschneiden.

in der Blase/ so ist bishero keine andere Manier zu helffen bekandt/ als der Schnitt/ oder das Ausschneiden. Wenn sich also der Patient durch die Operation von selbigem will befreyen lassen/ so muß ein rechtschaffener *Chirurgus* solchem die Gefahr vorhero vorstellen/ und nicht mehr versprechen/ als er halten kan/ um sich dardurch von den Marckschreyern und Landstreichern zu unterscheiden/ welche nur des Gelds halben den Leuten versprechen/sie unfehlbar zu curiren/ ob sie schon hernach offt sterben: denn es ist diese schwere Operation niemals ohne Gefahr; dennoch aber nicht mehr so gefährlich/ als vor diesem/ sondern ist/ durch dienliche Instrumenten und gute Handgriff/ seit wenigen Jahren so verbessert worden/ daß/wenn man selbige wohl in acht nimmt/ gar wenig mehr daran sterben. Uberdas ist auch zu wissen/ daß/ wie grösser ein Stein/ je schwerer und gefährlicher ist die Operation: ja es kommen manchmal so grosse Steine vor/ daß selbige unmöglich können ausgenommen werden/ und ist also auch bey solchen keine Operation vorzunehmen. Es pflegen auch die Steine meistentheils je älter je grösser zu werden/ indem sich täglich was mehrers daran hänget: derhalben sollen Leut/ welche den Blasen-Stein haben/ die Operation nicht gar zu lang aufschieben/ weilen dadurch dieselbe schwerer und gefährlicher wird. Wo die Patienten schon sehr schwach und ausgemergelt/ ist die Operation sehr gefährlich; bessere Hoffnung aber ist/ wo die Krafften noch gut/ der Stein nicht gar groß/und glatt/ obschon derselben viele sind.

5. Wenn sich also ein Patient nach dieser *Prognosis* der Operation unterwerffen will/ so hat der *Chirurgus* drey Stück wohl zu überlegen: (1) was er vor der Operation/ (2) was er in derselben/ und (3) was er hernach zu verrichten und wahrzunehmen hat. Vor der Operation muß er 1) resolviren/ nach welcher Manier oder *Methode* (weilen verschiedene sind) er die Operation wolle anstellen/ 2) eine bequeme Zeit erwählen/ 3) den Patienten zur Operation präpariren/ 4) seine Instrumenten und Geräthschafft wohl zurecht machen/ und 5) den Patienten behörlich zu legen trachten.

Was vor der Operation überhaupt zu observiren.

6. Was das erste/ oder die Manier zu schneiden anlangt/ so sind hauptsächlich viererley bekandt: von welchen die erste/ die alte Manier mit der kleinen Geräthschafft/ *Methodus cum parvo apparatu*, oder auch *Methodus Celsi* genannt wird. Die andere nennet man ordentlich die Manier mit der grossen Geräthschafft/ *Methodus cum magno apparatu*, und könte auch die neuere Manier genannt werden/

In specie von den verschiedenen Manieren zu schneiden.

weil selbige erst vor ohngefehr 200 Jahren erfunden worden, da die vorige schon 2000 und mehr Jahr alt ist. Die dritte pfleget *Apparatus altus*, oder die hohe Manier den Stein zu schneiden, genannt zu werden, weil selbige am höchsten Theil der Blase verrichtet wird, nemlich über dem *Os Pubis*, da bey den andern Manieren unter dem Gemächte oder im *Perinæo* der Schnitt geschiehet. Es wird diese auch *Methodus Franconica* genannt, weil *Petrus Francus* der Urheber oder Erfinder derselben seyn soll. Die vierte Manier ist vor ohngefehr 20 Jahren in Franckreich von einem Münch, welcher sich *Frere Jacques*, das ist Bruder Jacob, genannt hat, erfunden, und mit grossem Aufsehen an vielen Orten *practicirt* worden, daher sie dann die *Methode des Frere Jacques* genannt wird. Von welchen allen wir jetzo in der Ordnung handeln wollen.

Von der Zeit zur Operation. 7. Wegen der Zeit, die Operation anzustellen, ist zu bemercken, daß selbige das gantze Jahr durch geschehen könne; dennoch, wo es die Noth nicht erfordert, erwehlet man am liebsten den Frühling oder Herbst, wenn es weder zu heiß noch zu kalt ist; wenn es aber die Noth erfordert, so wäre es unbillig und unchristlich, wenn man einen solchen Patienten von grausamen Schmertzen wolte zu todt plagen lassen, in Erwartung des Herbsts oder des Frühlings, da man ihm eher helffen könnte: dann man hat Exempel, daß Patienten vor grausamen Schmertzen und andern schweren Zufällen, indem man den Frühling oder Herbst hat erwarten wollen, inzwischen gestorben sind.

Von der Präparation des Patienten. 8. Zur Präparation des Patienten wird erfordert, daß selbiger einige Zeit vor der Operation gute Diät halte: hernach muß man ihm einige Tag vorher, wenn er blutreich ist, eine Ader öffnen, und ein Laxier verordnen. Des morgens früh, am Tag der Operation, soll man ihm ein Clistier geben lassen, um dadurch die Gedärm nochmals vom Unrath zu befreyen, damit selbiger dem *Chirurgo* in der Operation nicht möge beschwerlich seyn.

Die *Instrumenta* und Geräthschaft nach der alten Manier. 9. Was die Instrumenta, Verband und übrige Geräthschafft anlangt, so sind selbige, nach verschiedener Art des Schneidens, auch verschieden. Wir wollen aber hier von der kleinern Manier, weil selbe die älteste ist, zu erst handeln: bey welcher man ordentlich nicht mehr als ein Messer, *Tab. XVII fig. 8*, und einen Hacken, *fig. 10*, vonnöthen hat, oder aufs höchste auch eine Zang; zum Verbinden aber

Das 126 Cap. Vom Steinschneiden.

aber muß man die Binde T, deſſen unterſtes Ende aber von unten bis oben aus ſoll geſpalten ſeyn, wie *fig.* 16 anweiſet, eine dicke viereckigte Compreß vier Finger-breit, Carpie, nebſt einer Blutſtillung haben. Und nach dieſer Manier pflegen noch heutzutag die meiſte Marckſchreyer und Landlauffer, welche dieſe Operation verrichten, zu ſchneiden; verſtändigere *Chirurgi* und *Operateurs* aber bedienen ſich dieſer Manier nur allein, und zuweilen bey Kindern, oder bey Erwachſenen nur in dieſem Zufall, wenn ein Stein ſo feſt im Blaſen-Hals eingezwungen, daß er den Urin verſtopfft; aber weder mit Medicamenten kan fortgetrieben, noch mit einem Catheter zurück geſtoſſen werden, gleichwie ſchon bey dem Stein in der Harn-Röhr iſt geſagt worden: ſonſten aber bedienen ſie ſich ordentlich der zweyten Manier.

10. Was die Lag des Patienten in der Operation anbelangt, ſo ſollen erwachſene Leut ſo gelegt werden, wie *Tab. XIX fig.* 5 repräſentirt wird, und bey der zweyten Manier was weitläufftiger ſoll beſchrieben werden: denn weilen nur die gemeine Aertzt erwachſene Leute nach der alten Manier ſchneiden, ſo wollen wir hier von der Lag der Erwachſenen nichts weiters melden. Bey Kindern aber hat ein *Chirurgus* bey der alten Manier zwey Helffer vonnöthen; worvon der eine wohl ſtarck ſeyn ſoll, bey der Operation auf einem hohen Stuhl ſitzen, ein Küſſen auf die Schoß nehmen, welches mit einem kleinen Tuch, das bis auf die Erd hanget, zu bedecken. Alsdann ſetzet er das Kind auf dieſes Küſſen, und hält es ſo, wie *Tab. XVIII fig.* 1 aus dem *Tolet* vom Steinſchneiden abgebildet iſt; der andere Diener kan das Kind, ſonderlich wo es ſchon zimmlich ſtarck, helffen bey den Achſeln halten, damit es ſich deſtoweniger bewegen könne; oder man kan es auch ſo ſetzen, ſonderlich wenn es ſchon zimlich groß, gleichwie *Tab. XIX fig.* 5, oder *Tolet Tab.* 7 ſolches anzeigen.

Von der Lag des Patienten.

11. Wenn nun das Kind in einer von dieſen Poſituren feſt gehalten worden, fängt der Operator die Operation ſelbſten an, und zwar 1) taucht er den Zeig- und Mittelfinger der lincken Hand in Oel, und ſteckt ſelbige hernach gelind in Hindern des Patienten ſo weit er kan: hierauf beuget er ſelbige gegen die Blaſe in die Höhe, und ſuchet damit den Stein. Wenn er ſelbigen gefunden, drucket er ihn gegen das *Perinæum*, bis man den Stein daſelbſt fühlen, und durch eine kleine Erhöhung, ſiehe *Tab. XIX fig.* 3, A, obſerviren kan, und in ſolcher Lage trachtet er ihn mit ſeinen zweyen Fingern zu halten, damit er nicht weiche.
Alsdann

Wie die Operation nach der alten Manier zu verrichten.

Alsdann nimmt er das Messer mit der rechten Hand, und macht eine Incision gerad auf dem Stein durch Haut, Fett, und Blase, bis auf den Stein, in der Grösse als er vor nöthig achtet den Stein herauszubringen. Er muß aber alles, was zwischen der Haut und dem Stein ist, vollkommen durchschneiden, damit nicht durch einige gantze Zaserlein die Ausnehmung des Steins verhindert, oder durch derselben Zerreissung, grosse Schmertzen, *Convulsiones* und Entzündung verursachet werden; welches zwar in glatten Steinen leicht, in rauhen und ungleichen aber schwer zu verrichten ist. Nachdem die Incision gemacht, siehe *fig. 4*, soll der Operator das Messer einem Beystehenden geben, und den Stein A, wo er sich nicht mit den Fingern herausdrucken läßt, (welches, wo er klein ist, öffters zu geschehen pfleget) mit dem Hacken von oben fassen, mit den Fingern aber, welche im Hindern sind, zugleich von unten drucken, bis daß solcher herausgehet.

Was nach der Operation zu thun.
12. Nachdem der Stein ausgezogen, pflegen die gemeine Aertzt mit den Fingern, geschicktere *Chirurgi* aber mit einem Catheter oder Sucher *Tab. XVII fig. 11*, durch die Wunde in die Blase gestecket, zu examiniren, ob etwa noch mehrere Stein da sind: und wenn man noch einige findet, soll man sie entweder auf vorher besagte Manier, nemlich mit den Fingern und Hacken, oder mit einer Stein-Zang herausziehen; wenn man aber keinen Stein mehr findet, so ist die Operation vollendet. Was das Verbinden, Diät und übrige Cur anbetrifft, geschiehet solches auf eben die Art, gleichwie wir bey der neuern oder grössern Manier jetzt beschreiben werden.

Das 127 Capitel,
Von der neuern Manier mit der grossen Geräthschafft den Stein bey Manns-Personen zu schneiden.

I.

Warum diese Manier vorgezogen wird.
Ob schon die kleinere Manier den Stein zuschneiden zimlich leicht ist, so können doch allerley Umstände oder Zufälle sich ereignen, welche dieselbe schwer und gefährlich machen, gleichwie

Das 127 Cap. Vom Steinschneid. die zweyte Manier. 633

wie *Hildanus* sehr wohl angemercket hat: denn wenn ein Stein ungleich und spitzig/ so empfindet der Patient im Andrucken gegen das *Perinæum* grausame Schmertzen/ und kan wegen der Ungleichheit nicht alles wohl durchschnitten werden: als wodurch viele Schwerigkeiten und Verhinderung bey der Operation entstehen können. Hierzu kommt auch/ daß man sich leicht in die Finger schneiden/ und deßwegen hernach nicht recht mehr halten kan. Uberdas ist bey grossen Leuten/ wegen der Länge der Blasen und Entfernung vom Hintern/ der Stein/ welcher offt weit dahinden lieget/ sehr schwer zu fassen/ und ans *Perinæum* zu drücken: ja noch schwerer wegen Schlüpfferigkeit der Theilen/ selbigen so lang fest und unbeweglich zu halten/ als manchmahl nöthig ist; sondern es werden die Finger endlich müd/ oder es entwischt der Stein anderer Ursachen wegen/ und fällt wiederum zurück/ als woraus allerley Ubel in der Operation zu entstehen pflegen. Es werden auch leicht bey dieser *Methode* die Saamen-Bläslein zerschnitten/ und dadurch die Leut unfruchtbar gemacht: derohalben/ wegen dieser und anderer Beschwerlichkeiten/ ziehen die beste und verständigste *Chirurgi* die zweyte Manier der ersten vor/ so wohl in Kindern als Erwachsenen; ausgenommen in dem einigen *Casu*, wo ein Stein im Blasen-Hals oder im Anfang der Harn-Röhr so fest steckt/ daß man selbigen auf keine andere Manier könnte wegbringen.

2. Bey der neuern Manier mit der grossen Geräthschafft hat man folgende Instrumenten nöthig: nemlich ohne vielerley silberne Catheteres/ um den Stein zu erforschen/ *Tab. XVII fig.* 2, 3, 4, 5, muß man auch verschiedene eiserne haben/ mit einer Furche/ nach verschiedener Grösse des Patienten/ *fig.* 12, 13, 14, 15. Weiter ein besonderes Messer zum Steinschneiden/ *fig.* 8; zwey *Conductores*, *Tab. XVIII fig.* 2 und 3, deren einer das Männlein A, der ander das Weiblein B genennt wird: an welcher Stelle einige den *Conductor* des *Hildani*, von den Frantzosen *Gorgeret* genannt/ *fig.* 4 gebrauchen/ und halten verschiedene diesen/ andere aber jene vor besser. Uber das sind nöthig etliche Zangen von verschiedener Grösse/ *fig.* 5, 6, 7, gerade und krumme; ein Hacken *Tab. XVII fig.* 10, ein besonderer schmaler Löffel *fig.* 11 A, welcher am andern End einen Knopf hat B, und von den Frantzosen *Bouton* genannt wird; endlich auch ein *Dilatatorium*, *Tab. XVIII fig.* 8, welches zuweilen gebraucht wird um die Wunde was auseinander zu dehnen/ wenn der Stein sehr groß ist: und alle diese *Instrumenta* steckt der *Operator* in eine besondere hierzu gemachte Tasche *Tab. XIX fig.* 6, welche er wie einen Schurtz vorbindet/ siehe *fig.* 5 B, damit er selbige in der Operation

Instrumenta und Geräthschafft.

leicht-

leichtlich bekommen könne: und damit er nicht seine Kleider heßlich mache/ kan er nicht nur einen Schürtz vorbinden/ sondern auch an die Arm oder Ermel/ Uberzüg anlegen. Zu dem Verband hat er/ wie bey der ersten Manier/ nöthig/ Carpie, eine Binde in der Figur/ wie ein T/ eine dicke viereckichte Compreß/ eine Blutstillung/ und endlich auch ein wenig Baum-Oel auf einem Teller oder Schüsselgen/ in welches er in der Operation die Instrumenten eintauchet/ um selbige schlüpfferig zu machen/ und desto leichter in die Blase zu bringen.

Wie der Patient zu legen. 3. Wenn also alles zur Operation präpariret/ kan man zu derselben selbsten schreiten: bey welcher vor allen der Patient behörlich muß geleget und gehalten werden/ damit er in der Operation sich nicht bewegen/ noch den *Operator* verhindern könne. In einigen grossen Spitälen/ wo diese Operation offt verrichtet wird/ hat man einen besondern Tisch zu dieser Operation/ gleichwie *Tab. XVIII fig. 9* abgezeichnet/ worauf die Patienten/ wie *Tab. XIX fig. 5* weiset/ geleget werden; oder einen besondern Stuhl/ bey dem *Tolet Tab. V* zu sehen/ auf welchen man die Patienten setzet. In andern Häusern brauchet man einen ordentlichen Tisch/ auf welchen man einen Stuhl auf eine sonderbare Manier umgekehrt/ so/ daß dessen Lehne auf den Tisch aufstößt/ die vier Beine aber in die Höhe gehen/ leget: auf den Tisch bey B/ und das Bret C/ worauf der Patient zu liegen kommt/ leget man Küssen/ auf daß derselbe nicht so hart liege. Der Patient muß so auf dem Tisch liegen/ daß er mit dem Hintern auf das Ende B/ welches gegen das Licht stehen soll/ zu liegen komme/ und der Ruck hinten auf dem Bret C auflege. Die Füß bieget man so/ daß die Versen gegen die Arschbacken anstehen: ziehet die Knie wohl voneinander/ und bindet die Hände an die äussere Seiten des Knies mit starcken Schnüren fest an/ wie aus *fig. 5 Tab. XIX* abzunehmen/ damit sich der Patient nicht bewegen könne.

Wie die Helffer zu stellen. 4. Uber das hat man fünff Diener oder Helffer nöthig: von welchen zwey jeder einen Fuß halten/ und wohl voneinander ziehen muß; der dritte soll auf dem Tisch knien hinter dem Patienten/ und beyde Achseln fassen; der vierte soll zur Rechten des Patienten stehen/ um bey der Operation das Gemächt in die Höhe zu heben/ wie bey *Tolet Tab. 13* zu sehen/ und den Catheter zu halten/ wenn es der *Chirurgus* ihm befehlen wird. Der fünffte wird zur Rechten des *Chirurgi* gestellt/ um das Messer zu halten/ welches er dem *Chirurgo* in der Operation/ wenn er

Das 127 Cap. Vom Steinschneid: die zwehte Manier.

es begehret, geben, und wieder abnehmen soll; der auch sonsten, andere Nothwendigkeiten herbey zu schaffen, dem *Chirurgo* bedienlich seyn muß. Wenn man aber die Helffer so stellet, wie wir *Tab. XIX* aus dem *Alghisio* vorgestellt, braucht man derselben nur vier zu haben. Gleich forn unter der Tafel, wo der *Operator* stehet, setzet man einen Hafen oder anderes Gefäß, worein das Blut und andere Unreinigkeit lauffen sollen; dabey auch einige einen Hafen mit warmen Wasser setzen, damit der *Chirurgus* in der Operation, so offt es nöthig, seine *Instrumenta* reinigen könne, wenn sie vom Blut oder anderem Unflath verunreinigt sind: und wenn dieses alles so angeordnet, schreitet man zur Operation selbsten, in welcher man also verfähret.

§. Der *Operator* steckt vor allen einen eisernen Catheter mit einer Furch von behöriger Grösse, nach Beschaffenheit des Patienten, auf oben-beschriebene Manier *pag. 622*, nachdem er vorhero die Spitze ins Oel getaucht, durch die Harn-Röhre in die Blase: und wenn selbiger in der Blase, forschet er nochmahls nach, ehe er den Schnitt vornimmt, ob ein Stein da sey: damit sowohl er, als die Umstehende, vergewissert werden, daß wahrhafftig ein Stein vorhanden, (dieweil sich bey der ersten Visitation manche geirret haben) und wenn man ihn bey dieser Visitation nicht wieder fände, soll man die Operation nicht vornehmen; wenn man ihn aber wieder findet, so richtet man die Krümme des Catheters gegen die lincke Seit des *Perinæi*, und läßt alsdann denselben an der Handhebe von demjenigen Diener, welcher mit der einen Hand das *Scrotum* aufhebet, fest halten, der zugleich den Catheter wohl abwerts drucken soll, damit sein erhabener Theil die Harn-Röhr wohl gegen das *Perinæum* andrucke, und der *Operator* den Ort, wo er hineinschneiden muß, destobesser fühlen und sehen könne; und auf solche Manier muß bemeldter Diener den Catheter, ohne zu wancken, fest halten. Alsdann soll der *Operator* mit der lincken Hand die Haut des *Perinæi* rechtwerts ziehen, und das Messer, welches, wie *Tab. XVII fig. 9* anzeiget, mit einem leinen langen Lümplein behörig umwickelt seyn muß, von dem Diener mit der rechten Hand annehmen: Hernach muß er auf der lincken Seiten des *Perinæi*, von der Mitte ungefehr desselben, eine Incision abwerts gegen den Hintern machen, ungefehr zwey Fingerbreit lang, eben an dem Ort, wo er den Bogen vom Catheter spüret, und also Haut, Fett und *Urethra* durchschneiden, bis er mit dem Messer in die Furche des Catheters kommt: als welche ihn leitet, daß er nichts anders zerschneide, als was zerschnitten soll werden. Wenn er aber einmahl in der Furche,

Wie die Operation verrichtet wird.

636 Von denen Chirurgischen Operationen.

fähret er fort, abwerts und gegen der Blase zu, nach Anleitung der Furche, weiter zu schneiden, bis daß er eine Oeffnung hat von zwey bis drey Finger groß, nachdem der Patient klein oder groß, oder nachdem man den Stein groß oder klein zu seyn erachtet. Es gibt aber auch *Operateurs*, welche in der Operation den Catheter selbsten mit der lincken Hand halten, indem sie mit der rechten den Schnitt thun, welches von dem Willen oder Gewohnheit eines *Operateurs dependirt.* S. *Tab. XIX fig.* 5.

Wie nach dem Schnitt zu verfahren.

6. Wenn der Schnitt verrichtet, gibt der *Operateur* das Messer demjenigen wieder, von welchem er es empfangen: nimmt hernach aus seiner Tasch den *Conductor mas*, oder das Männlein genannt, steckt selbigen in die Furch des Catheters, drucket ihn durch diese Furche biß in die Blase, und ziehet alsdann den Catheter aus der Harn-Röhre. Hierauf nimmt er den *Conductor fœmina*, oder das Weiblein, *applicirt* selbigen mit seinem Spalt B auf die scharffe Seite des Männleins, und druckt selbigen gleichfalls in die Blase. Wenn dieses geschehen, ziehet er diese zwey *Conductores* ein wenig voneinander, stecket eine gerade Stein-Zange darzwischen ein, und drucket selbige wohl zugeschlossen behutsam in die Blase ein. Welche, anstatt dieser zwey *Conductores* den *Gorgeret Tab. XVIII fig.* 4 gebrauchen, stecken selbigen mit der Spitze, gleich nach dem Schnitt, in die Furch des Catheters, und drücken ihn eben so in die Blasen, gleichwie vorher von dem Männlein ist gesagt worden: Nachdem selbiger darinnen, hält man ihn mit der lincken, ziehet mit der rechten den Catheter aus der Harn-Röhre und drucket in der Furche des *Gorgerets* eine geschlossene Zange bis in die Blase. Sobald die Zang in der Blase, ziehet man die *Conductores* oder den *Gorgeret*, (welches man von beyden mag gebraucht haben) wieder heraus, und suchet alsdann mit der Zange den Stein. Indem man aber den Stein suchet, muß die Zang geschlossen bleiben, damit man nicht durch auf- und zuthun derselben, die Blase fasse, zwicke oder verreisse; sondern wenn der Stein erst gefunden, soll der Operator die Zang mit beyden Händen sacht eröffnen, den Stein zu fassen suchen, und wenn er ihn gefasset, durch behutsames hin- und herdrehen herausziehen: welches leicht und geschwind geschiehet, wenn der Stein klein und glatt ist, schwer aber, wenn er ungleich, eckicht, oder sehr groß ist.

Was keyner blicken Stein nicht zu thun.

7. Wenn man aber aus der weiten Distantz der Handheben an der Zange abnimmt, daß der Stein dicker ist, als daß er durch die Oeffnung könne herausgebracht werden, soll man ihn loß lassen, mit wieder

Das 127. Cap. Vom Steinschneid. die zweyte Manier.

wieder geschlossener Zange selben in der Blase trachten umzuwenden, und auf eine andere Manier zu fassen: dann es geschiehet offt, daß ein Stein Eyförmig oder länglich ist, und daß, wenn man ihn nach dem längsten Theil gefaßt, oder an den Spitzen, selbiger nicht herauszubringen ist; welcher aber, wenn man ihn bey den Seiten zu fassen bekommet, offt leicht herausgehet. Solte aber der Stein so dick seyn, daß man ihn nicht gantz könnte herausbringen, muß man trachten ihn mit einer starcken Zange, worzu sonderlich die mit den grossen Zähnen *Tab. XVIII fig.* 7 dienlich ist, zu zerbrechen, und hernach stückweiß herauszuziehen; wann er aber so hart und groß wäre, daß man ihn nicht zerbrechen könnte, ist besser, ihn in der Blase zu lassen, von der Operation abzustehen, und die Wunde wiederum zuzuheilen, als den Patienten mit allzu hefftigem Ziehen vergeblich zu quälen und zu martern, oder gar umzubringen. Einige brauchen das *Dilatatorium fig.* 8, um die Wunde zu erweitern; es wird aber selbiges selten und von wenigen gebraucht: dieweil durch dieses gewaltsame Ausdehnen die Fiebren leicht zerrissen, die Schmertzen vermehret, die Blase und die dabey gelegene Theile entzündet, und also viel gefährliche Zufälle verursachet werden.

8. Wenn ein Stein herausgezogen, soll man alsobald den *Bou-* *Was nach Aus-*
ton Tab. XVII fig. 11 mit dem Ende B durch die Wunde in die Blase *ziehung eines*
stecken, und nachforschen, ob etwa noch mehrere darinnen sind: wel- *Steins zu ver-*
ches wenn es ist, steckt man abermahl die Zang in die Blase, su- *richten.*
chet denselbigen, und ziehet ihn heraus, wie vorher gesagt. Solten
derselben noch mehrere da seyn, muß man so lang mit dem Ausziehen
verfahren, bis man keinen mehr spüret. Wenn Sand oder kleine
Stücklein Stein noch in der Blase sind, langt man solche mit dem
Löffel A *fig.* 11 heraus, bis daß nichts mehr dergleichen darinnen ist.
Solte ein Stein auf der rechten oder lincken Seit liegen, oder oben zwischen dem *Os pubis* und der Blase eingeklemmet seyn, und mit einer geraden Zange nicht wohl können gefaßt werden, gebrauchet man alsdann
die krumme *fig.* 6 *Tab. XVIII.* Wenn also die Blase wohl ausgeleeret, stecken manche alsobald ein grosses Röhrlein, wie *Tab. II fig.* P,
oder eine Wiecke in die Wunde, legen ein Pflaster und Compreß darüber, und verbinden solches mit der Binde T, damit sie hernach die Blase
desto besser mögen können ausreinigen; welches doch andere vor schädlich
halten, und verwerffen, weil dadurch leicht Fisteln im *Perinæum* verursachet werden: dann wenn auch noch was Sand oder Geblüt in der
Blase zurückgeblieben, laufft solches besser durch die Wunde von selbsten

sten aus/ als wann eine Wiecke oder Röhrlein darinnen steckt/ und den Ausgang verstopfft. Solte im Ausziehen des Steins derselbe aus der Zange schlupffen/ und in der Wunde stecken bleiben/ muß man alsobald die zween Finger/ gleichwie bey der ersten Manier/ in Hindern stecken/ den Stein von unten fassen/ von oben aber den Hacken appliciren/ und selbigen herausziehen.

Wie nach der Operation verbinden.

9. Wenn also die Operation verrichtet/ ist auch zu wissen/ wie nach derselben zu verfahren: da man dann erstlich den Patienten soll losbinden/ und ins Bett bringen; vorher aber im Bett unter den Hindern dicke zusammen gefaltene Tücher legen/ damit dasselbe nicht durch den Urin und Geblüt/ welche die ersten Tage auslauffen/ möge verdorben werden. Alsdann kan man im Bett auf die Wunde ein Bäuschlein Carpie legen/ welches man/ wo ein starckes Bluten da wäre/ das doch/ wann die Operation behörig verrichtet worden/ nicht leicht sich ereignet/ mit blutstillenden Mitteln bestreuen könte: (dann ein weniges Bluten/ absönderlich bey starcken Leuten/ ist nicht zu achten/ sondern ist vielmehr/ um die Entzündung zu verhüten/ dienlich) über das Carpie legt man hernach die Compreß/ und bindet alles mit der Binde T *Fig.* 16 *Tab. XVII.* Einige/ ehe sie die Binde zubinden/ bestreichen erst das *Scrotum* und den Unterleib mit Rosen-Oel/ und legen Tücher darüber/ in *Oxycrat* eingetuncket: mit welchen sie meinen der Entzündung desto besser vorzukommen/ welches auch nicht schädlich ist/ und binden alsdann erst die Binde behörig zu. Einige ziehen die Binde gleich fest an/ in der Hoffnung/ daß die Wunde dadurch geschwinder und besser solle zusammen heilen; andere aber ziehen selbige die ersten Tage nur lind zu/ auf daß dadurch Sand/ kleine Steinlein und ausgeloffenes Geblüt desto besser könne aus der Blase lauffen/ damit nicht leicht von Zurückhaltung derselben ein neuer Stein entstehen oder zusammenwachsen möge. Ja es sind einige/ welche zu dem End die erste Tage die Wunde gar nicht zubinden/ es seye dann/ daß ein Bluten solches erfordere. Die erstere von diesen binden auch/ nachdem die Wunde verbunden/ dem Patienten gleich die Füß bey den Knien zusammen/ damit sie dieselbe nicht können voneinander ziehen/ um die Heilung dadurch nicht zu verhindern; die letztere aber thun solches erst nach drey oder vier Tagen/ auf daß vorher das Widernatürliche erst wohl herauslauffen könne.

10. Nach

10. Nach der Operation und Verbindung gibt man dem Patienten eine gute Krafft- und Ruhe-Milch, auf daß er dadurch gestärcket werde, und einen guten Schlaff darauf bekommen möge, um die Kräfften dadurch wieder zu erholen. Nach diesem soll der Patient gute Diät halten, gleichwie Leute, die schwer verwundet sind, oder ein Fieber haben: und dienet derohalben zum ordinären Tranck im Anfang ein *Decoctum hordei*, mit einem kühlenden Syrup was annehmlich gemacht; hernach aber, wenn keine Hitz darzu kommt, kan man ihm auch ein dünnes Bier erlauben, dabey er sich sonderlich vor hitzenden Sachen hüten muß. Das Zimmer, wo derselbe liegt, muß temperirt, und weder zu heiß noch zu kalt seyn. Solte der Patient Hitz oder ein Wund-Fieber bekommen, muß man demselbigen beyzeiten durchs Aderlassen und Hitz-temperirende Medicamenten begegnen; und wo sie dieses wieder überstehen, kommen sie gemeiniglich davon: wenn aber in dem vierten, fünfften oder sechsten Tag Hitz, Schluchzen und Krampf darzu kommen, sind solches gemeiniglich tödtliche Zeichen. Die Wunde verbindet man anfangs täglich einmal mit Carpie und Digestiv, wie eine andere Wunde, und appliciert darüber eine Compreß mit warmen Brandewein, oder andere gegen die Entzündung dienliche Fomentation, und verbindet selbe gantz gelind: den dritten oder vierten Tag aber halte erst vor dienlich, selbige was stärcker zuzuziehen, auch wohl gar mit Hefft-Pflastern wohl zusammen zu hefften. Endlich aber verbindet man selbige mit Wund-Balsam, bis sie nach und nach zuwächset: welches sonderlich befördert wird, wenn der Patient die Knie immer wohl zusammen hält. Inzwischen kan derselbe im Bett nach Belieben bald auf dem Rucken, bald auf der Seite liegen, und das Bett so lang hüten, bis nur noch eine kleine Oeffnung in der Wunde ist; da man alsdann dem Patienten das gehen wieder erlauben kan, und wird die Oeffnung, ungeachtet des gehens, sich dennoch schliessen, auch der Urin durch seinen natürlichen Weg wieder lauffen, und das zwar offt besser, als wenn man ihn gar zu lang liegen liesse. Wegen anderer Zufälle, welche manchmal nach dieser Operation sich ereignen, kan entweder ein guter *Medicus* zu Rath gezogen, oder bey dem *Tolet* nachgelesen werden.

Was nach dem Verbinden zu thun.

Erklärung der siebenzehenden Kupffer-Tafel.

Fig. 1. Ist ein Catheter, bey Weibs-Personen gebräuchlich, um den Stein zu exploriren, oder den Urin abzuzapffen.

Fig. 2.

Fig. 2, 3, 4, 5, sind silberne hole Catheteres, von verschiedener Grösse, bey Mannsbildern von verschiedenem Alter und Grösse, zu eben dem Ende zu gebrauchen.

Fig. 6. Ist ein silberner Catheter, welcher sich aber leicht, wie man will, beugen läst; und stecken in allen diesen silberne Dräthe *A*, welche man kan herausziehen.

Fig. 7. Ist eine Art eines besondern Löffels, zum Stein aus der Harn-Röhre auszuziehen dienlich.

Fig. 8. Ist ein Messer, welches zum Steinschneiden gebraucht wird.

Fig. 9. Eben dasselbe, aber mit einem leinenen Bändlein so umwunden, gleichwie man es in der Operation braucht, daß nur ein kleiner Theil der Schneide hervorraget *a a a*.

Fig. 10. Der Hacken bey dem Steinschneiden gebräuchlich.

Fig. 11. Das Instrument *Bouton* genannt, welches bey *A A* hohl wie ein schmaler Löffel, bey *B* aber ein Knöpflein hat, zum Steinschneiden gehörig.

Fig. 12, 13, 14, 15 sind vier eiserne Catheteres mit Furchen, im Steinschneiden zu gebrauchen.

Fig. 16. Weiset, wie die Binde T bey dem Steinschneiden soll beschaffen seyn.

Das 128 Capitel,

Von der Manier den Stein über dem Os Pubis aus dem obern Theil der Blase zu schneiden.

Uber die zwo vorhergehende Manieren den Stein zu schneiden, wird auch von einer bey denen *Autoribus* gemeldet, welche man Lateinisch *Methodus Franconica*, Französisch *Appareil haut*, das ist, die hohe Manier zu schneiden, nennet: dieweil in dieser der Stein durch den höchsten oder obersten Theil der Blase ausgeschnitten wird. Es ist zwar diese Manier heut zu tag nicht mehr im Gebrauch, meistens aus Furcht, daß man bey selbiger die Blase tödtlich verletzen müßte. Dennoch sind verschiedene verständige *Medici* und *Chirurgi,*

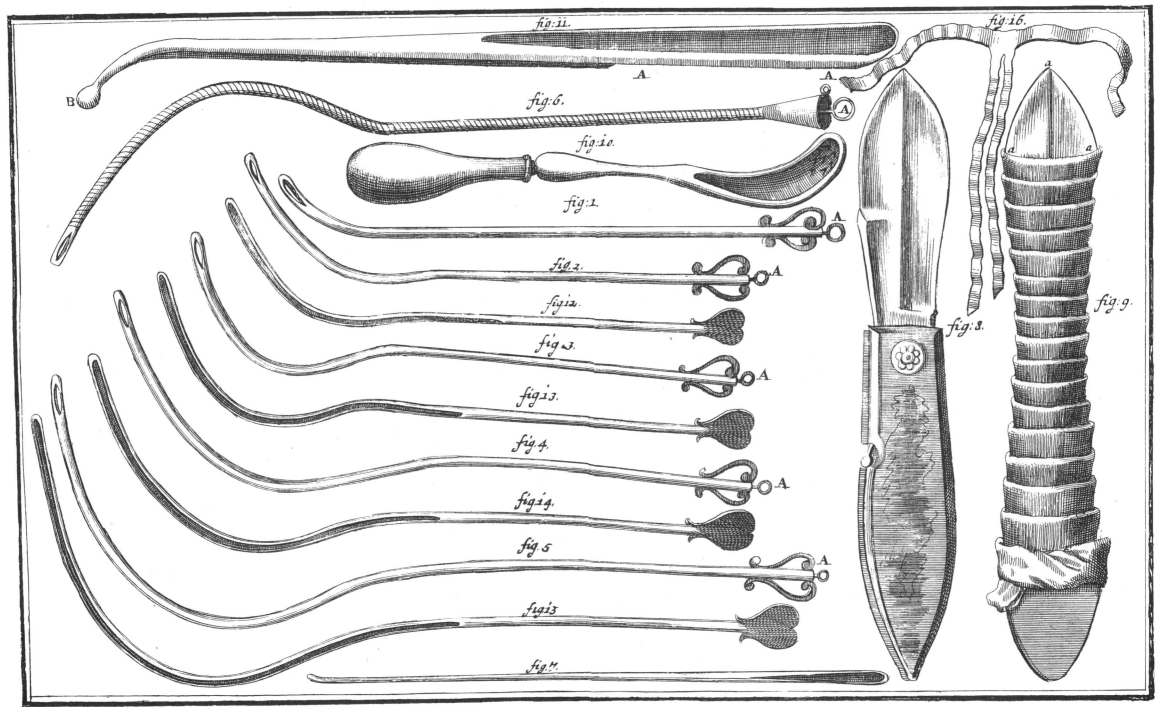

Tab: XVII.

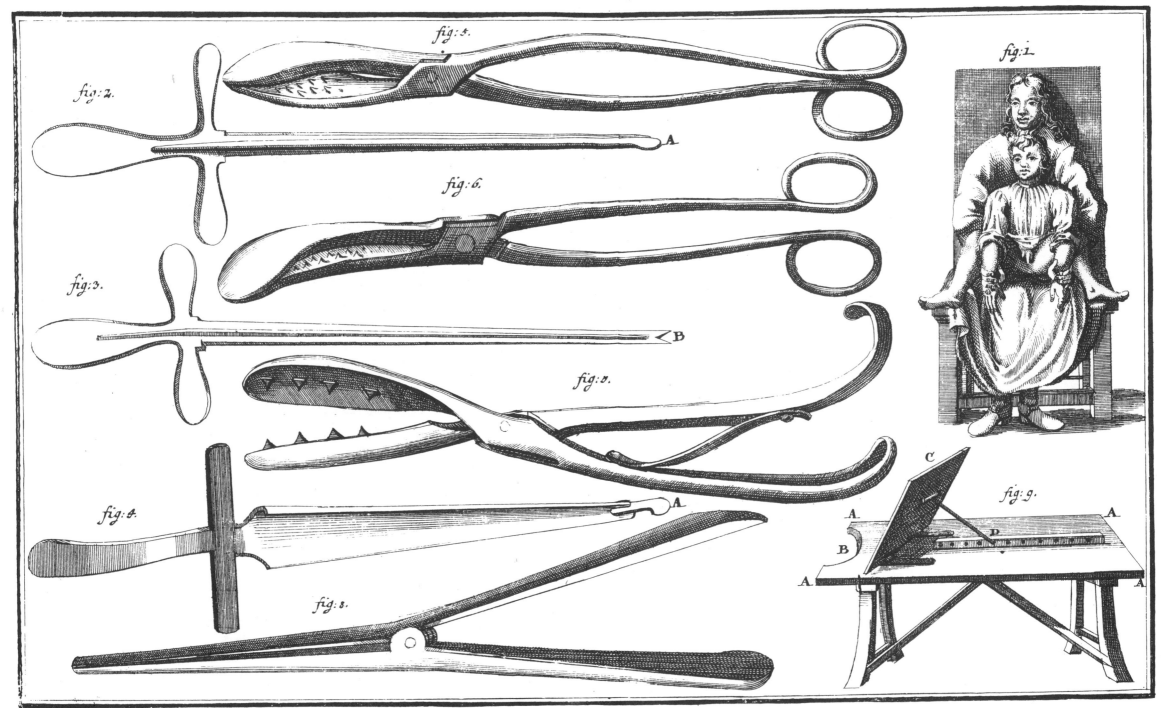

Tab: XVIII

Das 128 Cap. Dritte Manier den Stein zu schneiden.

Chirurgi, a) welche, sowohl aus denen Exempeln, als aus der Vernunfft urtheilen und vermeinen, daß man das Steinschneiden leicht, geschwind und sicher hier verrichten könne, wenn man nur die Operation auf behörige Weise anstellete und verrichtete; und melden *Autores,* daß ein berühmter *Chirurgus* zu *Losanna, Petrus Frank* genannt, zu erst diese Operation mit gutem Succeß in einem zweyjährigen Kind verrichtet habe; bey welchem ein so grosser Stein gewesen, daß er ihn im *Perinæo* nicht hätte können herausbringen, und, auf Ersuchen der Eltern, die Blase oben aufgeschnitten hätte. Es schreibet auch *Tolet,* daß *Bonet,* ein vornehmer *Chirurgus* zu Pariß, diese Operation gleichfalls offt glücklich auf solche Manier practiciret habe. Man verrichtete die Operation auf folgende Art. Ein Diener mußte seine zwey förderste Finger in den Hintern des Patienten stecken, und mit selbigen den Stein ruckwerts gegen den Grund der Blase drucken, um dieselbe dadurch zu erlängern. Hernach machte der *Chirurgus* gleich über der Junctur der Schaambeine (*Ossium Pubis*) neben dem End der *Linea alba,* eine länglichte Incision, durch Haut, Musculn, und das *Perinæum,* bis in die Blase, und nahm alsdann den Stein mit einem Hacken oder Zange heraus. Nachdem aber selbiger herausgenommen, heilete man die Wunde mit einem Wund-Balsam wiederum zusammen. Oder man könnte ein paar Stund vor der Operation dem Patienten viel *Thee* zu trincken geben, denselben keinen Urin lassen abschlagen, bis der Patient spüret, daß die Blase wohl voll wäre: Da man alsdann die Ruthe lind könnte zubinden, und die Operation verrichten, so dürffte man nicht in Hintern greiffen, noch, wie *Dionis* will, erst Wasser in die Blase spritzen. Ob schon diese *Methode* leichter und besser zu seyn, die als vorige, auch viele Vorzüg vor den übrigen zu haben, scheinet, so muß selbige dennoch durch neue *Experimenta* wieder bekräfftiget werden, ehe man selbige zu practiciren rathen kan: indem sonsten verschiedene Schwerigkeiten sich noch befinden, welche mir diese *Methode* verdächtig und gefährlich machen.

Erklärung der achtzehenden Kupffer-Taffel.

Fig. 1. Zeigt, wie ein Kind bey dem Steinschneiden kan gehalten werden.
Fig. 2 und 3 sind zwey *Conductores* bey dem Steinschneiden gebräuchlich, deren erster *Fig.* 2 bey A ein länglichtes Knöpflein hat, und das

---

a) *Roussetus de Part. Cæsar. Cap.* 7. *Dionis* Chirurgi., Cap. von Steinschneiden.

Männlein; der andere, *Fig. 3* bey *B* eine Kerbe, das Weiblein genannt wird.

Fig. 4. Ist des *Hildani Conductor* zum Steinschneiden, an statt der vorigen, zu gebrauchen, von den Frantzosen *Gorgeret* genannt.

Fig. 5. Eine gerade Stein-Zang, um einen Stein mit aus der Blase zu holen.

Fig. 6. Eine krumme Stein-Zang.

Fig. 7. Eine Zang, um grosse Steine in der Blase zu zerbrechen.

Fig. 8. Ein Instrument *Dilatatorium* genannt, um die Oeffnung mit zu erweitern.

Fig. 9. Die Figur eines Tisches *A A A A* expres zum Steinschneiden gemacht, *B* der Ort, wo der Patient mit dem Gesäß hin zu liegen kommt. *C* das Bret, worauf er sich mit dem Rucken anlehnt; welches aber durch das Eisen *D* höher und niederer kan versetzt werden.

Das 129 Capitel,
Von des Bruder Jacobs, Frere Jacques genannt, Manier den Stein zu schneiden.

I.

Von Frere Jacques überhaupt.

Weil diese Manier vor kurtzem so viel Wesens gemacht, auch so sonderbahre Eigenschafften an sich hat, wird es den Liebhabern der Chirurgie nicht unangenehm noch unnützlich seyn, wenn sie eine gute Nachricht hier davon bekommen werden. *Anno 1697* kam ein gewisser Münch, in elendem Habit, nach Pariß, der sich *Frere Jacques* nennete, welcher, der Frantzösischen Scribenten Zeugnuß oder Auffage nach, auffrichtig und ehrlich zu seyn schiene, auch sehr mäßig lebte, kein Geld hatte, noch begehrte, und nichts als Brod, Suppen und Zugemüß asse; der sich allenthalben anerbote, die Leut umsonst durch eine sonderbahre und bis dahin unbekandte Manier vom Stein zu schneiden; und begehrte nichts weiters vor seine Mühe, als einige Kreutzer, um

Das 129 Cap. Von Frere Jacques Steinschneiden.

um seine Instrumenten schleiffen, und seine Schuhe flicken zu lassen, brachte auch eine grosse Menge *Testimonia* mit sich aus verschiedenen Provincien von Franckreich, von seinen schon glücklich verrichteten Operationen und Curen. Er offerirte sich denen Königl. Leib-*Medicis* und vornehmsten *Chirurgis* daselbsten, um die in den grossen Spitälen an dem Stein Leidende zu schneiden: und gab vor, er wäre zu dem End nach Pariß kommen, um die *Chirurgos* und *Operatores* daselbst eine bessere Manier zu lehren den Stein zu schneiden, als sie thäten. Und als ihm selbige nicht alsobald wolten erlauben Patienten zu schneiden, bezeugte er sich deßwegen sehr unwillig und ungehalten, daß sie seine gute Offerten so verachteten. Dennoch erlaubte man ihm endlich, aus Curiosität, an einem todten Menschen, welchem man einen Stein in die Blase gesteckt hatte, eine Probe zu thun, und seine sonderbahre Manier zu zeigen: da er dann solches in Gegenwart vieler Doctoren und Barbirer auf folgende Manier verrichtete.

2. Er steckte einen runden Catheter ohne Furch in die Blase, druckte damit dieselbe gegen die lincke Seit des *Perinæi*: nahm hernach ein Messer, was länger, als sonsten gewöhnlich, und machte damit eine Incision bey dem *Perinæo*, aber nicht an dem Ort, wo sonsten gewöhnlich, sondern ungefehr zwey Fingerbreit von der Sutur des *Perinæi* zur lincken Seit, von unten nach oben zu schneidende, anfangend von der Gegend des Hintern, und aufsteigend bis fast gegen die Mitte des *Perinæi*, bis er endlich alles, was zwischen der Haut und seinem Catheter, durchgeschnitten, und zuletzt die Blase, ohne die Harn-Röhre zu berühren, oder zu verletzen, selbst eröffnet war. Nachdem die Incision geschehen, steckte er einen Finger in die Wunde, um zu fühlen, wo der Steinlage: und nachdem er selbigen gefühlet, fuhr er mit einem besonderen Instrument, fast wie ein Löffel, durch die Wunde in die Blase, welches er seinen *Conductor* nennete, um dardurch die Wunde zu erweitern: über diesem Instrument, steckte er eine Stein-Zang in die Blase, und zog seinen *Conductor* alsdann wieder heraus. Nachdem er den Stein gefasset hatte, zog er erst seinen Catheter wieder heraus, und gleich darauf auch mit grosser Geschwindigkeit den Stein, ob schon selbiger fast wie ein Hüner-Ey groß war.

Wie er eine Probe auf einem todten Cörper verrichtet.

3. Nachdem die Operation verrichtet, hat man dieses Cadaver anatomirt, und observirt, daß er erstlich Haut und Fett fast zwey Fingerbreit durchgeschnitten, und hernach zwischen den zweyen Muscu-

Was davon judicirt worden.

Mm mm 2   len

len des Penis, Erector und Accelerator genannt, auf der lincken Seite, ohne Verletzung derselben, durchgekommen, und endlich in dem Blasen-Hals, ja gar in der Blase selbst eines Daumen-breits nach der Länge eine Oeffnung gemacht hatte, ohne die Harn-Röhre zu verletzen, und dadurch den Stein herausgezogen. Hierauf haben alsobald viele verständige Leute geurtheilet, daß diese Manier zu schneiden viel besser seye, als die gewöhnliche Art, wo man nur in die Urethra schnitte, und hernach mit grosser Gewalt den Stein durch den engen Blasen-Hals ausziehen müßte: es würden auch, ihrer Muthmassung nach, nicht so viele schwere Zufälle hiebey zu befürchten seyn, als wie bey der gebräuchlichen Methode. Dennoch aber, weil den meisten Kunst-erfahrnen diese Manier nicht gefiele, wolte man ihm damahls nicht erlauben, seine Methode an einem Lebendigen zu exerciren.

Was er an einem Lebendigen vor eine Probe gemacht.

4. Deßwegen gieng er selbigmahl mißvergnügt von Pariß weg, und begabe sich nach dem Königlichen Hof, welcher damahls zu Fontainebleau war: addreßirte sich an die Königlichen Leib-Medicos, überbrachte ihnen Recommendations-Briefe, zeigte ihnen seine Testimonia, erzehlte ihnen seine Methode, und daß er schon nach selbiger eine grosse Menge geschnitten hätte: wodurch selbige bewogen worden, ihme zu erlauben, an einem Lebendigen eine Probe zuthun; da sich alsobald ein Schuhe-Knecht einfunde, welcher mit dem Stein geplagt ware, an welchem der Bruder Jacob, in Gegenwart der Königlichen Medicorum und Chirurgorum, seine Operation auf vorherbeschriebene Manier verrichtete: die Operation gieng auch glücklich von statten, jederman verwunderte sich über seine Geschwindigkeit, und der Patient bekam auch nach der Operation keine schwere Zufäll; sondern, als kaum drey Wochen vorbey waren, gieng er wieder öffentlich über die Strassen.

Wie er darauf in grosse Renommé kommen.

5. Diese Operation verursachte dem Bruder Jacob, sowohl bey Hof, als in Pariß, so grossen Ruhm, daß ihn viele vor einen Menschen von GOtt gesandt hielten, um die Arme am Steinleidende Menschen durch eine bessere Manier von demselben zu befreyen. Derohalben kam er wieder im Frühling An. 1698 nach Pariß, mit der Erlaubnuß zu schneiden, wer sich von ihm wolte schneiden lassen: da sich dann viele Leut von ihm schneiden liessen: und wann er eine Operation verrichtete, lief eine so grosse Meng Volck zusammen, solche zu sehen, daß man Wachten vor die Thüren stellen mußte, um die Menge des Volcks abzuhalten.

6. Seine

Das 129 Cap. Von Frere Jacques Steinschneiden.

6. Seine Patienten präparirte er nicht zu der Operation, weder durchs Aderlassen noch Purgieren, wie sonsten gewöhnlich: bande auch selbige nicht in der Operation; sondern ließ sie nur bloß auf einen Tisch auf den Rucken legen, die Beine beugen, fast wie sonsten zu geschehen pfleget, und durch ein paar starcke Kerl halten. In der Operation selbsten, und in Ausziehung des Steins, verfuhr er sehr grob und grausam, daß es auch die meiste behertzte *Chirurgos* erschreckete: und nachdem er einen Stein herausgenommen hatte, hat er sich um das Verbinden und Diät des Patienten nicht bekümmert; sondern, wenn man ihm die Nothwendigkeit dieses vorhielte, antwortete er: Ich habe dem Patienten den Stein ausgenommen, GOtt wird ihn schon wieder heilen. Bey Weibsbildern hat er den Stein auf eben solche Manier weggenommen: wobey er aber allzeit die Mutterscheide durchschnitten; solches aber hat er vor nichts bedencklliches oder nachtheiliges gehalten, sondern als ob nichts daran gelegen wäre.

Wie er mit den Patienten umgangen.

7. Damit man aber von dieser *Methode* wohl urtheilen möge, muß man den Ausgang seiner verrichteten Operationen wissen: wobey aber gleich anfangs zu bemercken, daß selbe meistens übel abgelauffen: dann *Monſ. Mery* schreibet, in einem eigenen Frantzösischen Tractat, welchen er *expres* hievon ausgegeben, daß von 60 Personen, welche er in selbigem Frühling zu Pariß geschnitten, 25 gestorben, 13 vollkommen curiret, bey den übrigen aber wäre entweder eine Fistel im *Perinæo* zurück geblieben, oder sie hätten doch den Urin nicht halten können: ja *Dionis* welcher nach *Mery* hievon geschrieben, versichert in seiner Chirurgie, daß mehr als die Helfft noch endlich gestorben seye, und wäre Wunder, daß wegen seiner barbarischen Manier nicht alle gestorben wären: dann auch selbsten der Schuh-Knecht, durch welchen er sich so grossen Ruhm zuwegen gebracht, hätte eine Fistel im *Perinæo* behalten, seye nach der Operation beständig kräncklich gewesen, und endlich, ehe noch 2 Jahr herum gewesen, gestorben; von 22 aber, welche in eben diesem Frühling von andern *Chirurgis* zu Pariß geschnitten worden, seyen nicht mehr als 3 gestorben, und die übrige fast alle vollkommen curiret worden.

Wie seine Operationes abgelauffen.

8. In Eröffnung der Cörper, welche vom Bruder Jacob geschnitten waren, hat man gefunden, daß er offt die Blase vom Harn-Gang völlig weggeschnitten; in andern hat man den Brand an der Blasen und Därmen gefunden; bey andern waren die *Musculi*, Nerven und Adern des *Penis* und der Blase abgeschnitten; in einigen war

Was bey den eröffneten Cörpern observirt worden.

der

der *Elevator ani* mit den *Vasis hypogastricis* zerschnitten; wieder in andern ware die Blase drey bis viermahl in die Hohligkeit des Leibs durchstochen oder durchlöchert; bey manchen war die Wunde der Blase sehr ungleich und eckicht geschnitten; in etlichen war der Mastdarm durchstochen, so, daß der Unflath durch die Wunde heraus lief; bey Weibsbildern hat man gefunden, daß er die Mutterscheide, die Blase und den Mastdarm zugleich durchstochen, so, daß denjenigen, welche beym Leben blieben, der Unflath durch die Mutterscheide ausgelauffen; Oeffters sind in der Operation, wegen Verletzung der Adern, so starcke Verblutungen entstanden, daß die Patienten bald hernach davon gestorben sind.

Was Frere Jacques sonsten vor Fehler gehabt.

9. Er hat auch in der Operation nicht allemal an einem Ort seine Incision gemacht, sondern manchmal zwey Daumen-breit höher, manchmal zwey Daumen-breit niedriger: daher dann wegen dieser Unbeständigkeit nothwendig bald diese, bald jene, Theile haben müssen verletzt werden. Er war auch nicht accurat in seinen Instrumenten, wie ein guter *Chirurgus* seyn soll: dann manchmal, wenn er sein ordentliches Messer nicht bey sich gehabt, hat er sich nur eines Scheermessers bedienet. Ja in Holland habe vernommen, daß er daselbst, nachdem er aus Franckreich dahin gekommen, in Mangel seines ordentlichen Messers, nur mit einem gemeinen Brod-Messer, welches noch darzu zimmlich stumpf gewesen, die Operation verrichtet habe, wodurch dann nothwendig gefährliche Zufälle haben entstehen müssen. Zu Pariß hat er auch in einem jungen Menschen, welchem ein Stein in der Harn-Röhr im *Perinæo* gestocken, daß man selben daselbst deutlich hatte spüren können, dennoch die Incision, nach seiner Manier, bey dem Hintern gemacht, da er denselben leicht an dem Ort, wo er gestocken, hätte ausschneiden können: aus welchem Exempel man gesehen, daß er ohne Vernunfft operirt. Im übrigen hat er auch keine Anatomie, noch sonsten was von der Chirurgie, verstanden; ausser daß er auch die Brüch mit Ausschneidung des *Testiculi*, gleichwie die gemeine Aertzt und Bruchschneider pflegen, geschnitten.

Wie er seinen Credit verlohren.

10. Endlich, nachdem so viel von seinen Patienten in kurtzer Zeit nach der Operation gestorben waren, und unter diesen auch sonderlich der Marschall *de Lorge*, gleich den andern Tag nach der Operation, so hat der Bruder Jacob dadurch jähling all seinen *Æstim* und Credit in Paris verlohren, auch seine Unwissenheit und Unerfahrenheit jederman erkannt;

Das 130. Cap. Von Frere Jacques Steinschneiden.

erkannt: derohalben ist er von Paris weg, und durch andere Provincien von Franckreich, hernach auch Holland und viele Oerter von Teutschland durchgezogen, allenthalben geschnitten, was er hat bekommen können; aber nirgends das Lob eines guten *Operateurs* bey Verständigen erhalten, sondern endlich alle *Renommé* verlohren.

11. Hieraus erhellet, daß die Manier zu schneiden dieses Münchs nicht könne gut geheissen werden; dennoch ist selbige auch nicht gantz ohne Nutzen, indem verschiedene Vortheil in der Chirurgie daraus entstanden: unter welche von *Dionis* gerechnet wird 1) die Verbesserung der Operation, *Punctura Perinæi* genannt, oder die Oeffnung der Blase im *Perinæo*, welche an dem Ort, wo der Bruder Jacob seine Incision gemacht, mit einem Trocar besser kan angestellt werden, als man selbige vorher verrichtet hatte: wovon unten bald weitläufftiger wird gehandelt werden. 2) könne durch Anatomie-verständige *Chirurgos* das Steinschneiden nach der *Methode* dieses München eingerichtet, und viele üble Zufäll verhütet werden, wenn nur einige Fehler an selbiger verbessert würden: worinnen aber diese Verbesserung bestehen solle, wird von *Dionis* nicht gemeldet. Herr D. Rau aber scheinet diese Manier verbessert zu haben: dann dieser, wie ich gesehen habe, folget dem Bruder Jacob im Ort der Incision, ändert aber die *Instrumenta*, und braucht bey der Incision einen Catheter mit einer Furche, und hernach die *Conductores*, das Männlein und Weiblein, gleichwie bey der zweyten Manier, und verrichtet dadurch diese Operation sehr glücklich.

Was vor Nutzen hiervon zu machen.

12. Dennoch, wie sehr auch das Steinschneiden von vielen geschickten *Chirurgis* excolirt ist, so bleibt doch diese Operation sehr schwer, und haben alle Manieren noch viele Schwierichkeiten, welche aber fast unmöglich zu vermeiden: und ist schwer zu judiciren, welche Methode von diesen am besten sey. In der verbesserten *Methode* des *Frere Jacques* vom Herrn D. Rau ist schwer eine so tieffe Incision zu machen, und den Catheter zu treffen, ohne andere Theil zu verletzen; bey der zweyten Manier aber ist gar schwer bey einem mittelmäßigen grossen Stein den Blasenhals und Harngang so zu erweitern, daß der Stein durchgehen kan, ohne daß hernach ein beständiges Harnen oder andere Zufäll erfolgen: andere Beschwerlichkeiten zu geschweigen.

Steinschneiden ist eine schwere Operation.

13. Ende

Geschnittene bekommen offters neue Stein. 13. Endlich ist auch noch zu erinnern, daß solche Leut, welchen der Stein geschnitten worden, leicht wiederum neue Stein bekommen können, und dieses manchmal etlichmal nacheinander, ob sie schon von den besten *Chirurgis* sind geschnitten worden: gleichwie sonderlich hier zu Land gedruckt und bekandt ist das Exempel eines Kauffmanns in Fürth, welchen ein braver *Chirurgus* viermal glücklich geschnitten hatte, welchem aber in einem Jahr ohngefehr hernach allemal wiederum frische gewachsen; a) Dann diejenige Ursach, welche einmal einen Stein hat machen können, kan selbigen offters verursachen.

Das 130 Capitel/ Von Durchstechung der Blase/ bey Verstopfung des Urins/ Punctura Perinæi genannt.

1.

Wenn diese Operation nöthig. Diese Operation ist überhaupt nöthig, wenn ein Mensch keinen Urin lassen kan, und kein Catheter in die Blase kan gebracht werden: dann es kommt zuweilen, daß die allererfahrenste *Chirurgi* keinen Catheter in die Blase bringen können, und in diesem Zufall müßte der Patient offt nothwendig sterben, wenn man ihm nicht auf andere Manier zu Hülffe käme. Die Ursachen, welche manchmal verhindern einen Catheter in die Blase zu bringen, sind 1) eine hefftige Entzündung des *Sphincters* oder des Blasenhalses, wordurch derselbe offt so fest zugeschlossen wird, daß kein Catheter kan durchgehen: und wenn man gar starck drücken wolte, würde man die Entzündung und Schmertzen vermehren, oder wohl gar den Brand und Tod verursachen: 2) eine harte Geschwulst im Blasenhals oder der Harn-Röhre, welche dieselbe so zuschliessen, daß kein Catheter kan in die Blase gebracht werden: 3) Zusammenfaltungen und Runtzeln in der Harne Röhr, welche, sonderlich bey alten Leuten, dieselbe offt so zuschliessen, daß sie keinen Urin heraus, und keinen Catheter hinein lassen. Derohalben in allen solchen Zufällen, wo man den Urin weder

a) vid. *Volkameri Misc. A. N. C. Dec. 2. Obs. 177.*

Das 130 Cap. Von der Punctura Perinæi.

der mit Medicamenten noch mit dem Catheter kan fortbringen/ ist nöthig/ solches durch eine andere Operation werckstellig zu machen/ weil sonsten der Patient sterben müßte.

2. Dieses geschiehet auf verschiedene Manieren/ und zwar erst- *Die erste Ma-*
lich ist die gemeinste und bisher bekandteste Manier/ daß man *nier.*
den Patienten eben so lege/ wie bey dem Steinschneiden: hernach
nimmt der *Chirurgus* ein zweyschneidiges Messerlein/ und sticht selbiges
im *Perinæo*, an dem Ort/ wo man den Stein nach dem grossen *Apparat* schneidet/ *Tab. XIX fig. 5. G*/ bis in die Blase/ welches man geschehen zu seyn erkennet/ wenn der Urin bey dem Messer herauslaufft. Ehe
er aber dasselbe wieder herausziehet/ soll er ein silbernes Röhrlein/ vier
Finger breit lang/ durch die Wunde/ mit der rechten Hand/ in die
Blase stecken/ und mit der lincken das Messer alsdann herausziehen.
Nachdem der Urin durch das Röhrlein ausgelauffen/ läßt man solches
in der Wunde/ bindet es an eine Binde um den Leib mit einem Faden
an/ stopfft es zu mit Carpie/ damit der Urin nicht beständig ausslauffe;
sondern/ wann der Patient denselben wieder lassen will/ ziehet man die
Wiecke allemal heraus; wenn aber der Urin gelassen/ stopffet man das
Röhrlein wieder zu: und solches continuiret man so lang/ bis daß die
Entzündung oder anderes Ubel/ welches die Verstopffung der Harn-
Röhr machet/ gehoben sey. Es ist aber diese Manier bey Entzündung
des Blasenhalses sehr gefährlich/ weil durch das Schneiden die Entzündung vermehret/ auch die Saamen-Gefässe leicht verletzet werden.

3. Eine viel bessere *Methode* aber ist/ wenn man in solchem Zu- *Die zweyte und*
fall nicht durch die Harn-Röhre und Blasen-Hals/ sondern an dem *dritte Manier.*
Ort/ wo der *Frere Jacques* den Stein zu schneiden pflegte/ selbsten in
die Blase sticht: dann auf diese Manier wird die Harn-Röhr und
Blasen-Hals nicht verletzet/ der Schmertzen wird nicht so groß seyn/
und die Wunde wird sich hernach leichter heilen lassen. Die dritte
und noch bessere Manier ist/ wenn man an statt eines zweyschneidigen Messers/ einen bey vier Zoll langen Trocar durch letztbemeldten
Weg des *Frere Jacques* in die Blase eindrucket: hernach die Nadel her-
ausziehet/ und den Urin durch das Röhrlein ausslauffen läßt/ so wird
die Operation geschwinder und leichter zu verrichten seyn/ auch der Patient weniger Schmertzen empfinden. Wenn man vor dem Stich einen oder zwey Finger in den Hintern bringet/ gleichwie bey dem Steinschneiden *Tab. XIX fig. 3* angezeigt wird/ so dienen solche an statt eines
Conductoris, um den Weg in die Blase desto gewisser zu finden.

Nn nn 4. Am

Die vierte Manier.

4. Am allerbesten und leichtesten scheinet zu seyn, wenn man einen Trocar gleich über der Junctur der *Ossium Pubis*, in den obersten Theil der Blase sticht, und den Urin durch das Röhrlein auslauffen lässet, dasselbe hernach um den Leib fest bindet, zustopffet wie sonsten, und solches so lang darinnen läßt, bis die Entzündung, Geschwulst, oder andere Ursach der Verstopffung gehoben seye; und ob schon, so viel ich weiß, diese letzte Manier noch nicht gebräuchlich, so wird man doch aus der Anatomie, wenn man die Blase im Leib mit Wind oder Wasser ausdehnet, deutlich sehen können, daß solche sicher und ohne alle Gefahr werde geschehen können.

Was nach dieser Operation zu thun.

5. Alte Leute, wie auch diejenige, welche eine callöse Geschwulst in dem Blasen-Hals haben, oder sonsten ein Übel, welches man nicht kan wegbringen, müssen Lebenslang ein solches Röhrlein in der Blase tragen. Wenn aber nur eine Caruncul oder Narbe die Harn-Röhre verstopfft, muß man solche hernach, wie oben *pag* 624 gelehret, durch ätzende Medicamenten wegnehmen: wenn solche weg sind, kan man das Röhrlein wieder ausziehen, und die Wunde, wie beym Steinschneiden gesagt worden, zuheilen. Wäre die Entzündung des Blasenhalses Ursach gewesen, muß man nach der Operation selbige durch Aderlassen und vertheilende Auffschläg, welche auf den obersten und untersten Theil der Blase fleißig müssen applicirt werden, trachten zu zertheilen: dabey aber auch zugleich einen *Medicum* innerliche Medicamenten verordnen lassen, und damit continuiren, bis die Entzündung zertheilet; nach welchem man das Röhrlein ausnimmt, und die Wunde zuheilet. Die Zertheilung geschiehet gemeiniglich innerhalb drey Tagen, oder der Patient stirbt.

Das 131 Capitel,
Von der Fistel im Perinæo.

1.

Von der Natur dieser Fisteln.

Eine Fistel im *Perinæo* wird genannt, wenn entweder nach dem Steinschneiden, oder nach dem Durchstechen des *Perinæi* in vorhergehender Operation, die Wunde sich nicht wieder will zuheilen lassen; sondern der Urin durch diese Oeffnung beständig auslauffet, und die Lippen callös und hart werden. Die Ursachen dieser Fistel

Das 131 Cap. Von der Fistel im Perinæo.

Fistel sind hauptsächlich der Mißbrauch der Wiecken oder Röhrlein in der Wunde, nach dem Steinschneiden; hefftige Ausdehnung und Zerreissung der Theile, durch einen grossen und ungleichen Stein; ingleichem wenn die Patienten ungesunder und untheilsamer Natur sind. Es sind diese Fisteln schwer zu curiren, sonderlich wo selbige sehr groß und die Patienten nicht recht gesund; ja wo selbige gar zu groß, ist es unmöglich selbige zu heilen, und ist alsdann nicht rathsam sich vergebene Mühe deßwegen zu machen. Ingleichem je älter selbige sind, und wie dicker der *Callus*, je schwerer ist die Cur, weil man solchen nicht wohl kan wegbringen. Im Gegentheil aber gehet die Cur noch an, wo die Fistel nicht gar groß, der *Callus* nicht gar hart, und die Patienten sonsten noch gesund sind.

2. Die Curation kan alsdann auf zweyerley Weise geschehen: *Die Cur.* 1) muß man Wiecken und Röhrlein, wenn dergleichen etwa darinnen sind, wegnehmen: hernach den Patienten so legen, wie bey dem Steinschneiden, den *Callus* subtil ausschneiden, hernach die Wunde mit Wund-Balsam und Wund-Pulver bestreichen, mit schmalen Hefft-Pflastern wohl zusammen ziehen, schmale Compressen an die Seite legen, um dadurch die Wunde wohl zusammen zu halten, und alsdann verbinden. Dem Patienten soll man auch die Knie zusammen binden, damit die Lippen einander besser fassen mögen, ihn wenig trincken lassen, alle zwey oder drey Tag nur einmal verbinden, und wenn alles bis auf eine gar kleine Oeffnung verheilet, kan man den Patienten wieder gehen lassen, wie bey dem Steinschneiden gesagt worden, so wird man eine solche Fistel, wo sie anderst zu heilen, curiren können. 2) Die andere Manier ist, daß man den *Callus* durch ein dienliches Corrosiv wegzubringen trachte, die Schurffe mit einem *Digestiv* separire, und, nachdem selbige abgefallen, die Oeffnung durch Hefft-Pflaster und Wund-Balsam zusammen heile, eben wie vorher gelehret. Zum Corrosiv sind hier die *Trochisci de minio* sehr dienlich. Es haben auch Nuck *a*) und Solingen *b*) gegen diesen Zufall ein gewisses Instrument beschrieben und abgezeichnet, welches aber sehr unbequem, auch sonsten nicht gar wohl gut thun will.

---

a) Chirurgische Handgriff *fig.* 11. *b*) Chirurgie Holländische *Edition Tab.* 7. *fig.* 16.

Erklärung der neunzehenden Kupffer-Tafel.

Fig. 1. Repräsentirt vornehmlich die Harn-Röhre, wie sie bey Manns-Personen beschaffen, separirt von andern Theilen der Ruthe, damit ihre natürliche Krümme destobesser möge zu ersehen seyn. *A* ist die Urin-Blase. *B* der *Sphincter* oder Schluß-Muscul der Blase. *C* die Eichel der Harn-Röhre. *D D D* die Harn-Röhre selbst mit ihrer natürlichen Krümme oder Figur. *E* die Oeffnung der Harn-Röhr in der Eichel. *F F* der Mast-Darm, wie er an der Blase hanget. *G* der *Sphincter* oder Schluß-Muscul des Mast-Darms. *H* die Oeffnung des Mast-Darms, der Hinter genannt: aus dem *Alghisio*.

Fig. 2. Zeiget die Situation von der Urin-Blase in den Weibs-Personen mit der Harn-Röhre, aus eben demselbem. *A* die Urin-Blas. *B* der *Sphincter*. *C* die Harn-Röhre. *D* die Oeffnung der Harn-Röhr. *E* die *Clitoris* mit ihrer Vorhaut. *F F* die Nymphen. *G G* die Lippen der Schaam. *H* der Eingang in die Mutterscheide. *I I* die Mutterscheid selbst. *K* die Gebär-Mutter.

Fig. 3. Zeiget, wie bey der alten Manier den Stein zu schneiden, die Finger in den Mast-Darm gesteckt werden; ingleichem, wie der Stein ins *Perinænm* gedruckt, und auf der Erhöhung *A* der Schnitt verrichtet wird: aus dem *Tolet*.

Fig. 4. Zeiget, wie nach dem Schnitt der Stein *A* mit dem Hacken *B* aus der Wunde und Blase ausgenommen wird: aus eben demselben.

Fig. 5. Weiset, wie Erwachsene bey dem Steinschneiden zu legen, nach dem *Alghisio*. *A* der Patient in seiner Lage. *B* der *Operateur*, wie er mit der lincken den Catheter, mit der rechten Hand aber das Messer in der Operation hält. *C C* die zwey Personen, welche die Füsse halten. *D* die Person, welche den Patienten von hinten, wie auch das Gemächt in die Höhe hält: und zugleich die Haut des *Perinæi* anspannt. *E E* das Küssen, welches unter dem Hintern des Patienten liegt. *F* ein Gefäß oder Geschirr unter der Tafel, um das Blut aufzufangen. *G* der Ort, wo der Schnitt zu geschehen pfleget.

Fig. 6. Die Tasch, welche der *Operateur* in der Operation vor sich bindet, worinnen die nöthige Instrumenten stecken.

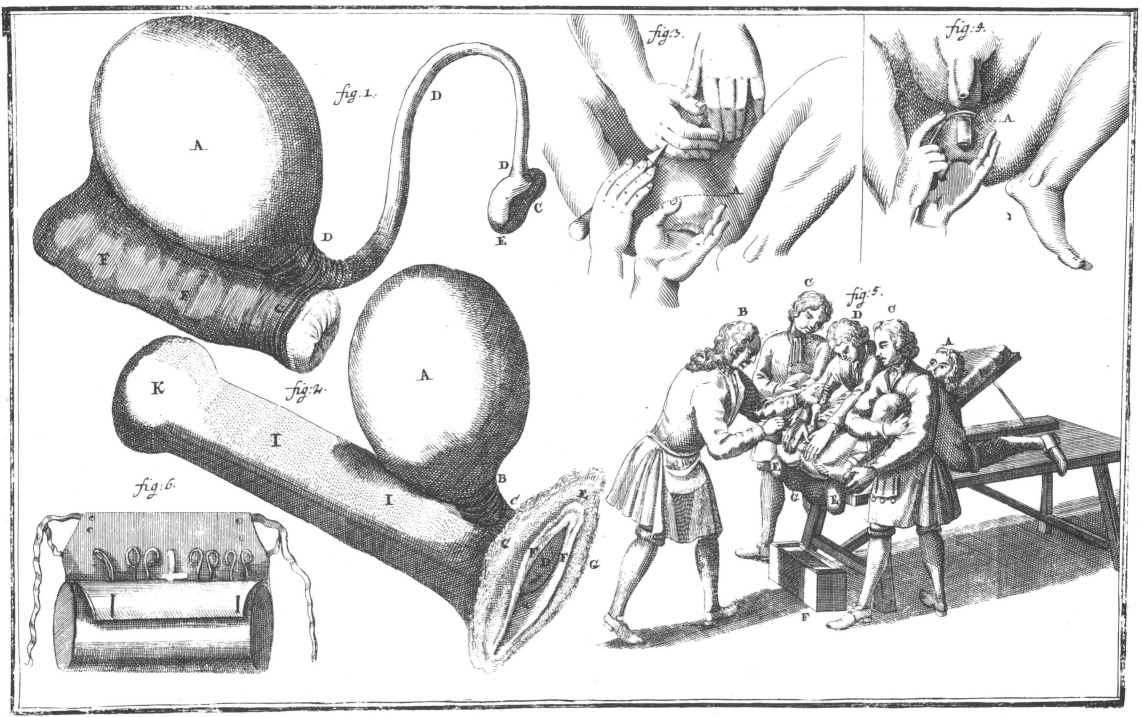

Tab: XIX.

OPERATIONES an denen Geburts-Gliedern der Weiber.

Das 132 Capitel/
Von den zusammengewachsenen Lippen der Schaam.

Dieses Ubel wird ordentlich observirt bey neugebohrnen Kindern/ wenn sie in den ersten Tagen keinen Urin lassen: und müßten solche Kinder nothwendig bald sterben/ wenn man ihnen keine Oeffnung machte. Zuweilen spüret man ein Merckmahl/ wo die Oeffnung natürlich seyn solte/ manchmal aber spüret man keines: und ist dieses gemeiniglich sehr gefährlich. Zuweilen treibt der Urin die Geburts-Lippen auswerts/ und zeiget/ wo die Oeffnung seyn soll. In der Cur/ wo ein Merckzeichen ist des Orts/ wo die natürliche Oeffnung seyn soll/ macht man eine Incision nach der sonst natürlichen Grösse/ appliciret hernach eine weiche Wiecke/ mit Digestiv oder *Basilicum* bestrichen/ und continuiret solches etliche Tag/ bis das Zuwachsen nicht mehr zu befürchten ist. Wenn aber kein Merckmahl zu sehen/ soll man mit dem Finger spüren/ wo die Höhligkeit der Mutterscheid ist: und wenn selbige gefunden/ zeichnet man sie mit Dinten/ macht an selbigem Ort vorsichtig eine Incision/ und applicirt eine Wiecke/ wie vor gemeldet. Zuweilen ist bey neu-geheurahteten Weibern zwar eine Oeffnung an der Mutterscheide; aber so klein und eng/ daß sie den Mann nicht zulassen kan. In solchem Fall kan man selbige durch eine Incision/ entweder im obersten oder im untersten Theil/ oder an beyden zugleich/ erweitern/ nachdem es dem *Chirurgo* nöthig zu seyn dünckef/ und hernach mit einem Wund-Balsam verheilen. Zuweilen kan die Mutterscheid auch bey schon Erwachsenen/ durch eine hefftige Entzündung/ Verbrennung/ oder nach schwerer Geburt/ zusammen wachsen. Siehe Roonhuysen 2 Buch *Obs.* 5. Solingen *p.* 727. *Plater. Prax. L.* 2. *Cap* 17. Bauhin. *Anatom. L.* I. *Cap.* 49.

Das 133 Capitel/
Wenn die Mutter-Scheid durch eine Haut zugeschlossen oder verwachsen.

Es geschiehet zuweilen/ daß das Jungfern-Häutlein (*Hymen*) oder eine andere widernatürliche Haut/ die Mutter-Scheide gantz zuschliesset/ so/ daß nicht nur die monatliche Reinigung ihren Fortgang nicht haben kan/ sondern auch grosse Schmertzen im Leib und Lenden/ auszehrendes Fieber/ verlohrner Appetit/ Wachen und Raserey/ dadurch entstehen können/ (gleichwie *Aquapendens* und *Ruysch* bezeugen) auch der Beyschlaff dardurch verhindert wird; doch ist observirt worden/ daß solche Weibsbilder dennoch können schwanger werden a). Es ist dieses Ubel durch eine vorsichtige Incision zu curiren/ an dem Ort/ allwo die Verwachsung ist: welche sonderlich alsdenn leicht zu verrichten/ wenn das monatliche Geblüt die Haut wohl ausdehnet/ gleichwie in Ruyschens *Observ.* 32, und bey dem *Aquapendens* zu sehen: bey welchem/ nach gemachter Incision/ eine grosse Meng dickes/ zähes und stinckendes Geblüt herausgelauffen/ und die Patientin von allen Zufällen alsobald befreyet wurde. b) Die Wunde heilet sich von selbsten. Wenn aber eine Frau gebähren soll/ und eine widernatürliche Haut die Mutter-Scheide zuschliesset/ muß man wohl acht haben/ daß in dem Schneiden das Kind nicht möge verletzet werden: dahero muß man sehr behutsam nur eine kleine Oeffnung trachten zu machen/ hernach das übrige entweder mit einem Messer/ welches an der Spitze ein Knöpflein hat/ oder vermittelst eines hohlen Suchers/ nach der Länge durchschneiden/ gleichwie bey Ruysch *Observ.* 22 geschehen. Manchmal ist dieses Häutlein so dünn/ daß man es leicht mit einem Finger durchstossen kan. Zuweilen ist das *Hymen* wohl ein wenig offen/ daß zwar die *Menses*, aber dennoch die männliche Ruthe nicht kan durchkommen/ und dahero der Beyschlaff nicht wohl kan verrichtet werden: deßwegen meynen offt neugeheyrathete Leute/ daß sie bezaubert wären. In solchem Zufall aber/ wo dieses Häutlein so starck/ daß es der Mann nicht kan eröffnen/ muß der *Chirurgus* solches durch eine Incision verrichten.

Das

---

a) *Ruysch. Obs.* 22. *Mauriceau Obs.* 489 & 583. *Cowper in Act. Anglic.*
b) Eben dergleichen hat *Naboth* in *diss. de sterilit.* §. IV observirt.

Das 134 Capitel.
Von einer allzugrossen Clitoris.

Bey manchen Weibsbildern wird die Clitoris so groß, daß sie fast wie eine männliche Ruthe aussiehet, und werden dergleichen vor Zwitter oder Hermaphroditen gehalten; a) es ist aber die Clitoris niemahl durchlöchert, und kan auch kein Urin noch Saamen dadurch gelassen werden. Eine solche ungeheure Clitoris verhindert den Beyschlaff, verursacht den Männern Eckel, und wird dahero manchmahl von den Chirurgis begehret selbige wegzunehmen. In Arabien und Aegypten soll dieses Ubel sehr offt vorkommen, und daselbsten, so bald man bey Mägdleins dergleichen gewahr wird, alles was übernatürlich ist, weggeschnitten werden: In Europa aber geschiehet diese Operation selten, dieweil liederliche Weibsbilder oder Huren solchen Theil aus Geilheit, ehrliche Weiber aber, theils aus Schaam, theils aus Furcht der Schmertzen, solche nicht leicht lassen wegnehmen. Wenn dennoch solches von dem Chirurgo verlanget würde, kan solches geschehen, 1) wenn man mit einem starcken Faden das, was zu lang ist, wegbindet, gleichwie sonsten ein Gewächs, oder wie bey Abnehmung der Ruthe ist gesagt worden; 2) kan man auch, was überflüßig, ist mit einem Messer auf einmahl wegschneiden, das Blut eineweil fliessen lassen, hernach mit blutstillenden Mitteln stillen, und endlich wie eine Wunde heilen. *Ballonius* schreibet, daß man den Weibern in Orient selbige wegbrenne.

Das 135 Capitel,
Die allzulange Nymphen wegzunehmen.

Bey manchen Weibern werden die Nymphen so lang, daß sie über die Geburts-Lippen weit herabhangen, Beschwernus und Eckel erwecken, und derohalben manchmal weggenommen werden. Wenn solches geschehen soll, muß die Frau rückwerts liegen,

---

a) Exempel haben *Tulpius*, *Graaf*, *Platerus*, *Rhodius*, *Plazzonus*, *Panarollus*.

liegen/ und die Beine und Lippen der Schaam voneinander gezogen werden: hernach soll der *Chirurgus* eine Nymphe nach der andern mit der lincken Hand fassen/ und mit der rechten durch eine gute Scheer/ alles was zu lang ist/ wegschneiden. Dieweilen aber dabey gemeiniglich ein starckes Bluten entstehet/ so/ daß eine Frau/ welcher *Mauriceau* diese Operation verrichtet/ wegen des Blutens etlichmahl ohnmächtig worden/ so soll man bey dieser Operation allzeit mit einem guten blutstillenden Mittel versehen seyn/ um das Geblüt zu stillen: nach diesem aber lässet sich die Wunde leicht mit einem Wund-Balsam heilen. a).

Das 136 Capitel/
Von Gewächsen in der Mutter-Scheide.

Es kommen offt Gewächse aus der Mutter-Scheide hervor/ welche manchmahl klein/ manchmal groß sind/ und zuweilen biß an die Knie herunterhangen. Es verursachen dieselbe nicht nur Beschwerlichkeit und Eckel/ sondern verhindern auch das Kinderzeugen/ und dahero müssen solche offt weggenommen werden. Dieses geschiehet/ gleichwie bey den Gewächsen insgemein gelehrt worden: entweder durch das Binden/ oder durch Schneiden/ oder durch *Corrosiv*; man muß sich aber wohl vorsehen/ daß man einen Vorfall der Mutter nicht vor ein Gewächs halte. Es haben die Gewächs manchmal eine Substantz/ wie ein *Polypus* in der Nasen/ und wachsen sehr tief bey der Mutter heraus/ so/ daß man ihren Ursprung nicht wohl sehen kan. In diesem Fall räht *Dionis*, daß man das Gewächs/ gleichwie einen *Polypus* in der Nase/ mit einer Zang solle ausziehen: bey welcher *Methode* aber wohl zu überlegen/ ob solches sicher geschehen könne/ damit nicht Gefahr dadurch verursacht werde. b).

Das

---

a) Ein sonderbahr Exempel beschreibt *Panarollus Pentecost. 4 Obs 3.* b) *Observationes* beschreiben *Tulpius Lib 3. Obs. 33 und 34, Kerrkring. spicileg. Obs. 53. Meekren Observ. cap. 54. Ruysch. Obs. VI.*

Das 137 Capitel/
Vom Stein-Ausnehmen aus der Blase bey Weibs-Personen.

I.

Wenn ein Weibsbild einen Stein in der Blase hat/ bedarff man so viel Geräthschafft nicht/ wie bey Manns-Personen; sondern/ wenn man durch die Visitation mit dem Catheter gewiß ist/ daß ein Stein da seye/ so nimmt man solchen auf folgende Manier weg. Man leget die Weibs-Person eben so/ wie die Manns-Personen bey dem Steinschneiden gelegt werden; lässet die Lippen der Geburt jemand voneinander halten/ damit der *Chirurgus* den Harn-Gang der Blase/ unter der *Clitoris*, wohl möge sehen können: Siehe *Tab. XIX fig. 2 D*. Alsdann applicirt er den *Conductor mas*, oder das Männlein/ *Tab. XVIII fig. 2*, durch den Harn-Gang in die Blase/ und nach diesem das Weiblein/ *fig. 3*, gleichwie bey dem Steinschneiden der Männer ist gesagt worden. Diese ziehet er alsdann wohl auseinander/ um dadurch den Harngang und Blasenhals/ *Tab. XIX fig. 2. B C*, was auseinander zu dehnen: hernach steckt er eine Stein-Zange zwischen diesen beyden vorsichtig in die Blase. Wo dieses geschehen/ ziehet man die beyde *Conductores* wiederum heraus/ suchet den Stein/ und wenn man denselben gefunden/ fasset man ihn mit der Zang/ und ziehet ihn eben auf solche Manier heraus/ gleichwie bey dem Steinschneiden der Mannsbilder ist gesagt worden: welches auch zimmlich leicht geschiehet/ wenn der Stein glatt/ und nicht groß ist. Wenn er aber so groß/ daß man ihn durch diese Manier nicht könnte herausbringen/ soll man ihn mit der Zang/ suchen zuzerbrechen/ und stückweiß herauszuziehen. Wenn aber auch dieses nicht geschehen könnte/ muß man in der Harn-Röhr auf einer oder auf beyden Seiten eine *Incision* machen/ damit selbige dardurch weiter werde/ und der Stein durchgehen könne. Wenn nichts geschnitten/ braucht es auch nach der Operation kein Verbinden; dennoch ist zu wissen/ daß/ wegen grosser Ausdehnung der Harn-Röhr/ solche Weiber nach der Operation offt den Urin nicht mehr halten können; welches dennoch nicht so leicht bey jungen/ als bey alten Weibs-Personen zu geschehen pfleget/ und die Schuld nicht dem *Chirurgo*, sondern der Grösse des Steins muß zugeschrieben werden.

Die gebräuchlichste Manier.

658 Von denen Chirurgischen Operationen.

Andere Manieren.

2. Der *Frere Jacques* hat auch die Weibsbilder geschnitten/ fast eben an dem Ort/ und auf eben die Manier/ wie die Manns-Personen: und obschon niemand/ so viel mir wissend/ der demselben in diesem Stück hätte folgen wollen/ sondern die vorher beschriebene Manier vor die beste gehalten wird; so glaube dennoch/ daß selbige *Methode* in grossen Steinen/ welche nicht leicht durch den Harngang könnten gebracht werden/ sehr nützlich sey/ wenn selbige nur mit behöriger Vorsichtigkeit/ und ohne die Mutterscheid zu verletzen/ verrichtet wird: indem man dadurch den *Sphincter* nicht so schwächet/ und also der Urin nach der Cur nicht wider Willen kan ausfliessen. *Monſ. Mery* a) will gleichfalls/ um diesen Zufall zu verhüten/ daß man einen Cätheter/ wie bey Manns-Personen/ mit einer Furche solle in die Blase bringen/ den Blasen-Hals damit abdrucken/ und alsdann denselben samt dem Theil der Mutterscheid/ welcher daran hänget/ durchschneiden/ so würdem an den Harngang gantz lassen/ und den Stein dennoch durch die Mutterscheid können herausbringen: welches auch sonsten schon *Hildanus* b) practicirt hat.

Von der Hebammen-Kunst.
Das 138 Capitel/
Wie bey schwerer Geburt zu helffen/ wenn das Kind noch lebet.

I.

Was bey schwerer Geburt zu betrachten.

Enn ein *Chirurgus* zu einer gebährenden Frau geruffen wird/ soll er vor allen Dingen sich wohl erkundigen/ ob die rechte Zeit zu gebähren da sey: denn wo solches nicht ist/ muß man sich hüten so wohl vor allen treibenden *Medicamenten*, als auch vor aller Hand-Anlegung; sondern soll vielmehr die Frau zur Ruhe ins Bett legen/ auf den Leib warme Säcklein oder Aufschläg/ wie auch Schmertzen-lindernde *Medicamenten* von einem *Medico* verordnen lassen/ damit solche falsche Wehen wieder mögen nachlassen/ bis die rechte Zeit zur Geburt herbey komme: dann viele Weiber haben deßwegen

---

a) *Observations sur la Maniere de Tailler, pratiquée par Frere Jacques* pag. 30. b) Cent. 1. Obſ. 68. & Cent. 3. Obſ. 69.

Das 138 Cap. Wie bey schwerer Geburt zu helffen.

wegen eine schwere Geburt, und bringen offt das Kind und sich selbsten ums Leben, wenn sie vor der Zeit gebähren wollen; oder wenn sie von den Hebammen und andern Weibern zu frühzeitig zur Geburts-Arbeit angestrengt werden. Wenn aber die rechte Zeit zum gebähren da ist, nemlich wenn neun Monat oder 40 Wochen fast oder schon würcklich herum sind, und die Geburt doch nicht will vor sich gehen: muß er sich erkundigen, wie das Kind liegt, und ob es eine natürliche oder widernatürliche Lage habe. Die natürliche und ordentliche Lage ist, wenn ein Kind mit dem Kopf, und zwar mit dem Gesicht unter sich gewandt, bey dem Mundloch der Mutter lieget; siehe Tab. XX fig. 1. Alle andere Lagen pflegen vor widernatürlich und ausserordentlich gehalten zu werden. Dennoch sind unter diesen noch zwo Lagen, welche von vielen deßwegen auch zu der natürlichen gerechnet, oder doch nicht gantz vor unnatürlich gehalten werden, weil die Kinder in selbigen Lagen auch geboren werden können: wenn nemlich ein Kind mit beyden Füssen, oder mit dem Hintern kommet, und zweyfach heraus will. Siehe fig. 2 und 3. Bey dieser letztern Lage wird die Geburt meistens sehr schwer, und pflegen die Kinder offt in der Geburt zu sterben; bey der ersten aber gehet es noch zimlich wohl von statten: alle die übrige Lagen aber sind gefährlicher, und vor gantz widernatürlich zu halten, weil Mutter und Kind in Lebens-Gefahr stehen, wenn man nicht beyzeiten durch Wendung des Kinds suchet zu helffen.

2. Wie das Kind liege, muß man, wenn solches nicht durch Ausstreckung einer Hand oder Fusses ins Gesicht fällt, zu erst bey der Hebamm sich erkundigen: dieweilen aber denselben offt nicht wohl zu trauen, muß man selbsten mit ein paar Finger, oder gar mit der gantzen Hand, behutsam in die Mutter fühlen, und sich solches erkundigen. Wenn man alsdann den Kopff fühlet, und daraus erkennet, daß das Kind natürlich liegt, so ist entweder die Schwachheit der gebährenden Frauen Ursach, welche keine Kräffte und Wehen mehr hat, um das Kind vollends auszutreiben; oder es ist an den Geburts-Gliedern ein Fehler. Solten die Kräfften und Wehen fehlen, muß man der Gebährenden stärckende und treibende Medicamenten von einem *Medico* verordnen lassen, so pfleget hierauf die Geburt offt glücklich von statten zu gehen; wenn aber an den Geburts-Gliedern ein Mangel, und selbige allzu trucken, bestreichet man sie offt mit erweichenden Sachen, als Butter, Schmaltz, Oel, und dergleichen. Solte eine Haut die Mutterscheide versperren, muß man selbige eröffnen, wie oben

Was bey natürlicher Lage zu thun.

oben an seinem Ort ist gelehret worden. Wenn die Gebutts-Glieder sehr verschwollen/ daß das Kind deßwegen nicht fort könnte/ sind zertheilende Auffschläg von Chamillen/ Holderblüt/ Wüllkraut/ Althæa, Malva ꝛc. in Milch gekocht/ offt warm überzuschlagen. Wäre ein Gewächs in der Mutterscheide/ welches die Geburt verhinderte/ muß man solches wegnehmen. Wo aber ein *Callus* da wäre/ muß man durch den Kaiserlichen Schnitt helffen. Sonsten aber/ wo dergleichen Mangel nicht vorhanden/ und das Kind natürlich liegt/ soll man bey schweren Geburten/ wenn gute Wehen da sind/ die Gebährende in den Stuhl setzen/ selbige/ und sonderlich ihre Füß/ auf beyden Seiten fest halten lassen/ die Mutter/ so wohl durch schmieren/ als mit den Fingern/ nach und nach zu erweitern trachten/ bis endlich die Geburt selbsten erfolget: und allzeit/ so lang das Kind lebet/ sich keiner Instrumenten bedienen/ um dasselbe dadurch nicht zu verletzen/ sondern nur mit den Händen helffen. In vielen fremden Ländern pflegen die Weiber nur im Bett liegend zu gebären; in Teutschland aber pflegt man sie auf einen besondern hierzu dienlichen Stuhl zu setzen. Siehe *fig.* 7.

Was bey unnatürlicher. 3. Wann das Kind eine unnatürliche Lage hat/ gleichwie *fig.* 4, 5 und 6, ingleichem in den Figuren des *Mauriceau,* der Brandenburgischen Wehe-Mutter/ in Welschens/ Völters/ *Deventers,* und andern Heb-Ammen-Büchern noch viele zu sehen sind/ so kan das Kind/ ohne Wendung selten/ ja öffters gar nicht/ gebohren werden: und ist als eine *General*-Regel zu mercken/ daß man alsdann fast allezeit die Füsse des Kinds müsse suchen zu bekommen/ und mit diesen dasselbe herausziehen: dann das Kind allemahl in eine natürliche Lage wiederum zu bringen/ gleichwie viele in dieser Kunst Unerfahrene lehren und schreiben/ ist meistentheils unmöglich: weil der Kopf wegen seiner Rundigkeit und Schlüpferigkeit/ ja gar wegen Gefahr/ dem Kind dadurch einen Schaden zu thun/ so starck nicht kan angefasset werden/ als zu Umwendung eines Kinds/ in einem so engen und so fest zusammen gepreßten Ort/ gleichwie die Mutter in der Geburt ist/ erfordert wird. Unter allen widernatürlichen Lagen aber ist eine von denen/ welche am öfftesten vorkommen/ und zugleich am schwersten sind/ diejenige/ wenn das Kind mit einem Arm herauskommt: dieweilen alsdann das Kind überzwerch liegt/ der Kopf auf einer Seite der Mutter/ der übrige Leib aber auf der andern Seite; so/ daß man eher einem Kind würde den Arm abreissen/ als solches in einer solchen Lag herausziehen. Derohalben ist nöthig/ um das Kind und Mutter zu salviren/ diese Lage zu ändern/

Das 138 Cap. Wie bey schwerer Geburt zu helffen.

ändern, und das Kind zu wenden, daß man es bey den Füssen bekommen und herausziehen könne: denn wer dieses wohl verstehet und verrichten kan, wird sich in allen andern unnatürlichen Lagen zu helffen wissen. Derohalben, weilen diese Zufäll unzählich sind, und allein ein grosses Buch erforderten, wenn man alle *in specie* abhandeln wolte, so wollen wir diesen *Casum* gleichsam zum Exempel und Richtschnur nehmen, und lehren, wie in solchem das Kind wegzuholen; wer aber weitläufftigere Nachricht von andern Lagen begehret, und sich ins besonder auf diese Operation befleissen will, muß vorherbelobte Bücher weiter nachlesen.

4. Wenn also ein *Chirurgus* ein Kind, welches mit dem Aermlein da ist, wegholen soll, muß er die Gebärende vor allen Dingen in eine bequeme Lage legen, damit er destobesser handieren könne. Zu dem End haben einige besondere Stühle, welche man kan zurück legen fast wie ein Bett, siehe *fig. 8*; oder, wenn dergleichen nicht vorhanden, muß man selbe überzwerch auf ein Bett legen, so, daß der Kopf nieder, der Hintere aber hoch liege, die Beine derselben wohl voneinander ziehen, und jedes fest halten lassen: alsdann examiniren, ob des Kinds rechte oder lincke Hand heraushange, um daraus zu judiciren, wo desselben Füsse liegen, und mit welcher Hand das Kind am besten zu wenden. Wenn der *Chirurgus* die Lage wohl erkannt, soll er seine Hand mit Butter oder Oel bestreichen, und, wenn die Füsse auf der rechten Seit liegen, wie in *fig. 5*, die lincke Hand sacht neben dem Arm des Kinds in die Mutter stecken, dasselbe unter der Achsel fassen, zugleich mit der andern Hand das Aermlein des Kinds einwerts drucken, und also des Kinds Achsel und Kopf so weit auswerts drucken, bis das Aermlein wieder gantz in der Mutter. Hierauf soll er nach den Füssen langen, welche aber in diesem Fall gemeiniglich sehr weit oben, und also nicht wohl können gefasset werden, man stecke dann den Arm sehr tief bis an Ellenbogen in die Mutter, gleichwie *fig. 6* andeutet; welches aber ohne grosse Mühe nicht geschiehet, dieweil die Mutter gar fest zusammen gezogen, und also gar schwer die Hand so tief einzubringen. Dennoch muß er allen Fleiß anwenden, die Füsse zu bekommen, sonst ist alles vergebens: dann in Findung der Füsse bestehet das Meisterstuck dieser Kunst; und, sobald er nur einen bekommen, ziehet er solchen ein wenig heraus aus der Mutter, bindet ein Band darum, oder gibt sonsten acht, daß das Kind selben nicht wieder zurück ziehe. Hernach steckt er seine Hand abermahl in die Mutter, nach Anweisung des herausgezogenen Fusses, bis zum obersten Theil des Schenckels; greifft von diesem

Insonderheit wenn ein Aermlein herausgeht.

nach dem andern Schenckel des Kinds, und ziehet hernach selbigen Fuß gleichfalls heraus, wie den ersten. Alsdann fasset er beyde Füsse zusammen, und ziehet das Kind, wo es anderst auf dem Bauch lieget, (welches man aus den Füssen leicht erkennen kan) völlig heraus. Wenn es aber auf dem Rucken lieget, muß er solches, nachdem es bis an Bauch heraus, so umkehren, daß der Bauch und Gesicht untersich kommen; weil sonsten, wenn man so fortführe zu ziehen, das Kind endlich bey dem Kien an den Schaambeinen der Mutter stecken bliebe: und sterben wegen dieses Versehens ungeschickter Heb-Ammen viele Kinder, welche schon bis an den Kopf heraus sind. Wenn man selbige aber beyzeiten wendet, so bleiben sie, weil das Kien untersich lieget, nicht stecken, sondern lassen sich leicht lebendig herausziehen.

Was sonsten noch dabey zu observiren.

§. Daß wir vorhero gesagt, man müsse, wann ein Fuß heraus ist, mit der Hand von einem Schenckel des Kinds nach dem andern greifen, geschiehet darum, damit man nicht, wann etwa Zwilling in der Mutter wären, einen Fuß von einem, und den zweyten von einem andern Kind bekäme, als auf welche Art grosses Unheil entstehen könnte, wenn man starck ziehen wolte; sondern daß man gewiß seye, man habe die zwey Füß von einem Kind: indem man nicht allzeit weiß, ob nur ein Kind oder mehrere zugleich in der Mutter sind. Auf solche Weiß ist fast in allen widernatürlichen Lagen zu verfahren: dann wenn der Kopf nicht so lieget, daß man solchen in seine natürliche Lage wieder bringen kan, soll man die Füsse suchen, und nach vorherbeschriebener Manier das Kind heraus ziehen: und ist bey widernatürlichen Lagen, sonderlich wo der Arm heraus ist, nicht lang zu warten, wenn man das Kind gern will bey Leben erhalten, weil sonsten dieselbe gar bald in der Mutter absterben. Aus diesem folget auch 1) daß, so offt ein Kind in der Geburt mit beyden Füssen kommen will, man diese Lag nicht soll suchen zu ändern: dieweil auf diese Weise die Weiber zimmlich leicht gebähren können, indem man alsobald das Kind kan helffen ausziehen; nur dieses ist dabey zu observiren, daß, wann selbiges im herauskommen nicht auf dem Bauch lieget, man selbiges, wegen vorherbemeldter Ursach, geschwind so wenden soll. 2) Wann ein Fuß allein kommt, soll man selbigen nicht zurückdrucken, um den Kopf zu suchen, sondern, alsobald, nach vorherbeschriebener Manier, auch den andern langen, und also das Kind herausziehen. 3) Wenn ein Kind mit dem Hintern zu erst kommen will, so kan zwar die Geburt geschehen: dieweilen aber das Kind zweyfach muß herauskommen, so geht es doch allzeit

sehr

sehr schwer dabey her / sonderlich bey engen Weibsbildern; und sterben entweder solche Kinder in der Geburt / oder es bekommen die Weiber eine Verletzung dadurch an dem Geburts-Glied. Dahero / wo das Kind mit dem Hintern noch nicht starck in die Geburt eingedrungen/ soll man die Frau auf den Rücken und mit dem Hintern hoch legen: hernach den Hintern des Kinds wiederum trachten zurück zu drücken / und selbiges mit den Füssen herauszuziehen. Wenn aber das zurückdrucken nicht mehr wolte angehen / muß man das Kind mit beyden Händen bey dem Hintern trachten zu fassen / und den Ausgang dardurch befördern / damit es nicht / wo es zu lang in der Geburt eingespannt stecket / sterben möge. Bliebe ein Kind an den Achseln hangen / muß man mit den Fingern denen Aermlein heraushelffen / und hernach das Kind vollends herausziehen. Letztens ist auch zu erinnern / daß eine verständige Heb-Amm / oder *Chirurgus*, so bald sie ein Händlein des Kinds spüren / solches alsobald wiederum in die Mutter sollen zurück drücken / ehe das gantze Aermlein sich in die Geburt einzwinget; dieweilen sonsten dasselbe sehr beschwerlich / ja manchmal fast unmöglich / wieder einzubringen ist / und das Kind leicht das Leben darüber verlieret: wenn aber das Händlein gleich anfänglich zurückgedrückt wird / so wendet sich das Kind offt von selbsten / daß es mit dem Kopf oder mit den Füssen hervor tritt / und also die Geburt ordentlich von statten gehet.

Das 139 Capitel/
Von Ausziehung eines todten Kinds.

I.

Wenn ein Kind in der Mutter todt / folget gemeiniglich eine schwere Geburt / sonderlich wenn selbiges nicht natürlich lieget / und ist also offt nöthig / solches durch Hülffe der Hände wegzunehmen: denn daß die Geburt schwer wird / ob es gleich natürlich lieget / ist die Ursach / theils / daß die Mutter / wegen Unbeweglichkeit des Kinds / entweder gar keine Wehen / oder doch gar schwache / bekommt; theils / weil sich ein todes Kind selbsten nichts helffen kan. Es ist aber bey dieser Operation wohl zu wissen/ ob ein Kind todt seye / oder nicht:

Wie zu wissen ob ein Kind in Mutterleib todt sey.

nicht: und wird solches erkannt, wenn die schwangere Frau keine Bewegung des Kinds, sondern nur eine Last in dem Leib spüret: welche, nachdem die Mutter sich wendet, auch auf selbige Seite fället. Weiter, wann eine schwangere Frau offt ein Schauer oder Frost ankommt, Ohnmacht empfindet, Zwang im Hintern verspüret, und stinckende Materie aus der Geburt fliesset, auch der Athem übel riechet. Wenn bey der Geburt ein Arm oder Fuß des Kinds heraushänget, oder man solche sonsten fühlen kan, und in selben keinen Puls und Wärme mehr spüret, sondern gantz schwartz aussiehet, und die *Cuticula* oder Häutlein von der Haut abgehet; oder wenn man die Nabelschnur fühlen kan, und darinnen kein Puls mehr zu bemercken, so ist das Kind todt. Derohalben, so bald man aus diesen Zeichen gewiß, daß ein Kind todt ist, und das Wasser schon gebrochen, so fault dasselbe bald, und können dardurch viele üble Zufälle, ja der Tod selbsten, der Mutter daraus erfolgen: dahero muß man trachten das todte Kind bald wegzubringen. Sonsten aber, wenn ein Kind in der Mutter stirbt ohne Geburts-Schmertzen, und die Häutlein des Kinds noch nicht gebrochen, und also das Wasser noch bey der Frau, so kan ein todtes Kind viele Wochen in der Mutter bleiben, ohne daß eine Fäulung oder anderes Ubel zu befürchten sey; (wie ich dergleichen ohnlängst observirt) in welchem Fall es besser ist zu warten, bis die Natur selbsten das todte Kind ausstosse, als daß man solches durch Medicamenten oder Handanlegung mit Gewalt wolte wegtreiben.

Wie es bey natürlicher Lage herauszunehmen. 2. In dem ersten Fall aber, wenn nemlich bey den Geburts-Schmertzen ein Kind stirbt, selbiges aber eine natürliche Lage hat, kan man der Mutter stärckende und treibende Medicamenten eingeben, um die Wehen dardurch zu befördern; und zugleich, wo selbe nicht gar starck sind, scharffe Clystier appliciren lassen, welche zu Erweckung der Wehen und Austreibung des Kinds trefflich helffen. Wenn solches aber, wegen übler Lage des Kinds, oder anderer Ursachen, alles nichts helffen will, alsdann ist Zeit, daß man durch Hülffe der Hände dem Kind suche fortzuhelffen: dann wenn man mit treibenden und starckenden Medicamenten, welche meistens hitziger Natur sind, zu lang und zu offt continuiret, folgen hernach gern sehr gefährliche, ja offt tödtliche, Blutstürtzungen oder Fieber. Derohalben, um das Kind durch Hülffe der Hände wegzubringen, soll man die Frau entweder überzwerch auf ein Bett legen, gleichwie oben gemeldet, oder in einen Gebär-Stuhl setzen; doch vorhero die Frau den Urin abschlagen lassen, damit die volle Blase den Ausgang des Kinds nicht verhindern möge; und wenn sie solches von selb-

Das 139 Cap. Von Ausziehung eines todten Kinds.

selbsten nicht verrichten kan, gleichwie öffters geschiehet, muß man solchen durch Hülffe des Catheters ablassen. Wo dieses geschehen, soll der *Chirurgus*, wenn das Kind eine natürliche Lage hat, 1) mit einer Hand den Kopff suchen zu fassen, und das Kind dadurch heraus zu ziehen trachten: wenn solches aber zu fest steckt, daß man es mit einer Hand nicht könte zuwegen bringen, muß man auch die andere Hand zu Hülff nehmen, den Kopff auf beyden Seiten fassen, und alsdann vorsichtig herausziehen. Wäre der Kopff so groß, daß er auf solche Manier nicht könte herausgebracht werden, und sehr fest im Mutter-Hals eingesperrt wäre, kan man entweder mit dem Finger, oder mit einem Messer, bey der Fontanell den Kopff eröffnen, das Hirn mit den Fingern herausnehmen, damit dadurch der Kopff zusammenfalle, besser zu fassen seye, und also leichter könne herausgebracht werden. *Mauricean* bedienet sich in solchen Fällen eines besondern curiösen Instruments, welches er den Kopff-Zieher (Frantzösich *Tire-Tete*) nennet, womit er solche Kinder offt sehr glücklich ausgezogen zu haben rühmet. Siehe *Fig.* 13 *Tab.* XX. dabey er aber vorher die Fontanell des Kopffs mit dem zweyschneidigen Messer *fig.* 14 eröffnet.

3. Wenn aber ein todtes Kind eine widernatürliche Lage hat, muß man, gleichwie von der widernatürlichen Lage bey lebendigen Kindern gelehret worden, die Füß suchen, und damit das Kind herausziehen: dabey aber achtgeben, daß man bey Kindern, welche schon zimlich faul, nicht allzu starck reisse, damit nicht der Leib vom Kopff abgerissen werde, und allein zurück in der Mutter bleibe: welcher manchmal, wo man solchen nicht alsobald darauf herausholet, ehe sich die Mutter wieder zuschliesset, grosse Beschwerlichkeit verursachet. Weil man aber selben wegen seiner Rundigkeit und Schlüpfferigkeit nicht allenthalben wohl fassen kan, muß man trachten selbigen im Mund aufs allergeschwindeste zu bekommen, und also herausziehen, als auf welche Manier ich dergleichen Köpff allzeit gar bald habe weggebracht. Wenn aber auch dieses nicht wolte angehen, muß man einen dienlichen Hacken, *Fig.* 10 oder 11, zu Hülff nehmen, selbigen in Mund, Aug, Nase, oder wo man ihn sonsten fest anlegen kan, von oben appliciren; mit der lincken Hand aber den Kopff von unten fassen, und also denselben vorsichtig herausziehen.

Wie bey unnatürlicher Lage.

4. Oeffters aber geschiehet, daß Kinder in der Geburt sterben, bey welchen der Arm ausser der Schaam hängt: in welchem Fall selbi-

In specie, wenn der Arm ausser hänget.

ger offt so weit herausgepreßt/ und mit der Schulter so fest in der Geburt hänget/ daß man selbigen auf keine Manier wieder kan in die Mutter bringen. Derohalben wenn solches nicht seyn kan/ und gewisse Zeichen sind/ daß das Kind todt/ nemlich/ daß der Arm gantz schwartz/ kalt/ kein Puls mehr in selbigem zu spüren/ und die *Cuticula* sich von der Haut abstreiffen lässet/ soll man den Arm bey der Achsel vorsichtig abschneiden. Bevor man aber selbigen abschneidet/ ist dienlich/ den Arm wohl hin und her zu winden/ damit die *Ligamenta* an der Schulter dadurch theils wohl erlängert/ theils abgebrochen werden/ hernach den Arm wohl anziehen/ so wird sich hernach selbiger in dem Gelenck der Schulter desto füglicher lassen abschneiden; dabey man aber wohl acht geben muß/ daß man die Frau nicht verletze; und kan man/ um solches zu verhüten/ hierzu füglich eines besondern Messerleins mit einem Knöpflein sich bedienen. Siehe *fig. 12.* Wenn der Arm weg/ muß man versuchen/ ob man das Kind ein wenig wenden/ hernach die Füße bekommen/ und solches also herausziehen könne. Es ist aber die Umwendung bey dieser Gelegenheit meistens nicht zu *practiciren*; weil offt das Kind so fest im Mutter=Hals steckt/ daß man es ohne unleidlichen Schmertzen der Frau nicht zurückdrucken noch umkehren kan. Derohalben pflege ich bey solchem Fall die Brust und Unterleib mit dem Finger oder Hacken vorsichtig zu öffnen/ die Eingeweyd mit der Hand herauszuziehen/ auch die Rippen manchmahl wegzureissen/ auf daß dadurch das Kind zusammen falle/ und der Hinter und Fuß näher zum Mutter=Hals weichen: welche alsdann unten mit der Hand/ oben aber mit dem Hacken wohl anfasse/ und also endlich heraus ziehe; da aber öffters Stücker herausgehen/ ehe man das übrige noch aneinanderhangende heraus bekommt. Man muß aber den Hacken vorsichtig zu regieren wissen/ damit man an der Mutter nichts verletze: und dahero hab ich an meine HackenStiel mit Kerben machen lassen/ (siehe *fig. 15*) damit ich allzeit auswendig fühlen könne/ daß der Hacken in der Mutter nicht verkehrt gehalten werde : und auf solche Art habe schon viele todte Kinder weggenommen.

Die Instrumenta sind nicht leicht gebrauchen. zu 5. Letztlich ist nochmahls zu erinnern/ daß man ein Kind in Mutterleib niemahls mit Instrumenten solle *tractiren* oder angreiffen/ so lang/ als Hoffnung ist/ daß man mit den Händen die Sach verrichten könne; und also solche nur in der höchsten Noth gebrauchen/ damit man nichts verletzen möge. Nächst diesem soll ein *Chirurgus*, ehe er ein Kind mit Instrumenten anpackt/ recht gewiß seyn/ daß das Kind todt:

denn

denn sonsten würde es schimpflich und erschrecklich seyn, wenn man ein halb=lebendes Kind, mit Instrumenten zerrissen, würde herausbringen, gleichwie manchen Unvorsichtigen widerfahren ist. Man hat auch son=sten/ um die Mutter auszudehnen, Mutter=Spiegel gebraucht, gleich=wie *Mauriceau* abgezeichnet, welche aber nicht vor nöthig halte.

Das 140 Capitel/
Von dem gefährlichen Blut=Fluß der schwangern Weiber.

Wenn ein *Chirurgus* zu einer schwangern Frau geruffen wird, welcher das Geblüt starck aus der Mutter gehet, und von den *Medicis* solches wegen Abreissung der *Placenta* in der Mut=ter herzurühren geurtheilet, auch daß deßwegen das Kind von der Frau weggenommen zu werden, vor nothwendig erachtet wird, damit nicht Mutter und Kind möge verlohren gehen, soll solches auf folgende Ma=nier geschehen. Man leget die Frau überzwerch auf ein Bett, gleich=wie bey der schweren Geburt ist gesagt worden, und läßt selbiger die Füsse wohl voneinander halten: alsdann bestreicht der *Chirurgus* seine Hand mit was Fettes, und fährt behutsam in die Geburt, bis an den innerlichen Mutter=Mund. Weil selbige aber in diesen Fällen meistens eng ist, trachtet er erst einen Finger, hernach zwey, endlich gar drey hin=einzubringen, um damit den Mutter=Mund nach und nach zu erwei=tern, damit er mit der Hand bis in die Mutter kommen könne, welches aber meistens sehr schwer hergehet. Wenn er daselbst ist, soll er die Häutlein, in welchen das Kind liget, mit den Fingern zerreissen, damit er das Kind selbsten fassen könne, und selbiges mit den Füssen heraus=ziehen: welches, wo die Füsse unten liegen, leichter geschiehet, als wo der Kopff unten liegt, welchen man in diesem Fall nicht fest genug an=fassen kan. Dem Kind wird die Nachgeburt leicht folgen, weil selbige schon vorher los ist, und wird sich hernach das Bluten mindern, und endlich nebst dem Gebrauch innerlicher dienlichen Medicamenten bald stillen. Inzwischen aber soll man der Patientin, gleichwie bey ande=rem starcken Verbluten, offt warme kräfftige Brühen oder warm Bier, oder warme Milch zu trincken geben, damit die ausgeleerte Adern sich bald wieder füllen mögen: und wenn hierauf die Frau sechs Stunde

Das 141 Capitel/
Von Ausnehmung der Nachgeburt/ (lateinisch Secundinæ.)

I.

Wenn selbe nicht fest anhänget.

Die Nachgeburt folgt offts gleich nach dem Kind; zuweilen aber muß man sie noch besonders wegnehmen/ insonderheit wenn die Nabelschnur abreißt; dann wenn sie zurückbleibt/ wird sie bald faul/ oder verursacht hefftige Blutstürtze: und sind schon viele Weiber daran gestorben. Es ist zwar wahr/ daß faule Nachgeburten offt nach vielen Tagen erst nach der Geburt von selbsten weggehen: dennoch halten die erfahrenste Practici vor besser/ daß man die Nachgeburt niemahls solle zurücklassen/ wo es möglich ist/ selbige wegzubringen. Derohalben/ wenn sie nicht gleich nach dem Kind folget/ soll man die Kindbetterin/ wo nicht eine wichtige Ursach solches erfoderte/ nicht aus dem Stuhl lassen/ man habe dann vorher die Nachgeburt: dann wenn man lang wartet/ so schliesset sich die Mutter wieder zusammen/ und ist die Herausnehmung hernach viel beschwerlicher/ ja wohl gar manchmal unmöglich. Wenn also ein Kind gebohren/ und die Nachgeburt nicht alsobald nach lindem ziehen an der Nabelschnur folget/ soll man die Nabelschnur abbinden/ und das Kind davon abschneiden/ wie oben pag. 574 gelehret: hernach soll man das Ende der Nabelschnur ein paarmahl um die Finger der lincken Hand winden/ mit der rechten aber die Nabelschnur nahe bey der Mutter fassen/ *Tab. XX fig. 9.* daran lind ziehen und schütteln/ bis sie endlich herausgehet. Dieses zu befördern/ wo es nicht gern gehen will/ heißt man die Kindbetterin husten und drücken/ gleich als ob sie ein Kind wolte gebähren oder ausdrucken/ bis endlich die Nachgeburt herausgehet. Offters hilfft auch zu Austreibung der Nachgeburt/ wenn man die Kindbetterin mit Schnupff-Taback niesen macht/ als wodurch die Ablösung und Austreibung derselben befördert wird. Man soll aber an der Nabelschnur nicht allzustarck ziehen/ damit dieselbe nicht abreisse/ und man hernach nicht mehr ziehen könne/ oder gar die Mutter selbst herausreisse.

Das 141 Cap. Von Ausnehmung der Nachgeburt.

2. Dennoch, wenn dieselbe so fest anhänget, und auf lindes ziehen nicht folgen wolte, oder die Nabelschnur wegen Faulïgkeit oder anderer Ursachen abgerissen wäre, soll man alsobald mit der Hand in die Mutter langen, die Nachgeburt suchen, und solche, wenn sie loß ist, mit der Hand herausziehen; welches zuweilen gar leicht verrichtet habe. Wenn sie aber noch an der Mutter anhänget, soll man mit den Fingern nachspüren, ob sie nicht an einem Ort, von der Mutter loß ist: und wo man solches spüret, dieselbe mit den Fingern noch ferner behutsam ablösen, und herausziehen. Solte aber die Nachgeburt mit der Mutter noch überall fest hangen, muß man trachten selbige mit den Fingern abzulösen, wenn selbiges ohne Gewalt geschehen kan, und sich vorsehen, daß man die Mutter nicht mit den Nägeln verletze. Wenn dieselbe aber so fest anhänget, daß man sie auf gelinde Manier nicht kan loß machen, soll man sie mit Gewalt nicht loß reissen; sondern viel lieber treibende Medicamenten verordnen, und übrigens die Sach der Natur überlassen, als durch stärckeres Reissen der Frau einen Schaden thun, so folgt selbige öffters noch von selbsten. Unerfahrne Heb-Ammen, wenn die Nach-Geburt nicht von selbsten bald will herausgehen, trauen nichts weiters vorzunehmen; sondern sagen, die Nachgeburt seye angewachsen, legen die Frau ins Bett, und wissen auf keine Manier zu helffen. Aber dadurch wird manchmal eine Frau versäumet, und nicht gethan, was gethan soll werden: indem der Mutter-Mund sich hernach schliesset, und alsdann die Ausziehung mit den Händen nicht mehr geschehen kan; welche anfänglich öffters leicht hätte können verrichtet werden.

Wann selbige fest anhängt.

3. Wenn ein Kind gebohren, und noch mehrere zurück sind, muß man die Nachgeburt des ersten nicht herausziehen, bis die übrige auch gebohren, weil sonsten eine gefährliche Blutstürtzung dadurch verursachet würde, welche die Mutter und die übrige Kinder ums Leben bringen könnte. Wann eine Nach-Geburt faul und stinckend bey einer Frauen ist, soll der *Chirurgus* eine reinigende und erweichende Injection mit der Spritze *Tab. IV fig.* 6, und Röhrlein *fig.* 10, einspritzen, um die Fäulung zu benehmen: als z. Ex. das Decoctum *Agrimoniæ, Scordii* oder *Absinthii*, mit Rosen-Honig und was *Elixir proprietatis* vermischt, und selbiges etlichmahl des Tags wiederholen, bis die Nachgeburt fortgegangen, und man nichts faules mehr in der Mutter spüret. Hierbey sind auch innerliche *Medicamenta*, welche der Fäule wiederstehen, nöthig zu gebrauchen. Von Wegnehmung der Nachgeburt kan *Mauriceau* weit-

Was sonsten wegen der Nachgeburt zu observiren.

laufftiger nachgelesen werden im 2 Buch, Cap. 9. Ingleichem in seinen Observationen.

Das 142 Capitel,
Von Wegnehmung der Mutter-Gewächse oder Mond-Kälber.

I.

Von der Natur der Mond-Kälber.

Es entstehen in der Mutter manchmal gewisse fleischichte Gewächse, welche man Mond-Kälber, lateinisch *Mola*, nennet, und scheinen selbige zu entstehen, manchmal von coagulirtem Geblüt in der Mutter, oder von einem zurückgebliebenem Stück von der Nachgeburt, oder von einem Eylein der Weiber, welches nicht recht befruchtet worden. In Jungfern und Wittwen werden selbige nicht leicht observirt; bey Weibern aber öffters, und haben nicht alle einerley Gestalt noch Grösse, sind auch manchmal in der Mutter gantz loß, manchmal aber hangen selbige durch einige Adern an, und zuweilen sind selbe sehr fest angewachsen. a) Meistens sind sie allein, öffters aber auch zugleich samt einem Kind in der Mutter. Um den dritten und vierten Monat, wenn sie allein ohne ein Kind sind, gehen selbige gemeiniglich von selbsten durch die Geburt fort: dabey aber die Weiber fast solche Schmertzen haben, als wie bey der Geburt eines Kinds: und entstehet dabey offt eine so starcke Blutstürtzung, daß die Weiber manchmal Lebens-Gefahr dabey ausstehen müssen; zuweilen aber bleiben sie viele Monatlang, und werden so groß, als ob ein rechtes Kind in der Mutter wäre.

Wie solche zu erkennen.

2. In den vier ersten Monaten kan ein Gewächs von einer wahren Schwangerschafft nicht gewiß unterschieden werden, indem einerley Anzeigen bey beyden sich befinden; mit der Zeit aber lassen sich selbige unterscheiden: und zwar 1) wenn eine Frau ein Gewächs bey sich hat, spüret sie nach der halben Zeit der Schwängerung keine Bewegung, wie sonsten bey einem Kind. 2) Bey dem Gewächs wächst der Bauch der

---

a) Exempel und Figuren sind zu sehen in *Hildani Cent. 2. Obs. 52,* ingleichem in der Vorrede der Brandenburgischen Wehmutter.

Das 142 Cap. Von Wegnehm. der Mutter-Gewächse.

der Weiber fast in gleiche Dicke; bey einem Kind aber wird derselbe um den Nabel, oder auf einer Seite, ordentlich dicker als an andern Orten. 3) Ein Gewächs fällt gern von einer Seit auf die ander, nachdem sich die Frau im Liegen wendet, welches bey einem lebendigen Kind nicht geschiehet. 4) In den Brüsten spüret man keine Milch, welche aber bey einem Kind gespüret wird. 5) Die Weiber bekommen gemeiniglich bey den Gewächsen schwerere Zufäll, als bey einer wahren Schwangerschafft: befinden sich meistens sehr müd, spüren offt grosse Schmertzen und Reissen um die Lenden, und andere übele Zufäll, aus welchen man endlich erkennet, daß die Frau kein wahres Kind bey sich habe.

3. So lang man aber nicht gewiß ist, daß ein Gewächs da seye, sollen keine austreibende Medicamenten gebraucht werden, damit nicht an statt des Gewächses ein Kind abgetrieben werde. Wenn es aber gewiß ist, daß kein Kind vorhanden, muß zu Abtreibung des Gewächses ein *Medicus consulirt* werden, um dienliche Medicamenten darzu zu verordnen. Solte aber mit Medicamenten nichts können ausgerichtet werden, gleichwie öffters geschieht, soll der *Chirurgus* trachten das Gewächs mit der Hand wegzunehmen. Dieweilen aber der Mutter-Mund gemeiniglich geschlossen, soll der *Medicus* vorhero durch Purgiren, starcke Clystiren, Bäder und treibende Medicamenten, der Frau suchen Wehen zu erwecken, als durch welche sich die Mutter was öffnet, daß man hernach mit ein paar Finger anfänglich kan beykommen: da man dann nach diesem muß trachten den Mutter-Mund mit den Fingern nach und nach mehr zu eröffnen, gleichwie bey dem Blutfluß der schwangern Weiber ist gelehret worden: hernach mit der einen Hand das Gewächs fassen und herausnehmen. Wenn ein Gewächs in der Mutter angewachsen, muß man solches suchen mit den Fingern abzuzwicken, wie *Hildanus* gethan; oder, wo die Anwachsung sehr starck wäre, mit einer langen nicht spitzigen Scheer, gleichwie in der Vorrede bey der Brandenburgischen Wehmutter durch eine Figur gezeiget wird, abschneiden. Wenn ein Gewächs so groß wär, daß solches nicht gantz könte herausgenommen werden, muß man trachten, solches entweder mit den Fingern, oder mit einem besondern Messer, oder mit einem Hacken, zu zertheilen, und stückweis heraus zu ziehen. Wer mehr *Observationes* lesen will von Wegnehmung der Mondkälber, kan viele in des *Mauriceaus* Observationen finden.

Wie sie wegzubringen.

Das 143 Capitel/
Von dem Vorfall der Mutter.

1.

Verschiedene Arten dieses Vorfalls.

Ein Vorfall der Mutter wird genannt/ wenn nicht nur die Mutterscheid/ sondern die Gebärmutter selbsten/ aus der Geburt hervorfällt. Es sind zwar viele gewesen/ welche gemeinet/ als wäre solches unmöglich: es ist aber solches wahr zu seyn durch viele *Observationes*, verschiedener *Autoren*, insonderheit aber des berühmten Hn. Ruyschens/ bestättiget worden/ welcher auch in seinen Chirurgischen Observationen solche Vorfäll mit deutlichen und accuraten Figuren an den Tag geleget/ gleichwie *Observatio I, VII, IX* und *X* zu sehen: von welchen wir zweyerley Arten *Tab. XXI fig.* 1 und 2 haben nachzeichnen lassen. Es ist dieser Vorfall zweyerley Art: der eine geschiehet ohne Umwendung der Mutter/ welchen man erkennet/ wenn am untersten Theil der heraushangenden Substantz der Mutter-Mund zu sehen ist/ gleichwie an *fig.* 1 *lit.* C zu sehen; und muß eine grosse Relaxation und Schwachheit der Mutter-Bänder allhier Ursach seyn. Die andere Art des Vorfalls ist/ wenn die Mutter nicht nur herausgefallen/ sondern auch wie ein Beutel umgewandt ist/ bey welchem man keinen Mutter-Mund gewahr wird/ sondern es hanget die Mutter/ wie ein blutiges grosses Stück Fleisch/ zu der Geburt heraus/ gleichwie aus *fig.* 2 zu sehen: und halten unerfahrne Hebammen und *Chirurgi* solchen Vorfall offt vor ein Gewächs oder Mondkalb/ wollen solches mit Gewalt herausziehen/ bringen aber dadurch die Frau ums Leben. Diese letzte Art des Vorfalls kan fast nicht anderst/ als in oder gleich nach der Geburt geschehen/ wenn der Mutter-Mund so weit/ daß die Mutter dadurch schlupffen und sich umwenden kan: und geschiehet solches/ wenn man entweder die Nachgeburt zu starck anziehet/ daß mit selbiger die Mutter selbst herausgehet; oder wenn die Gebährende nach der Geburt noch starcke Wehen behält/ gleichwie manchmal geschiehet/ und durch starckes Drücken die Mutter selbst durch die Geburt ausdruckt. Es erfolgt aber gemeiniglich gar bald der Tod darauf/ wo dieser Vorfall nicht alsobald wieder in Leib gebracht wird.

Cur des umgewandten Mutter-Vorfalls.

2. Derohalben/ wenn ein *Chirurgus* oder Hebamm in der Geburt siehet/ daß die Mutter mit oder nach der Nachgeburt herausgehet/ soll

Das 143 Cap. Von dem Vorfall der Mutter.

soll sie / wenn die Nachgeburt noch dranhänget / selbige mit den Fingern / ohne die Mutter zu verletzen / vorsichtig und geschwind separiren / die Mutter aber alsobald mit der Hand zurück in Leib drucken: welches alsdann noch leicht geschiehet / weil der Mutter-Mund weit und offen. Hierauf aber muß die Frau mit zusammengeschlossenen Füssen fein ruhig im Bett liegen / so schließt sich der Mutter-Mund von selbsten / und läßt die Mutter nicht wieder herausfallen. Wenn man aber die Mutter nicht alsobald wieder in Leib bringt / stirbt die Kindbetterin entweder gar bald darauf; oder / wenn sie nicht bald stirbt / so schließt sich doch der innere Mutter-Mund zusammen / daß hernach unmöglich ist / selbige wieder einzubringen; sondern es muß das Geblüt darinnen stocken / den Brand verursachen / und also die Frau ums Leben bringen. Derohalben ist es sehr gefährlich / wenn ein solcher ausgefallener *Uterus* nicht alsobald wieder eingebracht wird. Wenn dennoch ein *Chirurgus* noch bey guter Zeit geruffen würde / ehe die Entzündung und Verschwellung allzugroß / soll er trachten / wo möglich / die Mutter wiederum in Leib zu drucken: und damit solches desto leichter geschehen möge / soll die Patientin den Urin lassen / aufdaß der Raum vor die Mutter desto grösser im Leib werde. Die Frau soll man mit dem Kopff niedrig / mit dem Hintern aber hoch legen / und die Mutter mit warm Wasser oder Milch bähen / oder mit Oel oder Butter warm bestreichen / damit alles weicher und schlüpffriger werde / und hernach mit den Händen trachten einzubringen: denn wo dieses nicht geschiehet / oder nicht geschehen kan / muß die Frau bald sterben / und præservirt auch nicht das Wegschneiden der Mutter vor dem Tod / gleichwie manche gemeinet haben.

3. Bey der andern Art des Ausfalls ist die Lebens-Gefahr meistens nicht so groß / gleichwie bey der vorigen: weil bey dieser alles sehr schlapp / und also nicht leicht ein Brand zu befürchten. Dennoch verursacht selbiger grosse Schmertzen in den Lenden / Verhaltung oder beschwerliche Lassung des Urins / zuweilen auch Entzündung / Brand / *Scirrhus* und Krebs / wenn solcher nicht beyzeiten wieder in Leib gebracht wird. Je länger ein solcher Vorfall gewähret / desto schwerer ist er einzubringen; und noch schwerer im Leib zu halten / daß er nicht wieder im Gehen / Bewegen / Niesen oder Husten herausfalle: ja wenn selbiger schon scirrhös oder krebshafft worden / soll man nicht einmal selbigen einbringen / weilen die Patienten sich hierauf übler befinden / wie Ruysch *Obs. IX* angemercket / als wenn man selbigen nicht einbringt.

Prognosis der andern Art des Vorfalls.

Cur deſſelben. 4. In der Cur, wo kein *Scirrhus* noch Krebs da, iſt zweyerley zu thun: 1) iſt die ausgefallene Mutter wieder einzubringen, und 2) zu verhüten, daß ſelbige nicht von neuem herausfalle. Die Wiedereinbringung einer ſolchen ausgefallenen Mutter, wenn es nicht gar lang gewähret, iſt gemeiniglich nicht gar ſchwer, wenn man die Frau mit dem Hintern hoch, und mit dem Kopff niedrig leget, die Beine wohl von einander halten läſſet, alsdann mit der Hand die Mutter aufwerts in die Mutterſcheide eindrücket, und ſolche mit einem Finger bis an behörigen Ort zurückſchiebet. Die Verhütung aber, daß ſelbe nicht wieder ausfalle, iſt viel ſchwerer, weil die geſchwächte und ſchlappe Mutter-Bänder dieſelbe gar leicht von neuem ausfallen laſſen: dahero ſoll man durch ſtärckendes Räuchern, Einſpritzungen und Bähung, nebſt Applicirung eines dienlichen Bands in Form eines T, die Mutter ſuchen innzuhalten, und die Frau einige Tag im Bett fein ruhig liegen laſſen. Zu dem Räuchern bedienen ſich einige des Inſtruments *fig. 16 Tab. XX.* welches ſie in die Mutterſcheide appliciren, und dadurch mit Hülff eines Trichters den Rauch hinein laſſen.

Von denen bierzu dienlichen Inſtrumenten. 5. Wenn aber der Vorfall ſchon lang gewähret, oder ſonſten dieſe Mittel nicht wollen zulänglich ſeyn, haben die *Autores* vielerley Inſtrumenten erdacht, um dadurch die Mutter innzuhalten, und den Vorfall zu verhindern, welche *Peſſi* und *Peſſaria* (teutſch Mutter-Zäpflein) genannt werden: von welchen diejenige am beſten, welche durchlöchert, gleichwie dergleichen *Tab. XXI fig. 3. 4, 5, 6.* abgezeichnet ſind, entweder von holem Gold, Silber oder dienlichem Holtz gemacht, und mit Wachs überzogen. Von dieſen drucket man einen von behöriger Gröſſ, in die Mutterſcheid, bis an den innern Mutter-Mund. Damit ſelbige aber im gehen nicht mögen heraus, und auf die Erde fallen, ſollen ſie ein wenig gröſſer ſeyn, als die Oeffnung der Mutterſcheide, und mit einiger Gewalt applicirt werden: zu mehrerer Verſicherung aber, kan man ſie mit einem ſtarcken Bindfaden an eine Binde um den Leib, feſt machen. Es ſollen die *Peſſaria* durchlöchert ſeyn, damit ſie den Fluß des monatlichen Gebluts nicht verhindern; und dahero ſind diejenige, welche wie Birn oder Eyer formirt, gleichwie *fi. 7.* und andere dergleichen bey dem *Parᴂo* und *Hildano* abgebildet, nicht ſo dienlich. Sie verhindern auch nicht ſchwanger zu werden, gleichwie die Erfahrung gelehret, vielweniger Mutterſtärckende *Injectiones* zu machen. Im übrigen, wenn ſie ſich einmahl in die Mutterſcheide wohl geſchicket, machen ſie den Weibern hernach wenig Beſchwernus.

Das 144 Capitel/
Vom Vorfall der Mutterscheid.

1.

Dieser Vorfall wird offt mit dem Vorfall der Mutter confundirt/ indem die Weiber und Hebammen beydes einen Vorfall der Mutter zu nennen pflegen: welche aber leicht voneinander können unterschieden werden/ wenn man aus der Anatomie die Mutter kennet/ und die im vorhergehenden Capitel beschriebene Zeichen wohl in acht nimmt: dann der Vorfall der Mutterscheid ist nur eine Relaxation derselben/ durch welche sie/ fast wie manchmahl der Mastdarm/ verlängert wird/ und aus der Geburt hervorhänget. Es ist aber diese Verlängerung oder Vorfall zweyerley Art: dann zuweilen verlängert sich selbe in der gantzen *Circumferenz*, und hänget wie ein Krantz von rohem Fleisch zur Geburt heraus/ nun mehr/ nun weniger verschwollen: und wo solche Schwellung oder Entzündung groß ist/ kan der Brand darauf erfolgen; wo aber keine Verschwellung da ist/ oder doch ohne Entzündung/ tragen selbige die Weiber offt lang ohne sonderbahre Beschwerlichkeit. Manchmal aber verlängert sich die Mutterscheid nur an einem gewissen Ort/ und wächset also zu der Geburt heraus/ daß selbige einem Vorfall der Mutter selbsten gleichet/ gleichwie hiervon eine curieuse *Observation* bey dem *Meekren Cap. LIV* zu sehen; welche aber mehr vor eine *Excrescentz* zu halten/ die man durch Binden oder Schneiden kan abnehmen/ gleichwie oben *pag.* 656 gelehret worden/ und läßt sich leicht von dem Vorfall einer umgekehrten Mutter unterscheiden/ weil derselbe nur allein bey der Geburt/ und zwar jähling; diese Auswachsung aber/ oder Vorfall der Mutterscheid/ nach und nach/ und ausser der Geburts-Zeit/ entstehet. Aus welchen nicht genugsam considerirten Kennzeichen der Irrthum scheinet entstanden zu seyn/ daß verschiedene *Autores a)* geschrieben/ als seye der ausgefallene *Uterus* ohne Schaden nicht nur weggeschnitten worden; sondern daß solche Weiber auch noch hernach wieder seyen schwanger worden: welches gantz unmöglich ist/ wenn die Mutter wahrhafftig wäre ausgeschnitten worden; aber gar wohl angeht und zu glauben/ wann es nur eine solche *Excrescentz* oder Vorfall in der Mutterscheid gewesen.

Verschiedene Arten dieses Vorfall.

———

a) Molinettus Dissert. Anat. Pathol. lib. 6. cap. 12. Mœnichen Obs. 4.

Cur.   2. Diese Vorfälle müssen wieder eingebracht werden, bevor ein Brand oder Krebs-Schaden daraus wird; dann sonsten ist hernach nicht mehr zu helffen: wenn aber der Vorfall wie eine Excrescentz oder Gewächs sich verhält, muß man ihn, wie eine Auswachsung der Mutterscheid, wegnehmen. Wenn also die Mutterscheid in ihrer gantzen *Circumferenz* ausgefallen, und nicht entzündet ist, soll man selbige entweder mit einer starckenden Bähung bähen, oder gleich mit einem Finger oder Wachslicht wieder einbringen: hernach soll sich die Frau, mit wohl zusammen geschlossenen Beinen, einige Tag ruhig im Bett halten, oder selbige kreutzweiß über einander legen. Inzwischen kan man auch die Geburt mit starckenden und adstringirenden Kräutern, in Wein gekocht, offt bähen, und darüber das Band T appliciren, damit der Vorfall nicht leicht von neuem wieder herausfalle: und müssen die Bähungen, und starckendes räuchern mit *Mastix, Weyrauch*, und andern dergleichen Sachen, durch das Röhrlein *Tab. XX fig. 16*, eine gute weil fleißig continuirt werden, so läßt sich ein solcher Vorfall, wo er noch frisch gewesen, offtmahls vollkommen wieder curiren, insonderheit, wenn hierbey ein *Medicus* innerliche dienliche Medicamenten ordiniret. Wenn aber ein solcher Vorfall schon lang gewähret, oder sich sonsten nach vorher beschriebener Manier nicht wolte curiren lassen, soll eine solche Frau beständig vorher bemeldtes Band T tragen, so können sie sonsten ihren Verrichtungen abwarten, ohne daß der Vorfall könne herausfallen, und dadurch Brand oder Krebs verhüten. Wenn aber ein solcher Vorfall entzündet wäre, soll man äusserlich zertheilende Aufschläg, gleichwie bey andern Entzündungen, fleißig appliciren, und damit, nebst innerlichen Medicamenten gegen die Entzündung, continuiren, bis dieselbe zertheilet: alsdann drücket man den Vorfall hinein, und verfähret, wie jetzo gelehret worden. Man soll aber einen starcken entzündeten Vorfall nicht mit Gewalt eindrücken, weilen sonsten leicht der Brand und Tod dadurch könnte verursachet werden; eine geringe Entzündung aber soll man sich an Einbringung des Vorfalls nicht hindern lassen.

Erklärung der zwantzigsten Kupffer-Taffel.

Fig. 1. Zeigt an, wie ein Kind in natürlicher Lage bey der Geburt mit dem Kopff zu erst durch die Mutter und Schaambeine durchdringet. *A* das Kind, *BB* die Mutter, *CC* die Schaam- oder Schloßbein, *D* die Nabelschnur, *E* die Nachgeburt.

Fig. 2.

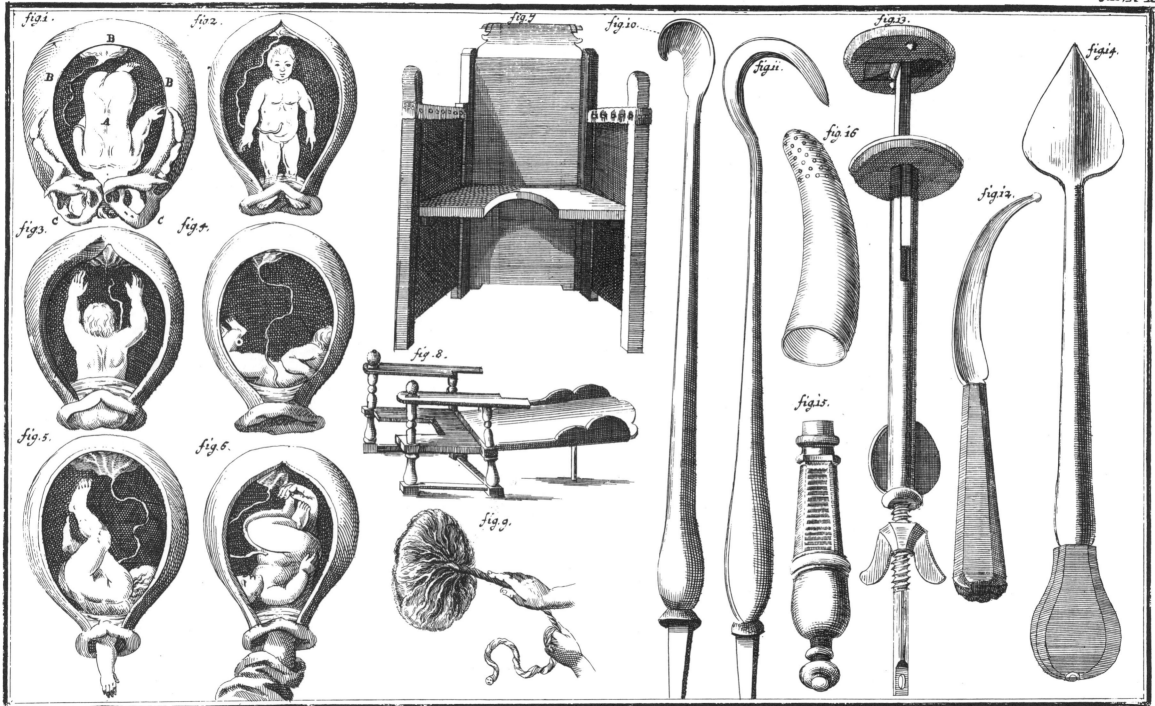

Fig. 2. Zeigt ein Kind, das mit den Füssen zu erst heraus will.
Fig. 3. Ein anderes Kind, das mit dem Hintern sich präsentirt.
Fig. 4. Eines, das mit dem Bauch vor dem Mutter-Mund liegt.
Fig. 5. Ein Kind, welches mit der Hand kommt.
Fig. 6. Ein übel liegendes Kind, welches mit der Hand des *Chirurgi* gewendet, und bey den Füssen weggenommen wird.
Fig. 7. Ein bequemer Gebähr- oder Kraiß-Stuhl.
Fig. 8. Eine andere Art eines Stuhls, welchen man kan zurück legen, um bey Wegnehmung übel liegender Kinder die gebährende Frau füglich darauf zu legen.
Fig. 9. Zeiget, wie die Nabelschnur wohl zu fassen, um die Nachgeburt damit herauszuziehen.
Fig. 10 und 11 sind zwo Arten von Hacken, welche bey Wegnehmung todter Kinder zu gebrauchen pflege.
Fig. 12. Ist ein Messergen mit einem Knöpflein, um einen Arm eines todten Kinds abzulösen, auch sonsten zu gebrauchen.
Fig. 13. Ist der *Tire-Tete* oder Kopfzieher des *Mauriceau*, bey todten Kindern, welche mit dem Kopff in der Geburt stecken, dienlich, welcher die Helfft grösser seyn soll.
Fig. 14. Ein zweyschneidig Messer, um den Kopff solcher Kinder zu öffnen, und hernach das vorige Instrument zu appliciren.
Fig. 15. Ein Stiel voller Kerben bey *a a a a* zu denen Hacken *fig.* 10 und 11, wie ich solche bey Wegnehmung todter Kinder zu gebrauchen pflege: um dadurch allzeit in der Hand zu wissen, ob die Spitze des Hackens gegen das todte Kind, oder gegen die Mutter gerichtet sey: welches zu Verhütung gefährlicher Verletzung sehr dienlich seyn kan.
Fig. 16. Ist ein durchlöchertes Röhrlein, in die Mutterscheide zu appliciren: um im Vorfall derselben, und andern Ubeln, dienliche Rauchwerck und andere Medicamenten hineingehen zu lassen.

Das 145 Capitel.

Wenn Weibs-Personen den Urin nicht halten können.

Daß Weibs-Personen den Urin nicht halten können, entstehet öffters nach schwerer Geburt, oder nachdem ein Stein von selbigen genommen, und der *Sphincter* der Blase dadurch verletzt

letzt oder geschwächt worden. Zuweilen kommt es auch von selbsten durch eine Lähmigkeit des *Sphincters*, gleichwie bey Manns-Personen, und ist dieses Ubel, es entstehe woher es wolle, nicht leicht mit Medicamenten wieder zu curiren, hat auch bisher durch Chirurgische Mittel nicht können curirt werden. Vor kurtzem aber hat Herr D. Zilscher in einer *Disputation* a) eine biß dahin unbekandte Manier, dieses Ubel zu corrigiren, beschrieben; welche darinnen bestehet, daß man einer solchen Frau einen Ring in die Mutterscheide appliciren solle, gleichwie gegen den Vorfall der Mutter gebräuchlich, *Tab. XXI fig.* 3, 4, 5, 6, oder, welches noch besser wäre, einen solchen *Pessum*, wie *fig.* 7, so würde dadurch der Harngang, als welcher gleich über der Mutterscheide lieget, wie aus *Tab. XIX fig.* 2 B C zu sehen, so zusammen gedruckt und gleichsam geschlossen werden, daß nichts von selbsten und wider Willen könne ausflüssen; sondern nur alsdann, wenn die Person nach Willen die Blase will zusammen ziehen, und den Urin weglassen, gleichwie andere Gesunde zu thun pflegen.

Das 146 Capitel,
Von Zerreissung des Perinæi.

IN schwerer Geburt, sonderlich wo ein Kind sehr groß, oder zwiesach gebohren wird, oder monströs ist, wird das *Perinæum* manchmal von der Schaam bis zum Hintern aufgerissen, wodurch vieles Ubel entstehen kan, wenn man diese Verletzung nicht suchet beyzeiten wieder zu heilen. Derohalben soll man in diesem Zufall die Wunde erstlich mit warmen Wein auswaschen und reinigen: hernach mit Wundbalsam bestreichen, und wenn die Wunde oder das Aufreissen nicht gar groß, selbige mit Helfft-Pflastern wohl suchen zu vereinigen; oder wo selbige so beschaffen, daß man die Pflaster nicht vor sufficient hält, durch die Knopf-Nath, gleichwie andere Wunden, zusammenhefften. Im übrigen verfähret man in der Heilung, wie bey andern dergleichen Wunden, und soll die Patientin dabey die Füsse allzeit wohl zusammen halten, oder kreutzweis übereinander legen, bis die Wunde wieder geheilet.

OPERA-

---
a) *de Urina incontinentia.*

OPERATIONES, welche am Hintern vorkommen.

Das 147 Capitel/
Von Applicirung der Clystieren.

I.

Clystier werden eigentlich genennet flüßige Medicamenten/ welche man in den Hintern/ gegen vielerley Zufälle des menschlichen Leibs/ appliciret oder einspritzet. In Teutschland bedienet man sich hierzu gemeiniglich einer Kälber= oder Schweinen=Blase/ in welche man oben und unten ein Loch schneidet/ an das eine End ein beinernes besonderes Röhrlein fest anbindet/ siehe *Tab. XXI fig. 8 B*; durch das andere Loch aber giesset man das Medicament in die Blase/ und bindet hernach selbiges gleichfalls fest zu/ bey *C*/ damit nichts könne herauslauffen: und damit auch durch das Röhrlein nichts möge auslauffen/ ehe es in dem Hintern ist/ wird über dem Röhrlein/ ehe man noch das Medicament hineingiesset/ die Blase gleichfalls zusammen gebunden bey *D*. Wenn man nun ein Clystier appliciren soll/ bestreichet man das Röhrlein mit ein wenig Oel oder Butter/ läßt den Patienten auf eine Seite liegen/ steckt das Röhrlein behutsam in Hintern/ löset den Bindfaden *D*/ welcher über dem Röhrlein/ auf/ drucket das Medicament/ welches in der Blase *A* ist/ durch Zusammendruckung derselben/ in den Mastdarm: und nachdem alles ausgedruckt/ ziehet man das Röhrlein wieder aus dem Hintern/ und läßt den Patienten sich eine weil ruhig halten/ bis das Clystier endlich wieder weggehet.

Vom Clystieren mit der Blase.

2. In Holland/ Franckreich/ und andern frembden Ländern/ bedienet man sich/ um die Clystier zu appliciren/ an statt der Blasen einer grossen zinnernen Spritze/ welche mehr als ein Pfund Feuchtigkeit halten kan/ welche vornen fast eben so ein Röhrlein hat/ gleichwie unsere Clystier-Blase: mit dieser Spritzen wird das Clystier in die Gedärm eingespritzet/ und ist leicht abzunehmen/ daß man hiemit die Clystier weiter könne in die Gedärm eintreiben/ als mit der Blase/ und dadurch

Mit den Spritz.

durch offt bessere Würckung haben. Dieweilen aber offt Leut sind/ welche sich schämen zu entblösen/ so hat man Spritzen erdacht/ welche eine lange lederne Röhre haben/ daß sich die Patienten nicht nur die Röhr selbsten füglich können in Hintern stecken/ sondern das Clystier auch/ entweder selbsten einspritzen/ oder von einem andern einspritzen lassen/ ohne sich vor selbem zu entblössen. Besiehe hiervon Jüngkens Chirurgie und Graf von den Clystieren. Man soll aber acht geben/ daß die Clystier laulicht seyen/ und weder zu heiß noch zu kalt/ damit nicht dem Patienten dadurch ein Schaden geschehe. Was und wieviel einzuspritzen/ auch in was Kranckheiten die Clystier zu gebrauchen/ davor haben die Medici zu sorgen.

Von den Tabacks-Clystieren.

3. In Engelland hat man auch eine Manier erdacht/ an statt der Clystier/ durch besondere Instrumenten/ den Tabacks-Rauch in Hintern zu blasen/ (welche auch nachgehends an andern Orten in Gebrauch kommen) und hat die Erfahrung gelehret/ daß zuweilen/ wo andere Clystier nichts haben können ausrichten/ der Tabacks-Rauch kräfftige Würckung gethan habe/ und also vor das kräfftigste Clystier zu halten/ wo man sonsten durch andere Clystier keine Oeffnung des Leibs hat bekommen können. Man hat dergleichen Machinen verschiedener Art/ gleichwie Stiesser in einem besondern Brief/ und Dekker p. 705 selbige beschrieben/ auch Tab. XXI fig. 9 abgezeichnet ist; und kommen selbige darinn überein/ daß ein Büchslein ist/ fast wie ein grosser Tabackspfeiffen-Kopf A/ von Eisen oder Messing/ an welchem unten ein Röhrlein B/ welches man dem Patienten in Hintern applicirt/ oben aber eine andere Röhr/ in welche man bläset: und nachdem der Taback im Büchslein angezündet/ lässet man durch jemand den Rauch starck in den Hintern blasen/ bis der Patient spüret/ daß ein Stuhl erfolgen wolle; wo aber solcher hierauf nicht erfolget/ muß man solches nach einer weile wiederholen/ bis es endlich seinen Effect thut.

Das 148 Capitel/
Von den Stuhl-Zäpflein.

Die Stuhl-Zäpflein gebrauchet man meistens um den Stuhl zu befördern; und sind solches Zäpflein in der Grösse ungefehr eines kleinen Fingers/ welche man ein wenig mit Oel oder Butter bestreichet/

chet, und gantz in den Hintern eindrucket. Es kan hierzu dienen ein Stücklein Seife, Zucker oder Alaun, in der Gestalt fast wie ein kleiner Finger bereitet; oder auch ein End von einem dünnen Licht; oder es pflegen die *Medici* andere aus den Apothecken zu verordnen, nach Beschaffenheit der Kranckheit oder Umständen: und wenn etwan eines ohne Effect wieder fortgehet, kan ein anders appliciret werden, bis der Effect erfolget. Manchmal bedient man sich auch, an statt der länglichten Stuhl-Zäpflein, der runden, als da sind die sogenannte Biesam-Kugeln, oder ein Brocken wohlgesaltzene Butter, in ein dünnes Leinwand eingebunden, und in den Hintern behörlich eingedruckt, welche gleichfals offt dienlich sind. In den Geschwüren des Mastdarms, kan man Rosen-Honig mit Mastix, Weyrauch, oder *Colophonium* zu Stuhl-Zäpflein kochen, und appliciren.

Das 149 Capitel,
Von Eröffnung eines zugewachsenen Hinters.

I.

ES werden die Kinder manchmal mit zugewachsenem oder geschlossenem Hintern gebohren, welches die Leut alsdann gemeiniglich wahrnehmen, wenn kein Unflath in den ersten Tagen von den Kindern gehet, und diese Kinder werden *Atreti* genannt. Es hat diese Verwachsung gemeiniglich ein Merckmahl, wo die Oeffnung seyn soll, manchmahl aber nicht; bey einigen ist der Hinter nur mit der Haut zugeschlossen, bey andern mit Fleisch: (welches aber nun dünn, nun dick ist) wie dicker aber selbiges ist, desto schwerer ist die Cur. In solchen Kindern muß nothwendig eine Oeffnung gemacht werden, damit der Unraht könne aus dem Leib kommen, sonsten bekommen sie grosse Grimmen im Leib, Krampf, Erbrechen, und müssen endlich sterben. Wenn der Hinter nur mit Haut verwachsen, oder auch mit wenig Fleisch, läßt sich der Ort der natürlichen Oeffnung leicht finden, theils durch das Fühlen, theils durch das Sehen: dieweil der Unflath, welcher heraus will, den geschlossenen Ort auswertsdrucket: und wenn zugleich eine Mase oder Merckmal an selbigem Ort ist, läßt sich die Oeffnung gar leicht machen. Im Gegentheil aber wenn der Hinter mit ei-

Unterschied dieses Zufalls.

ner dicken fleischichten Substantz verwachsen, und man die Hohligkeit des Darms entweder gar nicht, oder doch gar wenig spüren kan, so ist die Operation viel schwerer: ja zuweilen ist das gantze *Intestinum rectum* bis ans *Colon* zugewachsen, oder fehlet gar, gleichwie ich dergleichen Exempel vor einigen Jahren selbsten zwey gesehen, und sind solche Ubel nicht zu curiren.

Cur, wo nur eine dünne Haut.

2. Die Cur bestehet hauptsächlich in Eröffnung des Mastdarms; derohalben soll man vor allen das Kind so legen, und halten lassen, daß man wohl könne zum Hintern kommen: und wenn derselbe nur mit einer dünnen Substantz verwachsen, sticht man selbige, entweder mit einer grossen Lancett, oder mit einem zweyschneidigen Incisions-Messer durch, bis in die Hohligkeit des Darms: da man dann also-bald, wenn man durch ist, den schwartzen Unflath wird sehen heraus-lauffen. Damit aber der Weg besser möge erweitert werden, steckt man alsobald einen Finger in Oel getaucht durch diese Oeffnung in Hintern, und fühlet, ob die Oeffnung groß genug, oder ob man eine grössere machen müsse: und wo eine grössere Incision nöthig, schneidet man selbige alsdann nicht nur länger, sondern auch ein wenig ins Creutz, auf daß sich hierdurch der Hinter in die Runde desto besser formiren könne. Wann die Incision also verrichtet, lässet man dem Kind Zeit, den Unflath wegzuarbeiten: und wo solches geschehen, stecket man demselben eine grosse Wiecken an einen starcken Faden gebunden in den Hintern, damit er nicht wieder möge zusammen wachsen, (welche man mit was Oel oder einem Sälblein bestreichen kan) und so offt nach diesem das Kind was verrichtet, soll eine frische Wiecke wieder eingebracht werden, bis die Oeffnung des Hintern hartlich wird, oder austrucknet, und man keine Zusammenwachsung desselben mehr zu befürchten hat. Damit aber die Wiecke nicht leicht ausfalle, kan man eine Compreß darüber legen, und selbige mit einem Band in Form eines T bevestigen. Wenn man den ersten Tag die Oeffnung nicht groß genug gemacht, oder selbige sonsten ihre behörige Figur nicht hätte, kan man noch in den folgenden Tagen dieselbe erweitern. Bey dieser Operation hat man nicht nöthig die Geräthschafft zum Verbinden vor der Operation zu recht zu machen, gleichwie man sonsten bey den meisten thun muß: weil indem das Kind nach der Oeffnung sich von dem Unrath entlediget, man Zeit genug hat, seine Geräthschafft zu verfertigen: dann wenn man sich vorhero mit selbigem wolte aufhalten, müßte das Kind inzwischen offt noch viel leiden, und von dem Unflath gequälet werden: derohalben ist besser, so bald möglich, die Oeffnung zu bewerckstelligen.

3. Wenn

Das 149 Cap. Von Eröffnüg eines zugewachs. Hinters.

3. Wenn aber der Hinter mit einer dickern Haut oder flei- | Wo eine dicke
schichen Substantz verwachsen/ so ist die Curation viel schwerer. a) | Substantz vor-
Dennoch/ wenn man nur ein Anzeichen oder Hohligkeit des Darms | handen.
spüren kan/ soll man den Ort mit Dinten zeichnen/ und hernach auf
dem gezeichneten Ort eine Fingers-breite länglichte Incision machen/
hernach mit einem Finger nachfühlen/ wo die Hohligkeit des Darms zu
spüren. Wenn man solches gespüret/ kan man entweder nach und nach/
oder auch auf einmal/ die Substantz durchstechen/ bis in die Hohligkeit des Darms: dabey aber wohl achtgeben/ daß das Messer nicht
gegen die Blase/ sondern gegen das *Os sacrum* gerichtet werde/ damit
man nicht die Blase/ oder bey Mägdlein die Mutterscheide durchsteche.
Wenn also der *Chirurgus* endlich in die Hohligkeit des Darms gekom-
men/ (welches man durch den Ausfluß des Unflaths erkennet) soll er
erstlich durch Einsteckung eines Fingers/ und hernach durch weiteres
Schneiden/ wo es nöthig ist/ den Hintern suchen zu erweitern/ gleichwie
schon oben ist gelehret worden/ und hernach in der Cur gleicher Gestalt
verfahren. Solte aber bey einem verwachsenen Hintern kein
Merckmahl oder Anzeichen zu finden seyn/ so ist der Mastdarm entweder völlig zugewachsen/ oder fehlet gar: und in solchem Fall ist die Curation entweder unmöglich/ oder doch sehr schwer. Dennoch/ weil das
Kind in solchem Fall gewiß sterben müßte/ soll man trachten/ ob man
selbigem nicht noch helffen könne. Derohalben muß man die Gegend
des Mastdarms accurat mit den Fingern nachforschen/ ob man nicht
eine Hohligkeit könne gewahr werden: und wenn man eine spüret/ soll
man den Ort zeichnen/ und hernach den Darm nach und nach zu öffnen trachten/ wie erstlich beschrieben worden; welches aber noch schwerer hergehet/ weil eine dickere fleischigere Substantz zu durchschneiden.
Solte bey dieser Operation ein starckes Bluten entstehen/ (weil man
viele Adern durchschneiden muß) soll man/ um dieses zu stillen/ nach der
Operation/ und nachdem das Kind sich geleeret hat/ eine dicke lange
Wiecke/ an einen starcken Faden gebunden/ mit einem blutstillenden
Medicament in die Oeffnung stecken/ eine Compreß darüber legen/
und hernach mit einer Binde/ in Form eines T/ befestigen. Diese lässet
man 12 bis 24 Stund stecken/ wo solche das Kind nicht eher heraus
drücket; nach diesem aber thut man eine frische Wiecke/ mit Digestiv
bestrichen/ hinein/ und continuiret damit/ bis die Oeffnung am Rand
hartlicht wird. Wenn man aber bey zugewachsenem Hintern gar
keine Hohligkeit spüren kan/ und man auch an behörigem Ort durch

tieffes

a) Ein dergleichen Exempel hat *Hildanus Cent.* 1. *obs.* 73. beschrieben.

tieffes Einstechen keine Hohligkeit noch Unflath finden kan, ist solches ein Zeichen, daß kein Darm da, und ist bey solchem Ubel keine Curation, sondern die Kinder müssen nothwendig elend sterben. *a)* Zuweilen, wenn bey Mägdlein der Hinter zugewachsen, öffnet sich der Mastdarm in die Mutterscheide; es ist aber in diesem Zufall selten oder gar nicht zu helffen, und sind solche Mägdlein elendig.

Das 150 Capitel/
Von Ausfallung des Mastdarms.

1.

Von Beschaffenheit dieses Ausfalls.

Es fällt bey manchen Leuten der Mastdarm zum Hintern heraus, nun ein paar Finger breit, nun Hand-breit, und länger, *b)* nicht nur mit grosser Beschwerlichkeit derselben, sondern auch offt mit grossen Schmertzen: indem derselbe sich manchmal sehr entzündet, ja gar ein Brand oder Krebs darzu kommt, gleichwie bey dem Meekren fast im Ende seiner Chirurgischen Observationen ein Exempel zu sehen. Die Ursach dieses Vorfalls ist eine Schlappheit oder Lähmigkeit des Mastdarms, worzu hernach Gelegenheit gibt starckes Schreyen, der Zwang im Hintern, Güldne-Ader-Schmertzen, rothe Ruhr, Blasen-Stein, schwere Geburt, harter Stuhlgang &c. Wenn dieses Ubel schon krebsig, ist keine andere Hülff, als mit lindernden Medicamenten selbiges zu besänfftigen; oder, wo es seyn kan, gar wegzuschneiden, gleichwie bey dem Krebs gesagt worden. Wo aber dasselbe von Lahmigkeit und allzugrosser Schlappheit herrühret, ist nicht leicht eine vollkommene Cur zu hoffen: sonsten aber überhaupt, wie länger schon die Patienten mit diesem Zustand behafftet, desto schwerer ist die Cur.

Wie der Darm einzubringen.

2. Wenn ein *Chirurgus* zu einem solchen Patienten geruffen wird, soll er sich anfänglich nicht aufhalten, um die Ursachen zu erfragen, weil der ausgefallene Darm, wo er zu lang heraushängt, leicht verschwillt, oder gar sich entzündet, und die Einbringung hernach schwerer wird; sondern man soll alsobald selbigen trachten einzubringen, und zwar auf fol-

---

a) Exempel hat Roonhuysen im 2 Buch *Obs.* 2 und 3. *b)* Muralt meldet, daß bey einer Frau, in schwerer Geburt, der Mastdarm Ehlen-lang seye herausgefallen. *Misc. A. N. C. Dec. 2, A. 1. p. 281.*

Das 150. Cap. Von Ausfallung des Mastdarms.

folgende Manier. Man legt den Patienten auf den Leib: und wenn man geschwind warmen Wein, warmen Brandewein, warme Milch, oder auch nur warm Wasser haben könnte, bähet man mit einem Schwamm oder zusammengefalteten Tüchern den Darm, damit er angefeuchtet besser, als trucken, möge können eingebracht werden: hernach wickelt man um die vörderste Finger ein subtiles Tüchlein, und drucket damit den Darm behutsam in den Leib; welches, wo der Darm nicht verschwollen, offt sehr leicht geschiehet. Wenn er aber verschwollen, daß man ihn nicht könte einbringen, muß man selbigen eine weil mit zertheilenden Auffschlägen bähen, bis sich die Geschwulst vermindert, und alsdann wieder eingebracht werden kan. Diejenige, welche diesen Vorfall schon lang, oder doch öffters gehabt, können sich selbigen gemeiniglich selbsten einbringen.

3. Um aber den eingebrachten Darm einzuhalten, und zu machen, daß selbiger nicht wieder herausfalle, wird mehrere Mühe erfordert, und bestehet hierinn der Haupt-Punct von der Cur. Zu dem Ende soll man zwey dicke Compressen machen: eine länglichte, welche man zwischen die Hinterbacken nach der Länge leget, und eine viereckichte, welche man darüber gerad auf den Hintern leget, und solches mit der Binde **T** bevestiget. Damit aber die geschwächte Theile mögen gestärckt werden, soll man die Compressen vorher in ein stärckende *Decoctum* eintauchen, und hernach warm appliciren. Es kan selbiges gemacht werden aus der *Rad. Bistortæ, Tormentill., Cort. Granator., Quercus*, Galläpffel, Eichen-Laub, und dergleichen, in Wein, sonderlich in rothem Wein gekocht; und kan man auch, so offt der Darm herausfällt, (welches manchen Leuten allzeit geschiehet, so offt sie zu Stuhl gehen) selbigen mit diesem *Decocto* vor der Einbringung bähen, und wieder verbinden, wie vorher gesagt. Nach der Bähung ist auch sehr dienlich, sonderlich bey schlimmerem Ubel, um den Darm zu stärcken, ein Pulver von Mastix, *Colophonium* und Drachen-Blut hinein zu streuen, und hernach zu verfahren, wie vorher gemeldet: denn wo auf solche Manier eine gute weil continuirt wird, und das Ubel nicht gar alt oder schlimm gewesen, läßt es sich offt völlig wieder curiren. Wenn dasselbe aber ärger ist, dienet auch zugleich das Räuchern des Darms mit Mastix, Weyrauch, Agtstein, schwartzen Pfeffer, und andern stärckenden Sachen, auf einem durchlöcherten Stuhl: Wobey die Patienten sich vor truckenen, stopffenden, groben und adstringirenden Speisen hüten müssen, damit der Stuhlgang nicht möge hart werden.

Wie solcher einzuhalten.

Nach dem Stuhl sollen sie sich allzeit frisch bähen und verbinden lassen/ sich nicht starck bewegen, auch nichts zum Brechen und Niessen einnehmen/ sondern sich/ so viel möglich/ still halten/ bis sie wieder curiret sind. Dennoch dem allem ungeachtet/ wo das Ubel sehr lang gewähret/ und eine eingewurtzelte Lahmigkeit zur Ursach hat/ läßt sich solches offt nicht völlig curiren; sondern die Patienten müssen Lebenslang die Compressen und Band tragen/ damit sie von dem Vorfall mögen befreyet seyn/ und kein grösseres Ubel ihnen hieraus entstehen möge.

Das 151 Capitel/
Der allzustarcke Fluß der Güldnen-Ader.

Wenn das Geblüt so starck aus dem Hintern laufft/ daß die Patienten dadurch sehr geschwächt werden/ wird solches der allzustarcke Fluß der güldnen Ader/ oder der Rück-Ader/ genannt. Man hat vor diesem die eröffnete Adern trachten zu brennen/ (wie *Sculteti* Figur *Tab. XLIV* anzeiget) oder gar mit einer krummen Nadel zu umstechen/ und zu binden; es ist aber dergleichen Cur heutzutag fast nimmer im Gebrauch: weil dieselbe nicht nur sehr schmertzlich/ sondern auch meistens unnöthig/ ja gar schädlich ist/ indem sich niemand daran zu todt blutet. Im Gegentheil ist dieser Fluß vielmehr gegen viele Kranckheiten sehr dienlich/ wenn er mäßig geht; wenn er aber zu starck/ kan er durch dienliche Medicamenten ohne Operation wohl gestillet werden/ derohalben ist nicht nöthig hier weitläufftiger davon zu handlen/ weil die Cur gantz in die Medicin laufft.

Das 152 Capitel/
Von der blinden Güldnen-Ader.

I.

Von Beschaffenheit dieses Zufalls.

Die blinde Güldne-Ader wird genennt/ wenn die Adern bey dem Mastdarm oder Hintern sehr auffschwellen/ und Schmertzen verursachen. Es entstehen daraus allerley Geschwülste/ kleine und grosse/ nun eine/ nun mehrere/ welche manchmahl wie ein Trauben-Korn/

Das 152 Cap. Von der blinden Güldnen-Ader.

Korn, manchmal aber so groß wie ein Tauben-Ey aufschwellen. Man unterscheidet selbige von den Gewächsen, aus dem, daß sie von dem darinn stockenden Geblüt gantz schwartzlicht aussehen, und mit den Fingern sich was zusammendrucken lassen. Es sind selbe manchmal weicher, manchmal härter; zuweilen ohne Schmertzen, zuweilen mit Schmertzen: welche offt so hefftig, daß die Patienten weder stehen, sitzen oder gehen können, ja manchmal gar in Ohnmacht darüber gerahten; dennoch ist eben keine Lebens-Gefahr dabey. Sie entstehen gern bey vollblütigen Leuten, welche offt verstopftes Leibs sind, und bey welchen die Natur die fliessende Güldne-Ader, zur Erleichterung des überflüßigen Gebluts, erregen will. Ingleichem in Weibsbildern, nach Verstopffung der Monat-Zeit, oder nach schwerer Geburt: als wordurch diese Adern offt so sehr sich ausdehnen; und wird leichtlich die fliessende Güldne-Ader daraus, wenn sich selbige eröffnen, wodurch vieles überflüßige und böse Geblüt weggeht. Indem selbige aber schmertzhafft, wird der Hinter offt so fest zugeschlossen, und so schmertzhafft, daß man solchen Patienten offt kaum oder gar nicht ein Clystier beybringen kan. Es werden auch manchmal sehr beschwerliche juckende Geschwür daraus, insonderheit wo dieselbe nicht innerhalb drey oder vier Tagen zertheilet werden; oder wo die Verschwürung nicht bald geöffnet und wohl gereiniget wird, kan gar eine *Fistula ani* oder Gesäß-Fistel daraus entstehen.

2. In der Cur, wo eine starcke Entzündung dabey, dienen zuförderst innerliche und äusserliche temperirende Mittel, welche nach Beschaffenheit der Umständen von einem *Medico* müssen eingerichtet werden, wobey zugleich der Patient in der Diät vor hitzigen Sachen sich hüten soll. Zuweilen aber sind die Schmertzen so groß, und die Inflammation so hefftig, daß sich dardurch der Hinter so zuschliesset, daß die Leut ihre Nothdurfft nicht verrichten können; sondern grosse Angst und Bangigkeit leiden müssen. Derohalben soll man trachten, entweder mit zertheilenden und erweichenden Auffschlägen die Schmertzen zu lindern, und die Entzündung zu vertheilen; oder mit dem *Ungu. Nutrito, de linaria*, frischen Butter, Mandel-Oel, und dergleichen, selbe offt bestreichen; oder warmen Brandwein überlegen, erweichende Clystier geben, oder Blut-Egel an die Geschwulst appliciren, um das stockende Geblüt herauszuziehen: als worauf die Patienten offt augenblicklich Linderung spüren. Oder wenn diese nicht wolten anbeissen, gleichwie offtmals bey starcker Inflammation geschiehet, soll man mit einer Lancett am untersten Theil der Geschwulst eine kleine Oeffnung machen, auf daß das Geblüt könne

Cur, um dieses Ubel zu lindern.

heraus-

Von denen Chirurgischen Operationen.

herauslauffen: welches man eine weil/nach Kräfften des Patienten/lauffen läßt/ hernach Carpie und Compressen darauf leget/ mit der Binde T beveſtiget/ und ſolche hernach wieder zuheilet/ ſo fallen hierauf die Geſchwulſt wieder zuſammen/ und die Zufäll laſſen nach. Dennoch geſchiehet offter/ daß dieſe Oeffnungen nicht gar feſt wieder zuwachſen/ ſondern es lauffet faſt beſtändig/ ſonderlich wenn ſolche Leut ihre Nothdurfft verrichten/ oder einen harten Stuhl wegdrucken/ was Blut heraus/ und wird dadurch aus der blinden Güldnen-Ader die flieſſende: welches Ubel/ ob es ſchon beſchwerlich/ dennoch viele Leut lieber leiden wollen/ als die vorherige hefftige Schmertzen/ inſonderheit da ſolches ohne Schaden der Geſundheit geſchiehet/ und vielmehr von vielerley andern Kranckheiten präſerviret/ wenn man nur gute Diät dabey hält.

Wie die zu tractiren/ welche dieſes Ubel wollen gar los ſeyn

3. Andere aber werden dieſes heßlichen Flieſſens überdrüßig/ und wollen/ daß man ihnen dieſe Oeffnung zuheilen ſolle: welches aber/ weil es ohne höchſten Schaden ihrer Geſundheit nicht geſchehen kan/ ein rechtſchaffener *Chirurgus* den Leuten wiederrahten/ und ihnen ihren Willen nicht thun ſoll; Es wäre dann/ daß dieſer Fluß allzuſtarck/ und aus verſchiedenen Adern herkäme: allwo ihnen vorzuſtellen/ daß man nicht alle Oeffnungen zuheilen dörffte/ ſondern wenigſtens eine offen laſſen müſſe/ ſo würde wohl was vom Fluß bleiben/ aber nicht ſo ſtarck. Wenn ihnen alſo dieſer Vorſchlag gefällt/ und ſich der Operation unterwerffen wollen/ ſoll ſolche auf folgende Manier geſchehen. Vor allen muß man dem Patienten erſt zur Ader laſſen und purgieren: hernach einige Stund vor der Operation ein Clyſtier geben/ damit die Därm mögen leer ſeyn. Alsdann/ wenn man zur Operation ſelbſten ſchreitet/ ſoll man den Patienten überzwerch auf den Bauch auf ein Bett legen/ ſo/ daß er mit den Füſſen auf der Erden ſtehe: wobey von zweyen Helffern die Füß und der Hinter wohl müſſen voneinander gehalten werden/ damit der *Chirurgus* wohl ſehen könne. Wenn dieſes geſchehen/ faßt er mit einem Zänglein eine aufgeſchwollene Ader/ und ſchneidet die gantze Geſchwulſt mit einer Scheer am Grund weg: und wenn mehr dergleichen da ſind/ verfähret er mit denſelben auf eben ſolche Manier/ doch ſo/ daß er einen/ und zwar den kleinſten von ſelbigen/ laſſe/ damit der Güldnen-Ader-Fluß nicht gäntzlich möge verſtopfft/ dem Patienten aber doch die Beſchwerlichkeit vermindert werden. Wenn alſo das Wegſchneiden geſchehen/ appliciret man hernach/ um das Bluten zu ſtillen/ Carpie mit einem blutſtillenden Medicament/ Compreſſen/ die Binde T/ und heilet nach dieſem die Wunde mit truckneden Medica-

dicamenten. Wenn was von diesen Geschwülsten noch übrig wäre, welches man in der Operation nicht recht, wegen des Blutens, hätte sehen können, mag man solches auch hernach noch wegschneiden, oder mit blauem Vitriol, oder einem andern Corrosiv, wegnehmen. Wenn solche Geschwulst so weit darinnen in dem Mastdarm, wo man mit Schneiden nicht könte zukommen, welches doch selten observirt wird, so rathen die Alten, daß man solche wegbrennen möge: welches aber nicht sicher noch rahtsam ist zu verrichten. Solte man aber die Geschwulst, nach einiger Ausdehnung des Hintern, mit einem *Speculo Ani*, Tab. XXI fig. 10, sehen können, und der Patient grosse Schmertzen von selbiger haben, kan man sie mit einer Lancett vorsichtig zu eröffnen trachten, um dadurch die Schmertzen zu vermindern.

4. Die beste **Präservation** vor diesem Schmertzen, ist eine gute Diät, ein= bis zweymahl des Jahrs zur Ader lassen, und, so man darzwischen was spüret, Blut=Egel anzulegen, das *Millefolium* oder Schaafgarben=Kraut an statt des *Thees* zuweilen trincken, sich vor Medicamenten und Speisen, welche stopffen, hitzen, oder in welchen Aloes und Saffran ist, ingleichem vor Zorn, starckem Reiten, und anderer hefftigen Bewegung, hüten.

Die Präservation.

Das 153 Capitel,
Von der Fistula Ani oder Gesäß=Fistel.

I.

ES ist dieser Zustand eine Fistel bey dem Hintern und Mastdarm, welche nun kleiner, nun grösser, gemeiniglich mit, zuweilen aber auch ohne *Callus*, manchmahl mit vielen Hohligkeiten in dem Fett, welches den Mastdarm umgibt: ja es ist manchmal all das Fett um den Mastdarm weggefressen, daß man denselben gantz bloß kan liegen sehen, wie ich dergleichen Exempel selbsten observiret habe. Es gibt dreyerley Arten von solchen Fisteln: davon die erste nur äusserlich bey dem Hintern eine Oeffnung hat, ohne daß der Mastdarm durchfressen, aus welcher beständig was Materie fliesset; die andere hat eine doppelte Oeffnung, deren eine äusserlich bey dem

Unterschied dieser Fistelu.

dem Hintern, die andere in den Mastdarm sich endiget, siehe *Tab. XXI.* *fig. 11. C:* welches man erkennet, theils, wann vom Unflath durch die äusserliche Oeffnung durchgehet, welcher nothwendig aus dem Darm kommet; theils, wenn man einen Sucher durch die äusserliche Oeffnung einstecket, und solchen in dem Hintern fühlen kan: und wird diese die vollkommene Fistel genannt. Die dritte Art hat nur eine Oeffnung inwendig im Mastdarm, und keine auswendig: (siehe *lit. F*) und wird erkannt, wenn die Patienten offt spüren, daß ihnen Materie zum Hintern herauslaufft, und dennoch äusserlich herum kein Geschwür zu sehen. Es ist solche Oeffnung meistens nicht gar tief im Mastdarm, sondern gleich im Anfang des *Sphincters*, oder doch nicht über einen oder zwey Fingerbreit vom Hintern: welche man mit einem Finger, mit Oel oder Butter bestrichen, und in Hintern gestecket, muß trachten zu erforschen, oder das *Speculum .1ni fig. 11* gebrauchen.

Ursachen und Prognosis. 2. Die Ursach dieser Fisteln sind öffters die verschworene Güldne-Ader; zuweilen auch ein anderer Absceß, welcher sich bey dem Mastdarm formiret, gleichwie durch *Contusiones*, Wunden, Entzündung des Mastdarms, Rotheruhr, *Venus*-Kranckheiten, Reiten, oder andere äusserliche und innerliche Ursachen, leichtlich geschehen kan, und deßwegen auch bey den Reutern im Feld offt observirt wird. Wenn ein solcher Absceß beyzeiten geöffnet und wohl gereiniget wird, so greifft die Materie leicht das dabey gelegene weiche Fett an, in welchem selbige um sich frißt, und Hohligkeiten verursachet: welche hernach, sonderlich wann sie callös werden, offtmahl ohne Schneiden nicht können curirt werden, gleichwie das Exempel des letzten Königs in Franckreich, Ludwig des *XIV.* bezeuget, welcher eine *Fistula ani* gehabt, aber ohne Schneiden nicht hat können curiret werden, ob schon die beste *Chirurgi* aus Franckreich mit allem möglichen Fleiß über Jahr und Tag daran curiret hatten. Derohalben, wenn jemand ein Geschwür oder Absceß bey dem Hintern hat, soll man nicht zu lang warten solches zu eröffnen, damit es nicht untersich fresse; sondern, so bald man Materie darinn gewahr wird, denselben auffstechen, wohl reinigen, und hernach wie sonsten einen frischen Absceß heilen. Wie grösser eine solche Fistel, je mehr Fett weggezehret, je mehrere Hohligkeit darinnen, wie härter der *Callus*, wie länger selbige gewähret, wie älter oder ungesunder der Patient, desto schwerer ist die Cur, ja wohl öffters gar unmöglich. Es soll auch ein vorsichtiger *Chirurgus* nicht leicht gewiß versprechen, diese Fisteln vollkommen zu curiren, ob selbige schon nicht gar zu arg aussehen; denn es stecken offt

Hohlig-

Das 153 Cap. Von der Gesäß Fistel.

Hohligkeiten darinnen verborgen/ welche man nicht siehet/ die hernach mehrere Beschwerlichkeit/ als man sich vorher eingebildet hat; oder doch leicht Recidiven verursachen.

3. In der Cur dieser Fisteln wollen wir zu erst von der handeln/ welche auswendig und innwendig eine Oeffnung hat/ wordurch man die Cur der übrigen hernach destobesser wird verstehen können: vorher aber andeuten/ daß diese Fisteln sich nicht leicht durch Medicamenten curiren lassen/ gleichwie das Exempel des Königs in Franckreich gelehret/ und derohalben wollen wir auch nur die Chirurgische Operation allhier beschrieben. Einige Tag vor der Operation soll man den Patienten purgiren/ und gute Diät halten lassen/ auch/ wo er Blutreich ist/ eine Ader öffnen: hernach einige Stund vor der Operation die Därm nochmals mit einem Clystier ausleeren/ damit der *Chirurgus* durch den Unflath in der Operation nicht verhindert werde/ und das erste Verband länger bleiben könne. In der Operation selbst soll der Patient überzwerch auf dem Bauch auf einem Bett liegen/ so/ daß er mit den Füssen auf der Erden aufstehe/ welche wohl auseinander gestellet/ und auf beyden Seiten fest sollen gehalten werden. Hernach muß der *Chirurgus* durch die äusserliche Oeffnung mit einem Instrument/ welches man einen Fistelschneider nennet (*Syringotomus*) mit einem Knöpflein/ siehe Tab. XXI fig. 12 oder 14/ bis durch die innwendige Oeffnung durchstecken/ so/ daß das Knöpflein wieder zum Hintern herausgehe/ und hernach alles was zwischen den beyden Oeffnungen/ durchschneiden/ siehe Sculteti *Tab. XLV.* Wenn aber die Oeffnung im Darm solte tief seyn/ daß das Knöpflein des Fistelschneiders sich nicht durch den Hintern liesse ausdrucken/ muß man einen Finger/ in Oel getunckt/ in den Hintern stecken/ damit das Knöpflein herausbiegen/ und hernach die Fistel durchschneiden/ wie eben gesagt worden. Andere bedienen sich hier lieber/an statt dieser/des Instruments *Tab. IV fig. 3*/ weil solches eine Handhebe hat/ und man mit besserer Krafft damit durchschneiden kan.

Cur der vollkommenen Fistel.

4. Die andere Manier diese Fisteln zu öffnen/ geschiehet durch Einsteckung eines biegsammen Drahts/ durch die äusserliche Oeffnung bis in die Hohligkeit des Darms: da man dann gleichfalls den Zeig-Finger in Hintern stecket/ den Draht damit umbieget/ selbigen durch den Hintern herausziehet/ hernach alles/ was zwischen dem Draht gefaßt/ wohl anziehet/ und mit bemeldten Instrumenten durchschneidet. Siehe *fig. 11. C D D.* Oder man steckt das Instrument *Tab. XIV fig. 1*

Andere Manier.

durch die Fistel/ bis in Mastdarm/ und schneidet damit alles durch. Bey allen diesen Manieren aber ist wohl acht zu geben/ das man nicht allzutieff hineinschneide/ damit die grosse *Vasa hypogastrica* nicht verletzt werden/ als wodurch sonsten ein tödtliches Verbluten entstehen könnte. Wann diese Durchschneidung geschehen/ fühlet man/ ob Hohligkeiten oder callöse Härtigkeiten da sind: und wenn man solche gefunden/ öffnet man die Hohligkeiten weiter mit dem Messer/ damit man hernach besser könne zukommen/ um dieselbe wohl auszureinigen; oder wenn man callöse Härtigkeiten spüret/ soll man solche mit einem Messer wohl scarificiren/ damit sie hernach durch dienliche Mittel leichter mögen können weggenommen werden. Das Verbinden und übrige Cur soll bald weitläufftiger beschrieben werden.

Cur/ wo nur eine äusserliche Oeffnung. 5. Wenn eine Fistel nur äusserlich eine Oeffnung hat/ und nur zwischen Haut/ Fett und Fleisch ist/ ohne daß der *Sphincter* oder Darm davon angegriffen: kan man solche/ wo sie nicht weit genug/ mit Gentian-Wurtzel erweitern/ und hernach/ wie sonsten andere Fisteln *pag.* 318. reinigen und curiren. Oder man kan selbige durch eine Incision erstlich genugsam eröffnen/ und mit Carpie wohl dilatiren; hernach/ wo mehrere *Sinus* oder Höhlen/ bey folgendem Verband/ sich zeigen/ selbige auch eröffnen/ die Callositäten mit linden Corrosiven wegätzen/ (worzu von *le Monnier* (a) das *Ungv. Apostolorum* sonderlich gerühmt wird) alsdann mit *Digestiv*/ mit Eyer-Oel vermischt/ verbinden; Endlich/ wenn das Fleisch wohl anwächst/ mit Wund-Balsam/ und zuletzt mit Kalck-Wasser/ Brandewein oder truckner Carpie tractiren/ bis alles wieder geheilet. Solte selbige aber tief seyn/ und schon den *Sphincter* oder gar den Darm ergriffen haben/ läst sich selbige ohne Durchstechung des Darms und völliger Oeffnung der Fistel fast nie curiren: derohalben/ um dieses zu bewerckstelligen/ muß man zuförderst einen Finger in den Mastdarm stecken/ und hernach mit einem spitzigen Fistelschneider *Tab. XXI fig.* 13. durch die äusserliche Oeffnung eingesteckt/ den Mastdarm durchstechen/ aber inwendig mit dem Finger verhüten/ daß der Darm sonsten nicht verletzt werde: Nach diesem selbigen mit dem Finger umbiegen und herausziehen/ und alles durchschneiden/ gleichwie vorher gelehret worden.

Cur/ wo äusserlich keine Oeffnung. 6. In der dritten Art dieser Fisteln/ wo keine äusserliche Oeffnung ist/ als welche man blinde Fisteln nennet/ muß in der Operation

(a) In seinem Tractat von der *Fistula ani*, *pag.* 131.

Das 153 Cap. Von der Gesäß-Fistel.

ration eine gemacht werden: dann sonsten könnte man nicht zukommen die Fistlen zu curiren. Derohalben, wenn man äusserlich keine Oeffnung hat, soll man einen biegsammen Draht so biegen, daß ein End etwa zwey Finger-breit umgebogen seye. Siehe *fig. 15.* Den umgebogenen Theil des Drahts A bringet man mit einem Finger der lincken Hand in den Hintern, suchet die Oeffnung im Mastdarm, mit oder ohne das *speculum Ani*, und trachtet solchen mit dem umgebogenen Ende in die Oeffnung der Fistel zu bringen. Wenn dieses geschehen, ziehet man mit der rechten Hand den Draht bey B an, bis man die umgebogene Spitz von aussen neben dem Hintern spüren kan. Alsdann macht man an dem Ort, wo sich der Draht fühlen lässet, eine Incision, bis in die Hohligkeit der Fistel: und wann diese geöffnet, bieget man hernach den Draht weiter herum, wie eine Handhebe, welche man anziehet, und hernach alles, was darzwischen, durchschneidet, gleichwie bey den vorigen ist gesagt worden. Könnte man von aussen die Hohligkeit dieser Fistel spüren, soll man daselbst eine Oeffnung machen, so hat man der vorherbeschriebenen mühsamern Manier nicht nöthig.

7. Nach der Incision, auf welche Manier auch solche geschehen, wenn alle Hohligkeiten eröffnet, und der *Callus* scarificiret, füllet man die gantze Hohligkeit der Fistel so voll Carpie, als nur seyn kan, (welches man, wenn etwa ein starckes Bluten entstehen solte, mit einem blutstillenden Pulver bestreuen soll) damit sie fein wohl erweitert, und hernach desto besser gereiniget werden könne: hierüber leget man erstlich eine lange schmale Compreß, dann eine, die etwas grösser, hernach eine viereckichte, wie bey dem Vorfall des Mastdarms ist gesagt worden, damit alles fein gleich werde, und bindet solches mit der Binde T fest. Hierauf bringet man den Patienten zu Ruhe: und wenn derselbe blutreich, lässet man ihm nach der Operation abermal zur Ader, damit nicht leicht eine Entzündung möge darzu schlagen. Das erste Verband macht man vor dem dritten Tag nicht auf, es seye dann, daß der Patient müßte seine Nothdurfft eher verrichten: und so offt er solche verrichten will, muß man vorhero das Verband wegnehmen, damit solches nicht vom Unflaht heßlich werde. Nachdem er aber zu Stuhl gewesen, und was vom Unflaht in die Fistel gekommen, soll man solches mit warmen Wein und einem Schwamm ausreinigen: hernach wieder mit Carpie vollfüllen, welches mit dem Digestiv, worunter, wann starcker *Callus* vorhanden, was rother Præcipitat oder Ægyptiac zu vermischen, soll bestrichen seyn, damit alles unreine, faule und cal-

Was nach der Operation zu thun.

lose möge weggezehret werden: und so verfähret man täglich, bis alles unnatürliche weg; Hierauf verbindet man mit Wund-Balsam, bis der Grund mit gutem Fleisch sich anfüllet, und nach und nach das gantze Geschwür verwächset, da man dann endlich solches austrucknet, und heilet. Findet man bey dem andern oder folgenden Verband mehrere Hohligkeiten, muß man selbige alsdann noch eröffnen, wie vorher gesagt. Damit aber die Patienten nicht mehr als einmahl des Tags mögen genöthiget seyn ihren Stuhl zu verrichten, als welches dem *Chirurgo* die Arbeit verdoppeln, und auch selbsten die Heilung verhindern würde, soll der Patient bey der Cur wenig und fast nichts als Suppen essen, damit nicht viel Unflath könne generirt werden.

Was sonsten noch hierbey zu wissen. 8. Es werden sonsten noch verschiedene Manieren von den *Autoribus* beschrieben, diese Fisteln zu curiren, theils durch binden und brennen: theils durch andere Methoden. Es sind aber selbige entweder nicht so gut, oder doch wenigstens nicht besser, als jetzt beschriebene Manieren; derowegen ist unnöthig, selbige hier all zu beschreiben. Es ist auch zu mercken, daß, wenn der *Sphincter* des Mastdarms von der Verschwürung sehr zerfressen, oder sonsten seine Krafft verlohren, oder lahm worden, solche Leut hernach den Stuhl nicht mehr halten können; in andern aber, wo der *Sphincter* noch gut, kan derselbe wohl zwey- drey- ja mehrmahl durchschnitten werden, ohne daß ihm solches was schade. Solte ein Patient zu alt oder zu schwach seyn, die Operation auszustehen, muß man solchen mit reinigenden *Injectionibus* und dienlichen Medicamenten tractiren, um ihm das Übel erträglicher zu machen. Dieweil der König in Franckreich eine solche Fistel gehabt hatte, und durch das Schneiden davon ist curiret worden, meldet *Dionis* in seiner Chirurgie, daß viele von seinen Lands-Leuten zu den *Chirurgis* gekommen wären, und begehret hätten, daß man ihnen eben so einen Schnitt am Hintern machen möge, wie man dem König gemacht hätte, ob sie schon keine Fisteln gehabt hatten, um dadurch nur dem König alles nachzuäffen; welche Narren aber *Dionis* billig auslacht: indem sie solches nur darum haben wollen thun lassen, daß sie sich rühmen könnten, sie hätten die Kranckheit des Königs gehabt, und haben gleichsam daraus eine Mode oder Galanterie machen wollen.

Das

Das 154 Capitel/
Von den Gewächsen am Hintern.

Es werden verschiedene Sorten von Gewächsen am Hintern observiret/ welche manchmahl wie eine Feige, Hanen-Kam, Wartze oder Schwamm aussehen/ und dahero wegen der Gestalt verschiedene Namen bekommen. Es pflegen dieselbe Beschwerlichkeit und Schmertzen zu verursachen/ oder den Stuhlgang zu verhindern/ und derhalben weggenommen zu werden. Die Wegnehmung geschiehet entweder durch Binden/ wenn die Wurtzel dünn ist/ gleichwie bey andern Gewächsen; wie ich dann dergleichen/ wie eine grosse Feige/ aber mit sehr dicker Wurtzel/ auf solche Manier weggenommen habe/ gleichwie solches einiger massen *Tab. XXII fig. 1* anzeiget. Wenn aber die Wurtzel breit ist/ daß man selbige nicht binden könnte/ fasset man solche Gewächs entweder mit den Fingern/ oder mit einem Zängelein/ und schneidet sie mit einem Messer weg. Nach dem Wegschneiden lässet man das Blut eineweil fliessen/ um die Entzündung zu verhüten/ und endlich applicirt man Carpie mit Colophonien-Pulver oder einem andern blutstillenden Medicament/ leget darüber eine Compreß/ und verbindet alles mit der Binde T. Wenn man befürchtet/ es möge ein solches Gewächs wieder kommen/ bestreichet man den Ort mit blauem Vitriol/ und in folgenden Tagen appliciret man ein *Unguentum* und *Emplastrum Saturninum*, um eine feste Mase zu machen.

Erklärung der ein und zwantzigsten Kupffer-Taffel.

Fig. 1. Ist ein Vorfall der Mutter/ ohne Umwendung derselben. *A A* die Schaam. *B* die herausgefallene Mutter. *C* der innere Mutter-Mund.

Fig. 2. Ein Vorfall der Mutter/ mit Umwendung derselben. *A A* die Schaam/ *B* die umgewandte Mutter/ an welcher kein Mutter-Mund zu sehen: aus *Ruyschii Observationen.*

Fig. 3, 4, 5, 6 und 7 sind Instrumenta gegen den Vorfall der Mutter dienlich/ *Pessi* oder *Pessaria* genannt: von welchen *fig.* 3, rund; *fig.* 4, oval; *fig.* 5, viereckicht; *fig.* 6, dreyeckicht/ und alle durchlöchert/ von Gold/ Silber oder dienlichem Holtz gemacht: *fig.* 7 aber ist als ein Ey.

Fig. 8.

Fig. 8. Iſt ein Clyſtier-Inſtrument. *A* die Blaſe/ welche vollgefüllt præſentirt wird/ *B* das beinerne durchlöcherte Röhrlein. *C* zeiget/ wie die Blaſe oben; *D* aber/ wie ſelbe unten zugebunden wird.

Fig. 9. Iſt das Tabacks-Clyſtier. *A* das Büchslein oder Kopff/ wo der Taback inn iſt; *B* das Röhrlein/ welches man in Hintern applicirt/ *C* das Röhrlein/ worein geblaſen wird/ *D* die lederne biegſame Röhre.

Fig. 10. Iſt ein *Speculum ani*, zum Hintern zu erweitern.

Fig. 11. Iſt eine Figur/ um die *Fiſtula ani* zu erläutern. *A* der Maſtdarm/ *B* der *Sphincter ani*, *C* eine vollkommene Fiſtel/ welche ſo wohl in den Maſtdarm/ als auſſen eine Oeffnung hat. *DD* ein biegſamer Drath/ welcher durch die Fiſtel eingeſteckt/ und durch den Hintern *E* wieder herausgezogen wird/ um damit die Fiſtel anzuziehen/ und ſelbige/ ſamt dem *Sphincter* deſto beſſer zu durchſchneiden. *F* eine Fiſtel/ welche ſich in Darm öffnet/ aber auſſen geſchloſſen iſt.

Fig. 12. Iſt ein *Syringotomus* (oder Fiſtelſchneider) mit einem Knöpfflein/ welcher nicht gar krumm iſt.

Fig. 13. Ein *Syringotomus* mit einer Spitze.

Fig. 14. Ein mehr gebogener *Syringotomus* mit einem Knöpfflein.

Fig. 15. Ein biegſamer Drath/ ſo gebogen/ wie er bey einer Fiſtel ſeyn ſoll/ welche in den Darm geöffnet/ von auſſen aber geſchloſſen iſt/ wenn man ſie öffnen will.

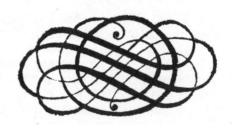

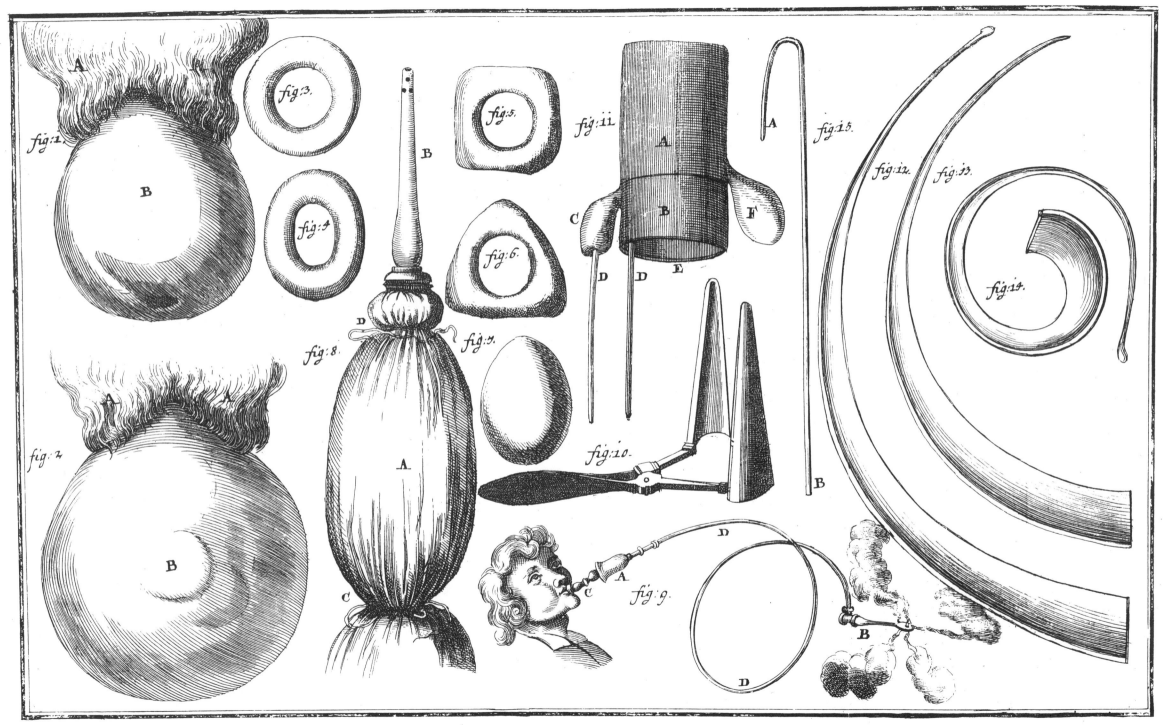

Tab: XXI.

Des andern Theils sechste Eintheilung/

Von denen Operationen/
welche an den Händen und Füssen vorkommen.

Die meiste Operationes, welche an den Händen vorkomen/ sind schon oben unter den gemeinschafftlichen Operationen beschrieben worden/ und ist hier nur noch übrig zu handeln vom Wurm oder bösen Ding am Finger/ vom Oberbein/ und von der Nath der Flechsen oder Tendinum.

Das 155 Capitel/
Vom Wurm oder bösen Ding am Finger/ (Paronychia.)

I.

Es ist dieser Zustand ein sehr hefftiger/ klopffender/ brennender und nagender Schmertzen/ um die Ende der Finger/ welcher sich zuweilen durch den gantzen Arm ausstrecket/ und manchmahl so hefftig ist/ daß die Patienten deßwegen weder Tag noch Nacht schlaffen können/ sondern beständig heulen und wehklagen müssen/ ja wohl gar ohnmächtig werden/ und verursacht manchmahl den Brand. Es ist dieser Schmertz meistentheils an den Spitzen der Fingern/ und bestehet in einer hefftigen Entzündung des *Periostii*: welche/ nachdem sie hefftiger oder geringer/ oder der *Tendo* dieses Glieds selbst mit leidet/ schwerere oder gelindere Schmertzen ver-

Was dieser Zustand sey.

verursachet/ und wenn selbiger nicht bald curiret wird/ entstehet ein Brand/ oder doch wenigstens eine *Caries* des Beins daraus. Die Ursach dieses hefftigen Zufalls/ ist gemeiniglich eine Entzündung; dennoch melden einige *Autores*, daß man auch bey Oeffnung desselben manchmahl Würm darinn gefunden/ daher es den Namen des Wurms bekommen: Lateinisch nennet man es *Paronychia* oder *Panaritium*.

Cur mit Medicamenten.

2. In der Cur soll man anfänglich trachten die Entzündung zu vertheilen: welches geschiehet durch warmen Campher=Brandewein/ sonderlich wenn man was Theriac darunter mischet/ und in solchem warmen *Spiritus* den Patienten vier bis fünff Stund den bösen Finger beständig halten lässet. Ingleichem ist sehr gut/ wenn man Knoblauch/ entweder allein/ oder mit einer Handvoll *Sabina* und *Scordium*. in Milch kocht/ und hernach entweder in diese warme Milch den Finger beständig hält/ oder dieselbe mit Tüchern offt warm appliciret. Sehr gut ist auch/ wenn man die *Asa fœtida*, dick wie ein Pflaster gestrichen/ warm um den Finger bindet. *Riverius* räthet/ daß man einen solchen Finger läng einer Katzen ins Ohr halten solle/ und lobt solches als ein gewisses Mittel diesen Schmertzen zu vertreiben. Wenn hierauf der Schmertz sich was mindert/ fähret man damit fort/ bis es wieder gut wird; wenn aber derselbe sich nicht mindern will/ soll man beyzeiten zur Operation schreiten/ weil sonsten die Entzündung verschwüret/ die Materie das Beinlein zerfrißt/ und also eine *Caries* verursachet/ daß man selbiges hernach muß ausnehmen/ oder es kommt gar ein Brand darzu.

Cur durch die Operation.

3. Um diese Operation zu verrichten/ läßt man den Patienten seine Hand auf den Tisch legen/ so/ daß die flache Hand oben seye/ und läßt solche von jemand fest halten/ damit der Patient solche in der Operation nicht möge zurückziehen. Alsdann nimmt der *Chirurgus* ein starckes spitziges Messer/ sticht solches an der Mitte des leidenden Glieds ein bis auf das Bein/ schneidet von dar bis ans Ende des Fingers alles durch/ auf daß dadurch das stockende Geblüt möge können ausläuffen/ und die Verschwürung verhindert werden: da man dann auch den Ausfluß des Gebluts mit linder Druckung bey der Wunde solle suchen zu befördern. Es wollen hier viele/ daß man die Incision nicht solle in der Mitte des Glieds/ sondern an der Seite des Fingers machen/ damit der *Tendo musculi perforantis*, welcher sich in diese Glied inseriret/ nicht möge verletzet werden; dieweilen aber aus der Anatomie zu sehen/ daß dieser *Tendo* sich nur in den Anfang des

Glieds

Glieds inſeriret/ und nicht bis in die Mitte reichet/ hat man nicht zu befürchten ſolchen zu verletzen: ſolte aber der Schmertz mehr auf einer Seite des Fingers ſeyn/ ſo kan man auch an ſelbiger die Inciſion machen. Wenn man nach der Oeffnung das Blut eineweil hat lauffen laſſen/ füllet man die Wunde mit Carpie aus/ leget das *Empl. diachyl. c. gummis* über/ hernach eine Compreß in Form eines Maltheſer-Creutzes/ und endlich bindet man ſolches zu mit der zu den Mängeln der Finger behörigen Binde/ ſo pflegt ſich ordentlich der Schmertz hierauf bald zu verlieren.

4. Wenn man das Verband des folgenden Tags zum erſtenmahl aufmacht/ wird gemeiniglich viel ſchwammichtes Fleiſch aus der Wunde hervorragen/ welches leicht einen Unerfahrnen erſchrecken könte/ als ob ſolches was gefährliches zu bedeuten hätte; das ſich aber doch entweder mit Digeſtiv, oder mit einer Scheer leicht wegnehmen läßt: hernach heilet man die Wunde mit *Eſſentia Myrrhæ* oder Peruvianiſchem Balſam/ gleichwie ſonſten eine Beinwunde. Wenn das Bein ſchon angegriffen/muß man mit Carpie und *Eſſentia myrrhæ* oder *Euphorbii* die Wunde ſo lang offen halten/ bis daß ſich daſſelbe erfoliirt. Dieweilen aber dieſes Beinlein ſehr klein/ ſo fällt ſolches öffters gantz heraus/ als daß ſich ſelbiges erfoliirte: nachdem aber die *Caries* entweder abgeſondert/ oder das Beinlein gantz herausgefallen/ heilet die Wunde nach vorher bemeldter Manier bald wieder zu.

Was nach der Operation zu thun.

5. Zuweilen iſt dieſe Entzündung und Schmertzen unter dem Nagel des Fingers; und wenn alsdann der Stockung des Gebluts auf der Seite des Fingers/wo die Schmertzen am gröſſeſten/ nicht könnte Lufft gemacht werden/ rathen einige a) den Nagel zu durchbohren/ hernach mit einem starcken ſcharffen Meſſer weiter aufzuſchneiden/ und nach dieſem zu verfahren/ gleichwie vorher gelehret.

Wenn das Ubel unter dem Nagel wäre.

Das 156 Capitel/
Vom Oberbein.

I.

Ein Oberbein/ lateiniſch *Ganglium*, wird genannt/ eine kleine unſchmertzhaffte/ harte und bewegliche Geſchwulſt/ welche um die Flechſen und Bänder der Hand und des *Carpi*, ſo wohl inwerts

Von Beſchaffenheit des Oberbeins.

a) Solingen im 4 Theil Cap. 8.

inwerts, als auswerts zu entstehen pfleget: und scheinet den Nahmen Oberbein oder Uberbein bekommen zu haben, weil es entweder an beinigen Orten zu entstehen pfleget, oder weil es fast so hart als ein Bein anzugreiffen ist. Es scheinet diese Geschwulst eine Sorte von den Bälgleins-Geschwülsten zu seyn; von welchen oben *pag. 404* gehandelt worden; welche aber von den andern dadurch sonderlich unterschieden ist, daß sie vornehmlich an den Händen, da die übrige sonsten fast an allen Theilen des Leibs zu entstehen pflegen. Die Ursach des Oberbeins ist eine Versammlung zäher und dicker Feuchtigkeiten, welche sich, sonderlich nach einer äusserlichen Verletzung der Flechsen und Bändern, als von stossen, schlagen, fallen, Verrenckung, zwischen derselben Fibren und Häutlein einsetzt, und selbe nach und nach, manchmal wie eine Nuß groß, ausdehnet. Es sind dieselbe nicht nur von verschiedener Grösse, sondern auch zuweilen viele an beyden Händen zugleich, wie in denen *Miscellan. Acad. Nat. Curios. a)* ein sonderbares Exempel erzehlt wird, meistens aber ist nur eins allein. Einige sind rund oder oval; einige gleich, andere ungleich; einige sind erhaben, andere aber sind platt; Einige, sonderlich wenn sie noch neu sind, lassen sich leicht vertreiben, andere aber, insonderheit alte, sind offt gar schwer zu curiren.

Cur.

2. Wenn dieselbe noch neu sind, lassen sie sich vielfältig wiederum zertheilen, wenn man selbige offt und starck reibet, insonderheit mit nüchternem Speichel; hernach eine plattgeschlagene Kugel, oder anderes Stück Bley fest darüber bindet, und solches einige Wochen Tag und und Nacht darauf lässet: welches noch mehr Krafft hat, wenn man es vorher mit Quecksilber wohl reibet. Einige halten viel auf eine Kugel, womit ein Wild geschossen worden. Das *Oleum Petræ*, ingleichem das *Ol. Saponis*, werden hier auch sehr gelobt. Das *Emplastrum de Ammoniaco* wird von *Foresto b)*, von andern das *de ranis cum Mercur.* sehr gepriessen. Zuweilen läst sich ein Oberbein vertreiben, wenn der *Chirurgus* seinen Daumen an das Oberbein ansetzet, und hernach mit grosser Gewalt, oder so starck er kan, an die Geschwulst andrucket, als ob er solche auf einmahl wolte wegdrucken, so vergeht sie offt in einem Augenblick. *c)*. Meekren lehret *d)* man solle die Hand mit einem Oberbein auf einen Tisch legen, und hernach mit der Faust, wie *Tab. XXII fig. 2* anzeiget, etliche starcke Schläg darauf thun, so würde sich solches offt in einem Moment zertheilen. *Muys* lehret auch *e)* daß in

---

a) Decur. I. An. III. Obs. 326. b) Obs. Chirurg. lib. 3. cap. 9. c) Muys Praxis Chirurg. dec. II. obs. 8. d) Observat. Chirurg. cap. 44. e) an eben dem Ort.

in alten Oberbeinen/ welche sich nicht wolten verdrücken lassen/ man in einem Schlag mit einem Stecken dasselbe vertreiben könne: hernach aber solle man zu mehrerer Sicherheit/ daß es nicht wieder komme/ das *Empl. de ranis cum Mercurio* darüber legen/ und wohl verbinden. *Helvetius* soll mit einem hölzernen Hammer darauf geschlagen/ und selbiges damit vertrieben haben: Dann es scheinet/ daß durch einen solchen Schlag das Bälglein zerrissen/ und die stockende Materie vertheilet werde. Wenn aber das Oberbein nach allen diesen Manieren nicht vergehen wolte/ kan man solches/ wie sonsten eins Bälgleins Geschwulst/ entweder ausschneiden/ wie Solingen öffters gethan zu haben schreibet a)/ oder mit einem *Corrosiv* wegnehmen.

Das 157 Capitel/
Von der Zusammennähung der Flechsen oder Tendinum auf der Hand.

I.

Diese Operation geschiehet/ wenn die *Tendines* an der Hand/ einer oder mehr/ durchhauen/ um dadurch zu machen/ daß selbige wieder zusammenwachsen: dieweilen ohne diese Nath die zerhauene *Tendines* nicht wieder aneinander wachsen/ und also diejenige Finger/ deren *Tendines* zerschnitten/ lahm würden. Es kan diese *Sutur* geschehen/ wo die Flechsen nicht tief/ sondern gleich unter der Haut liegen; gleichwie auf der Hand an den Flechsen/ welche die Finger und Daumen ausstrecken b) ingleichem inwendig bey dem *Carpo*, und am Fuß an dem *Tendo Achillis*: denn wo die *Tendines* tief liegen/ gleichwie in der Hand/ hat diese Operation bis dato nicht wollen angehen. Ob schon diese Operation dem *Avicenna* c) *Guido de Gauliaco* d) und andern Alten/ nicht unbekannt gewesen/ so ist doch selbige hernach wieder ins Vergessen gerahten/ oder vor unmöglich gehalten worden: bis in vorhergehendem *Seculo* verschiedene *Practici* e)/ und sonderlich ein Französischer *Chirurgus*,

Was diese Operation sey.

---

a) *Chirurg.* 4 Theil Cap. 14. b) Siehe die Kunst Chirurgische Berichte abzufassen p.158. c) *Lib IV Fen* 4. *Tr.*4 *cap.*2. d) *Tractat.*3. *cap.*4. e) *Valentini Chir.* p. 818, & *Kisneri Dissert. de Tendinum lasionibus.*

Namens *Bienaise*, solche mit guten Succeß verrichtet hat: und nachdem auch viele andere practiciret haben. Es wird solche am glücklichsten verrichtet/ gleich bey frischen Wunden: dennoch kan solche manchmal auch noch nach etlichen Tagen geschehen/ und zwar auf folgende Manier.

Erste Manier solche zu verrichten. 2. Erstlich muß man die durchhauene Ende/ welche zusammen gehören/ suchen: und weil das oberste End von seinem Muscul gemeiniglich zurück unter die Haut gezogen wird/ muß man die Haut daselbst aufschneiden/ bis man denselben zu sehen bekommt: hernach solchen mit einem Zänglein/ oder wie es seyn kan/ abwerts ziehen/ und mit dem andern End zusammennähen/ welches auf zweyerley Manier geschehen kan/ entweder mit einer Nadel/ oder mit zweyen. Wenn man es mit einer Nadel verrichten will/ nimmt man eine subtile feine Nadel mit einem doppelten gewächsten Faden/ welcher aber nicht viel dicker seyn darf/ als die Nadel selbst/ damit er der Nadel folgen könne. Am Ende des doppelten Fadens/ machet man einen dicken Knopf/ sticht hernach ein Stücklein Leder/ wie ein kleiner Pfenning groß/ mit der Nadel durch/ und druckt solches bis an den Knopf/ damit der Knopf nicht möge durchwischen. Alsdann lässet man die Hand ausgestreckt auf einen Tisch legen/ damit selbe in der Operation wohl ausgestreckt bleibe/ und also die zerschnittene *Tendines* desto leichter mögen zusammen zu bringen seyn. Hernach durchsticht man das eine Ende des *Tendinis*, etwa einen guten Messerrucken breit von der Extremität/ oben ein/ und unten wiederum heraus; nachdiesem auch mit eben der Nadel/ das andere Theil des *Tendinis*, von unten nach oben/ gleichfalls wieder einen guten Messerrucken breit von der Extremität/ und ziehet alsdann die Ende des zerschnittenen *Tendinis* wohl zusammen/ damit sie accurat aneinanderstossen mögen: (siehe *Tab. XXII fig. 3 A A A*) schneidet hierauf die Nadel ab/ und macht mit den beyden Enden des Fadens einen Knoten/ unter welchem man aber/ ehe selbiger völlig zugezogen wird/ ein klein Stücklein rund zusammen gedrehtes Leinwand leget/ und darüber einen festen Knopf machet/ gleichwie bey der Knopf-Nath gesagt worden: endlich verbindet man die Wunde/ nachdem selbige vorher vom Geblüt wohl gereiniget ist/ gleichwie bald soll gelehret werden. Wenn die Wunde schon etliche Tag alt wäre/ und also die Ende schon hartlich und gleichsam callös/ so ist zu befürchten/ es mögten selbige so nicht zusammenwachsen; derohalben/ ehe man sie zusammenbindet/ soll man an jeder Extremität ein klein bislein mit einer Scheer wegknüppen/ und hernach zusammennähen/ gleichwie jetzo gelehret. 3. Wenn

Das 157 Cap. Von Zusammennähung der Flechsen ꝛc.

3. Wenn man diese Operation mit 2 Nadeln verrichten will, *Zweyte Manier.*
gleichwie Muck solches lehret a), nimmt man einen starcken, doch nicht gar dicken, gewächsten Faden, fädmet an jedes Ende eine subtile Nadel, und sticht hernach, eine Nadel, erstlich durch das eine Theil des Flechsens, von oben ein, und unten wieder heraus, hernach auch die andere; aber so, daß beyde Nadeln nicht durch ein Loch, sondern jede an einem besondern Ort nebeneinander, durchgestochen werde. Hernach sticht man das andere Theil des Flechsens gleichfalls mit zwey Löchern, von unten nach oben zu, durch, wie bey vorigem: und wo die Durchstechung mit beyden Nadeln geschehen, nimmt man dieselbe hernach weg, knüpfet beyde Ende, wie bey der Knopf-Naht, zusammen, und ziehet dadurch die durchhauene Flechsen fest zusammen, damit die Ende wohl können aneinanderwachsen. Ehe man aber den Knopf fest zuknüpfet, leget man gleichfalls ein klein Stücklein zusammen gedrehetes Leinwand darunter, damit die Fäden in den *Tendo* nicht leicht mögen einschneiden: es ist aber die erste *Methode* dieser vorzuziehen, theils weil sie weniger Schmertzen machet, theils weil sie geschwinder verrichtet ist. Solte mehr als ein *Tendo* zerhauen seyn, muß man, nachdem einer wieder zusammen gebracht, mit den andern auf eben diese Manier verfahren.

4. Wenn die beyde Ende also zusammen gebunden, appliciret man in die Wunde Peruvianischen Balsam mit Carpie, leget ein *Was nach der Operation zu thun.*
Pflaster und Compreß darüber, und bindet unter die Hand einen starcken Pappendeckel mit einer Binde, damit dieselbe dadurch allzeit möge ausgestreckt bleiben: und auf solche Manier verfähret man täglich, bis man siehet, daß die Ende wieder zusammengewachsen. Wenn dieses geschehen, schneidet man den Faden loß, nimmt solchen nebst dem Leder weg, und verbindet hernach ferner die Wunde täglich mit Wund-Balsam, bis sich endlich dieselbe völlig geschlossen. Solte nach der Heilung einige Steiffigkeit oder Unbeweglichkeit an den zusammengeheilten *Tendinibus* gespüret werden, ist dienlich, den Ort, wo die Verletzung gewesen, offt mit dem *Ungu. dialtheæ*, Mandel-Oel, oder Johannis-Oel zu schmieren, bis daß er nach und nach wieder beweglicher werde. Es wollen zwar *Marchette* b) und *Genga* c) beyde Italiänische *Chirurgi*, diese Nath und Zusammenwachsung der Flechsen vor Fabeln halten, dennoch ist solches durch viele glückliche Proben wahr zu seyn befunden, und außer Zweiffel gesetzt worden. Einige machen in Bindung der Flechsen einen Knopff, welcher sich wieder läst auflösen.

Das

---

a) Chirurgische Handgriff *Exper.* 47. b) *Chirurg. Observ.* 63. c) *in comment. ad Aphor. Chirurg. Hippocrat.*

Das 158 Capitel/
Von den OPERATIONIBUS an den Füssen.

Vom Aderlassen auf den Füssen/ und Abnehmung derselben/ ist schon oben bey den gemeinschafftlichen Operationen gehandelt worden/ und ist noch übrig zu tractiren erstlich

Von der Nath des Tendo Achillis.

Der *Tendo Achillis* wird genannt/ der dicke starcke *Tendo*, welcher von den Waden bis in die Fersche sich erstrecket: denn wann dieser durchhauen/ kan der Verwundete den Fuß nicht mehr bewegen/ und würde lebenslang lahm bleiben/ auch sonsten gefährliche Zufäll erregen/ wenn man ihn nicht wieder zusammen nähete. Es geschiehet aber diese Zusammennähung auf eben die Manier/ gleichwie im vorigen Capitel von den *Tendinibus* der Hand ist gesagt worden: (siehe *Tab. XXII fig. 4*) nur daß man eine stärckere Nadel *fig. 5 A*/ und stärckern Faden *B* nehmen muß/ damit fester könne zugezogen werden. In der Curation verfähret man eben/ wie bey der Hand ist gesagt worden. *Cowper*, ein Englischer *Chirurgus*, hat diese *Sutur* nicht nur verrichtet/ sondern auch glücklich curirt/ und in den *Actis Anglicanis No. 252* beschrieben.

Das 159 Capitel/
Von den Krampf-Adern.

Krampf-Adern werden genennt/ knotige schwartze Auffschwellungen an den Adern der Füsse/ welche meistentheils um die Knöchel sich befinden: und entstehen sehr offt bey schwangern Weibern; dennoch auch zuweilen bey andern Leuten/ von dickem zähen Geblüt: welche wenn sie groß werden/ verursachen sie offt grossen Schmertzen. Wenn sie nicht groß sind/ und keine Schmertzen erregen/ werden solche nicht viel geachtet/ und bedürffen auch keiner Cur; dennoch/ damit sie nicht mögen grösser werden/ ist dienlich/ die Fuß mit einer

einer *Expulsiv*-Binde zu umwickeln, und eine weil beständig zu tragen; welche Binde aber, so offt sie los wird, wieder frisch soll umgewickelt werden. Wo aber dieses Ubel schon hefftiger, kan man die Binde in warmen rothen Wein vorher eintauchen, oder adstringirende Medicamenten im Wein kochen, und an statt des vorigen gebrauchen: An statt dieses kan man auch die Binde in warmen Eßig, in welchem was Alaun zerlassen, eingetaucht, appliciren, um dadurch die Adern wieder zu stärcken, und zusammen zu ziehen. Wenn aber die Krampf-Adern schon allzu groß sind, und zu befürchten, daß selbige mögten brechen, gleichwie manchmal geschiehet, oder selbige grosse Schmertzen verursachten, ist kein ander Mittel, als die dickste und schmertzhaffteste Knotten, nach der Läng, mit einer Lancette aufzustechen, und das dicke Gebluit heraus zu lassen: hernach auf die Wunde ein Bäuschlein mit *Bolus Armena* und Eßig legen, und mit einem *Expulsiv*-Band verbinden, so heilen hernach diese Wunden wieder zusammen, gleichwie nach der Aderlaß. Hierauf werden durch die entstehende Masen die vorher sehr ausgedehnte Adern stärcker, so, daß hernach an selbem Ort nicht leicht wieder Krampf-Adern entstehen werden. Solche Patienten sollen zu weiterer Präservation alle grobe Speisen meiden, dünne Geträncke, als Thee oder Caffee, trincken, sich offters Bewegung machen, die Füsse täglich wohl reiben lassen, auch, wo sie vollblütig sind, im Frühling oder Herbst zur Ader lassen.

Das 160 Capitel,
Vom eingewachsenen Nagel an der grossen Zähe.

Es ist dieses ein sehr schmertzhaffter Zufall, indem der Nagel tieff ins Fleisch hinein wächset, Entzündung und grausame Schmertzen verursacht, so, daß solche Leut nicht mehr gehen können, und entstehet gemeiniglich von engem Schuh-tragen. Um sich vor diesem Ubel zu präserviren, ist nichts bessers, als weite Schuhe zu tragen; wo es aber schon würcklich da, läßt es sich ohne Operation nicht curiren. Derohalben muß der Patient den leidenden Fuß eine weil in warm Wasser setzen, damit der Nagel was weich werde: und wo das geschehen, soll er den Fuß auf einen Stuhl setzen: Alsdann läßt man selbigen von jemand starckes fest halten, nimmt hernach eine starcke Scheer, (worzu manche besondere Scheeren haben) bringt selbige unter den eingewachsenen Rand des Nagels, schneidet das eingewachsene von dem übrigen Nagel weg, und nimmt hernach das abgeschnittene Stück mit einem Zänglein heraus: welches aber ohne empfindliche Schmertzen nicht geschehen kan, welche dennoch, wenn die Operation verrichtet, bald wieder nachlassen. Man leget hernach Carpie oder eine kleine Compreß mit Oxycrat, Brandewein, oder Kalckwasser darüber: und bindet solche fest. Der Patient soll sich hernach ein paar Tag still halten, und den Fuß nicht viel bewegen, damit keine Entzündung darzu komme: täglich ein paarmahl Kalckwasser oder warmen Brandewein darüber binden, bis die Schmertzen völlig nachgelassen. Solte was wildes Fleisch herauswachsen, gleichwie manchmal geschiehet, ätzet man solches mit ein wenig blauen Vitriol oder gebrannten Alaun weg. Dieweilen aber diese Einwachsung des Nagels, wo sie einmal gewesen, leichtlich wiederkommt, und also abermal eine schmertzhaffte Operation erfordert, kan solches gewiß prœcavirt werden, wenn man den Nagel, nachdem er wieder geheilet, mit einem Stück Glas so dünn schabet, bis man fast aufs Fleisch kommen, solches ungefehr alle vier Wochen einmal wiederholet, und dabey nicht gar enge Schuh trägt.

Das 161 Capitel,
Von den Hüneraugen.

Die Hüneraugen sind kleine Gewächs auf oder zwischen den Zähen, fast den blatten Wartzen gleich, welche offt sehr grosse Schmertzen verursachen. Die Ursach derselben sind gleichfalls meistentheils enge Schuhe; und je engere Schuhe solche Leut tragen, je mehr Schmertzen empfinden sie, sonderlich wenn sie viel gehen müssen. Um diese wegzubringen, werden viele Medicamenten gerühmt, und dienet hier überhaupt alles, was da erweichet. Wenn solche aber erweichet, muß man sie hernach mit den Nägeln der Finger abzwicken, oder mit einem scharffen Messer vorsichtig abschneiden: insonderheit aber ist mit dem Schneiden vorsichtig umzugehen, wenn das Hünerauge oben auf den Zähen ist, damit nicht der *Tendo* des *Musculi extensoris* verletzt werde, als wodurch schwere Zufäll, *Convulsiones*, Brand, und der Tod selbst, entstehen

entstehen können. Unter den dienlichsten Medicamenten, um die Hüner-Augen zu erweichen, ist das grüne Wachs, das *Gummi ammoniacum*, wie ein Pflaster aufgelegt, das *Emplastr. de mucilaginibus*, geschabte Seiffe mit einem Tüchlein aufgebunden, ein Blat von der Hauswurtz, von welchem vorher das äusserste Häutlein soll abgezogen werden: ingleichem die Fußbäder; welche alle, wo sie öffters gebraucht werden, trefflich erweichen, daß man hernach die Hüner-Augen entweder mit den Nägeln oder mit einem Messer leicht wegnehmen kan. Es lassen sich aber selbige offt nicht vollkommen wegnehmen, sondern kommen nach einiger Zeit wieder: inzwischen aber spüren die Patienten doch keinen Schmertzen. Derohalben, um die Schmertzen zu verhüten, kan man alle Monat einmahl ein warmes Fuß-Bad brauchen, und hernach mit den Nägeln, oder mit einem Messerlein, das Hüneraug, ohne Schneiden, sondern gleichsam nur durch Abschelen, wegnehmen, so kan man keinen Schaden thun, und werden doch die Schmertzen verhütet und weggenommen, insonderheit wo man zugleich nicht mehr gar enge Schuhe träget.

Das 162 Capitel,

Von krummen Beinen.

WEnn die Kinder krumme Bein bekommen, entstehet es gemeiniglich, wenn man solche allzufrühe will stehen und lauffen lassen; dennoch aber ist es auch zuweilen von der Geburt: und sind entweder im Schienbein krumm, oder es stehen die Füß ein- oder auswerts. Um solche krumme Schienbein wiederum gerad zu machen, ist kein besser Mittel, als daß man 1) solche Kinder, wo man krumme Bein an ihnen spüret, nicht zu früh, noch zu viel lauffen, sondern mehr sitzen und tragen läßt, bis sie besser erstarcken. 2) Wenn die Krümme groß, muß man ihnen Stiefel, entweder aus Leder oder aus Blech, machen lassen, worinnen die Füß gerad gehalten werden, daß sie sich nicht weiter krümmen können, so strecket hernach die Natur die Füß wieder von selbsten. Dieweilen aber die Stiefel den Kindern gar beschwerlich, hat man 3) andere Machinen erdacht, (siehe *Tab. XXII fig. 5*) welche aus zwey Theil bestehen, entweder von Leder, oder auch nur von Pappdeckel, deren eines auf den innern Theil des Fusses, das andere aber auf den äussern applicirt wird: und diese werden hernach

nach mit Bändern zusammen gebunden, damit sie beständig die krumme Füsse gerad halten, bis sie endlich ihre natürliche Gestalt wieder bekommen, oder wenigstens gute Besserung sich zeiget: es müssen aber selbige Tag und Nacht an den Füssen bleiben. Solte die Krummigkeit mehr in dem untersten Gelencke des Fusses seyn, als in dem Schienbein, so, daß die Füsse innwerts oder auswers stehen, (welche *Vari* und *Valgi* genannt werden) ist dienlich, zuweilen Bäder zu gebrauchen, um die *Ligamenta* dadurch zu erweichen, damit die Füsse gerader können gebogen werden, und hernach solche Machinen anzulegen, wie *fig. 6* und *7* andeutet. Sonsten aber habe noch hier zu bemercken, daß, wann die Krummigkeit an denen Schienbeinen nicht gar zu groß, es besser sey, die Sach der Natur zu überlassen, indem die Kinder nach einigen Jahren meist alles verwachsen, und gerad werden, als daß man solche mit beschwerlichen Stiefeln viel plage, welche die zarte Bein öffters eher schlimmer als besser machen: und deßhalben soll man nicht leicht zu denen Stiefeln rathen, es erfordere es dann die höchste Noth.

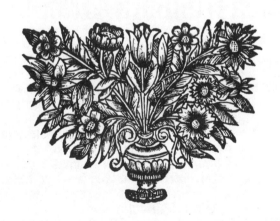

Der

Der Dritte Theil
der
CHIRURGIE
von den
Bandagen
oder
Chirurgischen Verbänden.

Das 1 Capitel.
Von den Bandagen insgemein.

1.

DIe Wissenschafft der *Bandagen* ist in der *Chirurgie* eben so nöthig, als die übrige *Chirurgische* Theile, dieweil sie fast in den meisten Zufällen unentbährlich sind: denn wenn ein *Chirurgus* alles das übrige verstünde und thäte, was zur *Chirurgie* gehörte, und wüßte nicht mit den *Bandagen*, oder mit dem Verbinden umzugehen, so würde all sein Fleiß und Arbeit offt vergebens seyn; welches sonderlich aus den Beinbrüchen, Verrenckungen, und Abnehmungen der Glieder, zur Genüge erhellet. Es sind also dieselbe nicht nur höchst-nöthig in vielerley Zufällen, sondern sind in der That offt die vornehmste Mittel, als in den Beinbrüchen und Verrenckungen: welche, wenn sie nur vorher eingerichtet, (sonderlich die Beinbrüch) allein durch die *Bandagen* curirt werden. Uberdas ist es eine grosse Zierde an einem *Chirurgo*, wenn er ein *Bandage* wohl weiß anzulegen, und machet ihm ein gutes Zutrauen sowohl bey den Krancken als bey den Zusehern: dann wenn ein Patient siehet, daß ein *Chirurgus* den Verband wohl und accurat weiß anzulegen, hat er gleich das Zutrauen, daß er in die Hände eines guten *Chirurgi* gekommen, welches zu Aufmunterung des Gemüths, und folglich zu besserer Cur desselben, vieles beyträgt, auch den *Chirurgum* sehr recommendiret. Und ob wir wohl im Anfang unserer *Chirurgie* pag. 24 schon vieles von den *Bandagen* gesagt haben, wollen wir doch jetzo in diesem dritten Theil dieselbe noch specialer abhandeln; das ist, wir wollen lehren und beschreiben, wie man in allerley Zufällen des menschlichen Leibs den Verband wohl machen und appliciren solle.

Nothwendigkeit der Bandagen.

2. Durch eine Binde verstehen wir ein Stück Leinwad, welches man zum Verbinden braucht, welches zuweilen viereckigt als ein Schnupff-

Was eine Binde und Bandage.

Schnupfftuch oder *Serviett*, gemeiniglich aber lang und schmal ist, um sowohl die eingerichtete Beinbrüch und Verrenckungen, als auch sonsten in allerley Operationen und Kranckheiten, die Compressen, Pflaster und Carpie, nebst übrigem Apparat, zu halten. Ein solches Leinwad, wenn es noch nicht appliciret, nennet man es ein Band oder Binde; wenn es aber nach der Kunst behörlich appliciret ist, nennet man es ein Verband oder *Bandage*.

Unterschied der Binden.

3. Man theilet die Binden 1) in gemeinschafftliche, und auf besondere Theil gerichtete Band; 2) in einfache oder simpele, und zusammengesetzte: die einfache sind, welche aus einem Stück Leinwad bestehen, woran nichts getheilet noch angesetzt ist, *Tab. II a*, welches dem Faden nach gleich gerissen oder geschnitten ist, in der Breite gemeiniglich von 2, 3 oder 4 Finger, nach Beschaffenheit des Orts und des Zustands. Diese wicklet man entweder nur auf eine Roll *fig. b*, und werden genennt Binden mit einem Kopf, oder man wickelt ein jedes End besonder auf, *fig. c*, alsdann wird es ein Band mit zwey Köpfen oder zweyen Rollen genannt, nachdem solches der besondere Gebrauch in diesem oder jenem Theil erfordert.

Verschiedene Arten der Umwickelungen.

4. Es sind viererley Manieren ein simples Band zu appliciren: davon die erste genannt wird die *Circularis*, wenn man in den Umwindungen eine Wickelung accurat über die andere macht; die zweyte *Obtusa* oder *Ascia*, Frantzösisch *Doloire*, wenn man mit dem Band im Wickeln ein wenig auf-oder absteiget; die dritte *Repens*, (*Rempant* Frantzösisch) wenn man weit von einander stehende Umwickelungen macht; und die vierte *Reflexa*, Frantzösisch *Renversée*, wenn man das Band in gewissen Verbindungen umschlagen und gleichsam verdrehen muß: welches an den Waden und andern ungleichen Orten offt nöthig ist, und leichter zu zeigen, als mit Worten zu beschreiben.

Was künstlichere Binden.

5. Die componirte oder zusammengesetzte *Bandagen* werden genannt, welche entweder künstlichere Umwindungen, als jetztgemeldte, haben, gleichwie dergleichen bey der Fractur des Kienbackens, des Schlüsselbeins, der Knieschaiben, und andern Zufällen, werden vorkommen; oder welche mehr als zwey Ende haben, und entweder aus verschiedenen Stücker Leinwad zusammen genähet, oder aus einem Stück gemacht, welches in viele Theile zerspalten: gleichwie die Binde mit vier Köpffen *d*, und andere mit *e f g h* angezeiget; ingleichem das Buchband

Das I Cap. Von den Bandagen insgemein.

band mit 18 Köpfen, und dergleichen. Von diesen Banden dienen einige besonders dem Kopf, der Brust, dem Unterleib, oder den Aermen und Beinen, und bekommen offt daher ihre Nahmen: andere haben ihre Nahmen von der Figur oder Gleichheit mit einem Ding, welches sie präsentiren; andere aber von dem Gebrauch, gleichwie solches aus den specialen Exempeln bald mit mehrern erhellen wird.

6. Die Materie wovon die Binden gemacht werden, ist heutzutag meistens Leinwand: an welchem erfordert wird, um ein gutes Band daraus zu machen, 1) daß es rein und sauber sey, damit man die Schäden dadurch nicht verunreinige: 2) soll dasselbe nicht neu seyn, sondern schon was gebraucht, damit es nicht mehr so hart und rauh seye, um dadurch kein beschwerliches Jucken, Beissen, Excoriation oder Entzündung zu verursachen: dennoch soll es nicht allzualt und abgetragen, sondern noch fest und starck genug seyn, damit es nicht in oder nach der Application brechen oder doch zuviel nachlassen möge: 3) muß es nicht gar zu grob noch gar zu fein seyn, dann dieses ist nicht starck genug, jenes aber ist zu rauh und unbequem: 4) soll kein Saum daran seyn, auch, so viel möglich, keine Nath, um dadurch kein Jucken oder Schmertzen zu verursachen: dennoch können gar lange Binden nicht gantz ohne Nath seyn, weil man verschiedene Stück oder Theil alsdann nothwendig muß zusammen nehen: 5) die Länge und Breite derselben kan überhaupt nicht angezeigt werden; sondern es muß ein *Chirurgus* wegen der Breite den leidenden Theil, wegen der Länge aber beobachten, daß es groß genug seye, um die nothwendige *Touren* oder Umwickelungen damit verrichten zu können: dennoch sollen die vornehmste *Bandagen* alle angezeigt werden, wie lang und breit selbige seyn sollen, damit sich junge *Chirurgi* destobesser darnach richten können.

Wie, und wovon die Binden gemacht werden.

7. In *Applicirung* eines Bands, hat man acht zu geben, daß dasselbe nicht zu starck noch zu lind angezogen werde, sondern mittelmäßig: denn wenn sie zu schlapp, so halten sie nicht wohl, insonderheit bey den Beinbrüchen; wenn sie aber zu fest, verursachen sie Schmertzen und Entzündung, ja wohl gar den Brand. Derohalben, damit man wissen möge, ob ein Band behörlich angelegt sey, soll man nach der Application den Patienten fragen, ob er einige sonderbahre Schmertzen oder Beschwerlichkeit davon spüre: denn wo dieses, ist das Verband zu starck; wo er aber gar keine Beschwerlichkeit spühret, ist solches zu los. Insonderheit aber erkennet man, ob ein Band zu los oder zu starck angeleget sey, wenn des Abends oder des folgenden Tags

Die Manier selbe zu appliciren.

X x x

Tags das äusserste von der Hand oder Fuß ein wenig geschwollen: denn wo die Geschwulst zu groß und zu hart, oder die Adern zu sehr aufgeschwollen, so ist das Band zu fest; wenn aber gar keine Geschwulst da, ist das Band zu schlapp, und derohalben muß dasselbe geändert werden. Wenn man eine Binde mit einem Kopf applicirt, macht man anfänglich allzeit zwo oder drey runde oder *circular-Touren*, damit die Extremität, oder das erste Ende, dadurch befestiget werde: wenn aber eine Binde mit zwey Köpfen gebraucht wird, muß man allzeit die Mitte des Bands zu erst appliciren, und hernach mit beyden Händen die nothwendige Windung machen; das letzte Ende aber muß allzeit doppelt umgebogen werden, ehe man es befestiget, damit es nicht so leicht möge voneinander gehen. In Beinbrüchen und Verrenckungen soll man die Compressen und Binden nie trucken appliciren, sondern allzeit vor der Application in Brandewein, warmen Wein oder Oxycrat eintauchen, damit sie destofester anhangen, und nicht leicht sich verschieben mögen, als auch, um dadurch den Theil zu stärcken, und die Entzündung zu verwehren. Wann ein Patient unter dem Verband starckes Jucken empfindet, vergehet solches gemeiniglich, wenn man entweder das Band auflöset, und den Ort mit Oxycrat bähet, oder wenn das Bandage noch wohl hält, darf man selbiges nur damit anfeuchten.

Was bey der Veränderung zu observiren.
8. Bey der Veränderung oder Aufbindung eines Bands, muß man vorsichtig und behutsam umgehen, damit man nichts verletze: und, wo solches anklebet, welches offt wegen Klübrigkeit des Bluts oder Materie geschiehet, soll man solche mit warmen Wein oder Brandewein befeuchten und losweichen, damit man dem Patienten ohne Noth keine Schmertzen oder Schaden verursache: dann von stärckerem Reissen können Wunden, Beinbrüch oder Adern nach Amputationen leicht wieder aufgerissen werden, wovon gefährliche Verblutung und anderes Ubel entstehen kan. Wenn man ein Verband auflösen will, soll allemahl schon ein frisches parat seyn, damit nicht hernach der Schade lang dörfe offen bleiben, und von der Lufft oder Kält Nachtheil leiden.

Nutzen und Gebrauch der Bandagen.
9. Der Gebrauch und Nutzen der Bandage ist vielerley, gleichwie schon oben gemeldet worden: überhaupt aber sind selbige entweder vor sich selbsten Medicamente, als bey Beinbrüchen, Verrenckungen und Blutstillen; oder sie dienen um andere Medicamenten zu halten. In specie werden auch einige gebraucht gegen die Geschwülste der Füsse, wenn man dieselbe von unten nach oben zu damit wohl einwickelt, und werden austreibende genannt; welche auch offt in Fisteln, um die Materi auszutreiben,

ben/ dienlich sind. Andere dienen/ um krumme Glieder/ sonderlich krumme Häls/ auszudehnen und gerad zu halten/ insonderheit/ wo der Hals verbrennt ist. Endlich sind auch die Bande dienlich/ um gerade Wunden dadurch zusammenzuziehen/ sonderlich auf der Stirn und an dem Bauch/ und werden solche *Unientes* oder vereinigende Binden genennt. Was die übrige Gebräuch der Binden *in specie* betrifft/ wird solches aus baldfolgenden Exempeln zu ersehen seyn: da ich all die vornehmste Bandage/ so deutlich/ als möglich/ beschreiben will/ gleichwie ich selbige in meinen *Collegiis* zu zeigen pflege/ wornach hierauf die übrige leicht können gemacht werden. Dabey aber ist zu wissen/ daß diese Kunst/ die Bandage wohl zu appliciren/ lang nicht so gut aus den Büchern/ als von einem erfahrenen Meister und der Ubung könne gelernet werden/ und dahero erinnert *Galenus*, daß ein junger *Chirurgus*, nachdem er selbige erst hat gesehen vormachen/ sich hernach fleißig exerciren solle/ dieselbe an einem gesunden Menschen zu appliciren oder nachzumachen/ aufdaß er sich dadurch eine Fertigkeit zuwegen bringe: welches auch zum Theil auf einem durch die Kunst gemachten Menschen von Leinwad gar füglich geschehen kan: insonderheit wenn man die Bandagen von den *Amputationibus* lernen will: weil diese auf einem gesunden lebendigen Menschen unmöglich können gezeiget oder gelernet werden. Derohalben wollen wir nun/ um die Bandage jede ins besonder zu beschreiben/ vom Kopff anfangen; von da aber nach dem Hals/ und vom Hals nach der Brust/ Bauch/ Aerm und Füssen fortschreiten.

Das 2 Capitel/
Von den Bandagen am Kopff.

I.

ES haben die Alten eine grosse Menge Bandagen vor allerley Zufäll des Kopffs erdacht/ gleichwie man bey dem *Galeno* und andern alten *Autoribus* sehen kan; aber viele ohne Noth: dahero haben die neuere/ den Lernenden zu Gefallen/ und die Schwerigkeit zu erleichtern/ die Zahl sehr vermindert/ welche dennoch in allen Zufällen des Haupts können *sufficient* oder genug seyn. Die erste wird genannt die dreyeckichte Haupt-Binde/ welche von einem Schnupfftuch

Die erste Haupt-Binde.

tuch oder *Serviette* gemacht wird, die dreyeckicht zusammengelegt, und wie ein Schnupfftuch um den Kopff gebunden wird. Man gebraucht sie in allerley Haupt-Wunden, wie auch um die Augen in allerley Zufällen zu verbinden; und nennen selbige die Frantzosen *le Couvre-chef en triangle*. Es ist dieses Bandage nicht nur leicht zu machen, sondern kan auch fast in allen Verletzungen des Haupts sufficient seyn.

Der Couvre-chef.

2. Die zweyte nennet man *le grand Couvre-chef*, oder die grosse Haupt-Binde, welche man sonderlich nach der Trepanation gebraucht, und in Haupt-Wunden des obersten Theils: Es sind beyde vorhergehende Bandagen schon oben *pag. 26* beschrieben.

Die Frondalis mit 4 Köpffen.

3. Die dritte, die *Frondalis* mit 4 Köpffen, das ist mit 4 Enden: Diese soll einer Pariser Elen lang, und 6 Finger breit seyn, (manche nehmen selbige auch nur eine halbe Elen lang) und wird gebraucht in Haupt-Wunden bey heissem Wetter, um das übrige Verband zu halten, wenn die vorige mögten zu warm und zu beschwerlich seyn. Man spaltet die beyde Ende, daß etwa nur in der Mitte zwo Hand breit gantz bleibt, wie *Tab. II fig. d* ausweiset: applicirt den gantzen Theil, z. Ex. wo die Wunde oben auf dem Kopff, gerad über die Compreß: die 2 hinterste Köpff ziehet man unter das Kien, und vom Kien wieder hinten auf den Kopff, allwo man selbige zusammenknüpfft; die zwey fördere Köpff aber ziehet man nach der Ancke: und nachdem man selbe gewechselt, über die Ohren nach der Stirn, allwo man selbe zusammenknüpfft. Zu mercken ist hier, daß wir in folgenden, wenn wir Elen nennen, allezeit Pariser Elen verstehen werden, damit der Unterschied der Elen an verschiedenen Orten keinen Irrthum oder Confusion machen möge.

Uniens oder die vereinigende.

4. Die vierte, *Uniens, incarnans,* oder die vereinigende Binde genannt, soll zwo Elen lang und zwey Daumen breit seyn, wird auf zwey gleiche Rollen oder Köpff gewickelt, und soll in der Mitt ein länglichtes Loch von 3 oder 4 Finger breit haben, wie *Tab. II fig. f* anzeiget. Man gebraucht diese Binde vornehmlich in länglichten Wunden der Stirn, wie auch sonst in andern länglichten Wunden: und nachdem selbige mit Medicamenten, Hefft-Pflastern, und auf beyder Seite mit einer schmalen Compreß versehen, leget man das Loch der Binde bey der Wunde an, fähret mit einer Roll um den Kopff herum, bis wieder zum Loch, allwo man diese Roll durch das Loch durchstecket, und hernach

nach die beyde Rollen wohl anziehet, auf daß dadurch die Lippen der Wunde wohl zusammen gehalten werden. Alsdann fähret man mit beyden Rollen um den Kopff, verwechselt die rechte mit der lincken, fähret wieder nach der Stirn, und wechselt abermahl die Rollen, und auf diese Weis fähret man fort, bis die Binde sich endet: da man die Ende, vorher was umgebogen, entweder mit Stecknadeln fest macht; (als welches bey allen dergleichen Bandagen in acht zu nehmen) oder mit einer Nadel und Faden zusammennähet.

5. Zur Aderlaß auf der Stirn soll die Binde drey Elen lang, 2 Finger breit, und auf eine Roll gewickelt seyn; und wird selbige auf zweyerley Weis appliciret, davon die eine Art *Discrimen*, die andere *Scapha* genannt wird. In der ersten lässet man den Anfang der Binde eines guten Schuhes lang von der Stirn abhangen, hält hernach die Binde mit dem Daumen der lincken Hand auf die Compreß, fährt mit der Roll rings herum um den Kopff, und wo dieses geschehen, schlägt man das herabhangende Stück über die Stirn und *Sutura sagittalis*, bis zurück nach der Ancken, und fährt hernach mit der Roll über die erste *Tour* allzeit circulweis um den Kopff, bis sich die Binde endet: da man dann selbige mit einer Nadel oder Faden fest machet. Die andere, *Scapha*, oder das Schifflein genannt, ist von den ersten unterschieden, daß die Windung nicht circulweis gehen, sondern so gebogen, daß oben auf dem Kopff ein Platz bleibe, welcher hinten und fornen spitzig zusammengehe, gleichwie ein Schifflein, als woher es den Namen bekommen: und wird das im Anfang abhangende End nicht gerad über den Kopff, sondern Seitwerts zurück geschlagen; welches sich aber gar schwer beschreiben läßt.

Zur Aderlaß auf der Stirn.

6. Die *Nodosa, Stellaris*, oder auch *Solaris*, (Frantzösisch *Le Solaire*) wird nach Eröffnung der Puls-Adern an den Schläffen gebraucht, und soll 5 Elen lang, und 2 Finger breit seyn. Es wird selbige auf 2 Rollen gewickelt, und nachdem drey kleine Compressen auf die Wunde geleget, appliciret man das Mittel der Binde auf den unverwundeten Schlaff, fähret mit einer Roll über die Stirn, mit der andern um die Ancke, bis auf den verwundeten Schlaff: alsdann umschlingt man die zwo Rollen, daß eine unter das Kien absteige, die andere über den Kopff aufsteige, so, daß selbe wieder an dem andern Schlaff zusammenkommen; allwo man selbige wieder umschlinget, und eine abermahl über die Stirn, die andere aber hinten über den Kopff wie

Verband nach der Arteriotomie.

wiederum auf die Compressen leitet, auf welchen man nochmahls eine Umschlingung machet, um dadurch die Oeffnung der Arterie wohl zu comprimiren: und auf solche Manier fähret man fort, bis die Binde ein Ende hat.

Verband zum Wasser-Kopff.

7. Die Capeline am Kopf, lateinisch *Capitalis reflexa*, wird gebraucht im Wasser-Kopf; soll lang seyn 6 Elen, zwey gute Finger breit, und auf zwey Rollen gewickelt. Man fängt an das Mittel derselben hinten am Kopf zu appliciren, und macht eine oder zwey Circul-Windungen um den Kopf: hernach schlägt man eine Roll von der Ancke über die *Sutura Sagittalis* auf die Stirn, mit der andern aber fähret man im Circul fort, und faßt die andere Roll mit ein. Alsdann schlägt man diese Roll wiederum zurück, und läßt die andere immer im Circul fortgehen: und diese schiefe Uberschlagung geschiehet so offt und so lang, bis endlich der gantze Kopf wohl bedecket und fest zusammen gezogen ist.

Verband zu einem Aug.

8. Wenn ein Aug zu verbinden, hat man ein Verband, *Oculus simplex* genannt, welches zwey oder zwey und eine halbe Elen lang, und zwey oder drey Finger breit seyn soll: Es dienet dasselbe, um Medicamenten, welche man auf das Aug appliciret, zu halten, in allerley Kranckheiten und Operationen der Augen und Augenlieder. Man wickelt selbige auf einen Kopf: und nachdem man das Aug mit behörigen Medicamenten und Compressen versehen, fängt man an, die Binde hinden in der Ancke zu appliciren, von dannen nach dem Aug, hernach schief oder schlems über die Stirn, und wiederum nach der Ancke, rings um den Kopf herum, zu fahren: und auf solche Manier fähret man drey oder viermal herum; endlich aber um die Schläf und Stirn, so lang die Binde dauret.

Zu beyden Augl.

9. *Oculus duplex*, das ist, die Binde um beyde Augen zu verbinden. Es soll selbige drey Elen lang seyn, und zwey oder drey Finger breit. Man gebraucht solche in allen solchen Augen-Zuständen, wo man beyde Augen verbinden muß: und wird selbige auf zweyerley Weise applicirt; entweder nur auf eine oder auf zwo Rollen aufgewickelt. Wenn man selbige auf eine Roll aufgewickelt gebrauchen will, fängt man an, solche eben, wie vorhergehende, in der Ancke zu appliciren, und fähret von dannen über das Ohr und eine Aug schief über die Stirn wie-

wiederum nach der Ancke. Alsdann steiget man von der Ancke nach der Stirn auswerts, und von der Stirn wiederum abwerts über das andere Aug, so, daß diese andere *Tour* die vorige Creutz-weise bey der Nase übersteige, und also das andere Aug bedecken könne: hernach fähret man von dem andern Aug wiederum nach der Ancke, und von dar vorwerts über das erste Aug, der ersten Windung nach, wiederum nach der Ancken, von dar aber, nach der andern Windung, über das andere Aug: und so verfähret man zum drittenmahl, daß jedes Aug dreymahl überbunden sey. Was alsdann von der Binde noch übrig, ziehet man, um die vorige Umwindungen besser zu befestigen, Circuls-weis um den Kopf. Wenn man aber die Binde, auf zwey Knoten aufgerollt, gebrauchen will, so appliciret man das Mittel derselben gleichfalls an der Ancke, fähret mit beyden Knoten nach den Augen zu, und alsdann mit einem über das rechte, mit dem andern über das lincke Aug, so, daß selbige auf der Stirn Creutz-weise übereinandergehen: alsdann wechselt man die Knoten, und fähret mit dem rechten über die lincke Seite des Kopfs, mit dem lincken aber über die rechte nach dem hindersten Theil, allwo man dieselbe wiederum wechselt, oder Creutz-weise übereinandergehen läßt, und von dar, gleichwie vorher, wiederum über die Augen: welches man zum drittenmahl wiederholet, und was alsdann noch übrig ist, bindet man, um das vorige zu befestigen, um den Kopf, bis die Binde ein Ende hat. Man kan an statt dieser Bandagen in allen Augen-Zufällen sich auch nur eines dreyeckigt-gefaltenen Schnupff-tuchs bedienen.

10. Zu der Nase gebrauchet man eine *Frondalis* mit vier Köpfen, welche eine Elen lang seyn soll, und zwey Finger breit. Man spaltet selbige an beyden Enden, so, daß nur in der Mitte zwey Finger breit gantz bleibet, welches Mittel dennoch noch in der Mitte ein Loch haben kan, damit die Spitze der Nase, besserer Haltung wegen, könne durch gehen. Es dienet diese Binde, um in Entzündung, Wunden und Brüchen der Nase, ingleichem nach der Ausziehung eines Nasen-Gewächses, die *Medicamenta* und andere Nothwendigkeiten auf und in derselben zu halten: und wenn man diese Binde applicieren will, aptiret man das Mittel der Binde just auf die Nase, steiget mit den zwey obersten Enden abwerts nach der Ancke auf beyden Seiten des Kopfs, läßt selbige in der Ancke Creutz-weise übereinander gehen, und wieder vorwerts auf die Stirn lauffen, allwo man selbe zusammen knüpffet; die unterste Ende aber ziehet man von der Nase auswerts gegen den hindersten Theil des Kopfs, creutzet selbige

Bandage zu der Nase.

selbige daselbst, fähret wieder nach der Stirn, und knüpfet selbe bey den ersten gleichfalls zusammen. Einige machen diese Binde nur ein halbe Elen lang, da sie dann nur hinten zusammen gebunden, oder an die Haube oder Mütze mit Stecknadeln angehefftet werden. Eine General-Regel bey diesen Frondal-Bandagen ist, daß man allemahl die oberste Ende zu erst appliciret und befestiget, mit den untersten Enden aber auswerts und creutzweis über die oberste fähret.

Bandage zum Bruch und Verrenckung des Kienbackens. 11. Nachdem die Fractur des untern Kienbackens, gleichwie pag. 158 gelehret worden, eingerichtet, appliciret man über den Bruch ein Bruch-Pflaster, und darüber eine Schiene von Pappendeckel, mit achtfacher Leinwand ausgefüdert, in der Figur des Kienbackens, wie *Tab. VI fig.* 10 angedeutet, (welche man vorher in warmen Brandewein eintauchet) und alsdann appliciret man das Verband, welches die Halfter oder *Capistrum simplex* genennet wird. Es soll selbige drey Elen lang und zwey Finger breit seyn, und fängt man selbige hinten am Kopf an, macht mit selbiger um den Kopf einen Circul, um den Anfang zu befestigen; alsdann fähret man weiter bis gegen den Schlaf der verletzten Seite, hefftet daselbsten das Band mit einer Stecknadel fest, und fähret unter dem Kien herum über den gesunden Schlaf, über den Kopf, und wiederum nach der verletzten Seit; und dieses wiederholet man dreymahl. Nachdiesem fähret man von neuem nach dem hindersten Theil des Kopfs, von da vorwerts über das Kien, und wiederum zuruck nach der Ancke: was alsdann noch übrig ist, windet man Circuls-weise um die Stirn. Damit aber diese Binde fester halten möge, soll man hernach bey den Schläffen auf beyden Seiten, wo die Binde Creutz-weise übereinander gehet, das gantze Verband entweder mit Stecknadeln fest stecken, oder gar zusammen nähen: und eben dieser Verband dienet auch in Verrenckung des Kienbackens.

Zur Fractur desselben auf beyden Seiten. 12. Wenn aber der Kienbacken auf beyden Seiten gebrochen, appliciret man ein Bandage, welches *Capistrum duplex* oder die doppelte Halfter genannt wird: das 6 Elen lang und zwey Finger breit seyn soll. Nachdem man diese Fractur, so gut möglich, eingerichtet, appliciret man eine Schiene von Pappendeckel, welche die Figur eines Kienbackens, und in der Mitte ein Loch haben, (damit selbige sich besser an das Kien schicke) auch innwendig mit dickem Leinwad gefüdert seyn soll, wie *fig.* 12 *Tab. VI* ausweiset. Diese läßt man von jemand halten, und alsdann nimmt man die Binde, welche auf zwey Rollen muß gewickelt

ckelt seyn/ applicirt selbige unter dem Kien/ fähret an beyden Schläfen hinauf/ wechselt die zwey Rollen oben auf dem Kopf/ steiget wiederum hinunter unter das Kien/ und von da wiederum auf den Kopf/ und wiederholet diese *Tour* zum drittenmahl: fähret endlich mit beyden Rollen um die Ancke/ und von da wieder vorwerts über das Kien/ und von dem Kien wiederum nach der Ancke/ damit die Schiene wohl möge bedecket und angehalten werden. Endlich fähret man von der Ancke über die Stirn/ und von da immer Circuls-weise um den Kopf/ so lang die Binde währet. Es kan die vorige Bandage auch hier dienen/ wann man selbige lieber gebrauchen wolte.

13. Einige bedienen sich/ an statt der Halftern/ einer Binde mit 4 Köpfen/ welche eine Elen lang/ 4 oder 6 Finger breit/ und in der Mitte ein Loch haben soll/ wie solche *Tab. VI fig. 11* abgebildet ist/ welche man/ nachdem der Kienbacken eingerichtet/ und vorbemeldte Schienen übergelegt/ mit der Mitte *a* auf das Kien applicirt: hernach/ gleichwie bey der *Frondalis* der Nase gesagt worden/ ziehet man die zwey obersten Ende nach der Ancke/ und von da wieder nach der Stirn/ allwo man selbige zusammenknüpft/ oder an eine Mütze anhefftet; die zwey unterste Ende aber führet man aufwerts auf den Kopf/ und knüpfet selbige entweder daselbst/ oder/ wenn sie lang genug/ unter dem Kien zusammen/ und kan diese Binde eben die Dienste thun/ als die zwo vorige. *Binde mit vier Köpfen/ hier dienlich.*

14. Nachdem die Operation von der Hasenscharte verrichtet/ die Nadeln durchgestochen/ die Fäden umgewickelt/ und die Hefft-Pflaster applicirt/ gebraucht man eine *Frondalis* mit vier Köpffen/ gleichwie §. 11. von der Bandage zur Nase ist gesagt worden/ applicirt dieselbe auf die Lippe/ fähret mit denen Zwey obersten Enden nach der Ancke/ und von da aufwärts nach dem Kopf/ allwo man selbige an die Haube fest macht; die zwey unterste Ende aber windet man hinten um den Kopf/ fährt mit selbigen wieder vorwerts/ und befestiget solche/ wo sie aufhören. Einige gebrauchen eine vereinigende Binde: welche gemacht wird von einem Stuck Leinwad eines Fingers breit und einer Elen lang/ in welches man in der Mitte ein Loch nach der Länge schneidet zwey Finger-breit lang/ und dasselbe applicirt man so/ wie von der vereinigenden Binde bey der Stirn gesagt worden *pag.* 716. *Bandage zur Haasenschart.*

Yy yy 15. Wenn

Bandage oder Larve, wenn das Angesicht verbrannt.

15. Wenn das gantze Gesicht von Pulver oder sonsten durch was anders verbrennet, pfleget man eine Larve von Leinwad zu machen, bey den Augen, Nase und Mund Löcher hinein zu schneiden, das Gesicht wohl zu fomentiren oder zu beschmieren, gleichwie in dem Capitel von dem Verbrennen gesagt worden, und hernach die Larve angefeucht oder bestrichen überzulegen: an welcher aber 6 Bändlein seyn sollen, um selbige am Hinter-Theil des Kopffs fest zu binden, gleichwie die *fig. 8 Tab. XXII* ausweiset.

Das 3 Capitel,
Von den Bandagen zum Hals.

I.

Wenn der Hals verbrannt.

Die zertheilende, *Dividens* genannt, soll 5 bis 6 Elen lang, und 2 Finger breit seyn, und dienet hauptsächlich in Verbrennungen des Halses, um denselben, weilen er sonsten durch Zusammenschrumpffung der Haut gern krumm wächset, gerad zu halten. Man wickelt diese Binde auf 2 Knoten, und appliciret das Mittel auf die Stirn, macht 2 Circular-*Touren* um den Kopff, steiget hernach mit einem Knoten unter der rechten, mit dem andern unter der lincken Achsel herum, hefftet oben an dem Kopff die Binde zusammen, daß sie nicht rutschen möge, steiget alsdann mit beyden Knoten wiederum nach der Ancke, kreutzet selbige daselbst, und fähret wiederum nach der Stirn: von da wiederum nach der Ancke, und unter den Achseln durch, wie vorher, ziehet den Kopff allemal wol zurück, hernach wiederum nach der Ancke und Stirn, und endiget endlich mit Circularen um den Kopff: und dieses Verband muß so lang getragen werden, bis man nicht mehr zu befürchten, daß der Hals krumm werde.

Andere Ubel am Hals zu verbinden.

2. Um *Medicamenta* in allerley Zufällen, Operationen und Aderlassen des Halses auf dem Hals zu halten, bedienet man sich einer Bandage, welche *Continens Colli*, oder die haltende Binde genannt wird, worzu man zwo Binden nöthig hat, von welchen die eine eine Elen lang, und einen Daumen oder zwey Finger breit seyn kan; die andere aber soll anderthalb Elen lang, und 3 Finger breit seyn. Wenn man also einen Schaden am Hals mit Medicamenten versehen, leget man

man die kurtze Binde mit der Mitte zwerch über den Kopff, und läßt beyde Ende bey den Schultern herunterhangen: alsdann wickelt man die lange Binde, so lang sie währet, ringsherum um den Hals, um die applicirte *Medicamenta* und Compressen zu halten, so, daß die erste Binde auf beyden Seiten mit eingewickelt werde, dabey man aber den Hals nicht gar zu fest muß zuziehen, damit das Athemholen nicht verhindert werde: und nachdem das Ende der Circular-Binde mit einer Nadel fest gemacht, nimmt man von der ersten Binde die herabhangende Ende, schlägt selbige aufwerts auf den Kopff, und befestigt sie daselbst mit einer Nadel. Es dienet solche die Circular-Binde zu halten, daß sie nicht leicht abwerts rutsche.

3. Wenn die Operation bey der *Bronchotomie* verrichtet, und das Röhrlein in die Lufft-Röhre eingesteckt, leget man ein durchlöchertes Pflaster, und hernach eine durchlöcherte Compreß darüber, und bindet selbige fest mit einer durchlöcherten Binde, welche man darauf läßt, bis es mit dem Patienten wieder besser wird. Nachdem die Zufäll vorbey, das Röhrlein wieder ausgenommen, und die Wunde versehen, verbindet man selbige mit einer vereinigenden Binde, *Tab. II fig. f*, gleichwie andere länglichte Wunden, welche Binde zwey Finger breit und ohngefehr eine Eln lang seyn soll.

Wie die Eröffnung der Lufft-Röhr zu verbinden.

Von den Bandagen der Brust.
Das 4 Capitel,
Bandage zur Fractur des Schlüsselbeins.

I.

In dieser Fractur brauchet man eine Binde, welche *Capitalis reflexa*, von den Frantzosen *Capeline* genannt wird, welche 6 Elen lang, und 3 oder 4 Finger breit, auf 2 Rollen aufgewickelt seyn soll. Es dienet diese sonderlich, wenn dieses Bein nahe bey dem Brustbein oder um die Mitte gebrochen ist. Nach der Einrichtung verbindet man entweder, wie oben *pag. 160* ist gelehrt worden; oder man leget in jede Hohligkeit unter und über der *Clavicula* eine schmale Compreß,

Im Bruch bey dem Brust-Bein.

preß, und über jede Compreß ein schmales Stück Pappendeckel, nach der Länge der *Clavicula*, nemlich eins unten, und das andere oben, damit sie die Hohligkeiten ausfüllen, und verhindern, daß das Bein weder über sich noch abwerts weichen könne. Hernach leget man über vorige Pappendeckel, nach der Länge, gerad über die Fractur, ein anderes kleines Stück Pappendeckel, über dieses eine viereckichte Compreß, und ein groß Stück Pappdeckel, von der Figur, wie *Tab. VI fig. 14* abgezeichnet. Wenn dieses geschehen, läßt man solches von einem Beystehenden halten, nimmt die Binde, und appliciret solche mit der Mitten oben auf die Schulter, steiget mit dem vördersten Knoten abwerts gegen die Brust, mit dem hintersten schief über den Rucken, unter der guten Achsel herum, vorwerts über den vördersten Knoten, und unter der krancken Achsel wiederum nach dem Rucken. Wann solches geschehen, wird der vörderste Knoten zurückgeschlagen, über das Verband und Schulter nach dem Rucken, allwo selbiger von dem hintersten Knoten muß umschlungen werden: alsdann schlägt man ihn wiederum zurück über die Schulter nach der Brust, fähret mit dem hintersten Knoten immer circuls-weise unter den Achseln um den Leib herum, und schlägt so offt den vördersten Knoten zurück, so offt sie einander begegnen, bis die Compressen und Pappendeckel wol bedeckt sind, und die Binde ein Ende hat. Dieweil aber die *Clavicula* aus ihrer Lage wiederum herausfällt, wenn man solches nicht auf sonderbahre Manier verhindert: so nimmt man derohalben nach diesem noch eine andere Binde von 4 Elen lang, 3 Finger breit, und auf einen Kopff gewickelt, fängt an solche mit einer Circular um die gute Achsel zu wickeln, fähret von da schlems über den Rucken durch die krancke Achsel durch, und steigt von vornen über die krancke Achsel wieder zurück über den Rucken die gesunde Achsel durch: und von da fähret man, den vorigen *Touren* nach, immer fort beyde Achseln zu umwickeln, in Form einer umliegenden Ziefer 8 (∞) um dadurch die Achsel wohl rückwerts zu halten, als wodurch das Wiederauseinandergehen der *Clavicula* verhindert wird. Alle 3 oder 4 Tag, wenn die Binde nachgelassen, kan man solche frisch appliciren, und den Arm beständig in einer Schärpe tragen lassen. An statt dieser zweyten Binde kan man sich auch des Instruments *Tab VI fig. 15* bedienen, wie schon *pag. 161* beschrieben worden.

Im Bruch bey der Schulter. 2. Wenn aber das Schlüsselbein nahe bey der Schulter gebrochen, gebraucht man eine Bandage, welche *Spica simplex* oder *Geranium* genannt wird, 5 Elen lang, 3 oder 4 Finger breit, und auf eine

Das 4 Cap. Von den Bandagen der Brust.

eine Roll gewickelt. Wenn die Einrichtung geschehen, fängt man an, selbige unter der gesunden Achsel zu appliciren, läßt das Ende von jemand halten, und steigt vornen schief oder schlems über die Brust, über die gebrochene *Clavicula*, hernach über das Schulterblat, und kommt alsobald unter dieser Achsel wiederum hervor; steigt hernach wieder aufwerts, über die gebrochene *Clavicula*, nach dem Rucken, über welchen man schief absteiget, und wieder unter der gesunden Achsel durchgehet, wo man angefangen. Dieser *Touren* macht man drey, gibt dabey sonderlich acht, daß der Ort der gebrochenen *Clavicula* hierdurch wohl bedecket und befestiget werde. Endlich macht man noch etliche *Circulair-Touren* um das Gelenck der Achsel bey der gebrochenen *Clavicula*, und befestiget das Ende mit *circulairen* am obersten Theil des Arms. Andere fangen diese Bandage zwar auch unter der gesunden Achsel an, fahren aber von da schief aufwerts über den Rücken und über das gebrochene Schlüsselbein vorwerts, schlagen die Binde unter der leidenden Achsel durch, fahren hinten um, und kommen wieder über dem Schlüsselbein hervor: steigen alsdann schief abwerts über die Brust, und unter der gesunden Achsel durch, um das Ende der Binde zu bevestigen, continuiren diese *Touren*, so lang die Binde währet, und enden selbige gleichfalls oben am Arm.

3. Nachdem die Verrenckung, wie *pag.* 207 gelehret, eingerichtet, soll man über die Verrenckung hernach eine Compreß mit warmen Brandwein legen, und, wo die Verrenckung bey dem *Sterno* gewesen, die Bandage, *Capitalis reflexa* genannt, wie bey der *Fractur*, appliciren; dabey aber, wenn die Verrenckung einwerts gewesen, die zweyte Binde, §. 1 beschrieben, appliciren, um dadurch das Schlüsselbein auswerts, und die Schultern zurück zu ziehen. Wenn die Verrenckung aber auswerts gewesen, legt man auf das Gelenck dicke Bäusch, um das Schlüsselbein einwerts zu halten. Wäre selbige aber bey dem Schulterblat gewesen, soll die *Spica simplex*, gleichfalls bey der *Fractur* beschrieben, angelegt werden; ja wo die Verrenckung an beyden Beinen zugleich wäre, ist die *Spica duplex* zu gebrauchen, welche gleich bey der Verrenckung des Schulterbeins soll beschrieben werden. Allzeit aber muß nach diesen Verrenckungen der Arm in einer Binde oder *Escarpe* getragen werden.

Bandage für Verrenckung des Schlüsselbeins.

Von der Verrenckung des Schulterbeins mit dem Schulterblat.

Verrenckung der Schulter.

4. Es wird diese Verrenckung, nachdem sie, wie pag. 209 gelehret, wieder eingerichtet, mit der *Spica simplex* verbunden, welche bey der Fractur des Schlüsselbeins ist beschrieben worden; da man aber vorher, um die Wiederausfallung desselben zu verhüten, entweder einen Ball oder zusammengerollte Binde unter die Achsel leget: hernach nimmt man eine Compreß, ungefehr Schuhs lang und Hand breit, an beyden Enden bis gegen die Mitte in vier Aest gespalten, tauchet selbige in warmen Wein, Brandewein oder Oxycrat, druckt sie wieder aus, und appliciret das Mittel derselben unter den Ballen; die vier Ende aber oben herum um das Gelenck, damit der Ball oder zusammen gerollte Binde nicht fallen möge, und alsdann appliciret man obenbemeldte *Spica simplex*. Man leget auch eine Compreß unter die gute Achsel, damit selbe durch das Band nicht Wund werde. Wenn das Schulter= oder Ober=Armbein (*Os humeri*) nahe bey dem Hals gebrochen, und wieder eingerichtet, kan man sich am besten auch dieser *Spica* bedienen, und gehen andere Manieren hier nicht wohl an.

Wenn beyde Schultern verrenckt.

5. Wenn beyde Schulterbeine verrenckt wären, soll man, nachdem selbige wieder eingerichtet, eine lange Binde haben, von sieben bis acht Elen, drey oder vier Finger breit, und auf zwey Rollen aufgewickelt: diese, nachdem man jede Achsel mit einem Ball und Compreß, wie vorher gesagt, versehen, applicirt man das Mittel der Binde unter einer von beyden Achseln, unter welcher man will, steiget mit beyden Rollen aufwerts über die Achsel, kreutzet selbige, und fähret dann mit der, die hinten gewesen, vorn über die Brust, mit der vördersten aber hinten über den Rücken unter die andere Achsel, unter welcher sie beyeinander vorbeygehen, und die hinderste hernach von vornen, und die vörderste von hinten auf die Achsel steiget, da man sie wiederum wechselt, und die hinderste wiederum über die Brust, die vörderste aber über den Rücken, wieder unter die erste Achsel lauffen läßt: da man sie abermal kreutzet, und, wie das erstemal, zum andernmal auf die Schulter steiget: und diese *Touren* wiederholet man auf jeder Seite dreymal. Wenn noch was übrig von der Binde, läßt man solches entweder um den Leib gehen, oder um das Gelenck der Schulter, so lang es währet,

gleichwie

Das 4 Cap. Von den Bandagen der Brust.

gleichwie bey der *Spica simplex*: und diese Bandage wird die *Spica duplex* genannt, welche gleichfalls dienet in Verrenckung oder Fractur der beyden Schüsselbeinen bey der Schulter: oder wo man sonsten nöthig hat beyde Schultern zugleich zu verbinden.

6. Nachdem diese Fractur, so gut möglich, eingerichtet, applicirt man Compressen und Pappdeckel, wie oben *pag.* 162 gelehrt. Hernach brauchet man eine Binde 4 Elen lang, und 3 oder 4 Finger breit, auf eine Roll gewickelt: diese fänget man an unter der gesunden Achsel, fahret damit zwerch über den Rucken unter der gebrochnen Achsel durch, und hernach von vornen ruckwerts über das Schulterblat, um die Compressen zu bedecken: alsdann abermal unter die gesunde Achsel, um welche man die Binde herumschlinget, gleichwie auf der andern Seite; fähret hierauf schlems über den Rucken wieder unter der gebrochenen Achsel herum, gleichwie das erstemal: dergleichen *Touren* um beyde Achseln, in Figur einer liegenden Ziffer 8, machet man so viel, bis die gebrochene Schulter wohl bedecket ist, und die Binde ein Ende hat. Dieweilen aber durch diese *Touren* beyde Schulterblätter bedecket werden, kan selbige auch dienen, wenn beyde Schulterblätter zugleich gebrochen wären. Man nennt diese Bandage *Stellata*, Frantzösisch *Etoilé*, weil selbiges auf dem Rucken einigermassen einen Stern präsentirt.

Bandage zum Bruch des Schulterblats

7. In allerley Zufällen und Operationen, welche an den Brüsten vorkommen, kan man sich einer Binde bedienen, welche die Gestalt hat wie ein lateinisches T: von welchem der Zwerch-Theil so lang seyn soll, daß man ihn um den Leib herum führen, und hinden auf dem Rucken zusammen binden kan; der andere Theil aber muß länger seyn, so, daß man ihn über die leidende Brust und Achsel bis auf den Rucken ziehen, und daselbst an den andern Theil der Binde fest binden könne: und muß dieser lange Theil fast gantz gespalten seyn. Wenn man also in einem übelen Zustand der Brust, als Entzündung, Krebs *tc.* den Schaden mit Carpie, Pflaster und Compressen behörlich versehen, bindet man den überzwerchen Theil gleich unter den Brüsten um den Leib, so, daß der abhangende Theil gerad unter die leidende Brust komme: hernach ziehet man den abhangenden Theil über die schadhaffte Brust und Achsel derselben Seit, pflegt aber vorher selbigen besserer Haltung wegen, auf der Brust übereinander zu kreutzen, und knüpffet das Ende an dem hintersten Theil der Binde wohl fest. Man nennt diese Bandage *Fascia Heliodori;* die folgende aber ist dienlicher und gebräuchlicher.

Vor die Brüste der Weiber.

8. In

Bandage in andern Brust-Zufällen, Serviett und Scapulier genannt.

8. In sonsten allerley Zufällen der Brust und des Rückens, als z. Ex. in Brust-Wunden, Brust-Geschwüren oder Brust-Fisteln, *Paracentesis* der Brust, in Brüchen der Rippen, des Brustbeins, des Ruckgrats, in Verrenckung der Rippen, und dergleichen, gebrauchet man zur Bandage, das sogenannte Scapulier mit der *Serviette*, zu welchem man zweyerley vonnöthen hat: 1) ein Tuch wie eine Handquel oder lange *Serviette*, welche in Erwachsenen ein und eine halbe Elen lang seyn soll, damit man den gantzen Leib wohl mit könne umwickeln; und so breit, daß wann es vier-bis sechsmal zusammengefalten, dennoch noch zwey gute Hand breit sey. Dieses, nachdem man die Wunde, Geschwür, Luxation oder Fractur auf behörige weise versehen, wickelt man fest um die Brust, damit die applicirte *Medicamenta* und Compressen nicht abfallen: und wenn diese Binde wohl umgewickelt, befestiget man das letzte Ende entweder mit Stecknadeln, oder wo es fester halten soll, nähet man es mit einem Faden zusammen. Damit aber dieses nicht möge herabsincken, appliciret man 2) ein *Scapulier*, welches ein Stück Leinwad seyn soll, von drey-Viertel-Elen lang, und 4 bis 6 Finger breit. Dieses soll in der Mitte, der Länge nach, ein Loch haben, so groß, daß der Kopff des Patienten könne durchgehen: welches man hierauf dem Patienten so appliciret, daß der Kopff desselben durch dieses Loch gesteckt werde, und ein End vornen über die Brust, das andere hinten über den Rück herunterhange: alsdann macht man diese Ende entweder mit Stecknadeln, oder mit einem Faden, fest. Siehe *Tab*. III *fig*. 1 B C.

Vor die Fractur des Brustbeins.

9. Wann das *Sternum* wiederum eingerichtet, kan man ein Bruch-Pflaster, oder Compreß mit *Spiritus vini* angefeuchtet, mit einem länglichten Pappendeckel darüberlegen, und hernach mit der *Serviette* und *Scapulier* verbinden. Einige bedienen sich auch, an statt dieser, einer besondern Bandage, welche man *Quadriga* oder *Cataphracta* nennt: es gehöret hierzu eine Binde von 6 Elen lang, und 3 oder 4 Finger breit, auf 2 Rollen gewickelt. Man appliciret diese Binde unter eine Achsel, steigt mit beyden Rollen auf die Achsel, macht daselbst ein Creutz, fähret mit einer Roll schief über die Brust, mit der andern über dem Rucken nach der andern Achsel, da man eben verfähret, wie auf der ersten. Von da kehret man wiederum unter die erste Achsel, allwo die Knoten abermal verwechselt werden: aber man steigt nicht über die Achsel; sondern nur nach der andern Seite der Brust unter die andere Achsel, fähret mit einer Roll vorwerts, mit der andern aber rückwerts,

werts / und läßt daselbsten die Rollen sich wiederum kreutzen: Mit solchen *Touren* steigt man allgemach nach und nach abwerts / bis die Brust / und sonderlich der verletzte Theil / wohl eingewickelt und zusammengezogen ist.

10. In allen diesen Zufällen der Rippen / bedient man sich eben der Bandage / welche bey der *Fractur* des Brustbeins ist beschrieben worden. Dann nachdem die Einrichtung wieder geschehen / *appliciret* man auf den verletzten Ort eine *Compreß* mit warmen *Spiritus vini* angefeuchtet / und verbindet hernach / entweder mit der *Serviette* und *Scapulir*, oder mit der *Quadriga*, gleichwie bey der *Fractur* des Brustbeins gesagt worden. *Fractur und Verrenckung der Rippen.*

11. Nachdem die *Fractur* oder Verrenckung des Rückgrads wieder eingerichtet / und mit Compressen und Pappdeckel versehen / verbindet man mit der *Serviette* und *Scapulir*. *Von der Fractur und Verrenckung des Rückgrads.*

Das 5 Capitel /
Von den Bandagen zum Bauch.

I.

In allen Zufällen des Bauchs und Operationen / welche man an selbigem verrichtet / als Wunden / Bauch-Nath / *Paracentesis* in der Wassersucht /und dergleichen / bedienet man sich meistentheils der *Serviette* mit dem *Scapulir* / gleichwie selbige *pag.* 728 beschrieben worden / welche aber hier was länger seyn muß / als bey der Brust. *In allerley Zufäll des Bauchs.*

2. In Bauchwunden / welche nach der Länge gehen / und nicht gar zu groß sind / kan man offt die Bauchnath enträhten / wenn man die Wunde mit einer Binde / *Uniens* genannt / wohl verbindet. Es soll selbige ungefehr 4 Elen lang und 4 Finger breit seyn / auf 2 Rollen gewickelt / und in der Mitte ein Loch 4 quer Finger breit nach der Länge haben / *Tab. VI fig. 4* / und wird selbige / gleichwie *pag.* 716 bey der *Uniens* der Stirn gesagt worden / hier um den Leib *appliciret*. *In länglichten Bauchwunden.*

3. In allerley Zufällen des Hintern und bey dem Hintern / als in der *Fistula ani*, in dem Bruch des *Ossis sacri*, und Verrenckung *Von der Bandage T.*

des

des *Ossis coccygis*, in Zufällen der Güldnen-Ader, im Steinschneiden, und andern Verwundungen im *Perinæo*, bedienet man sich der Binde T, *Tab. II fig. b*: oder *Tab. XVII fig.* 16: und nachdem vorher der Schaden mit behörigen Medicamenten und Compressen versehen, appliciret man den obersten Theil um den Leib; der unterste aber geht hinten über das *Os sacrum* durch die Beine durch, und wird vorn am obersten Theil der Binde fest gebunden, als weswegen das abhangende Ende pfleget gespalten zu seyn. Man bedienet sich auch dieser Binde in Geschwülsten des *Scroti*, in Entzündung der *Testiculorum*, in allerley Brüchen und Operationen, welche am *Scroto* geschehen, als Wasser-Bruch, Fleisch-Bruch ꝛc. ingleichem in allerley Beulen in den Weichen: in welchen Zufällen aber die Binde umzuwenden, so, daß der obere Theil um den Bauch gebunden und hinten zugeknüpfft werde; der untere aber vornen über die *Medicamenta* und Compressen herunterhänge, welcher ruckwerts muß durch die Beine gehen, und hinten bey dem obersten Theil fest gebunden werden. Man macht, wenn man will, diese Binde auch an ein *Scapulaire* fest, damit selbige besser halten, und nicht abrutschen möge.

Bandage zu den Weichen, Inguinalis genannt.

4. Es wird dieses *Bandage Inguinalis* oder *Spica inguinalis* genennt, und dienet hauptsächlich zum Verband nach der Operation eines incarcerirten Darmbruchs; ingleichem auch in Verrenckung des Schenckelbeins und Fractur des Hüfftbeins (*Os ileum*). Es wird hierzu erfordert eine Binde von 3 oder 4 Elen lang, 2 oder 3 Finger breit, und auf eine Rolle gewickelt. Man appliciret den Anfang an der gesunden Seite gleich über dem Hüfftbein, und fähret von da zwerch vornen über den Bauch, und von da nach dem Hintern durch die Beine durch: steiget alsdann vornen aufwerts über die Compreß der verletzten Weiche, und von da hinten um den Rucken herum, nach dem Ort, wo man angefangen, befestiget den Anfang der Binde daselbst wohl, und fähret von da immer dieser ersten *Tour* nach, so lang die Binde dauret; oder endiget mit einer *Tour* um den Leib, und diese Bandage nennt man *Inguinalis simplex*.

Die doppelte Inguinalis.

5. Wenn aber auf beyden Seiten vorbemeldte Ubel zugleich wären, bedienet man sich einer Binde, welche *Inguinalis duplex*, oder das doppelte Weichen-Band genannt wird. Es soll solche 6 Elen lang, 2 oder 3 Finger breit, und auf 2 Rollen gewickelt seyn. Man appliciret selbige hinten am Bauch, und macht zu erst eine Circular-Tour: nach-

Das 5. Cap. Von den Bandagen zum Bauch. 731

nachdem aber die Rollen vornen auf dem Bauch einander paßirt, fähret man mit selbigen wiederum ruckwerts, und zwischen den Beinen durch, kömmt vornen heraus, steiget durch beyde Weichen aufwerts, befestiget damit die Compressen wohl, fähret wiederum über die Hüffte, macht eine Circul-Tour um den Leib, und dann eben wiederum von hinten durch die Beine, und vornen über die Weichen, und endiget zuletzt mit *Circulairen* um den Leib.

6. In den *Venus-* und andern Beulen in der Weiche, kan man sich füglich des Bands *Tab. XXII. fig.* 9 bedienen, um die Umschläg oder andere Medicamenten darauf zu halten. Es dienet dieses zu einem Beulen auf der rechten Seite, und wird applicirt wie die Binde T, pag. 729 beschrieben, welche gleichfalls hier dienen kan. **Bandage zu den Beulen in den Weichen.**

7. Das *Scrotum* oder Gemächt hat in vielerley Zufällen Bandagen vonnöthen, als z. E. wenn die *Testes* geschwollen oder entzündet, um die Umschläg zu halten; Ingleichem in allerley Brüchen und Operationen, welche an selbem vorkommen. Man hat hier dreyerley Sorten von Bandagen im Gebrauch: 1) das lateinische T, von welchem im vorhergehenden §. 3 gesagt; welches unterstes Ende oben zwey Hand breit seyn soll, und durchlöchert, um die Ruthe dadurch zu bringen, unten aber bis auf zwey Hand breit gespalten, fast wie *Tab. XXII fig. 10.* anzeigt. Diese Ende kreutzet man übereinander, so schliest sich das oberste gar wohl um das Gemächt an. 2) Kan man auch eine *Frondalis* mit 4 Köpffen, welche eine gute Elen lang seyn soll, 6 Finger breit, und an beyden Enden so gespalten, daß in der Mitte 2 Hand breit gantz bleibe, gebrauchen. Diese applicirt man nach der Länge, so, daß 2 Aeste um den Leib gebunden werden, und der gantze Theil über das *Scrotum* gehe; die 2 unterste Ende ziehet man durch die Beine kreutzweis, und hefftet den lincken Theil hinten auf der rechten Seite an, den rechten aber auf der lincken Seite, damit die applicirte *Medicamenta* dadurch mögen gehalten werden. Die 3) ist eine hierzu besonders gemachte Bandage, in Form eines Beutels, *Tab. XXII fig. 10 A A,* von starcker Leinwad, mit Nestel und Schnüren, welches *Suspensorium scroti* genennt wird: dessen Theil A das Gemächt umfast, B B kommt um den Leib, durch das Loch C die Ruthe, die zwey unterste Ende D D durch die Beine, und werden hinten auf den Seiten bey E E fest gebunden, wie sich dann sein Gebrauch aus der Figur leicht abnehmen läßt. **Bandage zum Gemächt.**

Zum männlichen Glied.

8. In Wunden, Geschwüren, Aderlassen, und andern Zufällten des männlichen Glieds, macht man ein Band einer halben Elen lang, und eines Fingers breit, an welches an einem Ende ein länglichtes Loch Daumens breit gemachet wird; das andere End aber wird ein paar Hand breit gespalten, siehe *Tab. II fig. e:* und wenn man solches appliciren will, stecket man das gespaltene Ende durch das Loch am andern Ende, umfasset damit die Ruthe, gleich als mit einer Schlinge, an dem schadhafften Ort, (welcher vorher mit behörigen Medicamenten und Compressen soll versehen seyn,) steiget damit nach und nach ab, und endlich macht man diese Binde, durch die Zusammenknüpffung des zerspaltenen Endes, fest. In Geschwüren oder andern Ubeln der Eichel und Vorhaut, leget man über die nothwendige *Medicamenta* ein kleines Pflaster und Compreß in Form eines Maltheser Creutzes, welche aber in der Mitte müssen ein Loch haben, damit dadurch der Urin könne abgelassen werden; sollen auch so groß seyn, daß man die Eichel genugsam damit umgeben, auch hernach mit vorherbeschriebener Binde fassen und befestigen könne. Bey Entzündung und allzugrosser Steiffigkeit der Ruthe, im *Priapismo* und *Gonorrhœa* bedienen sich manche eines Beutels oder Säckleins die Ruthe hineinzustecken, und selbe mit Bändlein an Leib übersich zu binden.

Das 6 Capitel,
Bandagen zu den Aermen.

I.

Wenn der Ober-Arm gebrochen.

Wem das Armbein gebrochen und wieder eingerichtet, gleichwie pag. 168 ist gelehret worden, applicirt man erstlich ein Tuch einer Hand breit, einer guten Spannen lang, und an beyden Enden gespalten, wie *Tab. II fig. d* und 18 anweisen, welches man vorher in *Oxycrat* oder warmen Wein eingetaucht, um die Fractur wohl umwindet. Alsdann hat man eine Binde nöthig von 6 Elen und 3 Finger breit, welche man auf eine Rolle wickelt, und damit anfängt um den gebrochenen Ort auf dem applicirten Tuch 3 *Circul-Touren* zu machen, welche wohl sollen angezogen seyn, und hernach durch *Spiral-Touren* oder *Doloires* aufwerts nach der Achsel zu steigen, eine *Tour* um die Brust zu thun, (welche *Tour* auch manche unterlassen) hernach wieder durch *Spiral-Touren*

Das 6 Cap. Von den Bandagen zu den Aermen.

ren am Arm abzusteigen, bis an den gebrochenen Ort: da man abermal um denselben 3 Circul-Touren machen soll, damit der gebrochene Ort destobesser zusammen halten, und besserer Haltung wegen die Binde mit Brandewein oder Oxycrat, gleichwie bey allen Fracturen, im Umwinden öffter befeuchten. Alsdann steiget man durch *Doloires* abwerts nach dem Elenbogen, machet eine Windung noch unter der Bug des Elenbogens, doch so, daß die Spitze desselben, (als welcher gebogen seyn soll) nicht bedecket werde: welches darum geschiehet, damit das Band nicht leicht rutschen oder nachlassen möge. Wenn dieses geschehen, leget man um das gebrochene Bein nach der Länge 4 Compressen, welche 6 oder 8 Finger lang, und 2 Finger breit seyn sollen, vorher in Oxycrat oder warmen Wein eingetaucht: steiget mit der Binde wieder aufwerts durch *Spiral-Touren*, bis an den Ort der Fractur, (welchen man abermal dreymal umwickelt) hernach bis zur Achsel, und wickelt damit die vorbemeldte Compressen wohl ein: und wenn noch was übrig von der Binde, fähret man durch weite *Spiral-Touren* wiederum hinunter, um damit alles wohl zu umwickeln: und endlich wo die Binde aufhört, macht man solche, vorher was ungebogen, mit einer Stecknadel fest. Wenn dieses geschehen, leget man 3 oder 4 Schienen, entweder von leichtem Holtz oder starckem Pappendeckel, um den gebrochenen Arm, welche eine Spann lang, und 2 oder 3 Finger breit seyn können, und befestiget selbige mit 3 leinen Schnüren oder Bändern, halb Elen lang: von welchen das erste in der Mitte der Schienen, das andere am obersten, und das dritte am untersten Theil soll appliciret werden, so, daß die Knöpff alle an die äußerste Seite des Arms kommen mögen.

2. Den Arm bieget man hernach, daß die Hand bey das Hertzgrüblein zu liegen komme, und hänget ihn in eine Schärpffe. Wenn die Fractur schief gewesen, ist es besser, daß er etwas niedriger hänge, damit durch das Gewicht des Arms die Ende des gebrochenen Beins nicht übereinander fahren: welches sonst in dieser Art gar leicht geschehen könte. Um die Schärpffe zu machen, nimmt man eine grosse weiche *Serviett*, appliciret die Mitte unter die Achsel des gebrochenen Arms, läst denselben biegen, fasset ihn mit der *Serviett* wohl ein, und ziehet die vier Ende derselben um den Hals auf die gesunde Achsel, und knüpffet sie daselbst zusammen. Wenn der Patient reich oder vornehm ist, kan man die Schärpffe von schwartzem Taffent machen. Es pfleget gemeiniglich dieses Verband von andern mit 3 Binden gemacht zu werden; darvon die erste ein und eine halbe Elen, die andere zwey

Was sonsten bey dieser Fractur zu observiren.

Elen, und die dritte zwey und eine halbe Elen seyn soll: mit der ersten machen sie die *Touren* übersich, mit der andern die *Touren* untersich, mit der dritten werden hernach die 4 Compressen, nach vorherbeschriebener Manier, und sonderlich der Ort der Fractur, wohl umwickelt. Einige legen auch gleich die Schindeln auf die Compressen, und binden sie mit der Binde ein. Wenn die Binde wohl appliciret, und kein Zufall darzukömmt, darf man selbige das erstemal vor dem vierten oder fünften Tag nicht ändern; zum zweytenmal läßt man sie 8 Tag, und nach diesem zum dritten mahl, wenn sonst kein Zufall dazu komt, 12 bis 14 Tag, bis endlich die völlige Heilung, welche 40 Tag erfordert, geschehen.

Wenn der Elnbogen steiff würde, *Anchylosis*.
3. Nach dem dritten Verband, soll man den Arm bey dem Gelenck des Elnbogens dann und wann behutsam biegen: weil sonsten das Gewerb leichtlich seine Bewegung verlieren, und der Arm steiff werden könte, welches Übel *Anchylosis* genannt wird; welches, wenn es wider Verhoffen geschehen, sich offt wiederum zu recht bringen läßt, wenn man den Arm mit erweichenden Salben oder Bähungen fleißig tractiret, offters hin und her bieget, und ein gutes Gewicht dem Patienten täglich eine weil an der Hand tragen läßt. Brandewein oder andere stärckende und austrocknende *Spiritus*, welche von manchen recommendiret werden, sind hier vielmehr schädlich als nützlich.

Wenn der Bruch bey der Schulter.
4. Wenn das Armbein dicht bey der Schulter gebrochen, ist solches gefährlicher, und läßt sich auf jetzt-beschriebene Manier nicht verbinden; sondern man muß bey solcher Fractur die *Spica simplex* gebrauchen, welche bey der Fractur des Schlüsselbeins pag. 724 §. 2 beschrieben worden.

Bandage zum Bruch des Unter-Arms.
5. Wenn die Einrichtung dieser Beine, wie pag. 169 gelehret, geschehen, applicirt man zu erst um die Fractur ein Hand-breites und einer guten Spannen langes leinenes Tuch, mit Oxycrat angefeuchtet, und an beyden Enden gespalten. Hernach zwo dicke Compressen, fast so lang, als der Unter-Arm, die eine auf die innere, die andere auf die äussere Plattigkeit desselben; über diese, zwo Schindeln von eben der Länge. Nach diesem nimmt man eine Binde, ein und eine halbe Elen lang, 3 Finger breit, und auf eine Roll gewickelt, welche man über den Schindeln, auf dem Ort des Bruchs, mit 2 oder 3 festen Circularen anfängt umzuwicklen; von da steiget man mit *Doloires* aufwerts bis über den Elnbogen, alwo man dieselbe mit Circularen endet, und

und mit Nadeln befestiget. Hierauf nimmt man noch so eine Binde, fängt mit Circularen an, wo man mit der ersten angefangen, steiget hernach mit *Doloires* abwerts nach der Hand: und wenn man zu der Hand kommen, machet man eine *Tour* zwischen dem Daumen und Zeigfinger durch, fähret wieder zurück nach dem *Carpus*, und endet daselbst mit Circularen. Nach diesem nimmt man zwey Pappdeckel, so lang als der Unter-Arm, und so breit, daß selbige fast das gantze Verband, doch ohne einander anzurühren, umgeben können. Diese weichet man ein in Oxycrat, um sie weich zu machen, damit sie sich destobesser um das übrige Bandage schicken mögen, und appliciret einen auf den innern Theil des platten Arms, den andern auf den äussern. Nimmt hierauf eine Binde von zwo Elen und 3 Finger breit, auf eine Rolle gewickelt, fängt selbige mit etlichen Circularen an auf die Mitte der Pappdeckel zu appliciren, steiget mit *Doloires* aufwerts, hernach wieder abwerts, und befestiget dieselbe, wo sie aufhöhrt. Oder man kan auch anstatt dieser Binde die Pappdeckel mit 3 oder 4 Bändlein fest binden; zuletzt aber hänget man den Arm in eine Schärpffe, wie bey dem Bruch des Ober-Arms beschrieben worden. Andere pflegen anstatt zweyer Pappdeckel nur einen, wie einen Canal, zu nehmen, siehe *Tab. VI fig. 16*, den verbundenen Arm hinein zu legen, und hernach in die Schärpffe zu hängen. Ubrigens muß man in der Curation eben das jenige in acht nehmen, was bey der Fractur des Ober-Arms §. 2 ist gesagt worden, so pflegen die Elenbogenbein innerhalb 30 Tag wiederum zusammenzuheilen.

6. Wenn die Einrichtung der Beine des *Carpi*, wie pag. 170 beschrieben, so gut als möglich ist, geschehen, hat man eine Binde nöthig von 5 bis 6 Elen lang, 2 Finger breit, und auf eine Rolle gewickelt. Man fängt an mit 3 Circular-Touren um den gebrochenen *Carpum*: hernach fähret man zwischen dem Daumen und Zeig-Finger durch, und wiederum nach dem *Carpus*, da man abermal 3 Circular-Touren macht: von da steiget man mit *Spiral-Touren* bis über den Elenbogen, leget alsdann eine Compreß auswendig und eine inwendig auf den *Carpum*, steiget mit der Binde wiederum herunter bis in die Hand, um die Compressen wohl zu umwickeln. Endlich leget man 2 Schindeln von Pappdeckel über die aufgelegte Compressen, umwickelt selbige mit dem übrigen der Binde, und leget den Arm in einen Canal und Schärpffe. *Zum Bruch des Carpi.*

7. Nachdem die Einrichtung geschehen, wie p. 174 gelehret, nimmt man eine Binde, gleichwie vorige, und macht 3 Touren um den gebroche- *Bruch der Hand oder Metacarpi.*

gebrochenen Ort, fähret hernach zwischen dem Daumen und Zeig-Finger nach dem *Carpus*, um welchen man herumfähret, und von da wieder nach der Hand, so, daß jetzo ein Creutz werde, und wiederholet diese *Touren* um den *Carpus* noch zweymal, macht hernach noch etliche Circul-*Touren* um den gebrochenen Ort, und steiget alsdann mit *Doloires* bis über den Elenbogen, gleichwie vorher bey der Fractur des *Carpi*. Endlich applicirt man eine Compreß innwendig in die Hand, und die andere auswendig, nebst zweyen Stück Pappdeckel, welche nach der Figur der Hand sollen geschnitten seyn: und befestiget solche alle mit dem übrigen der Binde, gleichwie vorher bey der Fractur des *Carpi* gesagt worden.

Bandage zur Verrenckung des Elenbogens. 8. Wenn die Einrichtung wie *pag.* 213 beschrieben worden, geschehen, applicirt man in die Bug des Elenbogens ein an beyden Enden gespaltenes Tuch *Tab. II fig.* 18, welches so groß seyn soll, daß es den Elenbogen umgeben kan, und vorher in Oxycrat, warmen Wein oder Brandewein getaucht wird. Hernach nimmt man eine Binde von 5 Elen lang und 2 Finger breit, auf eine Roll gewickelt, und fängt an über dem Elenbogen mit 2 Circulairen; hernach steiget man schief abwerts durch die Buge des Elenbogens, gleichwie bey dem Verbinden einer Aderlaß, macht ein paar Circul-*Touren* gleich unter dem Elenbogen, steiget hernach wiederum schief aufwerts über den Elenbogen, und macht hernach etliche *Touren* um denselben, gleichwie bey dem Aderlassen, in Form einer Ziefer 8. Hierauf pfleget man mit einem grossen Stück Leinwad im Oxycrat oder Brandewein eingetaucht, den gantzen Arm zu umwickeln, und dieses Tuch mit dem übrigen der Binde durch *Doloires* zu befestigen. Man kan auch dieses Tuch weglassen, und nur die Binde mit bemeldeten Feuchtigkeiten befeuchten. Der Patient soll hierbey etliche Tag den Arm in einer Schärpffe tragen, und denselben zuweilen lind beugen oder bewegen.

Zur Verrenckung des Carpi. 9. Nachdem die Einrichtung geschehen, appliciret man eine Binde wie vorige: welche man anfänget mit 3 Circul-*Touren* um den *Carpus*: und hernach fähret man zwischen dem Daumen und Zeigfinger durch wieder nach dem *Carpus*; von da so über die Hand herum, daß mit dem vorigen Zug ein Creutz werde: und dieser *Touren* macht man etliche. Endlich leget man 2 Pappdeckel über den *Carpus*, fast zwey Hand breit lang, gleichwie bey der Fractur, umwickelt selbige wohl mit der Binde, gibt hernach dem Patienten einen Ballen in die Hand, und umwickelt

Das 6 Cap. Von den Bandagen an den Aermen. 737

ckelt selbigen gleichfalls mit der Binde, auf daß hierdurch die Finger in gleicher Ausdehnung erhalten werden: zuletzt steiget man mit *Spiral-Touren* bis über den Elenbogen, allwo man die Binde mit *Circular-Touren* endiget, und den Arm in eine Schärpffe leget.

10. Es soll die Binde hierzu $1\frac{1}{4}$ oder $1\frac{1}{3}$ Pariser Elen lang, und 2 Finger breit seyn: und nachdem man die Compressen auf die Ader appliciret, läßt man oben über dem Elenbogen ein Stück von der Binde Spannen-lang herabhangen: fähret hernach schief durch die Bug des Elenbogens über die Compreß, und unter dem Elenbogen herum; von der andern Seite aber wiederum schlems durch die Bug des Elenbogens aufwerts, so, daß die *Touren* auf den Compressen über einander kreutzen, und die Figur der Ziffer 8 machen. Nach dieser ersten Figur fähret man immer fort, nachdem man vorher dem Patienten den Arm ein wenig gebeuget, so lang die Binde währet, da man dann das letzte Ende mit dem Anfang über dem Elenbogen zusammenknüpfet. Wenn man an die Enden dieser Binde kleine Bändlein machet, wie manche pflegen, so läßt sich selbige gar bequem damit zuknüpffen, und darff die Binde alsdann nur eine Pariser Elen lang seyn.

Zum Aderlassen auf dem Arm.

11. Man soll hier eine Binde nehmen 5 bis 6 Elen lang, und 2 Finger breit, auf eine Rolle gewickelt: und nachdem man das Blut bis zur Ohnmacht hat lauffen lassen, gleichwie in den Operationen *pag.* 367 gelehret worden, und auf die Oeffnung zwey oder drey Compressen (in welcher eine ein Stück Geld, besserer Compression halber, zu stecken) gelegt hat, fängt man an die Binde mit ein paar Circularen über dem Elenbogen zu appliciren: hernach fährt man fort mit solchen *Touren*, gleichwie bey der Aderlaß jetzo beschrieben worden: doch daß man die Binde etwas stärcker anziehe; und nachdem 5 oder 6 Umwindungen in der Figur der Ziffer 8 gemacht, nimmt man eine lange schmale Compreß, welche fast vom Elenbogen bis an die Achsel reichen soll, und applicirt selbige auf die innere Seite des Arms, wo die *Arteria brachialis* liegt, und umwickelt hernach diese Compreß mit wohlzugezogenen *Spiral-Touren*, aufdaß dadurch der Einschuß des Gebluts, durch Compression der Arterie, besser verhütet werde. Wenn man mit der Binde bis an die Achsel gekommen, machet man, um besserer Haltung willen, eine *Tour* um die Brust, steiget hernach am Arm wieder abwerts, um dardurch die vorige *Touren* desto besser zu bevestigen, bis die Binde ein Ende hat. Wenn man nicht gleich eine so lange Binde bey der

Wenn im Aderlassen eine Arterie verletzt.

Hand

Hand hat/ soll man nur anfänglich mit der ordinären Aderlaß-Binde den Arm wohl fest verbinden/ die Wunde mit dem Daumen von jemand comprimiren lassen: hernach/ so bald möglich/ noch eine andere Binde von vier bis fünff Elen lang nehmen/ und selbige/ besserer Haltung wegen/ noch über die erste anfangen zu appliciren. Wenn man aber drey oder vier Umwindungen mit dieser Binde gemacht/ leget man die lange Compreß auf die *Arteria brachialis*, und verbindet selbige hierauf eben mit solchen *Touren*, gleichwie kurtz vorher gesagt worden. Nach dem Verband läßt man den Arm in einer Schärpe tragen/ befiehlt dem Patienten sich ruhig zu halten/ und verfähret im übrigen/ wie in den Operationen an seinem Ort beschrieben ist. Eben dergleichen Bandage wird nach der Operation der Puls-Ader-Geschwulst/ oder nach dem *Anevrysma*, applicirt.

Nach der Operation eines Anevrysma.

Wie die Salvatell-Ader zu verbinden.

12. Nachdem genug Blut herausgelauffen/ und man zwo kleine Compressen/ gleichwie bey dem Aderlassen auf dem Arm ist gesagt worden/ appliciret/ kan man mit eben solcher Binde/ und auf eben solche Art/ das Verband machen/ gleichwie §. 10 bey dem Aderlassen auf dem Arm geschrieben worden. Man macht aber auch hier noch ein ander Verband/ welches fester und zierlicher ist: nemlich/ man nimmt eine Binde einer Elen lang/ wie sonsten bey der Aderlasse/ aber ohne Bändlein/ fängt an selbige mit zwey *Circulairen* um den *Carpum* zu appliciren/ fähret von da über die Hand und Compreß zwischen dem kleinen und Gold-Finger durch/ kommt zwischen diesem und dem Mittel-Finger wieder zurück/ machet ein Creutz über den Compressen/ und fähret wiederum zum *Carpus*, macht drey solcher *Touren*, und das übrige verwickelt man um den *Carpum*, bis die Binde ein Ende hat/ allwo man solche mit einer Nadel bevestiget.

Verband zu dem Bruch des Daumens.

13. Nachdem dieser Bruch/ wie pag. 171 von den Fingern gelehrt/ eingericht/ nimmt man eine Binde anderthalb Elen lang/ und einen Finger breit/ auf eine Rolle gewickelt/ und fängt an mit zwey *Circulairen* um den *Carpus*, und fähret mit der Binde nach dem gebrochenen Glied/ macht um dasselbe drey oder vier *Circulair-Touren*, applicirt hernach zwey kleine Fingers-breite Stücklein Pappendeckel/ eines einwerts/ das andere auswerts/ umwickelt solche ein paarmal mit der Binde: steiget alsdann wieder nach dem *Carpus*, und umwickelt selbigen so lang/ als die Binde währet.

14. Solten

Das 6 Cap. Von den Bandagen an den Aermen. 739

14. Solten beyde Gelencke gebrochen seyn/ fähret man mit der Binde/ nachdem das erstere Bein/ wie vorher gesagt/ umwickelt/ zu dem zweyten/ und umwickelt solches auf eben solche Manier/ leget hernach längere Pappendeckel/ um beyde Beine zugleich zu fassen/ umwickelt solche/ wie vorher gemeldet/ und endiget hernach die Binde bey dem *Carpus*. *Wenn zwey Gelenck gebrochen.*

15. Wenn ein Finger gebrochen/ verfähret man eben/ wie mit dem Daumen: und wo derselbe umwickelt/ bindet man hernach mit eben der Binde einen von den nechst dabeyliegenden gantzen Fingern an den gebrochenen/ welches zu besserer Haltung/ und gleichsam an statt der Schienen oder Pappendeckel dienet/ indem der gantze den gebrochenen gerad halten muß. *Wenn ein Finger gebrochen.*

16. Wenn mehrere Finger zugleich gebrochen/ muß man jeden ins besondere wieder einrichten: hernach nimmt man eine Binde von drey Elen lang/ und zwey Finger breit/ fängt an/ selbige mit zwey *Circulairen* um den *Carpum* zu *appliciren*: fähret hierauf über die Hand nach den gebrochenen Fingern/ umwickelt solche alle zusammen/ so/ daß dieselbe gleich gebunden/ und alles wohl bedecket seye. Wenn dieses geschehen/ leget man/ wie bey der Fractur des *Metacarpi*, ein Stück Pappdeckel in die innere Seite der Hand/ welches man hernach mit dieser Binde gleichfalls bevestiget: endlich steiget man wieder nach dem *Carpus*, und endiget/ wo man angefangen hat. Manche binden in die hohle Hand/ an statt des Pappdeckels/ einen grossen runden Bausch oder Ball/ damit die Finger nicht gerad/ sondern ein wenig gebogen zu liegen kommen. Die Hand soll hernach in einer Schärpe getragen werden. *Wenn mehr Finger zugleich gebrochen.*

17. Die Finger werden leichtlich wiederum eingerichtet/ wenn man selbige nur ein wenig anziehet; da sie dann von selbsten wiederum in ihren natürlichen Ort einrucken/ und haben auch selten des Verbindens nöthig. Dennoch/ wenn die Verrenckung lang gewähret/ oder man sonsten ein Verband nöthig achtet/ nimmt man eine Binde anderthalb Elen lang/ und einen Finger breit/ fängt solche/ gleichwie bey der Fractur der Finger/ mit ein paar *Circulairen* um den *Carpus* an/ steiget hernach über die Hand nach dem verrenckten Finger/ da man das verrenckte Glied so umwickelt/ daß auf demselben ein Creutz werde: von da man wieder um den *Carpum* herumfähret/ und dann wieder um den Finger/ gleichwie vor; welches man zum drittenmal wiederholet/ und *Zur Verrenckung der Finger.*

Aaaaa 2 hernach

hernach die Binde mit *Circulairen* um den *Carpus* endiget. Wenn mehr als ein Finger verrenckt gewesen, macht man, nachdem der erste Finger beschriebener massen verbunden, gleiche *Touren* um den andern, und endiget hernach, wie vorher. Es pflegen die Frantzosen diese Bandage *Le Demi Gantelet*, das ist, den halben Handschuh zu nennen.

Bandage zu abgehauenen Fingern.

18. Wann jemand ein Stück vom Finger abgehauen, oder durch eine Chirurgische Operation, wegen des kalten Brands, oder anderer Ursachen halben, wäre abgenommen worden; ingleichen im Wurm der Finger, und andern Zufällen, bedienet man sich im Verbinden am bequemsten eines Pflasters und Compreß in Form eines Maltheser Creutzes, und dann eben einer solchen Binde, gleichwie oben bey der Bandage zum männlichen Glied ist beschrieben worden. Siehe die Figur davon *Tab. II fig. e*, welche hier nur eine Viertels-Elen lang seyn darf, und einen Finger breit.

Zur Amputation einer Hand oder Unter-Arms.

19. Nachdem ein solcher Theil abgenommen, und die Mittel gegen das Bluten, samt dem Carpie, Pflaster, Blasen und Compressen, aufgelegt worden, gleichwie solches bey der Amputation dieser Theile *pag. 423* beschrieben, nimmt man eine Binde 5 oder 6 Elen lang, 3 Finger breit, und auf zwey Rollen gewickelt, fängt an, selbige ungefehr eine gute Hand breit über dem Stumpf, mit 2 oder 3 *Circulairen* fest zu wickeln, um dardurch zuförderst alles, was vorher applicirt worden, wohl zu befestigen. Nachdem dieses geschehen, schlägt man eine von den Rollen über den Stumpf so weit zurück, daß man das übergeschlagene mit der andern Rolle, welche Circul-*Touren* macht, befestigen könne. Alsdann schlägt man jene Roll wiederum schief zurück auf die erste Seit, bevestiget solche abermal mit der Circulaire-Roll, und continuiret auf solche Manier, eine Rolle überzuschlagen, die andere aber Circulsweis herumzuführen, bis der Stumpf allenthalben wohl bedeckt, und eine Rolle geendiget: deren Ende mit dem noch übrigen von der andern Roll durch *Doloiren* bevestiget wird, damit alles wohl halten möge. Man muß aber alle *Touren* in diesem Verband wohl anziehen, damit die Medicamenten und übrige Geräthschafft fest gegen den Stumpf angedruckt, und die Adern desto besser comprimiret werden, um dardurch das Bluten desto besser zu verhindern. Nachdem das Verband wohl appliciret, hänget man den Arm in eine Schärpe.

Verband nach Abnehmung des Ober-Arms

20. Es ist diese Bandage gantz einerley mit der vorigen, wenn der Arm anderst nicht allzu hoch bey der Achsel hat müssen abgenommen

men werden/ so/ daß kein Platz mehr/ um das Verband um den allzu-kurtzen Stumpf fest zu appliciren. Derohalben/ wenn der Arm hätte müssen 2/ 3 bis 4 Finger breit von dem obersten Gelenck abgenommen werden/ oder so hoch oben wäre weggeschossen worden/ gleichwie ich öffters gesehen/ muß man/ nachdem die Ader gebunden/ oder wo man solche nicht fassen könnte/ wohl cauterisirt/ eine solche Binde nehmen/ den Anfang machen/ gleichwie sonsten; aber hernach muß diejenige Rolle/ welche sonsten zurück geschlagen wird/ hier allzeit um die Brust/ unter der guten Achsel herumgeschlagen werden/ weil sonsten das Band nicht halten könnte/ sondern abrutschen müßte.

Das 7 Capitel/
Von den Bandagen zu den Füssen.

I.

ES bricht das *Femur* oder Schenckelbein entweder gantz oben/ wo man es den Hals nennt/ oder in dem übrigen Theil: bricht es in dem übrigen Theil/ so ist der Bruch entweder schief/ oder in die Quer: als nach welchen Unterschieden die Bandage anderst muß appliciret werden. Wenn dieses Bein unter dem Hals/ quer oder schief/ es seye nun das Mittel oder auch mehr gegen das Knie zu/ gebrochen ist/ und die Einrichtung/ gleichwie *pag. 172* gelehrt/ bewerckstelliget/ hat man zum Verband 3 Binden nöthig/ von welchen zwo sollen vier Elen/ und eine drey Elen lang seyn/ alle aber 3 oder 4 Finger breit/ nachdem die Person klein oder groß/ und jede auf eine Rolle gewickelt. Bevor man aber die Binden appliciret/ leget man vorher ein einfaches Tuch um die Fractur/ mit Oxycrat oder warmen Wein angefeuchtet: Hernach eine dicke lange Compreß unter den Schenckel/ nach der Länge desselben/ um die natürliche Krummigkeit/ welche dieses Bein hat/ damit auszufüllen/ auf daß dasselbe nicht gerad geheilet werde/ als wodurch es länger werden würde/ als es natürlich seyn solte: und soll diese Compreß fast so lang seyn/ als der Schenckel/ auch sehr dick. Hierauf appliciret man zu erst die Binde von 3 Elen mit drey wohlangezogenen Circulairen um den gebrochenen Ort/ gleich-

Bandage zum gebrochenen Schenckelbein.

wie bey der Fractur des Armbeins *pag.* 732 gesagt worden: hernach fähret man mit kleinen *spiralen* oder *doloiren* aufwerts bis an die Weichen, und endiget daselbst mit Circularen. Die andere Binde von 4 Elen fängt man gleichfalls wieder mit etlichen Circularen um den gebrochenen Ort an, allwo man die erste angefangen; welches aber so geschehen soll, daß diese Binde besserer Haltung wegen eine andere Windung bekommen möge, als die erste gehabt: und wo dieses geschehen, applicirt man an das dünnste und unterste Ende, ein dicke Compreß rings herum um den Schenckel, um denselben gleich zu machen, und steiget alsdann mit Spiralen bis unter das Knie, allwo man selbige mit Circularen bevestiget: Wobey zu mercken, daß man die Binden stärcker müsse anziehen, wenn der Bruch schief, als wenn er recht in der Quer ist. Nachdiesem leget man vier Compressen 2 Hand breit lang und 3 Finger breit, nach der Länge, um den Schenckel herum, gleichwie bey der Fractur des Arms gesagt worden, und darüber vier dünne Schindeln fast Svannen lang: nimmt hernach die dritte Binde von 4 Elen, und applicirt selbige gleichfalls mit etlichen Circulairen um den gebrochenen Ort, steiget hernach mit Spiralen aufwerts, und nachdiesem wieder abwerts, um die Compressen und Schindeln allenthalben wohl zu bevestigen, so lang die Binde währet, da man dann selbige gleichfalls anhefftet, wo sie aufhöret. Wenn dieses geschehen, leget man 2 grosse Schienen von starckem Pappendeckel, in Orycrat oder warmen Wein getauchet, um den Fuß herum, so, daß selbige alles fast gantz umgeben, aber doch nicht gar an einander stossen mögen, welche man hernach mit 3 oder 4 starcken Schnuren fest bindet, gleichwie bey dem Armbruch beschrieben worden.

Wie der verbundene Fuß wohl zu legen.

2. Wo dieses geschehen, leget man den gantzen Schenckel und Fuß in eine grosse Machine, welche Strohlade, Frantzösisch *Fanons*, genannt wird, siehe *Tab. VI fig.* 5: die aber im Bruch des Schenckels sehr groß seyn muß, und sollen die Stöck *A A A A* nicht von gleicher Länge seyn; dann der innerste, welcher zwischen die Beine kommt, muß von den Knöcheln bis an die Weiche oder Schaambug gehen; der äusserste aber soll an der gantzen Seiten des Leibs auffsteigen, bis fast unter die Achsel, um dadurch den Fuß desto besser zu unterstützen, und sonderlich in Schiefbrüchen zu verhindern, daß die Patienten nicht leicht hinckend werden: als welches gar gern geschieht, wann die Strohlade zu kurtz ist. Nachdiesem füllet man die Hohligkeiten, welche gleich unter dem Knie und bey den Knöcheln auf beyden Seiten vorkommen,

Das 7 Cap. Von den Bandagen zu den Füssen. 743

kommen, entweder mit dicken viereckigten Compressen, oder zusammengefalteten Tüchern, oder auch mit Werck, aus. Oben, sowohl auf den Schenckel als Schienbein, legen einige breite lange Compressen, damit dieselbe mögen verhindern, daß die Schnur, womit die Strohlade zugebunden wird, keine Verletzung machen, und die Strohlade sauberer könne umgebunden werden; welches aber andere unterlassen und vor unnöthig halten. Die Strohlade bindet man hernach mit sieben Bändern oder Schnüren fest; als mit 3 an das Schienbein, mit 3 an den Schenckel, (von welchen das mittlere allzeit zu erst umzubinden) und mit dem siebenden um den Leib, an welches Stelle man auch eine lange *Serviette* gebrauchen kan: Wobey aber noch zu mercken, daß diese Schnur auf das Bett sollen geleget werden, bevor die Strohlade gelegt wird, damit man nicht hernach bey Unterschiebung oder Durchziehung derselben den Fuß allemahl bewegen und in die Höhe heben müste, als woraus leicht Schaden entstehen könnte, und soll die Zuknüpffung dieser Schnur allemahl auf der äusseren Seite der Strohlade geschehen. Nachdiesem appliciret man auf die Fuß-Sohle des Patienten ein dünnes Brettgen oder Stück starcken Pappdeckel, in der Grösse und Gestalt der Schuh-Sohlen, (siehe *Tab. VI fig. 6*) welches mit drey Schnüren halb Elen lang *a a a* soll versehen seyn, von welchen die zwey auf der Seite kreutzweis über einander gezogen, und auf den Seiten der Strohlade, ohngefehr bey dem Knie, angeheftet werden; das oberste und dritte aber wird gleichfalls an die Strohlade, wo es sich am besten schickt, fest gemacht, um dadurch den Fuß allzeit gerad zu halten; weil sich sonsten die Fersch leicht so zurück begibt, daß die Patienten hernach, wenn der Beinbruch curirt, nur auf den Zähen, und nicht auf der Fersche, können aufstehen. Bevor aber diese Sohle appliciret wird, füdert man selbige mit einer Compreß, welche eben diese Figur haben soll, (siehe *fig. 7*) damit der Fuß nicht von der Härtigkeit verletzt werde. Unter die Fersche leget man einen Krantz oder Ring von weicher Leinwad (siehe *fig. 8*), welchen man mit seinen 2 Schnuren *b b* um den Fuß bindet, damit dieselbe durch das harte Aufliegen nicht entzünde werde, als welches sonsten gar leicht geschehen kan. Dieweilen aber auch der Krantz den *Tendo Achillis*, als welcher hierauf ruhen muß, gern durch das lange Liegen verletzet und entzündet, so ist noch besser, wenn man eine breite dicke Binde, auf zwey Köpff aufgewickelt, und so an einander geheftet, daß sie nicht weiter, als ohngefehr eines Daumens breit voneinander gehen können, so darunter leget, damit die Fersche und *Tendo Achillis* frey liege, und der Fuß nur mit
den

den beyden Knöcheln auf den zwey Köpffen oder Rollen der Binde ruhe, wie schon *pag.* 150 gesagt worden. Solte die Fersch auch dieser Lage müd werden, kan man zuweilen ein weiches zusammengerolltes Tüchlein unterlegen. Endlich leget man ein weiches Küssen unter den Schenckel und Fuß, aber so, daß der Fuß was höher liege, als der Schenckel; worunter auch einige ein gleiches Brett, welches vom Ende des Fusses bis an die Hüffte gehen soll, legen, damit derselbe desto gleicher liege. Und zuletzt spannet man entweder einige halbe Reif über das Bett des Patienten, wie aus des *Sculteti* Figur *Tab LVI* zu sehen, oder sonsten einen höltzernen Bogen von einer halb zertheilten Trummel, nur über den gebrochenen Fuß, um die Bettdecken zu unterstützen, damit selbige den Fuß nicht drucken mögen. Was etwa sonsten noch zu dienlicher Lage behülfflich seyn mag, davon ist *pag.* 149 und 175 schon zum theil gehandelt worden.

Was bey Schiefbrüchen zu observiren.

3. Ein Schiefbruch wird zwar eben so, nur was fester, verbunden: damit aber selbiger nicht leicht rutschen, sondern wohl beysammen bleiben möge, ist dienlich, dem Patienten zwischen die beyde Schenckel ein halbes Leilach oder grosses Tischtuch durchzuziehen, davon das eine Ende über der Schaambug, das andere unter dem HinterBacken der andern Seite hergehe: Beyde Ende macht man an die beyde Seiten des Bettes fest, das eine an der lincken, das andere an der rechten, welches dienet den Patienten zu halten, daß er nicht abrutschen könne. Uber dem Knie bindet man ein starckes Band um den Schenckel, und bevestiget selbiges unten am Bett an eine Schraube, damit der Fuß nicht könne aufwerts gezogen werden. Dieweilen aber das Tuch, welches zwischen den Schenckeln durchgezogen, mit der Zeit den Patienten kan wund reiben, oder sonsten incommodiren, verwechselt man von Zeit zu Zeit die Ende also, daß dasjenige, welches an der lincken Seite war, an die rechte gemacht werde; ingleichem, wenn das Band, das über dem Knie angelegt war, dem Patienten Ungelegenheit verursachte, kan man ein frisches über den Knöcheln anlegen, und das erste auflösen: Damit aber nach einiger Zeit gleichfalls wechseln, bis das gebrochene Bein endlich wieder fest zusammen gewachsen. Zu Fussen des Betts, sonderlich bey dem guten Fuß, kan ein kleiner höltzerner Block fest gemacht oder angenagelt, und mit einem dicken zusammengefaltenen Tuch überzogen werden, damit der Patient, wenn er etwa ein wenig abgerutscht wäre, den guten Fuß daran ansetzen, und sich allzeit wieder hinauf helffen könne. Es ist dieses auch in Quer-Brüchen den Pa-

Das 7 Cap. Von den Bandagen zu den Füssen.

Patienten gar bequem und dienlich/ damit sie nicht zu sehr absincken/ sondern dadurch eine beständige Unterstützung haben mögen.

4. Diese Bandage/ wann sie wohl hält/ und nicht zu los noch zu fest gebunden/ noch sonsten ein Unfall darzu käme/ soll man vor 8/ ja gar vor 14 Tagen nicht auflösen; wenn man aber spüret/ daß solche zu fest/ Verschwellung oder Schmertzen verursacht/ muß man sie linder appliciren. Wenn sie aber zu loß worden/ muß man was stärcker verbinden: und das zweyte Verband/ (wo anderst kein Zufall darzukommt) wiederum vor 14 Tagen nicht verändern; und dann endlich wenn man es abermal loß befindet/ zum drittenmal frisch verbinden/ solches abermal über 14 Tag/ oder bis die Heilung völlig geschehen/ daran lassen: dann es braucht öffter nicht mehr zur völligen Cur als dreymal verbunden zu werden/ und soll man den Patienten/ ehe 6 Wochen herum/ nicht lassen aufstehen/ indem vor 40 Tagen dieses/ als das dickste Bein/ nicht zusammenwächset; in alten und sonst kräncklichen Leuten aber braucht es offt 8/ 9 bis 10 Wochen. *Wenn diese Bandage zu verändern.*

5. Wenn aber der Hals am Schenckelbein gebrochen/ wird es auf eine gantz andere Manier verbunden/ und die Binde *Spica inguinalis simplex*, oder das einfache Weichen-Band/ applicirt/ welches oben schon *pag.* 730 ist beschrieben worden: von 4 Elen lang/ und 3 oder 4 Finger breit: wird auch auf eben solche Manier angelegt/ nur daß man in Umwickelung des Schenckels den gebrochenen Ort wohl muß trachten zu bedecken und abwerts zu halten. Man endiget selbiges zuletzt mit etlichen *Circulairen* um den Schenckel. Hierauf muß der Patient sich wohl ruhig halten/ damit dasselbe nicht verruckt werde: Im übrigen aber wird verfahren wie *pag.* 175 ist gesagt worden. *Bandage zum Bruch des Halses des Schenckels.*

6. Es ist schon oben/ wo wir von der Fractur und Verrenckung dieses Beins gehandelt haben/ erinnert worden/ daß diese Verrenckung nicht so offt vorkomme/ als man bisher gemeint; sondern daß dieselbe gar rar sey/ und nicht leicht durch äusserliche Gewalt könne verursacht werden. Von innerlichen Ursachen aber könne solche Verrenckung eher geschehen: wann sich nemlich in dieses Gewerbe überflüßige Feuchtigkeiten sammlen/ welche die *Ligamenta* schlapp machen/ und endlich das Bein gar aus seiner natürlichen Hohligkeit austreiben. Es werden derohalben solche Leute nicht leicht curirt/ sondern bleiben meistens lahm/ weil man die böse Feuchtigkeit nicht kan herausbringen/ und denen Ligamenten *Wie die Verrenckung des Schenckels zu verbinden.*

Bbbb

gamenten ihre vorige Krafft zuwegen bringen. Dennoch wenn selbige geschiehet, soll man sie so einrichten, wie oben pag. 220 ist gesagt worden, hernach eine simple Compreß, mit Oxycrat oder warmen Wein angefeuchtet, um das Gelenck schlagen, und endlich durch die Spica Inguinalis, und übrige bey dem Schenckelbruch kurtz vorher beschriebene Geräthschafft, verbinden. Es müssen die Patienten einen Monat lang sich ruhig halten, bis man spüret, daß der Fuß wiederum wohl fest in der Pfanne sey. Wenn das Ubel von einer innerlichen Relaxation herkömmt, soll man das Gewerb mit gutem Brandewein, *Spiritus Matricalis*, oder anderem starckenden *Spiritus*, des Tags ein paarmahl fomentiren oder reiben, um die Gelencke dardurch, so gut möglich, wieder zu stärcken.

Bandage zur gebrochenen Knieschetbe nach der Läng.

7. Es bricht die Kniescheibe entweder nach der Länge, oder überzwerch: wie schon oben pag. 176 gelehrt worden. Wenn selbige nach der Läng gebrochen, drucket man die Stücker mit den Händen, von beyden Seiten wiederum wohl zusammen, und applicirt hernach, um selbige beyeinander zu halten, eine Binde, welche *Uniens* genannt wird, fast eben auf die Art gleichwie bey den länglichten Wunden der Stirn, ist gesagt worden. Es soll aber hier die Binde 3. Elen lang, und 2 oder 3 Finger breit seyn, auf 2 Rollen gewickelt, und in der Mitte ein länglichtes Loch 3 Finger breit haben. Ehe man selbige appliciret, leget man erst eine viereckichte dicke Compreß, wie ein zusammengefaltetes Schnupfftuch, in die Buge des Knies, damit die Bandage, wegen der daselbst befindlichen Flechsen, keinen Schmertzen verursachen möge; und appliciret die Binde so, daß das Loch derselben oben auf der Kniescheib stehe: fähret mit einem Kopff um das Knie herum, und stecket selbigen durch das Loch der Binde durch, ziehet hernach die beyde Köpff der Binde wohl an, auf daß dardurch die Stücker der Kniescheibe wohl zusammen gedruckt werden; fähret hernach mit beyden Köpffen wieder um das Knie, und macht eine *Tour* über der Kniescheib; hernach eine unter derselben: und continuiret damit bald über bald unter der Kniescheibe umzufahren, als die Länge der Binde zuläßt: dabey aber wohl acht zu geben, daß die Kniescheibe durch diese Umwindungen unten und oben wohl bedecket werde. Wann diese Binde geendiget und bevestiget, appliciret man unter die Bug des Knies ein Stück starcken Pappendeckel, vorher in warmen Wein eingeweicht; über die Kniescheib aber eine viereckigte Compreß, und bevestiget selbige wohl mit einer andern Binde, 2 bis 3 Elen lang, durch *Spiral-Touren*, um dadurch die

Beugung

Das 7 Cap. Von den Bandagen zu den Füssen. 747

Beugung des Knies zu verhindern, und zu machen, daß ein gleicher *Callus* werde. Man leget hernach den Fuß in die Strohlade, wie pag. 742 beschrieben worden, welche aber hier nicht so lang seyn darf.

8. Wenn die Kniescheib überzwerch oder in mehrere Stücker gebrochen, und dieselbe wiederum zusammen gedrückt, gleichwie pag. 178 gelehrt worden, muß man, um selbige in dieser Lag zu erhalten, eine Binde gebrauchen, drey Elen lang, und drey Finger breit: welche auf zweyerley Manier applicirt wird; 1) auf 2 Rollen gewickelt, da man selbige alsdann gleich über der Kniescheibe um den Schenckel von hinten anfängt, und eine *Tour* um den Schenckel herum machet: hernach läßt man die zwo Rollen in der Kniebug einander kreutzen, und kommt von da wieder vorwerts unter dem Knie um das Schienbein; wechselt daselbst die Rollen gleich unter der Kniescheibe, und fähret von da wieder in die Kniebug, macht abermal ein Kreutz daselbst, und fähret alsdann wiederum über den obersten Theil der Kniescheib um den Schenckel, wechselt die Rollen daselbst wieder, und fähret nachdem, nach Anweisung der ersten *Touren*, abwerts und aufwerts, so lang die Binde währet: dabey man aber die Stücker der Kniescheib immer muß trachten wohl zusammen zu ziehen, damit selbige desto besser wieder aneinander wachsen mögen. 2) Oder man wickelt diese Binde auf eine Roll, und fängt an selbige mit ein paar *Circulairen* gleich über der Kniescheibe zu appliciren: hernach fähret man schief unter der Buge des Knies durch, und macht unter der Kniescheib am obersten Theil des Schienbeins eine *Circul-Tour*: Von da steigt man wieder unter dem Knie durch, und kömmt alsdann über der Kniescheib hervor, macht allda abermal eine *Circulaire*, und steiget dann nochmahls unten durch, wie vorher: und mit solchen *Touren* fähret man fort, so lang die Binde währet, aufdaß durch selbige die Kniescheib wohl aneinander gehalten werde. Nachdem die Binde angelegt, applicirt man unter das Knie eine Schiene oder starcken Pappdeckel, auf die Kniescheib aber leget man eine Compreß mit warmen Branderwein oder Oxycrat angefeuchtet, und bindet solche mit noch einer andern Binde durch *Doloires* fest, aufdaß dadurch die Biegung des Knies möge verhindert werden. Einige bedienen sich noch, nachdem die Binde appliciret, eines besondern zur Fractur der Kniescheib erfundenen Instruments, um dardurch dieselbe desto vester zusammen zu halten, und die Zusammenwachsung zu befördern, gleichwie schon oben hiervon pag. 178 gesagt worden. Endlich, um den Fuß noch ruhiger zu erhalten, als

Wenn selbige in die Quer gebrochen.

welches hier sehr nothwendig ist, pfleget man den Fuß in eine Stroh-Lade zu binden. Dieweilen aber bey dieser Fractur das Knie so ruhig, bis zur völligen Heilung, welche sich auf 9 bis 10 Wochen erstrecket, muß gehalten werden, wird das Knie gemeiniglich nach der Heilung steif, und also die Leut hinckend; welches aber, weil man das Knie währender Cur nicht bewegen darff, nicht zu verhüten ist. Man observiret auch, daß Leut, welche einmal die Kniescheibe gebrochen, solche durch einen geringen Fall gar leicht wiederum brechen: und wo selbige nicht das erstemal lahm worden, dennoch bey dem folgenden lahm werden.

Wie die Verrenckung der Kniescheib und des Knies zu verbinden.

9. Nachdem die Einrichtung der Kniescheibe oder des Knies nach beschriebener Manier verrichtet, verbindet man das Knie mit eben der Binde, und auf eben solche Manier, gleichwie eben vorher bey der Fractur der Kniescheibe in die Quer ist gesagt worden, und läßt den Patienten sich etwa 8 Tag ruhig halten, bis die *Ligamenta* wieder ihre Stärcke bekommen haben.

Verband zum Bruch des Schienbeins.

10. Nachdem die Einrichtung geschehen, brauchet man zwo Binden, von welchen die erste 5 Elen, und die andere 3 Elen lang seyn soll, und 3 Finger breit: dann auch 4 Compressen zwey Hand breit lang, und 4 dünne Schienen, nebst anderer Geräthschafft, wie bey der Fractur des Schenckelbeins. Die erste Binde, nachdem man ein einfaches Tuch, mit *Oxycrat* angefeuchtet, um den Bruch gelegt, appliciret man mit 3 *Circulairen* um den gebrochenen Ort, steiget alsdann mit *Spiralen* den Fuß hinauf bis über das Knie, doch ohne dasselbe zu bedecken: und hernach wiederum herunter bis an den gebrochenen Ort, um welchen man nochmals 3 *Circulairen* macht. Hierauf steigt man abwerts, macht eine *Tour* um die Sohle des Fusses, fast wie einen Steigbügel, und steigt wiederum mit *Spiralen* aufwerts, bis die Binde ein Ende hat. (Manche verrichten dieses mit zwo Binden, wovon die erste 2, die andere 3 Elen lang seyn soll.) Nachdiesem appliciret man die vier Compressen auf die vier Seiten des Schienbeins, darüber die 4 Schindeln, und bevestigt selbe mit der andern Binde, gleichwie bey der Fractur des Schenckels und Arms gesagt worden. Es müssen aber diese Compressen unten verdoppelt werden, wie *Tab. VI fig.* 13, um die Ungleichheit des Fusses unter den Waden gleich zu machen. Endlich appliciret man zwo grosse Schienen von Pappdeckel, mit *Oxycrat* oder warmen Wein angefeuchtet, bevestigt selbige mit drey oder vier Schnüren, und leget den Fuß in eine Strohlade, welche aber nur so lang seyn soll, daß sie von den Knöcheln bis eine Hand breit über das Knie reiche.

11. Wann

11. Wann die Einrichtung des gebrochenen *Tarsi* und *Metatarsi* geschehen, braucht man zum Verband eine Binde von drey Elen, und 2 Finger breit, 1) auf 2 Rollen gewickelt. Diese fängt man an, (nachdem vorher ein einfaches Tuch, welches in vier Aest getheilt, und mit Oxycrat angefeuchtet, umgelegt worden) mit einer Circular über den Knöcheln, und steiget hernach über den Reyhen herab nach der Fußsohlen, so, daß sich auf dem Reyhen die Binde kreutze. Hernach wechselt man die Rollen unter der Fußsohle, steiget wiederum auf den Reyhen, macht daselbsten abermal ein X, und fähret nochmals um die Fußsohlen herum: und mit solchen *Touren continuiret* man, bis der gebrochene Fuß wohl umwickelt; Nach diesem aber steiget man wiederum über die Knöchel, und endiget daselbst die Binde mit *Circulairen*. 2) Man kan sich auch dieser Binde auf eine Rolle gewickelt bedienen: da man dann mit zwey *Circularen* über den Knöcheln anfängt, hernach schief abwerts über den Reyhen nach der Fußsohlen steiget, und von da wiederum über den Reyhen, so, daß auf demselben ein X werde; hernach nochmal um die Knöchel, und dann eben wiederum, wie vor, in Form der Ziffer 8 um den Fuß: da man alsdann den gebrochenen Ort mit etlichen *Circularen* oder kleinen *Spiralen* umwickelt, und endlich die Binde über den Knöcheln mit *Circularen* endiget. Wenn die *Fractur* wäre hefftig gewesen, soll man, um den Fuß besser zu befestigen, die Strohlade mit ihrer Zugehör appliciren. Es dienet auch diese Bandage in *Fractur* der Zähen.

Bandage zum Bruch des Tarsi, Metatarsi, und Zähen.

12. Wenn die Einrichtung nach *pag.* 224 beschriebener *Methode* geschehen, verbindet man selbige auf eben solche Manier, gleichwie jetzo bey der *Fractur* des *Tarsi* ist beschrieben worden: und muß sich hierauf der *Patient* einige Tag im Bett halten, bis die *Ligamenta* wiederum zu Kräfften kommen.

Zur Verrenckung des Fusses.

13. Man nimmt hierzu eine Binde von anderthalb Elen lang, und zwey Finger breit, und läßt ein Stück fast Spannen-lang auf der Seite des Fusses abhangen: *applicirt* hernach die Binde auf die Compreß, hält selbige mit dem lincken Daumen, steiget von da über den Reyhen um die Knöchel herum, und von da kreutzweis abermal über die Compreß, um die Fußsohlen, und wiederum über die Compreß und Knöchel: und solche *Touren* macht man so lang, bis die Binde ein Ende hat, da man dann beyde Ende über den Knöcheln zusammenknüpfet. Man kan sich auch hier der Bandage §. 11 N. 2 bedienen. Andere haben noch andere *Manieren*.

Verband zum Aderlassen auf dem Fuß.

Bandage nach Abnehmung eines Schienbeins oder Schenckels.

Zum Abnehmen eines Fusses. 14. Man bedienet sich allhier am besten der *Capitalis reflexa*, gleichwie solche bey Abnehmung der Hand und des Arms pag. 740 beschrieben worden.

Das 8 Capitel/ Von der Bandage zu einem Bein-Bruch mit einer Wunde am Schienbein oder Schenckel.

1.

Wie eine Fractur mit einer Wunde am Schienbein zu verbinden. Wenn die Einrichtung der gebrochenen Beinen/ und Reinigung der Wunde geschehen/ dienen zum Verband hier nicht diejenige Binden/ welche man sonsten bey den simpeln Fracturen dieser Beine gebrauchet: dieweil/ wenn man täglich bey Verbindung der Wunde den Fuß nothwendig müßte in die Höhe heben/ und so lang in der Höhe halten/ bis so wohl das Aufbinden als Zubinden wiederum geschehen/ hierdurch gar leicht die gebrochene Beine wiederum aus ihrer Ordnung kämen/ und dardurch der Fuß entweder krumm/ oder doch in der Heilung sehr verhindert werden würde. Derohalben bedienen sich heut zu tag die beste *Chirurgi* in diesen Fracturen/ an statt der simplen Binden/ des so genannten Buch-Bands mit 18 Köpffen/ *Tab. VI fig. 2*, bey welchem/ wenn es einmal unterliegt/ man nicht mehr nöthig hat den Fuß in die Höhe zu heben/ wenn man nach der Wunde sehen oder selbe verbinden will/ sondern es bleibt derselbe in beständiger Ruhe/ auf daß dardurch die Zusammenwachsung desto besser geschehen könne.

Wie vor dem Verband alles zu legen. 2. Zum Exempel: Wenn ein gebrochenes Schienbein mit einer Wunden vorkäme/ die Einrichtung geschehen/ und die Wunde ausgereiniget/ leget man behutsam die Strohlade mit 3 oder 4 darunter lie-

Das 8 Cap. Von den Bandagen a Beinbruch mit ꝛc.

ter liegenden Schnüren, jede 3 Spannen lang, unter den Fuß, und über die Strohlade abermahl 3 dergleichen Bändlein; hernach das Buch-Band, und mitten auf das Buch-Band nach der Länge eine Hand-breite Compreß, so lang, als das Buch-Band ist: welche Compreß man deßwegen daraufleget, damit die abfliessende Materie oder Blut nicht so leicht das Buch-Band möge unsauber oder unrein machen, und man also nicht nöthig habe dasselbe öffters zu ändern.

3. Wenn diese gerad und behörlich unter das gebrochene Schien-bein geleget, und die Wunde mit Carpie, Pflaster und Compressen versehen, fängt man an die zwey mittelste Köpff der Binde um das Schien-bein herum zu schlagen, selbige aber, wie auch folgends die übrige Köpff, besserer Haltung wegen, mit warmen Brandewein oder Oxycrat zu befeuchten: und wo die zwey mittlere wohl umgeschlagen, macht man es hernach eben so mit den zwey untersten, und endlich auch mit den 2 obersten; welche alle man aber nicht Circulweis, sondern allzeit schief übereinander schlagen soll, damit einer den andern desto besser halten möge. Nach diesem verfähret man eben so mit den folgenden 6 Köpffen um den Fuß herum zu schlagen, solche aber bey der Umwickelung wohl anzuziehen, und wie vorige zu befeuchten, allzeit anfangend mit den zwey mittlern, und hernach die übrigen zu appliciren. *Wie das Buch-band zu appliciren.*

4. Nachdem also 12 Köpffe herum gewickelt, muß man 2 Compressen haben, einer Spannen lang, und 2 oder 3 Finger breit, welche man in warmen Brandewein eintauchet, und auf jede Seiten des Fusses eine leget; welche man hernach mit den 3 letzten und längsten Köpffen oder Blättern des Buch-Bands, auf vorher beschriebene Manier, umwickelt und bevestiget. Uber diese appliciret man zuletzt zwo breite Schienen von Pappdeckel, in Oxycrat eingetaucht, um den gantzen Fuß bey nahe zu umgeben, eine auf die innere, die andere auf die äussere Seiten, welche man mit den drey darunter liegenden Schnürlein, wie bey den simpelen Fracturen, fest bindet. *Wie die Compressen und Schienen zu legen.*

5. Wo dieses geschehen, ist sehr viel daran gelegen, um dem gebrochenen Fuß eine dienliche Lage und Ruhe zu geben. Zu dem Ende hat man sonsten kleine Küßlein um den Fuß gebunden, gleichwie bey dem Purmann und andern zu sehen, welche aber nicht genugsam halten; sondern man pfleget heut zu tag die Strohladen zu gebrauchen, mit aller Zugehöhr, gleichwie selbige bey dem Bruch des Schenckels *Wie nach dem Verband der Fuß zu legen.*

pag.

pag. 742 beschrieben worden: dabey aber zu beobachten, daß selbige nur so lang seye, daß sie eine Hand breit über das Knie reiche, wie solches schon pag. 748 erinnert worden. Nachdem die Strohlade fest gemacht, muß man sorgen, den Fuß so zu legen, daß die grosse Zähe wohl in die Höhe stehe, das ist, in gleicher Linie mit der Knieschneibe, und lieber was auswerts als einwerts, damit der Fuß nicht krumm werde. Damit auch derselbe weder auf eine noch auf die andere Seite weichen könne, leget man, mehrerer Sicherheit wegen, auf jede Seite desselben ein grosses zusammengerolltes Bett-Tuch oder Leilach: Ja noch über das kan auch auf jede Seiten des Fusses, an die mittelste Schnur der Strohlade ein Band angebunden, und der Fuß damit an beyde Seiten des Bettes, (allwo ein Nagel einzuschlagen) fest gebunden werden, als welches in allen Brüchen der Schenckel und Schienbein kan observirt werden.

Wie bey folgenden Verbänden zu verfahren.

6. Wenn man nachdem verbindet, welches täglich einmal geschehen soll, muß alles dieses allemal behutsam aufgemacht werden, bis man zu der Wunde kommt, dabey allzeit der Fuß von einem Diener soll fest gehalten werden, damit er nicht ausweichen könne: und nachdem die Wunde gereiniget, mit Digestiv, Carpie, Pflaster und Compressen versehen, verbindet man solche eben wiederum so, gleichwie vorher ist gesagt worden: und auf solche Manier wird continuiret, bis die Wunde geheilet ist. Solte alsdann das Bein noch nicht fest genug seyn, verbindet man solches noch eine weil mit langen Binden, gleichwie bey der simplen Fractur ist gesagt worden, bis es völlig zusammen gewachsen. Sonsten hat man auch an statt der Strohlade höltzerne Canäl gehabt, worein man die Füß geleget, gleichwie man bey dem Sculteto Tab. LVI kan abgezeichnet sehen; es sind aber dieselbe heut zu tag abkommen, weil selbige theils nicht so commode, theils nicht so wohl halten als die Strohladen.

Wek das Schienbein sehr zerquetscht.

7. In Fracturen des Schienbeins, wo grosse Zerquetschung vorhanden, weilen daselbsten die Cur lange Zeit erfordert, und viele Mühe braucht um den Fuß in beständiger guten Lage zu erhalten, hat man ein bequemes Instrument aus meßingen Blech, Tab. VI fig. 4. welches aus 3 Theilen bestehet, und mit Bändern oder Charnieren aneinander hanget. Dieses kan man, nachdem die Fractur sonsten verbunden, und mit Schienen versehen, um den gebrochenen Fuß appliciren; hernach mit drey Bändern, welche durch die Oehrlein dieses Instruments

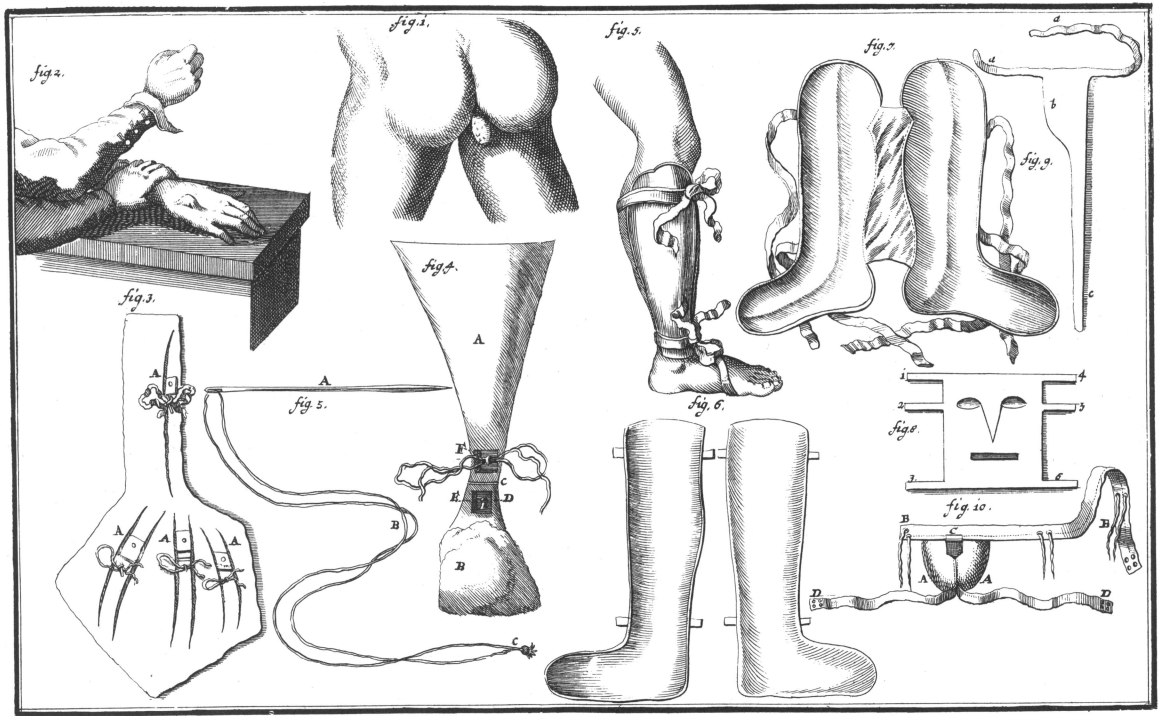

Tab. XXII.

ſtruments *E E E* durchgeſteckt werden/ feſt binden; nachdieſen die Schienen auf die Fußſohlen/ das Kräntzlein unter die Ferſe/ und übrige Geräthſchafft appliciren/ ſo wird man den gebrochenen Fuß in einer feſten Lage halten können.

8. Wenn ein Beinbruch mit einer Wunde im Schenckel/ wird ſelbige gleichfalls mit dem Buchband/ Strohlade und übrigen jetzt beſchriebenen Geräthſchafft verbunden; Es muß aber hier das Buchband breiter/ um den Schenckel genugſam umfaſſen zu können/ und die Strohlade gröſſer oder länger ſeyn/ gleichwie ſolches im Bruch des Schenckels ohne Wunde *pag.* 742 weitläufftig beſchrieben worden.

Was bey dem Schenckelbruch mit einer Wunde zu obſerviren.

Erklärung der zwey und zwantzigſten Kupffer-Taffel.

Fig. 1. Zeigt ein Gewächs am Hintern einer Feigen groß/ welches ich einer Manns-Perſon weggenommen.

Fig. 2. Zeigt die *Methode* des *Meekren* wie die Oberbein durch das Schlagen mit der Fauſt zu vertreiben.

Fig. 3. Zeigt wie die Nath an den Flechſen der Hand muß gemacht werden. *A A A.*

Fig. 4. Wie man die Sutur hinten am Fuß am *Tendo Achillis* macht/ *A* der unterſte Theil von der Wade. *B* die Ferſche/ wo ſich der *Tendo* inſerirt. *C* der Ort/ wo dieſer *Tendo* zerſchnitten/ *D* der Knopff von doppeltem Faden/ welcher auf einem viereckigten Stück Leder *E* ruhet. *F* der Ort wo das Zubinden auf eben einem ſolchen Stücklein Leder geſchiehet.

Fig. 5. A die Nadel/ welche zu dieſer Sutur gebraucht wird/ welche platt ſeyn ſoll. *B* der doppelte Faden; *C* der Knopff an ſelbigem.

Fig. 5. Zeigt wie krumme Beine der Kinder zwiſchen Stücker Pappendel oder Leder können eingebunden werden/ um ſelbige gerad zu machen.

Fig. 6. und 7. Sind gleichfalls *Inſtrumenta* gegen krumme Bein.

Fig. 8. Zeigt eine *Maſque* von Leinwad/ um bey Verbrennungen des Geſichts zu gebrauchen/ *No.* 1/2/3/4/5/6 zeigen 6 Bändlein an/ mit welchen/ ſelbige um den Kopff gebunden wird.

Fig. 9. Iſt ein Band um einen Beulen in der Weiche füglich mit zu verbinden/ *a a* ſind die Ende um den Leib/ *b* der Theil welcher auf den leidenden Ort kommt/ *c*/ das Ende welches durch die Bein durchgezogen/ und hinten feſt gemacht wird.

Fig. 10. Wird *Suſpenſorium Scroti* genannt/ dienet in verſchiedenen Zufällen des Gemächts/ und iſt *pag.* 731 ſchon beſchrieben worden.

Register

aller merckwürdigen Sachen / die in dieser Chirurgie vorkommen;

welches mit besonderem Fleiß Herr Burcard David Mauchart / Medic. Studios. von Marbach aus dem Würtenberger Land / gemacht: Der auch / wie ich Ihm mit Ruhm hier öffentlich nachsagen muß / in Corrigirung der Druckfehler / mir gar fleißig geholffen hat.

A.

Abſceß was es ſeye 237. 312
zu erkennen / ob er reiff 240
zu öffnen 241
Acidum, ob es die Urſach der Stockungen und Entzündungen 230
Aderlaß, deren Zufälle / *Ecchymoſis* etc. 363
wann ein Nerv oder Flechſe / item eine Puls-Ader verletzt 365. 367
Aderlaſſen, *Venæſectio* 347. iſt ſchon über 3000 Jahr im Gebrauch 347. mit groſſer Vorſichtigkeit vorzunehmen 348. iſt eines der beſten Mittel in der Medicin 348. iſt gefährlicher und manchmal ſchwerer als das Staarnſtechen 486. die Oeffnung ſoll oben an der Ader gemacht werden 352. man ſoll unter der vorigen Maſe die Oeffnung machen 352. wann von Haut und Fett die Oeffnung bedeckt wird 353. Urtheil über das ausgelaſſene Geblüt 356. 357

Aderlaſſen auf dem Arm 350. Bandage darzu 737
auf der Hand / welche Adern da zu öffnen 357
auf dem Fuß; zu urtheilen / ob genug Blut heraus 358. 360. Bandage darzu / Steigbügel genannt 27
auf der Stirn; hier pflegt das Blut ſelten zu ſpringen 360. Bandage darzu 717
am Hals; eine Ohnmacht kommt hier am leichtſten 361. Bandage darzu 722
unter der Zunge 362
auf dem männlichen Glied 363
Aderläſſer, wañ er ohnmächtig wird 355. ob er einen Trunck auf die Läſſe thun darff 356. ob er darauf ſchlaffen dörffe 356

Ægi-

Ægilops, was es für ein Geschwür sey 465. kan ein Thränen-Geschwür genennt werden 466. wie es zu erkennen und zu tractiren 468. 469
Egyptiac-Sälblein, die Wunden zu reinigen 50. wo es nicht dienlich 69
Alcali, was damit verstanden wird 312
Alcalische Schärffe verursacht die Geschwüre öffters, dann die Säure 312
Alcohol vini ist der stärckste rectificirte Brandewein, dienlich das Blut zu stillen 55. 88
Alte Schäden, wann sie bey alten Leuten trucknen, was zu thun 333. welche man zuheilen solle, oder nicht 315. 331. wann sie trucken und bleyfärbig werden, bedeuten den Tod 227. 315. Pflaster dafür 333
Amaurosis oder *Gutta serena*, schwartzer Staar, was es seye 480
Ambe Hippocratis, Hebstock 211
Ambustio, das Brennen 284
Amputation einer Hand/Unter- und Ober-Arms 419. soll nicht im *Carpo* oder *Metacarpo* vorgenomen werden 420. der Finger und Zähen 416. 417 der grossen Glieder solle niemals im Gelenck geschehen 420. §. 3. eines Fusses und Schienbeins 426. wie hoch diese vorgenomen werden solle 427
des Schenckels; die gefährlichste 429
Anatomie muß ein *Chirurgus* sehr wohl wissen; Exempel dessen *pag.* 13. 143. 183. 186. 187. 221
Anchilops, Geschwulst zwischen dem grossen Augenwinckel und der Nase 465
Anchylosis, Steiffigkeit, wo sie leicht geschicht 222. 155. Brandewein ist schädlich 734

Anevrysma, s. Pulsader-Geschwulst. *verum & spurium* 369
Angesichts-Wunden soll man nicht leicht mit Nadeln hefften 103
Angina, hefftige Entzündung des Halses, oder die Bräune, erfordert offt das Aderlassen am Hals 361, unter der Zunge 362. die Oeffnung der Lufft-Röhr 556
Ankyloblepharum, zusammen gewachsene Augenlieder 454
Aphæresis ist eine Wegnehmung 9
Apophysis, Auswachs oder Vorragung eines Beins 202
Apostem oder *Absceß* 312
Apparatus altus, s. *Methodus Franconica* 630. 640. *magnus* 629. *parvus* 629
Aqua phagedænica, Freßwasser, woraus es bestehe, der Gebrauch 50. 69. unterschiedliche Præparation 325
Armbein, *Os humeri*, wird offt luxirt 185. Bandage nach der Amputation 740. dessen Verrenckung mit dem Schulterblat 208. Fractur 168. Bandage zur Fractur 732, und Verrenckung 726
Arterie s. Puls-Ader.
Arterie-Zang, deren Gebrauch 424
Arteriotomia, Pulsader-Oeffnung; ist nicht mehr so gebräuchlich 434. ist an den Schläffen fast nur noch in Ubung 435. Verband nach der Operation 717
Atheroma, Breygeschwulst 404
Atreti, denen der Hinter oder Geburts-Glied zugewachsen 681
Aug, ein gläsernes einzusetzen 119. allzugrosse und widernatürliche 500. eingefallene Dinge auszunehmen 447. das Weisse im Aug kan ohne Schaden

den verletzt werden 456. Fell darauf,
S. Fell, 495. künstliche einzusetzen 502.
Augen zu verbinden 718
Augbraunen-Wunden 103
Augenlieder, der obern, Abhängung und
heßliche Geschwulst 451. stechende
Haar derselben, *Trichiasis, Distichiasis* 453. widernatürliche 454. Wunden heilen ungern 104. Geschwülste
sind nicht sicher zu suppuriren 448. 449
zusamen gewachsene, *Ankyloblepharum* 454
Augenwinckel, in dem grossen ein Gewächs, *Encanthis* 458
Augenwunden, samt einer raren Observation Hn. D. Seegers 105. Wässerlein in Verwund- und Verletzung
des Augs 104. 448. 496. im Staar-
stechen 488
Ausnehmung der Nachgeburt 668
Ausziehung fremder Dinge aus den
Wunden 45. 409. aus den Augen
447. eines todten Kinds 663

B.

Backen-Wunden 160
Bähungen S. Behungen.
Balsamische Medicamenten, äusserliche
und innerliche 69. 111
Balsamum Lucatelli ist in innerlicher Verwundung sehr dienlich 88
Bälgleins-Geschwülste 404. nehmen
offt sehr zu, wenn man sie erweichen
will 406 §. 4. kommen wieder, wo
das Bälglein nicht separirt wird 406.
408
Band am männlichen Glied zu lösen 612
an der Zunge zu lösen 538
Bandagen sind sehr nöthig und nutzlich
10. 711. 714. insgemein 711. wie
von den Binden unterschieden 712.

allzufeste erwecken Entzündung, ꝛc.
148. 713
Bande à deux chefs, Binde mit zwey Köpfen 24. 712. *à quatre chefs* Binde
mit vier Köpfen 25. *Doloire* 712.
incarnative, uniens, die fleischmachende, deren Gebrauch 25. 103. *Rampant* und *Renversée* 712. S. Binde.
Basilica vena hat eine grosse Arterie und
Nerven unter sich 351. 367. ist daher gefährlich zu lassen 351
Bauchnath, *Gastroraphia* 72. kan man
durch die Binde *Uniens* offt entrathen
729. wie sie am besten zu verrichten
76. gebräuchliche Bandage 729
Bauchwunden, ob innerliche Theile verletzt 70. 71. wie lang eine Wiecke
darinn zu halten 82. in länglichten,
gewöhnliche Bandage 729
Bäuschlein sind zusammengefaltene leinene Tücher S. Compressen 22
Behungen oder Umschläg, *Fomentationes*, ihr Gebrauch 395. 396
Behung, im heissen und kalten Brand
278. 279. im Glied-Schwamm
sehr dienliche 307
Beine, krumm geheilte wenn sie wieder
zu brechen 155. krumme von Mutterleib 707. sehr gebrechlich im
Scharbock und Frantzosen 137. insbesondere, wie bald sie heilen 141.
haben kein Gefühl, werden dahero
ohne Schmertzen gebrennt 338. weiche und spongiöse soll man nicht brennen 338
Bein gantz zerschmettert, wie zu tractiren 66. wird offt cariös, wann
das Marck verletzt 125
Bein-Brüche, oder Fracturen ingemein
137. deren Heilung und Zufälle
143

143. 152. die Binden und Compressen sind nie trucken zu appliciren 714

Bein-Brüche *in specie,* oder ins besondere 156

Bein-Geschwür oder Beinfresser, *Caries,* dessen Heilung 334. ist zweyerley Gattung 335

Bericht- und Wundzettel abzufassen 43

Beulen unterschiedlicher Orten und Namens 228. 253. in der Weiche zu verbinden 731

Bezoar-Tincturen, und andere hitzige Medicamente, wo sie nicht taugen 234

Bezauberte Schäden, wie sie erkannt werden, deren Heilung 314. 330. haben natürliche Ursachen und Mittel 330

Bienen- und Wespenstich wie zu curiren 134

Bier, nur ein dünnes ist den Verwundten zu geben. 52

Binde, lat. *Fascia,* frantz. *Bande,* Gebrauch 24. Applicirung 713. wo sie anzufangen und zu endigen 28. niemals auf einen Beinbruch oder Wunde zu endigen 28. woraus, und wie sie sollen bereitet werden 24. 713. wann sie anklebet 714. §. 8. *Ascia,* oder *Obtusa, Doloire* 712. Austreibende, *Expulsive,* in geschwollnen Füssen 714. Buchband, oder Binde mit 18. Köpfen, zur Fractur mit einer Wunde 152. 750. zu appliciren 751. *Capistrum simplex & duplex* s. Halfter 720. *Capitalis reflexa, Capelin* am Kopf, im Wasserkopf 718. im Bruch des Schlüsselbeins 723. zu Abnehmung einer Hand und Arms 740. zum Abnehmen eines Fusses 750. *Circularis,* oder Circulair-Wmdung 27. 712. componirte und simpele 712. *Continens Colli* 722. *Couvre-chef,* Hauptdecke, wie zu machen 26. *Le grand, en triangle* 716. *le Demi Gantelet,* der halbe Handschuh 740. *Discrimen,* zur Aderlaß auf der Stirn 717. *Dividens,* im verbranten Hals 722. *Escarpe,* Schärpe, eine Binde um den Hals 149. in Fractur des Arms zu machen 733. 149. *Etoile* s. *Stellaris. Expulsive* s. Austreibende. *Frondalis* mit 4 Köpfen 716. in der Haasenschart 721. zu der Nase 719. zum Gemächt 731. Eine General-Regel dabey 720. *Geranium,* s. *Spica simplex* 724. Halfter, *Capistrum,* einfache und doppelte, im Bruch und Verrenckung des Kienbackens 159. 720. Hauptdecke s. *Couvre-chef. Incarnative,* s. *Uniens. Inguinalis,* s. *Spica inguinalis,* mit einem Kopf, oder Roll 712. zu appliciren 714. mit 2 Köpfen 24. 712. mit 4 Köpfen 25. 712. mit 18 Köpfen s. Buchband. *Oculus simplex & duplex* 718. *Quadriga,* s. *Cataphracta,* in Fractur des Brustbeins 728. *Rampant* s. *Repens,* kriechende 28. 712. *Renversée,* s. *Reflexa,* überschlagene 28. 712. *Scapha* oder Schiffleln 717. Scapulir-Binde mit einem grossen länglichten Spalt 25. 728. Serviette mit dem Scapulir, warum sie also heisse, wird keine ohn die andre applicirt 27. wie sie zu machen 728. in allerley Zufällen des Bauchs 729. und der Brust 728. *Spica simplex,* s. *Geranium*

ranium im Bruch des Schlüsselbeins 724. in Verrenckung des Schulterbeins mit dem Schulterblat 726. wenn das Armbein dicht an der Schulter gebrochen 734. in Verrenckung des Schenckelbeins 745. zum Bruch am Hals des Schenckelbeins 745. im Bruch des Schenckelbeins 175. *Spica inguinalis duplex*, Weichenband, in Verrenckung und Bruch der beyden Schlüsselbeine 725. beyde Schultern zugleich zu verbinden 727. zu beyden Weichen zugleich 730. in Verrenckung der beyden Armbeine zugleich 726. in Verrenckung des Schenckelbeins 745. *Stellaris, Solaris* oder *Nodosa*, Sternband nach der *Arteriotomie* 717. im Bruch des Schulterblats 162. 727. Steigbügel 27. *Suspensorium Scroti* 731. Binde T genänt 25. vor die Brüste der Weiber, *Fascia Heliodori* 727. in Zufällen des Hintern und bey dem Hintern 729. an ein Scapulire fest gemacht 730. *Uniens, Incarnative*, vereinigende und fleischmachende 25. in länglichten Wunden des Kopfs 716. in der Haasenschart 721. in Bauchwunden 729. zu gebrochener Kniescheib 746

NB. Mehrere Verbänd, die aber keinen besonderen Nahmen haben, können bey denen Theilen, wo man sie gebraucht, aufgeschlagen werden.

das Binden der Adern stillt das Blut am besten 57

Blase durchzustechen bey Verstopffung des Urins 684

Blasen ziehen, was es sey, wo zu appliciren, ihr Nutzen 386. 387. die Würckung zu verlängern 387 wann es hefftiges Brennen des Urins verursacht, was zu thun 388

Bley-Sälblein 250

Blut, schaumiges ausgehustet, kommt aus der Lunge 37. gebrochen kömmt aus dem Magen 37. geharnet, aus den Nieren oder der Blas 37. geronnen, zwischen der Haut und *Cranio* 108. in der Brust 91. Wann es nicht zu stillen, ist *absolute lethal* 38. wo es sich ergiesset, ehe der *Chirurgus* darzu kommen kan 41. §. 22. schleimiges, scharffes, saures ꝛc. 53. 54

Blut-Egel, welche die beste; frische soll man nicht gleich brauchen 388. wann sie sich nicht anhängen wollen, was zu thun 389. sie abfallen zu machen 390

Bluten der Wunden 55. in Amputationen, wo es mit Brenn-Eisen zu stillen 424. ist offt nicht gleich zu stillen 65.

Blutfluß der schwangern Weiber 667

Blutschwären, *Furunculus* 228. 251

Blutstillende Mittel 55. 56. das allersicherste 57. §. 7

Böse Ding am Finger 697

Bourdonets sind Carpey-Welgern 19

Bouton, ein Instrument bey dem Steinschneiden gebräuchlich 633. 640

Bovist ist eines der besten blutstillenden Mitteln 55

Brand, der heisse, *Gangræna* 275. komt gern zu geschossenen Wunden 62. §. 2. der kalte *Sphacelus* 275. am männlichen Glied 611. an den *Testiculis* 607. zu welchen Wunden er leicht schlage 42. §. 23. n..n er in Entzün-

Entzündungen zubefürchten 231. wo schon einige Theil erstorben 280
Brand-Sälblein Mynsichts und andere 287. 288
Brandwein, rectificirter, adstringiret und stärckt das frische Fleisch 49. ist schädlich in der Steiffigkeit des Arms 734. Der allerstärckste stillet das Bluten 55. 88
Brenn-Eisen S. Cauteria
Brennen mit der Moxa wie zu verrichten 399
Brennen oder Verbrennen, Ambustio, Combustio 284. Weiche Beine soll man nicht brennen 338
Brey-Auffschläge S. Cataplasma 397
Bronchia, Lufft-Ader-Aeste, grosse Verwundung tödtlich 40. §. 19
Bronchotomia S. Lufftröhr-Oeffnung 555
Bruch S. Beinbrüche. Fleischbruch, Sarcocele 597. im Gemächt 590. der Leisten oder Weichen, Bubonocele 585. des Nabels, Omphalocele 581. des Netzes, Epiplocele 596. Krampf-Aderbruch, Cirsocele, s. Hernia varicosa 605. Wasserbruch, Hydrocele 599. Windbruch, Pnevmatocele 605. eingeSperter S. Hernia incarcerata 587
Bruchbänder dero Nutzen und Gebrauch 593
Bruch-Pflaster sind bey Fracturen wol zuentbehren 148. müssen um das Glied nicht gantz zusammenschliessen 148. Felix Würtzens Bruch-Pflaster 151
Bruchschneiden, was davon zu halten; wie es verrichtet wird 592. 594
Brüch durch das Verpflantzen zu curiren, abergläubisch 592

Brust, dero Oeffnung S. Paracentesis 569. Bandage in allerley dero Zufällen 728
Brustbein, Sternum, zerbrochen, oder eingedruckt 162. dessen Cartilago ensiformis eingebogen 185. Wird trepanirt 163. 572. Bandage zu der Fractur 728
Brust-Wunden 89. ob sie in die hohle Brust eingedrungen 89. 90
Brustbein gebrochen 159
Brust-Geschwür, Empyema, woher es manchmal entstehe 90. Durch die Paracentesis zu curiren 569
Brüste der Weiber geschwollen und entzündt 243. die sich nicht vertheilen, nach suppuriren 247. die Wärtzlein und Milch derselben daraus zu ziehen 562. zu verbinden 727
Bubones, Beulen in der Weichen und unter den Achseln 228. 253
Buchband, oder Binde mit 18 Köpfen 154. zu appliciren 751
Buckel, oder hoher Ruck; Ursachen und Cur 573. einem alten ist nimmer zu helffen 573

C.

Callöse Geschwür, was sie seyen; deren Heilung 314. 327
Callus, zwischen gebrochenen Beinen entstehende beinige Materie 140. dessen Ursprung und Substantz 152. unförmlicher in Beinbrüchen wie zu verhüten 151. 153 in Geschwüren wegzubringen 328
Cancer, der Krebs S. Krebs 297 occultus was es seye 297
Carbunculus, Anthrax, Pest-Blase 256 263
Carcinoma 297
Caries

Caries, Bein-Geschwür, oder Beinfresser, was sie seye 334. wie zuerkennen und zu curiren 336. dargegen ist das *Euphorbium* und *Ol. caryophyll.* sehr dienlich 336. 430. wo die überbleibt, ist keine beständige Heilung 315. 336. ist auswendig an den Beinen, *Spina ventosa* innerlich 340. 339

Cariöse Geschwüre was man nennet 314
Carotis verwundt, was zu thun 100
Carpey oder Carpie was es seye 19
Carpey-Bäuschlein, *Plumaceaux* 19
Carpey-Welgern, *Bourdonets* 19. zu machen erfordern eine sonderbahre Ubung 19. deren Gebrauch 19
Carpus, Hand-Wurtzel, gebrochen 170. Bandage zum Bruch 735. Verrenckung 214. Bandage 736
Cartilago ensiformis eingedruckt 185
Caruncula lachrymalis, Thränen-Caruncul, ein Gewächs daran 458. und warum dieses nicht gantz weg zu schneiden 459. §. 2. in der Thränen-Fistel unschuldig angeklagt 465
Caruncul in dem Harngang 623. Herrn Barons von Bruns besondere Meinung hiervon. 623
Cataplasma, Brey-Umschlag; was es seye 237. 397. dessen Gebrauch, zu erweichen und zu stärcken 397. schmertzenstillendes, wann ein Nerv verletzt in der Aderlaß 366. zeitigendes in der Pest 265
Cataracta, suffusio, der graue oder weise Staar 477
Catheter in die Blase zu bringen 620
Causticus lapis, wie ein guter zu präpariren 242
Cauteria sind glüende Eisen; deren Figur und Gebrauch 56. *actualia, potentialia*, was sie seyen 398. Gebrauch und Application 398. applicirt, wo die Geschwür nicht truckenen wollen 270. 327. gäntzlich verworffen von einigen *Medicis* 398. dero Beschwerlichkeiten 57. in Amputation des Unter-Arms und Schienbeins das bluten zu stillen 424. stillen alle Blutstürtzungen äusserlicher Theilen 56
Cephalica oder Haupt-Ader der Hand ist am sichersten zu lassen 352. blutet Kleinigkeit halber nicht wohl 351. laufft aussen nach dem Daumen zu 351. 357.
Chalazium was für eine Geschwulst seye 449
Chancre, Geschwür an den Geburts-Gliedern 267
Chirurgia infusoria und *transfusoria*; Ursprung, Gebrauch, Erfinder 378. ob sie gäntzlich zu verwerffen, muß weiters untersucht werden 380
Chirurgie ist unentbehrlich, und die allernützlichste Kunst 3. 29. was sie sehe 4. ist der gewisseste Theil der Medicin 30. Eintheilung, welche die beste 9. ist eine weitläuffige schwere Kunst 29. ist beydes ein Kunst und Wissenschafft 4. ist älter als die Medicin, und so alt als die Welt. 6. kan mit Recht Hand-Artzney heissen 4. §. 2. hat dreyerley Entzweck 5. wie sie tractirt werden solle 10
Chirurgie warum Sie Wund Artzney genennt werde 4. wie und wann sie zugenommen 6. 7. bestehet nicht nur in Bartputzen und Ad(lassen 30
Chirurgische Operationen wie ,.e einzutheilen

Register.

theilen 345. teutsche Scribenten alte und neuere 6. 7. 8. unterschiedlicher Theile 7. 8. von Chirurgischen Instrumenten und Observationen 8. Verbände, oder Bandagen 709

Chirurgus soll die Anatomie sehr wohl verstehen 8. soll Latein-und Französisch können 13. was vor Eigenschafften Er haben soll 13. 14. wie er sich bey Patienten zu verhalten 14. 15. 16. was er im prognosticiren zu thun 17. soll sich von Heßlichkeiten nicht abschröcken lassen 30. seine Ungeschicklichkeit was bey Verwundungen zu bedeuten 41. 43.

Chocolade morgens in der Pest getruncken präservirt 261

Chylus, Nahrungs-Safft, aus der Wunde fliessend, was es bedeute 37. dem Hertzen durch eine Wunde entzogen, absolute lethal 40

Circulair-Windungen oder Touren 27

Clitoris, allzugrosse wegzunehmen 655

Clystier, ein scharffes, wann Blut unter der Hirnschal 123. zu appliciren überhaupt 679. den Tobacks-Rauch in den Hintern zu blasen 680

Clystieren ob man solle in Darm-Wunden 85

Combustio, das Verbrennen 284

Compressen, Splenia, sind zusammengefaltene leinene Tücher 22. woraus sie gemacht werden 22. deren Figur, Benennung und Gebrauch 23. 423. 424. müssen grösser seyn, als die Pflaster worauf sie liegen 23

Conductor, wird auch Director oder Sonde creusé genant 12. in Erweiterung einer Bauchwunde 74. in Zertheilung Zusammengewachsener Auglieder 455. 461. Hildani Gorgeret 633. Mas und Fœmina, Männlein und Weiblein 636

Contrafissura cranii, ein Gegen-Spalt 112

Contusio, Zerquetschung, Contusion 124. - Cranii zu erkennen und zu zertheilen 110. 115. ist die gefährlichste 126

Contusionen sind mit warmen Tüchern wohl zu reiben 128

Convulsiones oder Gichter der Verwundten 61. 108. in Beinbrüchen lassen auf die Einrichtung nach 153

Cornea, Felle, oder Häutlein, und Geschwülste darauf 495. 497. deren Mase unter der Pupilla hindert das Sehen nicht 499

Corrosive, und etzende Medicamenten 242. 283 328. 400. deren Gebrauch 400

Corrosivische Medicamenten sind Cauteria potentialia 398

Corruption der Theile, wann sie groß, was zu thun 67

Couvre-Chef, Haupt-Decke, oder Hauptbinde nach der Trepanation, wie sie soll gemacht werden 26. ist die nützlichste von allen Kopff-Binden 27. §. 45. le grand 716. en triangle 716

Cucurbita ocularis des Aquapendentis 461

D.

Dämpfung geschwollener Füsse mit Brandewein ist sehr dienlich 304

Därme wann sie in einer Wunde ausgefallen 73. gantz zerschnitten 84. ausgefallene, wann sie kalt werden 74. wann sie noch weiter auszuziehen 74. §. 9

Darmbruch, Enterocele; was es sey 591. mit Bruchbändern verwahrt, ist nicht gefähr-

gefährlich 592. soll nur in einem *Casu* durch das Bruchschneiden operirt werden 594. Cur durch den güldnen Stich 595. wo die Därm in dem *Processu Peritonæi* angewachsen 595
Darm-und Wasser-Bruch zusamen 604
Darm-Wunden, absonderlich der dünnen sind gefährlich 80. wie selbige genäht werden 83. wann sie nicht zu finden was zu thun 85. wann ein Theil des Darms erstorben, was zu thun 84
Daume, Bandage zu dessen Bruch 738
Diæresis ist eine Vertheilung 9
Diagnosis ist die rechte Erkänntnuß des Zustands 10. wird durch die ausserliche Sinn verrichtet, offt aber nur durch die Vernunfft 18
Diaphragma, Zwerchfell verletzt; was für Zeichen 38. ist *absolut lethal* 40. §. 19. von dem Geblüt in der Brust zerfressen 91
Digestiv-Sälblein aus Terbenthin, Eyerdotter, und Rosen-Honig 50. §. 41. mit Aloe, Myrrhen, *Præcipit. rubr.* verstärckt. *ibid.* die verdorbene Theile zu separiren 9
Diorthosis ist eine Geradmachung krummer Theile 67
Diploe, marckichte Substantz der Hirnschal 444. was es vor ein Zeichen abgebe in der Trepanation 444. ist im trepaniren nicht allezeit darauff zu warten 444
Distichiasis doppelte Haar in den Augenliedern. 454
Distorsio, Subluxatio, Verstauchung 184
Dura mater, nach der Trepanation wann sie sicher zu durchstechen 445

Durbände oder truckne Säcklein 396
Ductus thoracicus Verwundt, ist *absolute lethal* 40
Dysepulotica ulcera, schlimme, hartnäckige Geschwüre 321

E.

Ecchymosis sive Sugillatio, unterloffenes Geblüt 125. 363. nach einer Aderlässe 363
Ectropium ein verkehrtes Auglied 457
Effractura Cranii, ist dessen völliger Bruch 112
Eichel, zugewachsene 614
Eindruckung der Hirnschal 116
Eingeweide verletzt 88
Einspritzungen S. *Injectiones*
Elevatorium, Hebeisen die gebrochene Beine der Hirnschal aufzuheben 118
Elnbogen verrenckt 212. Bandage zur Verrenckung 736. wird gern steiff im Bruch der Armbeine 170. Steiffigkeit, *Anchylosis,* zu curiren 734
Emphysema, Lufft- oder Windgeschwulst 164. 166
Empyema S. Brustgeschwür 90. 569
Encanthis, Gewächs in dem grossen Augenwinckel 458
Endtenschnabel eine Zang 80
Entero-epiplocele. Darm- und Netzbruch zugleich 597
Entzündungen, oder hitzige Geschwülste S. Geschwülste 228. äusserliche, *Phlegmone* genannt 229. der Brüste bey Weibern 243. kommen auch an die Beine 229. entstehen meistens in dem Fett und Drüsen 229. zu zertheilen 127. 145
Epiphora S. Thränen-Aug 461
Epiphysis, Anwachs eines Beins 183. vom
Bein

Bein abgerissen in Verrenckungen 191
Epiplocele S. Netzbruch 596
Erfrorne Glieder, *Perniones* 271
Erweichende Medicamenten und Umschläge 120. 237
Erysipelas, Rothlauff, Rose 248
Escarpe, Schärpe, eine Bind um den Hals den Arm darinn zu tragen 149. 733
Eschara, Schurffe oder Crust nach dem Brennen 56. 57
Exæresis ist eine Ausnehmung unnatürlicher Dinge 9
Excrescentiæ, Gewächs und Auswachsungen 227
Exostosis, Geschwulst aus einem Bein wachsend 227
Expulsiv-Ligatur an dem Arm applicirt 366
Eyter, eine weißlichte, zähe, fettichte Feuchtigkeit 35. 49. darf nicht allzueben ausgereiniget werden 49. §. 39 ist gleichsam ein Balsam, so das Fleisch anwachsen macht 49. ist unterschiedlicher Farbe und Flüßigkeit 232. soll nicht lang in den Abscessen gelassen werden 240. 270
Etzende Medicamenten 242. 283. 328

F.

Fascia uniens, vereinigende und fleischmachende Bandage 25
Fasciæ, Bandes, S. Binden
Fell auf dem Aug, *Unguis, Pannus, Pterygium* 495. in der Operation soll die *Cornea* nicht verletzt werden 496
Fermentatio, Gührung, ob sie die Ursach der Entzündungen 230

Ferschenbein, *Calcaneus*, verrenckt 224
Fibula, die Spindel oder das Wadenbein verrenckt 223. - eine kleine Klammer in Wunden der Zunge dienlich 107
Finger gebrochen 171. Bandage wañ einer gebrochen 739. Bandage wañ mehrere zugleich gebrochen 739. verrenckt 214. Bandage darzu, *Le Demi Gantelet* 739. 740. ob sie in dem Gelenck abzunehmen 418. verdorbene oder erstorbene wegzunehmen 417. widernatürliche und überflüßige wegzunehmen 416. zusammengewachsene zu vertheilen 415. verwundete, wann sie noch an der Haut anhangen 418. Bandage zu den Fingern 740
Finnen (Hoppen) des Angesichts 253
Fissura, Schlitz oder Spaltbruch 138. - *Cranii*, wie zu entdecken 112
Fistel im *Perinæo* 650
Fisteln und Fistulöse Geschwür 312. 314. entstehen auch von harten Meisseln in den Abscessen 241
Fistula ani S. Gesäß-Fistel 689. - *lachrymalis* S. Thränen-Fistel 464
Flaschenzug die Beine auszudehnen 144. 173
Flechse, derselben Zusammennähung 701. halb und gantz entzwey geschnitten 36
Fleisch, ein neues wird von der Natur generirt 317. wo von dessen Substantz verlohren gegangen 48. verdorbenes und faules wie zu tractiren 67. 68. wildes wegzubringen 50
Fleischbruch, *Sarcocele* 597. Bandage darzu 730
Fleisch- und Wasserbruch zusammen 604
Fleischmachende Medicamenten 48. 317

Fomentatio, fomentum, S. Behung.

Fontanell auf dem Kopf, oder auf der *Sutura Coronali* 432. mit dem Brenneisen gemacht, ist kräfftiger 433. ein Wasserkopf damit curirt 438

Fontanellen zu machen die geschwindeste Art 338. mit Brenneisen gemacht sind die kräfftigste 384. wie lang sie offen zu halten 385. wann sie trucken, blau oder schwartz werden 386. sind kein sicheres Præservativ der Pest 261

Fractur, Beinbruch 34. §. 4. der Hirnschal oder *Effractura* 112

Fractura obliqua, wenn ein Bein schief gebrochen 137. zu verhüten daß der Patient nicht hinckend werde 742. §. 2. was wegen des Verbands zu observiren 744

Fracturen insgemein 137. ins besondere 156

Frantzosen- oder Venusbeulen 267

Frere Jacques, Historie und Manier den Stein zu schneiden 642

Froschadern, *Venæ raninæ*, wie zu öffnen 362

Fröschlein unter der Zunge 540. ist von der Art der Bälgleinsgeschwülsten 540. soll bey Kindern nicht ausgeschnitten werden 540. mitten unter der Zunge ist es nicht sicher zu eröffnen 541

Furunculus, Aist, oder Blutschwären 228. 251

Fuß, *Tarsus & Metatarsus* gebrochen 179. verrenckt 223. abzunehmen 426. Bandage darauf 750. wird heut zu tag oben in dem Schienbein weggenommen 427. Bandage zur Verrenckung 749

Fuß, geschwollene 302. Aderläße darauf 358. Bandage darzu 749

G.

Gallblase-Verwundung ist *absolute lethal* 40. §. 21

Ganglium, Ober- oder Uberbein 405. 699

Gangræna S. Brand. 275

Gänsschnabel, eine Zang 80

Gastroraphia S. Bauch-Nath. 72

Gaumen-Geschwür 543. -Löcher, die vom Gaumen in die Nase gehen, Cur 544. -Wunden 107

Geblüt, schleimiges zu verdünnen 53. dünnes, scharffes, saures, hitziges 54. S. Blut.

Geburt, in welchen Zufällen nicht geschehen könne 580. in schwerer zu helfen, wenn das Kind noch lebt 658

Gedärm, in einer Wunde ausgefallen 73 S. Därm.

Gehör, schwaches, was vor *Instrumenta* darzu dienlich 509

Geisfuß, ein Instrument zum Zahn-ausziehen 532

Gelencke oder Juncturen verschmettert 125. wann sie steiff worden 155. ob die Beiner in denselben abzunehmen 418. 420

Gemächt, *Scrotum*; Bandagen, so daran vorkommen 730. 731

Geräthschafft, unterschiedliche zum Steinschneiden 629

Gesäß-Fistel, *Fistula Ani* 689. Bandage 729. in der Operation wird der *Sphincter* sicher durchschnitten 694

Gerstenkorn, *Hordeolum* 448

Geschossene Wunden 62. sind nicht vergifft 62. sind der Fär'ung sehr unterworffen 68

Ge-

Geschwülste, *Tumores*, insgemein 227. in Bälglein 404. auf der *Cornea* 497. unterschiedlicher Theilen und Orten 227. hitzige, oder Entzündungen 228. - und Entzündungen der Brüste bey Weibern 243. - wässerige, *Oedema* genannt 302. austreibende Bandage dargegen 714

Geschwür ist von einem Absceß unterschieden 311. oder offene Schäden, *Ulcera* 311. bösartige und hartnäckige 321. callöse 314. 327. cariöse 314. fistulöse 312. 314. innerliche sind meistens tödtlich 315. Venerische 326. und Zerfressung an Beinen, *Caries* und *Spina ventosa* 311

Gewächs und Auswachsungen, *Excrescentiæ* 227. deren Wegnehmung 403. am Hintern 695

Gichter S. *Convulsiones*.

Ginglymus, oder Charniere, der Armbeine 212

Glaich v. Gelenck.

Glandulæ lacrymalis Ductus nicht zu verschneiden 456

Glaucoma, Trübheit des *Humoris vitrei* 480 soll meistens meergrün seyn 481. kan ein meergrüner Staar genennet werden 485. *Observ.* wo der *Vitreus* gantz hart und trüb gefunden worden 485

Gliedschwamm 305

Gliedwasser, wann es sich bey der Kniescheibe verdickt 177

Glieder-Wunden, geschossene, sind niemals zu verachten 63. §. 6

Gonorrhœa, der Tripper 267

Gorgeret, oder *Conductor Hildani* im Steinschneiden 633. 642

Grando, Geschwulst des Auglieds wie ein Hagelkorn 449

Güldne Ader, deren allzustarcker Fluß 686. blinde 686. Bandage in deren Zufällen 730

Güldne Stich im Bruchschneiden 595

Gutta serena, der schwartze Staar 480

H.

Haarschnut in der Ancke, oder *Setaceum* zu setzen 560

Haasen-Aug was es seye? Cur 457

Haasenschart 519. wann zugleich der Gaume gespalten 520. was für eine Nath dabey gebräuchlich 413. 520. Erinnerung wegen kleiner Kinder 521. Instrumenten das Bluten zu verhüten 522. Bandage darzu 721

Hæmorrhoides oder güldne Adern was sie seyen 227

Hals: Beine, Gräth ꝛc. daraus zu nehmen 551. -Adern, *Venæ jugulares*, verletzt, welche gefährlich? 98. innerliche zugebunden, schaden den Hunden nichts 100. selbige zu öffnen 361. wann er verbrannt, Bandage darzu 722. dessen Bandage, *Continens colli* genannt 722. Halswunden sind wichtig und vielerley Art 97

Häls, krumme gerad zu machen 553. woher sie entstehen 553. dreyerley Manier zu curiren 554

Hand, Aderlässe darauf 358. Bruch derselben 171. Bandage 735. verrenckt 214. deren Amputation 419. Bandage darzu 740. soll nicht im *Carpo* oder *Metacarpo* abgenommen werden 420

Harn-Verstopfung durch den Catheter zu heben 620

Harn-Röhre, zugewachsene zu eröffnen 614.

614. Caruncul darinnen 623. einen
  Stein daraus zu nehmen   625
Haupt-Ader S. *Cephalica* 351. 357.
  am Fuß zu laſſen   359
Haupt-Binde, ſo *Couvre-chef* heißt, iſt
  die beſte   27. §. 45.
Haupt-Binden unterſchiedliche   715
Haupt-Wunden insgemein 101. ſind
  vielerley 108. erfordern beſtändige
  Oeffnung des Leibs 52. mit Kräuter-
  Säcklein gleich zu bähen   109
Hebammen-Bücher   660.
- - - Kunſt   658
Hebeiſen, *Elevatorium* zum Bruch der
  Hirnſchaal   118
Hefft-Pflaſter, welche am dienlichſten
  47. 411. bey welchen Wunden ſie
  zu appliciren   47. 411
Hefftung der Wunden 410. mit Pfla-
  ſtern (truckene Hefftung) zu verrich-
  ten 411. mit Nadeln (blutige Hefft-
  tung) anzuſtellen 412. bey welchen
  Wunden die blutige Hefftung nicht
  dienlich 413. verſchiedene Arten 413
Heilige Bein, *Os sacrum*, gebrochen 164
  Bandage zu deſſen Fractur   729
Hernia incarcerata, eingeſperrter Bruch,
  was es ſeye 585. 587. wie zu tracti-
  ren 587. 588. S. Bruch.
Hinter, zugewachſenen zu eröffnen 681.
  Gewächs daran   695
Hirn-Verletzung wie zu erkennen 38. §. 14.
- - Wunden, wann ſie tieff, ſind alle
  lethal   39
Hirnſchal, *Cranium*, mit einem Streiff-
  Schuß berletzt 63. eingedruckt 116
  Geblüt darunter 120. Verrenckung
                                   197
Hitzige innerliche Medicamenten, wo ſie
  nicht taugen   234. 249. 258

Honig-Pflaſter aus Meel, Honig und
  Eyerdotter   239. 258
Hoppen oder Finnen im Angeſicht 253
Hordeolum, Gerſtenkorn, was es für eine
  Geſchwulſt 448. hat was beſonders
  unter den Auglied-Geſchwülſten 450
Humor vitreus S. *Vitreus*.
Humores oculi ausgelauffen, und doch das
  Geſicht wiederkommen   104
Hüfftbein, *Os ileum*, gebrochen; Ban-
  dage darzu   730
Hüneraugen   706
Hydatis am Auglied   449
Hydrocele, Waſſerbruch   599
Hydrocephalum S. Waſſerkopf 197. 437
Hydrophthalmia, Waſſerſucht der Augen
                                   500
Hymen, Jungfern-Häutlein, wann es die
  Mutterſcheid zuſchließt   654
Hypopyum, Eyter-Aug, wie vom
  grauen Staar zu unterſcheiden 480.
  iſt, wo Eyter hinter der *Cornea* ent-
  halten 498. in der Operation wo die
  Cornea zu durchſtechen   499

J.

Ichor, ein ſcharffes Gewäſſer   232
Impressio iſt eine Eindruckung des *Cranii*
  ohne Bruch   112
Incision von unterſchiedlicher Figur 114
Inguina ſind die Schambugen   176
Injection, vertheilende in die Bruſt 92.
  wenn ein Stein in der Harn-Röhre
  ſteckt 395. verdünende in den Glied-
  ſchwamm 208. in Entzündung der
  Mandeln und des Zäpfleins 394.
  in die Mutter 395. in ſehr tieffe Fi-
  ſteln 319. in die Ruthe im Tripper
                                   395
                                in In-

in Innerlichen Wunden ist der *Balsam. Lucatelli* sehr dienlich 88
Instrumenten, welche am nothwendigsten 11. von Silber, Kupfer führen etwas fast gifftiges bey sich 34. §. 6.
— — das Blut zu stillen 57
Jucken, schmertzhafftes in Beinbrüchen 154
Jugularis externa und *interna* lädirt 99 Aderlaß an der *externa* oder äusserlichen 361
Juncturen oder Gelencke verschmettert 125

K.

Käiserliche Schnitt, oder Ausschneidung eines Kinds aus Mutterleib 578. in dreyerley Gelegenheit vorzunehmen 578. ist besser zu tentiren, als die Frau gewiß ohne selbige sterben zu lassen 580. vor der Operation soll die Patientin den Urin lassen 580
Kalckwasser ist zum reinigen sehr dienlich 50. §. 41. darinn *Mercur. subl.* solvirt, ist die *Aqua phagedænica* 50. mit Brandewein und Alaun in geschwollenen Füssen 305. ein Wasserkopff damit curirt 438
Kienbacken-Bruch 158. des unteren Verrenckung 198. Bruch und Verrenckung zu verbinden 720
Kind aus Mutterleib zu schneiden 578. im Eyerstock, *Tuba Fallopiana*, Höligkeit des Leibs 579. 580. in Mutterleib, dessen natürliche Lage 659. unnatürliche öffteste und schwerste Lag 660. ein todtes Kind aus Mutterleib zu ziehen 663. zu wissen, ob es in Mutterleib todt seye 663

Kleckbrüch oder Schlitzbrüche, *Fissuræ*, werden von einigen vor Fabeln gehalten 138
Knie, dessen Verrenckung 222
Kniescheibe, *Patella*, gebrochen 176. verrenckt; 187. 221. Bandage 748 warum die, welche sie einmal gebrochen, hernach gern fallen 178. hält fest am Schienbein durch starcke Flechsen 222. nach der Länge gebrochen, Bandage 146. in die Quer 747
Knöchel, *Malleoli*, defendiren das Gewerb 188
Knopff-Nath, *Sutura nodosa*, 82. 412
Kopff mit den Wirbelbeinen verrenckt 200
Kopff-Wassersucht s. Wasser-Kopff 237
Krampf und Gichter der Wunden 61
Krampf-Aderbruch, *Ramex* 605
Krampf-Adern 704
Kranichschnabel, eine Zang 80
Krebs, *Cancer*, *Carcinoma* 297. strecket sich zuweilen wie die Füsse eines Krebses aus 297. ist nicht zu operiren, wo er nicht gantz wegzunehmen 542. an der Brust 565. warum in der Operation der Arm auszustrecken 566. der Schnitt ist von unten nach oben zu thun 567. kan was vom *Musculo pectorali* weggeschnitten werden 567. welche Zeichen nach der Operation tödtlich 568. an den Lippen, geschlossener und offener 523. am männlichen Glied 611. an den *Testiculis* 607. an der Zunge 541
Krebse verbrandt und eingenommen in vergifften Bissen 134
Kröpf, anfangende zu curiren 559. unbewegli-

bewegliche, tieff anhangende sind incurabel 559. und bey dergleichen
sind auch die Corrosive nicht sicher
560. am Hals, sind meistens Speck-
beulen 405. 558
Krotte in vergifften Wunden überzulegen 133
Krumme Beine 707. Hälse 553
Krum-geheilte Beine sind von neuem zu
brechen 155
Kugeln verkriechen sich in den Wunden
durch die Verweilung 64. §. 9
Kugel-Ausnehmung aus den Wunden
64
Kugelbohrer *Bartholomæi Maggii* 80
Kühlende äusserliche Medicamenten 235
Kürschners-Nath 81

L.

Lachmigkeit und Schwinden nach ei-
nem Beinbruch 154
Lagophthalmos, Hasenaug 457
Lamell oder Blättlein des *Cranii* zu
durchlöchern 115
Lapis causticus, Corrosivstein, einen guten zu präpariren 242
Laryngotomia S. Lufftröhr-Oeffnung
555
Lauge zerfressende 283
Leisten- oder Weichenbruch, *Bubonocele*
585. wo die Operation zu unterlassen 587
Leucoma 497
Ligamenten zerrissen und allzuviel verdorben 193. 197. sehr geschwächt
196
Linea alba in Erweiterung einer Bauch-
wunde nicht zu verletzen 74
Lippenwunden 105. der Krebs da-
ran 525

Lufft, warum den Wunden sehr schädlich 48. wie sie von den Wunden
abzuhalten 38. §. 48. wie sie bey
Verwundten soll beschaffen seyn 51.
zu verdünnen, und aus Brustwun-
den zu ziehen 93
Lufftröhr-Oeffnung, *Bronchotomia*
555. Bandage darauf 723. welche Manier leichter 557. wie in der
Bräune zu verrichten 556. bey Er-
truncknen 558. gäntzlich abgeschnitten, ist *absolute lethal* 38. 100. wenn
etwas hineingefallenes herauszuholen
556. deren Wunden sind nicht allemal tödtlich 98. 555
Lunge angewachsen, wie in der *Paracen-
tesi* zu separiren 93. verwundet was
für Zeichen 37. 94. welche Wunden gefährlich 94. - verletzt und ausgefallen 95
Lungen-Geschwür, *Phthisis*, woher
manchmal entstehe 90
Lupia was es für ein Geschwulst 405
Luxationen insgemein 183

M.

Maase oder Narbe wohl zuwegen zu
bringen 49. 317. wird schöner von
der Incision als Corrosiv 242. 247
Männliche Glied, dessen Band zu lösen 612. Bandage in dessen unter-
schiedlichen Zufällen 732. Wartzen
und andere Auswachsunge daran 613
Magenbürste 552
Malleoli, Knöchel, defendiren das Gewerb des *Tarsi* 188
Mandeln, entzündete, sonderlich in der
Bräune, zu schröpfen 547. Gewächse
darbey 559. skirrhöse 545 verschworene 548

Marck

Marck in Beinen verletzt/ bringt schwere
 Zufäll 125. 142
Materie S. Eyter 35. 49
Median=Ader hat einen Flechsen unter
 sich/ und ist daher vorsichtig zu lassen
 351
Mediastinum durchstochen ist *absolute le-
 thal* 40. §. 19. wañ sich Geblüt oder
 Materie darzwischen gesetzt 163. 572
Medicamenten/ welche ein *Chirurgus* all=
 zeit bey sich haben soll 12
Medicin muß ein *Chirurgus,* so viel mög=
 lich/ verstehen 13. §. 17
Meissel und Wiecken/ *Turundæ, Tentes* 20
 die in der Wunde aufquellen/ Quell=
 meissel 21. harte soll man in Ge=
 schwüren meiden 241. 318. sind von
 Bellosten gantz verworffen 318. wañ
 und wo sie wegzulassen 20. 21
Meliceris, Honiggeschwulst 405
Metacarpus, flache Hand/ gebrochen 171
 Bandage zu der Fractur 735
Metatarsus gebrochen 179. Bandage 749
Milch aus den Brüsten zu ziehen 562
Miserere was es seye 581
Mondkälber oder Muttergewächse 670
Moxa, was es seye 399. wie das Bren=
 nen damit zu verrichten 399
Mund oder Zähne den Patienten zu öff=
 nen 525
Mund=Schraube/ wo sie dienlich 526
Muttergewächse oder Mondkälber weg=
 zunehmen 670. - Vorfall 672
Mutterleib/ ein Kind daraus zu schnei=
 den 578
Mutterscheid durch eine Haut zuge=
 schlossen 654. Gewächse darin 656
 d..n Vorfall 667
Mutterzäpflein/ *Pessi* und *Pessaria* 674

N.

Nabel durch das Wasser in die Höh
 getrieben 581
Nabelbruch/ *Omphalocele* 581
Nabelschnur zu binden 574
Nachgeburt auszunehmen 668
Nadelhalter 77
Nadelstechen der Chineser und Japo=
 neser 393
Nagel des grossen Zähe eingewachsen 705
Narbe, *Cicatrix*, wohl zu wegen zu brin=
 gen 49
Nase zu verbinden 719
Nasen=ansetzen 519
Nasenbeine gebrochen 156
Nasengeschwür, *Ozæna,* warum die
 Cur so schwer und langsam 516. 517
 §. 6. bisher unbekandte Art und
 Cur 518
Nasengewächs/ *Polypus narium* 511
Nasenwunden 105
Nath/ oder *Sutura* der Wunden zu ver=
 richten 47. 48. 411. S. Hefftung
 der Wunden. Bauchnath/ *Ga-
 stroraphia* genannt 72. der Därme
 80. Darm= oder Kürschnersnath/
 Sutura pellionum 81. 413. 415
 der Flechsen/ *Sutura tendinum* 413.
 701. Knopfnath/ *Nodosa s. Inter-
 cissa* genannt 82. 413. Des *Tendo
 Achillis* 704
Nath in welchen Wunden nicht dienlich
 413. ist ohne Noth nicht zugebrau=
 chen 76
Nerv/ oder Flechse in dem Aderlassen
 verletzt 365. so zum Hertze gehen/
 verletzt/ sind *absolute lethal* 39. halb
 zerschnitten ist gefährlich 36. bey
 dessen Verletzung was zu thun 60. 61

Eeee Netz

Netz in einer Wunde ausgefallen 86. kan ohne alle Gefahr abgenommen werden 87. §. 3. verdorbene Theil/ ob in den Leib zu schieben 88. warme aus frisch-geschlachten Thieren geben dienliche Überschläg 396
Netzbruch/ *Epiplocele* 596
Nymphen/allzulange wegzunehmen 655

O.

Ober-Armbein/ S. Armbein
Oberbein/ *Ganglium* 405. 699
Oculus lachrymans, S. Thränen-Aug 461. - *leporinus*, Haasen-Aug 457. *simplex & duplex*, Binden vor die Augen 718
Oedema, wässerige Geschwulst 302
Oeffnung des Leibs bey Verwundten ist stets nöthig 52. wie sie zu wegen zu bringen 53. der Brust S. *Paracentesis* 569. des Unterleibs S. *Paracentesis* 575
Oele/ gemeine und schlechte/ auf blose Bein/ verursachen eine *Caries* 335
Offene Schäden/ oder Geschwüre 311 Schenckel zu heilen 331
Ohr/ hineingefallene Sachen herauszunehmen 506. zu bretzen in Zahnschmertzen 508. Löchlein hineinzustechen 510. eingestochne Löchlein sind gut in Augen-Zahn-und Brust-Flüssen. 510
Ohren-Schmertzen und Klingen/ ein Instrument dargegen 509
Ohren Wunden 106
Ohrgang/ zugeschlossener wie zu öffnen 505. - Gewächs wie es wegzunehmen 507
Olecranum, ist der Knöchel am Elenbogen; und Ende der *Ulna* 212
Omphalocele, Nabelbruch 581

Os coccygis; Steißbein verrenckt 205. Bandage darzu 730
Os sacrum, Heilige Bein/ gebrochen 164
Oxycratum ist Wasser mit Eßig vermischt 235
Ozæna S. Nasen-Geschwür 156. 515

P.

Panaritium S. Wurm am Finger 697
Pannus, weiches Fell auff dem Aug 495
Paracentesis abdominis, Oeffnung des Unterleibs 575. die Erfindung ist von ungefehr geschehen 575. Verletzung der Därme ist dabey nicht zu befürchten 578. ist beyzeiten vorzunehmen 575. bey welchen sie nicht anzustellen 576
Paracentesis Pectoris, Oeffnung der Brust 569. bey welchen sie nicht vorzunehmen 570. zwischen der untern dritten und vierten Ripp anzustellen 570. welche Manier sicherer 571
Paraphimosis oder Spanischer Kragen 609
Paronychia S. Wurm am Finger 697
Parotides, Beulen bey den Ohren 228. 253
Parulis, entzünde Geschwulst des Zahnfleisches 536
Pedro del Cobra, Schlangenstein um das Gifft aus vergifften Wunden zu ziehen 133
Pelican, Instrument die Zähne auszuziehen 531
Pericranium verletzt 111. 112
Perinæi Fistula 650. Bandage in dessen Verwundungen 730. *Punctura* 648 Zerreissung 678
Periostium, Häutlein um die Bein/ aufgeschwollen im Winddorn. 340
Peritonæum, in Bauchwunden herausgedrängt

gedrängt 71. in Brüchen ausgedehnt oder zerrissen 581. 585
Perniones, erfrorne Glieder (Winterbeulen) 228. 271. zu präserviren 274
Pest, Präservation davor 260
Pest-Beulen, Bubones; Pest-Blasen, Carbunculi, Anthraces 256. sind wohl heraus zu befördern 255. soll man nicht ausschneiden, noch zu früh öffnen 259. 260
Pflaster, worauf zu streichen 22. in Beinbrüchen meistens wohl zu entbehren 148. deren Grösse und Gebrauch 22. mit einem Loch; was dessen Nutz 22. §. 36. vor alte Schäden 333. starck klebendes 117. kühlende 235
Phalangosis 451
Phimosis, allzulange und enge Vorhaut 607
Phlegmone, grosse Entzündung äusserlicher Theile 228
Phrenitis, Entzündung des Hirns 361
Pleura durchfressen 90. von angewachsener Lunge zu separiren 93
Plumaceaux, Carpey-Bäuschlein 19
Polypus narium S. Nasen-Gewächs 156
Prognosis, Erkäntnuß wie die Kranckheit ausgehe 10. wie sich der Chirurgus darinn überhaupt verhalten soll 17
Pronatio, das einwertsdrehen der Hand 212
Proptosis, Vorfall oder Ausfall des Augs 500
Prosthesis ist eine Ansetzung verlohrner Theile 9
Puls-Ader zu erkennen daß eine geöffnet 367. abgeschnitten, macht Schwindung, oder kalten Brand 35. nur halb durchschnitten, ist gefährlich 35. §. 3. halb durchschnitten, offt vollends abzuschneiden 56. im Arm oder Schenckel abgeschossen 67. im Aderlassen verletzt 367. zu verbinden 737. wie in Amputationen zu binden 424. am Hals verletzt, ist meistens tödtlich 97
Puls-Ader Geschwulst, Aneuryfma 369. Bandage nach der Operation 738. neue Instrumenten zur Cur 371. 382
Puncta lachrymalia, Thränen-Puncte, beschrieben 462. zusammengewachsen 463
Punctura Perinæi in Verstopffung des Urins 648
Purgantz, temperirte in Zerquetschungen 127. starcke zu vermeiden bey Verwundten 53. wo Geblüt unter der Hirnschal 123

Q.

Quell-Meissel sind die in der Wunde aufquellen 21. woraus sie bestehen, und deren Gebrauch 21

R.

Radius gebrochen 169. verrenckt 212
Raninæ, Frosch-Adern, wie sie zu öffnen 362
Receptaculum chyli verwundt, ist absolute lethal 40
Reinigung der Wunden wie sie geschehen soll 45. 50
Riemen des Hildani das Schenckelbein auszudehnen 172
Rippen gebrochen 164. verrenckt 205. Bandage zu der Fractur und Verrenckung 729
Rollen-oder Flaschen-Zug 144. 173
Rothlauff oder Rose, Erysipelas 248
Ruck, hoher, oder Buckel 573
Ruckgrad gebrochen 164. verrenckt 200. Bandage darzu 729

Ruck-Marck verwundt 98

S.

Säcke an den Bandagen 28
Säcklein und Bähungen 396
Salivation bey den *Sciirhis* zu verhüten 293
Salvatell-Ader wo sie liege; zu öffnen 357. zu verbinden 738
Sarcocele S. Fleischbruch 597
Sarcoma nasi, Fleisch-Gewächs in der Nase, was es seye 511. wie es wegzubringen 515
Sauerkraut-Brühe auf verbrenkte Theile geschlagen 286
Saure Dämpfe werden für die *Scirrhos* gelobt 293
Säure, ob sie die Ursach der Stocknngen 230
Scapulir ist eine Binde mit einem grossen länglichten Spalt 25. 728
Scarificatio, das Schröpfen 390. mit einem Incisions-Messer auf dem brandigen Ort 278
Scarificiren muß man das faule Fleisch 68. die Carbunculn 264
Schaam, deren Lippen zusammen gewachsen 653
Schäden, alte, wenn sie trucken und bleyfärbig werden, bedeuten den Tod 277 Heilung derselben 331
Schenckelbein, *Os femoris*, gebrochen 171. Bandage 741. dessen Hals gebrochen ist gefährlich 173. zu verbinden 745. ist offt für eine Luxation gehalten worden 174. Unterschied der Fractur und Verrenckung 219. verrenckt 216. dessen Verrenckung geschicht nicht offt; warum? 186. 216. kommt selten von äusserlicher Ursach 186. Bandage zur Verrenckung 745. zu dessen Bruch mit einer Wunde 750

Schenckel, offene, zu heilen 331. Schenckel und Fuß in der Fractur wohl zu legen 742
Schieckeln und Schielen; Ursachen und Cur 502
Schiefbruch S. *Fractura obliqua.*
Schienbeins Bruch 179. Bandage darzu 748. Bandage zum Bruch mit einer Wunde 750. Verrenckung 187. 221. Amputation oder Wegnehmung 426. Bruch mit grosser Zerquetschung zu verbinde 752
Schlaff denen Verwundten zuwegen zu bringen 52. Schlaff-Musculn verletzt, warum sie gefährlich 109
Schlangenstein, *Pedro del Cobra,* wo er gebraucht wird 133
Schlitz- oder Spalt-Bruch 138
Schlüsselbein, *Clavicula,* gebrochen 159. verrenckt 205. Bandage zur Fractur 723. - zur Verrenckung 725
Schlund, dessen grosse Wunden sind *lethal* 40. 98
Schmertzen in Beinbrüchen, worauf sie nachlassen 153. - der Wunden 59. nach Einrichtung einer Verrenckung, was sie bedeuten 196. linderendes Pflaster im *Scirrho* 296
Schröpfköpfe und Schröpfen; ein neues Instrument darzu 390. 392
Schröpfen, das Chirurgische 392
Schulterbein S. Armbein.
Schulterblat gebrochen 162. verrenckt 208. Bandage zu der Fractur und Verrenckung 726. 727
Schußwunden 62
Schwindung des Theils nach einem Beinbruch zu curiren 154. von zerschnittenen Nerven 36. von schnittener Puls-Ader 35. §. 8.
Scirrhus, harte unschmertzhaffte G-
schwulst

Schwulst 290. *Scirrhus* der Brüste gibt Gelegenheit zum Krebs 244. zertheilendes Sälblein dargegen 293. ist völlig auszuschneiden/ sonst folget leicht ein Krebs 296. *Scirrhus* an der Zunge 541
Scrotum S. Gemächt.
Sectio cæsarea S. Kaiserl. Schnitt 578
Secundinæ, Nachgeburt/ auszunehmen 668
Seiffen/ in Urin gekocht/ zertheilet sehr wohl 127. 129. Venetianische innerlich einzugeben 129
Serviette mit dem Scapulir/ wie zu machen; der Gebrauch 27. 728
Setaceum S. Haarschnur 560
Sonde, lat. *Specillum, Director, Conductor,* ein Sucher 12. in Zertheilung zusammengewachsener Augenlieder 455. 461
Spanischer Kragen, *Paraphimosis* 609
- - - Wein, Hodges Präservativ wider die Pest 261
Speckbeulen, *Steatoma* 405
Specillum, ein Sucher 12
Speculum Oculi 504. *Oris* 533
Speichel ist niemals bey Patienten abzuschlucken 262
Sphacelus, der kalte Brand, S. Brand 275
Spina ventosa, Winddorn/ woher sein Name; Ursachen ꝛc. 339
Spiritus Salis ist in Verbrennungen innerlich sehr gut 288
Splenia sind zusammen gefaltene leinene Tücher. S. Compressen. 22
Splitter/ so die Einrichtung der Beine verhindern 146
Spritze zum Blut-ausziehen 90
Staphyloma 497
Staar, *Cataracta* oder *Suffusio,* der graue 4 ꝛc. der schwartze, S. *Gutta serena,* 480. 484. der grüne, S. *Glaucoma,* 480. 485. Trübheit des *Humoris crystallini* ist die öfftere und ordentliche Ursach 479. 480. ein Häutlein ist eine ausserordentliche und rare Ursach 480. zeititiger und unzeitiger/ Milch-Staar/ wahrer und falscher ꝛc. 481. woraus er zu erkennen; ob er mit der *Pupilla* angewachsen 482. wo und wann die Operation nicht vorzunehmen 483. 484. 486. Cur durch Medicamente oder Operation 485. Operation ist nicht so gefährlich/ und offt leichter als das Aderlassen 486. welche Nadeln am besten 487. 494. wenn hefftige Schmertzen in Einstechung der Nadel entstehen 489. in Stücker zerdruckt; der noch weich ist 490. nach der Operation ist nichts zum sehen vorzuhalten 491. Zufälle/ so sich in der Operation ereignen 493
Steatoma, Speckbeulen 405
Steiffigkeit der Gelencke, *Anchylosis,* nach Beinbrüchen 155. wo sie leicht geschehe 222. 155. -- des Elenbogen zu curiren 734
Steigbügel ist eine Bandage zur Aderlaß am Fuß 27
Stein aus der Harnröhre zu nehmen 625
- der Blasen/ die Ursachen/ wie er zu erkennen 627. 628. - über dem *Os pubis* zu schneiden 640. - aus der Blase bey Weibs-Personen zu nehmen 657
Steinschneiden mit der kleinen Geräthschafft 627. ist eine schwere Operation 647. unterschiedene Manieren 629 - mit der grossen Geräthschafft 632. Methode des Bruder Jacobs; verbessert von D. Rau 642. 647. Bandage darzu 730
Steißbein, *Os coccygis,* verrenckt 205. Bandage zu dessen Verrenckung 730

Sternband, *Fascia stellata* 162
Sternum S. Brustbein 162. 185
Stich, der guldene, was es seye, was davon zu halten 595
Stirn, eine Ader darauf zu öffnen 360
Stirnwunden 103
Strohlade, *Fanons*, Zugehör samt dem Gebrauch 149. 742
Stuhl-Zäpflein 680
Subluxatio sive Distorsio, Verstauchung, was sie seye 184. 192. dessen Kennzeichen 189
Suppuration oder Schwürung, wenn sie zu hoffen 231, was sie seye; Zeichen; Cur 237
Sutorins hat ein sonderbares *Corrosiv*, Gewächs wegzunehmen, gebraucht 401.
Sutura S. Nath.
 - *Celsi, Nodosa, Pellionum, Tendinum* 413
 - *Coronalis*, eine Fontanell darauf 432
Suturen der Hirnschal, ob auf denselben zu trepaniren 441
Synthesis ist eine Zusammenfügung vertheilter Theile 9
Syringotomus, Fistelschneider, ein Instrument bey Fisteln zu gebrauchen 74

T.

T, eine Binde genannt, so die Figur eines T hat 25. 729
Tabacks-Clystieren 680
Tabacktrincker sind vor der Pest nicht sicher 263
Talpa 404
Tantes oder *Tentes* S. Meissel 20
Tarsus gebrochen 179. verrenckt 223. Bandage zum Bruch und Verrenckung 749
Tendo, Flechse, gantz und halb entzwey geschnitten 36. *Achillis*, dessen Druckung in Beinbrüchen zu verhüten 150. 743. dessen Nath 704
Testudo, was es für eine Geschwulst 405
Theriac und *Mithridat* in der Pest schädlich 260
Thränenaug, *Epiphora* 461. wie es von der Thränenfistel unterschieden 466. wann es incurabel seye 463. auf eine neue Art zu curiren 464
Thränenbruch, *Hernia lachrymalis* 465 468
Thränenfistel, zu erkennen 467. was eigentlich genant werde 466. erfordert eine eyterige Materie 466. kan ohne *Callus* und *Caries* seyn 467. bisher gewöhnliche Curen 470. neue Cur von Mons. *Anel* 473, manchmal incurabel 475
Thränengäng, Puncte, Sack 461
Thränengeschwulst, *Anchilops* 465. Cur 469
Thränengeschwüre, *Ægilops* 468. was damit zu verstehen 465
Tour ist eine Umwindung der Binde 27. 713. *circulaire* 27. 712. *doloire* oder *Spiral-Tour* 27. 712. 732. *renversée, inversa* übergeschlagene Windung 28. *rempante repens*, kriechende 28. 712.
Tourniquet, wie zu appliciren, woraus er bestehe 58. 59.
Tracheotomia S. Lufftröhr-Oeffnung 555
Trepan, Männlein und Weiblein, Geräthschafft darzu 443
Trepanatio, Durchbohrung der Hirnschal 439. ob auf den Suturen, und welchen, anzustellen 441. zu verhüten 109. unterlassen, macht offt die Wunde nur per *accidens lethal* 42. an einem Grafen 27 mal v. genommen 442. des Brustbeins 163.

Trica

Trichiasis 454
Trocar, ein Instrument zum Wasserabzapffen sonderlich dienlich 92. 96. 500. 571. 576. 601.
Trucknende Pulver in die Wunden 49 §. 40. Medicamenten auf die Geschwür 323. 324
Trucknung der Wunden durch guten Brandwein 49. der Geschwüre mit Brenneisen 270. 327
Turundæ, Tentes, S. Meissel 20

U

Uberwurff, Instrument die Zähne auszuziehen 531
Ulcera, Geschwüre, oder offene Schäden S. Geschwür 311. *cacoëthica, Chironia, dysepulotica, rebellia, contumacia* 321. *phagedænica*, fressende Geschwür 323
Ulcus ist eine Zertheilung der weichen Theile von innerlicher Ursach 34. §. 4. oder aus veralten Wunden entstanden 311
Ulna gebrochen 169. verrenckt 212
Umschläge, erweichende 120. 237. 246. zertheilende 128. 145
Unguis, eine Fell auf dem Aug 495
Uniens oder *Incarnative*, S. Binde 716
Unreinigkeit der Wunden, was sie sey und wie zu helffen 49. 50.
Unterarm zu amputiren 419. und darnach zu verbinden 740. - gebrochen 168. Bandage darzu 734. verrenckt 212
Unterloffenes Geblüt, *Ecchymosis* 363
Urinblase Verwundung, wann sie absolute *lethal* 40. §. 21
Urin, mit Seiffen warm übergeschlagen zertheilt sehr 127. 129. wann Mannsleute ihn nicht halten können 6.. dessen Verstopffung durch die Chirurgie zu heben 648. wenn Weibspersonen den Urin nicht halten können 977
Varix, Geschwulst von Ausdehnung einer Blutader 227
Venerischer Geschwüre Erkennung und Heilung 314. 326
Venus-Beulen oder die Frantzosen 267
Verband, allzufester, erweckt Geschwulst, Entzündung ꝛc. 148. Verbänd, Chirurgische, oder Bandagen 709. Verbinden, was nöthig darzu 19. öffteres Verbinden, wo es schädlich 47. 411
Vergiffte Wunden 131. ein *Cataplasma* darüber 134
Vereinigung der Wunden 46
Verrenckungen insgemein, dero Cur 183. 193. Verrenckungen, man soll die Binden und Compressen nie trucken appliciren 714. Verrenckung von innerlicher Ursach, dessen Zeichen 189. Verrenckungen *in specie* 197. deren Zufälle 196. Verrenckung mit einem Bruch 155.
Verblutung ehe ein *Chirurgus* darzu kan kommen 41
Verstauchung, *Subluxatio* 184
Vertheilende Medicamenten S. zertheilende
Vitreus humor gantz hart wie ein Knorbel gefunden 485. dessen Trübheit ist ein incurabeles *Glaucoma* 485
Vitriol wie es in Verblutungen zu gebrauchen 56
Vorfall der Mutter 672. der Mutterscheid 675
Vorhaut, allzulange und enge 607

W.

Waden, geschlagen und aufgehüpfft 393
Wärtzlein aus den Brüsten zu ziehen 562.
gesprungene 503
Wässerige

Register.

Wässerige Geschwulst / Oedema 302
Wartzen wegzunehmen 402. der Augenlieder 450
Wasserbruch / Hydrocele 599. deſſen Bandage 730. - und Darmbruch zuſammen 604. - und Fleiſchbruch zuſammen 604.
Wasserkopf / Hydrocephalum 437. Verband 718
Wegnehmung der Gewächſe 403. - der Finger und Zähen 416. 417
Weichenbruch / Bubonocele, S. Leiſtenbruch 585
Wespen- und Bienenſtich wie zu tractiren 134
Wiecken / Turunda S. Meiſſel.
Wildes Fleiſch wegzubringen 50
Windbruch Pneumatocele 605
Winddorn / Spina ventoſa 339
Wirbelbeine gebrochen 164. verrenckt 200
Wütender Hund Biß zu curiren 132
Wunden insgemein 33. zu erkennen was für Theile verletzt 37. welche *absolutè* und *simpliciter lethal* 38. vor ſich / *per ſe lethal* 40. zufälliger Weiß / *per accidens, lethal* 41. *Autores* ſo davon geſchrieben 7
Wunden / deren Zufälle 55. Schmertzen 59. enge zu erweitern 64. 74. mit Gichtern oder *Convulſionibus* 61. geſchoſſene 62. ſo durch und durch gehen 68. des Angeſichts 102. der Bruſt 89. des Halſes 97. des Haupts 101. des Unterleibs 70. vergiffte 129. mit einer *Fractur* 152. 750. widernatürliche Sachen daraus zu ziehen 409
Wundbalſam / oder Salben 47
Wundfieber 35. wie zu curiren 35. 51. 54
Wund-Injection 78. - Pflaſter 49. - Träncke 53. - Zettel oder Berichte 43

Wurm am Finger / Paronychia 228. 697. Bandage darzu 740

Z.

Zaehen gebrochen 179. Bandage 749. zuſammengewachſene zu vertheilen 415. verdorbene oder erſtorbene wegzunehmen 417
Zahn-ausziehen 530. Zahn-einſetzen 532.
Zahnfiſtel 537
Zahnfleiſch / Eröffnung bey hartem Zahnen der Kinder 534. - Gewächs *Epulis* 535. - entzündte Geſchwulſt / *Parulis* 536
Zahnpulver 528
Zähne / hohle wie zu tractiren 529. unreine zu ſäubern 527. beſte Manier ſie ſauber zu erhalten 528. werden durch allzu öffters reiben und *Spiritus Vitriol.* verderbt 528
Zähne ſpitzige und ungleiche gleich zu machen 532. geſchloſſene zu öffnen 525
Zäpflein / allzugroſſes 546
Zangen in der Chirurgie gebräuchlich 90
Zeitigende Pflaſter 110
Zerquetſchungen S. Contuſionen 124
Zertheilende Bähungen 128. - innerliche Medicamenten 234. - Kräuter 110. 129
Zertheilendes *Cataplaſma* 61. 128. 236. *Infuſum* oder *Decoctum* 123. 129. 236. - Kräuterſäcklein 109. 245. - Pflaſter 129. Pulver 129. 250. - Säbliein für die Kröpfs 58 gegen den Scirrhum 293
Zunge / Abdruckung 538. Fröſchlein darunter S. Fröſchlein 540. Löſung wo ſie nöthig 538 - *Scirrhus* und Krebs 541. - Wunden 106
Zwerchfell S. *Diaphragma.*